临床五官科疾病诊断与治疗

主　编　胡　楠　赵　鹏　王其波　牛纪霞
　　　　李佳佳　于媚铃　岳秀娟　董丽婷

中国海洋大学出版社
·青岛·

图书在版编目(CIP)数据

临床五官科疾病诊断与治疗 / 胡楠等主编. —青岛：
中国海洋大学出版社，2024.5
ISBN 978-7-5670-3817-2

Ⅰ.①临…　Ⅱ.①胡…　Ⅲ.①五官科学-疾病-诊疗
Ⅳ.①R76

中国国家版本馆 CIP 数据核字(2024)第 059803 号

出版发行	中国海洋大学出版社			
社　　址	青岛市香港东路 23 号	**邮政编码**	266071	
出 版 人	刘文菁			
网　　址	http://pub.ouc.edu.cn			
电子信箱	369839221@qq.com			
订购电话	0532—82032573(传真)			
责任编辑	韩玉堂　张瑞丽	**电　　话**	0532—85902349	
印　　制	蓬莱利华印刷有限公司			
版　　次	2024 年 5 月第 1 版			
印　　次	2024 年 5 月第 1 次印刷			
成品尺寸	185 mm×260 mm			
印　　张	36.50			
字　　数	960 千			
印　　数	1～1000			
定　　价	239.00 元			

发现印装质量问题，请致电 0535—5651533，由印刷厂负责调换。

前　言

五官科疾病相关内容包括眼科疾病、口腔科疾病、耳鼻喉科疾病，其相关科室均是医院的重要科室。各科室疾病分类复杂且诊断与治疗方法较多。

本书由多名长期工作在临床一线、经验丰富的眼科、耳鼻咽喉科、口腔科专家共同编写而成。本书资料翔实，内容规范，不仅能有效地提高医者对眼科、耳鼻咽喉科、口腔科常见病和多发病的诊断与治疗水平，而且有助于读者开阔眼界，拓展诊治思路，使其对患者的病情能及时地治疗或给予治疗建议。

本书内容涵盖了五官各科检查操作技术及眼科、耳鼻咽喉科、口腔科常见病和多发病的病因、发病机制、临床表现、诊断与鉴别诊断、治疗等。本书编写重点突出，表述深入浅出，实用性强，是基层医生较为实用的诊疗技术工具书。此外，本书同样适用于眼科、耳鼻咽喉科、口腔科住院医师及医学生阅读参考。

本书各章节内容编写设置如下：主编胡楠编写了前言、第十三章第一节至第十三节，共 53.26 千字；主编赵鹏编写了第十一章第五节至第十四节，共 35.88 千字；主编王其波编写了第五章第五节至第六节、第六章第三节至第五节、第十二章第四节至第五节，共 40.23 千字；主编牛纪霞编写了第三章第一节至第十节、第十章第一节至第六节，共 101.24 千字；主编李佳佳编写了第十章第七节至第九节，共 26.52 千字；主编于媚铃编写了第一章第三十六节至第四十七节，共 32.32 千字；主编岳秀娟编写了第一章第四十八节至第五十六节，共 31.20 千字；主编董丽婷编写了第十三章第十四节至第十八节，共 24.98 千字；副主编刘素娟编写了第二章第二节至第四节，共 42.12 千字；副主编李阳编写了第十一章第二节至第四节，共 27.68 千字；副主编曾玉编写了第九章第三节至第四节，共 18.70 千字;副主编孙巍巍编写了第三章第十一节、第四章第五节至第六节、第六章第七节,共 14.03 千字;副主编宋晓玲编写了第四章第一节至第四节、第六章第一节至第二节、第六章第六节,共 34.31 千字;副主编田仁泑编写了第五章第一节至第四节,共 20.26 千字;副主编李奋霖编写了第十一章第十五节,共 7.75 千字;副主编王世超编写了第十二章第六节,共 6.21 千字;副主编孙慧芳编写了第十二章第一节,共 6.37 千字;副主编郭小芳编写了第一章第一节至第三节、第一章第五节至第十节、第一章第十九节至第三十五节,共 104.62 千字;副主编曹杨编写了第八章第一节至第七节、第十一章第一节,共 54.58 千字;副主编王胜编写了第一章第四节,共 6.21 千字;副主编吴西波编写了第一章第十一节、第一章第十四节至第十六节,共 21.36 千字;副主编刘双云编写了第十二章第二节至第三节,共 5.81 千字;副主编张雅平编写了第二章第一节,共 3.09 千字;副主编郑仕洁编写了第一章第十二节至第十三节、第一章第十七节至第十八节,共 17.09 千字;副主编杨明亮编写了第二章第五节至第三十一节、第七章、第九章第一节、第十章第十节,共 146.12 千字;编委王璐编写了第九章第二节,共 6.17 千字;编委何耀闯编写了第十二章第七节,共 4.58 千字。

因编者水平有限,加之医学科学发展迅猛,书中难免存在不妥之处,希望广大读者能提出宝贵的意见和建议,以便我们今后改进和修订。如蒙所愿,将不胜感激。

编　者

2024 年 3 月

目　录

第一章　眼科疾病

第一节　眼睑疾病

一、睑腺炎

睑腺炎是常见的眼睑腺体的细菌性感染。外睑腺炎又称麦粒肿,为睫毛毛囊或其附属的皮脂腺或变态汗腺感染。内睑腺炎是睑板腺感染。

(一)病因

本病多为葡萄球菌感染,其中金黄色葡萄球菌感染最为常见。

(二)临床表现

患处急性炎症表现红、肿、热、痛等。疼痛程度与水肿程度常成正比。外睑腺炎的炎症反应主要位于睫毛根部的睑缘处,红肿范围较弥散,有明显压痛的硬结,患者疼痛感较剧烈,可伴有同侧耳前淋巴结肿大和压痛。如果外睑腺炎邻近外眦角时,疼痛特别明显,还可引起反应性的球结膜水肿。内睑腺炎局限于睑板腺内,通常肿胀比较局限,患者疼痛明显,病变处有硬结及压痛,睑结膜面局限性的充血及肿胀。睑腺炎发生经 2~3 d,可形成黄色脓点,外睑腺炎向皮肤方向发展,局部皮肤出现脓点后硬结软化,可自行破溃。内睑腺炎在睑结膜面形成黄色脓点,向结膜囊内破溃,少数也可向皮肤面破溃。睑腺炎破溃后炎症明显减轻,1~2 d 逐渐消退。

在体弱、抵抗力差的患者中,睑腺炎可在眼睑皮下组织扩散,发展为眼睑蜂窝织炎,致整个眼睑红肿,亦可波及同侧颜面部。眼睑蜂窝织炎,眼睑不能睁开,压痛明显,触之坚硬,球结膜反应性水肿可暴露于睑裂之外,同时全身伴有发热、寒战、头痛等症状。

(三)诊断要点

根据临床表现易于诊断。很少需要进行细菌培养来确定致病细菌。

(四)鉴别诊断

眶隔前蜂窝织炎:眼睑潮红肿胀、皮温升高,常有眶周皮肤擦伤、裂伤或感染灶存在。患者可有发热。

(五)治疗

(1)初期局部冷敷,24 h 后热敷。

(2)理疗,可以促进炎症吸收。

(3)应用抗生素滴眼液,局部消炎。

(4)脓肿形成后,切开排脓。

(5)对于机体抵抗力差及局部炎症较重的患者,可全身应用抗生素治疗。

二、睑板腺囊肿

睑板腺囊肿,是睑板腺特发性无菌性慢性肉芽肿性炎症,又称霰粒肿。其有一纤维结缔组织包囊,包囊内含有睑板腺的分泌物以及包括巨细胞在内的慢性炎症细胞的浸润。

(一)病因

本病由于睑板腺出口阻塞,腺体的分泌物潴留在睑板内,对周围组织产生慢性刺激而引起。

(二)临床表现

多见于青少年和中年人,一般发生于上眼睑,也可以上、下眼睑或双眼同时发生,进展缓慢。表现为眼睑皮下大小不一的圆形肿块,小的囊肿经仔细触摸才能发现,较大者可使皮肤隆起,但与皮肤无粘连,可压迫眼球产生散光。与肿块对应的睑结膜面呈紫红色或灰红色的病灶,无疼痛及明显压痛。一些患者开始时可有轻度炎症表现和触痛,但没有睑腺炎的急性炎症表现。囊肿可自行破溃,排出胶样内容物,在睑结膜面形成肉芽肿,也可以在皮下形成暗紫红色的肉芽组织。如有继发感染,形成急性化脓性炎症时,临床表现与内睑腺炎相同。

(三)诊断要点

根据患者无明显疼痛、眼睑硬结,可以诊断。

(四)鉴别诊断

睑板腺癌:对于中老年患者,如果出现复发性睑板腺囊肿,上下睑同时增厚、单侧慢性睑缘炎,或睑板腺囊肿伴有睫毛脱失,病变表面形成溃疡或呈菜花状且颜色发黄时,应高度怀疑睑板腺癌的可能。病理检查可鉴别。

(五)治疗

(1)小的睑板腺囊肿无须治疗,有时可自行消散。

(2)大者可通过热敷或向囊肿内注射糖皮质激素促其吸收。

(3)如不能消退,应在局部麻醉下行手术摘除,用睑板腺囊肿镊子夹住囊肿部位的眼睑后,在睑结膜面作垂直于睑缘的切口,切开睑结膜,刮除囊肿内容物,并向两侧分离和剥离囊膜壁,将囊肿完整摘除。

三、睑缘炎

睑缘炎是指睑缘表面、睫毛毛囊及其腺组织的亚急性慢性炎症。主要分为鳞屑性、溃疡性和眦部睑缘炎三种。现重点介绍鳞屑性睑缘炎。

(一)病因

本病是由于睑缘的皮脂溢出造成的慢性炎症。患者常可发现卵圆皮屑芽孢菌,它能把脂类物质分解为有刺激性的脂肪酸。

(二)临床表现

睑缘充血、潮红,睫毛和睑缘表面附着上皮鳞屑,睑缘表面有点状皮脂溢出,皮脂集于睫毛根部,形成黄色蜡样分泌物,干燥后结痂。去除鳞屑和痂皮后,暴露出充血的睑缘,但无溃疡或脓点。睫毛容易脱落,但可再生。

患者自觉眼部痒、刺痛和烧灼感。如长期不愈,可使睑缘肥厚,后唇钝圆,使睑缘不能与眼球紧密接触,泪小点肿胀外翻而导致溢泪。

(三)诊断要点

根据症状和体征很容易做出诊断。

（四）鉴别诊断

与溃疡性睑缘炎及眦部睑缘炎鉴别。

（五）治疗

(1)去除诱因，讲究用眼卫生。

(2)用生理盐水擦拭睑缘及鳞屑，局部应用抗生素滴眼液。

（郭小芳）

第二节　泪液排出系统疾病

一、溢泪（泪道阻塞或狭窄）

泪道阻塞常发生在泪点、泪小管、泪囊与鼻泪管交界处，以及鼻泪管下口。泪道前部由于管径狭窄，位置表浅，并与结膜囊眦邻相通，容易受到炎症、外伤、药物毒性的影响而发生阻塞。而鼻泪管的下段是解剖学的狭窄段，容易受鼻腔病变的影响出现阻塞。

（一）病因病理

1.泪点异常

泪点异常包括泪点闭塞、阙如，或者狭窄，致使泪液不能顺利流入泪道。

2.泪小管至鼻泪管的狭窄或阻塞

由于先天性闭锁、炎症、肿瘤、结石、外伤、异物、药物毒性等引起的泪道结构或功能不全，导致泪液不能排出。

3.鼻腔疾病

容易引起鼻泪管下段阻塞。

（二）临床表现

1.症状

主要为溢泪，迎风流泪更甚，冬天寒冷或冷风刺激时流泪加重。

2.体征

可见泪液不时溢出睑缘。长期泪液浸渍，可引起慢性刺激性结膜炎，表现为结膜充血，下睑和面颊部皮肤潮湿发红，呈湿疹样改变。患者不断揩拭眼泪，长期可致下睑外翻，加重溢泪症状。按压泪囊区，无黏液或黏液脓性分泌物自泪点流出。由于婴儿与成人生理结构存在一定的差异，所以临床上婴儿溢泪与成人溢泪有一定差别。

(1)婴儿溢泪：泪液排出部在胚胎发育中逐渐形成，其中鼻泪管形成最迟，常常到出生时鼻泪管下端仍有一黏膜皱襞（Hasner瓣）部分或全部遮盖鼻泪管开口，一般是在出生后数月内可自行开通。鼻泪管下端发育不完全，没有完成"管道化"，或留有膜状物阻塞是婴儿溢泪的主要原因。可单眼或双眼发病，泪囊若有继发感染，可出现黏液脓性分泌物，形成新生儿泪囊炎。

(2)成人溢泪：多见于中年人，因功能性或器质性泪道狭窄或阻塞造成溢泪，在刮风或寒冷气候症状加重。①功能性溢泪：相当多的成人溢泪并无明显的泪道阻塞，泪道冲洗通畅。溢泪为功能性滞留，主要原因是眼轮匝肌松弛，泪液泵作用减弱或消失，泪液排出障碍，出现溢泪；

②器质性溢泪：凡因泪道阻塞或狭窄引起的溢泪都属器质性溢泪。最常见原因为肿瘤或泪道中存在泪石，女性较男性更易受累。

（三）辅助检查

器质性泪道阻塞或狭窄可发生在泪道的任何部位，确定阻塞部位对于治疗方案的选择十分重要。泪道阻塞或狭窄的常用检查方法如下。

1.染料试验

于双眼结膜囊内滴 1 滴 2％荧光素钠溶液，5 min 后观察和比较双眼泪膜中荧光素消退情况，荧光素保留较多的眼可能有相对性泪道阻塞。或在滴入 2％荧光素钠 2 min 后，用一湿棉棒擦拭鼻道，若棉棒带绿黄色，说明泪道通畅，或没有完全性阻塞。

2.泪道冲洗术

采用钝圆针头从泪小点注入生理盐水，根据冲洗液体流向判断阻塞及其部位。通常有以下几种情况：①冲洗无阻力，液体顺利进入鼻腔或咽部，表明泪道通畅；②冲洗液完全原路返回，为该泪小管阻塞；③冲洗液从上泪点或下泪小点注入后，液体由另一泪点反流者为泪总管阻塞；④冲洗时有阻力，且冲洗液部分自泪小点返回、部分流入鼻腔，为鼻泪管狭窄；⑤冲洗液自另一泪小点反流，同时伴有黏性或黏液脓性分泌物，为鼻泪管阻塞合并慢性泪囊炎。

3.泪道探通术

诊断性泪道探通有助于证实上泪道(泪小点、泪小管、泪总管)阻塞的部位，治疗性泪道探通主要用于婴幼儿泪道阻塞。

4.X 线碘油造影

X 线碘油造影用以显示泪囊大小及阻塞部位。

（四）诊断与鉴别诊断

1.诊断要点

(1)溢泪。

(2)冲洗泪道时，泪道通畅，或通而不畅，或不通，但均无黏液从泪点溢出。

2.鉴别诊断

(1)慢性泪囊炎：所溢之泪，多为黏液或黏液脓性，多伴有结膜充血。压迫泪囊区有黏液或黏液脓性分泌物自泪点流出。泪道冲洗时，冲洗液自上、下泪点反流，同时有黏液脓性分泌物。

(2)泪小管炎：流泪，有分泌物，眼红。压迫泪囊区有黏液或黏液脓性分泌物自泪点流出。

(3)泪道肿物：可触及肿物。

（五）治疗

1.治疗原则

本病治疗，首先要分清是功能性溢泪还是器质性溢泪。功能性溢泪，可以中医治疗为主，配合西医局部用药；器质性溢泪则以西医治疗为主，根据病因选择适宜的治疗方法。

2.局部治疗

(1)功能性溢泪：可试用硫酸锌及肾上腺素溶液点眼，以收缩泪囊黏膜。

(2)婴儿泪道阻塞或狭窄：大部分先天性 Hasner 瓣阻塞可在出生后 4～6 周自行开放，因此可先行局部按摩和抗生素滴眼剂点眼，鼻腔应用缓解充血的婴儿滴鼻剂等保守治疗。若不能自行痊愈，半岁以后可考虑泪道探通术。

(3)泪点狭窄、闭塞或阙如：可用泪点扩张器扩张或泪道探针探通。

3.手术治疗

(1)睑外翻、泪点位置异常：可于泪点下方切除一水平棱形结膜及结膜下睑板组织，结膜水平缝合后缩短，即可矫正睑外翻，使泪点复位。如患者有眼睑松弛，可同时做眼睑水平缩短术。此外也可试行电烙术，电灼泪点下方结膜，术后借助瘢痕收缩使泪点复位。

(2)泪管阻塞：可试用泪道硅管留置治疗。泪道激光亦取得较好的治疗效果，利用脉冲YAG激光的气化效应打通阻塞部位，术后配合插管或置线，可提高疗效。对于泪总管阻塞，可采用泪小管泪囊吻合术。

(3)鼻泪管狭窄：可行泪囊鼻腔吻合术。

二、慢性泪囊炎

慢性泪囊炎是一种较常见的眼病，由鼻泪管狭窄或阻塞，致使泪液滞留于泪囊内，伴发细菌感染引起。多见于中老年女性，特别是绝经期女性。多为单侧发病。

(一)病因

由鼻泪管下端狭窄或阻塞，致使泪液滞留于泪囊之内，伴发细菌感染引起。常见致病菌为肺炎球菌、链球菌、葡萄球菌等。沙眼、泪道外伤、鼻炎、鼻中隔偏曲、下鼻甲肥大等因素与发病有关。

(二)临床表现

1.症状

主要症状为溢泪。泪液多为黏液性或黏液脓性分泌物。

2.体征

检查可见结膜充血，下睑皮肤出现湿疹，用手指挤压泪囊区，有黏液或黏液脓性分泌物自泪点流出。泪道冲洗时，冲洗液自上、下泪点反流，同时有黏液脓性分泌物。泪囊内分泌物长期引流不畅，则泪囊可逐渐增大形成泪囊黏液囊肿。慢性泪囊炎是眼部的感染病灶，泪囊中的致病菌及脓性分泌物反流到结膜可引起结膜炎症，在角膜存在损伤的情况下，可导致角膜溃疡。因此，应高度重视慢性泪囊炎对眼球构成的潜在威胁，尤其是在内眼手术前，必须首先治疗泪囊感染，避免引起眼内化脓性感染。

3.并发症

治疗不及时，引起感染，可并发急性泪囊炎。

(三)诊断与鉴别诊断

1.诊断要点

(1)溢泪。所溢之泪为黏液或黏液脓性。

(2)指压泪囊区，有黏液或黏液脓性分泌物自泪点流出。

(3)泪道冲洗时，冲洗液自上、下泪点反流，同时有黏液脓性分泌物。

2.鉴别诊断

泪道阻塞或狭窄：所溢之泪为水液性。指压泪囊区，无黏液或黏液脓性分泌物自泪点流出。

(四)治疗

1.局部治疗

可用抗生素眼液滴眼，每日4～6次。滴眼前要先挤出分泌物，也可在泪道冲洗后注入抗生素药液。药物治疗仅能暂时减轻症状。

2.手术治疗

开通阻塞的鼻泪管是治疗慢性泪囊炎的关键。常用术式是鼻腔泪囊吻合术,术中将泪囊通过一个骨孔与鼻腔黏膜相吻合,使泪液从吻合口直接流入中鼻道。也可行泪道逆行插管术。近年开展的鼻内窥镜下鼻腔泪囊造口术,也可达到消除溢泪、根治慢性泪囊炎的目的。无法行吻合术或造口术时,高龄患者可考虑泪囊摘除术去除病灶,但术后溢泪症状依然存在。

三、急性泪囊炎

急性泪囊炎由毒力强的致病菌如金黄色葡萄球菌或β-溶血性链球菌,或者少见的白念珠菌感染引起,多为慢性泪囊炎的急性发作,也可以无溢泪史而突然发生。新生儿泪囊炎的致病菌多为流感嗜血杆菌,若不采取快速、有效的治疗,易演变为眶蜂窝织炎。

(一)病因病理

大多在慢性泪囊炎的基础上发生,最常见的致病菌为金黄色葡萄球菌或β-溶血性链球菌。儿童患者常常为流感嗜血杆菌感染。

(二)临床表现

1.症状

患眼充血、流泪,有脓性分泌物。泪囊区局部肿痛或额部胀痛。严重时可出现畏寒、发热等全身不适。

2.体征

泪囊区局部皮肤红肿、坚硬,压痛明显;重者,红肿连及患侧鼻梁及颜面,甚至眼睑肿胀,结膜充血水肿。甚至可引起眶蜂窝织炎。数日后泪囊区红肿局限,出现脓点,脓肿可穿破皮肤,脓液排出,炎症减轻。但有时可形成泪囊瘘管,经久不愈,泪液长期经瘘管溢出。

3.并发症

急性泪囊炎常并发急性结膜炎、边缘性角膜溃疡等。若为肺炎链球菌感染,会引起匍行性角膜溃疡。若为链球菌,感染扩散至泪囊周围组织时,可导致面部丹毒;感染向后扩散可引起化脓性筛窦炎。也可扩散到眼眶而引起眶蜂窝织炎、全眼球炎,甚而进入颅内引起脑膜炎而致死亡。

(三)诊断与鉴别诊断

1.诊断要点

(1)患者多有慢性泪囊炎病史。

(2)泪囊区局部红、肿、热、痛,重者可波及同侧面部。

(3)局部破溃脓出。

2.鉴别诊断

(1)内眦部外睑腺炎或皮脂腺囊肿继发感染:病变部位不在泪囊部,无溢泪。

(2)急性上筛窦炎:鼻骨表面疼痛、肿胀,红肿区可蔓延至内眦部,前额部头痛、鼻塞,患者常有发热。

(四)治疗

1.治疗原则

对本病的治疗必须采取有效措施,取中西医药之长,及时控制炎症,防止并发症,待炎症稳定后考虑手术根治。

2.全身治疗

根据病因全身选用有效抗生素。如头孢呋辛 2.0 g,静脉滴注,每日 2 次。

3.局部治疗

早期可行局部热敷,滴抗生素眼药水。若炎症未能控制,脓肿形成,则应切开排脓,放置橡皮引流条,待伤口愈合,炎症完全消退后,按慢性泪囊炎处理。炎症期忌行泪道冲洗或泪道探通,以免炎症扩散。

(郭小芳)

第三节　干　眼

任何原因导致泪液量的减少、质的异常以及泪液流体动力学异常,引起患者自觉症状和(或)眼表损害的一类疾病称为干眼。有症状及泪膜变化,但无眼表上皮广泛损害者称为干眼症;有症状、泪膜变化及广泛眼表上皮损伤体征者为干眼症;若同时合并全身免疫性疾病者,则为干眼综合征。

因此,干眼是指由多因素所致的一种以眼表不适症状、视觉障碍、泪膜不稳定以及有潜在眼表损害的一种常见的泪液和眼表的疾病。该病多为双眼发病,流行病学及临床检查发现,其发病率远较人们想象的要高。

一、病因病理

干眼多可由泪腺分泌不足或泪腺分泌功能正常,但泪液蒸发过强以及泪液动力学异常等一种或多种因素所致。病因可分为以下四类:水液层泪腺泪液分泌不足;油脂层分泌不足;黏蛋白层分泌不足;泪液过度蒸发、泪膜分布不均匀。

二、临床表现

1.症状

眼干涩、异物感、烧灼感,时有眼痒、眼红,喜眨眼、畏光,视物模糊,视力波动,视疲劳,不能耐受有烟尘的环境等。

2.体征

睑缘充血、增厚、不规整、变钝、外翻,或腺口有黄色分泌物阻塞;结膜充血、乳头增生,或结膜上皮干燥皱缩;角膜上皮角化干燥、混浊无光泽,甚则角膜溃疡,荧光素染色着色或丝状物附着;泪河线宽度<0.3 mm;泪膜破裂时间(BUT)<10 s;泪液分泌实验(Schirmer test)低于10 mm/5 min。

三、实验室及其他检查

1.泪液渗透压测定

利用冰点-渗透压测量仪进行检测,是诊断干眼症较敏感的方法。一般大于 312 mOms/L可诊断为干眼症。

2.泪液乳铁蛋白(LF)含量测定

泪液乳铁蛋白含量测定反映泪液分泌功能。干眼患者泪液乳铁蛋白值下降(<0.85 mg/mL);国外以$\leqslant 0.9$ mg/mL为诊断标准,并随着病程延长而持续下降。

3.泪液羊齿状物试验(TFT)

泪液羊齿状物试验了解泪液电解质和糖蛋白含量的比例。

4.干眼仪或泪膜干涉成像仪检查

干眼仪或泪膜干涉成像仪检查了解泪膜脂质层。干眼症患者,尤其是脂质层异常患者,通过光学干涉摄影,可清楚地看到分布在泪液水液层表面的脂质层的干涉图像与正常人不同。

5.印迹细胞学检查

印迹细胞学检查了解眼表上皮细胞的病理及病理生理变化,该法客观、准确、半定量、无创,且与结膜活检结果相同。

6.泪液清除率(TCR)检查

泪液清除率检查了解泪液清除有无延迟。

7.血清学检查

血清学检查了解自身抗体的存在。

四、诊断与鉴别诊断

1.诊断要点

目前干眼症的诊断尚无统一标准。一般来说,诊断包括症状、体征、泪膜稳定性改变及泪液渗透压改变四个方面。在临床上综合此四个方面内容,基本可以对大多数患者做出诊断,其中症状在诊断中具有重要的价值。

2.鉴别诊断

(1)视疲劳:症状多种多样,常见的有近距离工作不能持久,出现眼及眼眶周围疼痛、视物模糊、眼睛干涩、流泪等,严重者头痛、恶心、眩晕。它不是独立的疾病,而是由于各种原因引起的一组疲劳综合征。其发生原因也是多种多样的,常见的有:①眼本身的原因:如近视、远视、散光等屈光不正,以及调节因素、眼肌因素、结膜炎、角膜炎、所戴眼镜不合适等;②全身因素:如神经衰弱、身体过劳、癔症或更年期的女性;③环境因素:如光照不足或过强,光源分布不均匀或闪烁不定,注视的目标过小、过细或不稳定等。但泪膜稳定性及泪液渗透压无异常,单眼或双眼患病,验光配镜常使症状减轻或消失。

(2)过敏性结膜炎:眼部痒感几乎是各种类型过敏性结膜炎的共同症状,但其他症状如眼红、流泪、灼热感、分泌物等常常容易与干眼混淆。过敏性结膜炎的临床表现为弥漫性结膜充血、水肿及乳头、滤泡增生等体征,越靠近眼角部分,情况越严重。泪膜稳定性及泪液渗透压多无异常,糖皮质激素、抗组胺药常能缓解症状。

五、治疗

1.治疗原则

干眼症的治疗目标是尽可能重建完整的泪膜,适当治愈形成上皮,重建眼表功能,缓解症状。完成这些目标需依赖多种途径:首先要消除引起干眼的一切诱因,此为治疗的关键及最佳方法;对于不同病情干眼症患者,选择泪液补充、泪液保存、刺激分泌、抗炎等方法,或联合使用多种方法结合中医辨证论治,调整机体内环境,必要时戴硅胶眼罩、湿房镜;对重症干眼症患者,除上述治疗外,需配合手术治疗。

2. 全身治疗

口服溴己新、盐酸毛果芸香碱或新斯的明,可以促进部分患者泪液的分泌,但疗效尚不肯定。

3. 局部治疗

(1)泪液成分的替代治疗:对于水样液缺乏性干眼症,应尽量使用不含防腐剂的人工泪液,目前人工泪液有近 50 种,从理论上说最佳的人工泪液是自身血清,但由于其制备复杂和来源受限,临床较少应用。我国常用的人工泪液有右旋糖酐羟丙甲纤维素、聚乙二醇滴眼液、羧甲基纤维素钠滴眼液、玻璃酸钠滴眼液、重组牛碱性成纤维细胞生长因子滴眼液、素高捷疗眼凝胶等。它们各有自己的特点,有的黏稠度高、保湿性能好,有的能促进角膜上皮修复,有的可逆转上皮细胞的鳞状化生,有的则不含保存剂等。

(2)抗炎和免疫制剂:眼表面的免疫反应和炎症是影响干眼病病情十分重要的因素,有 0.1%～0.5% 的免疫抑制剂环孢霉素 A 滴眼液治疗,可抑制泪腺及副泪腺的炎症,改善泪液分泌功能。低浓度的糖皮质激素滴眼液,对减轻症状有效,但有可能引起激素性青光眼、晶状体后囊膜下混浊及角膜上皮损害等并发症,故只能短期应用。对睑缘炎引起的蒸发过强型干眼,除局部热敷、按摩和擦洗及使用人工泪液外,应配合使用抗生素,常用的有红霉素、四环素、妥布霉素及杆菌肽等。

(3)戴硅胶眼罩、湿房镜:提供一密闭环境,减少眼表面空气流动及泪液的蒸发达到保留泪液的目的。

(4)绷带角膜接触镜(治疗性角膜接触镜、浸水软镜):对轻症患者,尤伴有丝状角膜炎的患者可收良效,但需保持镜片湿润状态。重症者不佩戴绷带角膜接触镜,因此类患者戴镜经 5～10 min 镜片即干燥脱落。

(5)根据病情选择中药鬼针草等雾化、中药熏蒸等治疗方法。

4. 手术治疗

泪点缝合、电烙或激光封闭泪小点、泪小管栓塞术,以减少泪液流失;自体游离颌下腺移植再造泪腺术增加泪液分泌。

(郭小芳)

第四节 细菌性结膜炎

细菌性结膜炎是结膜炎中最多见的。细菌性结膜炎有超急性、急性和慢性之分。超急性结膜炎以潜伏期短(数小时至 3 d)、传染性极强、可严重危害视力为特点;急性或亚急性细菌性结膜炎是细菌感染引起的常见急性流行性眼病,虽然也有很强的传染性,但对视力影响不明显,且有自限性;慢性细菌性结膜炎病程长而顽固,可由急性或亚急性细菌性结膜炎迁延不愈转化为慢性炎症,或直接感染而罹患,或因某些非感染因素致病,不影响视力。细菌性结膜炎最具代表性的临床表现就是结膜充血、脓性或黏液性分泌物。某些细菌性结膜炎具有较强的传染性。

一、超急性结膜炎

超急性细菌结膜炎包括淋菌性与奈瑟脑膜炎球菌性结膜炎。其中以淋菌性结膜炎多见，是一种传染性极强、破坏性很大的急性化脓性结膜炎，是急性传染性眼病中较严重的一种，发病急、进展快，眼睑高度水肿，结膜有大量脓性分泌物，治疗不及时可出现角膜溃疡、穿孔等多种并发症，造成严重视力损害。偶可由奈瑟脑膜炎球菌引起，称奈瑟脑膜炎球菌性结膜炎，处理不当可引起脑膜炎。

（一）病因病理

超急性结膜炎为淋球菌或奈瑟脑膜炎球菌感染所致。成人淋球菌直接来自性器官或通过感染的手、衣物等作为媒介间接传播到眼部，多为自身感染。新生儿感染多由患有淋球菌性阴道炎的母体产道感染，也有被污染淋球菌的纱布、棉花等感染。奈瑟脑膜炎球菌常由血源性播散感染途径感染，多见于儿童。

（二）临床表现

淋菌性结膜炎成人潜伏期为 10 h 至 3 d，起病急，双眼同时受累，新生儿淋菌性结膜炎一般在出生后 2～3 d 发病，症状和成人相似而较重，发热明显。奈瑟脑膜炎球菌性结膜炎的潜伏期仅为数小时到 1 d，症状与成人淋菌性结膜炎相似，严重者可发展成化脓性脑膜炎，危及生命。

1.症状

眼痛、畏光、流泪。

2.体征

初起眼睑和结膜轻度水肿，继而症状迅速加重。眼睑高度水肿，球结膜充血水肿，可有假膜形成，分泌物最初为浆液性，很快转为黄色脓液，量多，不断从睑裂流出，故又名为"脓漏眼"。常伴耳前淋巴结肿大压痛，是引起耳前淋巴结肿大的唯一细菌性结膜炎。

（三）辅助检查

分泌物涂片和结膜刮片检查可见多形核白细胞和淋球菌。

（四）诊断要点

（1）淋病史或接触史。
（2）眼部主要临床表现。
（3）结膜刮片或分泌物涂片见多形核白细胞和淋球菌。

（五）治疗

1.治疗原则

本病发病急，确诊即应中西医结合、内服与外用综合治疗。根据辨证给予重剂清热解毒中药，配合眼局部滴用广谱抗生素眼液频频滴眼，特别急重者，可给予抗生素静脉滴注。后期则应以明目退翳散邪为治疗原则，减少滴眼的频率。本病为急重眼病，极容易感染角膜引起穿孔，因此应积极综合治疗，防止向角膜传变。

2.全身治疗

①成人宜大剂量肌内注射青霉素钠盐 80 万～160 万 U，每日 3 次，连续用 5 d。②对青霉素过敏者，可用壮观霉素肌内注射，每日 2 g；或喹诺酮类药物口服，连续 5 d。有角膜病变者宜静脉滴注。③补充抗衣原体感染的药物。约有 30% 的淋菌性结膜炎患者伴有衣原体感染，因

此应补充对衣原体有效的抗生素,如红霉素、多西环素(强力霉素)、阿奇霉素等。④新生儿可用青霉素10 万 U/(kg·d),静脉滴注或分 4 次肌内注射,连用 7 d。

3.局部治疗

(1)结膜囊冲洗:用大量生理盐水或 1∶1 000 高锰酸钾或 3％硼酸溶液冲洗结膜囊,直至分泌物消失。

(2)眼局部滴用抗生素眼液:可用 5 000～10 000 U/mL 青霉素滴眼液,或用 15％磺胺醋酰钠、0.1％利福平、0.3％诺氟沙星、杆菌肽眼液等频繁点眼,10 min 1 次。同时应用 0.5％四环素或红霉素眼膏。

二、急性或亚急性细菌性结膜炎

由细菌感染引起的急性或亚急性细菌性结膜炎,又称急性卡他性结膜炎,俗称"红眼病",多见于春秋季节,可散发,也可流行于家庭、幼儿园、学校、工厂等集体场所。潜伏期短,发病急,双眼同时或相隔 1～2 d 发病。

(一)病因病理

致病菌常为肺炎双球菌、Koch-Weeks 杆菌、流感嗜血杆菌、金黄色葡萄球菌等。

(二)临床表现

1.症状

初起有干涩、异物感,继而自觉流泪、灼热、刺痛、异物感加重,由于分泌物多,常使上、下睫毛粘在一起,晨起睁眼困难。视力一般不受影响,分泌物过多时,可有暂时性视物模糊和虹视。

2.体征

眼睑肿胀,结膜充血,以穹隆部和睑结膜最为显著。结膜表面有分泌物,分泌物先为黏液性,后呈脓性。若为肺炎球菌、Koch-Weeks 杆菌引起的严重结膜病,结膜表面可覆盖一层假膜。Koch-Weeks 杆菌或肺炎双球菌性结膜炎可发生结膜下出血斑点。

3.并发症

有时可并发卡他性边缘性角膜浸润或溃疡。婴幼儿有时可并发泡性结膜炎,一般见于葡萄球菌感染者。

(三)辅助检查

发病早期和高峰期,分泌物涂片或结膜刮片检查可见中性粒细胞和细菌。细菌培养可见肺炎双球菌、Koch-Weeks 杆菌、流感嗜血杆菌和葡萄球菌等。

(四)诊断要点

(1)起病急或有接触史。

(2)结膜充血,分泌物多。

(3)分泌物涂片或结膜刮片检查见中性粒细胞和细菌菌体。

(五)治疗

1.治疗原则

发病初期要内外兼治,内治以清热祛风为主,外治以清热祛风退赤的中药熏洗患眼、频滴抗生素眼液;后期辨证若余邪未清,可减少眼液滴用频率,内服以散邪扶正为原则。

2.全身治疗

病情急重,或伴全身症状者,可口服敏感抗生素。

3.局部治疗

(1)滴眼液:对革兰阳性菌所致者,常用的滴眼液有 0.25%～0.5%氯霉素、0.1%利福平、10%磺胺醋酰钠等。对革兰阴性菌所致者,可选用氨基糖苷类或喹诺酮类滴眼液,如0.4%庆大霉素、0.3%环丙沙星等。急性发作时,眼液要频滴,每 30 min 1 次,待病情得到控制,可改为每日 3 次,用药 2～3 周。

(2)涂眼膏:常用的有红霉素、杆菌肽-多黏菌素 B 等。

(3)中药制剂或滴眼液:可用 0.2%鱼腥草眼液,急性期频点每 30 min 1 次,病情控制后可改为 2 h 1 次;或鱼腥草注射液患眼超声雾化,每日 2 次。

(4)中药外洗:可选用蒲公英、紫花地丁、野菊花、防风、黄连、黄芩等清热解毒药物熏洗患眼,每日 2～3 次。

4.综合治疗方案

西医治疗以局部应用敏感抗生素为主,中医治疗以局部外治加内治,内治法以祛风清热散邪为本。

本病具有自限性,即使不给予治疗也可在 10～14 d 痊愈,但有时也能转为慢性结膜炎。用药后可在 1～3 d 恢复。急性发作时可冷敷以减轻症状。可根据细菌培养和药敏试验结果选择最有效的抗生素滴眼液,睡前涂抗生素眼膏。在患眼分泌物较多时可用生理盐水冲洗结膜囊,并发角膜炎时按角膜炎治疗原则处理。

三、慢性结膜炎

慢性结膜炎为各种原因引起的结膜慢性炎症。多为双眼发病,以眼干涩,轻度结膜充血和少量黏液性分泌物为特征。

(一)病因病理

慢性结膜炎致病因素分两类:感染性者,包括急性结膜炎未愈而转变为慢性者,也可为其他毒力不强的细菌感染而表现为慢性炎症。常见的致病菌包括葡萄球菌、卡他球菌、链球菌、变形球菌和 M 双杆菌等。可同时存在内翻倒睫、睑缘炎、慢性泪囊炎、慢性鼻炎等周围组织炎症。

非感染性者可因有毒气体的刺激、风沙或粉尘的刺激、眼部长期应用刺激性药物、强光、屈光不正、烟酒过度、睡眠不足等引起。

(二)临床表现

1.症状

临床症状轻微或无明显不适。主要有自觉眼痒、异物感、眼干涩或视疲劳。

2.体征

结膜充血,扩张的血管行径清楚。少量乳头增生和滤泡形成,以睑结膜为主。晨起内眦部有分泌物,白天眦部可见白色泡沫状分泌物。炎症持续日久者可有结膜肥厚,但无瘢痕和角膜血管翳。Morax-Axenfeld 双杆菌可引起眦部结膜炎,伴外眦角皮肤结痂、溃疡形成及睑结膜乳头和滤泡增生。

(三)辅助检查

分泌物涂片或结膜刮片检查可见中性粒细胞和细菌。细菌培养可见葡萄球菌、卡他球菌、大肠埃希菌、链球菌、变形球菌和 Morax-Axenfeld 双杆菌等。

(四)诊断与鉴别诊断

1.诊断要点

(1)自觉眼痒、异物感、眼干涩,结膜充血。

(2)分泌物涂片或结膜刮片检查见中性粒细胞和细菌。

2.鉴别诊断

干眼:本病与干眼自觉症状类似,而干眼的症状更重,干眼的泪液分泌试验(Schirmer)、泪膜破裂时间(break-up time,BUT)异常,眼表出现干燥斑。

(五)治疗

1.治疗原则

内治与外治相结合。外治尽量用无防腐剂的滴眼液,以免症状加重;内治根据辨证或散余邪,或清脾胃湿热,或滋肺阴;有屈光不正者要矫治。

2.局部治疗

针对不同致病原因进行治疗:①细菌感染者局部使用抗生素,用药同急性细菌性(卡他性)结膜炎,用药频率可减少。②如用药效果不好,可经结膜刮片做细菌培养和药敏试验,根据结果调整用药。③非感染因素引起者去除病因,如矫治屈光不正、戒烟限酒、改善睡眠等。或局部用0.25%~0.5%硫酸锌滴眼液滴眼。

(土 胜)

第五节 衣原体性结膜炎

衣原体属于立克次纲、衣原体目,体积介于细菌与病毒之间,兼有细菌和病毒的某些特征,可寄生于细菌内形成包涵体。因感染衣原体而引起的结膜炎称衣原体结膜炎。衣原体结膜炎包括沙眼、包涵体性结膜炎、性病淋巴肉芽肿性结膜炎等。在此仅介绍前两种。

一、沙眼

沙眼是一种由沙眼衣原体引起的慢性传染性结膜角膜炎,因睑表面粗糙不平形似沙粒,故称沙眼。目前在亚非很多发展中地区,此病仍是最主要的致盲眼病。20世纪50年代我国曾广泛流行,现已基本控制,发病率大大下降,重症病例少见。本病以结膜乳头增生和滤泡形成,逐渐形成线状、网状瘢痕及角膜血管翳为特征。

(一)病因病理

由 A、B、C 或 Ba 抗原型沙眼衣原体感染所致。1955 年,我国汤飞凡、张晓楼等首次应用鸡胚卵黄囊接种法培养分离出世界第一株沙眼衣原体,为研究、预防和治疗沙眼做出了巨大贡献。

(二)临床表现

多发于儿童和少年时期,常双眼急性或亚急性发病,潜伏期为 5~14 d,平均为 7 d。

1.急性期

(1)症状:畏光、流泪、异物感、眼痛。

（2）体征：睑球结膜充血显著及脓性分泌物，睑结膜乳头增生，上下穹隆结膜布满滤泡，急性期可不留瘢痕；耳前淋巴结肿大。

2.慢性期

（1）症状：急性期经 1～2 个月进入慢性期。自觉症状一般轻微，常于体检时发现。少数病例有痒感、异物感、烧灼和干燥感等症状。当合并睑内翻、倒睫、角膜溃疡时，则出现明显刺激症状，同时出现视力减退。

（2）体征：结膜充血减轻，表现为弥漫性睑结膜及穹隆结膜充血，睑结膜肥厚、乳头增生，滤泡形成。滤泡大小不一，呈圆形、椭圆形或不规则隆起，可融合而成黄红或暗红色胶样颗粒，不透明。于上睑结膜和结膜上穹隆最为显著，下睑结膜则少而轻，严重者可侵及半月皱襞。经过数年至数十年，结膜的病变逐渐被结缔组织代替而形成瘢痕，初期为白色横纹，渐渐相连呈网状瘢痕，最后可发展成白色腱样。

沙眼衣原体感染的早期就有血管从角膜上方结膜侵入角膜缘内，且整齐地在同一水平上，重者如垂帘状，称为角膜血管翳。其末端常见浸润且形成溃疡。常发生于角膜上方 1/3，但可向中央瞳孔区发展，使角膜受损、混浊而影响视力。有时在角膜缘部尤其上部形成小的隆起滤泡，滤泡破溃形成浅的溃疡，当上皮修复后成小凹状，称 Herbert 小窝。

3.并发症和后遗症

（1）睑内翻及倒睫：睑结膜逐渐因结缔组织肥厚变形，睑结膜瘢痕收缩形成睑内翻。或因睫毛根部附近瘢痕，改变睫毛方向，发生倒睫，睫毛触及眼球，摩擦角膜，使角膜浑浊。

（2）上睑下垂：沙眼衣原体感染致眼睑组织浸润、水肿、充血，使上睑重量增加，或使提上睑肌出现浸润、破坏或纤维化所致。上睑提举无力，睁眼困难，呈下垂状态。

（3）睑球粘连：结膜穹隆部因瘢痕而变浅变短，甚至完全消失，发生睑球粘连，下睑较多见。

（4）实质性结膜干燥症：结膜瘢痕使杯状细胞和副泪腺的分泌功能遭到破坏，同时泪腺排出口因瘢痕出现堵塞，使泪液减少，角结膜干燥，眼表上皮逐渐角化，角膜浑浊。

（5）慢性泪囊炎：病变累及泪道黏膜，使泪道狭窄或阻塞所致。

（6）角膜血管翳：沙眼衣原体可致上皮性角膜炎，角膜血管翳末端可发生角膜浸润，睑内翻、倒睫可擦伤角膜上皮，使角膜上皮点状浸润，甚至溃疡，影响视力。

（三）沙眼分期

1.国际上有多种分期法，常用 MacCallan 分期法，分为 4 期

（1）Ⅰ期（浸润初期）：上睑结膜与穹隆结膜呈现充血肥厚，上方比下方明显，且发生初期滤泡与早期沙眼血管翳。

（2）Ⅱ期（活动期）：上睑结膜有明显的活动性病变，即乳头、滤泡，角膜有血管翳。

（3）Ⅲ期（瘢痕前期）：同我国Ⅱ期。

（4）Ⅳ期（瘢痕期）：同我国Ⅲ期。

2.1979 年 11 月中华医学会眼科分会指定的分期法，分为 3 期

（1）Ⅰ期（进行活动期）：上睑结膜乳头与滤泡并存，上穹隆结膜模糊不清，有角膜血管翳。

（2）Ⅱ期（退性期）：上睑结膜自瘢痕出现至大部分变为瘢痕，仅留少许活动性病变。

（3）Ⅲ期（完全瘢痕期）：上睑结膜活动性病变完全消失，代之以瘢痕，无传染性。

3.世界卫生组织于 1987 年颁布了一种新的沙眼分期标准

主要根据有无滤泡性结膜炎症、弥漫性结膜炎症、睑结膜瘢痕、倒睫或睑内翻、角膜混浊等

5 个体征,来评价沙眼严重程度。TF:上睑结膜 5 个以上滤泡。TI:弥漫性浸润、乳头增生、血管模糊区大于 50%。TS:典型的睑结膜瘢痕。TT:倒睫或睑内翻。CO:角膜浑浊。其中要给予治疗的 TF、TI 期是活动期沙眼;作为患过沙眼依据的是 TS 期;TT 期指有致盲的可能性,需要行睑内翻矫正术。终末期沙眼为 CO 期。

(四)辅助检查

(1)结膜刮片可查出沙眼包涵体。

(2)裂隙灯显微镜检查可见角膜血管翳。

(3)荧光抗体染色法或酶联免疫测定法等检测到沙眼衣原体抗体。

(五)诊断与鉴别诊断

1.诊断要点

沙眼的诊断至少需要符合下列 4 项中的 2 项:①上穹隆部和上睑结膜乳头增生或滤泡形成;②角膜缘滤泡及后遗症;③上穹隆部和(或)上眼睑出现典型瘢痕;④角膜缘上方血管翳。典型的沙眼根据睑结膜的乳头、滤泡、角膜血管翳和结膜瘢痕等临床表现较易诊断。因为乳头、滤泡不是沙眼的特异性改变,其他结膜病也可出现,所以早期轻型的诊断比较困难。实验室检查有助于确立沙眼的诊断,如结膜刮片后行 Giemsa 染色或 Diff-Quik 染色常见包涵体。也可采用沙眼衣原体抗原检测法,如荧光抗体染色法或酶联免疫测定法。当上穹隆部及毗邻结膜充血,有少量乳头或滤泡,并已排除其他结膜炎者,称为疑似沙眼。

2.鉴别诊断

(1)结膜滤泡症:多发生于儿童,双眼发病。无自觉症状;滤泡较小且均匀,境界清楚,半透明,多见于下睑结膜与下穹隆。特点是结膜不充血、不形成瘢痕,不发生角膜血管翳,不须治疗。

(2)滤泡性结膜炎:多发生于青少年及儿童,病因不清,双眼发病。眼部不适,晨起有少量分泌物;滤泡大小均匀,排列整齐,多见于下睑结膜与下穹隆;结膜充血但不肥厚。特点是不形成瘢痕,无角膜血管翳。一般不须治疗,经 1～2 年可自愈,自觉症状明显时按慢性卡他性结膜炎治疗。

(3)巨乳头性结膜炎:结膜病变与沙眼相似,特点是有明确的角膜接触镜佩戴史。

(4)春季结膜炎:睑结膜增生的乳头如铺路石样,大小不等,扁平粗大。上穹隆部无病变,也无角膜血管翳。特点是结膜刮片图片可见大量嗜酸性粒细胞。

(5)包涵体性结膜炎:滤泡发生于下睑结膜与下穹隆部结膜,极少形成瘢痕。特点是不发生角膜血管翳。可通过针对不同衣原体抗原的单克隆抗体进行免疫荧光检测,确定其抗原血清型,并进行鉴别。

(六)治疗

1.治疗原则

本病应强调局部和全身用药相结合。给药的原则:一方面要用衣原体敏感的药物,对衣原体敏感的药物有红霉素、四环素、磺胺嘧啶、利福平等;另一方面要保证用药的频率与足够的时间。沙眼眼局部用药每日应在 4～6 次,疗程要坚持 10 周以上。

2.全身治疗

急性期或严重的沙眼可选用全身应用抗生素治疗,3～4 周为一个疗程。以下药物任选一种。①四环素,0.5 g/次,每日 4 次,儿童及孕妇忌用,连用 3 周;②多西环素(强力霉素),

0.1 g/次,每日 2 次;③口服红霉素或螺旋霉素,0.5 g/次,每日 2 次。

3.局部治疗

应用衣原体敏感药物,滴眼液白天频繁滴眼,应在 4 次以上,眼膏睡前涂眼。常用药物有:①0.1%利福平眼液;②0.25%氯霉素眼液;③0.5%金霉素眼膏;④喹诺酮类眼液或眼膏:诺氟沙星、氧氟沙星、左氧氟沙星;⑤0.1%酞丁胺眼药水;⑥0.5%红霉素眼膏;⑦0.5%四环素眼膏等。

4.手术治疗

(1)适应证:沙眼滤泡较多,相互融合者。

(2)手术方法:海螵蛸棒摩擦法、滤泡压榨术等,术后坚持用药 1 周。

5.并发症治疗

手术矫正沙眼并发症,如睑内翻矫正术、慢性泪囊炎的泪囊鼻腔吻合术、角膜移植等。

(1)睑内翻矫正术:沙眼并发睑内翻倒睫称为瘢痕性睑内翻,若睑板变形不甚严重,可行睑板切断术;若形成严重的瘢痕性睑内翻,行睑板楔状切除术。

(2)泪囊鼻腔吻合术:沙眼引起慢性泪囊炎,经泪道冲洗、探通均无效者,应行泪囊鼻腔吻合术。

(3)角膜移植术:CO 期角膜白斑导致失明,在无急性炎症、无新鲜病灶的前提下,可行角膜移植术,以求提高视力。

二、包涵体性结膜炎

包涵体性结膜炎是一种通过性接触或产道传播的急性或亚急性滤泡性结膜炎。传播途径主要是尿道和阴道的分泌物及游泳池间接接触,新生儿为产道感染。特点是下睑及下穹隆结膜有滤泡形成,几周后消退,不留瘢痕,无角膜血管翳。常双眼同时发生。

(一)病因病理

病原体为沙眼衣原体抗原型 D~k。传染途径主要是尿道、生殖道的分泌物感染,或游泳池间接感染,新生儿可通过产道感染。

(二)临床表现

1.新生儿包涵体性结膜炎

新生儿包涵体性结膜炎又称新生儿包涵体脓漏眼。潜伏期为出生后 5~12 d,急性或亚急性发病,同时累及双眼。

(1)症状:畏光,流泪。

(2)体征:眼睑轻度水肿,大量黏液脓性分泌物。睑结膜充血,浸润增厚,乳头增生,可出现假膜。由于新生儿结膜腺浅层尚未发育,故 2~3 个月间无滤泡形成,晚期可有滤泡。穹隆及球结膜水肿、充血。角膜上皮点状染色,近角膜缘处可有小的上皮下浸润,一般不发生溃疡。耳前淋巴结肿大。数周后转入慢性期,3~6 个月恢复正常。偶可同时引起新生儿其他部位的感染,如衣原体性呼吸道感染、肺炎、中耳炎等。

2.成人包涵体性结膜炎

主要见于青年人,潜伏期为 3~4 d,双眼同时或先后发病。

(1)症状:初期同新生儿表现。

(2)体征:3~4 d 症状加重,大量黏液脓性分泌物尤以早晨明显。经 3~4 d 结膜高度充血水肿,粗糙不平,有黏液脓性分泌物。7~10 d 开始出现滤泡,以下睑及下穹隆部结膜明显。可有乳头增生,无炎性假膜形成,不发生瘢痕。2 个月后可出现角膜炎,或角膜边缘及中央浸润,一般不发展成溃疡。晚期有显著的滤泡形成,经 3 个月~1 年自行消退,不遗留痕迹,无角膜血管翳。经 2~3 周急性炎症消退而转入慢性期。转归同新生儿包涵体结膜炎。

(三)辅助检查

(1)结膜刮片检查可见中性粒细胞,上皮细胞胞质内可见包涵体。

(2)结膜涂擦取材,接种鸡胚卵黄囊或细胞培养分离衣原体;单克隆抗体试剂盒免疫荧光染色,酶联免疫吸附试验,检测血清、泪液抗体等,均可做出诊断。

(四)诊断要点

(1)畏光,流泪。

(2)下睑及下穹隆结膜有滤泡形成。

(3)结膜刮片检查见中性粒细胞,上皮细胞胞质内见包涵体等可诊断。新生儿强调进行结膜刮片检查,可鉴别沙眼衣原体、淋球菌等不同病原体。

(五)治疗

1.治疗原则

成人应强调全身治疗,并对其性伙伴进行检查和治疗。新生儿在治疗眼部感染的同时,还要治疗其他器官的衣原体感染。首选磺胺类药物,成人还可以选择四环素类抗生素。

2.全身治疗

①磺胺类药物:磺胺甲基异恶唑(SMZ)口服,成人每次 1 g,每日 2 次,首剂加倍;小儿每日 15~25 mg/kg,分 2 次,首剂加倍。连用 7 d;②四环素片:成人 0.25 g/次,每日 4 次,持续用药 3~4 周,或口服 7~10 d 为一个疗程,停药 1 周后继续用药,坚持 2~4 个疗程;③红霉素片:每次 0.3 g/次,每日 4 次,连用 3 周;新生儿可用琥珀乙酰红霉素,40 mg/(kg·d),分 4 次服用,连用 2 周;④多西环素(强力霉素):100 mg/次,每日 2 次。连续用药 3 周。

3.局部治疗

局部应用衣原体敏感药物治疗。白天滴眼液频繁滴眼,晚上睡前涂眼膏,坚持用药 4 周以上。可选用 0.1%利福平眼药水、15%磺胺醋酰钠眼液、0.5%红霉素或四环素眼膏、0.5%熊胆滴眼液等。

(郭小芳)

第六节 变应性结膜炎

一、春季结膜炎

春季结膜炎又称春季卡他性结膜炎或结角膜炎,是一种季节性、反复发作的免疫性结膜炎。多在春、夏季发作,秋冬缓解。好发于儿童、少年,男性多见,常侵犯双眼,每年复发。

(一)病因病理

病因尚未明确。一般认为是对外源性过敏原的高度过敏反应。过敏原通常是花粉及各种微生物的蛋白成分、动物皮屑、羽毛、紫外线等,目前尚未能鉴定出特异性反应原。

(二)临床表现

症状的出现和加重与季节有关。

1.症状

奇痒难忍,有轻微畏光、灼热、流泪及异物感,侵犯角膜时刺激症状加重。

2.体征与临床分型

临床按病变部位可分为三型,即睑结膜型、球结膜或角膜缘型及混合型。

(1)睑结膜型:病变位于上睑结膜,一般不侵犯穹隆结膜及下睑结膜。上睑结膜有大小不等、硬韧而扁平的淡红色粗大乳头,排列如铺路石样。表面似覆盖一层假膜,擦下时为透明絮状物。分泌物量少、色白、黏稠成丝状,内含大量嗜酸性粒细胞。愈后乳头完全消退,不遗留瘢痕。

(2)球结膜或角膜缘型:病变多发生在上方角膜缘附近,睑裂区角膜缘的球结膜呈黄褐色或污红色胶样增厚,病变可扩展波及上 1/2 周或整个角膜缘。

(3)混合型:同时兼有以上两种病变。

3.并发症

本病临床各型偶尔都可发生角膜病变,常为弥漫性上皮型角膜炎,表现为角膜弥漫性上皮点状病变。偶见局部角膜炎,常为局限于上方和中央的椭圆形或三角形病灶,愈后遗留轻微的角膜瘢痕。部分患者在角膜缘病变区内出现小的灰白斑点,称为 Hornor-Trantas 点。

(三)辅助检查

(1)结膜刮片可找到较多嗜酸性粒细胞。

(2)过敏原筛选可筛选出特定过敏原。

(3)体液免疫与细胞免疫检查可见血清和泪液中 IgG 增高。

(四)诊断

(1)男性青少年好发,季节性反复发作。

(2)典型的临床表现,如奇痒、睑结膜乳头增生呈扁平的铺路石样或结膜缘部胶样结节等。

(3)结膜分泌物中较多的嗜酸性粒细胞、血清和泪液中 IgG 增高等,可予以诊断。

(五)治疗

1.治疗原则

治疗以对症为主,包括抗组胺药物、血管收缩剂和糖皮质激素。本病季节性强,一般不发生并发症,有自限性,预后较好。由于患眼奇痒难忍,治疗以减轻症状为主。避开可能的过敏原,避免阳光刺激。

2.全身治疗

①抗组胺药物:如马来酸氯苯那敏(扑尔敏)4 mg,每日 3 次,口服。但从事驾驶、高空作业等职业者应注意其不良反应,建议最好睡前使用;②脱敏治疗:病情严重者予 10% 葡萄糖酸钙 20 mL 缓慢静脉注射。

3.局部治疗

(1)血管收缩剂:如 0.1% 肾上腺素溶液、复方萘甲唑啉(消疲灵)、羟甲唑啉(欧斯林)滴眼,每日 3 次,每次 1 滴。血管收缩剂滴眼能抑制肥大细胞及嗜酸性粒细胞脱颗、靶细胞释放活性物质,从而改善眼部不适,减轻结膜充血。疗程不超过 7 d,若长期使用,易引起干眼。此外,冷敷可减轻充血。

(2)抗组胺药物:如特非那定、0.1%依美斯汀滴眼,每日 3 次,症状减轻后停药。

(3)细胞膜稳定剂:如 2%~4%色甘酸钠(宁敏)、洛度沙胺滴眼液(阿乐迈)、吡嘧司特钾(研立双)滴眼,每日 3~5 次。对消除瘙痒、流泪、畏光症状有明显疗效。以上药物联合应用,可改善症状。

(4)糖皮质激素及非甾体消炎药:在症状加重时,间歇应用非甾体消炎眼液或眼膏。但长期用药会引起激素性青光眼、白内障、眼表感染等。非甾体消炎眼液也可减轻症状,且不良反应较小,如吲哚美辛滴眼液、双氯芬酸钠滴眼液等。每日 2~3 次,症状减轻停药,连续应用不超过 7~10 d。

(5)局部应用免疫抑制剂:对屡发不愈的病例,可用环孢霉素 A、FK-506 等,有较好效果。

(6)0.5%熊胆眼液,每日 3 次滴眼。

二、过敏性结膜炎

过敏性结膜炎是由接触药物或其他抗原过敏而引起的结膜炎。分迟发型和速发型两种。

(一)病因病理

(1)速发型过敏原有花粉、角膜接触镜、清洗液等。

(2)迟发型过敏原有药物,如阿托品、新霉素、广谱抗生素、毛果芸香碱等,也有因使用化妆品、染发剂等引起迟发型结膜变态反应者。

(二)临床表现

1.症状

双眼极度瘙痒,并有畏光、烧灼感等刺激症状。

2.体征

速发型眼睑皮肤红肿,并有小丘疹、渗出和睑缘炎等。睑球结膜充血,球结膜乳头增生、滤泡形成,以下睑为重,有少量浆液和黏液性分泌物。角膜炎不常见,极个别严重病例可出现角膜实质性损害及虹膜炎。停用致敏药物后,症状和体征可自行消失,不留瘢痕,若再次用药可复发。

(三)辅助检查

结膜囊分泌物涂片可见变性上皮细胞和少量多核和单核细胞。

(四)诊断要点

(1)有药物或其他过敏原接触史。

(2)双眼瘙痒,畏光、烧灼感;眼睑皮肤红肿,睑球结膜充血。

(3)脱离过敏原后,炎症迅速消退。

(4)结膜囊分泌物涂片见变性上皮细胞和少量多核和单核细胞。

(五)治疗

1.治疗原则

治疗以去除过敏原、局部短期应用糖皮质激素为主。

2.全身治疗

①抗过敏药物:氯苯那敏 4 mg 或苯海拉明 25 mg,口服,每日 2 次;②口服钙剂或静脉注

射葡萄糖酸钙。

3.局部治疗

(1)短期局部应用糖皮质激素滴眼液,如0.5％可的松眼液滴眼,每日2～3次。

(2)抗组胺药物,如2％色甘酸钠滴眼液等,每日2～3次。

(3)抗生素滴眼液点眼,每日2次,预防并发感染。

(4)眼睑皮肤红肿、渗液严重,可用3％硼酸溶液湿敷,每日1～2次。

(5)抗生素与激素混合眼液滴眼。

(6)局部中药洗眼或湿敷。可用艾叶、苦参、蛇床子、地肤子各15 g,煎水,过滤澄清,做湿冷敷或加冷开水至1 000 mL洗眼。

(郭小芳)

第七节　细菌性角膜炎

细菌性角膜炎是由细菌感染引起的化脓性角膜炎症,又称为细菌性角膜溃疡。本病起病急,变化多,病情多较危重,如果得不到有效的治疗,可发生角膜溃疡穿孔、虹膜嵌顿、眼内炎、眼球萎缩等。即使病情控制良好,也可残留轻重不等、范围不一的角膜瘢痕,角膜新生血管,角膜葡萄肿等后遗症,严重影响视力,甚至可致失明。

一、病因病理

细菌性角膜炎的致病菌很多,最主要的有四类:细球菌科(葡萄球菌、细球菌等)、链球菌属、假单胞菌属、肠道细菌科。大部分细菌性角膜炎由这四类细菌引起,多为角膜外伤后感染或角膜异物伤后感染所致。某些局部、全身因素及用药史常常成为细菌性角膜炎的发病诱因,如泪囊炎、干眼、接触镜、全身长期使用免疫抑制剂等。目前随着抗生素及激素的滥用,一些条件致病菌引起的感染也日渐增多,如草绿色链球菌、类白喉杆菌、沙雷氏菌、克雷伯菌等。细菌进入眼部后,所产生的黏附因子和宿主细胞表面的糖类、蛋白质结合,扰乱白细胞的移动,激活纤维蛋白溶酶,诱导细胞因子的产生,引起毒素和酶的扩散,破坏角膜完整性,形成溃疡。在人体的自然免疫和特异性免疫联合抗生素等药物作用下,阻止细菌的繁殖和基质胶原的破坏,溃疡区逐渐由瘢痕组织充填。

二、临床表现

1.症状

一般起病急骤,症状明显。常有角膜外伤史。新生儿淋球菌感染多有经产道分娩史。自觉眼痛、畏光、流泪、视物模糊、眼睑痉挛等,伴较多脓性分泌物。

2.体征

眼睑、球结膜水肿,睫状充血或混合充血,病变早期角膜上出现边界清楚的上皮溃疡,溃疡下出现边界模糊、致密的浸润灶,周围组织水肿;浸润灶迅速扩大,形成溃疡,多伴脓性分泌物。

(1)革兰阳性球菌角膜感染:常表现为圆形或椭圆形局灶性脓肿病灶,伴有边界清楚的灰白色基质浸润和病灶周围上皮水肿。葡萄球菌引起者可导致严重的基质脓肿和角膜穿孔。肺炎球菌引起者病灶表现为椭圆形、带匍行性边缘的中央基质溃疡,后弹力层有放射性皱褶,常伴前房积脓。

(2)革兰阴性菌角膜感染:典型的表现为快速发展的角膜液化性坏死,如铜绿假单胞菌所致的角膜溃疡,伤后数小时或1～2 d间发病,且发展迅速,患者有剧烈眼痛,畏光流泪,睑红肿,球结膜混合充血水肿。由于铜绿假单胞菌产生蛋白分解酶,使角膜呈现迅速发展的浸润及黏液性坏死,溃疡浸润灶及分泌物略带黄绿色,前房积脓严重,如感染控制不良,数天内可导致全角膜坏死穿孔,眼球内容物脱出、眼球萎缩或发生全眼球炎。

三、辅助检查

1.组织涂片

从浸润灶刮取坏死组织,涂片染色找细菌,结合临床特征大体能做出初步诊断。

2.细菌培养

加药敏试验能确定病原菌及敏感药物。

3.组织活检

用2 mm显微环钻,采集活动性溃疡边缘,标本分别送微生物和病理检查。能提高诊断阳性率。

4.角膜共焦显微镜

角膜共焦显微镜为一种无创性检查方法,适用于早期病因诊断,并可在病程的不同阶段多次使用,作为衡量治疗是否有效的一个指标。

四、诊断要点

(1)角膜外伤或角膜异物剔除史,发病急,症状明显,自觉眼痛、流泪、视物模糊、眼睑痉挛等。

(2)结膜水肿、充血,角膜浸润灶及溃疡,多伴脓性分泌物。

(3)实验室检查有助于明确病原菌及敏感药物。

五、治疗

1.治疗原则

细菌性角膜炎对眼组织危害大,早期有效治疗至关重要。初诊的细菌性角膜炎应根据临床表现、溃疡形态给予广谱抗生素治疗,然后再根据细菌培养和药敏试验等实验室检查结果,及时调整使用敏感抗生素。值得注意的是,临床实践中发现一些药敏试验敏感的抗生素实际治疗效果并不理想,而一些相对不敏感的抗生素治疗效果却更为满意。这是因为抗生素的药效除了与对细菌的敏感性有关外,使用剂型、浓度、组织穿透性、患者使用依从性也是重要的影响因素。病情控制后,局部维持用药一段时间,防止复发,特别是铜绿假单胞菌性角膜溃疡。中药的作用在于祛风清热、解毒退翳,调整全身功能状态。

2.全身治疗

抗生素全身治疗用药途径主要为静脉滴注或肌内注射。适应证:可能眼内或全身播散的严重角膜炎,角巩膜穿通伤病史或穿孔的角膜炎,毒力极强的细菌感染导致的角膜炎如淋球菌、铜绿假单胞菌等,炎症波及角膜缘或巩膜。临床选药原则:病原体未明的革兰阳性菌感染首选头孢菌素;革兰阴性菌角膜炎首选氨基糖苷类;氟喹诺酮类对革兰阴性菌和许多革兰阳性菌都有抗菌作用,尤其对耐药葡萄球菌也有作用;链球菌属、淋球菌属引起的角膜炎首选青霉素 G,对于耐药的淋球菌感染可使用头孢曲松(菌必治);万古霉素对革兰阳性球菌有良好的杀灭作用,尤其对耐药的表皮葡萄球菌和金黄色葡萄球菌(如耐甲氧西林的菌株)有较高的敏感性。如角膜溃疡有穿孔趋势,应降低眼内压,配合乙酰唑胺 0.25 g,口服,每日 3 次。

3.局部治疗

(1)抗生素类药物:局部使用抗生素是治疗细菌性角膜炎最有效的途径,使用剂型包括滴眼液、眼膏、凝胶剂和缓释剂。急性期用高浓度抗生素滴眼液频繁滴眼,每 15~30 min 滴眼1 次,滴眼液是治疗细菌性角膜炎最常用及最有效方法;眼膏和凝胶剂可增加药物在眼表停留的时间,特别适合夜晚及儿童使用。

(2)球结膜下注射:可提高角膜和前房的药物浓度,适用于病情严重或不适合滴眼的患者使用,每日或隔日 1 次。

(3)散瞳:复方托吡卡胺滴眼液,每日 3 次。并发虹膜睫状体炎者应给予 1%硫酸阿托品滴眼液或眼膏散瞳,每日 3 次,睡前涂眼膏减轻疼痛、缓解睫状肌痉挛和防止虹膜后粘连。

(4)胶原酶抑制剂:5%依地酸二钠、乙酰半胱氨酸滴眼液,每日 3~6 次。可阻止角膜组织破坏,抑制溃疡发展。

(5)非甾体消炎药:0.1%双氯芬酸钠滴眼液、普拉洛芬滴眼液。可镇痛及抑制虹膜炎症。

(6)降低眼内压:碳酸酐酶抑制剂如布林佐胺滴眼液,β 受体阻滞剂如 0.5%噻吗洛尔滴眼液可减少房水生成,降低眼内压。

(7)亲水性软性接触镜:可帮助上皮愈合,延长药物在眼表的停留时间,防止和治疗小的角膜穿孔。

(8)局部清创:角膜溃疡明显者,应用 20%硫酸锌或 5%碘酊烧灼溃疡面,但应注意烧灼深度和范围,防止造成进一步损伤。

4.手术治疗

(1)结膜瓣遮盖术:适用于濒于穿孔的溃疡,特别是穿孔靠近周边部者,以及各种原因不能进行角膜移植手术的患者。

(2)羊膜移植术:适用于久治不愈的角膜溃疡濒于穿孔者,可采用一层或多层羊膜移植。需要注意的是,羊膜只是一层组织膜,没有抗菌活性,移植必须要在感染完全控制的条件下方能进行。

(3)治疗性角膜移植:适用于药物治疗无效,病情急剧发展,可能或已经溃疡穿孔,虹膜嵌顿者。

(郭小芳)

第八节 腺病毒性结角膜炎

腺病毒性结角膜炎分为流行性结角膜炎、咽结膜热两大类型。流行性结角膜炎是一种由腺病毒引起的急性传染性眼病,可散发,也常造成流行。临床特点是急性滤泡性或假膜性结膜炎及角膜上皮细胞下浸润。咽结膜热表现为急性滤泡性结膜炎,伴有上呼吸道感染和发热,

4～9 岁儿童和青少年多发,夏、冬季节容易在幼儿园及学校中流行。

一、病因病理

流行性结角膜炎由腺病毒感染所致,主要由腺病毒 8 型、19 型、29 型和 37 型(人腺病毒 D 亚组)引起,通过接触传染,常引起流行。咽结膜热由腺病毒 3 型、4 型、7 型引发。

二、临床表现

急性发病,潜伏期为 5～7 d。

1.症状

眼部有异物感、疼痛、畏光、流泪、水样分泌物。咽结膜热前驱症状为全身乏力,体温达 38.3 ℃～40 ℃,流泪、眼红、咽痛。

2.体征

眼睑水肿,球结膜水肿,睑球结膜严重充血,耳前淋巴结肿大、压痛。3 d 内睑结膜和穹隆结膜有大量滤泡形成,可被水肿的结膜掩盖。结膜炎常于 7～10 d 开始消退,但约半数患者症状加重,畏光流泪加重和视物模糊,出现腺病毒性角膜炎,继而发生皮下和浅基质层点状浸润。点状损害数量多少不等,一般直径为 0.5～1.5 mm,多位于角膜中央,少数侵犯角膜周边部。视力可略受影响,以后恢复正常。角膜损害可持续数月或顺年后消失。较重患者可遗留圆形薄层云翳,一般对视力影响不大。咽结膜热表现为眼部滤泡性结膜炎,一过性浅层点状角膜炎,耳前淋巴结肿大。常表现出 1 - 3 个主要体征,病程为 10 d 左右,有自限性。

三、诊断要点

(1)双眼同时或先后发病。

(2)临床表现有异物感、疼痛、流泪、水样分泌物、眼睑水肿、球结膜水肿、睑球结膜严重充血、耳前淋巴结肿大与压痛、并发浅层点状角膜炎等。

(3)分泌物涂片染色镜检见单核细胞增多;裂隙灯检查可见角膜上皮下和浅基质层点状浸润。新生儿结膜炎要进行结膜刮片检查,以鉴别衣原体、淋球菌等感染。

四、治疗

1.治疗原则

西医以局部用药为主,没有特效药物。

2.全身治疗

可配合全身抗病毒治疗。如口服阿昔洛韦,每次 200 mg,每日 5 次,连服 1～2 周。

3.局部治疗

(1)抗病毒药常用的有 4% 吗啉胍(病毒灵)、0.1% 碘苷(疱疹净)、0.1% 阿昔洛韦、更昔洛韦滴眼液,每小时滴 1 次。可与抗生素眼液交替滴眼,预防混合感染。

(2)局部冷敷和使用血管收缩剂,可缓解症状。

(3)0.2% 鱼腥草眼液频繁滴眼,急性期每小时 2 次。

(4)中药熏洗:大青叶 10 g、金银花 10 g、蒲公英 10 g、紫花地丁 10 g、菊花 10 g、防风 10 g,水煎,每日 2 次熏洗患眼。

(郭小芳)

第九节　真菌性角膜炎

真菌性角膜炎是一种由致病真菌引起的感染性角膜病变,致盲率极高。由于糖皮质激素、抗生素的广泛使用,真菌性角膜炎的发病率有增高的趋势。发病前多有植物性外伤及角膜溃疡久治不愈史。一旦患病,则病程较长,若治疗不当,可因真菌性眼内炎而失明。

一、病因病理

本病由真菌感染所致,受地理因素影响,以热带、亚热带地区发病率高,100 余种真菌可引起眼部感染。感染眼部的真菌主要分三大类:①透明丝状真菌,包括镰刀菌、曲霉菌、青霉属、支顶孢属和放射菌属;②弯孢属,主要为月状弯孢霉菌;③念珠菌属,主要为白念珠菌。前两类引起的角膜感染多见于农民和户外工作者,工作环境闷热潮湿,主要的发病诱因为外伤或长期使用激素、抗生素,导致眼表免疫改变或菌群失调。第三类感染多继发于病毒性角膜炎、暴露性角膜炎、干眼等患者,亦可见于患糖尿病或其他免疫性疾病导致全身免疫力低下者。中国首位致病真菌为镰孢菌属,其原因是化肥和农药的广泛使用,导致土壤中对镰孢菌属起拮抗作用的假单胞菌属减少,从而镰刀菌大量滋生所致。真菌进入角膜后大量繁殖,引起组织坏死和炎症反应,进一步侵蚀周围组织,导致炎症向深层及周边发展。真菌可以穿过后弹力层进入前房和眼后段,引起真菌性眼内炎。

二、临床表现

1. 病史

多有植物性眼外伤史,如树枝、稻草刺伤等;或有长期使用激素和抗生素史。

2. 症状

起病缓慢,刺激症状较轻,异物感、视物模糊。

3. 体征

混合充血。角膜浸润灶呈白色或乳白色,致密,表面欠光泽呈牙膏样或苔垢样外观,溃疡周围因胶原溶解而出现浅沟或因真菌抗原-抗体反应而形成免疫环,有时在角膜感染灶旁可见伪足或卫星样浸润灶,角膜后可有斑块状脓样沉着物。前房积脓呈灰白色较黏稠。部分真菌感染不同菌属有一定特征性:弯孢属感染病变多局限于浅基质层,呈乳毛状浸润,进展较慢,角膜穿孔等并发症发生率低,对那他霉素敏感;茄病镰刀菌感染病程进展较快,易引起角膜穿孔;曲霉菌属感染进展速度较茄病镰刀菌慢,药物疗效较好;丝状真菌穿透性强,可进入前房侵犯虹膜和眼内组织,形成顽固的真菌性虹膜炎、眼内炎、并发性白内障、继发性青光眼等。

三、辅助检查

1. 角膜刮片

革兰氏染色和 Giemsa 染色是早期诊断真菌感染最常用、最快速的方法,其他染色法还有 10%～20% 氢氧化钾湿片法、乌洛托品银染色、PAS 染色等。

2. 真菌培养

30 ℃～37 ℃培养 3～4 d 即可见真菌生长,培养时间为 4～6 周,阳性者取材镜检及联合药敏试验。

3.角膜组织活检

角膜组织活检适用于角膜刮片和培养均为阴性，而临床又高度怀疑者。亦可采用硝酸纤维膜盖在角膜溃疡表面，取材送检。

4.角膜共焦显微镜

角膜共焦显微镜为一种无创性检查，可发现病灶内真菌病原体。

5.PCR技术

PCR技术可缩短检测等待时间，对样品中真菌DNA进行扩增，筛选阳性结果，其敏感性高于真菌培养，但特异性低。

6.其他

其他还有免疫荧光染色、电子显微镜检查等。

四、诊断与鉴别诊断

1.诊断要点

（1）常有植物性等角膜外伤病史或角膜手术病史或长期大量使用广谱抗生素、糖皮质激素及免疫抑制剂史。

（2）起病相对缓慢，病程长，刺激症状常较轻，抗细菌治疗无效。

（3）角膜病灶呈灰白色，微隆起，外观干燥且粗糙似牙膏状，表面坏死组织易刮除，周围可见伪足或卫星灶，角膜后可见斑块状沉着物，伴有黏稠的前房积脓。

（4）刮片或活检可检测到菌丝，培养可能有真菌生长，或其他辅助检查有助于诊断。

2.鉴别诊断

细菌性角膜炎：发病前多有角膜外伤史及慢性泪囊炎病史，起病急，发展快，变症多，易于发生前房积脓和溃疡穿孔，无反复发作，细菌培养阳性等。

五、治疗

1.治疗原则

真菌性角膜炎临床治疗较棘手，一方面有时诊断比较困难，另一方面即使诊断明确，用药及时，但仍有部分患者病情不能控制，这可能和致病真菌侵袭力强、毒性、耐药性以及患者伴发的炎症反应强烈有关。真菌性角膜炎一旦确诊应采取中西医结合的方法积极治疗，局部或全身使用抗真菌药物，应该根据病情的不同特点采取不同的手术治疗，包括清创术、结膜瓣遮盖术和角膜移植术。本病在病变局限时已得到控制者，可以获得较好的预后；若出现真菌侵入眼内导致真菌性角膜炎者，则预后非常差，甚至导致眼球摘除。

2.全身治疗

咪康唑静脉滴注，10～30 mg/(kg·d)，分3次给药，每次用量不超过600 mg，每次滴注时间0.5～1 h；或0.2%氟康唑100 mg，静脉滴注，每日2次；或伊曲康唑100～200 mg口服，每日1次。

3.局部治疗

（1）抗真菌药物：如0.25%两性霉素B滴眼液、5%那他霉素滴眼液、2%酮康唑滴眼液、0.2%氟康唑滴眼液、0.5%咪康唑滴眼液、1%氟胞嘧啶滴眼液、1%咪康唑眼膏等。目前0.25%两性霉素B、5%那他霉素滴眼液为抗真菌性角膜炎的一线药物。若病原菌是丝状菌属，则首选5%那他霉素滴眼液；若病原菌是酵母菌属，则可选用以上各类滴眼液。抗真菌药物联合使用可增强协同作用,降低毒不良反应,减少药物用量,目前较为肯定的联用方案有氟胞嘧啶＋两性霉素 B 或氟康唑,利福平＋两性霉素 B 等。滴眼液 0.5～1 h 滴眼 1 次,增加病灶区药物浓度,晚上涂抗真菌眼膏。感染明显控制后逐渐减少使用次数。或者球结膜下注射咪康唑 5～10 mg 或两性霉素 B 0.1 mg,隔日 1 次。

(2)免疫抑制剂:环孢霉素 A(CsA)和 FK506 滴眼液,实验证实二者可明显抑制茄病镰刀菌、尖胞镰刀菌的生长,对白念珠菌则无效,但和氟康唑联用时可增强抗念珠菌效果。

(3)0.02％聚六亚甲基双胍(PHMB)可显著抑制镰刀菌的生长。

(4)1％碘胺嘧啶银眼膏对曲霉菌和镰孢菌有良好的治疗作用。

(5)1％氯己定洗眼也有一定抗真菌作用。

(6)局部睫状肌麻痹剂如 2％后马托品、1％硫酸阿托品滴眼液或眼膏,每日 3 次,睡前涂眼膏。

4. 手术治疗

手术治疗的目的是控制炎症和维持眼球的完整性。手术后,眼表面和全身应用抗真菌药物要持续一段时间,术后局部糖皮质激素应用仍有争议,可以局部应用 FK506 和环孢霉素,可抑制真菌生长和免疫抑制减轻炎症反应。目前手术治疗有以下几种。

(1)清创术:早期病变局限,可刮除病变组织,清除病原体,促进药物渗透和吸收。

(2)结膜瓣遮盖术:清除角膜真菌,增强局部血供,提高药物的渗透性和局部药物浓度,达到杀灭真菌以及促进伤口愈合的目的,缺点是遗留角膜瘢痕。

(3)羊膜移植术:必须在感染已完全控制后方能使用。

(4)板层角膜移植:适用于病灶可以板层切除的病例。

(5)治疗性角膜移植:适用于角膜溃疡接近或已经穿孔者,可采用穿透性角膜移植术,切除病灶的范围最少应包括病灶周围 0.5 mm 的透明角膜。

(郭小芳)

第十节　巩膜外层炎

巩膜外层炎是指巩膜表层组织的非特异性炎症,以复发性、暂时性、自限性的无明显刺激症状的眼红为主要临床特征,常发生于睑裂暴露区角膜缘至直肌附着线间的区域内。好发于 20～50 岁,40 岁年龄段为发病高峰,男、女之比为 1∶3,多数患者为单眼发病,约 1/3 的患者双眼同时或先后发病。临床根据其局部表现可分为单纯性巩膜外层炎和结节性巩膜外层炎两种类型。

一、病因病理

目前本病的病因尚未完全阐明,可能与免疫反应有关。大约 1/3 的患者可伴有红斑、痤疮、痛风、感染或胶原血管病等。

二、临床表现

巩膜外层炎在临床上分为结节性巩膜外层炎与单纯性巩膜外层炎,两者的症状体征不同。

1.结节性巩膜外层炎

(1)症状:疼痛、轻度刺激症状,一般不影响视力。

(2)体征:以局限性充血性结节样隆起为主要特征。结节呈暗红色,圆形或椭圆形,直径为2~3 mm;结节多为单个,也可有数个;结节及周围结膜充血和水肿,有压痛。由于结节位于表层巩膜组织,与深部巩膜无关,故可被推动。常合并轻度虹膜炎。每次发病大约持续2周,约有2/3的患者常多次复发。

2.单纯性巩膜外层炎

(1)症状:眼部轻微疼痛和灼热感,一般视力不受影响。偶可出现瞳孔缩小和暂时性近视。

(2)体征:以周期性复发,发作突然,时间短暂,数天即愈为主要特点。表现为病变部位巩膜表层和相应球结膜突然呈扇形、局限性或弥漫性充血水肿,色暗红。表层巩膜的浅表血管充血呈放射状,可同时出现一定程度的球结膜血管和表层巩膜的深部血管充血。多数患者病变局限于某一象限,范围广泛者少见。有时可出现眼睑神经血管性水肿,严重者可伴有周期性偏头痛,偶见虹膜炎。每次发病持续1 d至数天。可多次复发,女性多在月经期发作,但复发的部位常不固定。

三、辅助检查

(1)超声生物显微镜(ultrasound biomicroscopy,UBM):巩膜外层炎的UBM影像特征是低回声,即显示单纯表层巩膜增厚或局限性增厚,而巩膜本身没有改变,即UBM影像表现为均匀的高回声,与表层巩膜低回声界限清晰可辨。

(2)可做一些全身检查及实验室检查以帮助寻找病因。

四、诊断与鉴别诊断

1.诊断要点

(1)巩膜表层局限性暗红色结节或局限性扇形充血水肿,压痛。

(2)患眼疼痛,可伴畏光、流泪。

(3)有周期性发作而愈后不留痕迹的特点。

(4)多发于成年女性,以单眼为多。

2.鉴别诊断

(1)结节性巩膜外层炎与泡性结膜炎鉴别:两者均有结节样隆起,但泡性结膜炎之结节病变部位在结膜,为灰黄色或白色小泡样隆起,周围充血,色鲜红,推之随球结膜移动,按之不痛。

(2)单纯性巩膜外层炎与结膜炎鉴别:两者均可出现眼表充血,但结膜炎的充血为弥漫性且多伴有分泌物;单纯性巩膜外层炎的充血多局限在角膜缘至直肌附着点的区域内,不累及睑结膜,充血的血管呈放射状垂直走行,从角膜缘向后延伸。

(3)单纯性巩膜外层炎与结节性巩膜外层炎的鉴别。

五、治疗

1.治疗原则

由于本病多呈自限性,一般可在1~2周自愈,几乎不产生永久性眼球损害,故通常无须特别处理。对于症状较明显或发作频繁者,则应采取有效的治疗措施,取中西医之长,及时抑制炎症,减少复发。西医治疗本病在于对病情严重者局部或全身使用糖皮质激素,有利于控制炎症、缩短病程。

2.全身治疗

若症状较明显或发作频繁者,可口服非甾体消炎药;积极寻找病因,针对原发病治疗,以防止复发。

3.局部治疗

(1)糖皮质激素:若症状较明显或发作频繁,可局部应用糖皮质激素眼液,特别是对单纯性巩膜外层炎的患者有明显的疗效。必要时也可结膜下注射糖皮质激素。

(2)非甾体消炎药:局部滴用非甾体消炎眼液,如普拉洛芬滴眼液等。

(3)血管收缩剂:可局部滴用血管收缩剂以减轻眼红症状。

(4)散瞳剂:当并发虹膜睫状体炎时,应滴用散瞳剂散瞳。

(5)湿热敷:局部湿热敷。

(郭小芳)

第十一节　年龄相关性白内障

年龄相关性白内障又称老年性白内障,是指在中老年开始发生晶状体混浊,又无糖尿病、外伤、其他眼病、皮肤病、内分泌障碍、中毒等原因的后天性白内障,是白内障中最多见的一种,年龄越大发病率越高,其致盲率居老年眼病之首。常为双眼发病,但两眼的发病时间及进展程度常不相等。随着年龄的增长,晶状体混浊程度逐渐加重,视力呈进行性减退,晶状体完全混浊,视力仅存光感。

一、病因病理

病理病因仍未完全明了。一般认为本病是在全身老化、晶状体代谢功能减退的基础上,加上多种因素的作用形成。近年来的研究表明,白内障的形成与氧化损伤有关。年龄、职业、性别、紫外线辐射以及糖尿病、高血压、阳性家族史和营养状况等均是本病的危险因素。目前对紫外线辐射的研究较多。在我国,西藏地区的发病率最高。

二、临床表现

1.症状

常双眼患病,但发病有先后,严重程度也不一致。主要症状为眼前阴影和渐进性、无痛性视力减退。晶状体吸收水分后体积增加,屈光力增强。由于晶状体纤维肿胀和断裂,晶状体内屈光度发生不一致的改变,会出现单眼复视或多视。随着病情的发展,晶状体混浊程度增加,视力障碍逐渐加重,最后可降至眼前手动或仅存光感。

2.体征

根据晶状体混浊部位的不同,老年性白内障可以分为皮质性、核性和后囊膜下三类。

(1)皮质性白内障:最为常见。按其发展过程分为4期:①初发期:晶状体皮质内出现空泡、水裂和板层分离等晶状体吸水后的水化现象。逐渐发展为楔形混浊,位于前后皮质,尖端向着晶状体中心,基底位于赤道部,这些混浊在赤道部汇合,形成轮辐状,或在某一象限融合成片状混浊。散瞳后,应用检眼镜透照法或裂隙灯下检查,可在眼底红光反射中看到轮辐状混浊的阴影。此时瞳孔区的晶状体未累及,一般不影响视力。②膨胀期或未成熟期:晶状体混浊加重,皮质吸水肿胀,晶状体体积增大,前房变浅,有闭角型青光眼体质的患者此时可诱发青光眼急性发作。以斜照法检查时,投照侧虹膜在深层混浊皮质上形成新月形阴影,称为虹膜投影,为此期的特点。患眼视力明显下降,眼底难以看清。③成熟期:膨胀期之后,晶状体内水分和分解产物经囊膜逸出,晶状体又恢复到原来体积,前房深度恢复正常。晶状体混浊逐渐加重,直至全部混浊,虹膜投影消失。患者视力降至眼前手动或光感。眼底不能窥入。从初发期到成熟期可经 10 余月至数十年不等。④过熟期:如果成熟期持续时间过长,经数年后晶状体水分继续丢失,体积缩小,囊膜皱缩,出现不规则的白色斑点及胆固醇结晶,前房加深,虹膜震颤。晶状体纤维分解液化,呈乳白色,棕黄色的晶状体核沉于囊袋下方,可随体位变化而移动,上方前房进一步加深,称为 Morgagnian 白内障。当晶状体核下沉后,视力可突然提高。

(2)核性白内障:较皮质性白内障少见,发病年龄较早,进展缓慢。混浊开始于胎儿核或成人核,前者较多见,逐渐发展到成人核完全混浊。初起时核呈黄色混浊,随着病程进展逐渐加深而成为黄褐色、棕色、棕黑色,甚至黑色。由于核密度增加致屈光指数增强而产生核性近视,远视力下降缓慢,后期因为晶状体核的严重混浊,眼底无法看清,视力极度减退。

(3)后囊膜下白内障:晶状体后囊膜下浅层皮质出现棕黄色混浊,为许多致密小点组成,其中有小空泡和结晶样颗粒,外观似锅巴状。由于混浊位于视轴,所以早期出现明显视力障碍。后囊膜下白内障进展缓慢,后期合并晶状体皮质和核混浊,最后发展为成熟期白内障。

三、辅助检查

对于需手术治疗的患者,术前需进行以下辅助检查。

(1)视功能检查:检查患者的远近裸眼视力和矫正视力、光感及光定位、红绿色觉。

(2)测量眼压:了解是否合并青光眼。

(3)检查眼前段:应用裂隙灯活体显微镜检查角膜和虹膜。应用角膜曲率计检查角膜曲率。必要时(如曾做内眼手术者、角膜变性者和年龄大的患者)应当检查角膜内皮细胞数。

(4)检查晶状体混浊情况:散大瞳孔后应用裂隙灯显微镜检查晶状体混浊情况,特别注意晶状体核的颜色。

(5)了解眼后段的情况:尽可能地了解眼后段的情况,以便判断术后恢复情况。

(6)应用眼科 A 型超声扫描仪测量眼轴长度;应用 B 型超声扫描仪了解眼内情况。

(7)测算拟植入的人工晶状体屈光度。

(8)冲洗双眼泪道,检查是否通畅,有无黏液脓性分泌物溢出。

(9)全身辅助检查:血压检查;感染性疾病筛查(包括乙肝、丙肝、艾滋病、梅毒);心电图;血常规、尿常规、凝血功能、血生化(包括肝肾功能、血糖);胸透或胸部 X 线片。

四、诊断及鉴别诊断

1.诊断要点

(1)多于 45 岁后发病,常为双侧性,但两眼的发病时间及进展速度可不相等。

(2)慢性进行性视力障碍,终至不辨人物,仅存光感。无眼红、眼痛、流泪等症。

(3)裂隙灯检查见晶状体混浊,皮质性白内障分为四期。①初发期:皮质中出现水隙、空泡和板层分离,周边部皮质首先可见楔状混浊,逐渐向中央进展;②膨胀期:晶状体混浊加重,饱满,前房变浅;③成熟期:晶状体全部混浊,虹膜投影阴性,前房恢复正常;④过熟期:晶状体皮质混浊呈液化状乳白色,核下沉,前房加深。核性白内障的晶状体混浊,从核开始,呈棕色,向周围发展,影响视力。后囊膜下白内障为晶状体后囊膜下盘状混浊,可逐渐发展为皮质性混浊,影响视力。

(4)晶状体混浊不是由糖尿病、外伤、其他眼病、皮肤病、内分泌障碍及中毒等明确的原因引起。

2.鉴别诊断

核硬化:需与核性白内障初期鉴别。核硬化是生理现象,是由于晶状体终身生长,晶状体核密度逐渐增加,颜色变深,透明度降低所造成的,但对视力无明显影响。散瞳后用彻照法检查,在周边部环状红色反光中,中央有一盘状暗影。

五、治疗

1.治疗原则

对于本病的早中期,宜用药物治疗,以缓解晶状体混浊的发展,若因白内障的影响,视力低于0.1者,宜行手术治疗。若设备良好,医师有把握提高视力者,视力低于0.4时也可以考虑手术。

2.全身治疗

主要是口服维生素类药物,大多数资料表明,长期服用多种维生素具有延缓白内障发展的作用。如口服维生素C,每次100 mg,每天3次;维生素B_2,每次10 mg,每天3次;维生素E,每次5~10 mg,每天2~3次。

3.局部治疗

(1)局部滴用谷胱甘肽、吡诺克辛、法可林、牛磺酸、巯基丙酰甘氨酸、半胱氨酸等眼药水。

(2)可用八宝散,点内眦角或下睑缘内,每日点3次;或用珍珠明目液点眼,每日3~4次。

4.手术治疗

白内障影响工作和生活时,以手术治疗为主。手术方式有白内障囊外摘除术、白内障囊内摘除术、白内障囊外摘除及后房型人工晶状体植入术、超声乳化白内障吸出术、白内障针拨术等。要注意选择手术时机和做好术前检查。

(吴西波)

第十二节 先天性白内障

先天性白内障是一种在胎儿发育过程中,晶状体发育障碍的疾病。一般在出生前后即已存在,少数于出生后才逐渐形成。表现为双眼对称性晶状体混浊,其混浊的形态和部位各种各样,但都比较局限,一般不再发展,常伴有眼部和全身先天畸形。本病多不影响视力,少数晶状体混浊较重者可阻碍视觉发育,日久则发展为弱视。

一、病因病理

各种影响胎儿晶状体发育的因素都可引起本病。

1.遗传因素

约有 1/3 的患者与遗传有关。常见为常染色体显性遗传。若伴有眼部其他先天异常,则常由主要异常的遗传方式所决定,通常是隐性遗传或伴性遗传。

2.病毒感染

母亲怀孕头 3 个月宫内病毒感染,如风疹、单纯疱疹病毒感染、腮腺炎、麻疹、水痘等,可引起胎儿的晶状体混浊。这是由于此时晶状体囊膜尚未发育完全,不能抵御病毒侵犯,而且晶状体蛋白合成活跃,对病毒感染敏感。

3.药物和放射线

母亲怀孕期,特别怀孕头 3 个月内应用一些药物,如全身应用糖皮质激素、某些抗生素,特别是磺胺类药物或暴露于 X 线中。

4.全身疾病

母亲怀孕期患有代谢性疾病,如糖尿病、甲状腺功能减退,或营养和维生素极度缺乏等。

二、临床表现

1.症状

本病一般很少影响视力,而全白内障、膜性白内障者视力明显障碍,后极性白内障、核性白内障等对视力有一定影响。

2.体征

可单眼或双眼发病。多数为静止性,少数出生后继续发展,也有直至儿童期才影响视力者。一般根据晶状体混浊部位、形态和程度进行分类。常见的有膜性、核性、绕核性、前极、后极、粉尘状、点状、盘状(Coppock 白内障)、缝状、珊瑚状、花冠状、硬核液化以及全白内障等。

3.并发症

许多先天性白内障患者常合并其他眼病或异常,如斜视、眼球震颤、先天性小眼球、视网膜和脉络膜病变、瞳孔扩大肌发育不良,以及晶状体脱位或缺损、先天性无虹膜、先天性虹膜缺损、先天性脉络膜缺损、永存瞳孔膜、大角膜、圆锥角膜、永存玻璃体动脉等。

三、辅助检查

可针对不同情况选择实验室检查,如先天性白内障合并其他系统畸形时,可完成染色体核型分析和分带检查;糖尿病、新生儿低血糖症时应进行血糖、尿糖和酮体检查;合并肾病,可检查尿常规和尿氨基酸。怀疑合并代谢病时,进行血氨基酸水平测定。此外,还可选做尿苯丙酮酸测定、同型胱氨酸尿的定性检查、半乳糖尿的筛选等。

四、诊断与鉴别诊断

1.诊断要点

(1)患儿出生后即存在不同程度的晶状体混浊。可与其他先天性眼病或全身先天畸形同时存在。

(2)双眼患病,多数静止不变。

(3)排除继发性和外伤性晶状体混浊。

2.鉴别诊断

(1)视网膜母细胞瘤:先天性白内障与视网膜母细胞瘤均有视力减退病史,均为儿童时期发病。视网膜母细胞瘤瞳孔呈黄白色反光,肿瘤表现有血管;眶 X 线片可见钙斑;B 超可见强回声占位性病变,可有钙斑声影。

(2)永存原始玻璃体增生症:见于足月顺产婴儿,单眼发病。患眼前房浅,眼轴短,晶状体后灰白色纤维膜,可伴永存玻璃体动脉。

(3)外层渗出性视网膜病变:多为单眼患病,男性多见。视网膜有白黄色病变,表面有微血管瘤,毛细血管扩张,严重者因视网膜广泛脱离而在瞳孔区出现黄白色反光,B 超检查可鉴别。

(4)早产儿视网膜病变综合征:低体重早产儿,有高浓度氧气吸入史。双眼发病。眼底检查:视网膜血管扩张、视网膜有新生血管和水肿、视网膜脱离等。

五、治疗

1.治疗原则

对于本病的治疗目标是恢复视力,减少弱视和盲目的发生。对视力影响不大者,一般不须治疗。若明显影响视力者,可选择手术治疗。

2.全身治疗

目前没有对本病有效的全身应用的西药。

3.手术治疗

明显影响视力的全白内障、绕核性白内障,可选择晶状体切除术或晶状体吸出术。一般认为宜尽早手术,手术越早,获得良好视力的机会越大。但对因风疹病毒引起者不宜过早手术,这是因为在感染后早期,风疹病毒在晶状体内还存在,手术可使晶状体内潜伏的病毒释放而引起虹膜睫状体炎,有可能因炎症而引起眼球萎缩。

4.屈光矫正和视力训练

用于无晶状体眼,以防治弱视,促进融合功能的发育。常用的矫正方法有:①眼镜矫正:简单易行,容易调整更换,适用于双眼患者;②角膜接触镜:适用于大多数单眼的无晶状体患儿,但经常取戴比较麻烦,容易发生角膜上皮损伤和感染;③人工晶状体植入:由于显微手术技术的发展和人工晶状体质量的提高,儿童施行人工晶状体植入术已被接受,尤其是单眼患者。目前认为,一般最早在 2 岁时进行手术。

(郑仕洁)

第十三节　其他类型白内障

一、外伤性白内障

外伤性白内障是指由眼球穿通伤、钝挫伤、辐射性损伤及电击伤等引起的晶状体混浊。多见于儿童及年轻人,常单眼发生。

(一)临床表现

1.钝挫伤

白内障眼部钝挫伤后,脱落的上皮细胞、纤维素性渗出等引起的晶状体前囊混浊及前皮质混浊,可伴有前房积血、前房角后退、晶状体脱位、继发性青光眼等。

2.贯通伤

白内障角膜或巩膜穿通伤直接损伤晶状体前囊膜,房水渗入晶状体引起局限性或全部晶状体混浊。

3.辐射性白内障

辐射性白内障主要发生于从事野外作业、放射线工作、电焊工作或高原地区的人们,可分为红外线性白内障、紫外线性白内障、电离辐射性白内障等。

4.爆炸伤所致白内障

爆炸时气浪可引起类似钝挫伤所致的白内障损伤,爆炸物本身或掀起的杂物造成类似于穿通伤所致的白内障。

5.电击性白内障

辐射性白内障是由于触电或雷电伤所致引起晶状体局部或全部的混浊。

（二）诊断要点

根据受伤史及晶状体损伤的形态及程度即可诊断。

（三）治疗

(1)不明显影响视力的晶状体局限混浊可随诊观察。

(2)晶状体皮质进入前房,可选用糖皮质激素、非甾体抗炎药物、降眼压药物治疗,待前节炎症反应消退后行手术摘除白内障;若炎症反应迟迟不消退、眼压不可控或角膜失代偿应及时摘除白内障。

(3)由于外伤性白内障多为单眼,应尽早植入人工晶状体,维持视觉平衡。

二、并发性白内障

并发性白内障是指由于眼部炎症或其他疾病引起的晶状体混浊,常见于葡萄膜炎、严重的角膜炎、视网膜色素变性、视网膜脱离、青光眼、高度近视、眼内肿瘤、视网膜血管性疾病、内眼手术、低眼压等。

（一）临床表现

晶状体混浊的发展变化很大程度上取决于眼部病变的进展过程。眼前节疾病所致的白内障多由前囊膜及前皮质开始,而眼后节疾病相反,高度近视眼所致者多为核性白内障。

（二）诊断要点

根据原发病及晶状体混浊的形态、位置即可诊断。

（三）治疗

(1)积极治疗原发病。

(2)根据眼部的实际情况,在病情许可的情况下可考虑白内障手术,但是否植入人工晶状体应慎重。

(3)不同类型的葡萄膜炎引起的白内障,对手术反应不同,术后可酌情局部应用阿托品散瞳或全身应用糖皮质激素治疗。

三、代谢性白内障

代谢性白内障是指内分泌障碍性疾病所致的机体代谢改变、内环境生化异常引起的白内障。

（一）临床表现

1.糖尿病性白内障

血糖升高使进入晶状体内葡萄糖增多,己糖激酶饱和,醛糖还原酶活化后使葡萄糖转化为山梨醇,山梨醇不能透过晶状体囊膜,蓄积于晶状体内,晶状体内渗透压增高吸水,纤维肿胀变性导致白内障。可分为两类:①青少年型(胰岛素依赖)。双眼发病,晶状体前后囊皮质区出现雪花样混浊伴屈光改变。②成年型(非胰岛素依赖)。类似老年性白内障,但发病早,进展快。

2.半乳糖性白内障

半乳糖代谢有关的酶缺乏所致,多见于儿童,多为绕核性白内障。

3.手足抽搐性白内障

手足抽搐性白内障又称低血钙性白内障,晶状体皮质可见细小的、白色珠光色混浊或板层混浊,患者常伴有手足抽搐、骨质软化。

4.肝豆状核变性

肝豆状核变性又称 Wilson 病,先天性铜代谢障碍所致的角膜色素为其特征性眼部改变。

（二）诊断要点

根据既往全身病史及晶状体混浊的形态、位置即可诊断。

（三）治疗

①积极治疗控制原发因素。②当白内障影响视力,在全身状况许可情况下考虑手术。

四、药物与中毒性白内障

药物与中毒性白内障是指长期应用某些药物或接触某些化学物质引起的晶状体混浊。常见的药物有糖皮质激素、氯丙嗪、抗肿瘤药物、避孕药物、缩瞳剂等;常见的化学物质包括三硝基甲苯、铜、铁、汞、银等。治疗时首先需要停用药物及终止与化学药品的接触,再根据病情去选择合适的手术时机。

五、后发性白内障

白内障摘除术后或晶状体外伤后存留的皮质和上皮细胞增生而形成的混浊,多为膜状。治疗通常因人而异,对视力明显下降者可行后囊膜切开术,包括手术或者应用 ND:YAG 激光切开后囊膜。

（郑仕洁）

第十四节　白内障手术术前准备

一、白内障手术适应证及术式选择

（一）白内障手术适应证

晶状体混浊形成了白内障,从而导致视力下降,在不同程度上影响患者的生活质量。当除外其他眼部疾病、最佳矫正视力低于 0.5 时,可以考虑进行白内障手术。但随着白内障手术技巧的提高、手术设备的改进、患者对生活质量的更高追求,对于最佳矫正视力达到或高于 0.5 的白内障患者,也可以根据患者对视觉质量的要求,酌情进行手术。这一类患者在手术前,除了必要的白内障术前检查,应该进行对比敏感度这一项视觉质量检查。

(二)手术方式的选择

经过几十年的发展,特别是伴随着后房型人工晶状体生产制作和植入技术的完善,囊外白内障摘除手术(包括小切口囊外摘除术和超声乳化摘除术)已经成为成熟的白内障治疗方法。白内障囊外摘除术可适用于绝大部分白内障患者,并且具有手术费用低,手术设备要求相对简单的特点,在贫困地区大规模普及白内障手术仍有实际意义。

但随着超声乳化技术的发展,超声乳化手术在各级医疗机构的眼科,已经逐渐成为白内障治疗的首选方式。较之小切口囊外摘除术,具有损伤小、恢复快的明显优势。当然两种手术方式在操作中是可以交替进行的。例如,当术中超声乳化设备发生故障,或因为晶状体核过硬、晶状体后囊破裂等情况发生时,可以及时将手术方法从超声乳化更改为囊外摘除。白内障囊内摘除术则因为对眼部组织损伤大、并发症多、术后屈光参差等原因,目前已极少使用,但在晶状体脱位或较大范围半脱位的患者仍可采用该术式。

二、术前眼部检查

白内障诊断时必须注意患者的自觉症状是否与客观检查结果相一致,即晶状体的混浊程度是否与视力损害相一致。

当两者差别较大时,除进行晶状体的检查,还应进行视力矫正、测量眼压、作眼前后节的详细检查,并进行视功能和超声检查,以确定除白内障外,是否还有青光眼、葡萄膜炎、视网膜疾病、玻璃体积血混浊、视神经萎缩等疾病。

1.视力检查

(1)裸眼视力及矫正视力:应分别检查双眼的裸眼视力及最佳矫正视力,以明确手术指征。对于最佳矫正视力低于 0.02 的患者,应进一步检查光感、光定位及红绿色觉。

(2)对比敏感度(contrast sensitivity,CS)及眩光检查:眩光是指当眼睛面对耀眼的光线时,视网膜的敏感性全部或部分降低,从而影响了眼睛对目标分辨能力的一种现象,由杂射光在眼内散射所引起。眩光可以分为不适眩光和失能眩光。前者不影响分辨力,但可出现视疲劳等不适,后者则使成像的对比度降低,影响分辨力。在日常生活中,人眼需要分辨边界清晰的物体,也需要分辨边界模糊的物体,后者称之为对比敏感度。对比敏感度函数是以空间频率为横轴,以 CS 为纵轴,将各空间频率的 CS 连成的一条曲线。该曲线代表了正常眼在空间对比度变化下的视觉识别能力。低频区主要反映了周边视网膜的视觉对比度情况,高频区主要反映了黄斑区视网膜高视敏度的情况,而中频区则反映了视觉对比度和中心视力的综合情况。

视力检查是检测对比度为 100％ 时的形觉分辨能力,早期白内障主要引起中高频对比敏感度下降。对比敏感度和眩光联合检查可以更全面地评价形觉功能,存在眩光症状的患者在相应背景照明的对比敏感度检查中表现为对比敏感度下降,尤其是在晶状体局限混浊或晶状体混浊明显而视力较好的患者中表现明显。

2.裂隙灯检查

裂隙灯检查是对角膜及晶状体病变最直观有效的检查方法。通过检查可以排除角膜、结膜的急性炎症及是否存在睑缘炎,并通过观察角膜的透明性了解其对手术的影响;观察前房的深度、瞳孔的大小及对光反射情况、观察有无瞳孔粘连机化,分析可能合并的眼前段疾病;可以详细了解晶状体混浊的程度及部位,并注意是否与视力下降程度相符合、通过观察晶状体位置、有无虹膜震颤,了解晶状体悬韧带的完整性,判断有无晶状体不全脱位。

3.眼底检查

(1)直接及间接检眼镜检查:通过眼底检查的清晰程度,可以初步判断晶状体混浊程度。间接检眼镜光照较强,检查时易于透过晶状体的相对透明区域进行眼底检查。在检查时要重点观察是否存在黄斑病变、视神经病变、是否存在视网膜出血、渗出或脱离等情况。

(2)B超检查:对于晶状体完全混浊的患者,通过B超检查可以观察到视网膜脱离及玻璃体混浊、积血、星状小体等病变的存在。但受限于超声波的分辨率,目前还不能检测到所有影响视力的眼底改变,如黄斑前膜、黄斑出血、年龄相关性黄斑病变等疾病。

4.光学相干断层扫描仪检查(optical coherence tomography,OCT)

光学相干断层扫描仪检查是一种利用近红外光干涉原理获得高分辨率截面图像的影像学检查方法。这种无创的活体组织检查对年龄相关性黄斑病变、黄斑裂孔及黄斑前膜有较高的诊断价值。

5.超声生物显微镜检查

对于有眼部外伤史的患者,无论是否存在虹膜或晶状体震颤,有检查条件的情况下,尽可能通过UBM检查了解晶状体有无脱位或半脱位现象、脱位的范围,以及前节有无异物残留的情况。

6.角膜内皮镜检查

术前尽可能进行双眼角膜内皮镜检查,以评价手术安全性。

7.视觉电生理检查

对于晶状体混浊程度与最佳矫正视力不相符合,眼部检查不能明确诊断的患者,可以进行视网膜电流图(electroretinogram,ERG)和视觉诱发电位(visual evoked potential,VEP)检查来排除视路疾病。

8.人工晶状体屈光度测量

应用A型超声所测量得到的前房的深度、晶状体厚度和眼球轴长等生物学参数,结合角膜曲率,计算出人工晶状体的度数。

9.眼压测量筛查

眼压测量筛查有无合并青光眼的可能性。

10.泪道冲洗

除外急、慢性泪囊炎、泪小管炎等手术禁忌证。

三、全身检查及对全身状况的评估

即使白内障超声乳化手术已成为一项治疗白内障极为普遍的手术,手术时间从数十分钟缩短至数分钟,这也并不意味着我们可以放松对于手术患者全身情况的重视。首先应了解患者既往疾病史,特别是糖尿病、高血压、心脏病、呼吸道疾病、贫血等。这些全身疾病可直接或间接对眼部造成影响。同样眼部手术及手术用药可能加重某些全身疾病,需要专科处理后再行白内障手术治疗。

1.一般情况

了解患者整体健康状况,有感冒、发热、腹泻等的患者应推迟手术。此外要了解患者有无精神异常,对于极度不合作的患者,可以酌情在安定镇痛或全身麻醉下进行手术。

2.糖尿病

严重糖尿病患者常合并心、脑、肝、肾等重要脏器的损害。糖尿病患者有瞳孔散大困难、对手术刺激敏感、术后容易发生持续性炎症反应、角膜上皮容易剥脱等特点。根据内科建议,糖尿病患者应将空腹血糖控制在 8.0 mmol/L 以下为宜。

3.心血管疾病

高血压患者血压应尽量稳定在正常范围后进行手术。有心脏手术病史的患者要了解抗凝药物的使用情况,内科情况允许的前提下,华法林等抗凝药物需要在术前 7 d 停止使用。

4.肺部疾病

患者应尽量选择在疾病缓解期手术,避免术中、术后剧烈咳嗽造成的术中后囊破裂、角膜损伤、出血及术后伤口开裂等情况发生。

四、术前用药

术前的眼部准备包括手术前 1～3 d 用抗生素眼药水滴眼,每天 3～6 次,术前冲洗结膜囊,手术前半小时散瞳剂常选用复方托吡卡胺滴眼液,点眼 3～4 次,使瞳孔散大,为维持瞳孔散大可以在 500 mL 灌注液中加入肾上腺素 0.5 mg。手术台上用 0.5% 聚维酮碘清洁结膜囊。有全身疾病患者,要在内科医师指导下继续服药,不能突然停药。

(吴西波)

第十五节　现代白内障囊外摘除术

虽然超声乳化手术技术已经日益完善,但仍然不能完全取代白内障囊外摘除手术。尤其是对晶状体核过硬的、过熟的、伴有高度近视、角膜条件不好、透明度差的患者,囊外摘除手术仍有是可供选择的术式之一。此外,当超声乳化手术中发生后囊膜破裂或晶状体悬韧带离断时,及时更改手术方式,将晶状体核娩出,仍然是最大限度地降低手术眼损伤的方法。因此,我们必须要掌握白内障囊外摘除术。白内障囊外摘除手术从传统的大切口手术,发展到今天的小切口手术,已经取得了非常好的效果。

一、麻醉

以往白内障囊外摘除术的麻醉采用球后和眼轮匝肌麻醉,球后注射麻醉药物会增加眶内容的压力,使眼压增高,因此,在麻醉后需要加压眼球使眼球变软,但升高的眼压仍然会造成术中虹膜从切口脱出的发生,甚至会导致后囊膜破裂。随着医师手术技术的提高,表面麻醉也已经用于小切口,甚至是大切口的囊外摘除手术。目前常用表面麻醉方法:术前 15 min 开始给手术眼点用 0.5% 爱尔卡因,每 5 min 一次,共 3 次。对于极度紧张的患者建议补充球后利多卡因阻滞麻醉。

二、手术方法

白内障囊外摘除手术包括了许多经典的眼科显微手术技巧,流畅的手术操作可以给人以美的享受。

(一)切口

传统囊外摘除手术或改良小切口囊外手术都有以下切口可供选择:巩膜切口、角巩膜缘隧道切口及清亮角膜切口,其中最常用的是角巩膜缘隧道切口。这三种部位的切口制作方法有其共同点,一般都要做 2~3 个平面,这样手术完毕时伤口可以很好地密闭。

巩膜和角巩膜缘切口的完成方法相同,巩膜切口位于角膜缘后 2.0 mm 左右,而角巩膜缘切口则略靠前。切口的宽度应根据植入的人工晶状体的大小和类型而定,做切口之前要先对浅层巩膜血管进行烧灼止血,范围略宽于切口。切口可以做成平行于角膜缘的横行或反眉形,先用锋利的刀垂直做一个板层的切口,然后转向角膜中心方向向前行 1.5~2.0 mm,再垂直进入前房。内口应大于外口,呈倒梯形漏斗状隧道。如果做小切口,可直接用宽 3.0 mm 或 3.2 mm 的角膜刀做三平面切口,然后在需要时扩大切口。

(二)前囊孔制作

1. 前囊孔制作的方法

常用的有开罐式截囊和连续环行撕囊技术,无论是哪种方式都需要在一定深度的前房内完成,这样就需要借助于黏弹剂的帮助来维持理想的前房深度。开罐式截囊是用截囊针头在前囊周边做开罐的一周的前囊孔。连续环形撕囊则是用撕囊镊在前囊中央做一个小的瓣,然后抓住这个小瓣的基底部,交替用剪切和撕裂技术向心性地完成位于前囊中央的直径为 5.0~6.0 mm 的连续性环形前囊孔。当晶状体核比较大且硬,前囊孔的直径不宜过小,否则会造成娩核困难。

2. 特殊情况下制作前囊孔的注意事项

(1)晶状体悬韧带比较脆弱:有过眼部外伤史、内眼手术史、过熟期白内障或合并高度近视的白内障患者,晶状体悬韧带可能比较脆弱,术中有发生离断的风险。手术前应该详细询问病史,散瞳后仔细进行裂隙灯检查,必要时进行超声生物显微镜检查。

(2)没有红光反射:成熟期白内障由于在术中红光反射较弱,前囊孔制作较为困难。初学者可以使用囊膜染色剂使前囊和囊膜下的晶状体皮质形成鲜明的对比以利于操作。在前房内注入适量黏弹剂后,再注入眼内染色剂。待染色剂前房内停留数秒钟后将其冲洗出前房。再次注入黏弹剂后开始撕囊。没有染色剂的时候,也可先在前囊中央挑起一个小瓣膜,用黏弹剂或灌注液驱出松散的晶状体皮质,这样可以比较清晰地观察到前囊膜的情况从而继续完成撕囊。

(3)后房压力高:当患者术中过度紧张或憋气时,会导致后房压力增加、前房变浅。术者应该及时安慰患者缓解其紧张情绪,有利于手术的顺利进行。此外,还需要检查眼球是否受到开睑器或其他如手术贴膜或术者、助手的不当压迫。当去除原因后,后房压力会逐渐下降,这时再补充注入黏弹剂进行操作。

(三)晶状体核娩出

如果是传统囊外手术,由于手术切口比较大,娩核比较容易,注入黏弹剂后,将圈套器插入晶状体核与后囊膜之间把核托起并娩出切口外。但是,对于小切口囊外手术,核娩出就不那么容易了。需要先把晶状体核从晶状体囊袋内旋转出来再娩核。旋转核的方法是用两个人工晶状体调位钩,用其中一个在晶状体核的上方把晶状体核移向一侧露出晶状体核的赤道部,顺势把另外一个调位钩伸到晶状体核的下方,然后双手交替作用把核转出囊袋。一旦核转出,可以扩大切口,将注水圈套器伸入晶状体核后,向下轻压切口后唇,在灌注压及圈套器的拖动下晶状体核自切口娩出,娩出过程注意不要使核接触角膜内皮。也可以用斜视钩在下方角膜缘外巩膜上向中心轻轻地压,把晶状体核向切口外驱赶,但该方法应慎用,因为驱赶核的过程可能造成悬韧带离断、破坏囊袋的完整性;更严重者,晶状体核可能会脱落入玻璃体内。

(四)皮质的处理

娩核后囊袋内的皮质需要进一步吸除。可以手动吸除,方法是将用双管注吸器注水进入前房,将抽吸孔对准需要吸除的皮质,将其吸除前房。也可以用超声乳化仪的注吸手柄将皮质吸出。如果是开罐式截囊,吸除时要注意前囊的游离缘,误吸到时应很快辨认并迅速放开,否则会造成悬韧带离断。位于切口下方的皮质一般不容易吸出,可以先植入人工晶状体,在黏弹剂的帮助下在囊袋内旋转人工晶状体,将残留的皮质机械松动。在进行皮质吸出时,如果看到以注吸头为中心的放射状条纹,这是吸住后囊的表现,需要离开放开注吸针,否则会造成后囊破裂。后囊破裂会出现前房突然变深,不及时处理,残余的核或皮质可能会掉入玻璃体内。

(五)人工晶状体植入

前房内注入黏弹剂,将硬性人工晶状体或折叠人工晶状体植入囊袋内,调整人工晶状体位置使其居中后吸除黏弹剂。人工晶状体后的黏弹剂应尽量吸除,否则有术后眼压升高的可能。

(六)切口的处理

手术结束时从侧切口注入灌注液。如果没有做侧切口,就从主切口注入灌注液,观察前房的维持程度。如果能够维持得好,说明切口是密闭的。如主切口有渗漏,可以使切口两侧角膜基质水肿关闭切口,注入消毒空气泡形成前房,必要时缝合切口。结膜切口可用电凝关闭。

(吴西波)

第十六节　白内障超声乳化摘除术

一、适应证及禁忌证

超声乳化手术的适应证和禁忌证并没有绝对标准。手术中超声能量会对角膜内皮有一定程度的损伤,但随着超声乳化仪能量释放模式的改进及术者劈核技术的日益娴熟,硬核不再是超声乳化手术的禁忌证。但是,当角膜内皮计数小于 $1\,000/mm^2$ 时,则需要警惕角膜内皮细胞失代偿的可能性。但由于目前仍有一部分基层眼科医师掌握的是白内障的小切口囊外摘除手术,如何向超声乳化手术方式成功转型,其技术规范非常重要。

二、超声乳化术的操作技术

(一)切口的制作-切口的大小及距离

角膜中心的远近将影响手术源性角膜散光。手术切口越大、距离角膜中心越近,引起的角膜散光越大。对于做过抗青光眼手术的患者,需要避开滤过泡,在综合考虑患者眼部条件的具体情况下,选择最实施操作的切口。超声乳化手术切口一般都用制式手术刀完成,如植入折叠人工晶状体手术切口一般小于 3.2 mm,常用的有巩膜隧道切口和透明角膜切口。

1.巩膜隧道切口球结膜切口

可以根据手术眼别及手术者的习惯选择鼻上方(右眼)或颞上方(左眼)进行,沿角巩膜缘弧形剪开结膜 6.0 mm,并分离结膜下组织暴露上方巩膜,应用双极电凝或大头针对暴露的巩膜烧灼止血。巩膜外切口可做成直线或反眉弓形,其中心顶点距角巩膜缘 2.0 mm,切口的长度根据植入的人工晶状体的大小和类型而定,切口的深度为巩膜厚度的一半。用半月形的巩膜隧道刀在保持原先深度的同时,由外切口向前和向两侧分离巩膜板层至角膜缘,然后刀锋稍抬起向前越过角巩膜缘,达到透明角膜部分,当巩膜隧道刀到达角膜缘内 1 mm 时,退出半月刀。选择与主切口成 90°方位,在角膜内用 15°穿刺刀做辅助切口。再用 3.2 mm 角膜切开刀通过巩膜隧道直接在平行虹膜平面进入前房,当超声乳化和皮质吸除完毕后,再根据人工晶状体的大小决定是否扩大切口,扩大切口应保持在同一层面。

2.透明角膜切口

透明角膜切口具有制作迅速、操作方便、不破坏结膜组织不易发生切口出血等优点,因而被广泛应用。规范的手术切口制作可以减少手术源性角膜散光、切口闭合不良及术后眼内感染的可能。具体制作过程如下:首先应选用锋利的 3.2 mm 或 3.0 mm 角膜切开刀或钻石刀,在角膜血管弓前透明角膜表面向下压,做直线形切口穿过角膜上皮,在刀锋穿过角膜实质浅层后向前运行 1.5 mm 后,刀尖稍向下转,切开角膜后弹力层进入前房,角膜隧道宽度 2 mm,可做成 3 mm×2 mm 的角膜隧道。进入前房后,刀片应与虹膜表面平行,以使切口具有自闭能力。相比较巩膜切口,更适于在表面麻醉下进行手术,并且对于做过抗青光眼滤过手术的患者,可以避免损伤滤过泡。

3.切口制作的注意事项

(1)巩膜隧道切口制作:应在 1/2 巩膜厚度进行,并应保持在同一层面进行,注意眼球表面呈弧形,要及时调整半月形刀的运行角度。太深容易提前穿透眼球,术中容易虹膜脱出;太浅容易撕裂巩膜瓣,造成切口闭合困难。

(2)透明角膜切口:隧道应呈长方形 3 mm×2 mm 大小,角膜切开刀不能倾斜,否则形成的隧道一边长一边短,不利于切口闭合及其后手术操作。隧道长度要合适,如果隧道做得太短,术后容易切口闭合不严,前房不容易形成;如果隧道做得太长距角膜中心点太近,容易形成角膜皱褶,影响眼内情况观察,术后容易造成手术源性角膜散光,而且不方便其后的手术操作。

(3)透明角膜切口:穿透后应一次完成切口,如中间撤刀再穿刺,会发生前房消失,角膜切开刀直接刺穿晶状体前囊膜等情况;如中途更换手术刀,可注入黏弹剂后再进行,使切口达到要求。

(二)连续环形撕囊术

连续环形撕囊术是超声乳化手术中关键的一步,也是保证超声乳化手术安全最重要的一步,由于形成边缘光滑的环形开口,避免了手术中前囊膜向周边的放射状撕裂,使手术过程更安全、植入的人工晶状体位置更稳定。

撕囊的工具为截囊针或撕囊镊。截囊针可使用一次性 1 mL 注射器的针头,将针头弯曲 1 mm,角度≥90°,并将针体向针尖的背侧弯曲 45°,以方便在眼内操作。

1.撕囊的起始

前房内注满黏弹剂将前囊膜压平,将截囊针伸进前房,在晶状体前囊中央做一个穿刺,然后将截囊针侧刃从前囊中央穿刺孔向周边切开前囊。当截囊针到达中央穿刺孔与虹膜中点时,用针尖挑开此口,尽量避免骚动晶状体皮质。

2.旋转撕囊

使前囊翻转成游离瓣,继续用针头或撕囊镊按照预定轨道完成连续环行撕囊。撕囊的方向可根据手术者喜好而定,可顺时针或逆时针撕囊,最终要与起点重合,相遇重合时要用后来的游离瓣包绕原来前囊孔的起始处,避免产生断接现象。如果是在起点内相遇,在手术过程中有从重合点产生向外撕裂的可能,并可进一步向赤道部延伸。

3.技术要点

撕囊的起始非常重要,开始挑开一个三角形游离瓣开始撕囊,最好控制在预定大小边界上,如果游离瓣太小,容易顺延成一个小于 5.0 mm 的小撕囊,太大容易向周边撕裂,当撕囊到一半时想扩大或缩小都会遇到困难,或难以形成居中正圆的标准撕囊。在手术撕囊过程中,需要灵活使用撕裂和剪切两种机制才能完成连续环行撕囊。尽量多使用剪切法,该法使用撕囊镊比较安全,易于掌握,撕囊时前囊的抵抗力极小,对晶状体悬韧带损伤小。剪切法通过小的剪切运动和环行运动,随时改变撕囊的方向,即可获得边缘光滑的环行孔。当需要对撕囊的方向做较大改变时,就要使用撕裂法。得到一个边缘连续的前囊孔是手术安全的保证,也是基本要求,当后囊发生破裂时,人工晶状体可以植入睫状沟,并以连续的前囊做支撑。不连续的前囊孔容易发生放射状撕裂,甚至直接撕破后囊而无法植入后房型人工晶状体。

4.撕囊的要求

撕囊应居中、直径大小为 5.0～5.5 mm,以略小于人工晶状体光学部的直径为宜。但前囊孔不宜过小,过小的前囊孔除了增加手术操作的难度,还会因术后的囊膜纤维化收缩造成囊袋阻滞而引起眼压升高、造成人工晶状体因挤压发生的偏位和屈光改变。

5.撕囊特殊情况的处理

在撕囊的过程中,前囊有钙化斑时应充分重视,当囊瓣游离缘有向周边撕裂的倾向时,囊膜有撕到后囊的风险,应向前房内补充黏弹剂,以抵抗后房压力。同时将针尖或撕囊镊置于游离翻转瓣的根部,更换牵拉位置,使器械更靠近撕裂点,根据撕囊的机制采用不同的用力方向,使撕囊轨迹回到正确位置上来。初学者要掌握撕囊需要反复实践,如果手术中有向周边撕裂的趋势不能控制时,可以随时改成开罐式截囊。对于没有眼底红光反射的白内障,先在前囊中央挑起一个小瓣,用黏弹剂或灌注液压出松散的晶状体皮质,这样不但可以把前房压深,而且可以得到清晰的视线而继续完成撕囊;可先做小的前囊孔,撕囊的过程中尽量不扰动液化皮质,及时调准显微镜焦点,根据囊膜撕开时的切迹和皮质外溢瞬间判断囊膜撕开位置及大小;也可吸取皮质后看到红光反射后再撕囊;还可以借助染色剂撕囊。小瞳孔下可借助扩张瞳孔的器械进行撕囊,或凭借经验在虹膜下撕囊,以囊膜撕开边缘与瞳孔形成的切迹间接判断撕囊的大小与位置,但须小心谨慎。

(三)水分离技术

水分离是超声乳化白内障摘除术中重要的一步,通过液体自囊膜下和皮质的不同层次注入和播散,使晶状体核与囊膜分离,在乳化时可以自如的旋转晶状体核,在囊袋内安全地进行乳化。同时可使皮质与囊膜分离,简化皮质清除过程。

1. 核上水分离

通过向前囊膜下注入灌注液,液体自前囊膜下经赤道部流经晶状体后囊膜前方向周围扩散,通过对侧赤道部由囊膜口溢出。具体操作如下:用弯针头紧贴前囊孔缘的下方,向上轻轻挑起此处的前囊缘,缓慢注入灌注液,在红光反射良好的情况下,可以见到液体从前囊内面流入,绕过赤道部囊袋,向后流入晶状体后方,经对侧赤道部囊袋,把晶状体囊膜与皮质分开。一次不成功可以在不同部位重复注水,进行彻底的水分离。此时囊膜和皮质已经分开,晶状体可以在囊袋内自由转动。

2. 层间水分离

层间水分离也称为水分层技术。即将灌注液注入晶状体核与皮质之间,可以划分出晶状体核的边界,是刻槽分核或劈核乳化过程中的明显标志,这对提高手术的安全性及节省能量都有作用,同时对术中核硬度的评价也有一定帮助。具体操作如下:将针头向核内插入,当遇到阻力不能前进时注入灌注液,此时灌注液注入软硬核之间,并出现金环,这样便给硬核划出了明确的界限。

3. 水分离注意事项

(1)在一个手术中同时使用两种方法时,先进行核上水分离,使核上皮质与囊膜分离,再进行层间水分离。

(2)做好连续环行撕囊,如发生囊膜放射状撕裂或改为开罐式撕囊,水分离应慎重,否则囊膜会随水分离的进行而进一步撕裂后囊。

(3)很好的红光反射有助于水分离的进行,可以清楚看到囊膜、皮质、软硬核的结构。成熟白内障做水分离时应非常小心。

(4)做核上水分离时,应一边注水一边用弯针头在晶状体表面施加压力,向后方压迫晶状体核,使过多的液体从囊袋内挤出。过多液体存留在囊袋会对后囊产生一定的压力而损伤后囊,这种情况多出现在前囊孔较小的情况下。

三、晶状体核的超声乳化

晶状体核乳化前一定要对晶状体核、囊膜、悬韧带及角膜的解剖位置及相互关系有一个立体的认识,乳化晶状体核的关键是保护晶状体后囊及悬韧带,同时减少超声能量对角膜内皮的损害。超声乳化针头能量释放的位置非常重要,一定要在瞳孔中心前房最深处,

此处距离角膜及后囊的位置最远,不容易误吸晶状体囊膜、损伤晶状体悬韧带,是超声乳化的安全区,所有离开安全区的操作都要格外小心。乳化晶状体核的过程是液体灌注吸出的动态平衡过程,超乳针头堵塞状态解除的一瞬间容易因为灌注不足出现前房涌动,造成后囊等眼内组织被误吸而损伤。因此术中控制负压非常重要,要根据术者对设备的操控能力和机器的性能,在术前设置个性化的参数。超声乳化过程中,如果为了避免损伤后囊而一味远离后囊操作,可能会距离角膜过近而损伤角膜;反之,太靠近后囊容易造成后囊破裂,玻璃体脱出;离开安全区操作靠近周边部,不但容易损伤角膜内皮,而且容易损伤后囊及晶状体悬韧带。所以手术中必须统筹兼顾各个方面,并根据患者不同条件有所侧重。

临床上乳化晶状体核的方法多种多样,一般都是根据晶状体核的硬度不同从最基本乳化方法演变发展而来,对于Ⅱ级软核可用改良弹性法。但临床上大部分是Ⅲ级以上的硬核,对付硬核的主要方法是使用高负压固定晶状体核,然后以各种不同设计的劈核器将晶状体核劈成

小块,再逐块吸除。根据劈核的用力方向,可分为水平劈核和垂直劈核技术。

随着超声乳化技术的进步及超声乳化仪功能的改善,高负压手法碎核以减少能量的释放是超声乳化手术的趋势。减少能量释放可以设置低能量,或使用脉冲、爆破或超短脉冲释放技术。在一些高端设备上,还可以选择横向摆动超声乳化模式等。

(一)改良弹性法

1.手术方法

该方法最常用于处理Ⅰ~Ⅱ的软核。高负压的使用增加了手术效率,这类核的处理可以省略了晶状体核的刻蚀过程,但应该强调做好水分离及水分层步骤。根据超声乳化仪性能可将负压升高到350~500 mmHg,吸住晶状体核中央偏下方略硬部分,并抬起下方晶状体核,在辅助钩协助下使核竖立于囊袋及前房内,将针头斜面转向侧方吸住核,在虹膜平面乳化吸除晶状体核中心部分,软核只需少量能量即可快速完成。

剩余碗状核周组织用超乳针头吸住剩余部分并通过辅助钩的协助将其拉向中央,此时切勿使用能量,以免造成后囊破裂。只有将核周组织拉到中央区域后才能小心使用较低能量进行乳化吸除,破坏掉碗状核周组织的完整性,其他部位的核周组织即可采用同样方法全部吸除。

2.注意事项

(1)对于软核:水分离、水分层非常重要,前者使转动晶状体核及吸皮质变得容易,后者对认识乳化晶状体核深度及改良方法中抬起核的操作都非常重要,初学者在转动软核时经常遇到困难,改良弹性法基本不用转动晶状体核,但注意前囊口不要撕的太小,否则很难将核抬起,可以先吸除核周部分皮质,再抬起下方晶状体核。

(2)处理核周组织:这时容易吸破后囊,尽量不在接近后囊的位置使用能量,使用能量一定要在安全区内。

(3)太软的核:需要控制好负压,抬起晶状体核的过程中不要吸破后囊。

(二)分而治之法

1.手术方法

适用于Ⅲ级以上硬核。首先做一个自12点至6点方位的深而窄的沟槽,沟槽与切口相一致的方向上操作最方便,沟槽的宽度为1.5倍超乳针头或硅胶套宽度。深度达到晶状体核的80%以上,晶状体核中心部分要达到2个超乳针头直径以上深度,以沟槽底部出现红光反射时为深度合适,沟槽范围不超过散大的瞳孔边缘或水分层内核部分。将晶状体核旋转90°,制作成十字沟槽。将辅助钩及超乳针头放在沟槽的底部,并向相反方向用力,将晶状体核一分为二。按以上方法将晶状体核分成四块,再逐一吸除。

2.技术要点及注意事项

(1)制作沟槽的关键:晶状体最硬、最厚的中心部分的深度要足够,否则下一步分核会遇到困难。

(2)在刻槽的过程中:不能推、压、牵拉晶状体核,向前推进应缓慢,否则可能造成晶状体脱位和悬韧带离断。

(3)对晶状体核有立体的概念:晶状体核中央厚周边浅,中央硬周边软,刻槽越接近后囊,每次刻蚀的深度应越浅、所用能量也越小,刻蚀的过程是由软及硬,再由硬及软的过程。

(4)分核的位置:分核时受力部位应在沟槽的底部,完全分开的标志是下部的核分开并看到红光反射,阻力减小,同时上方核向中心靠拢。如果辅助钩及超乳针头没有放在沟槽的底部,晶状体核受力部位在沟槽的上方,上方的晶状体核分开而下方核向中央挤压,晶状体核并没有完全分开。两个器械的使用方法有两种:一是将每个器械放在同侧,将晶状体核拉向同侧;二是将器械放在各自的对侧,将晶状体核推向对侧。分开晶状体核时出现困难不要勉强,要将沟槽进一步加深,直到用很小的力就可以将核分开。

(5)乳化晶状体核块时,用辅助钩把核块推向周边,使中央三角形尖端向前翘起,吸到超乳针头上,并拉向中心安全区乳化吸除,这样可以避免硬核中央三角形尖端扎向后囊。

(三)水平劈核技术

1. Nagahara 方法

(1)手术方法:该方法由 Kunihiro Nagahara 于 1993 年发明。手术所使用的劈核钩相对较长,顶端钝圆,侧刃锋利,具有劈核速度快、效率高、机械碎核能减少能量释放的特点。超乳针头进入眼内后吸除表面皮质,暴露硬核部分,负压设置在负 $350\sim500$ mmHg[①],脚踏板三挡将超乳针头自撕囊孔上缘向核的后极方向埋入核中央,脚踏板退回二挡并保持高负压固定晶状体核,将劈核钩自撕囊孔下缘伸入并绕过赤道部,左手劈核钩向超乳针头方向水平由周边向中心用力,当接近针头时,劈核钩和针头向相反方向分开,将晶状体核一分为二。旋转核 $90°$,同样方法依次劈开晶状体核并分块乳化吸除。

(2)注意事项:①手术关键点是超乳针头应埋入核中央,用高负压固定晶状体核。②劈核:劈核钩一定要确认自前囊孔下绕过并钩住晶状体核赤道部,不要误钩前囊膜,否则会造成悬韧带离断。劈核时如发现下方出现新月形透明区,是误伤悬韧带标志,应马上停止操作,重新确认劈核钩位置。此外,双手要在一条直线上向相对的用力方向,并且核块劈开要完全。

2. 拦截劈核技术

首先用前述方法在核中央部位刻槽,并将核一分为二,旋转已分开的 1/2 核到下方,将超乳针头埋入核中央固定,将劈核钩自前囊下绕过晶状体核赤道部,向针头方向用力劈开下半晶状体核,并依次吸除核块。这种方法虽然增加了一步刻槽,但将刻槽与劈核技术相结合,安全性高,适应范围广,容易掌握,是临床上最常用的技术之一。

(四)垂直劈核技术

垂直劈核技术区别于水平劈核之处是超乳针头用高负压固定住晶状体核后,劈核钩不绕过核赤道部,而是将锐利的劈核器垂直刺入核内分核。

1. 快速劈核技术

(1)手术方法:优点是由于劈核钩不绕过核赤道部,减少了对晶状体囊和悬韧带的损伤。首先利用高负压埋入晶状体核中心固定核并向上抬起,使用尖端锐利的劈核钩在超乳针头旁垂直刺入晶状体核,将针头和劈核器向两侧用力劈开晶状体核,然后旋转核 $90°$,同样方法劈开下方晶状体核,并依次吸除核块。

(2)注意事项:①此技术适用于硬核:需使用高负压固定并上抬核,以配合劈核钩垂直刺入,否则劈核钩难以刺入;②劈核钩:尖端应锐利,但操作中要防止刺破后囊。

2. 预劈核技术

---

① 临床上仍习惯用毫米汞柱(mmHg)表示压力单位。1 kPa=7.5 mmHg,1 mmHg≈0.133 kPa。全书同。

(1)手术方法:预劈核技术是超声乳化前在黏弹剂帮助下将晶状体核劈开的一种技术。这种技术分核迅速,乳化晶状体核时超乳针头始终处于全堵状态,使用超高负压可以最大限度减少能量释放,手术相当快速。手术使用一种特殊交叉作用的预劈核器,由不同形状的两把刀组成,一把具有锋利成角的刀刃,另一把钝圆,锐利的一面利于刺入晶状体核用于劈硬核,圆钝的一面用于劈软核。具体步骤是:将预劈核器置于晶状体中央,向晶状体后极部插入预劈核器,刀刃沿晶状体纤维方向与晶状体表面垂直,刀刃张开,晶状体核被分开,同样方法将晶状体核分成四块。也可以利用两个劈核钩将晶状体核劈成四块。利用高负压、高流量、高灌注依次吸除分开的核块,参数设置负压 500 mmHg,流量 60 mL/min,能量 100%。

(2)注意事项:①需使用特殊预劈核器;②将核完全分开是关键:当核完全分开时应看到后囊部的红光反射,核裂缝从上面看呈 A 形。

四、晶状体皮质的清除

晶状体皮质的清除是超声乳化后又一个非常重要的步骤。此时后囊膜上仅覆盖一层柔软皮质,无晶状体核块的支撑和保护,因此后囊膜破裂往往发生在残留皮质吸除的过程中。

(一)皮质吸除的方法

将脚挡踩在一挡灌注的位置,使注吸针带着灌注液从切口进入前房。当注吸针孔与皮质相贴时,脚踩更换到二挡将皮质吸住,缓慢将其拉向瞳孔中央并加大吸力将其吸除。重复以上操作,可以从 1 点到 11 点顺时针吸除皮质,或从 6 点开始向两侧顺序吸除皮质。12 点处的皮质处理应特别小心,在看清皮质的情况下,以切口为支点小心吸住皮质,缓慢向中央拖拉皮质,在瞳孔中央吸除皮质。

(二)皮质吸除中注意事项

(1)完整的撕囊和充分的水分离,使皮质吸除更加容易。但过小的撕囊孔无疑增加了皮质清除的难度,尤其是 12 点钟皮质的吸除,有条件的时候可以改用 90°注吸头吸除。如果仍吸除困难,可在植入人工晶状体后,通过人工晶状体在囊袋内的旋转松动上方的皮质后再吸除。

(2)在皮质吸除的过程中,如发现晶状体后囊出现以注吸头为中心的放射状皱褶,提示后囊膜被误吸,应迅速松开脚踏或踩反流挡。

(3)当瞳孔过小不能在直视下吸除时,可用辅助器械钩拉开相应处是瞳孔缘,一边检查一边吸除;尽量避免盲目吸除的方法,该操作中人工误吸囊膜可引起悬韧带断裂、误吸虹膜色素上皮术后会导致术后虹膜后粘连。

(4)如果后囊出现小破孔:应先注入黏弹剂抑制玻璃的进一步溢出,待用前部玻璃体切割头充分离断脱出的玻璃体疝后,降低灌注瓶高度,用注吸针先吸除远离破裂孔处的皮质,最后处理破孔处皮质。

五、切口的关闭

隧道式切口一般闭合良好,吸除黏弹剂后抽出注吸针头,从侧切口或主切口注入灌注液形成前房,如主切口有渗漏,可以在切口两侧加压注水使角膜基质水肿密闭切口。对于前房形成困难,切口不能密闭的,可使用显微缝线缝合切口。

(吴西波)

第十七节　人工晶状体植入术

一、后房型人工晶状体植入术

自 20 世纪 80 年代开始,后房型人工晶状体在白内障手术中的使用越来越广泛。根据植入部位不同,可分为囊袋内固定和睫状沟固定。

（一）囊袋内固定

1. 切口

白内障摘除后,若植入硬性人工晶状体,需做与人工晶状体光学部直径相应大小的巩膜隧道切口或角膜切口。应注意做巩膜隧道切口时,隧道不宜过长,否则会在植入人工晶状体时对光学部产生压力,使下襻上翘而难以进入囊袋内。

2. 注入黏弹剂

在确定没有后囊膜破裂和晶状体悬韧带断裂后,向前房和囊袋内注入黏弹剂,保护角膜内皮,同时使囊袋撑开,前后囊分开。

3. 植入人工晶状体下襻

首先确定人工晶状体的正反面,之后用人工晶状体植入镊纵向夹住光学部的上方,使人工晶状体下襻经切口进入前房,然后将下襻送入 6 点位晶状体前囊下。

4. 植入人工晶状体光学部

如果瞳孔较大,光学部会在下襻进入囊袋后自动进入;如果瞳孔较小,则需要此步操作,可用人工晶状体调位钩轻推人工晶状体光学部边缘,使其完全进入囊袋内。

5. 植入上襻

对于 J 形襻人工晶状体,可用人工晶状体植入镊夹住上襻的顶端,经切口进入前房内,在上襻超越瞳孔上缘及上方前囊的边缘时稍向后轻压,并松镊子,让上襻通过自身的弹性弹入上方囊袋内。此步切忌用力过大,若光学部上缘越过了 3～9 点的中线,会导致晶状体悬韧带断裂。此即 Finley 规则(人工晶状体植入时不可推光学部上缘超越 3～9 点连线)。对于 C 形襻人工晶状体,使用旋转的方法更安全且容易。用人工晶状体定位钩顶住上襻与光学部衔接的位置,顺时针旋转,上襻即能被转入囊袋内。

6. 调整人工晶状体位置

如前囊孔连续、完整且人工晶状体已植入囊袋内,一般不需要调整位置。若连续撕囊不完整或吸出黏弹剂后人工晶状体有偏位,应用调位钩调整位置。

7. 吸出黏弹剂

若行超声乳化手术,可应用 I/A 注吸头吸除黏弹剂;若行小切口囊外摘除,可用冲洗针头以 BSS 液冲洗。超声乳化仪中的注吸系统压力比较稳定,可以更好地维持稳定的前房深度。为吸除人工晶状体后黏弹剂,预防囊袋阻滞综合征,可在调位钩的帮助下将注吸头伸到人工晶状体后吸除黏弹剂,此时应注意注吸孔一定向上且不要将人工晶状体襻滑出囊袋。

8. 缩瞳

连续完整的环形撕囊一般不需要处理瞳孔,若撕囊过大、撕偏、装入多焦点或可调节人工晶状体时则可用卡米可林或毛果芸香碱注入前房,待瞳孔缩小后用眼内灌注液置换出缩瞳剂。

(二)睫状沟固定

当后囊破裂较大,则不能将人工晶状体植入囊袋内。但如果前囊孔连续完整时,可考虑将人工晶状体植入虹膜与前囊之间,即睫状沟固定。

1.注入黏弹剂

将黏弹剂注入前房及虹膜与前囊之间。

2.植入下襻及光学部

用植入镊夹持人工晶状体光学部,把下襻及光学部送入前房,下襻直接送入虹膜和前囊之间。一定确保下襻位于前囊前,若植入在囊袋内则人工晶状体可能会通过破裂的后囊孔掉入玻璃体。

3.植入上襻

方法与囊袋内植入相同,只是将上襻植入睫状沟内,即前囊前。

4.调整位置、缩瞳

将人工晶状体光学部调整到瞳孔中央,若有玻璃体脱出,则应先切除前部玻璃体后再调整人工晶状体,缩瞳,清除黏弹剂。

(三)小切口可折叠人工晶状体植入术

随着白内障超声乳化器械和手术技术的不断改进,人工晶状体材料、设计和制作工艺的不断完善,白内障手术的切口已经从角膜缘大切口,向多平面的小切口转变。其手术切口小,不用缝合,切口自闭,缩短了手术时间,减少了手术源性角膜散光,术后视力提高快。

1.推注器植入法

在囊袋及前房内注入黏弹剂,将人工晶状体装入推注器内,旋转推注器,使人工晶状体自动卷曲在植入管内,经小切口将植入管斜面向下插入前房,缓慢旋动推注器,将植入管内折叠的人工晶状体推入囊袋内,人工晶状体可自行打开,随后慢慢退出植入管。植入管不能向下方伸入太多,若其已接触后囊膜,再将折叠人工晶状体推出时可能引起后囊过度伸展而导致破裂,或引起晶状体悬韧带的断裂。

2.折叠镊植入法

在囊袋及前房内注入黏弹剂。将人工晶状体放入特定的折叠镊卡槽内,将可折叠人工晶状体对折,然后用植入镊夹住折叠状态的人工晶状体。将折叠镊和人工晶状体送入前房,并调整角度使晶状体的下襻进入囊袋内,然后将折叠缘转向上方,轻轻放开植入镊,待人工晶状体慢慢打开后,用调位钩将上襻旋入囊袋内。

二、前房型人工晶状体植入术

早期的前房型人工晶状体由于并发症多曾一度被淘汰,但新型弹性开放襻前房型人工晶状体问世后,为某些特殊情况下,如后囊膜缺乏的患者提供了矫正视力的方法。

(一)前房型人工晶状体优缺点

1.优点

①适用于各种白内障术后无晶状体眼的视力矫正;②人工晶状体的固定不依赖晶状体囊膜的完整;③术后可以散瞳;④手术操作简单,技巧容易掌握。

2.缺点

①人工晶状体:大小必须合适,过小会使人工晶状体在前房内旋转,损伤角膜内皮,导致角

膜失代偿;过大则与前房角持续接触,损伤房角组织,导致继发青光眼和虹膜炎;②瞳孔阻滞:易发生虹膜与人工晶状体粘连,引起瞳孔阻滞性青光眼;③出血:术中、术后前房积血;④像差大:距眼球光学结点远,存在一定的物像差。

(二)适应证与禁忌证

1.适应证

①后囊破裂孔大且前囊孔不完整;②晶状体脱位,悬韧带离断范围大;③白内障囊内摘除术后;④房角无病变者。

2.禁忌证

①浅前房、房角异常、虹膜周边前粘连;②青光眼、虹膜新生血管;③角膜内皮异常或失代偿者;④活动期葡萄膜炎。

(三)手术步骤

①术前缩瞳,2%毛果芸香碱滴眼液间隔 5 min 1 次,连续 3 次滴眼。②做巩膜隧道切口或最陡径线的透明角膜切口。③前房内注入黏弹剂,如有瞳孔上移可作瞳孔缘剪开,使视轴区保持透明。④以人工晶状体镊夹持光学部将下襻插入对侧房角,并将上襻送入前房并下压,上襻进入房角。⑤用人工晶状体调位钩调整人工晶状体位置,同时观察瞳孔是否正圆,如有切迹应观察人工晶状体襻脚是否牵拉虹膜周边部,继续调整人工晶状体使瞳孔正圆,并使襻脚确实固定在前房角。⑥做虹膜周边切除,吸除黏弹剂,关闭切口。

(四)注意事项

(1)维持前房深度是手术顺利的保证。浅前房下操作非常危险,容易发生虹膜根部离断、前房积血,使手术难以进行,并且容易损伤角膜内皮细胞。所以术中应注入足量的黏弹剂保证前房操作空间。

(2)手术结束前应做虹膜周边切除,否则容易发生瞳孔阻滞,引起继发性青光眼。

(3)术中注意瞳孔形状,要将前房型人工晶状体四个襻脚正确的固定在前房角,避免推压周边部虹膜阻塞房角,术后形成慢性虹膜周边前粘连而继发青光眼。

(4)调整人工晶状体位置时,用人工晶状体定位钩使襻脚离开房角做小范围转动,避免人工晶状体襻脚在房角滑动损伤房角结构和虹膜。

三、二期人工晶状体植入术

二期人工晶状体植入术是指由于各种原因没有在白内障摘除的同期植入人工晶状体,需要一定时间后另行植入人工晶状体的手术。一般是在病情稳定 3 个月,炎症反应停止后可以行二期人工晶状体植入。

对于单眼无晶状体患者,人工晶状态植入有利于矫正双眼屈光参差以及形成双眼视的功能。

(一)适应证

①白内障术后无晶状体眼,尤其是不能用其他方法矫正的单眼无晶状体眼。②病情稳定 3 个月以上。③角膜内皮计数及形态正常范围,无严重病变。

(二)禁忌证

①角膜内皮计数低于 1 000/mm^2。②慢性葡萄膜炎。③合并青光眼,眼压不能药物控制。④合并严重眼底病变,尤其是黄斑囊样水肿、玻璃体增生牵拉等病变。

（三）有晶状体后囊支撑的二期后房型人工晶状体植入术

过去曾行白内障囊外摘除术,有完整的后囊膜或存留部分后囊膜。术前应注意两方面情况:首先应散瞳检查,确定在某一径线有足够固定人工晶状体襻的位置;其次是人工晶状体的选择,如果后囊缺损较大,应选择襻为聚甲基丙烯酸甲酯材料的硬性或可折叠人工晶状体,如果后囊完整可以选择各种类型的人工晶状体,要求晶状体襻总长度≥12 mm。

1.手术步骤

(1)硬性人工晶状体可选用巩膜隧道切口,折叠人工晶状体选用透明角膜切口,切口位置选择在方便分离粘连或角膜最陡径线上以减轻术前散光方便手术操作。前房内注入黏弹剂,分离虹膜后粘连。

(2)有后囊混浊可撕除或剪除中央后囊膜,保证视轴中央透亮区有约直径为 4 mm 的范围。

(3)注入黏弹剂,将人工晶状体植入睫状沟内,吸除黏弹剂,检查切口闭合情况。

2.注意事项

(1)术后最常见的问题是人工晶状体偏位,最重要的原因是虹膜后粘连分离不充分,尤其是人工晶状体襻固定位置处的粘连,一定要使两襻在同一径线上。如分离困难,可用囊膜剪小心剪开粘连。位于切口下方的粘连,可先做一个虹膜周边切除,自切除孔注入黏弹剂再用剪刀剪开粘连。在准备固定人工晶状体襻的象限应仔细分离到睫状沟,其他部位要分离出大于光学部的空间,这样才能保证人工晶状体的居中固定,防止术后人工晶状体嵌顿或偏位。一定要借助黏弹剂软推压分离出空间并配合剪刀的锐性分离,对于粘连紧密部位尽量减少大面积的钝性撕裂,以免术后发生严重的炎症反应。

(2)术中有玻璃体脱出,可用囊膜剪或前部玻璃体切割设备切除切口和前房内的玻璃体。关闭切口前使用缩瞳剂缩瞳,检查瞳孔及前房形成情况。如有瞳孔不圆、瞳孔缘切迹则提示玻璃体嵌顿切口,需要进一步进行脱出的玻璃体疝的处理。

（四）无晶状体后囊支撑的二期人工晶状体植入术

无晶状体后囊支撑的二期人工晶状体植入术主要分为前房型人工晶状体植入术,后房型人工晶状体缝合固定术和虹膜固定型人工晶状体植入术。

1.后房型人工晶状体缝合固定术

后房型人工晶状体缝合固定术接近晶状体原位,对角膜及房角结构影响小,远期并发症低于前房固定型人工晶状体,是目前使用较多的方法。但手术操作相对复杂,缝线穿过睫状沟时有出血的可能。

(1)术前准备:除常规术前准备以外,还要做以下准备。

1)缝线:缝合固定人工晶状体的缝线是 10-0 聚丙烯缝线,临床常用的有一直一弯、双直针、双弯针。聚丙烯缝线不被降解,而 10-0 尼龙缝线长期在眼内会发生生物降解。

2)人工晶状体:有专门供缝合使用的人工晶状体,其襻的两端带有供缝合用的孔,如 CZ70BD 和 CZ70BU 后房型悬吊人工晶状体,前者总长度是 12.5 mm,后者总长度为 13.5 mm。此外还有虹膜型人工晶状体可用于缝合固定如 67 G 及 67 F 型,前者全长 12.5 mm,后者13.5 mm。其他各种折叠人工晶状体,如 Rayner Superflex,全长 13 mm,襻中心呈裂隙状,缝合固定更可靠。

(2)手术步骤

1）做一对巩膜瓣，为方便手术操作，一般将人工晶状体固定在 3 点、9 点方向或为避开血管在 2 点、8 点方向，也可以根据情况放在任意径线，但 12 点、6 点方向因为眼眶影响操作一般不选用。在准备固定方向做结膜切开，做一对以角膜缘为基底 3 mm×3 mm 大小的巩膜瓣。

2）在上方做主切口，如想植入悬吊人工晶状体做巩膜隧道切口，如植入折叠晶状体可选择透明角膜切口。如有玻璃体前移可行前部玻璃体切除，前房内注入黏弹剂。在距角膜缘 1.5 mm 处巩膜瓣下用长直针垂直巩膜刺入眼内，将针在虹膜后水平推进到瞳孔区。另一只手用 1 mL 注射器针头在对侧同样刺入眼内达瞳孔区，看清两针位置后将长直针穿入注射器针头内，注射器针头退出并将长直针引导出眼外并拉出缝线，这样缝线穿过巩膜及睫状沟在穿过瞳孔中心的径线上贯穿眼球。

3）固定人工晶状体：自上方主切口拉出缝线中部，剪断后分别穿过悬吊人工晶状体缝合孔或折叠人工晶状体襻的裂隙打结，普通人工晶状体在襻膝部打结固定。注意将术者右侧缝线固定于人工晶状体下襻，术者左侧缝线固定于上襻，通过主切口植入人工晶状体达睫状沟，顺时针旋转并将两侧缝线收紧，调整人工晶状体位置，将缝线在巩膜瓣下缝合一针并自身打结固定，线结埋藏于巩膜瓣下，用 10-0 尼龙线缝合巩膜瓣及结膜瓣复位，吸除黏弹剂后关闭主切口。

4）改良的方法：用 1 mL 注射针头接力的方法可以使进出针位置准确，避免位置偏差引起人工晶状体偏位。如果使用带孔的悬吊人工晶状体或 Rayner Superflex 人工晶状体可以使用改良的方法，在长直针贯穿眼球后，再距穿刺孔后 0.5 mm 同样反向操作再次贯穿眼球，在主切口内拉出两根缝线剪断，其中一根分别穿过人工晶状体襻缝合孔，并与同侧缝线结扎，但不与悬吊人工晶状体襻结扎，使缝线在固定孔内可以自由滑动。将人工晶状体植入眼内后，自 1 mL 注射针头穿刺孔牵拉缝线，并将缝线结扎线头拉出，将缝线结扎于巩膜瓣下，对侧缝线同样处理。这样缝线是穿过悬吊人工晶状体缝合孔固定于巩膜上，眼内没有线结，巩膜缝线结扎后更牢固。

（3）注意事项：①缝线位置一定要准确。保证缝线在穿过瞳孔中心的径线上，缝线结扎松紧适度，否则会出现人工晶状体偏位或倾斜。②缝线一定要埋藏在巩膜瓣下。缝线外露不但引起异物感，而且由于眼内外沟通，容易引起眼内炎。如果将外露缝线拆除，可导致人工晶状体脱位。③术中进出针出血，可注入黏弹剂升高眼压止血，少量出血不影响操作。④玻璃体切除术后患者，要插入灌注以便维持眼压，否则容易引起脉络膜脱离，甚至驱逐性脉络膜上腔出血。

2.前房型人工晶状体植入术

前房型人工晶状体植入术简单易行，方便植入及取出，尤其是新型弹性开放襻前房型人工晶状体，术后并发症较早期前房型人工晶状体明显减少，但严重的远期并发症还是比较高，如角膜内皮失代偿、继发性青光眼等。

3.虹膜固定型人工晶状体植入

术虹膜固定型人工晶状体植入具有前房型人工晶状体操作简单及可逆性，又有不接触房角及角膜内皮的优点，近几年逐渐应用于临床。

（郑仕洁）

第十八节 人工晶状体取出术

随着患者对视觉质量要求的提高和处理并发症的手术方法水平的提高,人工晶状态取出或置换手术的概率较前有所增高。

一、人工晶状体取出的原因

(一)严重人工晶状体脱位

如果白内障手术中的前囊孔不是环形居中,尤其是开罐式截囊者,当后囊膜在乳化核或吸取皮质的过程中出现破裂后,无论破裂孔是大是小,都可能造成所植入人工晶状体位置发生偏位或脱位。轻度人工晶状体偏位,如果没有严重影响视力,可以定期观察。当人工晶状体偏位造成较大屈光不正,可以进行手术调位或复位。但当人工晶状体发生脱位或因脱位引起眼部其他并发症,则要根据视力及眼内组织受影响的程度,决定人工晶状体取出与否。人工晶状体取出需要谨慎,在分离人工晶状体与邻近组织的粘连时容易造成二次损伤,加重玻璃体牵拉对眼底组织的损伤。

(二)人工晶状体损伤或伴有严重并发症

1. 人工晶状体损伤

人工晶状体损伤常见的有人工晶状体断襻或光学部严重裂开。如在术中发现,应即刻更换新的人工晶状体;如术后发现,应根据对视力影响及人工晶状体偏位情况决定手术与否。此外,激光后囊膜切开过程中也可能损伤人工晶状体,特别是在给配合欠佳的儿童或伴有眼球震颤的患者进行激光治疗时容易发生。儿童的后囊混浊机化一般比较致密,需要较大的能量进行后囊膜切开,当激光能量较大且对焦不准时容易损伤人工晶状体。严重损伤且需要处理后发障时可联合行人工晶状体置换术。

2. 人工晶状体接触角膜内皮角膜失代偿

一旦检查发现人工晶状体接触角膜内皮引起损伤甚至角膜内皮失代偿者,应尽快处理。根据具体情况进行人工晶状体复位或取出。

3. 严重持久的炎症反应

引起炎症反应的因素很多,必须确认为人工晶状体引起的炎症反应才能考虑取出人工晶状体,否则手术刺激只能加重炎症反应。由于现在人工晶状体从材料生物稳定相容性到生产工艺及消毒灭菌,都较前有了极大提高,单纯由人工晶状体引起的严重炎症已很少发生。而长期炎症反应可以使局部产生大量机化包裹,人工晶状体与周围组织粘连紧密,取出人工晶状体操作困难,且因为要分离大量粘连极易加重炎症反应。所以对人工晶状体的取出应极为慎重。

人工晶状体植入术后眼内炎很多眼内炎是细菌或真菌导致的,发展迅速,在手术后很短时间内即出现角膜严重水肿、前房积脓及玻璃体内大量脓性渗出,眼底情况只能通过超声检查了解。感染波及玻璃体的患者应考虑玻璃体切除手术清除病灶,并联合玻璃体腔内注药控制感染。对于人工晶状体取出与否,有学者认为人工晶状体在囊袋内与前囊粘贴,周边囊袋内容易滞留一些细菌,因此最好的方式是将其取出,充分切除残留的晶状体囊,彻底清除所有炎症病灶。部分眼内炎患者经积极治疗可以治愈,但仍有部分患者眼球丧失视功能、眼组织萎缩甚至需要进行眼球摘除。早期诊断及时治疗和眼内感染性炎症的预后关系紧密。

(三)人工晶状体度数计算错误

人工晶状体植入术后能否取得很好效果,除了手术技巧以外,还有很重要一点就是手术前要很好地测量眼轴长度、前房深度、角膜曲率。减少参数误差,可以获得尽可能准确的人工晶状体植入度数。

1.计算误差

以往很多基层医院没有配备测量人工晶状体度数的仪器,根据病史及以前的戴镜史推测准备装的人工晶状体度数,用 1.25 D 人工晶状体解决 1.0 D 眼镜进行推测,造成术后屈光状态严重偏离。此时,需要取出人工晶状体并同时置换一枚度数合适的人工晶状体。随着人工晶状体计算方法的不断改进,由于计算误差导致的术后大的屈光误差已不多见,但在高度近视患者由于后巩膜葡萄肿等引起的计算误差仍有发生,当术前按正视眼预留度数时,这类患者容易产生术后远视,造成极度不适应。随着检查设备和计算公式的不断发展修正,人工晶状体的度数计算已经越来越准确了,尤其是对于 LASIK 手术后的白内障患者,修正公式的使用在一定程度上降低了术后的屈光偏差。

2.屈光参差

双眼高度近视患者进行单眼白内障手术时,应考虑双眼术后屈光协调问题。正常情况下,双眼屈光参差在 3 D 以内是可以接受的,因此术后预留度数应该参考对侧眼的屈光状态。这种情况下,应该和患者充分沟通后决定预留方案。

白内障手术后较大的屈光参差,可以考虑光学矫正的方法,如佩戴角膜接触镜,必要时再考虑角膜屈光手术。

(四)其他

1.人工晶状体混浊

一般立刻发生在手术后或 6 个月以上,各种材料人工晶状体混浊均有报道。患者发生进行性视力下降、眩光等症状,裂隙灯检查可见人工晶状体发生均匀的乳白色混浊,实验室检查表明混浊是大量钙质沉着引起。该现象与人工晶状体的材料有一定关系,随着材料的完善,现在已经极为少见。

2.视觉障碍

少部分植入多焦点人工晶状体的患者,术后出现强烈的眩光、眩晕,对于长期不能缓解者,可以考虑更换人工晶状体。

二、人工晶状体取出的手术方法

取出人工晶状体术前应对患者眼部情况仔细分析,根据人工晶状体的性质决定切口的大小。

1.硬性人工晶状体取出

做 6 mm 巩膜隧道切口,注入黏弹剂于人工晶状体前后,分离人工晶状体与囊膜及周围粘连。如果前囊孔较小,可用剪刀剪开前囊孔,对粘连紧密的虹膜组织多采用锐性分离,将人工晶状体小心旋转到前房取出。如果粘连严重可剪断襻,将光学部取出再取出人工晶状体襻;如太困难,可不取出。

2.折叠性人工晶状体取出

采用 4 mm 小切口,同样方法将人工晶状体转入前房内,用剪刀在辅助钩的配合下将人工晶状体光学部剪成两半,可以自小切口一半一半取出。后囊完整可以再植入人工晶状体,有后囊破裂玻璃体脱出者,可用纤维剪剪除切口处玻璃体或做前部玻璃体切除,将人工晶状体植入睫状沟内。术中尽量减少虹膜损伤及大范围分离,否则容易引起术后严重的炎症反应。

3.注意点

手术开始前尽量搞清楚前一次手术的术式,人工晶状体有没有缝合,晶状体后囊是否完整,手术眼的屈光状态。如果人工晶状体曾被缝合,一般是襻被缝合到巩膜上,可先试行缝线拆除,然后慢慢转动人工晶状体。若能转动,按前法取出;若不能活动,可剪断襻和光学部的连接,只取出光学部。

在取出人工晶状体时要注意不要破坏原来完整的后囊;如果人工晶状体在睫状沟,晶状体后囊已经破裂,取出时不要扩大原来的后囊破孔,以防不能再植入人工晶状体。手术眼原有的屈光状态也是很重要的。如果是高度近视眼,多一次内眼手术就多一分风险。因此,为避免更大的手术风险,在手术前一定要仔细检查手术眼,除考虑手术的难易度,还要仔细地预测手术后能否提高视力及取出与置换人工晶状体的必要性。

(郑仕洁)

第十九节　原发性闭角型青光眼

原发性闭角型青光眼(primary angle-closure glaucoma,PACG)是一种由于周边虹膜堵塞小梁网,或与小梁网产生永久性粘连,房水外流受阻而引起的以眼压升高、视功能损害为主要表现的严重眼病,是原发性青光眼中较常见的一种类型,患眼具有房角狭窄、周边虹膜容易与小梁网接触的解剖特征。急性闭角型青光眼多见于40岁以上中老年人,以50~70岁者最多,30岁以下很少发病;女性更常见,男、女之比为1:3,双眼先后或同时发病,阅读、疲劳、情绪激动、暗室停留时间过长、局部或全身应用抗胆碱药物,均可使瞳孔散大,周边虹膜松弛而诱发本病。而慢性闭角型青光眼男性较多见,发病年龄较急性闭角型青光眼者为早。本病如能及早预防和治疗,可控制病情发展或保持一定视力;若误治或失治,则易导致失明。

一、病因病理

闭角型青光眼的病因尚未完全阐明。其局部解剖结构变异主要有眼轴较短,角膜较小,前房浅,房角狭窄,且晶状体较厚、位置相对靠前,使瞳孔缘与晶状体前表面接触紧密,房水越过瞳孔时阻力增加。随着年龄的增长,由于晶状体厚度增加,与虹膜更加贴近,以致房水经过晶状体与虹膜之间的空隙时阻力增加,形成生理性瞳孔阻滞,导致后房压力比前房高,当瞳孔中等度散大时,则周边虹膜更加前移,在房角入口处与小梁面相贴,房角关闭,以致房水排出受阻,引起眼压急剧升高,这是急性ACG最常见的局部解剖因素。本病与神经体液调节失常,导致葡萄膜充血,虹膜前移,堵塞房角,也有密切关系。其诱发因素主要是情绪激动、悲哀哭泣、精神创伤、过度劳累、气候突变、暴饮暴食、药物散瞳等,长期暗室工作也可诱发本病。慢性ACG眼球的解剖变异程度较急性ACG者为轻,瞳孔阻滞现象也不如急性ACG明显。其眼压升高,也是由于周边虹膜与小梁网发生粘连,使小梁功能受损所致。但其房角粘连是由点到面逐步发展,小梁网损害为渐进性,眼压水平也随着房角粘连范围的缓慢扩展而逐步上升。

二、临床表现

本病有急性、慢性之分,其临床表现分述如下。

1.急性闭角型青光眼

急性闭角型青光眼有以下几个不同的临床阶段(分期),不同的病期各有其特点。

(1)临床前期:当一眼已确诊为急性闭角型青光眼,另一眼具有局部解剖结构变异,即使没有任何症状,也可诊断为临床前期;或双眼在急性发作前,没有任何自觉症状,但具有前房浅、虹膜膨隆、房角狭窄等局部表现,又有家族史,暗室试验阳性(眼压明显升高),但未发作,也可诊断为临床前期。

(2)前驱期(先兆期):自觉症状和他觉症状均较轻微,表现为一过性或反复多次的小发作,如一过性虹视、雾视、眼胀,或伴同侧鼻根部酸胀、额部疼痛。这些症状经休息后可以自行缓解或消失。若即刻检查,可发现眼压升高,常在为 40 mmHg 以上,眼局部轻度充血或不充血,角膜轻度雾状混浊,前房浅,瞳孔稍扩大,对光反射迟钝等。

(3)急性发作期:表现为起病急骤,症状显著。自觉患眼剧烈胀痛,甚至眼胀欲脱,伴同侧头痛,虹视,畏光,流泪,视力急剧下降,严重者仅留眼前指数或光感,可伴有恶心、呕吐等全身症状。检查可见眼睑水肿,混合充血,角膜上皮水肿呈雾状或毛玻璃状,角膜后色素沉着,前房极浅,周边前房几乎完全消失,瞳孔呈中度散大,常呈竖椭圆形及淡绿色,光反射消失。眼压明显升高,一般为 50 mmHg 以上,个别严重病例可高出本人舒张压。发作时由于角膜水肿,眼底多看不清。高眼压缓解后,症状减轻或消失,视力好转,但常留下角膜后色素沉着、虹膜扇形萎缩、房角广泛性后粘连、瞳孔无法恢复正常形态和大小等眼前节组织损伤改变。由于高眼压,可引起瞳孔区晶状体前囊下呈多数性、卵圆形或点片状灰白色混浊,称为青光眼斑。临床上凡出现上述改变,说明曾有过急性闭角型青光眼的大发作。

(4)间歇期:小发作后自行缓解,小梁网尚未受到严重损害者,称为间歇期。其诊断的主要依据为:有明确的小发作史;房角是开放或为大部分开放;不用药或单用少量缩瞳药即能使眼压稳定在正常水平。急性大发作经积极治疗后,症状和体征消失,视力部分或完全恢复,也可进入间歇期,但随时有急性发作的可能。

(5)慢性期:急性大发作或反复小发作后,病情呈慢性进展,视力下降,视野改变,房角广泛粘连,小梁网功能大部分遭受破坏,眼压中度升高,眼底视盘呈病理性凹陷及萎缩,并出现相应视野缺损。

(6)绝对期:持续性高眼压,使视神经遭受严重损害,视力全部丧失,有时可出现眼部剧烈疼痛。

2.慢性闭角型青光眼

慢性闭角型青光眼在发作时眼前部没有充血,自觉症状也不明显,如果不检查房角,易被误诊为开角型青光眼。本病发作时常有虹视,其他自觉症状如头痛、眼胀、视物模糊等,都比较轻微,眼压中度升高,多为 40 mmHg 左右,发作时房角大部或全部关闭,经过充分休息和睡眠后,房角可再开放,眼压下降,症状消失。

以后病情发展,反复发作,房角发生粘连,随之眼压持续升高,房水流畅系数下降。晚期则出现视神经萎缩,视野缺损。如治疗不当,最后完全失明。

三、辅助检查

1. 激光扫描偏振仪(scanning laser polarimetry, SLP)

激光扫描偏振仪检查高眼压者的延迟值比正常人低,其特点是下方延迟比上方明显,且 SLP 延迟值的改变与视野损害程度相一致,但比视野要敏感。

2. 超声生物显微镜(ultrasonic biomicroscope, UBM)检查

超声生物显微镜可计算房角开放的程度,并了解眼局部组织结构的变异。

四、诊断与鉴别诊断

1. 诊断要点

(1)急性闭角型青光眼急性发作期:①视力急剧下降;②眼压突然升高;③角膜水肿,瞳孔呈竖椭圆形散大且带绿色外观;④眼前部混合充血;⑤前房极浅,前房角闭塞;⑥伴有剧烈的眼胀痛、同侧头痛、恶心、呕吐等。

(2)慢性闭角型青光眼:症状不明显时,要观察高眼压和正常眼压下的前房角状态。当眼压升高时房角变窄,甚至小梁完全不能看见,而眼压下降至正常范围时,房角变宽一些,且眼前部不充血,视野缺损,眼底有青光眼改变,便可诊断本病。①周边前房浅,中央前房深度略浅或接近正常,虹膜膨隆现象不明显;②房角中等狭窄,有不同程度的虹膜周边前粘连;③眼压中度升高,常为 40 mmHg 左右;④眼底有典型的青光眼性视盘凹陷;⑤伴有不同程度的青光眼性视野缺损。

2. 鉴别诊断

急性闭角型青光眼应与急性虹膜睫状体炎和急性结膜炎相鉴别。另外,本病如合并恶心、呕吐、腹泻等胃肠道症状时,应注意眼部检查,与急性胃肠炎进行鉴别。

五、治疗

1. 治疗原则

闭角型青光眼一经确诊就必须手术治疗,但术前必须使用药物将眼压降至正常范围。急性闭角型青光眼由于容易致盲,还必须进行紧急救治。急性闭角型青光眼的处理程序是:先用高渗剂、缩瞳剂、β肾上腺素能受体阻滞剂及碳酸酐酶抑制剂等迅速降低眼压,使已闭塞的房角开放;待眼压下降后及时选择适当手术防止再发。

2. 全身治疗

①碳酸酐酶抑制剂:能抑制房水分泌,常用乙酰唑胺口服。一般首次药量为 250 mg,以后每次 125 mg,降压作用可保持 6 h 左右。或选用醋甲唑胺口服,每次 25 mg,每日 1～2 次。同时服氯化钾或氨苯蝶啶,以减少其排钾的不良反应。对磺胺类过敏及肾功能与肾上腺皮质功能严重减退者禁用;②高渗剂:本类药能提高血浆渗透压,吸取眼内水分,使眼压迅速下降,但作用时间短,一般仅用在术前降压。常用的有甘露醇等,如 20％甘露醇 5～10 mg/kg,快速静脉滴注,每日 1 次;50％甘油盐水 1～2 mL/kg,术前顿服。

3. 局部治疗

(1)缩瞳剂:1％～2％毛果芸香碱滴眼液,急性大发作时,每 3～5 min 滴眼 1 次,共 3 次,然后每 30 min 滴眼 1 次,共 4 次,以后改为 1 h 滴眼 1 次,待眼压降低、瞳孔缩小,改为每日滴 4 次。

（2）β肾上腺素能受体阻滞剂：常用0.25％～0.5％噻吗洛尔滴眼液滴眼，每日1～2次；或用0.25％～0.5％盐酸倍他洛尔滴眼，每日1～2次。

4.手术治疗

临床前期适宜做 Nd：YAG 激光虹膜切开术或做虹膜周边切除术。间歇期一般认为房角粘连小于1/3周者，可做虹膜周边切除术；大于1/2周者则需做眼外引流术。急性发作期经药物治疗，眼压基本控制，充血明显消退，前房反应消失后，若停药48 h眼压不回升，房角功能性小梁1/2以上开放，眼压描记之C值在0.19以上者，可施行虹膜周边切除术；对于眼压不能控制到正常范围，房角已发生广泛前粘连者，应考虑施行小梁切除术或其他滤过性手术。慢性闭角型青光眼在房角出现周边虹膜前粘连及小梁受损害之前，一般采用虹膜周边切除术，以防止病情进一步恶化；对于晚期病例，房角大部分闭塞，一般应做小梁切除术等滤过性手术。

（郭小芳）

第二十节　原发性开角型青光眼

原发性开角型青光眼（primary open angle glaucoma，POAG）是一种由眼压升高而致视神经损害、视野缺损，最后导致失明的眼病，其主要特点是眼压虽然升高，而房角宽而开放，即房水外流受阻于小梁网-Schlemm 管系统。本病病情进展相当缓慢，且无明显的自觉症状，故不易早期发现，部分患者直到视野损害明显时才就诊。多见于20～60岁，男性略多于女性，多为双眼发病。

一、病因病理

本病病因尚不完全明了，可能与遗传等有关。其房水排出障碍已由房水动力学研究所证实，但阻滞房水流出的确切部位还不够清楚。目前一般认为房水外流受阻于小梁网-Schlemm 管系统。组织学检查提示小梁网胶原纤维和弹性纤维变性，小梁内皮细胞脱落或增生，小梁条索增厚，网眼变窄或闭塞，Schlemm 管内壁下的近小管结缔组织内有高电子密度斑块物质沉着，Schlemm 管壁内皮细胞的空泡减少等。

二、临床表现

1.症状

本病一般为双眼发病，但可有先后轻重之分。发病较为隐蔽，进展相当缓慢。除少数人由于过度疲劳或失眠后眼压升高出现眼胀、头痛、视物模糊或虹视外，多数人早期自觉症状不明显或无自觉症状。但随着病情进展，眼胀、头痛等自觉症状可以加重。晚期可见视野缩小、视力减退或失明。

2.体征

检查可见双眼眼压、视盘、视野改变及瞳孔对光反射的不对称性。

（1）眼压：早期表现为眼压的不稳定性，有时眼压可在正常范围，一天之内仅有数小时眼压升高，测量24 h眼压曲线可发现眼压高峰和较大的波动值（眼压差≥8 mmHg），有助于本病的诊断。眼压的总体水平多较正常值偏高，随着病情发展，眼压逐渐明显增高。

（2）眼前节：眼前节多无明显异常。检查前房可见其深浅正常或较深，虹膜平坦，房角开放。在双眼视神经损害程度不一致时，可发现相对性传入性瞳孔障碍（Mavcas Gann 征）。

（3）眼底：主要为视盘的改变，表现为：视盘凹陷进行性扩大加深，垂直径杯/盘（C/D）值增大，常＞0.6；或两眼杯盘比不对称，杯盘比之差值＞0.2；视盘上或盘周浅表裂片状出血；视网膜神经纤维层缺损；病至晚期，视盘边缘呈穿凿状，盘沿几乎消失，视盘血管偏向鼻侧，呈屈膝状爬出，视盘颜色苍白。有的病例在视盘上还可见视网膜中央动脉搏动。

（4）视野：视野缺损是诊断青光眼和评估病情的重要指标。早期视野缺损主要有孤立的旁中心暗点、弓形暗点、与生理盲点相连的鼻侧阶梯。旁中心暗点多见于 5°～25°范围内，生理盲点的上、下方。在进展期可出现弓形暗点、环状暗点、鼻侧视野缺损和向心性视野收缩。发展到晚期形成中心管状视野或仅存颞侧视岛。由于部分晚期甚至仅存管状视野的青光眼患者的中心视力仍可保留在 1.0 左右，因而以往认为青光眼对中心视力的影响不大。但近年研究发现，除视野改变外，青光眼对黄斑功能也有损害，表现为获得性色觉障碍、视觉对比敏感度下降，以及图形 ERG、VEP 的异常等。但这些指标异常的特异性不如视野变化的强。

三、辅助检查

1. 色觉检查

色觉检查可有色觉障碍。青光眼患者的蓝-黄色觉比红-绿色觉易受侵犯且更严重。

2. 对比敏感度检查

青光眼患者的空间对比敏感度下降；时间对比敏感度检查时可见在青光眼的旁中心视野有弥漫性闪烁敏感度下降。

3. 眼电生理检查

图形 ERG 振幅下降，图形 VEP 峰潜时延迟等。

4. 视盘立体照相或计算机辅助的眼底视盘影像分析

如偏振光或激光共焦扫描等定量分析，可判断视盘细微的形态结构变化，有助于本病的诊断。HRT-Ⅱ或Ⅲ检查是视盘的定量测量，主要是利用共焦激光（670 nm 的二极管激光）的原理进行测量，具有高清晰度、高重复性和三维定量的特点。能在视野出现缺损之前发现视神经的异常，能比视野计更灵敏地捕捉到视神经的变化。HRT 异常的判断指标，主要有视盘参数（盘沿面积、盘沿容积、视盘形态、轮廓高度变化、平均视网膜神经纤维层厚度等）、回归分析、多元判别分析等。开角型青光眼患者的杯盘面积比明显增加，盘沿面积、盘沿容积、平均视网膜神经纤维层厚度和视网膜神经纤维层横断面积等明显减少，视杯形态测量值明显变大。

5. 其他

裂隙灯加接触镜、无赤光眼底检查、眼底照相、激光偏振扫描测量法（SLP）或光学相干断层成像（OCT）等检查，可发现青光眼视网膜神经纤维层的萎缩和缺损改变，且其改变早于视盘和视野的损害，是青光眼眼底结构改变的最早表现之一。

四、诊断与鉴别诊断

1. 诊断要点

本病多无自觉症状，在早期极易漏诊。很大程度上是依据健康体检来发现。其主要诊断指标为眼压升高、视盘损害和视野缺损。此三项指标中，只要其中两项为阳性，房角检查为开角，诊断即可成立。

（1）眼压升高（Goldmann 眼压计）≥24 mmHg，或 24 h 眼压波动幅度差＞8 mmHg。

（2）典型的视野缺损，有可重复性旁中心暗点和鼻侧阶梯。

（3）视盘损害，C/D＞0.6，或双眼 C/D 差值＞0.2。

（4）房角检查为宽角，永久开放，不随眼压高低变化。

（5）对比敏感度下降、获得性色觉异常等。

2.鉴别诊断

开角型青光眼应注意与慢性闭角型青光眼相鉴别。

慢性闭角型青光眼因自觉症状不明显，易被漏诊或误诊为开角型青光眼。但闭角型青光眼常有典型的小发作史，视盘凹陷常较开角型青光眼浅，其房角常为窄角并有粘连；而开角型青光眼常无自觉症状，视盘凹陷较闭角型深，其房角绝大多数为宽角。最主要的鉴别方法是在高眼压情况下检查房角，如房角开放则为开角型青光眼。

五、治疗

1.治疗原则

本病若通过药物能使眼压控制在安全水平，视野和视盘损害不继续加重者，可不行手术治疗；若药物治疗无效或无法耐受长期用药者，需激光或手术治疗。

2.全身治疗

（1）碳酸酐酶抑制剂：如口服乙酰唑胺，每次 125～250 mg，每日 1～3 次。该药属于磺胺类药物，过敏者禁用，长期服用有四肢末端麻木感、胃肠道刺激症状、尿液混浊等不良反应，临床常同时给予碳酸氢钠 500 mg，每日 2 次，以减少不良反应。

（2）高渗剂：常用 50%甘油2～3 mL/kg口服，或用 20%甘露醇 1～2 g/kg 快速静脉滴注。

3.局部治疗

本病若局部滴用 1～2 种药物即可使眼压控制在安全水平，视野和眼底改变不再进展，患者能配合治疗并定期复查，则可先试用药物治疗。药物使用以浓度最低、次数最少、效果最好为原则。先从低浓度开始，若眼压不能控制者改用高浓度；若仍不能控制者，改用其他降眼压药或联合用药，保持眼压在正常范围。局部常用的药物如下。

（1）β 肾上腺素能受体阻滞剂：常用 0.25%～0.5%噻吗洛尔滴眼液，每日 2 次，或用 0.25%～0.5%盐酸倍他洛尔（贝特舒）、0.3%美替洛尔（倍他舒）、0.5%左旋布洛诺尔（贝他根）滴眼液，每日 1～2 次。前者给予药物前需了解患者是否有哮喘，需测量患者心率，如心率慢或房室传导阻滞达一度以上者，均不能使用 β 受体阻滞剂。

（2）前列腺素制剂：如 0.004%曲伏前列素（苏为坦）或 0.005%拉坦前列素滴眼液（适利达），每日 1 次；或 0.12%乌诺前列酮异丙酯滴眼液（瑞灵），或 0.03%贝美前列胺，每日 2 次滴眼，以通过增加葡萄膜巩膜旁道房水引流来降低眼压。

（3）肾上腺素能受体激动剂：目前常用 0.2%溴莫尼定滴眼液，每日 2～3 次，对严重高血压、冠心病患者不宜使用。

（4）碳酸酐酶抑制剂：如用 2%杜塞酰胺或 1%布林佐胺滴眼，每日 3 次。

（5）缩瞳剂：如用 1%～2%毛果芸香碱滴眼，每日 3～4 次。

4.手术治疗

（1）激光手术治疗：如药物治疗不理想，可试用选择性激光小梁成形术。

（2）滤过性手术：是通过手术切口造成的滤过通道，使房水流出眼外，进入结膜下，从而降低眼压的一种手术。以往仅用于没有条件进行药物治疗，或药物治疗无效或无法耐受长期用药者。近来有人主张，一旦诊断明确且已有明显视盘、视野改变时，滤过性手术可作为首选的治疗手段，并认为比长期药物治疗失败后再做手术的效果更好。目前小梁切除术是最常用的术式，也可选用非穿透性小梁手术等。

（郭小芳）

第二十一节 葡萄膜炎

葡萄膜炎是一类由多种原因引起的、葡萄膜的炎症，包括葡萄膜、视网膜、视网膜血管及玻璃体的炎症。本病多发于青壮年，易合并全身性自身免疫性疾病，常反复发作，引起一些严重的并发症，在致盲性眼病中占有重要地位。

一、病因

葡萄膜炎的病因颇为复杂，除了病原体引起的葡萄膜炎外，绝大部分的葡萄膜炎病因不清楚，葡萄膜炎的发病机制大致有以下三个方面。

1. 感染因素所引起的葡萄膜炎

病原体直接侵犯葡萄膜引起感染性炎症，或者病原体通过激活机体的天然免疫，引起一些免疫介质的释放引起自身免疫性疾病。

2. 免疫反应及自身免疫反应引起的葡萄膜炎

自身抗原在机体免疫功能紊乱的情况下，使 Th_1 细胞、Th_{17} 细胞过度激活并释放多种炎症因子，导致葡萄膜炎症的发生。

3. 各种损伤所引起的葡萄膜炎

各种损伤通过激活花生四烯酸代谢通路，引起前列腺素、白三烯等介质释放，从而引起葡萄膜炎症反应。外伤还可引起葡萄膜、视网膜自身抗原的暴露，引起自身免疫反应导致葡萄膜炎的发生。

二、临床表现

1. 前葡萄膜炎

眼红、眼痛、畏光流泪、视物模糊。疼痛严重时可波及眼眶、前额和面部，夜间症状加重。球结膜睫状充血，角膜后细小灰白色点状、尘埃状或羊脂状沉着物，房水混浊，前房闪辉，严重者前房内出现纤维素性或脓性渗出物，甚至前房积血。虹膜充血水肿，纹理不清，颜色晦暗，或出现虹膜结节，发生虹膜后粘连，严重者出现虹膜膨隆，前房变浅，甚至继发性青光眼。瞳孔缩小、变形，甚至瞳孔闭锁、瞳孔膜闭。

2. 中间葡萄膜炎

轻者自觉症状不明显，重者眼前有黑影飘动，视力下降或视物变形。角膜后有少量细小尘状沉着物或羊脂状沉着物，轻度前房闪辉，少量至中等量前房浮游物。

三面镜检查可见睫状体扁平部有大量白色或黄白色渗出物呈雪堤样堆积，常累及下方周边视网膜。周边部视网膜小血管闭塞或沿血管走行见点状渗出或出血。玻璃体呈微尘样、雪球状或絮样混浊。

3.后葡萄膜炎

视力下降、眼前黑影飘动、闪光、视物变形等。玻璃体尘埃状或絮状混浊。急性期视网膜可出现局灶性或弥漫性的水肿,视网膜血管受累时,可出现出血、渗出、血管白鞘、局灶性的视网膜或脉络膜浸润灶。

三、实验室及辅助检查

1.实验室检查

(1)血细胞计数及分类:发现有无全身感染病灶,反映治疗对白细胞的影响等。

(2)血沉:血沉升高提示葡萄膜炎可能伴有全身性疾病。

(3)C反应蛋白:水平升高提示可能伴有风湿性疾病或全身感染性疾病。

(4)HLA-B27:阳性提示强直性脊柱炎、HLA-B27相关葡萄膜炎、反应性关节炎、银屑病性关节炎、炎症肠道疾病等伴发的葡萄膜炎。

(5)梅毒血清学检查:提示感染了梅毒螺旋体以及梅毒是否处于活动期。

(6)HIV抗体检测:有助于排除HIV感染。

(7)血管紧张素转化酶:增高提示结节病性葡萄膜炎。

(8)抗核抗体:阳性提示幼年型慢性关节炎伴发的葡萄膜炎、系统性红斑狼疮伴发的葡萄膜炎。

(9)类风湿因子:阳性提示类风湿关节炎伴发的巩膜炎、类风湿关节炎伴发的巩膜葡萄膜炎、幼年型特发性关节炎伴发的葡萄膜炎。阴性提示强直性脊柱炎、反应性关节炎、银屑病性关节炎、炎症肠道疾病等伴发的葡萄膜炎。

(10)结核菌素皮肤试验:阳性提示潜在性结核分枝杆菌感染。

(11)皮肤过敏反应性试验:阳性提示Behcet病性葡萄膜炎。

(12)眼内液检测:①眼内组织活检:可发现肿瘤细胞,确诊肿瘤所致的伪装综合征;②眼内液发现或分离出病原体:可确诊为感染性葡萄膜炎。

2.辅助检查

(1)眼底荧光血管造影(fluorescein fundus angiography,FFA)检查及吲哚菁绿血管造影(indocyanine green angiography,ICGA)检查:可明确病变的性质、位置和范围,FFA有助诊断视网膜血管炎以及视网膜色素上皮病变,ICGA有助于确定脉络膜及其血管的病变。

(2)UBM检查:用于评价角膜、前房、虹膜、睫状体、周边脉络膜视网膜、前部巩膜、前部玻璃体、玻璃体基底部等的病变。

(3)OCT检查:用于发现黄斑囊样水肿、视网膜神经上皮脱离、视网膜色素上皮病变、视网膜水肿、新生血管、视网膜前膜、黄斑裂孔等。

(4)超声检查:用于发现玻璃体混浊、玻璃体纤维增殖性改变、视网膜脱离、脉络膜脱离、占位性病变等。

(5)X线检查:评价眼内有无异物,确定患者是否伴有肺部、纵隔、骶髂关节、脊椎的改变,必要时可行CT或MRI检查。

四、治疗

1.前葡萄膜炎

轻者仅给予局部治疗,严重者可酌情给予糖皮质激素治疗。

(1)散瞳:散瞳是首要关键措施。常用的制剂有复方托吡卡胺滴眼液、0.5%阿托品眼膏、1%阿托品滴眼液滴眼,急性期每日4～6次点患眼直至瞳孔散大。虹膜后粘连严重者给予混合散瞳剂(阿托品注射液、盐酸肾上腺素注射液、2%利多卡因注射液等量混合)0.1～0.2 mL球结膜下注射,应用1～2次至瞳孔完全散大。

(2)糖皮质激素:轻者可用地塞米松滴眼液,每2 h 1次;重症患者加大局部使用糖皮质激素滴眼液的频率,可每小时1～2次。

(3)严重的前葡萄膜炎或局部治疗不能控制病情的给予醋酸泼尼松片30～40 mg,早晨顿服,病情好转后减量,一般每5～7 d减少5 mg,直至停药。

(4)非甾体类药物:复方双氯芬酸钠滴眼液、普拉洛芬滴眼液,每日4～6次滴眼。或吲哚美辛片、布洛芬片等口服。

(5)病因治疗:能够明确病因的,针对病因治疗。

2.中间葡萄膜炎

(1)单眼受累者,可仅给予糖皮质激素后眼球筋膜鞘(Tenon囊)下注射,如甲基泼尼松龙注射液40 mg每周1次,地塞米松注射液5 mg每周2次,曲安奈德注射液40 mg每3～4周1次。

(2)双眼受累或重症患者,予醋酸泼尼松片1～1.2 mg/(kg·d),每日8点前顿服,7～10 d或病情好转后逐渐减量,一般大剂量时每3～5 d减少5～10 mg至40 mg以后,每7～10 d减少5 mg,直至停用,治疗一般持续半年以上。

3.后葡萄膜炎

(1)能够明确病因者,针对病因治疗。

(2)口服醋酸泼尼松片,每日1～1.5 mg/kg体重,根据病情好转,一般每3～5 d减少5～10 mg,减至40 mg以后,每10～14 d减少5 mg,直至停用激素。

(3)反复发作或迁延不愈者可选择加用复方环磷酰胺片、环孢素胶囊、硫唑嘌呤片等口服,治疗期间,注意观察全身不良反应。

(郭小芳)

第二十二节　玻璃体积血

玻璃体积血是指由眼内组织病变或眼外伤引起视网膜或葡萄膜血管破裂,血液流入和积聚在玻璃体腔内,导致视功能障碍的常见疾病。

一、病因病理

玻璃体本身无血管,玻璃体积血是因为各种原因造成其周边组织的血管破裂,血液进入并积聚其体腔所致。常见的有视网膜血管性疾病,如视网膜静脉阻塞、视网膜静脉周围炎、糖尿病视网膜病变等;或眼外伤、眼部手术以及视网膜裂孔、年龄相关性黄斑变性、眼内肿瘤、玻璃体后脱离;还见于系统性血管和血液病、蛛网膜下隙或硬脑膜下隙出血等。出血可进入玻璃体凝胶的间隙中,而当玻璃体为一完整凝胶时,来自视网膜血管的出血常被局限于玻璃体与视网膜之间的间隙中,称为视网膜前出血。玻璃体积血长期不吸收会导致玻璃体变性及增生性病变。

二、临床表现

1.症状

主要为视力障碍。一般少量出血仅有眼前蚊蝇或云雾暗影飘荡;出血量较多则有红视症或眼前黑影遮挡;大量出血则突感眼前一片漆黑,仅见手动或光感。

2.体征

少量出血者,玻璃体呈弥漫性或尘埃状混浊;出血较多者,玻璃体有片状、块状或絮状混浊;大量积血时,检眼镜下仅见红光反射或无红光反射,裂隙灯显微镜下可见深部积血表面有无数散在或凝集的红细胞或碎片。有时出血流入玻璃体液化腔里或脱离的玻璃体下腔内,常可形成有水平面半圆形的出血斑。

玻璃体积血在正常玻璃体中多局限不动。若原有或出血后引起玻璃体溶解,出血块可随眼球转动而移动,然后下沉。血块经溶血后逐渐消失,但血红蛋白或红细胞破坏产物则呈弥漫黄褐色颗粒浮散在玻璃体甚至房水中。

3.并发症

玻璃体积血经久不吸收,特别是接近视盘者常常引起增生性视网膜病变;积血遮盖黄斑部,严重影响中心视力,其纤维组织收缩可牵引视网膜造成黄斑异位甚至视网膜脱离。

三、辅助检查

眼部 B 超检查可见玻璃体有均匀点状回声或斑块状回声;陈旧性积血者回声不均匀。

四、诊断与鉴别诊断

1.诊断要点

(1)眼前有暗影遮挡,视力不同程度下降。

(2)玻璃体有特殊的出血性混浊。

(3)常有导致玻璃体积血的原发病表现。

2.鉴别诊断

(1)玻璃体变性:玻璃体可见点状、丝状、网状及块状混浊,但无血性物,视力亦无显著变化。

(2)玻璃体炎症:玻璃体可见尘状、白点状、灰白云块状炎性混浊,并有眼前节、后节炎性反应。

五、治疗

1.治疗原则

遵循"急则治其标"的原则,以止血为先;出血稳定后,以消散积血为主。同时,应积极寻找病因,及时治疗原发病。

2.全身治疗

目前认为尚无一种药物确认有肯定疗效。对于大多数病例,玻璃体积血的自行吸收时间需要 4~6 个月,虽然视网膜前出血可在数天至数周之内弥散,因此,在开始治疗之前,一般认为应该观察 3~4 个月,在此期间,主要应以治疗原发病为主,如原发病为高血压或者糖尿病,则应该以降血压和降糖治疗为主。除此以外,可以考虑以下药物。①止血剂:卡巴克洛(肾上腺色腙),每次 10 mg,肌内注射,每日 2~3 次;或巴曲酶(血凝酶),每次 1 000 U,肌内注射,每日 1 次;或氨甲苯酸注射液,每次 500 mg,静脉滴注,每日 1~2 次;②促吸收药:可用透明质酸酶 1 500 U 加普罗碘铵 400 mg,肌内注射,每日 1 次或隔日 1 次;③促纤溶药:尿激酶,每次 5 000~10 000 U 静脉滴注,每日 1 次;或蝮蛇抗栓酶,每次每千克体重 0.005~0.012 U,静脉缓慢滴注,治疗过程需定期检查凝血酶原时间。此种药物应慎用,其可能引起眼底进一步出血。

3.局部治疗

(1)眼部电控药物离子导入:可选用丹参液、川芎嗪液、普罗碘铵液、碘化钾液等导入,每日 1 次,10 次为一个疗程。

(2)球后注射:每次用透明质酸酶 1 500 U 加普罗碘铵 200 mg,或尿激酶 5 000 U,每日 1 次,10 次为一个疗程。

4.手术治疗

玻璃体积血经药物积极治疗 3 个月以上,大量玻璃体积血仍不能吸收,特别是有玻璃体视网膜粘连、黄斑视网膜前膜形成或牵拉性视网膜脱离时,应及早行玻璃体切割术;眼球穿通伤引起的严重玻璃体积血,应在 2 周左右手术,不宜过早或过迟;糖尿病视网膜病变造成的玻璃体积血,在血糖控制良好的情况下,若药物治疗无效,可考虑手术治疗,如切除病变玻璃体及新生血管,同时术中辅以视网膜激光光凝。

(郭小芳)

第二十三节 视网膜动脉阻塞

视网膜动脉阻塞(retinal artery occlusion,RAO)系指视网膜动脉主干或其分支的阻塞,从而导致不同程度视力损害的眼科急症。临床上分为视网膜中央动脉阻塞(central retinal artery occlusion,CRAO)、视网膜分支动脉阻塞(branch retinal arteryocclusion,BRAO)、睫状视网膜动脉阻塞、视网膜毛细血管前小动脉阻塞以及视网膜动脉与静脉复合阻塞。视网膜中央动脉阻塞为老年人常见的急性致盲眼病之一,多单眼发病,双眼发病为 1‰~2‰,人群发病率为 1/5 000。

一、病因和发病机制

视网膜动脉阻塞的发生,老年患者主要是与高血压、糖尿病、冠心病、动脉粥样硬化等全身疾病有关,阻塞的原因甚为复杂,包括血管栓子形成、栓塞、功能性血管痉挛、血管受压,另外还与动脉炎症、手术致高眼压、眶内高压等因素密切相关。而年轻患者常与伴有偏头痛、血液黏度异常、外伤、口服避孕药、心血管疾病、妊娠等有关。但临床上常为多因素综合致病。

二、临床表现

根据其阻塞部位不同,临床上一般将其分为五种类型。

1.视网膜中央动脉阻塞

发病前常有一过性黑蒙病史。单眼突然无痛性急剧视力下降,部分患者可在数秒内视力降至数指或手动,甚至光感。患眼瞳孔散大,直接对光反应迟钝或消失。阻塞数小时后,后极部视网膜灰白色水肿,视网膜动脉明显变细,管径粗细不均,血柱可呈串珠状或节段状,视网膜静脉可稍变窄、略有扩大或正常大小,颜色较深。阻塞不完全时,黄斑区呈一暗区,阻塞完全时,黄斑区呈樱桃红点。偶在视盘上见到栓子,数周后视网膜水肿消退,出现视神经萎缩。

2.视网膜分支动脉阻塞

单眼无痛性突然部分视野丧失,并有不同程度的视力下降,未波及黄斑者,视力可正常。常发生于颞上支,阻塞支动脉明显变细,在阻塞的动脉内可见白色或淡黄色发亮的小斑块,在阻塞动脉供应的区域出现视网膜水肿,呈象限形或扇形灰白色混浊,可有少量出血斑点。

3.睫状视网膜动脉阻塞

睫状视网膜动脉阻塞常表现为中心视力受损。睫状动脉常自视盘边缘发出,其分布范围有极大变异,可分布至颞侧上方或下方,也可分布于黄斑部,可见睫状视网膜动脉管径狭窄或局限性狭窄,其分布区域的视网膜呈现一舌形或矩形灰白色混浊,并有"樱桃红点"。

4.视网膜动脉与静脉复合阻塞

视力骤降,视网膜表层混浊,后极部樱桃红斑,类似于急性视网膜中央动脉阻塞的表现。但视网膜静脉迂曲扩张,视网膜可见出血斑,视盘肿胀及后极部视网膜水肿增厚。患者视力预后很差,多为手动,晚期约有80%的患眼可发生虹膜红变和新生血管性青光眼。

5.视网膜毛细血管前小动脉阻塞

多伴有全身疾病(如高血压、糖尿病、胶原血管病、严重贫血、白血病、亚急性心内膜炎等)的眼底表现,在阻塞处视网膜表层出现黄白色斑点状病灶,即棉绒斑。

三、实验室及辅助检查

1.视野视网膜中央动脉阻塞

视野视网膜中央动脉阻塞常仅存颞侧小片岛状视野,若存在未发生阻塞的睫网动脉则可以残留管状视野,分支阻塞的视野有相应的扇形或三角形缺损。

2.FFA检查

根据阻塞程度和造影的时间不同而有很大的差异,中央动脉阻塞者显示中央动脉无灌注或充盈迟缓,分支动脉阻塞者则显示该支动脉和相应的静脉无灌注或充盈迟缓,或阻塞远端动脉逆行灌注,相应静脉仍无灌注,部分阻塞的血管壁有荧光素渗漏现象。晚期可表现为视网膜动脉充盈时间正常。棉绒斑表现为相对应区域的局灶性毛细血管无灌注。

3.OCT检查

RAO的传统OCT图像特征主要表现为:①视网膜增厚:表现为视网膜各层均增厚,光感受器宽度增加,视网膜神经上皮增厚;②视网膜反射改变:主要表现为RNL局部反射增强,凸凹不平,视网膜各层结构不清楚,黄斑区视网膜厚度和视神经上皮厚度均增加。最新的OCT眼底血管成像(Angio-OCT)主要表现为:视网膜毛细血管血流信号明显减少,与动脉阻塞所致毛细血管供血减少直接相关。

4.视觉电生理视网膜电图(electroretinogram,ERG)

首先是振荡电位的变小或消失,紧接着是 b 波的降低或消失,多数可呈负波反应。视网膜分支动脉阻塞可以表现为正常或轻度异常,但多焦视网膜电图(M-ERG)可见相应部位的反应密度降低。

四、诊断要点

(1)突然无痛性视力下降或视野缺损。

(2)动脉全部或阻塞支明显变细,管径粗细不均。阻塞动脉供应的视网膜呈扇形、象限性或弥散性乳白色水肿混浊,CRAO 以后极部最严重,呈扇形或象限形乳白色水肿,如波及黄斑可出现樱桃红点。

(3)FFA 检查显示视网膜动脉充盈迟缓。

五、鉴别诊断

1.眼动脉阻塞

眼动脉阻塞时视网膜中央动脉和睫状动脉的血流均受阻,因而影响视功能更为严重,视力可降至无光感。全视网膜水肿更重,黄斑区无樱桃红点,晚期视网膜与色素上皮层均萎缩。FFA 表现为视网膜和脉络膜血管均受损。ERG 表现为 a、b 波均降低或熄灭。

2.前部缺血性视神经病变

起病突然,中等视力障碍,多为双眼先后(数周或数年)发病。视盘呈缺血性水肿,相应处可有视盘周围的线状出血,视野呈与生理盲点相连的象限缺损或水平缺损,视网膜后极部无缺氧性水肿,黄斑区无"樱桃红点"。FFA 表现为早期视盘呈弱荧光或充盈迟缓,晚期有荧光素渗漏,且与视野缺损区相对应。

3.视盘血管炎

视盘血管炎为视盘内血管炎症病变,多见于青壮年,常单眼发病,视力正常或轻度减退。临床表现为两种类型:视盘睫状动脉炎型(Ⅰ型)表现为视盘水肿;视网膜中央静脉阻塞型(Ⅱ型)眼底表现同视网膜中央静脉阻塞,视网膜静脉显著迂曲、扩张,视盘和视网膜可有出血、渗出。FFA 表现为视盘强荧光,视网膜静脉荧光素渗漏、充盈迟缓。视野表现为生理盲点扩大。

六、治疗

本病发病急骤且视网膜对缺血缺氧极为敏感,故应按急症处理,积极抢救,分秒必争。治疗目的在于恢复视网膜血液循环及其功能。

1.急救治疗

(1)血管扩张剂:初诊或急诊时应立即吸入亚硝酸异戊酯每安瓿 0.2 mg,舌下含化硝酸甘油片 0.5 mg。球后注射阿托品注射液 1 mg,或盐酸消旋山莨菪碱注射液 10 mg,每日 1 次,连用 3~5 d。

(2)吸氧:吸入 95%氧和 5%二氧化碳混合气体,白天每小时 1 次,晚上入睡前与晨醒后各 1 次,每次 10 min。对有条件者亦可进行高压氧舱治疗,每日 1 次,10 次为 1 个疗程,每次为 30~60 min。

(3)降低眼内压:①按摩眼球,方法为用手指按压眼球 10~15 s,然后急撒,如此反复,至少

10 min；②醋甲唑胺片 25 mg，每日 2 次口服；③0.5％噻吗洛尔滴眼液或贝特舒滴眼液，每日 2 次滴眼。

2. 神经营养剂

胞磷胆碱钠 500 mg 或脑活素 20 mL 静脉滴注。

3. 糖皮质激素

有动脉炎者，可给予泼尼松片 60～80 mg，每日早 8 时顿服，待病情控制后逐渐减量，一般每 3～5 d 减量 10 mg。吲哚美辛胶囊 25 mg 每日 3 次口服等。

4. 复方樟柳碱注射液

2 mL 于患侧颞浅动脉旁皮下注射，每天 1 次，14 次为 1 个疗程，连续使用 2～3 个疗程。

（郭小芳）

第二十四节　视网膜静脉阻塞

视网膜静脉阻塞（retinal vein occlusion，RVO）是视网膜中央静脉的主干或其分支发生血栓或阻塞的视网膜血管病。临床以视力骤降、视网膜静脉迂曲扩张、视网膜火焰状出血为特征。临床上根据阻塞部位和视网膜波及范围，将视网膜静脉阻塞分为中央静脉阻塞（central retinal vein occlusion，CRVO）和分支静脉阻塞（branch retinal vein occlusion，BRVO）。CRVO 通常单侧眼发病，但 5 年内对侧眼也发生类似的 CRVO 的比例高达 7％。

一、病因和发病机制

视网膜静脉阻塞的发生原因与视网膜动脉阻塞基本相同。常与动脉硬化、高血压、糖尿病或血液病有关，也可由静脉本身的炎症产生，炎症可来自病毒感染、结核、梅毒、败血症、心内膜炎、肺炎、脑膜炎等。在高脂血症、高蛋白血症或纤维蛋白原增高以及全血黏度和血浆黏度增高时，也易引起血栓而致病。此外还可由眼压增高以及心脏功能不全、心动过缓、严重心律不齐、血压突然降低和血黏度增高等原因引起。外伤、口服避孕药、过度疲劳均可为发病诱因。但临床上常为多因素综合致病。

二、临床表现

根据其阻塞部位不同，临床上一般将其分为中央静脉阻塞和分支静脉阻塞两种类型。

1. 视网膜中央静脉阻塞

患者视力骤降，或于数日内快速下降，甚至可降至数指或仅辨手动。眼底表现为视网膜静脉粗大纡曲，血管呈暗红色，静脉管径不规则，呈腊肠状，大量火焰状出血斑遍布眼底，视网膜水肿、隆起，使静脉呈断续状埋藏在水肿的视网膜内，严重者可见棉絮斑及视盘充血、水肿。出血量较多者可发生视网膜前出血，甚至玻璃体积血。病程久者出现黄白色渗出，黄斑囊样水肿甚至囊样变性。

2. 视网膜分支静脉阻塞

视网膜分支静脉阻塞较中央静脉阻塞更为常见。常为单眼颞上支或颞下支静脉阻塞，尤以颞上支为多见。阻塞部位多见于第一至第三分支动静脉交叉处，周边小分支阻塞机会较少。

视力可正常或轻度减退,视力减退程度与出血量、部位以及黄斑水肿有关。眼底表现为阻塞的远端静脉扩张、纤曲、视网膜水肿,常呈三角形分布,三角形尖端指向阻塞部位。该区视网膜有散在大小不等火焰状出血斑;阻塞严重者有时可见棉絮斑,病程久后呈现黄白色脂质沉着,还可见视网膜新生血管或侧支循环建立。黄斑分支静脉阻塞可致整个黄斑区水肿、出血及环形硬性渗出,黄斑囊样水肿。视网膜静脉阻塞的分型还可根据视网膜血液灌注情况分为缺血型与非缺血型两种。

(1)非缺血型视网膜中央静脉阻塞:75%～80%的视网膜中央静脉阻塞患者属比较轻的类型。视力分布范围可以从正常到数指,通常视力损害为中等程度,有时伴间歇性模糊和短暂视力下降。瞳孔检查时很少出现相对性传入性瞳孔缺陷(relative afferent pupillary defect,RAPD),即使存在亦很轻。眼底检查有数量不等的点状及火焰状视网膜出血,可见于所有的4个象限,常见特征性的视盘水肿及扩张和扭曲的视网膜静脉。黄斑出血或水肿可致视力大幅下降。水肿可以为囊样黄斑水肿,或弥散性黄斑增厚,或两者皆有。非缺血型视网膜中央静脉阻塞可转化为缺血型。

(2)缺血型视网膜中央静脉阻塞:常见主诉是视力急剧下降,视力可从0.1至手动。明显的相对性传入性瞳孔缺陷有代表性。如继发新生血管性青光眼,则可出现疼痛症状。缺血型视网膜中央静脉阻塞的特征性眼底表现为所有4个象限广泛的视网膜出血,以后极部更显著。视盘通常出现水肿,视网膜静脉明显扩张并扭曲,常有棉絮斑且量较多。黄斑水肿比较严重,但可被出血所遮盖而看不清。FFA检查视网膜可见毛细血管无灌注区。

三、实验室及辅助检查

1.眼底荧光血管造影

因阻塞部位、程度及病程早晚而有所不同,早期可见视网膜静脉荧光素回流缓慢,充盈时间延长,出血区遮蔽荧光,阻塞区毛细血管扩张或有微血管瘤;造影后期可见毛细血管的荧光素渗漏,静脉管壁着染;或可见毛细血管无灌注区、黄斑区水肿,新生血管强荧光等表现。

2.OCT

早期可以看到视网膜增厚,随着时间的延长,毛细血管渗漏液体的增加,导致囊样的改变,继而囊泡融合,中心凹变平消失,形成火山口样外观。

3.视野

中央视野可因黄斑及其附近损害有中心暗点;周边视野有与阻塞区相应的不规则向心性缩小,亦可无明显影响。

4.相对传入瞳孔反应缺陷(relative afferent pupillary defect,RAPD)

相对传入瞳孔反应缺陷为鉴别缺血型和非缺血型的最敏感指标。缺血型患者常有RAPD存在,而非缺血型患者RAPD不常见,即使存在,也不明显或不典型。若存在典型的RAPD而视网膜缺血并不明显则应考虑有视神经病同时存在的可能。

5.电生理检查

ERG显示b波降低或熄灭,b/a波比值降低,暗适应功能下降。视网膜中央静脉阻塞患者b/a波比值降低与b波振幅降低程度和FFA显示的CNP呈正相关。视网膜分支静脉阻塞患者,P-ERG和VEP振幅明显下降,b波熄灭则提示预后不良。

四、诊断要点

(1)中老年发病者常有高血压等病史,单眼突然视力障碍或眼前黑影飘动。

(2)视网膜静脉迂曲扩张。视网膜火焰状、斑点状出血,视网膜水肿、渗出及棉絮斑,如出血量多进入玻璃体,则无法看清眼底。

(3)FFA 检查,对本病诊断及分型有重要参考。

五、鉴别诊断

1.低灌注视网膜病变

由于颈内动脉阻塞或狭窄导致视网膜中央动脉灌注减少,致视网膜中央静脉压降低,静脉扩张,血流明显变慢,眼底可见少量出血,偶可见小血管瘤和新生血管。而 RVO 静脉压增高,静脉高度迂曲扩张,视网膜出血多,症状重。

2.视网膜静脉周围炎

视网膜静脉周围炎多为年轻患者,其出血及血管伴白鞘或血管白线多位于周边部,在患眼玻璃体混浊不能看清眼底时,应检查另眼周边部视网膜,可有血管炎症或出血表现。

3.糖尿病视网膜病变

视网膜静脉轻度扩张迂曲,但是视网膜静脉压不增高,病变一般为双侧,可程度不同,多以深层出血点为特点,伴血糖升高或有糖尿病病史。

六、治疗

本病治疗比较困难,迄今尚无特殊有效的治疗。一般可针对病因治疗和防治血栓形成,如降低血压和眼压,降低血液黏度,减轻血栓形成和组织水肿,并促进出血吸收。

1.纤溶制剂

使纤维蛋白溶解,减轻或去除血栓形成。包括尿激酶、去纤酶等,适用于纤维蛋白原增高的患者。治疗前应检查纤维蛋白原及凝血酶原时间,低于正常者不宜应用。

(1)尿激酶:使纤溶酶原转变为纤溶酶,纤溶酶具有强烈的水解纤维蛋白作用,可有溶解血栓的效果。尿激酶的常用剂量:①静脉滴注:宜新鲜配制,可用 4 万~20 万单位溶于 5%~10%葡萄糖溶液或生理盐水 250 mL,每日 1 次,5~7 次为 1 个疗程;②球后注射:100~500 U 溶于 0.5~1 mL 生理盐水,每天 1 次,5 次 1 疗程;③离子透入:每日 1 次,10 d 为1 疗程。

(2)去纤酶:又称去纤维蛋白酶,是从中国尖吻蝮蛇蛇毒中分离出的一种酶制剂,使纤维蛋白原明显下降而产生显著的抗凝血作用。治疗前先做皮肤试验,取去纤酶 0.1 mL,加生理盐水稀释至 10 倍,再取 0.1 mL 作皮内过敏试验,如为阴性,按每公斤体重给药 0.25~0.5 U,一般 40 凝血单位溶于 250~500 mL 生理盐水或 5%葡萄糖盐水中,静脉滴注 4~5h。检查纤维蛋白原,当上升至 150 mg 时可再次给药,3 次为 1疗程。

2.抗血小板聚集剂

抗血小板聚集剂常用阿司匹林和双嘧达莫。阿司匹林可抑制胶原诱导血小板聚集和释放 ADP,具有较持久的抑制血小板聚集的作用。每天口服 0.3 g,可长期服用。双嘧达莫可抑制血小板的释放反应从而减少血小板聚集,口服 25~50 mg,3 次/日。

3.血液稀释疗法

血液稀释疗法原理是降低血细胞比容减少血液黏度,改善微循环。最适用于血黏度增高的患者。方法是抽血 500 mL 加 75 mL 枸橼酸钠抗凝高速离心,使血细胞血浆分离,在等待过程中静脉滴注 250 mL 低分子右旋糖酐,然后将分离出的血浆再输回患者。10 d 内重复此疗法3～6 次至血细胞比容降至 30％～35％。该疗法不适用于严重贫血者。

4.皮质类固醇制剂

对青年患者特别是由炎症所致者和有黄斑囊样水肿者用皮质激素治疗可减轻水肿,改善循环。可经 Tenon 囊下注射给药,黄斑水肿可用曲安奈德(triamcinolone acetonide,TA)2 mg玻璃体内注射,可使黄斑水肿消退或减轻,但可复发,并要警惕眼压增高。

5.激光治疗

其机制在于:①减少毛细血管渗漏,形成屏障从而阻止液体渗入黄斑;②封闭无灌注区,预防新生血管形成;③封闭新生血管减少和防止玻璃体积血。激光对总干阻塞只能预防新生血管和减轻黄斑囊样水肿,对视力改善的效果不大,但对分支阻塞则效果较好。对黄斑水肿、囊样水肿可作局部光凝,有大量无灌注区及新生血管者可做全视网膜光凝治疗。

6.手术治疗

①激光脉络膜-视网膜静脉吻合术:1992 年 McAllister 等首先应用氩激光进行了实验性激光脉络膜-视网膜静脉吻合术并应用于临床治疗非缺血性视网膜静脉阻塞,1998 年又联合用 YAG 治疗使成功率从 33％提高到 54％。②视网膜动静脉鞘膜切开术:可应用于视网膜分支静脉阻塞。在受压静脉与动脉交叉处切开动静脉鞘膜,以减轻静脉受压,使血流恢复。手术后约 80％患者视力稳定或提高。以上治疗方法尚需进一步临床验证。

七、预后与并发症

黄斑水肿与新生血管是视网膜静脉阻塞最为常见的危害视力的并发症。持续的黄斑水肿可发展为囊样变性,甚至局限性视网膜脱离,乃至孔洞形成。出血可侵入囊样变性腔内,有时可见积血形成暗红色的水平面。新生血管多见于视网膜中央静脉阻塞缺血型,可以引起新生血管性青光眼和新生血管性玻璃体积血,从而严重损伤视力。及时的视网膜激光光凝治疗及抗 VEGF 治疗有助于控制疾病发展,从而保存较多视力。

(郭小芳)

第二十五节　原发性高血压性视网膜病变

原发性高血压性视网膜病变(hypertensive retinopathy)系原发高血压引起的视网膜病变。高血压眼底改变与患者的年龄、血压升高的程度、发病的急缓以及病程的长短有关。本病多与动脉硬化性视网膜病变并存,常双眼发病。

一、病因和发病机制

原发性高血压病因不明,但肥胖、吸烟等可能是致病因素。高血压患者早期的眼底表现为小动脉普遍性或节段性痉挛。随着血压的长期持续增高,眼底小动脉壁出现变性、增生,形成动脉硬化。视网膜动脉血管管径粗细不均、狭窄,进而造成视网膜水肿、缺血或渗出等病变。

二、临床表现

双眼逐渐或突然视物不清,可伴有头痛、眩晕、恶心、呕吐等症状。根据眼底检查可以分为四级。Ⅰ级高血压性视网膜病变:轻度、广泛性的双侧动脉第二个分支外变细。Ⅱ级高血压性视网膜病变:广泛双侧动脉变细较Ⅰ级为重,且伴局部的血管变细。Ⅲ级高血压性视网膜病变:Ⅱ级高血压性视网膜病变伴棉绒斑。常伴有神经纤维层出血和渗出。Ⅳ级高血压性视网膜病变:Ⅲ级高血压性视网膜病变伴双侧乳头水肿(最终可出现视盘苍白和视神经萎缩)。常有黄斑星芒样渗出改变。

三、实验室及辅助检查

1.血压测量

血压波动在较高水平或持续在高水平。

2.FFA检查

FFA检查可见视网膜动脉及毛细血管狭窄,亦可见到毛细血管无灌注区,及无灌注区周围的毛细血管扩张和微血管瘤。若有视盘水肿,视盘周围可见毛细血管异常扩张,视网膜动静脉充盈延迟。晚期视盘周围渗漏显著。高血压脉络膜血管显影多不规则,典型者可表现为脉络膜斑块状弱荧光,闭塞的脉络膜毛细血管上面的视网膜色素上皮功能受损出现渗漏。

四、诊断要点

(1)有高血压病史。

(2)眼底:双眼底出现视网膜动脉普遍或局限性缩窄、反光增强,动静脉管径比例变小,可合并有或无视网膜或视盘病变,即可做出临床诊断。

五、鉴别诊断

1.老年性动脉硬化性视网膜病变

该病为老年性退行性改变,多见于55岁以上老年人,表现为视盘颜色变浅,视网膜动脉普遍变细,走行变直,分支角度变小。视网膜色素分布不均,常有玻璃膜疣存在。

2.糖尿病视网膜病变

糖尿病视网膜病变有糖尿病病史,视网膜静脉迂曲充盈,出血一般为斑点状,微血管瘤常见,而血管变细不常见。

3.结缔组织病

结缔组织病可以出现多个棉绒斑,但是少见或无高血压病的其他特征性表现。

4.放射性视网膜病变

放射性视网膜病变可以和高血压表现相似。但有眼部或邻近组织如脑、海绵窦或鼻咽接受放射治疗的病史以资鉴别,最常见于接受放射治疗后几年内。

六、治疗

(1)在心血管专科医师的指导下,实施降血压治疗方案,缓慢降低血压。

(2)对症支持疗法:神经营养药、血管扩张药等药物对症治疗。

(3)为增强血管壁的弹性,减低其脆性,可用维生素C、芦丁等。

(郭小芳)

第二十六节 糖尿病视网膜病变

糖尿病为一种带有遗传倾向的代谢内分泌疾病,可并发多种眼病。视网膜病变的发生率与患者年龄及患糖尿病的年限有密切关系。年龄愈大、病程愈长,视网膜病变发病率愈高。全身症状以多饮、多食、多尿及糖尿和血糖升高为特征,而且常并发高血压和动脉硬化症。

一、病因和发病机制

糖尿病是由于患者体内胰岛素的相对或绝对不足,造成了糖、脂肪和蛋白质的代谢紊乱。糖尿病的慢性并发症包括大血管、微血管和神经病变,这些并发症常常累及眼底,引起视网膜病变。糖尿病性视网膜病变是糖尿病导致的视网膜微血管损害所引起的一系列典型病变,是一种影响视力甚至致盲的慢性进行性疾病。糖尿病是工作年龄人群第一位的致盲性疾病。糖尿病病程是其发生重要因素,如同时合并高血压和(或)高血脂会促进疾病的发展,其他危险因素包括吸烟、蛋白尿、妊娠以及体重指数增加等。

二、临床表现

糖尿病视网膜病变一般均为双眼发病,早期视力正常或轻度下降,随着疾病的发展视力可出现不同程序的损害。糖尿病视网膜病变主要以视网膜血管异常为主,其眼底表现复杂多样。

微血管瘤是糖尿病视网膜病变最早出现的病变,呈细小、圆形红色斑点,边界清晰,中心可有反光,疾病早期主要分布在黄斑周围,晚期在后极部视网膜弥散分布。视网膜荧光血管造影可见点片状的强荧光。大分子物质可以通过微动脉瘤壁,引起视网膜水肿及硬性渗出。各种微血管病变都可以造成管壁的通透性增强,使液体渗漏到血管外的组织间隙,导致视网膜及黄斑的水肿。视网膜水肿表现为组织增厚以及视功能破坏;如水肿累及中心凹,则可形成黄斑囊样水肿。荧光血管造影以及 OCT 可以观察水肿的轻重,以及是否存在黄斑囊样改变。血管通透性的进一步破坏,血液中的脂质渗出,形成硬性渗出。硬性渗出呈蜡黄色,边缘清楚,多为小点状,或融合成片,常出现于视网膜后极部的深层,亦可围绕黄斑区而呈环状排列。血管通透性的严重破坏,可造成视网膜出血,火焰状出血多位于神经纤维层,小的圆形出血,多位于视网膜内颗粒层。

棉絮斑的出现,提示视网膜毛细血管前小动脉发生阻塞,棉絮状斑呈白色羽毛状,主要分布在后极部视网膜,荧光血管造影呈现为弱荧光。

糖尿病视网膜病变患者的视网膜小动脉管腔可以发生狭窄和管壁的混浊,动脉管腔变细可造成小动脉的阻塞,动脉呈白线状或血流中断而消失。荧光血管造影可见该小动脉的阻塞、管壁渗漏以及毛细血管无灌注。

视网膜新生血管的出现,表示糖尿病视网膜病变进入一个更严重的阶段。视网膜新生血管开始呈芽状,逐渐长大部分或完整的车轮状网状结构,跨越视网膜动静脉分支形成网络,轻微隆起。视网膜新生血管可以在视网膜任何部位生产,但多见于后极部。最初新生血管较小难于发现,随着生长其直径可以达到静脉的 1/4,甚至与视网膜静脉一样粗。严重患者视盘也可发生新生血管,视盘新生血管表现为环形或网状血管,平铺于视盘表面或跨行于视杯上。

糖尿病视网膜病变的患者出现玻璃体腔出血时,高度怀疑存在新生血管。如伴随玻璃体后脱离,当其受到牵拉时则出现反复的出血。当玻璃体全部脱离时,后极部的积血受到重力作用,可以随着头位的变化,流向处于下方的任何方向。

视网膜的新生血管,常常伴随纤维膜共同存在。新生血管先增生,然后部分或完全退化,随即部分被纤维组织替代。如纤维膜收缩、牵拉,造成玻璃体积血或牵引性视网膜脱离。如果虹膜出现新生血管和机化膜,阻塞房角,可以造成新生血管性青光眼。

视盘水肿是糖尿病性视网膜病变的一种特殊表现形式,其原因可能是视盘前部的缺血。严重的视盘水肿常造成明显而持久的视力下降。糖尿病黄斑水肿在非增生期糖尿病视网膜病变和增生期视网膜病变均可出现,通过立体检眼镜即可见到黄斑区视网膜隆起。通常可见黄斑区红色斑点以及各种形态的硬性渗出。

三、辅助检查

1.眼底照相

眼底照相可以客观地记录眼底的表现,有利于医师细致地检查眼底,有助于远程会诊,以及患者的长期随访对比。

2.FFA 检查

FFA 检查有助于发现细微病变,评价视网膜血管屏障功能。检眼镜难以发现小的微血管瘤和视网膜内微血管异常,其在荧光造影时分别表现为点状强荧光和视网膜微血管不规则扩张。而出血则表现为遮蔽荧光。视网膜水肿可表现荧光积存。囊样水肿可表现为花瓣状荧光积存,血管闭塞可以见到弱荧光。

3.OCT 检查

OCT 检查可以显示病变所在视网膜层次,并对视网膜病变如视网膜水肿进行精确的测量,有助于疾病变化的对比,治疗效果的评价。

4.B 超检查

在合并白内障或玻璃体积血等原因屈光介质不清,影响眼底观察时,可行 B 超检查。B 超可透过不透明的屈光介质,显示视网膜有无脱离,玻璃体后脱离的程度,以及玻璃体与视网膜有无牵拉。

四、治疗

1.控制内科疾病和危险因素控制

内科疾病是治疗糖尿病视网膜病变的基础,控制血糖有助于减少糖尿病视网膜病变的发展。现在的国际标准空腹血糖控制在 7 mmol/L 以下;糖化血红蛋白应控制在 7% 以下。同时需要控制高血压病和高脂血症。妊娠可加速糖尿病视网膜病变的发展,妊娠期需密切观察,结合妇产科,内科控制糖尿病。

2.光凝治疗

非增生期糖尿病视网膜病变:根据视网膜病变的程度以及是否合并黄斑水肿决策是否选行激光治疗。对于未合并黄斑水肿的糖尿病视网膜病变不建议行全视网膜光凝治疗。非增生期糖尿病视网膜病变临床有意义的糖尿病黄斑水肿进行光凝可以减少 5 年内视力严重下降的风险,一般先行黄斑局部光凝+推迟的全视网膜光凝,即全视网膜光凝只在发生重度糖尿病视网膜病变Ⅲ期或增值性糖尿病视网膜病变时再进行。

3.药物治疗

口服导升明可降低毛细血管通透性,减少毛细血管渗漏,并可以抑制血管病变和血栓形成。口服递法明可增加血管壁张力,降低其通透性,减轻视网膜水肿。玻璃体注射抗 VEGF 治疗是有效治疗糖尿病视网膜病变的有效方式,其可以在一定时期内,减少血管的渗出,抑制新生血管的增生,从而改善患者的视力,并且为手术或激光治疗创造条件。

4. 光凝治疗

对于有临床意义的糖尿病性黄斑水肿,局灶光凝或格栅光凝治疗效果较好。球内注射抗 VEGF 可以提高糖尿病性黄斑水肿患者的视力,但是需要重复注射。也可以注射糖皮质激素治疗糖尿病性黄斑水肿,但是应注意其可以导致眼压升高和白内障等并发症。

5. 手术治疗

增生期糖尿病视网膜病变可以考虑玻璃体手术,其适应证为:不吸收的玻璃体积血、增生性 DR 纤维增生膜、视网膜前出血、视网膜被牵拉以及牵拉导致的视网膜脱离,牵拉孔源混合性视网膜脱离;玻璃体积血合并白内障,玻璃体积血合并虹膜新生血管等。手术的主要目的是清除不透明的玻璃体,解除增生膜对视网膜的牵拉。

(郭小芳)

第二十七节 年龄相关性黄斑变性

年龄相关性黄斑变性(age-related macular degeneration,AMD),又称老年性黄斑变性,是老年人致盲的首要原因。本病好发于 50 岁以上的老年人,年龄越大发病率越高。在我国人口趋于老龄化本病的发病率有逐年增高的趋势。发病率在性别上无明显差异,却具有种族差异性,白色人种高发于其他人种。双眼同时或先后发病。临床上将本病分为干性和湿性两型。病因和发病机制目前尚不明确。可能与遗传、光毒害作用、代谢、营养失调、免疫反应等有关,可能是多因素复合作用的结果。Gass 曾指出黄斑变性前期的突出征候就是大量玻璃膜疣的形成。玻璃膜疣的形成与视网膜色素上皮细胞吞噬功能降低,生理性吞噬感光细胞外节盘不能完全消化,残余的代谢产物不断从 RPE 细胞内排出,堆积在玻璃膜处有关。具有危险因素特征的玻璃膜疣是:①玻璃膜疣的数量增加;②玻璃膜疣相互融合增大;③玻璃膜疣色素不断增加。以上特征出现时,年龄相关性黄斑变性的危险性增高。

一、干性年龄相关性黄斑变性

干性 AMD 又称萎缩性或非新生血管性 AMD。其特点为进行性 RPE 萎缩,导致感光细胞变性,引起中心视力减退。早期眼底为黄斑区色素改变及玻璃膜疣的存在,晚期可发展为黄斑区大片视网膜及脉络膜萎缩区,即地图样萎缩。患者多在 45 岁以上,双眼同时发病,起病缓慢,双眼视力逐渐下降。

(一)临床表现

1. 症状

患者在早期常无任何症状。许多眼底虽有明显的色素改变及玻璃膜疣存在,但对视力影响不大。当病程进展,可自觉双眼视力逐渐减退,Amsler 方格表检查常可发现早期症状。如果萎缩型发展为黄斑区大片视网膜及脉络膜萎缩即地图状萎缩,一旦累及黄斑中心凹,视力会严重降低。

2.体征

眼底镜检查可见黄斑区视网膜色素紊乱,中心凹反光减弱或消失,以及散在分布的大小不一、黄白色玻璃膜疣。玻璃膜疣分为小圆形且边界清晰的硬性玻璃膜疣,和较大、边界不清可扩大相互融合的软性玻璃膜疣。

在玻璃膜疣之间,混杂有点片状色素脱失及色素沉着。软性玻璃膜疣融合面积较大,称为玻璃膜疣样 RPE 脱离,是湿性 AMD 的危险因素。RPE 改变为局部色素增生、脱失,RPE、脉络膜毛细血管及其上感光细胞丧失。地图状萎缩为边界清晰的脉络膜视网膜萎缩区,其中脉络膜组织的可见度增加,可透见脉络膜大血管。

(二)辅助检查

1. FFA 检查

FFA 检查可见色素脱失及玻璃膜疣处早期呈窗样缺损的强荧光,即在造影的早期与脉络膜充盈同期,其形态大小与色素缺失区相同,随着背景荧光的增强而增强,又随其减弱而减弱,形态与大小不变。由于疣内物质厚而不透明,大的疣在造影早期可遮蔽荧光,在动静脉期大疣也可显示窗样缺损,晚期一般玻璃体膜疣处透见的荧光随背景荧光而减退,大疣因荧光素染色,荧光可持续存在。病程较长者,RPE 萎缩区内脉络膜毛细血管萎缩闭塞,FFA 可见此处呈弱荧光,其中可见裸露的粗大脉络膜血管。ICGA 检查显示硬性玻璃膜疣为强荧光斑点,软性玻璃膜疣为弱荧光斑点。ICGA 可清楚地显示弱荧光的脉络膜毛细血管萎缩区中暴露的深层脉络膜大血管。

2. OCT 检查及光学相干断层扫描血流成像(OCTA)

OCT 显示黄斑区 RPE 及其下多个局灶隆起。病程较长者,OCT 显示黄斑区视网膜厚度萎缩变薄,RPE 层脉络膜毛细血管层反射光带减弱或缺失。OCTA 显示黄斑区视网膜血管血流投射伪像,无异常血流信号。有地图样萎缩者,OCTA 显示黄斑区脉络膜毛细血管血流信号缺损,可见脉络膜大血管血流投射伪像。

3.自发荧光

蓝光激发的眼底自发荧光可以反映 RPE 内脂褐质的存在,RPE 萎缩处脂褐质缺乏表现为低自发荧光,萎缩边缘病变进展区,脂褐质堆积,呈现强自发荧光。因此自发荧光可以用于监测病变是否发展。

(三)治疗

由于老年性黄斑变性病因尚不够明确,目前尚无有效的药物根本性的预防措施。对于萎缩性病变和视力下降,可行低视力矫治。软性玻璃膜疣行激光光凝或微脉冲激光照射促进吸收,期望控制 AMD 的发展,但未得出有价值的结论。

近年自由基的研究,光毒损害与玻璃膜老年改变的发展有关,AREDS 研究推荐长期口服抗氧化剂以利于自由基的消除,从而延缓退行性病变的进展。

二、湿性年龄相关性黄斑变性

湿性 AMD 又称渗出性或新生血管性 AMD。其特点为脉络膜新生血管膜(choroidal neo-vascularization,CNV)的形成,新生血管长入 RPE 层下或神经视网膜下,引发渗出性、出血性脱离及瘢痕形成等改变。患者多在 45 岁以上,双眼先后发病,视力下降较快且显著。

(一)临床表现

1.症状

早期患者可主诉视物模糊、视物扭曲变形或中心暗点,有的色觉异常,也有的感觉眼前黑影、闪光,甚至还有复视。Amsler 方格表检查常为阳性。有的无明显症状,当出现神经视网膜和(或)RPE 有浆液性渗出、出血时,中心视力可突然下降。

2.体征

眼底镜检查可见黄斑区神经视网膜下或 RPE 下不规则或类圆形病灶,呈灰白色或黄白色。病灶周围或表面可见出血及渗出。双目立体检眼镜下可见神经上皮隆起,其下可为视网膜下浆液积聚。出血可围绕病灶周围或其表面呈斑点状或片状,位于视网膜浅层、深层或 RPE 下。大量出血时可突破视网膜内界膜进入玻璃体内。在出血或水肿区的外围可见黄色硬性渗出、玻璃膜疣及色素紊乱。病变区大小不一,大者可超出上下血管弓。病程持久者,黄斑区病变可见机化形成瘢痕组织,瘢痕挛缩周围视网膜可见放射状皱褶,偶见视网膜血管进入瘢痕中去。

(二)辅助检查

1.FFA 检查

典型 CNV 荧光充盈比视网膜血管充盈早,与脉络膜血管充盈同期,在荧光素造影早期即可见边界清晰的血管形态,有的连接成车轮状、花边状,随造影时间延长,新生血管迅速渗漏荧光素使其形态模糊呈一团强荧光,晚期背景荧光消退后,病变处仍呈相对较强的荧光。神经上皮层浆液性脱离区荧光素渗漏可勾勒出染料积存腔隙的形态。出血处始终为遮蔽荧光的弱荧光。隐匿型 CNV 在造影中晚期可见荧光素渗漏,呈边界不清的强荧光斑点。ICGA 检查可清晰显示新生血管的形态,使很多隐匿型 CNV 及出血遮盖的 CNV 得以显示,提高了 CNV 的检出率。

2.OCT 检查及光学相干断层扫描

血流成像(OCTA)OCT 显示黄斑区视网膜隆起增厚,层间可见低反射腔隙,神经上皮层脱离,CNV 所显示的团状强反射位于 RPE 下或神经上皮层下。在 OCT 上表现为团状中高反射信号,可分为 3 种类型:位于 RPE 下(Ⅰ型)和突破 RPE 长入神经上皮下(Ⅱ型)以及两者混合型,以混合型多见。需要指出的是,表现为黄斑区团状强反射的可以为活跃的 CNV,也可以为瘢痕组织或出血等,OCT 虽可以根据反射信号进行大致估计但不能确切地定性。OCTA 显示在视网膜无血流层或视网膜无血流层至脉络膜毛细血管层中,可见黄斑部异常血管网的血流信号。

(三)鉴别诊断

1.脉络膜恶性黑色素瘤

当湿性 AMD 的新生血管膜位于 RPE 下、出血量大范围广时,易与脉络膜恶性黑色素瘤混淆。但 AMD 的病变边缘上常可见黄色渗出,出血的边缘可见红色深层视网膜出血。FFA:AMD 视网膜下出血遮蔽背景荧光,其上可有隐匿性新生血管的表现。黑色素瘤早期由于肿瘤遮挡为弱荧光,但瘤体内血管的存在可迅速呈现斑驳状强荧光并有渗漏。眼部超声更可助于鉴别诊断。

2.息肉样脉络膜血管病变鉴别

与息肉样脉络膜血管病变鉴别。

3.中心性渗出性脉络膜视网膜病变

多单眼发病,起病年龄较 AMD 年轻,眼底病灶较 AMD 范围小,多小于 1 PD,多为孤立的渗出灶伴出血。病灶性质为炎性渗出灶,对抗炎治疗反应好。可结合病史、发病年龄、眼底检查加以鉴别。

(四)治疗

1.激光治疗

中心凹 200 μm 外的 CNV,可以用氪激光光凝治疗。治疗时用中等强度激光斑覆盖整个 CNV 及外围 100 μm 的范围,光凝光斑应相互重叠,病灶中心可加强光凝。光凝治疗后需定期随诊,以便及时发现 CNV 复发后及时处理。ICGA 检查指导进行 CNV 的光凝治疗,可提高治疗的准确性。激光治疗前必须请患者签署知情同意书,根据近期 FFA、ICGA 及彩色眼底照相标定 CNV 的位置,治疗时要注意中心凹的位置,以免激光伤及黄斑或激光瘢痕扩大累及黄斑。

2.光动力疗法(PDT)

PDT 治疗 CNV 的原理是通过一种非热能激光激发结合于 CNV 上的光敏剂发生光化学反应,选择性封闭 CNV 而对正常组织几乎没有损伤。目前用于 CNV 治疗的光敏剂为维替泊芬,商品名维速达尔。对于中心凹下或中心凹旁的 CNV,如果其 CNV 成分为典型为主型,采用 PDT 治疗;研究表明,用 PDT 治疗中心凹下典型性 CNV,可以降低 AMD 视力下降的风险程度。对于轻微典型或隐匿型 CNV,则要根据病变大小和视力情况而定。对 AMD 继发的 CNV 治疗的目的主要是稳定或降低其视力下降的风险,并非对因治疗,不可能阻止其复发。PDT 治疗后有 RPE 撕裂、爆发性脉络膜出血的风险。

3.抗 VEGF 治疗

近年来,人们认识到 VEGF 在 CNV 发生发展中有至关重要的作用。针对抗 VEGF 的药物不断涌现,该类药物可结合 VEGF 异构体,从而减少血管的渗透性并抑制 CNV 的形成。

4.曲安奈德(TA)

TA 是一种长效皮质激素,具有显著的抗炎作用及一定的抗新生血管生成作用,可单独或联合用于治疗 CNV,是一种经济又具有一定疗效的方法。但是一定要密切关注玻璃体腔注射 TA 所带来的并发症,如激素性青光眼、并发性白内障及眼内感染的发生。

5.联合治疗

基于 AMD 发病机制的复杂性,提出联合疗法以补充单一疗法的不足。PDT 治疗后发现组织水肿增加,同时 VEGF 表达增加,从而 PDT 联合抗 VEGF 或抗炎药物就可以提高疗效,减少 CNV 复发以减少 PDT 的次数。

6.手术疗法

黄斑手术疗法有清除视网膜下出血、去除 CNV 及黄斑转位术,尽管技术不断娴熟和进步但治疗效果有待进一步评价。

(五)预后

湿性 AMD 患者具有产生严重视力下降的风险,即使患者适合进行治疗,并且接受了恰当的治疗,通常其视力预后也是很差的。

(郭小芳)

第二十八节 中心性浆液性脉络膜视网膜病变

中心性浆液性脉络膜视网膜病变简称中浆病,单眼或双眼均可发病,多见于20~45岁的青壮年男性,是一种易复发又有自限性倾向的临床常见眼底疾病。

一、病因和发病机制

病因和发病机制不明。目前认为其原发病理部位在脉络膜毛细血管通透性增加,液体渗漏引起浆液性色素上皮脱离,由于机械力量引起色素上皮连续性中断致色素上皮的屏障功能破坏,从而使液体积聚在神经上皮层下。导致脉络膜毛细血管通透性增加的病因尚有争议。此外,与外源性和内源性糖皮质激素水平增高有关。精神紧张、情绪波动、妊娠和大剂量全身使用糖皮质激素可诱发和加重该病。

二、临床表现

1.症状

患者自觉不同程度的视力下降或视物模糊,视物变形、变小、变远,并伴有色觉改变。中心或旁中心相对或绝对暗点。

2.体征

眼底检查可见黄斑区圆形或椭圆形盘状浆液性神经上皮脱离,1~3 PD大小,脱离缘可见弧形反光晕。对应区视网膜下可有灰黄色小点,在恢复期更明显,可伴有色素上皮脱离和色素紊乱,中心凹反光弥散或消失。一些反复发作或病程较长的病例,眼底可见较广泛的病变,主要表现为色素上皮的色素变动或大小不等的色素上皮萎缩区。另有一些病例在脱离区可伴有黄白色视网膜下纤维蛋白沉着。

三、辅助检查

1.FFA检查

FFA检查是中浆病诊断和治疗中不可缺少的检查技术。其典型渗漏点表现为静脉期可见后极部视网膜有一个或数个强荧光点,随时间延长该强荧光点呈喷射状或墨渍状渗漏、扩大,晚期视网膜下液被荧光素染色,强荧光储留,勾勒出盘状浆液性脱离的轮廓。对于一些不典型的渗漏点表现为RPE窗样缺损强荧光,呈灶性或多灶性,造影过程中显示缓慢渗漏或极不明显的渗漏,常见于慢性、亚急性或复发性病例中。

2.OCT检查

OCT显示黄斑区视网膜增厚,神经上皮层脱离,其下可见液性暗区,RPE局灶性小隆起。对于病程较长或反复发作的病例,椭圆体带及RPE反射信号可局限性减弱或缺失。

四、鉴别诊断

1.中心性渗出性脉络膜视网膜病变

典型的中渗黄斑区有灰黄色病灶可伴有渗出及出血,与中浆病易于鉴别。容易混淆者为十分小的、不伴有出血的CNV,两者鉴别要仔细阅读FFA。一般中浆渗漏点出现在造影的静脉期后,而中渗CNV渗漏点在造影动脉早期即出现,根据渗漏点出现的时间可对两者加以鉴别。

2.视盘小凹

视盘小凹所致的玻璃体内液体进入视网膜下,导致视网膜浅脱离、囊变甚至裂孔形成,本病需仔细检查视盘颞侧存在小凹即可清楚的与中浆鉴别。

3.脉络膜肿物

有时会发生浆液性视网膜脱离累及黄斑部,如脉络膜血管瘤继发黄斑浆液性脱离。如若不散瞳检查眼底易发生误诊,散大瞳孔应用间接检眼镜检查及 FFA 可明确诊断。

五、治疗和预后

无特殊药物治疗,应禁用糖皮质激素。中浆病患者去除诱发因素,勿过分劳累,注意休息,戒烟酒,3~6 个月间不要任何治疗部分可自愈。

1.激光治疗

对于经久未愈或视力下降严重的患者在荧光素血管造影定位下,中心凹无血管区外的渗漏点可行激光治疗,黄斑部光凝避免应用蓝光,可选用绿光或黄光,严格控制激光斑反应强度,RPE 层 I 级光斑即可。光凝后可促进恢复缩短病程,绝大部分病例只需一次光凝即可治愈。

2.光动力疗法

反复发作或迁延不愈及中心凹无血管区内的渗漏点必要时可考虑光动力疗法。PDT 治疗中浆病的病理机制尚未完全清楚,可能的机制是 PDT 导致脉络膜毛细血管网栓塞,从而阻止由于脉络膜毛细血管壁通透性增加导致的渗漏。

(郭小芳)

第二十九节　视网膜脱离

视网膜脱离系指在某种致病因素的作用下,视网膜神经上皮层与色素上皮层发生分离,从而造成视力障碍。从胚胎学看,视网膜色素上皮层和视网膜内层分别由眼杯的内外壁衍化而成,其间存在着潜在间隙。

在正常情况下,视网膜内层与色素上皮所以能紧密接触,主要是依靠玻璃体向外的支持力和脉络膜侧较高的胶体渗透压对视网膜的吸引力。如果玻璃体的支持力减退(例如液化),或自玻璃体方面对视网膜发生牵引,或是在上述潜在性空隙内出现占位性物质(如脉络膜肿瘤或炎性渗出物等),都会造成视网膜脱离。视网膜脱离可根据发病原因不同分为孔源性(原发性)视网膜脱离和非孔源性视网膜脱离(继发性视网膜脱离)。非孔源性视网膜脱离又按病因分为牵拉性视网膜脱离和渗出性视网膜脱离。

一、孔源性视网膜脱离

孔源性视网膜脱离,是由于视网膜萎缩变性或玻璃体牵拉形成视网膜神经上皮全层裂孔,液化的玻璃体经裂孔进入视网膜下形成的视网膜脱离。常单眼发病,少数可为双眼,发病率为1/1 0000。高度近视、无晶状体眼、视网膜周边变性以及有家族史或外伤史者高发。

(一)病因和发病机制

发病的原因,尚不十分清楚。根据目前研究,认为孔源性视网膜脱离有以下三个特征:①玻璃体凝胶液化;②视网膜受到牵拉;③存在视网膜裂孔。本病最早期变化是视网膜和玻璃体的退行性变,视网膜发生囊样变性,同时玻璃体常在此处与之发生生理的或病理的粘连,当眼球剧烈转动或受轻度外伤时,则该部易受玻璃体牵引而发生裂孔。

此时玻璃体如仍处于胶体状态,常不引起显著变化。若玻璃体一旦液化,则可通过裂孔到达视网膜下而引起视网膜脱离。

(二)临床表现

1.症状

早期患眼前常出现火花和闪光感等前驱症状。这是由于变性的玻璃体对视网膜发生牵引所致。随着视网膜脱离的出现和发展,出现眼前有黑影遮蔽,或从一个方向朝中央部移动,当脱离达黄斑部时,则中心视力严重受损。

2.体征

(1)玻璃体变化:裂隙灯检查玻璃体,常可发现玻璃体液化、混浊、多可见棕褐色色素颗粒、玻璃体后脱离以及与视网膜间存在的透明样条索等。严重者形成玻璃体视网膜增生病变(PVR),表现为视网膜血管扭曲,视网膜裂孔边缘后卷,视网膜表面呈现白色,牵拉视网膜形成皱襞,视网膜下条索等。PVR 的产生标志着视网膜病变增生的开始,轻度 PVR 行外路手术对视网膜复位无明显影响,然而 PVR C 级以上则不宜行外路手术,需行玻璃体切割术以解除牵拉,使视网膜复位。因此,PVR 是行外路手术和玻璃体切除手术的重要标志。

(2)眼底变化

1)视网膜脱离部:视网膜脱离多自周边部开始,逐渐向中央扩展,并因视网膜下液体重量的关系,脱离有向下方移位的趋势。视网膜脱离的形态,可因脱离时间的长短而有较大的差异。视网膜脱离的早期呈扁平状,视网膜仍透明,但由于视网膜下积液的阻隔,使原来可见的脉络膜纹理不易透露,而呈现一片弥散性红光反射。视网膜脱离时间较长,则呈灰白色隆起,形状不一,如丘状、叠峦状、球状、幔状或皱褶状等,其上有血管蜿蜒,当眼球转动时,视网膜随之轻微波动。有时下方视网膜脱离呈双球形隆起,中间被一纵沟所分隔。严重者可呈漏斗状脱离或全脱离。

2)视网膜裂孔:裂孔的存在,是孔源性视网膜脱离的重要特征。其颜色多呈鲜红或暗红,数目多少不定,形态多种多样,多发生在颞上象限,其次为颞下及鼻上象限,鼻下象限最少。发现视网膜裂孔是诊断和治疗原发性视网膜脱离的关键。视网膜裂孔常见者有圆形或卵圆形、马蹄形、锯齿缘离断等多种表现形式。

3)视网膜周边部:以三面镜检查视网膜周边部,除上述裂孔外,尚可见视网膜囊样变性及囊肿。前者表面平坦,呈蜂窝状,颜色淡红而边缘不清,后者范围较大而隆起。此外,于变性区尚可见灰白色格子状或网状细纹称为格子样变性;有时呈发亮的霜状外观,称为霜样变性。因为这些变化出现在视网膜脱离之前,故统称视网膜脱离前期症候群。

(3)眼压变化:由于视网膜下的部分渗出液被脉络膜血管层所吸收,故眼压较正常为低。

(三)辅助检查

1.B 超检查

眼部 B 超在视网膜脱离时是最基本的检查。在眼内屈光间质混浊情况下,B 超可明确是否有视网膜脱离,同时还可以了解玻璃体视网膜增生程度。如果需行玻璃体手术或同时患有白内障行白内障摘除术,眼轴测量将极其重要。

2.视野检查

与视网膜脱离相对应的区域,常突然发生视野缺损,或从周边部渐向中心部发生拉幕状视野障碍。

病变初期,由于视网膜脱离部外层营养较差,而致感光能力降低,同时蓝色视野受犯较重,故在弱光下用蓝色视标检查视野常可发现缺损。视野缺损出现最早的地方,提示视网膜开始脱离的部位,往往也是裂孔存在之处。

3.视觉电生理检查

视网膜电图是治疗前后视网膜功能评价的重要指标,视觉诱发电位主要用于判断视力极差时,患眼治疗与否的评价指标。

4.FFA 及 OCT 检查

FFA 及 OCT 检查可以了解视网膜的情况,以帮助诊断。

(四)诊断要点

(1)眼前闪光感或固定黑影遮蔽。

(2)视网膜灰白色隆起,看不清隆起深层组织结构。

(3)视网膜下液有移动性。

(4)视网膜有裂孔。

(5)B超显示有与视网膜相连的强回声条带。

(五)鉴别诊断

1.眼内肿瘤

眼内肿瘤所引起的继发性视网膜脱离,一般有实体感,表面比较平滑,无皱褶及浮动现象,边界亦较清晰,脱离面上的视网膜血管不呈暗红色,同时可有眼压增高现象。在肿瘤的晚期阶段,由于坏死组织的刺激,可在视网膜与肿瘤之间产生炎性渗出物,从而造成类似原发性视网膜脱离的假象。此对应进行仔细的透照检查,结合一时期的随访观察,予以鉴别,必要时可作超声波或 X 线等影像学检查。

2.视网膜劈裂症

视网膜劈裂症发病率较低,通常双眼对称发生。其特点为周边部视网膜(常在颞下方)外网状层发生变性与分裂,分裂的内层向眼内隆起,形成边缘清楚、外形固定、表面光滑的透明泡样隆起,内含透明液体。其内层可发生裂孔与囊样变性。若其外层亦同时破裂时,则引起视网膜脱离。

3.渗出性视网膜脱离

渗出性视网膜脱离原因不明,好发于男性,常累及双眼,视网膜呈无孔性脱离,脱离面多为球形隆起,亦可在周边部呈环状脱离,视网膜下液极易移动。有时可伴有轻度的葡萄膜炎。

(六)治疗

1.激光封闭疗法

如果视网膜脱离不超出裂孔周围一个视盘直径,不超越赤道部时,可采用激光的光凝固法重新连接锯齿缘或环绕裂孔边缘封闭。如果视网膜脱离超出了赤道部,脱离超出一个视盘直径,需进行手术治疗。

2.手术疗法

手术疗法为目前治疗视网膜脱离的基本方法。手术的原则是封闭裂孔。手术方法主要分为外眼手术和内眼手术。外眼手术以巩膜外加压或巩膜环扎外加压为代表,内眼手术以玻璃体切割术(必要时气体或硅油填充)为主。外眼手术适应证有:透明晶状体的视网膜脱离,PVR C 级以下,可同时伴有锯齿缘剥脱、周边视网膜萎缩孔、马蹄形裂孔位于赤道部前,低于 90°累及一个或两个象限的单一视网膜裂孔。内眼手术适应证有:裂孔靠后或难以填压,多个裂孔出现在 3 个象限以上,巨大视网膜裂孔(大于一个象限的裂孔),人工晶状体眼或无晶状体眼,伴玻璃体大量出血,严重玻璃体炎症,PVR C 级以上的病例。

二、牵拉性视网膜脱离

玻璃体内纤维增生膜机械性牵拉,使感光视网膜从 RPE 层分开,称为牵拉性视网膜脱离。

(一)病因和发病机制

眼外伤、视网膜血管病致玻璃体积血、眼内手术、葡萄膜炎等均可发生玻璃体或是视网膜下机化条带,造成牵拉性视网膜脱离,也可能在机化牵拉处造成牵拉性视网膜裂孔,形成牵拉裂孔性视网膜脱离。

大部分眼底可见原发病变,如血管炎、视网膜血管阻塞、糖尿病视网膜病变等。眼底可见玻璃体混浊,牵拉性视网膜脱离隆起处的视网膜表面多呈帐篷外观,表面平滑,常较局限,很少延伸至锯齿缘,一般无视网膜裂孔。如果因玻璃体视网膜牵引力增加造成视网膜破裂孔者,则称牵拉-孔源性视网膜脱离。眼 B 超可辅助诊断。

(二)诊断要点

(1)视网膜隆起。

(2)隆起的视网膜上有形态不规则的灰白色纤维条索。

(3)隆起处视网膜表面呈帐篷样外观,脱离边缘无皱褶。

(三)治疗原则

(1)积极治疗原发病。

(2)玻璃体切割术关键在于彻底分离玻璃体内增生膜,解除其对视网膜的牵引。

三、渗出性视网膜脱离

渗出性视网膜脱离是由于视网膜色素上皮或脉络膜的病变,引起液体聚集在视网膜神经上皮下造成的视网膜脱离。

它常为原发性疾病的一种体征,一般不作为独立诊断。其特点为移动性视网膜脱离,即视网膜脱离范围随体位的改变而改变。多见于眼组织炎症,如原田病、交感性眼炎、后葡萄膜炎、眼内寄生虫病、葡萄膜渗漏综合征以及视网膜脉络膜肿瘤等病变。常见有以下几种:①葡萄膜炎继发视网膜脱离:在某些葡萄膜炎(如交感性眼炎、原田病、脉络膜结核或周边部葡萄膜炎等)的经过中,由于视网膜下渗出液的聚集,常发生视网膜脱离。疾病晚期由于睫状膜或玻璃体内机化组织的牵引亦可导致视网膜脱离。②眼内肿瘤继发视网膜脱离:脉络膜或视网膜肿瘤时,由于瘤组织在视网膜下腔内增生或刺激周围组织引起视网膜下液体积存,均可引起视网膜脱离。③眼内寄生虫继发视网膜脱离:玻璃体腔或视网膜下的猪囊虫死亡后可释放大量的毒素,从而引起严重的炎症反应,可造成视网膜脱离。④外伤性视网膜脱离眼球穿破伤、挫伤、眼内异物、红外线灼伤以及白内障手术后等,由于视网膜直接或间接受到伤害或因为玻璃体大量脱失,而引起视网膜脱离。

(一)诊断要点

(1)视网膜脱离表面光滑无裂孔。

(2)多有视网膜渗出、出血等原发病变。

(3)视网膜脱离范围随体位改变。

(二)治疗原则

继发性视网膜脱离病因复杂,表现不一,临床应根据原发病情况、脱离程度及裂孔的有无,进行保守或手术疗法。首先要积极治疗原发病,视网膜脱离长期不吸收者可行外路视网膜放液及冷冻,个别的可行巩膜开窗术等治疗。

(郭小芳)

第三十节　特发性黄斑裂孔

特发性黄斑裂孔(idiopathic macular hole,IMH)是指无明显相关原发眼病或诱因时出现的黄斑区视网膜神经上皮层连续性的中断。特发性黄斑裂孔是所有黄斑裂孔中最常见的一种,多见于 50 岁以上的老年人,偶有 40 岁以下者,55 岁以上人群发病率为 3.3%,对侧眼发病率为 3%～22%。女性发病多于男性,男、女比例为 1:2。既往对特发性黄斑裂孔的发病原因有多种推测,目前公认的是 Gass 提出的观点。Gass 通过对一组不同时期的病例的长期随访观察并进行生物活体显微镜和眼底荧光血管造影检查后认为:黄斑中心凹表面的玻璃体后皮质皱缩及因此产生的切线方向牵拉是造成黄斑裂孔的主要原因。在此基础上,Gass 将特发性黄斑裂孔分为 4 期。

近十年来各种新的检查仪器和实验研究发现,除了上述原因外玻璃体的前后向牵拉、黄斑部视网膜前膜、黄斑部的内界膜和眼压也可能对黄斑裂孔的产生和发展起一定的作用。

一、诊断

1.病史要点

早期症状隐匿,进展缓慢,主要症状为视力下降、视物变形和中心暗点。有些病例是在无意中遮盖健眼时才发现的。病史询问时常无如外伤和其他眼病等相关诱因。

2.眼部检查

眼前段检查时常无特异性发现,因多见于老年人,可见晶状体的不同程度的混浊。眼底检查须在散瞳后进行。多数病例可见玻璃体的完全或不完全后脱离。早期黄斑裂孔未形成时可表现为黄斑区中心光反射消失,黄斑区出现黄色斑点或黄色环,部分病例可见明显的玻璃体牵拉或视网膜前膜。

形成黄斑裂孔后,多在黄斑中心凹部位出现月牙形、马蹄形或圆形的暗红色视网膜孔,其中以圆形多见,裂孔大小不等,多为 1/4～1/2 PD,有时可在红色的孔内见到黄白色的点状物或在玻璃体内见到游离的视网膜组织。

3.辅助检查

(1)常规检查:光学相干断层扫描(OCT)是检查黄斑裂孔最直观和客观的方法。它可用于指导特发性黄斑裂孔的分期,了解黄斑裂孔的大小、裂孔周围视网膜有无水肿,有无黄斑区视网膜的浅脱离、黄斑区视网膜前膜和玻璃体的牵拉等,还可用于鉴别黄斑板层裂孔和各种原因引起的假性黄斑裂孔。按照 Gass 分期法,Ⅰ期黄斑裂孔表现为黄斑中心凹消失,中心凹可存在囊样水肿,表面可见玻璃体牵拉;Ⅱ期黄斑裂孔表现为视网膜神经上皮层光带的中断,裂孔直径小于 350 μm;Ⅲ期黄斑裂孔直径多大于 500 μm,出现裂孔缘视网膜的水肿、浅脱离,部分可见玻璃体的牵拉和视网膜前膜;Ⅳ期黄斑裂孔基本同Ⅲ期,但有明确的玻璃体后脱离。

(2)其他检查:①多焦视觉电生理:可客观反映黄斑区的视网膜功能,对于了解黄斑裂孔治疗前后的视功能恢复有较大帮助,用于黄斑裂孔的为多焦 ERG,表现为裂孔区感光功能的下降和缺失,裂孔周围视网膜感光功能也有不同程度的下降;②视野:早期可无异常发现,出现黄斑裂孔后则可有中心暗点和周围区域不同程度的光敏度的下降;③眼底荧光血管造影:多无异常表现,在长期病例可因裂孔区色素上皮的改变而出现透见荧光。

二、治疗

1.治疗方法

以 Gass 提出的标准对特发性黄斑裂孔分期,不同期的裂孔采用不同的处理方法。Ⅰ期病例多随访观察。对Ⅱ、Ⅲ、Ⅳ期病例则以手术为主。特发性黄斑裂孔手术的基本操作包括标准三切口睫状体扁平部玻璃体切除、玻璃体后皮质的分离和切除、黄斑部视网膜前膜和内界膜的剥除、进行完全的气液交换、长效膨胀气体填充、术后保持俯卧位或水平低头位 1～2 周,也可使用促进裂孔愈合的药物。

2.常见手术并发症及处理

(1)术中并发症:①术中出血:多为手术误伤视网膜血管所致,可通过提高眼内灌注压止血,如是剥除内界膜时的小出血点可不处理,多能自止;②晶状体损伤:多为手术器械误伤,手术时需时刻注意手术器械与晶状体的距离,轻度损伤不需处理,如较严重则行晶状体摘除同时可植入人工晶状体。

(2)术后并发症:①白内障:是最常见的术后并发症,术后一年的发生率可达 48%,如白内障严重影响视力可行白内障摘除联合人工晶状体植入;②眼内压升高:较为常见,尤多见于使用浓缩血小板和 TGF-β 者,通常采用降压药物即可,如眼内压升高是因注入过多气体所致,则需放出部分气体;③黄斑裂孔再开放:发生时间为 2～22 个月,可再次手术治疗;④视网膜裂孔和脱离:造成视网膜裂孔和脱离的可能原因有手术器械进出眼内时对玻璃体基底部的牵拉、人工玻璃体后脱离时对下方视网膜的牵拉和眼内气体运动对周围视网膜的牵拉等,单纯视网膜裂孔可行激光视网膜光凝,有视网膜脱离时则根据不同情况选择外路视网膜复位手术或玻璃体切割术。

三、预后评价

与高度近视眼所致的黄斑裂孔不同,特发性黄斑裂孔很少出现黄斑裂孔性视网膜脱离。裂孔发展致Ⅳ期后一般不再出现视力的进一步下降。Ⅰ期病例有 50% 可发展为全层裂孔,其余可因玻璃体后脱离形成而得到缓解。随着玻璃体手术技巧的提高和内界膜剥除术的开展,Ⅱ、Ⅲ、Ⅳ期特发性黄斑裂孔的手术效果也在不断地得到改善。联合内界膜剥除的玻璃体切割术后,一次术后黄斑裂孔闭合率可达 87%～100%,有些报道两次手术后裂孔的闭合率还可达到 96%～100%。通常在裂孔闭合后视力会有不同程度的提高,各家报道不尽相同,42%～91%术后视力可提高两行或两行以上,29%～48%最终可＞0.5,但也有 27%的病例在裂孔闭合后视力也无提高。与术后视力相关的其他因素有病程的长短、术前是否存在黄斑囊样水肿、裂孔的大小、有无裂孔周围的视网膜浅脱离、手术中对视网膜的损伤、术中有无晶状体的损伤、术后有无并发症的出现等,有报道认为Ⅱ期裂孔手术后的视力好于Ⅲ和Ⅳ期。

（郭小芳）

第三十一节　视神经炎

视神经炎(optic neuritis,ON)是指视神经的急性或亚急性炎症病变。广义上视神经炎应包括累及视神经的各种感染性和免疫介导性疾病,以及神经系统的脱髓鞘疾病,故又可称炎性视神经病变。欧美国家将视神经炎用于特指脱髓鞘性视神经病变,这一病变可能缺乏全身症状或体征,表现为孤立的特发性视神经炎,或是多发性硬化在眼部的表现之一。视神经炎是常见的眼病,多见于青少年或中年,一般 2～5 d 间视力急剧下降,多伴有眼球或眶周疼痛,色觉障碍及视野缺损。本病有 1/4～1/3 的病例病因不明。

一、病因病理

病因包括:①感染:局部感染包括眼内、眶内、鼻腔和鼻窦的炎症,中耳炎和乳突炎,口腔炎症及颅内感染等,均可直接蔓延至视神经。全身感染多为病原体透过血液或其分泌的毒素侵袭损害视神经,如细菌、病毒、螺旋体、寄生虫等感染;②自身免疫性疾病:系统性红斑狼疮、韦格肉芽肿、风湿病、白塞综合征、结节病等均可导致视神经炎;③神经系统脱髓鞘疾病:多发性硬化、视神经脊髓炎等。病理上,本病急性期白细胞渗出,中性粒细胞浸润聚集于病灶周围,使神经纤维肿胀并崩解,随后巨噬细胞出现并清除变性的髓鞘物质。慢性期以淋巴细胞及浆细胞浸润为主。由于炎性细胞的浸润渗出,神经纤维水肿、缺血,轴浆运输受阻,传导功能障碍,神经纤维逐步萎缩并被增生的神经胶质细胞取代。

二、临床表现

1.症状

①视力急剧下降,可在 2～5 d 间降至无光感;②发病前或病初可有前额部或眼球深部疼痛,常在眼球转动时加重;③有获得性色觉异常,尤以红、绿色障碍为主。

2.体征

单眼发病者双侧瞳孔不等大,患眼直接对光反射迟钝或消失,间接对光反射存在,相对性瞳孔传入障碍(RAPD)检查阳性;双眼黑蒙者瞳孔散大,直接和间接对光反射均消失。临床上根据病变部位分为视神经乳头炎(视盘炎)、视神经视网膜炎和球后视神经炎,其主要体征如下。

(1)视神经乳头炎:早期视盘充血、水肿,但隆起度通常不超过 2～3 D,视盘浅表或其周围有出血斑及少量硬性渗出物,视网膜静脉扩张,动脉常无改变。晚期呈继发性视神经萎缩征象。

（2）视神经视网膜炎：除视盘炎表现外，视盘周围及后极部视网膜有水肿皱褶，并见碎片样出血和黄白色类脂质渗出，可在黄斑部形成朝向视盘为主的星芒状渗出，后部玻璃体可有尘埃状混浊，偶见前房浮游细胞及房水闪光。

（3）球后视神经炎：临床可分急性和慢性两类，以前者多见。因球后视神经受累部位不同，可将其分为三种类型：①轴性视神经炎，病变主要侵犯球后乳头黄斑束纤维；②视神经周围炎，病变主要侵犯视神经鞘膜及其周围神经纤维束；③横断性视神经炎，病变累及整个视神经横断面，视力可完全丧失至无光感。该三种类型除预后不同外，眼底表现无明显差别，即早期绝大多数患者眼底正常，少数眼底视盘轻度充血，晚期出现下行性视神经萎缩，视盘苍白或仅颞侧变白。

三、辅助检查

1.视野检查

最常见的视野损伤为中心暗点或旁中心暗点，可表现为绝对性或相对性暗点，对红色视标最为敏感，也可出现其他视野缺损。

2.荧光素眼底血管造影（fluorescein fundus angiography，FFA）

视盘炎及视神经视网膜炎早期显示视盘表面荧光渗漏，边缘模糊，盘周血管轻度染色，静脉期呈强荧光，但黄斑血管结构正常。

3.眼电生理检查

视觉诱发电位（visual evoked potentials，VEP）检查有助于诊断和鉴别诊断。可行图形VEP检查，视力低于0.1时可选择闪光或闪烁光VEP检查。通常以P100波潜伏期延长为主，振幅可下降。即使在视神经炎亚临床期或治疗后视力已恢复，图形VEP的波形仍可能有异常。

4.影像学检查

对单眼或双眼视力下降呈慢性进展或病情反复者，应做CT或（和）MRI检查，以排除颅内或眶内占位病灶或神经系统脱髓鞘疾病。

四、诊断与鉴别诊断

1.诊断要点

（1）急性球后视神经炎：①视力数日内急速下降，不能矫正；②眼球转动痛或有压痛，额部或眼眶深部钝痛；③单眼患病者RAPD（＋）；④眼底视盘正常或轻度充血；⑤色觉障碍以红、绿色为明显；⑥视野缺损以中心、旁中心暗点为主，也可为扇形、不规则或周边缺损；⑦VEP检查P100波潜伏期延迟，振幅下降。除此之外，对于怀疑慢性球后视神经炎的患者，必须首先排除颅内或眶内病变，并应长期随访以免误诊。

（2）视神经乳头炎或视神经视网膜炎：有典型眼底表现，再结合以上诊断要点即可确诊。

2.鉴别诊断

（1）视盘水肿：多为双眼受累，中心视力早期正常。视盘充血水肿，隆起度可超过3 D，伴随盘周出血、渗出，视网膜静脉迂曲扩张。视野生理盲点扩大或有偏盲或象限性缺损。脑脊液穿刺颅内压增高。影像学检查可显示颅内病变。

（2）缺血性视神经病变：本病老年人居多，可伴有高血压、糖尿病、动脉硬化等全身血管性疾病。视力下降速度比视神经炎更快，多不伴随眼球或眼眶区疼痛。前部缺血者视盘水肿多为非充血性，FFA可见视盘荧光充盈不均匀或充盈缺损。视野表现为和生理盲点相连的象限性缺损，呈扇形、偏盲形，并以下方缺损多见。后部缺血性视神经病变多为排除性诊断（见有关章节）。

（3）Leber遗传性视神经病变：常见于青春期男性，有母系家族发病史。双眼视力先后急性下降，黑蒙者罕见，不伴眼球疼痛。病初视盘正常或有充血肿胀，盘周毛细血管扩张迂曲，FFA无荧光渗漏。视野有较大的中心或旁中心暗点。对怀疑本病又无家族史者，应尽早做分子生物学基因检测，以确诊本病。

五、治疗

1.治疗原则

本病治疗首先应针对病因，有明确感染性炎症时应及时应用抗生素；若有鼻旁窦炎症或牙龈红肿等感染灶时应尽快处置。对大多数与自身免疫有关或怀疑为脱髓鞘性视神经炎者，采用中西医结合治疗，不良反应小，疗效好。

2.全身治疗

（1）糖皮质激素：按照美国眼科学会视神经炎治疗试验组（ONTT）的建议，激素冲击疗法是目前公认的本病治疗规范，采用甲泼尼松龙1g，每日分2～4次静脉滴注，连用3d后，再口服泼尼松1mg/(kg·d)，共11d，早晨顿服，逐渐减量。在全身使用糖皮质激素治疗同时应给予抗溃疡药物，如口服法莫替丁（倍法丁），每次25mg，每日2次。

（2）抗生素：有明确感染指征时，可用青霉素400万～800万U加入5％葡萄糖注射液250mL中静脉滴注，每日1次；青霉素过敏者改用其他抗生素。

（3）神经营养药：维生素B_1 100mg或维生素B_{12} 0.25～0.5mg，肌内注射，每日1次。

（4）其他药物：如维生素E、ATP、肌苷、辅酶A、烟酸等均可选择使用。

（郭小芳）

第三十二节　缺血性视神经病变

缺血性视神经病变（ischemic optic neuropathy，ION）是指营养视神经的血液循环障碍导致的视神经急性缺血性病变，多发于中年以上患者。本病可分前部缺血性视神经病变（anterior ischemic optic neuropathy，AION）及后部缺血性视神经病变（posterior ischemic optic neuropathy，PION）。前者是供应视盘筛板区的睫状后短动脉缺血所致，表现为突然视力障碍和眼底视盘水肿，曾称血管性假性视盘炎或视神经盘卒中；后者为筛板后至视交叉间的视神经血管发生急性缺血造成的视神经病理损害，早期表现仅有视功能障碍，无视盘水肿，故有称其为球后缺血性视神经病变的。临床上AION比PION明显多见，约占90％，无论是AION还是PION，均有动脉炎性和非动脉炎性的分别，并最终会发生不同程度的视神经萎缩。但因动脉炎性ION在中国尚属罕见，不做重点讨论。

一、病因病理

1.病因

非动脉炎性 AION（nonarteritic AION，NAION）的病因包括：①全身血管病变：如高血压、动脉硬化、糖尿病、心脑血管疾病、高胆固醇血症、颈动脉疾病、重度贫血，以及各种引起全身低血压的疾病如急性大出血、各种原因的休克、手术中或术后血压剧降、心力衰竭等，均可能是诱使发病的危险因素；②眼部原因：青光眼使眼压过高，加之局部解剖固有的小视盘和小视杯，导致血管狭窄；③其他因素：如高同型半胱氨酸血症、睡眠呼吸暂停综合征、风湿病、重度湿疹、口服避孕药等。近年认为 NAION 是视神经前部的特发性缺血过程，这一过程有诸多因素参与，包括年龄增长、高血压、夜间低血压、动脉硬化及视盘形态结构等。而 NPION 的病因除无解剖结构及眼压影响因素外，其余病因与 AION 类同。

2.病理

本病虽无视盘血管的脂肪透明变性或阻塞的直接组织病理学证据，但临床上发病突然，老年人发病率增加及多有典型的血管危险因素，均提示 ION 本质上是血管性疾病。自动射线摄影显示，筛板轴索阻塞与其他视盘水肿相同，筛板和紧靠筛板后区有缺血性改变，并伴有轴突崩解，成为空泡状，视神经纤维坏死，并可伴有少量炎性细胞或星形细胞反应；晚期视神经纤维消失和胶质纤维大量增生。动脉炎性 ION 病理改变为动脉管壁内膜增厚，内弹力层碎裂，血管内有大单核细胞、淋巴细胞及多形核巨细胞浸润，继则肉芽组织增生，组织坏死致血栓形成，导致炎性血管阻塞。

二、临床表现

1.症状

多为单眼无痛性视力突然下降，常发生在睡眠后。部分患者可感觉到眼前某一方位有阴影遮挡或视野缩小。

2.体征

患眼瞳孔 RAPD（＋），眼底检查可见视盘轻度水肿，可全视盘或视盘某一区域水肿，有局限性苍白区，视盘旁有小片状出血。水肿消退后可有节段性或弥散性视神经萎缩。双眼先后发病者，可见一眼视盘水肿，另一眼视神经萎缩。但 NPION 无视盘水肿，仅晚期出现视神经萎缩。

三、辅助检查

1.视野检查

AION 典型的视野改变是与生理盲点相连的水平性半盲，可为扇形、象限性缺损或垂直半盲，但不以水平正中线或垂直正中线为界。视野缺损可绕过注视区，故少见中心暗点。NPION 的视野缺损表现为各种类型，如中心或盲中心暗点、弧形或象限性缺损、水平或垂直偏盲及其他不规则周边缺损。

2.眼电生理检查

图形 VEP 或闪光 VEP 可见 P100 波峰潜时延迟，振幅降低。

3.荧光素眼底血管造影

NAION 在早期视盘弱荧光或充盈迟缓不均，后期有荧光素渗漏。

4.经颅多普勒超声或彩色多普勒血管显影检查

经颅多普勒超声(transcranial doppler,TCD)或彩色多普勒血管显影(color doppler flow imaging,CDI)检查有的可见眼动脉或睫状后动脉系统血流速度下降或阻力指数增高。

5.其他

应检查血糖、血压、血液黏度、血沉、C反应蛋白等可能和ION有关的生化指标。

四、诊断与鉴别诊断

1.诊断要点

①多为单眼无痛性视力突然下降。②患眼瞳孔RAPD(＋)。③NAION有眼底视盘水肿,并且表现为相对应的视野缺损,典型的视野改变是与生理盲点相连的象限性缺损,但不以水平正中线或垂直正中线为界。④NPION无眼底视盘水肿,有视野缺损及VEP异常,NPION的诊断需要排除压迫性、炎性、青光眼性、中毒性及其他视神经病变,以及排除其他眼病、功能性或心因性造成的视力障碍。

2.鉴别诊断

①视神经乳头炎(视盘炎):发病年龄较轻,视力急剧减退,可在几天内完全失明,伴有眼球转动痛。视盘充血水肿较明显,视盘周围有线状出血和渗出,视网膜水肿常累及黄斑部。视野有中心暗点及周边向心性缩小。部分病例可复发。②视盘水肿:多双眼发病,视盘水肿隆起度大于3 D,其周围视网膜水肿,有条纹状出血及渗出,静脉迂曲扩张。视力正常,视野为生理盲点扩大,颅内压增高,可有头痛、呕吐等神经系统症状及体征。③急性球后视神经炎:NPION与急性球后视神经炎鉴别较困难,应根据发病年龄、有无血管病危险因素、起病方式、病程演变、视野损害类型等,结合必要的实验室检查,综合判断。

五、治疗

1.治疗原则

本病患者以中老年人为主,常伴有全身血管性疾病,发病机制与多因素作用或重叠影响有关,应中西医结合治疗,扬长避短,并发挥中医治疗急重症的优势。在发病早期使用药效强的活血通络和芳香开窍中药,以缓解视神经缺血,配合中医辨证用药,西药控制全身疾病等,多能取得疗效。

2.全身治疗

①糖皮质激素:可减轻视神经水肿和渗出,适用于病变早期。泼尼松,每天80 mg,口服两周后减量,每5 d减10 mg,减至60 mg后,每5 d减5 mg,减至40 mg维持直至视盘水肿消退,以后快速减量,治疗周期为2～3个月,其间密切观察激素的不良反应和不良反应。糖尿病患者如果使用激素,应在内科医师的指导下,密切观察血糖变化。②改善循环障碍:可选择曲克芦丁、妥拉唑林肌内注射,或口服银杏叶片、烟酸片或地巴唑等。复方樟柳碱注射液2 mL患侧或两侧颞浅动脉旁(太阳穴周围)皮下注射。③营养支持疗法:补充多种维生素类及给予ATP、辅酶A、肌苷等能量增强药。④降低眼压:可增加睫状后动脉灌注压。针对全身可能病因或血管危险因素,如降血压、降血糖、减低血液黏度、改善贫血及控制活动期风湿病等。⑤其他:高压氧或体外反搏治疗可提高主动脉舒张压,从而增加颈总动脉的血流量,有助于改善眼动脉供血。

(郭小芳)

第三十三节　视盘血管炎

视盘血管炎或名视乳头血管炎,是发生在视盘内血管的非特异性炎症。依据受累血管的不同分为视盘血管炎Ⅰ型和Ⅱ型,Ⅰ型又称视盘睫状动脉炎型,由视盘内的睫状动脉小分支发生炎症引起,临床上表现为视盘水肿;Ⅱ型也称为视网膜中央静脉阻塞型,由视盘表层辐射状毛细血管的炎症侵及筛板后视网膜中央静脉引起,临床上表现为视网膜中央静脉阻塞。患者常为40岁以下既往体健的青壮年,以男性为多,多为单眼发病。

一、病因病理

视盘血管炎的发病机制目前仍不清楚。认为视盘血管炎是一种非特异性内源性血管炎,或为视盘血管对抗原的过敏反应。视盘血管可能由于眼内的抗原,如晶状体蛋白或眼球其他组织,或眼外的细菌或病毒,或自身免疫复合物抗体的形成,引起非特异性内源性血管炎。视盘内包括睫状血管及视网膜中央血管两个系统的分支,两种血管炎症有不同的表现。

1.视盘血管炎Ⅰ型

由于筛板前区睫状血管炎症,毛细血管渗出增加,液体积聚于疏松的神经胶质组织中,导致视盘水肿。

2.视盘血管炎Ⅱ型

由于视盘表层辐射状毛细血管的炎症侵及筛板后视网膜中央静脉,表现为视网膜中央静脉阻塞性改变,实际上就是炎性视网膜中央静脉阻塞。

二、临床表现

1.症状

视力正常或轻度下降,一般视力不低于0.5,个别患者视力损害严重;眼前黑点,或闪光感,偶有眼球后钝痛等症状。

2.体征

(1)视盘血管炎Ⅰ型:视盘充血水肿,隆起低于3 D;视盘表面及其邻近常有小的浅层火焰状出血和渗出;视网膜静脉扩张迂曲明显;病程后期,视盘水肿消退,其颜色变淡,视网膜血管伴有白鞘。

(2)视盘血管炎Ⅱ型:视盘水肿、充血;视网膜静脉高度扩张迂曲,可见大片火焰状出血和絮状渗出。

3.并发症

本病预后良好,一般无严重并发症,视力多可恢复正常,但病程缓慢,可长达18个月或更长时间。视盘血管炎Ⅱ型如果控制不佳,静脉阻塞发展,视网膜出血渗出加重,伴有黄斑水肿时,即成为缺血型视网膜中央静脉阻塞,则预后不良,可出现黄斑囊样水肿,有报道可发生新生血管性青光眼。

三、辅助检查

1.视野检查

生理盲点扩大或相应视野缺损。

2.荧光素眼底血管造影

①视盘血管炎Ⅰ型:早期可见视盘毛细血管明显扩张,并有荧光素渗漏,后期呈现强荧光。在视网膜循环时间上,动脉充盈时间正常,静脉充盈延缓。②视盘血管炎Ⅱ型:视网膜静脉循环时间明显延长,视网膜主干静脉沿途明显荧光染色和渗漏,伴有黄斑水肿时,黄斑区有荧光渗漏。

四、诊断与鉴别诊断

1.诊断要点

①视力下降,通常不低于0.5。以40岁以下青壮年居多,男性为多,多为单眼发病。②眼底表现:视盘血管炎Ⅰ型表现同视盘水肿,但隆起高度常低于3 D;视盘血管炎Ⅱ型表现类似于视网膜静脉阻塞。③视野和荧光素眼底血管造影有助于诊断。

2.鉴别诊断

(1)视盘血管炎Ⅰ型应与缺血性视盘病变、视神经乳头炎、视盘水肿相鉴别:缺血性视盘病变表现为视力突然下降,多为双眼发病先后,视盘呈贫血性水肿,色淡或粉红色,典型视野变化为与生理盲点相连的象限性损害,常有糖尿病、动脉硬化、大出血、休克、严重贫血、红细胞增多、白血病、颞动脉炎等病史。视神经乳头炎患者视力突然下降,甚至失明,视野有中心暗点。视盘水肿则一般为双侧发病,视盘显著隆起>3 D,充血,有颅内压增高的体征。

(2)视盘血管炎Ⅱ型应与视网膜中央静脉阻塞、视网膜静脉周围炎相鉴别:视网膜中央静脉阻塞多见老年人,视力严重下降,视盘充血水肿明显,静脉显著迂曲扩张,对激素治疗效果不明显,预后差。视网膜静脉周围炎多见于青年人,突然视力下降,反复发作,病变在视网膜周边部血管,静脉周围有白鞘,视网膜出血量多时,出血进入玻璃体,眼底不能窥见。

五、治疗

1.治疗原则

视盘血管炎Ⅰ型用糖皮质激素治疗效果较好,激素治疗可缩短病程,减少并发症。Ⅱ型疗效不如Ⅰ型,视盘血管炎Ⅱ型的治疗可参考视网膜中央静脉阻塞。

2.全身治疗

糖皮质激素治疗效果较好,泼尼松用量每日80 mg,应用1周左右,逐渐减量用药。

3.局部治疗

激光治疗:视盘血管炎Ⅱ型患者,荧光素眼底血管造影发现有大面积无灌注区时,可行视网膜光凝治疗。

(郭小芳)

第三十四节　视神经萎缩

任何原因造成视神经纤维、视网膜神经节细胞和轴突的损害均可导致传导功能障碍,引起视神经萎缩(optic atrophy,OA),本病是前视路(视网膜膝状体通路)系统损害后导致的神经纤维病理改变的结果。本病临床上并不少见,视神经萎缩的病因十分广泛,并可发生于任何年龄组。其主要临床特征是视力、视野、色觉不同程度损害及检眼镜下视盘色泽变淡或苍白。

一、病因病理

本病可由遗传、炎症、肿瘤、缺血、外伤、青光眼、中毒、营养障碍及脱髓鞘疾病等多种因素造成。视神经的轴突来自视网膜神经节细胞,轴突的损害可源于不同的解剖层次,包括发生在轴突远端部位的顺行性(上行性)变性和发生在轴突近侧端的逆行性(下行性)变性。随大量轴突变性,神经髓鞘崩解脱失,视神经直径减小,软脑膜束间隔收缩,变短变厚,蛛网膜和硬脑膜下腔变宽,并有神经胶质和星状细胞增生及毛细血管减少。

二、临床表现

根据视神经原发病灶的部位及眼底表现,临床可分为原发性、继发性和上行性视神经萎缩三种。

1.症状

视力逐渐下降,视野窄小或眼前某一方位有阴影遮挡,并逐渐加重,终致失明。

2.体征眼

外观正常,单侧发病或双眼罹患,病情严重眼可见 RAPD(＋),黑蒙眼瞳孔直接对光反射消失。眼底检查表现为:①原发性(下行性)视神经萎缩,可见视盘色苍白,边界清楚,筛板清晰可见,血管正常或变细;②继发性视神经萎缩(视盘水肿或视盘炎、视盘血管炎所致),可见视盘色灰白,边界不清,筛板不显,视盘附近血管可伴有白鞘,视网膜静脉充盈或粗细不均,动脉变细;③上行性视神经萎缩(视网膜性或连续性视神经萎缩),系由于视网膜和脉络膜的广泛病变引起,如视网膜色素变性、视网膜中央动脉阻塞等,有原发病的相应眼底改变。

三、辅助检查

1.色觉检查

色觉检查可有后天性色觉障碍,红绿色觉障碍多见。

2.视野检查

视野检查多见向心性缩小,有时可提示本病病因,如双颞侧偏盲应排除颅内视交叉占位性病变,巨大中心或旁中心暗点应排除 Leber 遗传性视神经病变。

3.视觉诱发电位检查

视觉诱发电位检查 P100 波峰潜时延迟或(和)振幅明显下降。

4.头颅 CT 或 MRI 检查

头颅 CT 或 MRI 检查排除或确诊有无颅内或眶内占位性病变压迫视神经,明确有无中枢神经系统白质的脱髓鞘病灶。

5.分子生物学检查

分子生物学检查怀疑遗传所致时应选择基因检测。

四、诊断及鉴别诊断

1.诊断要点

(1)视力逐渐下降。

(2)色觉障碍。

（3）视野逐渐向心性缩小，也可见其他类型视野缺损。

（4）视盘色泽变淡或苍白。

（5）视觉电生理检查或颅眶影像学检查有助于诊断。

2.鉴别诊断

青光眼性视神经萎缩：在视神经萎缩早期，视盘粉红色调变浅，随病情进展，视盘组织缓慢消失，残留灰白、弯月形浅凹陷，裸露筛板，类似青光眼性病理凹陷，但视神经萎缩患者的视盘罕见有任何区域的盘沿缺损，且盘沿色泽是苍白的。有统计认为盘沿苍白对非青光眼性视神经萎缩有 94% 的特异性，而盘沿局灶性或弥散性变窄，且盘沿区仍保留正常粉红色，对青光眼性视神经损害有 87% 的特异性。而且，青光眼性视神经病变的视野缺损多发生在生理杯明显扩大时，且中心视力下降常发生在晚期。

五、治疗

1.治疗原则

本病应寻找原发病变，发现病因，尽早针对病因治疗，可采用中西医结合综合治疗方法，中医药为主，辅以西药，中医药治疗对本病有一定优势和较好疗效。

2.全身治疗

①维生素 B_1、维生素 B_{12}、肌苷、三磷酸腺苷等选择应用，早期可应用神经生长因子治疗；②高压氧治疗，对放射性、缺血性或中毒性视神经萎缩早期应用可能有效；③复方樟柳碱，于颞浅动脉注射或太阳穴穴位注射，10 次为一个疗程，可应用治疗 1～2 个疗程。

（郭小芳）

第三十五节　视盘水肿

视盘水肿（optic disc edema，ODE），又称视乳头水肿（papilledema），是颅内疾病导致颅内压增高后常发生的重要眼部体征。它既与神经外科疾病密切相关，又是眼科疾病中易见到的征象。引起 ODE 的原因有多种，颅内肿瘤或特发性假性脑瘤可造成 ODE，视神经本身的炎症可导致 ODE 并有早期视功能障碍，各种解剖变异可造成貌似 ODE 征象的假性 ODE。尽早发现 ODE，及时查明病因并给予适宜治疗，对维持或改善视功能，甚至挽救生命，均有重要的临床意义。ODE 早期，通常视力正常，随水肿迁延日久，发生视神经萎缩，则视力可逐渐下降，直至失明。

一、病因病理

1.病因

直接原因为各种原因（颅内压增高、眼内压降低等）致筛板后压力高于筛板前，引起视神经纤维轴浆回流和静脉回流障碍。水肿主要出现于组织疏松的筛板前区。正常时眼压高于球后神经组织压。

颅内压增高的病因包括：①原发性或转移性颅内肿瘤，如脑膜瘤、胶质瘤、错构瘤、畸胎瘤、巨大动脉瘤及转移癌等；②各种炎症，如脑炎、脑膜炎、脑脓肿、肉芽肿（梅毒、结核、肉样瘤病）；

③硬脑膜下或硬脑膜外血肿;④发育障碍,如颅骨狭窄症、导水管狭窄、脑动静脉畸形;⑤其他原因,包括常见于年轻肥胖女性的假性脑瘤、矢状窦血栓形成、严重阻塞性肺部疾病伴 CO_2 分压增高等。

2.病理

视盘水肿时体积增大,因其后有筛板,周围是坚固的巩膜壁,对肿胀的视盘形成限制,因而只能向前膨出,把邻接的视网膜推开、皱起。随着神经纤维间水肿,视盘及其前后附近血管淤血,血管外淋巴细胞浸润,循环障碍造成轴浆流阻滞进一步加重,日久神经轴索及神经节细胞变性萎缩,胶质细胞及结缔组织增生。

二、临床表现

1.症状

(1)视觉症状:①中心视力下降:早期视力正常,可有短暂性视力模糊或发灰暗感,一过性闪光幻觉或闪辉性暗点。若 ODE 累及黄斑,有出血、渗出时视力可下降;少数病例肿瘤直接压迫视神经或造成视神经供养动脉缺血,可在早期即有视力严重受损或失明。ODE 长期存在者可致完全失明。②复视或远视:前者因肿瘤直接压迫或颅内压增高压迫展神经或滑车神经等引起;后者是视盘周围视网膜下液体积聚引起的获得性远视。

(2)全身症状:①头痛:典型者在早晨重,可以全头痛或局限于某个部位。因用力呼气时胸腔内压增加,咳嗽、紧张、头部活动或转动时,可使头痛加剧,但并不常见。少数患者无头痛。②突发性恶心和喷射样呕吐:多因颅内压波动而诱发,但临床少见。③意识丧失及全身运动强直等:病情严重时出现,多因大脑皮质受压及供血减少造成。

2.体征

不同病期可有不同体征。①视盘充血:视盘表面毛细血管扩张所致,是最早期表现。②渗出:硬性渗出和棉絮状白斑的出现时间、部位,有助于了解病程病情。③视盘肿胀:从轻度视盘隆起到高出视网膜平面达 3~4 D,呈蘑菇样形态。在有晶状体眼,隆起 2 D 等于 1 mm 高度;在无晶状体眼,3 D 是 1 mm 高度。④视盘边缘模糊:应排除视盘先天性异常和远视,并综合其他体征评价。⑤视神经纤维层放射状或条纹状出血:是早期 ODE 的重要体征,是视盘内或盘周扩张的毛细血管破裂所致。但是否出血及出血量多少,并不说明 ODE 的原因和病情轻重。⑥视盘周围神经纤维层肿胀混浊:直线形白色反光条纹丧失或变弯曲,颜色变深,模糊不清无光泽。⑦视盘生理杯饱满。⑧Paton 线:ODE 明显时在视盘颞侧呈垂直向围绕视盘的同心圆样线状皱纹。其颞侧视网膜轻度移位离开盘缘,引起视网膜折叠,发生皱褶或波纹状。ODE 加重,Paton 线可消失。Paton 线是真性 ODE 最可靠的体征之一,但任何原因的 ODE 均可能有 Paton 线,故 Paton 线存在仅提示有 ODE,无 Paton 线也不能轻易排除 ODE。⑨自发性视网膜静脉搏动消失:表明颅内压超过 200 mmH_2O,据统计,视盘主干静脉搏动存在,颅内压<(200±25) mmH_2O。但静脉搏动在正常人群中发生率为 80%,加上高颅压可有波动,若恰好在颅内压暂时降到波低谷或正常值下时观察眼底,就可能见到静脉搏动。所以,缺乏静脉搏动不应断然认定有 ODE。⑩视神经睫状静脉分流:是因视神经鞘内压力增高所致。当该体征伴有苍白视盘水肿,视力差时,应高度怀疑前部视神经鞘脑膜瘤。但该分流血管也可见于视盘玻璃膜疣、视网膜中央静脉阻塞、蛛网膜囊肿、胶质瘤及视神经缺损病例中。

三、辅助检查

1.视野检查

不同占位病灶和病因,视野缺损形态不同。早期最常见生理盲点扩大,也可有弓形暗点或鼻侧阶梯,中心暗点,偏盲类缺损。随病情发展,视野缺损加重,晚期多呈向心性缩小。

2.荧光素眼底血管造影

荧光素眼底血管造影易于发现早期 ODE,造影早期视盘毛细血管扩张,荧光增强;继则染料渗漏蔓延至盘周。有时可见微动脉瘤或视盘睫状静脉分流。

3.超声检查

超声检查对可疑 ODE 有帮助。可明确视神经直径是否增粗,直径增大是否由围绕视神经的 CSF 聚集引起。并可发现埋藏于视盘内的玻璃膜疣。

4.其他影像学检查

CT 扫描可以识别酷似 ODE 的埋藏玻璃膜疣,CT 结合 MRI 可发现、定位颅内肿物或脑积水。

5.其他检查

必要时应做糖尿病、甲状腺或血液病方面的检查。

四、诊断与鉴别诊断

1.诊断要点

(1)早期型:①视力正常,无视觉异常症状;②视盘轻度充血和隆起;③视盘边缘模糊,盘周神经纤维层肿胀,首先累及鼻侧,其次为上方、下方及颞侧;④主干静脉搏动消失,但约有 20% 的正常人可无自发性静脉搏动,故该体征并不必然有颅内压增高。

(2)中期发展型:①一眼或双眼持续数秒的短暂视力模糊,常在直立时发生。视力正常或下降。②视盘充血重,中度隆起,边缘模糊。③跨越视盘的小血管被遮盖。④静脉充盈,盘周火焰状出血,常有棉絮状斑。荧光素眼底血管造影有前述表现。⑤随 ODE 加重,可见 Paton 线。⑥不对称性星芒状渗出,在黄斑中心凹鼻侧向视盘方向更明显。⑦视野生理盲点扩大。

(3)晚期萎缩型:ODE 不论何种原因引起者,长期不消退均可转入该型。随 ODE 持续,出血和渗出逐渐吸收。视盘前毛细血管扩张,视盘轻度充血。日久视盘变灰白,视盘表面出现类似玻璃膜疣的可折射的白色小体——淀粉样小体。多数患者神经纤维层有裂隙状或弥散状萎缩区。ODE 消退,视盘色泽灰白,视网膜血管变窄并伴白鞘,神经纤维层大片萎缩。部分患者有黄斑区色素紊乱及脉络膜皱褶。视力明显下降。上述分期并无明确界限和时间段。实际上,ODE 发展到视神经萎缩取决于诸多因素。在颅内压急速增高,持久不降时,急性 ODE 可在数周内导致视神经萎缩,而无需经历慢性水肿阶段。另有部分患者从早期 ODE 到视神经萎缩要数月,甚至数年。

2.鉴别诊断

(1)假性 ODE:包括高度远视,视神经发育异常,如有髓神经纤维、倾斜视盘、视盘前膜、视盘玻璃膜疣及牵牛花综合征等。现介绍埋藏性视盘玻璃膜疣和真性 ODE 的鉴别要点,前者造成视盘隆起有以下特征:①视盘不充血,表面无毛细血管扩张;②视盘通常比正常人偏小,生理凹陷缺乏;③视盘自身隆起,且表面动静脉血管清晰可见;④视盘表面常见异常血管,即血管明显迂曲,分支增多,有时可见血管环,血管分流支及睫状视网膜动脉;⑤盘周视网膜神经纤维层保留正常线状光反射。⑥视盘边缘常不规则,伴有色素上皮缺损,呈蛀蚀状外观。⑦FFA可见埋藏玻璃膜疣所在部位的结节状强荧光,晚期荧光减弱或持续荧光。但血管无渗漏。⑧眼部 B 超、CT 扫描、扫描激光检眼镜及 OCT 等均有助于发现本病。

(2)假性脑瘤所致 ODE:假性脑瘤中 90%为特发性颅内压增高。本病与肥胖及性别有关,发病高峰是 30 岁,女性为主,青年肥胖女性尤为多见。诊断必须符合 4 条标准:①颅内压升高;②神经影像学检查脑室正常或脑室小;③脑脊液(cerebrospinal fluid,CSF)生化检查正常;④排除颅内肿物及其他颅内异常。

(3)眼部疾病:眼部各种炎症、血管性疾病、外伤、低眼压均可能导致 ODE,多单眼发病。常见的几种眼病如下。

1)视神经乳头炎(视盘炎):是指炎症发生在视神经的眼内段。本病病因广泛,全身多种感染、脱髓鞘疾病、代谢失调、局部炎症、中毒等因素均可能致病。狭义上讲,局部感染造成的视神经乳头炎有如下特征:①多累及双眼,也可先后发病,多见于儿童,预后较好;②突然视力锐减,多伴有眼球转动痛或眼球压痛;③眼底视盘充血变红,边界模糊,ODE 常不超过 3 D,视盘上或(和)盘周可见渗出、出血;视网膜静脉扩张、弯曲;④晚期呈继发性视神经萎缩体征;⑤视野有中心暗点及生理盲点扩大,视神经萎缩后有周边视野向心性缩小;⑥视觉电生理检查:图形 VEP 典型者表现为振幅下降,潜伏期延长;⑦对糖皮质激素治疗敏感,但有药物依赖性。

2)缺血性视神经病变:又称前部缺血性视神经病变,是由于后睫状动脉循环障碍造成视盘供血不足,使视盘急性缺氧导致本病。病因包括高血压、动脉硬化、糖尿病等造成的血管退行性改变,血管炎后管腔变窄或闭塞,血液黏度改变,血压过低,眼内压增高等多种因素。视盘偏小、视盘生理凹陷小等先天解剖因素也是病因之一。本病特征为:①好发于中老年人,多为双眼先后发病。突然视力减退,不伴眼球转动时疼痛;②眼底视盘灰白水肿,水肿隆起度1~3 D,视盘周可有少量出血,水肿消退后视盘某一象限变浅或苍白,即残留继发性局限性视神经萎缩;③FFA 示臂-视网膜循环时间延长;视盘荧光充盈迟缓或不均匀,可有部分充盈缺损;盘周偶见微动脉瘤,并见脉络膜片状弱荧光区;④视野检查的典型改变是与生理盲点相连的水平性半盲,或为象限盲或垂直半盲,但不以水平正中线或垂直正中线为界。当缺血性视神经病变一眼发病后已有视神经萎缩,另一眼又发病,表现为 ODE。此时应注意和福-肯综合征鉴别。后者是因颅内额叶底部的肿瘤压迫使该侧出现视神经萎缩,对侧眼产生 ODE。福-肯综合征患者视力常逐渐缓慢减退,ODE 多>3 D,绕视盘有出血、静脉怒张,对侧眼呈原发性视神经萎缩体征。有水肿侧视野生理盲点扩大及相应的颅内肿瘤压迫所致视野缺损。

3)视盘血管炎:为视盘血管的非特异性炎性病变,临床分两型,Ⅰ型——视盘水肿型,Ⅱ型——视网膜中央静脉阻塞型。其中Ⅰ型双眼发病者易与颅内压增高所致的 ODE 混淆。但视盘血管炎有如下特征:①视力轻度下降或正常,自觉视力模糊;②视盘水肿、充血、隆起,程度不重,多<3 D,盘周可有少量出血,动脉细或正常;③视野仅生理盲点扩大,有时出现中心暗点;④荧光素眼底血管造影早期视盘有渗漏。

五、治疗

1.治疗原则

视盘水肿是多种疾病的共同表现,首先应进行病因治疗。若是颅内占位性病变引起颅内压增高所致,应手术去除颅内占位性病变。中药治疗以利水消肿为主。

2. 全身治疗

①尽快明确病因并针对病因治疗,如及时摘除脑瘤,有可能恢复正常视力;②病因不明者可定期随访,开始1~2个月复诊1次,病情稳定则每3~6个月复查1次,应注意视野变化和进展;③重度持续的 ODE,可用高渗脱水剂、利尿剂、激素及神经营养药治疗,根据不同病因应以神经内科、神经外科及放射外科治疗为主;④若确诊假性脑瘤所致 ODE,患者有难以忍受的严重头痛或已有视神经受损的证据,应采用减轻体重(对肥胖者),乙酰唑胺和脱水剂降颅内压,连续腰穿及腰椎腹膜分流术或视神经鞘开窗术等;⑤可给予 B 族维生素和肌苷、ATP 等营养支持治疗。

3. 手术治疗

手术适用范围为原因不明,或病因不能去除、药物治疗不能控制颅内压,而视功能又有进行性损害倾向的颅内压增高性视盘水肿。有两种术式。

(1)视神经鞘减压术:在显微镜下操作,以深部拉钩暂时牵引暴露视神经。应用一种长柄有三角形的角巩膜刀或特别的弯硬脑膜刀,在球后约 3 mm 视神经相对无血管区纵向切开视神经鞘 4~5 mm,至少做 3 个切口并用细软的虹膜复位器或细小弯钩在硬脑膜与视神经轻轻分离,待见脑脊液滴出后,于原内直肌止端缝合内直肌,并缝合球结膜切口。

(2)视神经鞘开窗术:这是一种采用经颅开眶或从眶内侧暂时剪断内直肌或做眶外侧壁开眶的手术。于额叶硬脑膜外分离显露眶顶,在眶顶部正中用小钻钻孔,然后用咬骨钳扩大骨囱至 20 mm×25 mm 范围。切开眶筋膜,把提上睑肌牵向外侧,分离眼外肌与眶脂肪,暴露眶内段视神经。在手术显微镜下于近球后壁之视神经处用尖刀划开视神经鞘膜,待见有脑脊液溢出后,剪去切口处少许鞘膜,形成视神经鞘膜窗口。接着缝合眶筋膜,修复(或不修复)眶顶,硬脑膜外应放置引流,并分层关顶。

(郭小芳)

第三十六节　先天性(婴儿型)内斜视

发病在出生 6 个月以内的显性非调节性内斜视。表现为出生时或出生后 6 个月内(含 6 个月)发病,斜视度大,多数患者双眼视力相等而呈交替性,少数为单眼性,屈光状态为轻度远视,戴眼镜不能矫正眼位,可能有家族史。

一、诊断要点

1. 临床特征

出生后 6 个月内发病。其特征包括:

(1)内斜视角度较稳定,共同性内斜视(可伴有 A 或 V 征)。

(2)中等到大角度内斜视($30^\triangle \sim 70^\triangle$),可交叉注视(既注视左侧时使用右眼,注视右侧时使用左眼)或交替注视。

(3)眼球运动:基本没有受限,娃娃头试验阳性。可有假性外展功能不足。

(4)调节性集合与调节的比值(accommodation convergence/accommodation,AC/A)通

常正常。

(5)常有轻度远视(1.00~2.00 D),当单眼恒定性内斜视时,常有弱视发生。

(6)调节因素:大多数人认为婴儿型内斜视是非调节性的,但也有人认为有调节因素混合存在。

(7)常伴有垂直分离性偏斜(dissociated vertical deviation,DVD)、下斜肌功能亢进、隐性或显-隐性眼球震颤。

2.辅助检查

(1)屈光检查:睫状肌麻痹后检影验光[1%阿托品每日 3 次、连用 3 d,或每日 2 次、连用 5 d 后验光;1%环戊通(盐酸环喷托酯)5 min 1 次、连用 3 次,45~60 min 后验光]。如果患儿不合作,可予以水合氯醛镇静后检查。

(2)视力评估:对于能配合检查视力的患儿,分别查双眼的裸眼和矫正视力。对于不能配合查视力的患儿,必须观察每眼的注视性质及是否能交替注视,以评估双眼视力状况。对于婴幼儿可以使用视动性眼震仪、选择性观看、Teller 卡片等方法检测评估视力。

(3)眼前节及眼底检查:排除眼前后节器质性疾病。

(4)斜视检查:对于不配合患儿可用角膜映光法(Hirschberg 法)、三棱镜加角膜映光法(Krimsky 法)粗略估计斜视角。对于合作的患儿可行三棱镜加遮盖法查视远和视近的斜视角度。

(5)娃娃头试验:婴幼儿检查常不合作,观察其眼球外转时可能达不到外眦角,为了和外直肌麻痹鉴别,采用该方法。检查者两手固定患儿头部,突然使其左右转动,随着头的运动,眼球必然随之左右运动。观察眼球达到什么位置。外转时角膜外缘达到外眦角为正常;达不到外眦角为不足。

3.鉴别诊断

(1)假性内斜视:患儿内眦赘皮,遮盖鼻侧球结膜,外观呈内斜视,但角膜映光点正位,交替遮盖示正位。注意检查患儿时应使用调节视标,以排除调节性内斜视。

(2)内隐斜视:是一种潜在的视轴向内分离,这种视轴分离可以被融合机制所控制,在正常双眼注视情况下能保持眼位正位,不发生偏斜。即在交替遮盖试验时双眼分别由内到正中转动,但角膜映光检查正位。

(3)知觉性内斜视:知觉性内斜视常继发于严重的视力下降,导致知觉性融合功能障碍。可在任何年龄发病,表现为单眼恒定性、共同性内斜视。斜视角可变。常见于先天性上睑下垂、角膜混浊、白内障、视神经病变或视网膜病变。知觉性内斜视与知觉性外斜视在 6 岁以下儿童中的发病率一致;在较大儿童和成人中知觉性外斜视多见。

二、治疗

1.矫正屈光不正

大多数人认为婴儿型内斜视是非调节性的,并且婴儿时期 2.00~3.00 D 的远视属于生理范围,通常不需要矫正。但有学者不完全同意非调节说,认为有的患儿存在调节因素。有些内斜视儿童充分矫正远视性屈光不正或重复使用睫状肌麻痹剂 1 个月或 2 个月后,其远视度数明显高于最初检查的度数,更多的隐性远视变为显性远视。这些人通过增加眼镜度数或过矫 0.5~1.0 D,降低调节张力及调节性集合,而有可能会使斜视度减少。因此,主张初诊时充分睫状肌麻痹,检影验光后足矫或过矫。对于不愿接受足矫或过矫眼镜的儿童,可以通过眼局部的阿托品化帮助患儿接受足矫或过矫眼镜。戴镜 3 个月后复诊,注意戴镜和不戴镜状态下的眼位变化。

2.治疗弱视

术前进行严格的弱视治疗,开始治疗的时间越早,治疗的疗程越短。可以给予遮盖或药物压抑办法令患儿保持双眼交叉注视或交替注视,根据患儿是否能够自如地变换注视眼来判断双眼视力是否相近。

3.手术治疗

儿童早期的斜视如不给予及时有效的治疗会造成严重的、不可逆的知觉异常,并且由于长久的内斜视状态会导致眼外肌、球结膜、Tenon 囊的继发改变并增加手术预后的不确定性。因此,大多数眼科医师主张尽早手术,为了获得更好的双眼视功能,手术最迟不超过生后 24 个月,甚至可在生后 4~6 个月进行。

4.化学去神经治疗

对不愿接受手术者,给予内直肌注射肉毒杆菌毒素 A 也是一个可试行的选择。

(于媚铃)

第三十七节　调节性内斜视

调节与集合之间存在着内在的联动关系,由于增加调节力或异常的高 AC/A 导致的集合过量所产生的内斜视称作调节性内斜视。可分为屈光性调节性内斜视(完全性和部分性)、非屈光性调节性内斜视和调节不足性内斜视。

一、屈光性调节性内斜视

内斜视完全是由于远视性屈光不正所引起,当对远视性屈光不正给予充分麻痹睫状肌并戴镜矫正后,在各个注视距离和注视方位内斜视变为正位或轻度内隐斜视,使眼位保持正位。

(一)诊断要点

(1)发病年龄通常为 6 个月~7 岁,最常发生在 2~3 岁。

(2)通常为共同性斜视(可伴有 A 或 V 征)。

(3)中度内斜视(20△~40△),斜视角多变,早期可间歇性,未戴镜时视近内斜视角大,视远时减小,且随时间增加内斜视发生的频率和程度都增加。

(4)斜视角变化较大,斜视角的大小与患者的精神状态及视近时所使用的调节量有关。

(5)屈光不正通常为+2.00~+6.00 D。AC/A 正常。

(6)睫状肌充分麻痹或戴完全矫正眼镜后眼位获得正位,摘镜后内斜视重新出现,可随年龄增加、调节力的减弱,斜视度减小,甚至消失或成为微小斜视。

(二)治疗

1.矫正屈光不正

1%阿托品或环戊通(盐酸环喷托酯)睫状肌麻痹验光,戴全矫眼镜。戴镜后观察眼位情况。一般每半年重新验光一次,根据屈光度变化决定是否换眼镜。

2.治疗弱视

如果伴有弱视,同时治疗弱视。

3.视觉训练

脱抑制训练和增强负融合功能训练。

4.手术治疗

此类斜视戴眼镜后正位一般不需要手术治疗。如伴有垂直非共同性斜视,如 A-V 型斜视,或伴有明显斜肌功能异常的,或者戴镜后失代偿的可以行手术治疗。

二、部分调节性内斜视

斜视不完全是由于调节因素所引起,当远视性屈光不正戴镜充分矫正后内斜度数减少,但仍有残余斜视存在。

(一)诊断要点

临床特征除了以下几点,其余和屈光性调节性内斜视临床特征一致。

(1)通常存在中度到高度远视,戴全矫远视眼镜后内斜视减轻,但是没有完全消失,仍残留10△以上的内斜。

(2)内斜视是恒定性的,AC/A 值可正常或高。

(3)有时是由完全调节性内斜视失代偿发展而成。

(4)有些既有内斜视又有调节的因素。

(5)交替注视患者,一般双眼视力接近;单眼恒定性内斜的患者,一般斜视眼弱视。

(二)治疗

(1)戴远视全矫眼镜。

(2)有弱视者同时治疗弱视。

(3)戴镜经 3～6 个月眼位不能完全矫正,非调节部分内斜视应手术矫正。

(4)注意术后调节性内斜视部分需继续戴镜矫正。

三、非屈光性调节性内斜视

正常情况下,调节与调节性集合存在一定的比例关系,当一定的调节产生过量的调节性集合运动时所产生的内斜视称非屈光性调节性内斜视(也称高 AC/A 性内斜视)。

(一)诊断要点

1.临床特征

除了以下几点,其余和屈光性调节性内斜视临床特征一致。

(1)AC/A 值高(AC/A 正常值为 3△～5△/D)。

(2)视近斜视角比视远斜视角大(≥15△)。视远可以正位,视近或者调节视标诱导下可以表现出明显的内斜。

(3)屈光状态多为轻度远视,但可有任何屈光不正甚至近视。

(4)此类病例的病因是高 AC/A 值,因此戴双焦眼镜或多焦眼镜对视近内斜视有效。

2.辅助检查

AC/A 值测定:同视机梯度法测量。患者戴远用矫正眼镜,用同视机检查自觉斜视角,插入－3.00 D镜片后再检查自觉斜视角,两者相减,再除以3,所得值即是 AC/A。

3.鉴别诊断

V型内斜视:高 AC/A 性内斜视是原在位(第一眼位)视近时斜视角度增加,V型内斜视无论远近均是在向下方注视时斜视角度增加。

(二)治疗

(1)首先矫正屈光不正:在睫状肌麻痹下充分矫正远视性屈光不正,避免因远视欠矫引起的调节性内斜视的干扰。

(2)由于视近时出现的内斜视影响正常双眼视觉的发育,可选用双光镜或渐进多焦镜抑制视近时的过度的调节性集合。双光镜下加光度数一般在＋2.50～＋3.00 D,或者选择近距离注视时眼位能够正位时的度数。下加光片子的高度既要视近时覆盖瞳孔,又不能超过镜片的视远区。双光镜的最理想效果是在视近、视远时都有双眼视功能,或者是残留的斜视度数小于10△,临床上也可以被接受。随着分开融合功能的增强以及远视度数、AC/A 比值的减少,患者有保持眼位正位、不需要双光镜的可能,有时还可以通过增加远视度数而减少双光镜的下加度数使患儿逐渐停戴双光镜。

(3)对不配合戴双光镜的儿童可配合使用缩瞳剂,但不宜长期使用。

(4)手术:主张对上述方法治疗无效时可以考虑采用手术办法矫正,如双眼内直肌后徙、后固定或联合两种术式,使 AC/A 比值减少或正常,减少视近时的斜视度。术后可以不必佩戴双光镜,只戴单光镜。手术量的计算有人主张参照近距离的斜视度,不必担心远距离注视时会过矫。

(于媚铃)

第三十八节　非调节性获得性内斜视

出生后 6 个月后发病。表现为恒定性和共同性内斜视(可伴有 A 或 V 征),斜视角中到重度(20△～70△)。常伴有远视,但与远视性屈光不正无明显相关性。病因包括失代偿性内隐斜、遮盖打破了融合功能、身体或情绪紧张,以及较少见的中枢神经系统疾病。

一、基本型内斜视

这是最常见的亚型。AC/A 值正常,屈光不正不明显。与调节因素无关。视远视近斜视角相同。

(一)诊断要点

(1)出生 6 个月后发病。

(2)没有明显的屈光异常,与调节因素无关。

(3)视远视近斜视角相同。

(4)单眼恒定性内斜视者常伴有该眼的斜视性弱视。

(二)治疗

(1)根据患儿年龄处方戴镜。

(2)有弱视者同时治疗弱视。

(3)戴镜经 3～6 个月观察眼位和弱视治疗情况,决定是否手术。

二、散开不足型内斜视

AC/A 值低,视远斜视角比视近斜视角大。此类斜视比较少见,病因不明,可能与近视有关,认为患者以视近物为主,外展融合不足,久之外直肌功能减弱可致。散开麻痹必须排除中枢器质性疾病。散开麻痹起先表现为非共同性内斜视,随后共同性扩散。

治疗原则如下。①以手术治疗为主,可行双眼外直肌加强术。②对视远内斜视角度<10△者还可考虑给予基底向外的三棱镜,以获得舒适的双眼单视功能。

三、急性共同性内斜视

呈急性发作的后天性获得性内斜视,发病时患者可主诉复视。一些患者闭上一眼或遮盖一眼以减轻复视。

(一)诊断要点

(1)发病急,突然出现内斜视且出现双眼复视。

(2)眼球各方向运动无受限。

(二)治疗

(1)神经内科检查以排除颅内病变。

(2)佩戴三棱镜消除复视。

(3)斜视角大,且稳定后(一般稳定 3～6 个月)可考虑手术矫正眼位。

四、微小内斜视

一般指单眼小角度(<10△)的内斜视。原发性微小斜视常出生就有,而且没有大角度斜视病史。继发性微小斜视常见于视觉治疗或手术治疗大角度斜视后。其他因素:两眼物像不等,屈光参差,未矫正的垂直斜视和黄斑病变。常为恒定性共同性斜视,斜视角在 1△～10△之间。知觉适应常见,包括异常视网膜对应,中度弱视,黄斑中心凹抑制和旁中心注视。这些患者常具有周边融合功能和集合功能异常,有些患者还有局部立体视,但是无整体立体感。

(一)诊断要点

1.临床特征

(1)单眼小角度内斜视,常<10△。

(2)患眼黄斑中心凹抑制。

(3)单眼弱视,眼底检查患眼多为旁中心注视。

(4)屈光参差多见。

(5)多见于大角度斜视矫正术后。

(6)可有粗略的双眼视觉。

2.辅助检查

(1)4△BO 检查:患者双眼注视眼前 33 cm 处光源,于一眼前加 4△BO(底向外)的三棱镜,若该眼没有微向内转动,说明该眼存在黄斑中心凹抑制;若该眼有微内转而另眼出现伴随性外转后没有矫正性融像的内转运动,则说明未加三棱镜的眼存在黄斑中心凹抑制。

(2)注视性质检查:存在微小内斜视患眼,多为较稳定的旁中心凹注视,注视点常在中心凹偏鼻侧。

(3)线状镜检查:双眼通过线状镜注视光源,正常情况下可以看到两条相交的直线,光点位于中心交点上。当患眼存在黄斑中心凹抑制时,所注视的线条有中断现象。

(二)治疗

(1)矫正屈光不正。

(2)对于弱视程度较重、旁中心注视的大龄儿童或成人,弱视治疗效果不佳者可以不给予治疗,这些患者往往存在一定的双眼视觉和较好的周边融合幅度,无任何不适症状。

(3)对于6岁左右儿童可以尝试治疗弱视,充分矫正屈光不正,遮盖注视眼,弱视眼脱抑制训练,有些人通过积极的治疗,弱视眼的注视性质可由不稳定的旁中心注视转变为稳定的中心注视,视力和立体视觉都可以恢复到正常或接近正常水平,微小斜视甚至可以消失。

五、周期性内斜视

内斜症状出现有一定的周期性,一般为隔日出现,没有内斜表现时有较好的双眼单视功能。

(一)诊断要点

(1)发病突然,可能诱因:发热、惊吓、外伤等。

(2)呈大角度内斜视,内斜症状出现有一定周期性,大多为隔日出现,日久可成为恒定性内斜视。

(3)大部分患者双眼视力相近,屈光状态正常,没有症状时有较好的双眼视功能和立体视。

(二)治疗

(1)矫正屈光不正,部分患者内斜症状消失。

(2)对于症状不消失患者可手术矫正眼位。

(于媚铃)

第三十九节　共同性外斜视

外斜视指显性或隐性双眼视轴分离。共同性外斜视中第一斜视角=第二斜视角,眼球运动无障碍,在任何注视方向上斜视角无变化。

外斜视的病因及发病机理目前尚无定论。目前多认为集合和分开功能失衡、眼眶解剖、机械因素等与外斜视的发生有关联。

一、分期

外斜视的发病过程可以分为以下4期。第一期:视远外隐斜视,视近正位。该期属于正常范围。第二期:视远出现间歇性外斜视,视近时正位或外隐斜视。此期尚未形成抑制性暗点,患者会出现复视,在阳光下喜眯一眼。第三期:视远出现外斜视,视近时外隐斜视或间歇性外斜视。此期会出现抑制性暗点以避免复视,因双眼视功能已受影响,此期应积极治疗以期恢复双眼视功能。第四期:视近或视远均表现为外斜视。此期需尽快手术,挽救双眼视功能。

二、诊断要点

1. 临床特征

外斜视根据融合功能的差异,可分为以下三种类型。

(1)外隐斜视:外隐斜视是一种潜在的视轴向外分离,这种视轴分离可以被融合机制所控制,在正常双眼注视时能保持眼位正位,不发生偏斜。

外隐斜视患者需要采用更多的融合机能来控制视轴平行,经常在近距离工作稍久后易出现眼胀视糊等视疲劳症状,闭眼休息后会改善。

(2)间歇性外斜视:间歇性外斜视是儿童最为常见的外斜视类型。

间歇性外斜视是介于外隐斜视和恒定性外斜视之间的过渡型斜视,患者仅能间歇性地通过融合机制控制眼球正位,在精神不集中、疲劳或长时间阅读后出现显性外斜视。间歇性外斜视的斜视角度不稳定,可表现为双眼的交替性外斜,阳光下喜眯一眼。间歇性外斜视根据远近斜视角度的不同,可以分为:①基本型,视远和视近斜视角度大致相等。②外展过强型,视远较视近斜视角度大,两者相差≥15△。③假性外展过强型,初次检查表现类似外展过强型,但当单眼遮盖1h后远近斜视角度大致相等。④集合不足型,视近斜视角度人于视远斜视角度,两者相差≥15△。

(3)恒定性外斜视:恒定性外斜视是指眼位始终向外偏斜,正常融合功能不能控制双眼视轴平行。恒定性外斜视部分由间歇性外斜视失代偿演变而来,其他还包括先天性外斜视、知觉性外斜视、连续性外斜视等。恒定性外斜视斜视角度通常大而稳定;双眼视力相近时,可表现为交替性斜视;双眼视力相差较大,可表现为单眼恒定性外斜视。

2. 辅助检查

(1)视力和屈光检查:外斜视患者的眼位偏斜一般与屈光不正无特殊关系;外隐斜和间歇性外斜视患者双眼视力基本正常,儿童单眼恒定性外斜视合并单眼弱视或屈光参差者,可有单眼视力低下。

(2)眼位检查:主要有如下 2 种方法。

1)映光法:①角膜映光法,检查者在自己眼前将手电筒灯光投照在患者眼球上,通过观察角膜光反射点的位置及其与瞳孔的关系来判断斜视的类型和斜视角度。如果斜视眼角膜上的光反射点位于鼻侧瞳孔缘,为外斜15°;斜视眼角膜上的光反射点位于鼻侧角膜缘,为外斜45;位于两者中间点,为外斜30°。②Krimsky法,检查者将三棱镜底朝内置于注视眼眼前,再将手电筒灯光投照在患者眼球上,调整三棱镜度数直至两眼角膜光反射点都居中。这时的三棱镜度数即为斜视角度。

2)遮盖法:①单眼遮盖-去遮盖试验,嘱患者注视调节视标。a.遮盖试验,遮盖一眼,观察未遮盖眼的移动情况。如果未遮盖眼不动则表明未遮盖眼无斜视,若出现眼球由颞侧向中线的移动,则表明未遮盖眼存在显性外斜视。然后在另一眼上重复检查。b.去遮盖试验,遮盖一眼,观察被遮盖眼在去掉遮盖后的角膜映光点位置,以判断有无斜视及斜视度数。②交替遮盖试验,嘱患者注视调节视标,检查者交替遮盖受检者双眼,观察未遮盖眼再注视时由颞侧向中线移动。三棱镜加交替遮盖试验可以精确测量斜视角度。

(3)眼球运动检查:共同性外斜视各方向单眼运动均能到位;双眼运动应注意有无垂直肌、配偶肌之间的强弱,注意观察有无 A-V 现象。

(4)视网膜对应检查:主要有如下 3 种方法。

1)Bagolini 线状镜:具有正常双眼单视功能的外斜视患者看到的是完整的十字交叉光线,且光点位于交叉点上。单眼抑制患者仅能见一条光线。无单眼抑制且黄斑功能正常、有正常视网膜对应的患者会有复视,Bagolini 线状镜检查能见十字交叉光线,光点在交叉点上方。

2)worth 四点灯试验:看到 4 个灯,表明患者有正常双眼视功能;看到 3 个灯或 2 个灯,表明有单眼抑制;看到 5 个灯,表明存在斜视和复视。

3)同视机检查:同视机检查可观察外斜视患者的主观斜视角度与客观斜视角度之间是否存在差异,可以用来鉴别视网膜对应是否正常。

另外,同视机可以进行同时知觉、融合及立体视检查,反映双眼视功能状态的好坏,可作为选择手术时机的参考。

(5)立体视锐度检查:临床上常用的检查方法包括轮廓立体视觉图检查和随机点立体视觉图检查,以弧秒为单位。立体视是三级视功能的最高级,立体视锐度能反映双眼视功能状态的好坏。在间歇性外斜视随访观察期间,立体视锐度可以作为一项参考指标,决定手术时机。如患者近立体视锐度大于 60 弧秒、斜视角度大于 15△、检查配合,可以考虑手术。

(6)眼底照相检查:散瞳后做眼底照相,观察中心凹与视盘中心线的位置关系。正常黄斑中心凹位于视盘颞侧缘外 2.5 PD 视盘下 1/3 处,向下移位过多说明有外旋,向上移位则说明有内旋。眼底照相对于伴有 A-V 征的外斜视的诊断和治疗均有所帮助。

3.鉴别诊断

假性外斜视:由于正 Kappa 角、瞳距过宽、眶距过宽、旁中心注视等原因,患者呈外斜视外观,但通过交替遮盖试验可与外斜视相鉴别。

三、治疗

1.矫正屈光不正

矫正屈光不正可以提高视网膜成像的清晰度,从而增加融合刺激以控制外斜视。

根据睫状肌麻痹屈光检查结果。

(1)有明显屈光不正,特别是散光和屈光参差的患者,为保证视网膜清晰成像,应该全部矫正。

(2)外斜伴有近视者,应该全部矫正。

(3)外斜伴有远视者,矫正远视将减低调节性集合,使外斜增加,要全部矫正还是部分矫正,取决于远视程度、患者年龄和 AC/A 比值。通常远视小于＋2.00 D 的婴幼儿,可不予矫正;较大患者为避免屈光性疲劳,矫正远视通常是必要的;老年人有外斜伴老花眼,调节减弱,如有远视,需要矫正。可以给予最小度数以利于看近调节性集合。

2.治疗弱视

外斜视合并弱视患者,通过治疗提高弱视眼视力,可以改善融合减少外斜度,提高手术成功率。

3.三棱镜

使用底向内的三棱镜可促进融合,减轻近距离工作的视疲劳症状。目前临床较少使用。

4.正位视训练

对于外隐斜视,集合近点训练能增加自主辐辏功能,同视机融合训练和基底向外三棱镜训练可以提高融合性集合机能,均能缓解外隐斜视引起的视疲劳症状。

对于间歇性外斜视和恒定性外斜视,正位视训练的远期疗效尚存争议。

5.手术治疗

(1)手术适应证:①外隐斜视,一般以观察和非手术治疗为主。对于非手术治疗无效,远近外隐斜度≥15△,且有明显症状者,可考虑手术治疗。②间歇性外斜视,以手术为主。恰当的手术时机对间歇性外斜视来说尤为重要。间歇性外斜视的手术时机,取决于斜视角度的大小,显性外斜视出现的频率、融合功能是否良好,双眼视功能是否完善。如果在观察期出现双眼视功能变坏趋势,则应及时手术。③恒定性外斜视,以手术治疗为主。

(2)手术设计:根据术前视远、视近的斜视角度设计手术方式和手术量。

常用手术方式包括:单眼(双眼)外直肌减弱术、单眼(双眼)内直肌加强术、单眼(双眼)外直肌减弱联合内直肌加强术。

(于媚铃)

第四十节　A-V型斜视

A-V型斜视是指水平斜视在垂直方向上存在非共同性。当向上方注视和向下方注视时,眼位表现类似英文字母"A"或"V"。两字母尖端表示集合强或分开不足,两字母开口方向表示分开强或集合不足。

A-V型斜视的病因及发病机制有以下几种学说。①水平直肌学说,在生理状态下,双眼向上方注视时,由于外直肌的作用,表现为分开功能增强;而向下方注视时,由于内直肌的作用,表现为集合功能增强。当内、外直肌的功能过强时,出现V型斜视;而当内、外直肌功能减弱时,则出现A型斜视。②垂直直肌学说,由于上、下直肌的次要作用是内转,故上直肌力量过强或下直肌力量过弱,则出现A型斜视;下直肌力量过强或上直肌力量过弱,则出现V型斜视。③斜肌学说,目前斜肌异常被多数学者认为是导致A-V型斜视的主要原因。由于斜肌的次要作用是外转,故下斜肌力量过强或上斜肌力量过弱,则出现V型斜视;上斜肌力量过强或下斜肌力量过弱,则出现A型斜视。④眼外肌Pulley异位学说,Pulley作为眼外肌的功能性起点,其位置发生变化可能是导致A-V型斜视的重要原因。⑤眼眶因素,蒙古面容——高颧骨,睑裂向上倾斜,下睑缘平直,内斜多伴有下斜肌不足,出现A征,外斜多伴有下斜肌过强,出现V征;高加索面容——低颧骨,睑裂向下倾斜,下睑缘S形,内斜多伴有下斜肌过强,出现V征,外斜多伴有下斜肌不足,出现A征。

一、诊断要点

1.临床特征

(1)水平斜视。

(2)向上方25°注视和向下方25°注视时的水平斜视角度不一致,以三棱镜检查为依据。①A型内斜视:上转时内斜角度加大,下转时减小甚至无,两者相差≥10△。②A型外斜视:下转时外斜角度加大,上转时减小甚至无,两者相差≥10△。③V型内斜视:下转时内斜角度加大,上转时减小甚至无,两者相差≥15△。④V型外斜视:上转时外斜角度加大,下转时减小甚至无,两者相差≥15△。

(3)代偿头位:内斜A征和外斜V征患者伴有下颌上抬头位,外斜A征和内斜V征患者伴有下颌内收头位。

(4)眼球运动:斜肌异常是A-V型斜视的重要原因,因此需反复检查眼球运动,以明确有无斜肌异常,有助于确诊A-V型斜视,并有助于确定手术方案。

2.辅助检查

(1)三棱镜检查:完全矫正屈光不正,采用5 m外的调节视标,分别检查眼球向上方25°注视和向下方25°注视时的斜视角度。

(2)同视机检查:可以查上转25°和下转25°的斜视角度,但因存在近感集合易出现误差,结果仅用作参考。

(3)双眼视检查:注意检查原在位和代偿头位时的双眼视功能,部分患者在原在位时双眼视功能表现异常而代偿头位时双眼视功能表现正常。

(4)眼底照相:根据视乳头与黄斑的关系确定是否伴有旋转斜视。

3.鉴别诊断

V型内斜视与高AC/A性内斜视:前者无论视远、视近,向下方注视时斜视角度增加;后者是在原在位视近时斜视角度增加。

二、治疗

(1)矫正屈光不正。

(2)治疗弱视。

(3)手术治疗:消除运动障碍,保持、改善或重建双眼视功能,改善头位和美容。常用手术方案如下。

1)单纯内外直肌加强或减弱:适用于无斜肌异常且水平斜视角度在垂直方向上的差异不明显或仅为临界值的A-V型斜视患者。

2)水平直肌垂直移位术:适用于无斜肌异常但水平斜视角度在垂直方向上的差异较明显的A-V型斜视患者,其原理是通过改变眼球上转或下转时水平直肌在水平方向上的分力(即眼球向肌肉移位方向运动时,移位后的水平直肌与眼球的接触弧减少,力量相应减弱),从而改善A-V征。外直肌应向A-V的开口端移位,内直肌应向A-V的尖端移位。通常移位1/2～1个肌止端宽度可以矫正20△t～25△的A-V征。

3)垂直直肌水平移位术:其原理是利用上、下直肌附着点向鼻侧移位可加强内转力量,向颞侧移位可减弱内转力量来矫正A-V征,但临床上较少采用。

4)斜肌手术:适用于伴有斜肌功能异常同时水平斜视角度在垂直方向上的差异较明显的A-V型斜视患者。如伴有下斜肌功能亢进的V型斜视患者可行下斜肌减弱术、伴有上斜肌功能亢进的A型斜视患者可行上斜肌减弱术。实施斜肌手术前需通过眼底照相明确是否伴有旋转斜视。

(于媚铃)

第四十一节　分离性垂直性斜视

分离性垂直性斜视(dissociated vertical deviations,DVD)为双眼交替遮盖时,遮盖眼上斜视,与一般斜视的神经支配法则相矛盾的一种眼球垂直运动异常,并常合并隐性眼球震颤。虽然 DVD 独特的临床特征与其他垂直运动异常明显不同,当它与其他类型斜视伴发,特别是与垂直旋转斜视伴发时诊断可能会很困难。DVD 的病因及发病机理目前尚不明确。DVD 的发生可能与双眼视功能发育的早期破坏相关。

一、诊断要点

1.临床表现

(1)症状:DVD 患者存在主动的抑制机制,当眼球上转时不产生复视,因此患者多无明显自觉症状。双眼视力也往往良好。

(2)体征

1)眼位及眼球运动:当疲劳或注意力分散或人为遮盖一眼破坏融合时,被遮盖眼自发上转伴外旋转震颤,去除遮盖后,上转眼即下转并内旋震颤样回到中线,甚至可能越过中线呈低位,最终仍然回到中线。上斜的度数不稳定,一般情况下遮盖的时间越长,上转的幅度越大。当双眼交替遮盖时,遮盖眼均上斜,两只眼上斜的度数可能不等。非注视眼总是处于高位,此为本病的突出特点。

2)旋转斜视:DVD 常伴有外旋斜视,仔细观察虹膜纹理或是结膜血管,可发现当上转眼回到中线时伴有内旋转,当眼位分离时发生了外旋转。偶尔 DVD 患者的一只眼仅仅表现外旋斜视,而另一只眼各种症状都表现出来。

3)眼球震颤:接近一半的 DVD 患者伴发隐性眼球震颤,实际上很少遇见不伴有隐性眼震的 DVD 患者。遮盖或自发出现的外旋转和隐性眼球震颤也可能是分离性偏斜的唯一表现。在这种情况下,我们称其为分离性旋转性斜视。

4)Bielschowsky 现象:采用梯度滤光板,即滤光板的密度呈阶梯式变化,从一端到另一端密度逐渐加深,其透光率逐渐降低。把梯度滤光板放在一眼前,遮盖另一只眼,被盖眼则上转。移动滤光板,使其密度逐渐增加,注视眼看到的灯光逐渐变暗。这时候对侧被遮盖的眼从上斜位逐渐向下转动,直到水平位。反过来梯度滤光板的密度逐渐降低,则被盖眼会逐渐上转。这就说明注视眼接受的光强度逐渐增加,对侧被盖眼就逐渐上转;注视眼接受的光强度逐渐减弱,对侧被盖眼就逐渐下转。

5)头位异常:Anderson,Lyle 和 Bridgeman 注意到头位倾斜和 DVD 的关系,异常头位发生率为 23%～35%。合并头位异常的原因尚不清楚。大多数学者报道头位偏向更低角度垂直斜视眼的方向,但也有相反的结果报道。

6)斜肌功能:DVD 的患者可伴有或不伴下斜肌功能亢进,可能也伴有上斜肌亢进和向下注视时 A 形外斜。分离性偏斜的垂直角度经常在眼位外转时比内转时更小,然而,也可能在外转时更大。

7)合并其他类型斜视:DVD 可在双眼视功能正常的患者中作为一种孤立的特征出现,也常伴发于其他类型斜视,在婴儿型内斜视和婴儿型外斜视中发生率最高,婴儿型内斜视的患儿中 50%～90% 伴有 DVD，也可伴发于调节性内斜视、外斜视、知觉性斜视和 Duane 综合征等。DVD 常在 2～5 岁的儿童中被诊断，并常是在水平斜视术后。

8）其他：DVD 常常是双眼、不对称的。单侧 DVD 常发生在深度弱视眼和知觉性斜视中。DVD 患者也可以有一定程度的双眼视功能。

2.辅助检查

DVD 的斜视度很难准确测量，其测量结果多变。

（1）三棱镜遮盖法：测量 DVD 角度时需使双眼视力足以注视目标，可应用三棱镜交替遮盖的方法粗略地测量其偏斜度。把三棱镜放在上斜眼前，基底向下，交替遮盖并逐渐调整三棱镜的度数，直到上斜眼不再有上下转动为止。若为双眼 DVD，则双眼分别检查。Krimsky 法，即在斜眼前置底向下的三棱镜，逐渐增加度数，直至反光点位于瞳孔中心，该三棱镜度即眼位偏斜度数，本法仅适用于斜视眼不能注视的患者。

（2）复像检查：把暗红色玻璃放在一只眼前，该眼视网膜上的照度降低，则能够诱发复视。此时无论哪只眼注视，所看见的红像总是位于白像下方，这说明盖红玻璃的眼总是处于上斜位。如并用三棱镜可用复像分离的幅度测得垂直斜视度。

（3）同视机检查法：用小度数融合画片，以交替亮灭法检查，熄灭时间相对长一些，便很容易观察到熄灭侧眼的上转及外旋运动，同时伴有眼球震颤。而亮灯侧眼则为下转及内旋运动。

（4）凸透镜法：即于受检眼前置 +10.00～+20.00 D 凸透镜，使眼位分离，便可观察到受检眼的上转及外旋运动，本法可作为 DVD 与上隐斜的鉴别方法之一。

（5）视力检查：对于 DVD 的视力检查，由于其合并隐性眼球震颤，当遮盖一眼时即出现另眼震颤，注视眼不能固定，势必影响视力检查结果。所以，检查本病的视力时宜采取云雾法以免诱发隐性眼震。

3.鉴别诊断

DVD 应与下斜肌功能亢进相鉴别，但注意下斜肌功能亢进也可以与 DVD 伴发。

（1）下斜肌功能亢进的患者，眼位的上斜视主要发生在内转位，除非同时存在着同侧上直肌的挛缩，否则在外转位从不发生上斜视，并常伴有 V 征。DVD 患者的非注视眼在内转位、原在位和外转位都会出现上斜视，内转时眼位上斜是因为内转眼被鼻梁所遮挡，融合被破坏。在 2～3 岁的孩子中，鼻梁还没有完全发育，因此内转时眼位上斜很少见。DVD 患者切断下斜肌后，眼球内转时仍然有上转。

（2）下斜肌功能亢进的患者，当受累眼向亢进的下斜肌作用方向（内上转位）注视时，对侧眼的上直肌表现为力量减弱（假性麻痹、继发偏斜）。而 DVD 的患者做同样的检查，对侧眼的上直肌则不表现出力量不足。

（3）下斜肌功能亢进的患者，当遮盖对侧眼时，眼重新注视运动的下转速度较快为 200°～400°/s，DVD 的患者眼球下转速度较慢为 10°～200°/s。

（4）下斜肌功能亢进的患者，眼球从分离位回到原在位时，观察不到眼球内旋转，而 DVD 则发生典型的缓慢、有张力的内旋转运动。

二、治疗

非手术治疗主要为采用光学的方法转换患者的注视眼，使经常上转的眼变为注视眼，从而避免出现上斜视。这种方法适用于单眼 DVD 或双眼不对称性的 DVD 患者。同时也可以应用阿托品来代替光学压抑法。

DVD 的手术治疗方式很多,包括:①上直肌后退术。②下直肌缩短术。③上直肌后固定联合或不联合上直肌后退。④下斜肌前转位联合或不联合上直肌后退等。对伴有下斜肌功能亢进者多采取下斜肌转位术,利用其抗上转作用控制眼球上转运动。对不伴有下斜肌功能亢进者以上直肌减弱术为主。

(于媚铃)

第四十二节　弱　视

弱视(amblyopia)是指在视觉发育期内,由于单眼斜视、未矫正的屈光参差、高度屈光不正以及视觉剥夺等异常视觉经验引起的单眼或双眼最佳矫正视力低于相应年龄的视力,而眼部检查无器质性病变。动物实验和临床婴幼儿的研究表明,在视觉发育关键时期内易发生弱视,形觉剥夺和双眼之间的异常交互作用是弱视的两大病因。我国弱视的发病率为 2%～4%,儿童早期筛查可以预防弱视,从而使弱视患者早期发现、早期干预、早期恢复。

一、分类

根据病因,弱视可分为以下 4 类。

1.斜视性弱视

是最常见的病因之一。患者存在斜视或曾经患过斜视,常发生于单眼恒定性斜视患者。双眼视网膜的对应点上的物像不同,为了克服复视和混淆视,大脑视觉皮层主动抑制非注视眼传入的视觉冲动,经过长期的抑制,斜视眼出现弱视。即使是交替性斜视,双眼的注视优势不同,非优势眼也可能产生弱视。

2.屈光不正性弱视

多发生于未佩戴矫正眼镜的高度屈光不正患者。多见于双眼高度远视或高度散光者,常为双侧性,且双眼最佳矫正视力相等或接近。远视≥5.00 DS、散光≥2.00 DC,可增加发生弱视的危险。一般在佩戴屈光不正矫正眼镜 3～6 个月后确诊。

3.屈光参差性弱视

当屈光参差度数较大,双眼黄斑的物像大小及清晰度不同,屈光度较大的一眼视网膜上物像模糊,往往形成弱视。一般认为,双眼远视性球镜屈光度数相差 1.50 D,或柱镜屈光度数相差 1.00 D,可使屈光度数较高眼形成弱视。

4.形觉剥夺性弱视

在婴幼儿期,由于屈光间质混浊(如先天性白内障、角膜白瘢)或上睑下垂瞳孔遮挡,造成形觉剥夺,可引起该眼形成弱视。可为单侧或双侧性,单侧较双侧者更为严重。一般来说,这类患者的视觉损害非常严重,应早期发现、早期治疗。

二、诊断要点

1.临床特征

(1)视力:视力下降是最主要的临床特征,最佳矫正视力低于相应年龄的视力,或是两眼的视力相差两行以上。不同年龄儿童的视力正常值下限不同。根据《弱视诊断专家共识（2011）》,3～5 岁儿童视力的正常值下限为 0.5,6 岁及以上儿童的正常值下限为 0.7。对于不能配合的婴幼儿,必须观察其注视能力,以评估弱视眼的视力。正常的注视能力需满足 3 个标准:①角膜映光点位于角膜的中央;②单眼注视必须稳定;③双眼保持正位,稳定注视目标。

弱视的程度:①轻中度弱视,最佳矫正视力低于相应年龄的视力正常值下限,且≥0.2。②重度弱视:最佳矫正视力<0.2。

拥挤现象是弱视眼的一个特征,弱视眼对单个视标的识别能力较强,对排列成行(5 个字母)的视标辨别能力差,这种现象叫拥挤现象。所以,在弱视诊断及治疗中,选用行视力表,才能准确地反映患者的视力及其变化情况。Log MAR 视力表是一种对数视力表,每行视标的数目相同,适用于弱视患者的视力检查。

(2)屈光状态:屈光不正、屈光参差与弱视的发生密切相关,应在睫状肌麻痹后进行检影验光以获得准确的屈光度数。

(3)注视性质:直接检眼镜下检查弱视眼的注视性质,注视点位于中心凹为中心注视,位于中心凹附近为旁中心注视,位于中心凹以外的黄斑区为黄斑旁注视,位于黄斑以外的视网膜为周边注视。部分弱视患者为旁中心注视,其预后较中心注视者差。

(4)眼位:无论斜视的度数大小,只要是单眼恒定性斜视,偏斜眼就会发生弱视;间歇性斜视、交替性斜视引起斜视性弱视的机会比较低,垂直性斜视如果存在代偿头位一般也不引起弱视。

(5)眼底:在诊断弱视前,必须除外视网膜、视盘及视神经等结构的器质性病变,因此需进行眼底检查,如视盘的大小、边界、颜色、杯盘比,以及黄斑和周边视网膜的结构。

(6)其他:如对比敏感度、立体视觉、调节功能及电生理检查指标均可发生异常。

2.鉴别诊断

(1)病理性近视:病理性近视存在脉络膜毛细血管-玻璃膜-视网膜色素上皮复合体变性,有家族史。近视的度数往往很高,而且随着年龄增长,眼轴不断延长,近视度数快速加深;最佳矫正视力低于正常,弱视治疗无效。

(2)轻度视神经萎缩:是视力低下最常见的病因之一。仅靠眼底检查来确诊视神经萎缩困难较大。如果已排除存在弱视发病的危险因素,如高度远视、散光、斜视等,就不应轻易诊断为弱视,需要进一步行视觉诱发电位等相关检查以明确是否存在视神经萎缩并进行相应的治疗。

(3)其他眼病伴有弱视:有些眼病经过治疗,可以痊愈,但患眼仍有可能发生弱视。如先天性青光眼,眼压升高时角膜浑浊,经过治疗眼压降低至正常后,角膜恢复透明,但弱视依然可能发生。这类眼病在视觉发育敏感期内,积极进行眼病相应治疗和规范化的弱视治疗,能恢复部分或全部视力。

三、治疗

1.矫正屈光不正

绝大多数弱视患者伴有不同程度的屈光不正。需要给予合理的光学矫正,才能获得满意的治疗效果。儿童需要睫状肌麻痹后验光配镜。对于远视性屈光不正弱视患者,足矫或保留＋1.00 D 的调节张力,随着视力的提高,再酌情减低度数。对于屈光参差性弱视患者,要按实际度数予以矫正;当视力提高、双眼视力相近以后,可以考虑验配角膜接触镜。儿童近视性屈光参差,度数低的眼看远,度数高的眼看近,一般不会引起弱视。若双眼屈光参差>2.50 D,可以考虑验配角膜接触镜,以利于双眼视觉发育。

2.消除形觉剥夺

先天性白内障、完全性上睑下垂、角膜混浊诱发形觉剥夺时,手术是弱视治疗一个非常重要的前期步骤。

3.消除双眼的异常相互作用

(1)遮盖疗法:有两种不同的形式(传统遮盖、反传统遮盖)。

1)传统遮盖:遮盖优势眼,在临床应用中较广泛。适用于斜视性弱视、屈光参差性弱视或其他单眼弱视(屈光不正双眼视力相差超过 2 行)。操作方法为:①全日遮盖,每日遮盖优势眼10~14 h。②部分时间遮盖,遮盖时间小于 70%。但至少每日遮盖 2 h。选择何种类型的遮盖,主要考虑患者的年龄,两眼的视力差别。年龄越大,遮盖的时间越长。两眼视力相差越多,遮盖时间越长。婴幼儿不会用语言表达视力,需要根据双眼的屈光参差的大小、注视优势、注视行为等差别来评估双眼视力的差别。3 岁以上,如果双眼视力相差悬殊,遮盖时间可超过清醒时间的 70%。

2)反传统遮盖:遮盖弱视眼,与后像疗法结合使用,治疗旁中心注视。适用范围窄。

停止遮盖的指征:①双眼视力相等或相似。②当双眼能交替注视的时候。③患者依从性好,连续遮盖 3~6 个月,弱视眼的视力提高没有任何改善,可以停止遮盖。④经过规范遮盖后,两眼注视优势很快发生颠倒,应停止遮盖。

(2)压抑疗法:压抑优势眼,迫使弱视眼使用。利用光学、药物或半透明的塑料膜降低优势眼的远视力和近视力,在双眼竞争的过程中,压抑优势眼,使原来的优势状态发生颠倒,限制优势眼的使用,迫使弱视眼使用。其本质是使优势眼视网膜物像的清晰度下降,使弱视眼视网膜上的物像保持清晰,使优势眼的视力低于弱视眼的视力至少 2 行,消除优势眼对弱视眼的抑制,迫使弱视眼注视目标。压抑疗法的适应证与遮盖疗法基本相同。但压抑疗法不适用于重度弱视。压抑疗法的优点是:①不影响美容,儿童容易接受;②药物压抑疗法,儿童不能随意"摘掉",周边融合功能继续保持;③治疗期间,不易出现斜视。压抑疗法的分类:①药物压抑,1%阿托品(压抑优势眼看近),每晚一次;②光学压抑,优势眼过矫+3.00 D,降低优势眼的远视力;③光学药物压抑法;④选择性压抑疗法,适用于高 AC/A 的患者,优势眼使用 1%阿托品,弱视眼戴上双光镜,这样不仅减轻或消除看近的内斜视,也能够提高弱视眼的近视力。

4.辅助治疗

(1)红色滤光片疗法:根据视网膜的解剖生理学特点设计。视锥细胞对红光敏感,视杆细胞对红光不敏感。光线通过红色滤光片之后,只有黄斑区中心凹的视锥细胞最敏感。在刺激过程中,不断提高中心凹的功能。

(2)海丁格内视刷:利用特殊的光学原理和视网膜内视现象产生光刷,刺激黄斑区中心凹,改善注视性质。

(3)后像疗法:用强光刺激旁中心注视点,使之产生后像,处在抑制状态,同时训练中心凹的功能。适于偏心注视性弱视。

(4)视觉刺激疗法(CAM 视觉刺激仪):实际是光栅刺激仪。光栅是黑白相间的、不同空间频率的方波条栅。光栅不断旋转,改变方向。黄斑中心凹的 P 细胞对光栅刺激敏感。

(于媚铃)

第四十三节 近 视

在眼调节作用完全处于放松状态时,平行光线经过眼屈光间质后聚焦于视网膜之前,在视网膜上形成模糊的物像,这种屈光状态称为近视。

一、病因

近视的原因:①遗传因素,通过对近视双生子等的研究,结果表明近视与遗传密切相关;另外,同一环境中不同种族的近视发生率有很大差异,也说明遗传因素是发生近视的重要原因。黄种人近视发生率最高。②环境因素,当眼球发育成熟后,环境改变对近视发生发展有很大影响。大中小学近视发病率的直线上升、城市和农村学生近视发病率的差异、体校和普通高校近视发病率的差异,提示环境因素和遗传因素一样,是发生近视的重要原因。

根据屈光成分分类,近视可分为:①轴性近视,为眼球前后径(眼轴)过长所致。②屈光性近视,眼轴长度大致正常,但因角膜或晶状体前面弯曲度过陡或屈光间质的屈光指数过高所致。

根据度数,近视可分为:①低度近视,≤-3.00 D。②中度近视,-3.00~-6.00 D。③高度近视,>-6.00 D。

根据病程进展及有无病理改变分为:①单纯性近视,发展缓慢,20岁以后基本稳定,屈光度在-6.00 D以下,眼部没有病理改变,矫正视力正常。②病理性近视,通常有遗传因素,病程多为进行性,屈光度一般在-6.00 D以上,可出现视网膜病变等眼部病理改变,矫正视力可能低于正常。

二、诊断要点

1.临床表现

(1)视力障碍:远视力下降,近视力可正常。这是近视的主要症状。

(2)视觉疲劳:不如远视眼明显。主要因调节和集合不协调所致。

(3)眼位偏斜:由于近视多伴有调节不足,集合作用相应减弱,易产生外隐斜或外斜视。

(4)玻璃体变性:玻璃体液化、后脱离、飞蚊症等。

(5)眼底改变:多见于轴性高度近视,往往伴有眼轴增长。①豹纹状眼底:由于眼轴增长,视网膜血管和脉络膜毛细血管伸长变细,视网膜色素上皮营养减少,视网膜浅层色素减少,可以透过视网膜见到脉络膜大血管结构及血管间隙的色素区,形似豹皮的纹理,故称为豹纹状眼底。②弧形斑:由于高度近视眼球壁后部向后凸出,视乳头周围脉络膜从视乳头的颞侧脱开,暴露其后面的巩膜,形成白色弧形斑。③漆裂纹:黄斑及其附近,常可见到分支状或网状的白色或黄白色不规则线条,类似旧漆器裂纹。病变由Bruch膜皲裂处色素上皮萎缩所致。④黄斑病变:可发生黄斑萎缩、黄斑出血、黄斑裂孔等病变。黄斑出血为脉络膜(新生血管或无新生血管)的出血,暗红色,一般为圆形,大小及数量不定。同一位置反复出血,可使色素增生而导致黑色圆形略隆起斑块形成,称为Fuchs斑。⑤周边视网膜病变:主要表现为周边视网膜格子样变性、霜样变性、囊样变性和裂孔等。

(6)近视眼的并发症:①白内障,核性或后极性晶状体混浊。②青光眼,近视患者中,开角型青光眼的患病率为正常人的6~8倍。③视网膜脱离,近视患者中,视网膜脱离的患病率为正常人的8～10倍,多见于中高度近视患者。

2.鉴别诊断

调节痉挛性近视:多见于儿童或青少年,近视力正常,而远视力低于正常,小瞳孔下能接受凹透镜使视力提高,使用睫状肌麻痹剂后远视力可恢复正常,检影验光为正视或轻度远视。又称假性近视。

三、治疗

1.验光配镜

近视选用凹透镜矫正。根据验光结果选择合适度数的框架眼镜或角膜接触镜。以最低度数而达到最好的视力为最适宜。儿童和青少年首次验光建议睫状肌麻痹后再验光以确定度数。

2.屈光手术治疗

屈光手术治疗包括角膜屈光手术[准分子激光角膜原位磨镶术(laser in situ keratomileusis,LASIK)、准分子激光屈光性角膜切削术(photorefractive keratectomy,PRK)等]和晶状体屈光手术(透明晶状体摘出植入人工晶状体和有晶状体眼的人工晶状体植入术等)。

3.角膜塑形镜

塑形镜是采用硬性透气性材料制成的角膜接触镜。镜片采用逆几何设计,通过与角膜接触时所产生的流体力学效应改变角膜形状,从而减缓近视发展速度,适用于中低度近视儿童。需要由专业的眼科医师验配。

（于媚铃）

第四十四节 远 视

在眼调节作用完全处于放松状态时,平行光线经过眼屈光系统后聚焦于视网膜之后,而在视网膜上形成模糊的物像,这种屈光状态称为远视。

一、诊断要点

1.临床表现

(1)视力障碍:远视患者的视力与远视程度及晶状体调节能力的大小有关。低度远视患者可以通过自身调节获得较好的远视力和近视力。中度远视患者中,儿童和青少年由于调节力强,可以有较好的远、近视力,但易出现视觉疲劳;而中老年人由于调节力逐渐减退,远、近视力随之减退,其中近视力衰退更明显。高度远视患者,远、近视力均差。

(2)视觉疲劳:为远视患者的主要自觉症状,表现为阅读或近距离工作不能持久,甚至可出现眼球、眼眶胀痛、视力模糊等症状。

(3)屈光性弱视:一般发生在高度远视且未在6岁前给予适当矫正的儿童,这类弱视可以通过检查及早发现并完全矫正,同时给予适当的视觉训练,可以达到良好的治疗效果。

(4)眼位偏斜:由于远视患者使用过多的调节,而过多的调节引起过多的集合,从而容易产生屈光调节性内斜视。

（5）远视眼常伴有小眼球、浅前房，因此远视年长者散瞳前要特别注意检查前房角及眼压。

（6）远视眼的眼底常可见视乳头小、色红、边缘不清、稍隆起，类似视乳头炎或视乳头水肿，但矫正视力正常或与以往相比无变化，视野无改变，长期观察眼底无改变，称为假性视乳头炎。

2.远视的分类

根据形成原因，远视可分为：①轴性远视：为眼球前后径（眼轴）过短所致，而眼屈光间质的屈光力正常，此为产生远视最常见原因。婴幼儿眼轴较短，可有＋2.00～＋3.00D的远视度数，此为生理性的轴性远视。此外，轴性远视也可见于眼球发育不良如先天性小眼球等情况及其他病理情况，如眼肿瘤或眼眶的炎性肿块，致使眼球后极部内陷并使之变平。②屈光性远视：眼轴长度大致正常，但因眼各屈光成分异常或各成分间组合异常导致眼球屈光力减弱，而使平行光束入眼经折射后聚焦于视网膜之后。其包括屈光指数性远视，即一个或多个屈光介质成分的屈光指数下降所造成的远视，以及曲率性远视，即一个或多个屈光介质表面的曲率半径增大，从而造成整体眼球的屈光力下降所致的远视，如扁平角膜。

根据度数，远视可分为：①低度远视：＜＋3.00 D，该范围的远视患者在年轻时由于能在视远时使用调节进行代偿，大部分人40岁以前视力不受影响，但持续近处阅读时会出现视疲劳症状。②中度远视：＋3.00～＋5.00 D，视力受影响，并伴有不适感或视疲劳症状，过度使用调节还易出现内斜。③高度远视：＞＋5.00 D，视力受影响，非常模糊，但视觉疲劳或不适感反而不明显，因为远视度数太高，患者无法使用调节来代偿，易形成屈光性弱视。

二、治疗

凸透镜矫正。根据患者的年龄、视力情况、有无视疲劳症状决定是否需要矫正，方法包括框架眼镜和角膜接触镜。7岁以下患儿，轻度远视是生理性的，如无症状可不矫正。如果患者出现视疲劳症状或内斜视，即使是远视度数低也应戴镜。中度远视者应戴镜矫正视力，消除视疲劳及防止内斜视的发生。儿童尤其伴有弱视及调节性内斜视者必须在睫状肌麻痹后验光，弱视及内斜视儿童佩戴足矫眼镜。

（于媚铃）

第四十五节　散　光

由于眼球在不同子午线上屈光力不同，致使平行光线经过眼球屈光系统后不能在视网膜上形成一个焦点，只能形成焦线，这种屈光状态称为散光。散光主要由角膜各条子午线的弯曲度参差不齐引起，其次晶状体表面弯曲异常也可引起散光，但一般度数较低。

一、诊断要点

1.临床表现

（1）视力模糊：散光对视力的影响程度取决于散光的度数和轴向。散光度数高或斜轴散光对视力影响较大，逆规散光对视力的影响比顺规散光大。

（2）子午线性弱视：未经矫正的散光能引起选择性的视觉剥夺，从而产生子午线性弱视。

（3）头痛或视觉疲劳：症状与散光的大小不成比例。

(4)角膜地形图或 Placido 盘:提示角膜呈规则散光改变或不规则改变。

2.散光的分类

最大屈光力和最小屈光力主子午线相互垂直者为规则散光,不相互垂直者为不规则散光。规则散光又分为顺规散光、逆规散光和斜向散光。最大屈光力主子午线在 90°±30°位置的散光称为顺规散光,最大屈光力主子午线在 150°～180°、180°(0°)～30°称为逆规散光,其余为斜向散光。

(1)规则散光常为先天性,以屈光力较大的子午线位于垂直轴向者较多见,可用圆柱镜片加以矫正。当眼调节作用完全静止时,根据平行光线进入眼球后聚焦的不同部位,可将规则散光分成5种不同类型。①单纯近视散光:一主子午线像聚焦在视网膜上,另一主子午线像聚焦在视网膜之前。②单纯远视散光:一主子午线像聚焦在视网膜上,另一主子午线像聚焦在视网膜之后。③复合近视散光:两主子午线像均聚焦在视网膜之前,但聚焦位置前后不同。④复合远视散光:两主子午线像均聚焦在视网膜之后,但聚焦位置前后不同。⑤混合散光:一主子午线像聚焦在视网膜之前,另一主子午线像聚焦在视网膜之后。

(2)不规则散光特点是角膜表面弯曲率参差不齐,无规律性,通常的圆柱镜不能起矫正作用。多由角膜疾患所引起,如圆锥角膜、角膜周边退行性病变、角膜炎及角膜溃疡所造成的瘢痕性变化;有些手术后(如白内障,青光眼或眼肌手术等)、眼球表面异常组织(如肿瘤或胬肉)对角膜的牵拉或压迫作用也可导致不规则散光。

二、治疗

柱镜矫正。轻度的规则散光,如无视力疲劳或是视力减退,可不必矫正。若出现以上症状,应进行矫正。中高度散光,若不能适应全部矫正,可先给予较低度数的矫正,以后逐渐增加。不规则散光可试配角膜接触镜。

（于媚铃）

第四十六节　屈光参差

两眼的屈光度不等,称屈光参差(anisometropia)。屈光参差可表现为多种类型。如一眼正视,另一眼为远视、近视或者散光;或者两眼都存在屈光不正,但两眼的度数和种类不同。

一、诊断要点

1.临床表现

(1)双眼单视障碍:外界物体同时成像在两眼的视网膜上,通过视觉神经系统传递至大脑皮层视觉中枢,在此融合成单一物像,称为"双眼单视"。双眼单视的条件是,分别成像在两眼视网膜的物像在大小、亮度、式样上达到一致。轻度屈光参差,一般不影响双眼单视,但屈光参差>2.50 D,两眼视网膜像大小相差>5%时,视觉中枢很难将 2 个大小不等的物像融合为1 个物像而失去双眼融合功能。

(2)交替视力:当双眼视力较好时可出现,如一眼为正视或轻度远视,另一眼为轻度近视。此类患者看远时使用正视或轻度远视眼;看近时使用近视眼。患者很少使用调节,视疲劳少见,但容易出现双眼视异常。

(3)视觉疲劳:往往由小度数的屈光参差引起。由于两眼的调节作用有等同性,非矫正状态下通过自身调节,一眼成像清晰,另一眼成像则相对模糊。视觉中枢为使物像成像清楚,并使两眼像融合产生立体视而进行调控,可导致两眼调节矛盾,容易产生视觉疲劳。

(4)弱视:我国弱视分类标准指出,远视性屈光参差≥1.50 D、散光性屈光参差>1.00 D,可引起度数高的眼发生屈光参差性弱视。

二、治疗

1.普通框架眼镜矫正

多数专家主张两眼相差最好不超过 2.50 D。但也有专家认为在患者能耐受的情况下进行积极矫正为 2.00~4.00 D,如果不能耐受可分次矫正。

2.角膜接触镜矫正

角膜接触镜引起的物像放大或缩小较小,所以可矫正较高度的屈光参差。

3.手术矫正

各种角膜屈光手术、晶状体手术等。

(于媚铃)

第四十七节　老　视

随着年龄增长,眼调节能力逐渐下降,从而引起患者视近困难,以致在近距离工作中必须在其静态屈光矫正之外另加凸透镜才能有清晰的近视力,这种现象称为老视。

老视是一种生理现象,无论屈光状态如何,每个人均会发生老视。老视的发生和发展与年龄直接相关,大多出现在 45 岁以后,其发生迟早和严重程度与原有的屈光不正状况、身高、阅读习惯、照明以及全身健康状况等有关。

眼的调节作用是眼视近物时,依靠睫状肌收缩、悬韧带松弛、晶状体变凸以增加屈光度,来适应看清近物的生理活动过程。当使用最大调节力时,能看清近物的最近一点称为该眼的近点。幼年期调节力强,中老年期调节力弱。正常成年人在阅读时,读物和眼的距离(近点)约为 33 cm,其调节力[1/近点距离(m)]约为 +3.00 D,以便看清字迹,同时还需保留 1/3 的调节力,才能坚持阅读而不致疲劳。

一、诊断要点

1.临床表现

(1)视近困难:近距离用眼时视力下降,但远视力基本不影响。正视者近点远移,阅读视力下降表现为需将书本放远;近视者表现为视近时"原有近视镜度过高",甚至需要脱掉近视眼镜;远视者可在 40 岁以前表现出近视力下降。

(2)阅读需要更强的照明度:起初感觉晚间或昏暗处看书困难,喜强照明,因为照明不足不仅使视分辨阈升高还使瞳孔散大,由于瞳孔散大在视网膜上形成较大的弥散圈,因而使老视眼的症状更加明显。老视患者看书喜欢较亮的灯光。明亮的灯光不但可以增加书本与文字之间的对比度,还可以使瞳孔缩小,增加景深,提高视力。

(3)视疲劳:视近物不能持久,阅读数分钟后即显模糊和眼睛胀痛,易串行,字迹成双,最后无法阅读。

2.辅助检查

眼的调节力可用客观的或主观的方法测定。客观测定法即动态的视网膜检影。主观测定法为通过调节近点的测量确定眼的调节能力。但不论用何种方法测定,其结果均难以达到精确的程度,有时甚至可有很大出入,这是由于影响测定的因素极多,其中重要的如照明、瞳孔大小、视标、对比度等。

(1)调节幅度是眼睛所具有的最大调节能力,屈光度为其单位。测定方法如下。①移近/移远法:调节幅度=近点的倒数-远点(无限远)的倒数。取调节视标由远向近缓慢向被测眼移动,至视标看不清,再向后稍微移动能看清楚时,读出视标至角膜平面(眼的前主点)之间的距离,计算眼的调节度(距离的倒数),结合眼的屈光状态(即眼的静态屈光度)计算调节幅度。额远视标负镜法:预置远用屈光处方,注视远视标最佳视力的上面一行,逐步加负镜,至视标到模糊极限,负镜量值即为调节幅度量值。

3.鉴别诊断

(1)远视:远视患者虽然也是用凸透镜进行矫正,但是单纯远视无老视患者,调节力正常,在矫正了远用屈光度后其近视力不受影响。而老视患者不论其原有屈光度如何均存在不同表现形式的视近困难。

(2)调节麻痹:可见于各年龄段的患者,近点远移,向远点靠拢,可合并瞳孔放大、视物显小。调节麻痹后对视力的影响随着屈光状态不同有所差异。正视者只影响近视力;近视者除炫目外,远、近视力均影响不大;远视者对任何距离的物体均看不清楚;正视眼的老视患者,因其近点已向远移,故对视力影响并不显著。原因有:①药物包括抗胆碱类的睫状肌麻痹剂、阿托品及其衍生物的全身或局部应用、治疗帕金森综合征用药过度、抗组胺类药物和神经阻滞药物作用于睫状神经节、大量使用安定类药物。②传染病、代谢性毒血症、中毒者、创伤性以及眼本身的疾病等因素均可导致调节麻痹。③先天性缺陷较少见,多与虹膜缺损等合并发生。④睫状神经麻痹很少单独发生。如病变侵犯到第Ⅲ对脑神经多会累及眼外肌。

(3)调节功能不足:低于同年龄调节水平下界的调节状态,常见于青年和中年。眼紧张或眼疲劳;头痛、疲劳和眼部刺激症状;调节功能衰退——近视力明显降低——合并集合功能不足;不做近距离工作后症状可消失,看近时又可发作。

二、治疗

1.验光配镜

(1)确定调节需求:近距离工作时,不同的注视距离所需要的调节量值也不相同,调节需求等于注视距离的倒数(D)。注视距离为 40 cm,调节需求为 2.50 D;注视距离为 33 cm,调节需求为 3.00 D;注视距离为 25 cm,调节需求为 4.00 D。在老视矫正时,首先必须了解被测者习惯的阅读距离,从而确定被测眼的调节需求。

(2)确定调节幅度:经验证实在近距离工作时,需保留 1/2～1/3 调节幅度作为储备调节,才能避免诱发老视的各种症状。常用的检测方法有推进法、负镜法、融像性交叉柱镜法(需使用综合验光仪)、经验公式法(人群调节幅度低值=15-0.25×年龄)。

(3)确定老视附加光度:调节需求的量值应该等于 1/2 可使用的调节幅度,加上适量的理论附加光度,计算公式如下:理论附加光度＝调节需求－0.5 调节幅度。例如被测者调节幅度为 3.00 D,习惯的阅读距离为 40cm,被测眼的理论附加光度＝2.50－0.5×3.00＝1.00(D)。配镜时需要将附加光度结合患者远用的屈光不正,可选配单光、双光或渐进多焦镜片。

2.手术治疗

虽然通过手术矫正老视并不十分完善,但随着手术技术不断研究和进步,手术方式出现多样化的发展趋势。根据手术部位不同可分为角膜屈光术、可调节的晶状体植入和晶状体摘出手术以及巩膜屈光术。

(于媚铃)

第四十八节　视网膜母细胞瘤

视网膜母细胞瘤是婴幼儿最常见的恶性肿瘤,对视力和生命均有严重威胁,发生于视网膜核层,具有家族遗传倾向,多发生于 5 岁以下儿童,单眼发病率较高,本病易发生颅内及远处转移危及生命。

病因不明,有遗传性,为常染色体显性遗传,双眼者占 20%～30%。有的认为与病毒感染有关。

一、临床表现

（一）症状

多见于 3 岁以下小儿,可单眼或双眼发病;患儿多无自觉症状,由家长或他人偶然发现眼斜视或瞳孔区黄白反光而就诊。

（二）体征

瞳孔区出现典型的黄白色反光,俗称"猫眼",肿瘤组织高度发展可穿破球壁,迅速生长而蔓延于眶内,肿瘤表面糜烂出血,有特殊臭味。可分为眼内期、青光眼期、眼外期和转移期。

二、辅助检查

（一）常规检查

血、尿、粪便常规均正常(WBC $8.5×10^9$/L),肝、肾功能检查正常,乙肝表面抗原(－),艾滋病抗原(－),凝血四项检查正常,X 线胸片及心电图检查未见异常。

（二）专科检查

右眼视力 1.2,左眼视力未查出,左眼睑肿胀,无结膜充血。前房浅,房水清,虹膜纹理清,瞳孔圆,约 4 mm,对光反射迟钝,瞳孔区可见黄白色反光,运动时若"猫眼",晶状体后囊局部混浊,眼底检查:网膜局限性隆起,网膜上可见粗大动脉血管,周围有轻度水肿,视盘及黄斑未见。眼球 B 型超声检查:显示球内实质性占位病变。眼压:右眼 12 mmHg,左眼 18 mmHg。

三、治疗原则

以生命安全为第一,单眼病例应尽早行眼球摘除,若肿瘤已进入眼外期,应考虑行眶内容物摘除。早期较小肿瘤可试用激光、冷冻或电凝治疗。

四、护理评估

(一)一般情况评估

评估如体温、脉搏、呼吸、血压、身高、体重。患儿发育是否正常,营养是否良好;神志是否清楚;步态是否平稳,是否自动体位;语言是否流畅,记忆力有无减退,听力有无减退;眼科检查见专科情况;嗅觉、味觉、浅感觉是否敏感;表情是否自然;情绪是否平稳;行为有无异常;卫生状况是否良好。

全身皮肤有无黄染,弹性是否好,有无破损、皮疹、水肿。脊柱、四肢有无畸形,活动度是否正常,生理反射是否正常存在,病理反射是否能引出。运动功能是否正常。

(二)专科情况评估

参见专科检查。

五、护理要点及措施

(一)术前护理措施

(1)向患者及其家属介绍责任医师、护士,病区环境,了解患者的需求,及时给予帮助。

(2)鼓励患者及其家属提出有关眼病与治疗方面的问题,及时给予解释说明,介绍有关基础知识、治疗方法和治疗效果,了解病情转归。

(3)术前 3 d 遵医嘱常规点消炎眼药水或眼药膏。

(4)术前 1 d,告知患者及其家属,手术医师、手术时间及台次,与其核对术眼(左眼或右眼),需要皮肤准备的患者(如剪睫毛)给予皮肤准备,病情允许的情况可告诉患者洗头、洗澡等卫生整理。

(5)术晨,遵医嘱给予散瞳药散瞳孔;全身麻醉手术患者按全身麻醉术前护理常规给予护理。

(二)术后护理措施

(1)全身麻醉手术患者回病房后按全身麻醉术后护理常规护理。

(2)密切观察眼部情况,如敷料有无松脱及渗出、术眼有无分泌物及疼痛,观察充血及切口愈合情况等;并监测体温变化,注意有无其他全身症状,如疲乏无力、食欲减退,如有异常,应及时通知医师。必要时遵医嘱应用镇静药或镇痛药镇痛。

(3)换药、点眼药时,要严格无菌操作,动作轻柔,避免按压术眼。

(4)加强下列预防保护性措施:避免头部用力活动,避免突然快速翻身和坐起,避免剧烈咳嗽及用力闭眼。

(5)饮食护理:术后 2 d 内,应进食清淡易消化的半流食,以后可进高蛋白质、高维生素的软食。

(6)术眼敷料包扎:术后需加压包扎 3~5 d,往往使患者感到面部不适和疼痛,要向患者做好解释并取得合作,嘱患者不要自行拆解敷料。如敷料松动、移位、渗血或污染,应更换敷料、重新包扎。

(7)心理护理:行眼球摘除术患者,常因为一侧眼功能丧失而感到自卑,无助,心理负担很重。因此,护理人员应该多与患者接触和交谈,全面地了解患者的情况。还可以向术前患者介绍以往的成功病例,帮助其恢复自信。

六、健康教育

(1)告知患者据病情要求卧床或适当下床活动,减少头部活动。

(2)遵医嘱按时点抗生素眼药水,以免感染。避免碰撞术眼,以免伤口愈合不良而裂开。注意用眼卫生,勿用力揉擦双眼。

(3)少吃辛辣食物,忌酒,饮食要清淡,多吃含粗纤维素的食物,常吃新鲜的蔬菜,保持大便通畅,预防便秘。

(4)出院后,发现眼部有任何不适感,立即到就近的医院检查。

(5)建议患儿的直系亲属至少做一次眼科检查,家中的其他幼儿应接受母细胞瘤的检查,成年人接受视网膜母细胞瘤检查,没有证据显示患了癌症的直系亲属,可分析其的脱氧核酸DNA,以了解其是否带有此基因。

(岳秀娟)

第四十九节　眶蜂窝织炎

眼眶感染、急性炎症是指细菌、真菌和寄生虫侵犯眼眶组织,所引起的急性感染性炎症。感染一般发病急,对眼眶组织破坏性大,如能早期诊断,对确切致病菌行强有力的抗感染治疗,可减轻组织破坏,使炎症治愈。根据感染组织的部位、病原体的来源临床表现不同,以眶隔为界,将眶蜂窝织炎人为地分为眶隔前蜂窝织炎和眶深部蜂窝织炎。眶隔前蜂窝织炎急性炎症主要发生在眼睑,眶隔后组织无明显炎性反应,临床上所见的眶蜂窝织炎多为眶隔前蜂窝织炎,其发生率是眶深部蜂窝织炎的5倍;眶深部蜂窝织炎是眶隔后深部组织感染,引起眼球运动障碍,视力损害。炎症主要集中在眶隔后组织中,但眶隔前组织也轻度受累。

眶隔前蜂窝织炎:一般由鼻窦的炎症侵及眶前组织,常见为筛窦,其次为上颌窦和额窦。眼眶与筛窦只隔一层很薄的骨质板,其上有较多血管孔道,所以筛窦炎症很容易由无瓣膜的静脉传播到眶前区。眼睑皮肤疾病,感染蚊虫、动物或虫咬眼睑皮肤;败血症以及流行性感冒等均可引起眶隔前蜂窝织炎。急性泪腺炎和泪囊炎可引起相应区域的局部眶隔前蜂窝织炎。

眶深部蜂窝织炎:一般由邻近鼻窦感染所致,血源性感染少见,其他原因引起眶深部蜂窝织炎的有眶内异物,细菌性眼内炎,视网膜脱离手术的硅胶海绵和环扎带感染,眶内肿瘤(视网膜母细胞瘤和脉络膜黑色素瘤)的大量坏死等所致的炎症类似于眶隔前蜂窝织炎。

一、临床表现

(一)症状

(1)眶隔前蜂窝织炎:患者发热、不适,患眼眼睑肿胀、发热和红斑,上睑下垂,睑裂变小,严重者,睑裂完全闭合。大部分病例角膜透明。

(2)眶深部蜂窝织炎:患者可出现发热、不适等全身中毒症状,患眼疼痛、眼球突出,视力减退;结膜、眼睑充血水肿,患者有鼻塞、流涕和鼻根部压痛等鼻窦炎表现。

（二）体征

（1）眶隔前蜂窝织炎：部分患者可扪及耳前淋巴结大，皮肤一旦破损，可能出现脓性分泌物。少数患者有暴露性角膜炎，角膜溃疡。

（2）眶深部蜂窝织炎：瞳孔传入神经障碍；视网膜静脉充盈、视盘水肿；三叉神经眼支所支配的区域感觉减退，眼外肌运动障碍；结膜、眼睑充血水肿。

二、辅助检查

（一）常规检查

血、尿、粪便常规检查，尿、粪便常规均正常，周围血液中白细胞增多（WBC $20×10^9/L$）伴核左移，肝、肾功能检查正常，乙肝表面抗原（－），艾滋病抗原（－），凝血四项检查正常，胸部 X 线片及心电图检查未见异常。

（二）专科检查

右眼视力 1.0，左眼视力手动。双眼位正，右眼球运动正常，左眼运动障碍。左眼睑肿胀、红斑，睑裂变小，结膜充血水肿；双泪道冲洗通畅，双眼角膜透明，前房常浅，瞳孔等大等圆，对光反射灵敏。间接检眼镜下眼底：视神经边清，色苍白；散瞳检查：左眼视网膜静脉充盈；眼眶 X 线检查：鼻窦混浊，CT 扫描及超声检查：眼眶有炎性改变。

三、治疗原则

积极治疗原发病，及早控制炎症，防止炎症扩散。

四、护理评估

如体温、脉搏、呼吸、血压、身高、体重。患者发育是否正常，营养是否良好；神志是否清楚；步态是否平稳，是否自动体位；语言是否流畅，记忆力有无减退，听力有无减退；眼科检查见专科情况；嗅觉、味觉、浅感觉是否敏感；表情是否自然；情绪是否平稳；行为有无异常；卫生状况是否良好。全身皮肤有无黄染，弹性是否好，有无破损、皮疹、水肿。脊柱、四肢有无畸形，活动度是否正常，生理反射是否正常存在，病理反射是否能引出，运动功能是否正常。

五、护理要点及措施

（一）术前护理措施

（1）遵医嘱早期强有力抗生素治疗，点眼药以局部抗感染治疗，涂眼药膏保护暴露的角膜。

（2）点眼药或换药时，严格无菌操作，防止交叉感染。

（3）告知患者疾病的相关知识及围术期的治疗与配合。

（4）心理护理：患者因眼肿胀、疼痛、视力减退而产生恐惧、焦虑、情绪低落、失眠等，应主动向患者及其家属详细介绍有关病情和治疗方法，逐步消除患者思想顾虑，主动配合治疗和护理。

（二）术后护理措施

（1）遵医嘱全身抗生素治疗，防止炎症扩散；眼部用药严格无菌操作，动作轻柔，避免加压眼球引起角膜穿孔眼球破裂等；眼分泌物多时，滴药前先用无菌棉签拭去分泌物。

（2）眼睑湿敷：用 30%～50% 硫酸镁热湿敷肿痛的眼睑，每日 2 次，每次 15～20 min。使局部血管扩张，改善血液循环促进炎性渗出和水肿的吸收。

（3）眼内脓肿形成者，切开排脓后，放置橡皮引流条，每日换药 1 次，保持引流条通畅及敷料的清洁、干燥。

（4）密切观察眼部情况，如敷料有无松脱及渗出、术眼疼痛程度等；注意有无其他全身症状，必要时遵医嘱应用镇静药或镇痛药镇痛。

（5）观察病情变化、监测生命体征：每 4 h 测量生命体征 1 次，按时巡视患者，注意观察和询问眼部及全身情况变化，及时报告医师处理。

（6）预防并发症：眼球突出角膜暴露明显时，涂眼药膏预防暴露性角膜炎；防止感染扩散预防脓毒性海绵窦血栓静脉炎、脑脊液细胞增多、脑膜炎等的发生。

（7）饮食护理：术后 2 d 内，应进食清淡易消化的半流食，以后可进食高蛋白质、高维生素的软食。避免进食需用力撕咬、咀嚼的硬质食物，以免用力咀嚼而牵拉肌肉影响伤口愈合。

（8）眼球摘除术后，患者的生活形态改变，应帮助患者养成新的生活习惯，协助患者的生活等。

（9）心理护理：患者术后担心手术是否成功及效果，护士应耐心解释，告知相关的术后知识，并且多与患者接触和交谈，全面地了解患者的情况。还可以向患者介绍以往的成功病例，帮助其恢复自信，增强自理能力和战胜疾病的信心。

六、健康教育

（1）通过指导患者注意眼部卫生，教会其正确的点眼药方法以避免交叉感染。

（2）指导患者出院后继续按医嘱用药。

（3）教育患者及其家属眼部外伤后及时诊治，避免挤压面部危险三角区的疖肿，以免引起海绵窦栓塞性静脉炎。

（4）外出或洗漱时，注意正确保护患眼；避免碰撞术眼，防伤口愈合不良而裂开。

（5）出院后多吃容易消化、富含高蛋白质、高维生素的软食；避免进食需用力撕咬、咀嚼的硬质食物，以免用力咀嚼而牵拉肌肉影响伤口愈合。

（6）定期检查，健眼有疼痛、视力减退应及时就诊。

（岳秀娟）

第五十节　眼球穿孔伤及眼内异物

一、概述

眼球穿孔伤是指锐器或高速飞行的金属碎片刺透眼球壁引起眼球的开放性损伤，有角膜穿通伤、角巩膜穿通伤、巩膜穿通伤。眼内异物是指由于异物击穿眼球壁，存留于眼内，是严重危害视力的眼外伤。不同的异物摘取方式和引起的并发症不同，金属类且有磁性的异物可术中使用磁石；非磁性异物应直接取出或行玻璃体切割术摘取；植物性异物容易引起眼内炎，应尽快手术取出；碎石或玻璃等稳定性较强的异物，进入眶内的异物一般不取。

二、护理评估

(一)临床症状评估与观察

1.健康史

询问患者是否有明确的外伤史及详细的致伤过程,包括受伤时间、经过、致伤物质、伤后处理等。

2.身体状况

①局部:重点询问患者有无眼痛、头痛、视力下降,或复视、视物变形等症状,密切注意患者眼压、瞳孔、眼底、伤口大小、出血及视力状况;②全身:生命体征、意识及有无全身出血、外伤等状况。

3.心理社会状况

评估患者教育程度、对眼外伤的认识及心理障碍的程度。评估患者的工作环境、角色适应行为、压力应对方式、劳保与社会保险状况。

(二)辅助检查评估

1.X线检查或CT扫描检查

眼眶受伤时,需要排除是否有眶壁或颅骨骨折,或视神经的损伤,及是否有眼内异物。

2.眼部超声检查

了解玻璃体积血的程度以及是否有视网膜脱离、脉络膜脱离、脉络膜出血等。

3.视觉诱发电位检查

了解视神经损伤的程度。

4.视野检查

了解视网膜及视神经损伤程度。

三、特色护理

(1)眼球穿孔伤是眼科急症,治疗原则是手术缝合,恢复眼球的完整性,防止感染和并发症的发生。

(2)眼球穿孔伤急救护理时,切忌冲洗、挤压。遵医嘱进行抗感染、止血、止痛处理。

(3)向患者介绍眼球穿孔伤有导致交感性眼炎的可能,并向家属解释交感性眼炎的临床表现及预后,使患者能够自我察觉,一旦出现早期症状,能及时就诊。

(4)眼内铁质、铜质异物应及早去除,避免异物的进一步物理和化学损伤。

(5)对眼球摘除的患者,应详细介绍手术的必要性及术后安装义眼等事宜。

(6)眼外伤可伴有多部位的损伤,甚至可危及生命,故应严密观察患者的伤情变化及生命体征变化。遵医嘱及时给予止痛、止血、降眼压、抗感染、维生素类、糖皮质激素、破伤风抗毒素等药物治疗。

(岳秀娟)

第五十一节　异状胬肉术

异状胬肉是增生肥厚的球结膜及结膜下组织呈三角形侵及角膜表层的病变组织,其外形很像一只昆虫的翅膀而被称为异状胬肉术。一般好发于鼻侧睑裂部,亦有鼻、颞双侧发生。一般无任何不适症状,除非胬肉较大累及角膜中央,可发生视力减退。球结膜及结膜下组织增厚的病因不明,外界刺激的不良作用可能为其发生和发展的诱因。多发生于中、老年人,尤以户外工作者为多。而异状胬肉术是眼科门诊常见的手术之一。

一、适应证

(1)进行性异状胬肉,其头部已侵入角膜 2 mm 以上。

(2)静止性异状胬肉部分或全部遮盖瞳孔,影响视力。

(3)异状胬肉妨碍眼球运动时。

(4)异状胬肉妨碍角膜移植或白内障等内眼手术时。

二、禁忌证

(1)眼睑、结膜或角膜有急性炎症。

(2)明显睑内翻。

(3)急慢性泪囊炎。

(4)眼前节活动性炎症。

手术方式简介:表面及胬肉部结膜下浸润麻醉后,置入开睑器,夹起胬肉头颈部,用尖刀或硬虹膜恢复器于胬肉头部前 0.5 mm 起做薄层角膜板层分离,将胬肉包括其结缔组织切除,显露巩膜 4 mm×4.5 mm,然后涂消炎抗菌眼膏,眼垫覆盖。或在结膜切除边缘做缝线将结膜固定于上巩膜上,使巩膜裸露距角膜缘 3～4 mm,术后 5～7 d 拆线。

三、护理评估

(一)一般情况评估

评估如体温、脉搏、呼吸、血压、身高、体重。患者发育是否正常,营养是否良好;神志是否清楚;步态是否平稳,是否自动体位;语言是否流畅,记忆力有无减退,听力有无减退;眼科检查见专科情况;嗅觉、味觉、浅感觉是否敏感;表情是否自然;情绪是否平稳;行为有无异常;卫生状况是否良好。全身皮肤有无黄染,弹性是否好,有无破损,是否有皮疹、水肿。脊柱、四肢有无畸形,活动度是否正常,生理反射是否正常存在,病理反射是否能引出。运动功能是否正常。

(二)专科情况评估

(1)眼球运动是否受限。

(2)视力下降程度。

(三)术前护理要点

告知患者手术前准备及配合方法。

(四)术后护理要点

观察术眼,预防感染。

(五)术前护理措施

(1)术前常规做好各项检查以排除手术禁忌证。

(2)执行眼科一般护理及手术前护理常规。

(3)眼部做常规备皮准备。

(4)术前30 min常规结膜囊冲洗,遵医嘱行抗生素眼药点眼。

(5)观察患者精神状况及紧张程度,讲解手术配合要领及注意事项,以解除忧虑恐惧等心理,取得患者的合作。

(6)老年患者注意观察血压、血糖、心电图等重要指标及全身情况。

(7)告诉患者术前注意休息,调整饮食,禁烟酒,禁辛辣等刺激性食物,保持大便通畅。

(六)术后护理措施

(1)告知患者术后的注意事项,让其了解病情的大致转归过程。

(2)观察眼部情况,有无分泌物及疼痛,观察充血及切口愈合情况。

(3)遵医嘱应用抗生素及激素,给予静脉滴注抗生素,局部点抗生素和激素滴眼药。

(4)局部护理:协助医师每日进行无菌换药,术眼加盖眼垫,保持敷料清洁干燥,避免术眼受压或碰伤;点眼药时,注意无菌原则,动作轻柔。

(5)重视对患者进行卫生知识宣教。

(6)密切观察病情,检测患者视力及眼部情况,如有视力减退、眼红充血,局部创口有无淤血,有无疼痛加剧等,若有变化及时通知医师。

四、健康教育

(1)避免术眼碰撞,可用无菌纱布遮挡术眼;避免进食时用力撕咬、咀嚼硬质食物,以免影响伤口愈合。

(2)遵医嘱按时点抗生素眼药水,以免感染。不可过度用眼,注意用眼卫生,勿用力揉擦术眼。

(3)介绍术后预防感染等的重要性,并教会患者及其家属正确的点眼药方法。

(4)如结膜缝线需拆线者,告知其5 d后按时拆线复查,并嘱咐患者按时复查。

(5)告知患者术后异状胬肉易复发,让其有心理准备,不宜在短期进行二次手术,以免加速胬肉发展。

(6)嘱患者应避免紫外线照射及风沙刺激,在户外活动时应戴防护眼镜。

(岳秀娟)

第五十二节　玻璃体切割术

玻璃体是眼内一种半固体胶状的物质,填充玻璃体腔内。正常情况下,玻璃体有很好的透光性,使视网膜与脉络膜相贴。如果玻璃体发生病变,轻者看东西时会觉得眼前有蚊虫飞舞,重者可完全遮挡光线而失明,还可能造成周围组织病变,如视网膜脱离等,使整个眼球毁损。所以在非手术治疗无效的情况下,可采用玻璃体切割术来治疗该类疾病。

现代玻璃体手术是 20 世纪 70 年代初发展起来的显微手术。它的出现被认为是眼科治疗史上的一次革命,使许多过去被认为是不治之症的眼疾病获得了治疗。随着手术器械的不断改进与经验的积累,该手术的适应证也不断扩大。

一、适应证

(一)眼前节适应证

(1)白内障:外伤性、先天性及后发性。

(2)晶状体脱位:外伤或眼病综合征引起。

(3)瞳孔膜闭或闭锁。

(4)玻璃体嵌入前房引起大疱性角膜病变。

(5)外伤或其他原因需重建眼前节。

(二)眼后节适应证

(1)玻璃体混浊:包括外伤、出血及变性混浊。

(2)增生性玻璃体病变。

(3)眼内异物。

(4)玻璃体内寄生虫或肿瘤。

(5)眼内炎。

(6)复杂的视网膜脱离:外伤、牵引性。

二、禁忌证

(1)玻璃体液化或后脱离引起的飞蚊症。

(2)合并玻璃体积血和纤维组织增生的视网膜新生血管。

(3)活动性葡萄膜炎。

(4)严重的虹膜红变。

(5)严重的眼球萎缩。

(6)无视功能。

三、手术方式简介

(一)闭合式玻璃体切割术

常规眼部消毒后,开睑器开睑→剪开球结膜分离结膜下组织,显露或不显露 4 条直肌牵引线→巩膜切口→安放注射管→放角膜解除镜→插入导光纤维及切割刀头,切割玻璃体→视病情需要行眼内视网膜激光光凝,视病情需要行玻璃体填充膨胀气体或硅油→切割结束后,按顺序取出注射液管、切割刀头及导光纤维→缝合巩膜切口,连续缝合球结膜。

(二)开放式玻璃体切割术

目前,此种术式由于眼前节并发症较多,已很少用,仅用于白内障手术玻璃体溢出,无晶状体眼瞳孔阻滞等特殊情况。

四、护理评估

(一)一般情况评估

评估如体温、脉搏、呼吸、血压、身高、体重。患者发育是否正常,营养是否良好;神志是否清楚;步态是否平稳,是否自动体位;语言是否流畅,记忆力有无减退,听力有无减退;眼科检查见专科情况;嗅觉、味觉、浅感觉是否敏感;表情是否自然;情绪是否平稳;行为有无异常;卫生状况是否良好。全身皮肤有无黄染,弹性是否好,有无破损,是否见皮疹、水肿。脊柱、四肢有无畸形,活动度是否正常,生理反射是否正常存在,病理反射是否能引出。运动功能是否正常。

(二)专科检查

查视力,双眼结膜有无充血,双眼角膜是否透明,Tyndall 征是否(一),虹膜是否纹理清,瞳孔是否等大等圆,对光反射是否灵敏,双眼晶状体有无脱位,皮质是否呈灰白色点状混浊,右眼玻璃体是否混浊,视盘是否色正界清、血管走行正常,黄斑中心凹反射是否可见,眼压是否正常。

五、护理要点及措施

(一)术前护理要点

执行眼科一般护理及手术前护理常规。

(二)术后护理要点

积极抗感染治疗,预防并发症。

(三)术前护理措施

(1)按眼科一般护理和术前护理常规护理。

(2)术前 3 d 遵医嘱点眼药,动作轻柔,严格按照无菌原则进行操作。

(3)宣传教育让患者对手术和预后及可能出现的后果有充分的了解,并指导患者在手术过程中如何配合,以期达到手术的最佳效果。

(4)嘱咐患者术前适当食用富有营养的食物,以备术后体力的消耗。

(5)执行内眼手术常规检查及准备,术前做好全身清洁。

(6)术前常规滴眼药消炎、剪睫毛、清洁手术区,术前 1 d 晚给予镇静药或催眠药。

(四)术后护理措施

(1)密切观察眼部情况,如敷料有无松脱及渗出、术眼有无分泌物及疼痛,观察充血及切口愈合情况等。如敷料松动、移位、渗血或污染,应更换敷料重新包扎。如有异常,应立即告知值班医师。

(2)敷料包扎:术后需加压包扎 3~5 d,往往使患者感到面部不适和疼痛,要向患者做好解释并取得合作,嘱患者不要自行拆解敷料。

(3)监测体温变化,同时注意有无其他全身症状,如疲乏无力、食欲减退,如有异常应及时通知医师。必要时遵医嘱应用镇静药或镇痛药镇痛。

(4)换药、点眼药时,要严格无菌操作,动作轻柔,避免按压术眼。

(5)加强下列预防保护性措施:避免头部用力活动,避免突然快速翻身和坐起,避免剧烈咳嗽及用力闭眼。

(6)饮食:术后 2 d 内,应进食清淡易消化的半流食,以后可进食高蛋白质、高维生素的软食。

(7)保持患者床单位整洁,衣服清洁干燥,预防感冒;保持病室内空气新鲜;保持病室内地面干燥,病室内的物品、地面用稀释的消毒液擦拭,每日 2 次。

(8)心理护理:术后患者大多担心手术是否顺利,病情的转归等而紧张焦虑。护理人员应多与患者接触和交谈,全面了解患者的情况。还可以向患者介绍以往的成功病例,帮助其恢复信心。

六、健康教育

(1)教会患者正确的点眼药方法,交代出院后按时点眼药,预防感染。

(2)告知患者应避免头部和眼部受伤,外出时可用纱布或眼镜遮挡术眼,避免沙子或其他异物进入术眼造成感染。

(3)注意饮食和休息,保持大便通畅;洗漱或淋浴时注意勿把污水弄进术眼。

(4)告知患者出院后定期复查眼压及检查眼底,观察有无继发性青光眼等。

(岳秀娟)

第五十三节　小梁切除术

小梁切除术手术目的是在前房和球结膜下之间建立新的房水眼外引流通道,形成滤过泡而使眼压下降。

一、适应证

(1)原发性闭角型青光眼的进展期及原发性开角型青光眼,药物治疗效果不良或已无法耐受。激光小梁成形术(开角型青光眼)无法使眼压降至安全阈值。

(2)视功能面临严重威胁或已有视功能损害日益加重的。

二、禁忌证

(1)继发性青光眼中,伴有眼内肿瘤、活动性葡萄膜炎症或因晶体源性、前房大量积血、血影细胞等所引起的特殊类型继发性青光眼。

(2)需行手术部位的巩膜已有其他病变或萎缩变性。

手术方式简介:小梁切除术是现阶段穿透性滤过性手术中最常用的术式。其基本原理是切除一部分角巩膜小梁组织,形成一瘘管,房水经此瘘管引流到球结膜下间隙,然后再由结膜组织的毛细血管和淋巴管吸收,达到降压的目的。

三、护理评估

(一)一般情况评估

评估如体温、脉搏、呼吸、血压、身高、体重,患者是否发育正常、营养是否良好;是否神志清楚;是否步态平稳、是否自动体位;是否语言流畅、记忆力、听力是否正常;眼科检查见专科情况;嗅觉、味觉、浅感觉是否敏感;是否表情自然、情绪平稳、行为正常、卫生状况良好。全身皮肤颜色、弹性、完整性、外观是否正常,脊柱、四肢有无畸形,活动度是否正常,生理反射是否正常存在,有无病理反射引出。运动功能是否正常。

(二)专科情况评估

评估视力、光感;眼睑是否肿胀,是否下睑充血,球结膜是否充血(＋＋)、水肿(＋＋),角膜是否雾状水肿,是否前房消失,瞳孔是否略呈竖椭圆形,对光反射是否消失,晶状体是否混浊、膨胀,眼内结构是否窥不清,左眼角膜是否透明,前房是否中深,房水是否清,虹膜纹理是否清,瞳孔是否等大等圆,对光反射是否灵敏,晶状体皮质是否混浊,眼底是否不能窥入。

四、护理要点及措施

(一)术前护理要点

执行眼科一般护理及手术前护理常规,术前积极抗感染治疗。

(二)术后护理要点

积极抗感染治疗,预防并发症。

(三)术前护理措施

(1)向患者及其家属解释手术治疗目的,简明扼要地向患者介绍手术步骤及需要配合的细节。指导患者放松的方法,嘱患者保持情绪稳定,避免过度紧张焦虑。

(2)患者术前洗澡更衣,长发患者妥善固定头发,有利于取舒适平卧位,女性患者应避开月经期。

(3)术前 3 d 术眼点抗生素滴眼液,术前 1 d 冲洗泪道。

(4)术日冲洗结膜囊,硝酸毛果芸香碱滴眼液点术眼 4 次缩瞳。

(5)术前进行患者固视及眼球转动的训练,以便配合手术。

(6)遵医嘱按时使用降眼压药物,将眼压控制在 30 mmHg 以下。

(7)术前晚必要时遵医嘱给予镇静药物。

(四)术后护理措施

(1)按内眼手术后护理常规。

(2)观察并记录生命体征的变化:包括体温、血压、脉搏、呼吸等。

(3)术眼观察:术后主要观察眼压、前房的变化,滤过泡的形态和功能,观察有无眼痛,如明显眼痛,要注意葡萄膜炎、高眼压、感染的发生,发现异常及时报告医师处理。

(4)活动与休息:术后当天多卧床休息,可坐起进食和自行如厕。术后第 1 d 即可下床步行,不需过分限制患者的活动和强调卧床休息。出血者小梁切除术后当日采取半卧位或侧卧位。对术后早期眼压<5 mmHg 的患者,应限制活动并避免咳嗽和抠鼻等动作。

(5)并发症观察:小梁切除术后,如发生术眼剧烈疼痛,应注意是否眼压急性升高,常见原因是滤过口阻塞、恶性青光眼、脉络膜渗漏、出血或感染。

(6)基础护理:保持病房的安静和整齐,患者生活用品放置在触手可及的地方,经常巡视病房,询问患者的情况,做好晨、晚间护理,满足患者的生活需求,防止患者因视物障碍而发生外伤。

(7)增进患者舒适:患者术后会出现疼痛、畏光流泪等不适,及时通知医师,对症处理,减少患者的不适感。

(8)心理护理:根据患者的生活环境、个性及不同类型手术,对每个患者提供个体化心理支持,并给予心理疏导和安慰,以增强战胜疾病的信心。

五、健康教育

(1)严格遵照医师的指导,按时滴用眼药,未经医师允许,勿任意滴用眼药。滴两种以上眼液时,要交替使用,每次间隔 15 min 以上,滴眼每次 1 滴。

(2)饮食宜进食富含维生素、低脂食物,避免太多的动物脂肪,多吃鱼、蔬菜、水果,忌暴饮暴食,保持大便通畅。忌吃刺激性食物,如辛辣、油炸,忌浓茶、咖啡、酒,禁吸烟。避免在短时间内喝大量的液体,以免眼压升高。

(3)告知患者生活要有规律,劳逸结合,避免过度疲劳,要有足够的睡眠、适当的体育锻炼。已有视野缺损的患者在运动前要考虑自己的视力情况。

(4)指导患者学会控制自己的情绪,保持心情舒畅,避免在压力较大的工作环境中工作,因为严重的心理压力会增加眼压。

(5)娱乐:告知患者避免长时间看书、电视、电影,避免长时间低头,不要在暗室逗留,以免眼压升高。发现看灯时有虹视、感觉眼痛、视物模糊或视力减退,应立即到医院复查。

(6)告知患者衣着不宜过紧,特别是领口,以免影响颈部血液循环引起眼压升高。睡眠时枕头高度要适中。

(7)告知患者当发现有虹视现象,视物模糊,休息后虽好转,也应早到医院就诊,不宜拖延。如有头痛、眼痛、恶心、呕吐可能为眼压升高,应及时到医院检查治疗。

(8)告知患者定期随访,不适随诊。

(岳秀娟)

第五十四节　视网膜脱离复位术

视网膜脱离手术的主要目的为使脱离的视网膜重新黏附于色素上皮层上,恢复其原来位置和视觉功能。手术成功的关键在于有效地封闭视网膜裂孔,减少或消除玻璃体组织对视网膜的牵引。

一、适应证

(1)孔源性视网膜脱离(包括外伤、牵引性)。

(2)视网膜萎缩、变性使视网膜变薄、形成视网膜裂孔,而产生视网膜脱离。

(3)牵拉性视网膜脱离,但玻璃体内无明显增生性改变。

(4)渗出性视网膜脱离经药物治疗无效,并且视网膜脱离已累及黄斑部。

二、禁忌证

①严重的增生性玻璃体视网膜病变。②严重的玻璃体积血合并视网膜脱离。③黄斑部裂孔合并视网膜脱离。④巨大或多发视网膜裂孔合并视网膜脱离。

手术方式简介:视网膜脱离手术方法有十几种,特别是复杂的视网膜脱离,目前多需联合玻璃体手术。应根据患眼裂孔数目、脱离范围及玻璃体牵引情况灵活选择,较常用的手术方法有 3 种。

(一)巩膜缩短术

应选择与裂孔相应的部位,采用巩膜板层剥离的方法,使缩处的脉络膜面向眼内隆起,呈一带状脊向视网膜靠近,方向与角膜缘平行。

（二）巩膜外加压术

可分为巩膜全层或巩膜层间加压两种术式。

（三）环扎术

为全层巩膜 360° 外加压,常用于找不到视网膜裂孔、多发裂孔或多次手术失败的病例。

三、护理评估

（一）一般情况评估

评估如体温、脉搏、呼吸、血压、身高、体重。患者发育是否正常,营养是否良好;神志是否清楚;步态是否平稳,是否自动体位;语言是否流畅,记忆力有无减退,听力有无减退;眼科检查见专科情况;嗅觉、味觉、浅感觉是否敏感;表情是否自然;情绪是否平稳;行为有无异常;卫生状况是否良好。

全身皮肤有无黄染,弹性是否好,有无破损,是否见皮疹、水肿。脊柱、四肢有无畸形,活动度是否正常,生理反射是否正常存在,病理反射是否能引出。运动功能是否正常。

2.专科情况评估

评估右眼视力,左眼视力指数。双眼位是否正,眼球运动是否正常。双泪道冲洗是否通畅。双角膜是否透明,前房是否常深,瞳孔是否等大等圆,对光反射是否灵敏。入眼玻璃体是否混浊明显,视盘边界是否清楚,9:00～3:00 方位视网膜是否扁平状、青灰色隆起、累计黄斑部,11:30 方位周边是否见一个 1/2 PD 小圆形裂孔。间接检眼镜下检查眼底:右眼玻璃体腔是否见少许气泡,视神经是否边界清,色是否苍白,视网膜是否色红,血管是否白线样闭塞,是否见光凝斑;左眼玻璃体是否混浊,是否见增生机化。视网膜是否可见增生膜、散在渗出及点片状出血等。评估眼压。

四、护理要点及措施

（一）术前护理要点

执行眼科一般护理及手术前护理常规,术前积极抗感染治疗。

（二）术后护理要点

积极抗感染治疗,预防并发症。

（三）术前护理措施

(1)根据病情适当限制患者活动量,特别是新鲜的上方脱离,患者必须卧床休息,并覆盖眼垫或包扎双眼,以减少眼球运动,防止视网膜脱离加重。

(2)如患者视网膜下部脱离应采取半卧位,上方脱离采取仰卧头低位。

(3)宣传教育对手术和预后及可能出现的严重后果有充分的了解,并指导患者在手术过程中如何配合,以期达到手术的最佳效果。

(4)视网膜脱离手术患者痛苦较大,术后 1～2 d 多不能正常进食。嘱咐患者术前适当食用富有营养的食物,以备术后体力的消耗。

(5)执行内眼手术常规检查及准备,术前做好全身清洁,长发女性患者可梳两条辫子,以利于术后卧床舒适。

(6)术前常规滴眼药消炎、剪睫毛、清洁手术区,术前 1 d 晚给镇静药。

(四)术后护理措施

(1)更换床单,保持环境清洁,安静。

(2)根据病情不同,术后遵医嘱严格执行特殊体位,如黄斑裂孔,术后注入空气后,采取俯卧位;向患者宣传保持体位的重要性和必要性,使患者理解并给予很好的合作。

(3)密切观察眼部情况,如敷料有无松脱及渗出、术眼疼痛程度等;并监测体温变化,注意有无其他全身症状,必要时遵医嘱应用镇静药或镇痛药镇痛。

(4)敷料包扎:术后需加压包扎至少1 d,往往使患者感到面部不适和疼痛,要向患者做好解释并取得合作,嘱患者不要自行拆解敷料。如敷料松动、移位、渗血或污染,应更换敷料,重新包扎。

(5)术后进半流食3 d,适当吃些水果,术后24 h打开绷带,每日换药并滴、涂散瞳及消炎药水和药膏。

(6)术后患者多有恶心、呕吐等症状,可遵医嘱给予止吐药,如出现伤口疼痛,可给予镇痛药或肌内注射镇痛、镇静药。

(7)嘱患者不做剧烈运动,适当卧床休息,避免碰撞,保持大便通畅。

(8)术后5～7 d拆结膜线,术后2周裂孔周围色素形成,视网膜复位,患者即可出院。告诫患者半年内避免重体力劳动和运动,避免高空作业。

(9)预防上呼吸道感染及感冒,可鼓励患者多饮水;减少病室探视人员,保证患者充分休息;出汗后,及时更换病号服,保持衣服清洁干燥;协助患者搞好个人卫生。

五、健康教育

(1)出院后继续保持适当体位和头位,以利于视网膜的复位。

(2)教会患者正确的点眼药方法,交代出院后按时点眼药,预防感染。

(3)告知患者应避免头部和眼部受伤,外出时可用纱布或眼镜遮挡术眼,避免沙子或其他异物进入术眼造成感染。

(4)提醒患者术后应避免重体力劳动。

(5)注意饮食和休息,保持大便通畅;洗漱或淋浴时注意勿把污水弄进术眼。

(6)告知患者出院后定期复查,如有任何不适或异常情况,应立即到医院就诊。

(岳秀娟)

第五十五节　睑板腺囊肿切除术

睑板腺囊肿(霰粒肿)为睑板腺分泌过于旺盛或上皮细胞增生肥大,睑板腺导管变窄或阻塞,使管内分泌物潴留,刺激睑板腺及其周围组织慢性炎性肉芽组织增生,形成特异性的肉芽肿,其周围组织增生密集而形成囊,肉芽肿中央缺血液化,形成囊肿样改变,即睑板腺囊肿,故并非真正的囊肿。多见于青少年,多无自觉症状,常由他人发现。病程缓慢,硬结可停止生长或自行缩小,也可以逐渐增大或破溃。少数可因其表面的皮肤充血、变薄而由皮肤面破溃形成肉芽肿或瘢痕组织。

一、适应证

（1）睑板腺囊肿较大,眼睑皮肤明显隆起。

（2）睑板腺囊肿破溃,在结膜面形成肉芽组织时。

二、禁忌证

（1）睑板腺囊肿继发感染,炎症未得到控制时。

（2）结膜、角膜急性炎症时。

手术方式简介:手术常规消毒后,检查囊肿位置、数量。用睑板腺囊肿镊子夹住患处,翻转眼睑,从睑结膜面以尖刀刺入并切开囊肿,切口与睑缘垂直。以小刮匙伸入切口,彻底刮除囊内容物,再用剪刀剪除囊壁,术毕时结膜囊内涂抗菌药物眼药膏,以眼垫遮盖4头带加压包扎。

三、护理评估

（一）一般情况评估

评估如体温、脉搏、呼吸、血压、身高、体重。患者发育是否正常,营养是否良好;神志是否清楚;步态是否平稳,是否自动体位;语言是否流畅,记忆力有无减退,听力有无减退;眼科检查见专科情况;嗅觉、味觉、浅感觉是否敏感;表情是否自然;情绪是否平稳;行为有无异常;卫生状况是否良好。全身皮肤有无黄染,弹性是否好,有无破损,足否未见皮疹、水肿。脊柱、四肢有无畸形,活动度是否正常,生理反射是否正常存在,病理反射是否能引出。运动功能是否正常。

（二）专科情况评估

评估右眼视力,左眼视力,双眼位是否正,眼球运动是否正常。双泪道冲洗是否通畅。双角膜是否透明,前房是否常深,瞳孔是否等大等圆,对光反射是否灵敏。左眼睑下触及是否边界分明、大小不等的多个无痛性圆形硬结,表面皮肤是否正常、与硬结有无粘连,相应部位的睑结膜面是否局限充血,暗红色,突出于睑结膜面。评估眼压。

四、护理要点及措施

（一）术前护理要点

告知患者手术前准备及配合方法。

（二）术后护理要点

观察术眼,预防感染。

（三）术前护理措施

（1）术前常规做好各项检查以排除手术禁忌证。

（2）执行眼科一般护理及手术前护理常规。

（3）眼部做常规备皮准备。

（4）告诉患者术前注意休息,调整饮食,禁烟酒,禁辛辣等刺激性食物,保持大便通畅。

（5）预防感冒、发热,女性患者月经期要停做手术,以免感染及出血的发生。

（6）术前30 min常规结膜囊冲洗,遵医嘱行抗生素眼药水点眼及表面麻醉眼药水点眼。

（7）观察患者精神状况及紧张程度,讲解手术配合要领及注意事项,以解除忧虑恐惧等心理,取得患者的合作。

(8)老年患者注意观察血压、血糖、心电图等重要指标及全身情况。

(四)术后护理措施

(1)术毕可有少量出血,加压包扎后嘱患者用手掌压迫眼部 15 min,以防出血。

(2)告知患者术后的注意事项,让其了解病情的大致转归过程。

(3)观察眼部情况,有无分泌物及疼痛,观察充血及切口愈合情况。

(4)遵医嘱应用抗生素及激素,给予静脉滴注抗生素,局部点抗生素和激素滴眼药。

(5)局部护理:协助医师每日进行无菌换药,术眼加盖眼垫,保持敷料清洁干燥,避免术眼受压或碰伤;点眼药时,要注意无菌原则,动作轻柔。

(6)重视对患者进行卫生知识宣传教育。

(7)密切观察病情,检测患者视力及眼部情况,如有无视力减退、眼红充血,局部创口有无淤血,有无疼痛加剧等,若有变化,及时通知医师。

五、健康教育

(1)遵医嘱按时点抗生素眼药水,以免感染。不可过度用眼,注意用眼卫生,勿用力揉擦术眼。

(2)避免术眼碰撞,可用无菌纱布遮挡术眼;避免进食时用力撕咬、咀嚼硬质食物,以免眼压增高影响伤口愈合。

(3)向患者及其家属介绍术后预防感染等的重要性,并教会患者及其家属正确的点眼药方法。

(4)如结膜缝线需拆线者,告知其 5 d 后按时拆线复查,并嘱咐患者按时复查。

(5)嘱患者应避免紫外线照射及风沙刺激,在户外活动时应戴防护眼镜。

(岳秀娟)

第五十六节 眼球摘除羟基磷灰石置入术

羟基磷灰石活动义眼台置入术是近几年在国内外广泛开展的一种恢复眶内容积和义眼活动度的理想手术方法。各种病因导致的眼球摘除或眼内容剜除术,对患者容貌影响很大,术后均出现不同程度的眼窝畸形、眼睑内翻。对先天性无眼球、眼球畸形或儿童时期摘除眼球的患者,不仅影响外观,还对眼眶骨性结构发育造成严重影响。为此,眼科学者们使用过各种眶内置入材料,其中包括人工材料(玻璃、硅胶等)、自体材料、自体材料包裹人工材料及异体材料包裹人工材料,但均易出现置入物排除或被吸收等并发症。降低组织对义眼台的排斥,提高义眼的活动度是选择眶内置入材料的首要问题。目前,最先进的眶内置入物为多孔羟基磷灰石义眼台,由于其表面结构、摩擦系数、比重、导热性与绝对强度方面与人体的骨松质十分相似,具有高度的生物相容性,无毒性和抗原性,纤维结缔组织可长入内联孔,不引起明显的异物排斥反应。并且义眼台置入眶内达到血管化后,可进行钻孔插入栓钉,使义眼台与义眼片组成一体化的联动体,大大提高了义眼的活动度。因此,多孔羟基磷灰石义眼台近年来作为较理想的眼球替代物越来越受到临床的重视。义眼台置入术具有美容和治疗的双重意义。

一、适应证

非感染性眼病需做眼球摘除。

(1)眼球恶性肿瘤:未侵犯眼球外组织、眼球表面恶性肿瘤已侵犯眼球壁深层且不能用其他方法解决,已侵犯视神经。

(2)眼球外伤:造成视功能已丧失或有发生交感性眼炎的潜在危险等;如健眼已发生交感性眼炎,伤眼无复明可能时,应立即摘除伤眼。如施行羟基磷灰石巩膜腔内置入术,眼球应为无明显萎缩。

二、禁忌证

(1)眼内炎、全眼球炎。

(2)眼眶肿瘤放疗后慎用。

(3)眼内恶性肿瘤。

三、手术方式简介

(1)按常规行眼球摘除。

(2)断离每条眼直肌前,用尼龙线预置缝线;直肌断离后,将直肌缝线固定在手术巾上。

(3)在义眼座前端钻孔,将尼龙线从4个孔所形成的隧道内穿出。用业甲蓝或甲紫在4孔中央定点,并在相当于3:00和9:00方位再各定一点。

(4)用2张消毒后的尼龙薄膜部分重叠后置于肌表面,义眼台和尼龙薄膜仪器压入肌内。抽出尼龙薄膜,在义眼台与眼球筋膜间略为分离,以便调整义眼台的定点位置,同时将义眼台置入再深一点。

(5)将内外直肌上的缝线与义眼台上的缝线打结。将结上缝线中的1根剪断,另1根缝线与上下直肌缝线结扎。

(6)以尼龙线间断缝合球筋膜、球结膜。结膜囊内置入薄型眼模。

(7)羟基磷灰石义眼台巩膜内置入术:刮出术眼角膜上皮,剪开球结膜,向眼球赤道部分离,做与角膜缘平行的全层巩膜切开,切口两端各做1条放射状切口5 mm,剜除眼内容物,将羟基磷灰石义眼台置入巩膜内,以尼龙线缝合巩膜切口。将眼球筋膜和球结膜完全遮盖角膜,以尼龙线间断缝合,结膜囊内置入薄型眼模。

四、护理评估

(一)一般情况评估

评估如体温、脉搏、呼吸、血压、身高、体重。患者发育是否正常,营养是否良好;神志是否清楚;步态是否平稳,是否自动体位;语言是否流畅,记忆力有无减退,听力有无减退;眼科检查见专科情况;嗅觉是否敏感;味觉是否敏感;浅感觉是否敏感;表情是否自然;情绪是否平稳;行为有无异常;卫生状况是否良好。全身皮肤有无黄染,弹性是否好,有无破损,是否见皮疹、水肿。脊柱、四肢有无畸形,活动度是否正常,生理反射是否正常存在,病理反射是否引出。运动功能是否正常。

(二)专科情况评估

评估视力,视力有无光感。双眼位是否正,双眼球运动是否正常。双泪道冲洗是否通畅,双眼角膜是否透明,前房是否常浅,瞳孔是否等大等圆,对光反射是否灵敏。间接检眼镜下眼底:视神经是否边界清,是否色苍白,散瞳检查:左眼视网膜静脉是否充盈;眼眶 X 线检查:鼻窦是否混浊;CT 扫描及超声检查:眼眶有无炎性改变。

五、护理要点及措施

(一)术前护理要点

执行眼科一般护理及手术前护理常规,给予心理护理:向患者解释围术期的相关问题,并且安抚患者让其保持情绪稳定,积极配合并参与治疗和护理。

(二)术后护理要点

(1)执行眼科一般护理及手术后护理常规,预防感染。

(2)术眼的观察与护理;预防潜在并发症的发生。

(三)术前护理措施

(1)患者告知:向患者解释手术前用药的作用,术前准备的意义;教患者避免咳嗽、打喷嚏的方法;手术前 1 d 告知患者及其家属,手术医师、台次,与患者核对术眼,手术区皮肤护理,告知术前、术中的配合方法,术后需注意的事项。如在全身麻醉下行羟基磷灰石义眼台置入术者,通知术前 6 h 禁食、禁水。

(2)物品准备:药品[硫酸阿托品、卡巴克洛(安络血)等],注射器。

(3)患者准备:术前 1 d 卫生整理,需要自体真皮置入的患者需要臀部或大腿内侧皮肤准备(备皮);手术当日晨,禁食、禁水,遵医嘱术前肌内注射硫酸阿托品(成年人 0.5 mg,儿童 0.01 mg/kg)。如需预防出血,术前遵医嘱肌内注射卡巴克洛(安络血)或其他止血药,降低术中出血的风险。

(四)术后护理措施

(1)如果是全身麻醉术后,按全身麻醉术后护理常规,遵医嘱全身合理应用抗生素,局部点抗生素眼液。局部麻醉者遵医嘱全身合理应用抗生素,局部点抗生素眼液。

(2)密切观察眼部情况,如敷料有无松脱及渗出、术眼疼痛程度等;并监测体温变化,注意有无其他全身症状,如疲乏无力、食欲减退、大汗淋漓、四肢冰冷等,如有异常应及时通知医师。

(3)术后患者易出现头部剧烈疼痛,有些出现恶心、呕吐症状,这是因为术中牵拉眼外肌造成的,应多解释,取得患者理解并配合,必要时遵医嘱应用镇静药或镇痛药。

(4)预防术后眼内感染防止结膜水肿,如术后结膜水肿严重者,采用术后湿敷法,术后第 2 天用 30%硫酸镁溶液浸湿无菌眼垫,敷于患眼,每日 2 次,每次 20 min。

(5)心理支持:术后患者急于想知道手术效果,担心手术是否成功而产生恐惧焦虑心理,护理人员应进行针对性的心理护理,进行科学耐心地解释,稳定患者的情绪,把焦虑心理转化为积极地配合治疗。

(6)饮食:术后 2 d 内,应进食清淡易消化的半流食,以后可进高蛋白质、高维生素的软食。避免进食需用力撕咬、咀嚼的硬质食物,以免用力咀嚼牵拉肌肉影响伤口愈合。

(7)保持病室内空气新鲜,每日通风 2 次,每次至少 30 min,紫外线照射消毒每日 2 次;病室内的物品、地面用稀释的消毒液擦拭,每日 2 次。

(8)敷料包扎:术后需加压包扎 7 d,往往使患者感到面部不适和疼痛,要向患者做好解释并取得合作,嘱患者不要自行拆解敷料。如敷料松动、移位、渗血或污染,应更换敷料,重新包扎。

六、健康教育

(1)告知患者据病情要求卧床或适当下床活动,减少头部活动,避免损害眼球组织影响手术后恢复。

(2)遵医嘱按时点抗生素眼药水,以免感染。避免碰撞术眼,以免伤口愈合不良而裂开。不可过度用眼,注意用眼卫生,勿用力揉擦双眼。

(3)球结膜水肿消退,缝线松动后可拆线,经4~6周可考虑佩戴义眼片。

(4)部分患者初戴义眼片可能出现异物感,结膜充血等,遵医嘱教会患者结膜囊内每日点3次或4次抗生素眼药,点眼时强调勿拉下睑,仅提上睑,以防下睑松动。

(5)嘱患者保持义眼,结膜囊的卫生,若眼部分泌物较多,则取下义眼片,用凉水洗净,并涂上眼膏再戴上去。若义眼片上有污垢,最好用抗生素滴眼药湿透的棉签擦拭。

(6)出院后发现眼睛有任何不适感,应立即到就近的医院检查。

(7)为便于工作和学习,建议白天戴义眼片,睡前取出。

(岳秀娟)

第二章　耳鼻咽喉科疾病

第一节　咽鼓管功能检查

一、咽鼓管吹张法

本法主要是用于了解咽鼓管的通畅情况,估计其通畅程度,也可用做治疗。但上呼吸道急性感染,鼻腔或鼻咽腔有脓涕、溃疡、新生物等病变者忌用。

1. 捏鼻吞咽法

捏鼻吞咽法有2种方法:①将听诊管两端的橄榄头分别置于受检者和检查者的外耳道口,然后要受检者做吞咽动作。咽鼓管功能正常时,检查者可听到轻柔的"嘘嘘"声从听诊管内传来。②在受检者做吞咽动作的同时观察其鼓膜,若鼓膜可随吞咽动作而向外运动,示功能正常。本方法简单易行,无需特殊设备,唯准确性较差。正常耳有 21%~30% 阴性。

2. 捏鼻鼓气法

受检者用手指将两鼻翼向内压紧,闭口,同时用力擤鼻。此时鼻腔内气体仅能经鼻咽循两侧咽鼓管咽口冲入鼓室。咽鼓管通畅者,当气体经咽鼓管进入鼓室时,检查者可从听诊管内听到气体振动鼓膜的声音,检查鼓膜可见其向外运动。患者则感觉有气进耳,出现耳闷胀感。正常成人阳性率为 86%,咽鼓管狭窄或阻塞者不出现上述征象。

3. 波氏球吹张法

波氏球吹张法适用于小儿。要受检者口内含水,检查者将波氏球前端的橄榄头塞于受检者一侧前鼻孔,另侧前鼻孔要受检者用手指压紧。告受检者将水咽下,于吞咽之际检查者迅速挤压橡皮球。咽鼓管功能正常者,从球内压入鼻腔内的空气在咽鼓管开放时可迅即进入鼓室,从听诊管内可听到鼓膜振动声。该法操作简便,缺点是两侧咽鼓管同时受到吹张。

4. 导管吹张法

咽鼓管导管由金属制成,大小不一。导管前端弯曲,末端开口较大,呈喇叭状。近喇叭口处有一小环,方向恰与前端弯曲相反,用做指示前端方向。操作前先清除鼻腔内的分泌物,并以 1% 麻黄碱和 2% 地卡因棉片收敛、麻醉鼻黏膜。选用适当大小的导管,前端弯曲部指向下方,插入前鼻孔,然后从总鼻道沿鼻腔底部缓缓进入鼻咽部。当导管前端抵达鼻咽后壁时,将导管轻轻向受检侧旋转 90°,再向后缓缓退出少许,导管前端即越过咽鼓管圆枕,置入咽鼓管咽口处。此时再将导管向受检侧外上方轻转约 45°,然后固定于这一位置,用橡皮球(波氏球)经导管末端开口,向内吹气,同时经听诊器听诊,判断咽鼓管是否通畅。咽鼓管通畅者,可闻轻柔样"嘘嘘"声及鼓膜震动声,咽鼓管狭窄时,可出现断续的"吱吱"声或尖锐的吹气声,无鼓膜振动声,或虽有振动声但其轻微。咽鼓管完全阻塞或闭锁,或导管未插入咽鼓管咽口,则无声可闻。鼓室积液时,可听见水泡声。鼓膜有穿孔而咽鼓管通畅者,可听及空气冲开咽鼓管咽口并流动的声音。患者也可同时感到气体自耳内向外逸出的感觉。吹张完毕,将导管前端朝下方旋转,顺势缓缓退出。此法最常用。

此外,亦可在导管前端抵达鼻咽后壁后,将导管向对侧旋转 90°,再缓缓向后退出,待感到有阻力时,示导管已触及鼻中隔后缘。此时再将导管向下,继之向受检侧按上一方法旋转,其前端即进入咽鼓管咽口。若受检侧因鼻甲肥大或鼻中隔偏曲致导管不易通过时,即可将导管从对侧鼻腔插入,于抵达鼻咽后壁后,向受检侧旋转 90°,退出至鼻中隔后缘处,再向上旋转45o,同时使前端尽量伸抵检侧,亦可以进入咽鼓管咽口。

注意事项:①导管插入和退出时,动作要轻柔,顺势送进或退出,切忌粗暴,以免损伤鼻腔或咽鼓管咽口的黏膜。②吹气时用力要适当。用力过猛,可致鼓膜穿孔,特别是当鼓膜菲薄或有萎缩性瘢痕时,更应小心。③上呼吸道急性感染、鼻腔或鼻咽部有溃疡、新生物时忌用导管吹张法。鼻腔或鼻咽部有脓液、痂皮时,吹张前应清除之。

二、鼓室滴药法

用于鼓膜已有穿孔的受检者。除检查咽鼓管的通畅度外,尚能了解其排液廓清功能。检查时请受检者侧卧,患耳朝上,向外耳道内滴入有味的液体,然后要受检者做吞咽动作。观察受检者是否感到液味及其出现时间。亦可向外耳道内滴入如亚甲蓝等有色药液,用纤维鼻咽镜观察咽鼓管咽口,记录药液从咽口开始排出的时间。尚可用新鲜配制的 0.05% 荧光素生理盐水 1~3 mL 滴入外耳道内,请受检者做吞咽动作 10 次,然后坐起,用加滤光器的紫外线灯照射咽部,记录黄绿色的荧光在咽部出现的时间,10 min 内出现者示咽鼓管通畅。

三、咽鼓管造影术

将碘溶液作为造影剂,从外耳道滴入,使其经鼓膜穿孔处流入鼓室内,然后在外耳道口鼓气加压,或让造影剂自然引流,通过咽鼓管进入鼻咽部。同时做 X 线摄片,可了解咽鼓管的解剖形态,有无狭窄或梗阻,以及自然排液功能等。

四、压力记录仪检查

被测耳外耳道内置入有通气管道的软塞,管道与水柱压力表相接,吞咽时咽鼓管咽口开放调节鼓室压力。检查开始时把压力调节到 1.96 kPa(200 cmH$_2$O),吞咽一次可使鼓室负压改变 0.246~2.46 kPa(2.5~20.5 cmH$_2$O),正常者经吞咽数次后压力即趋正常(相当于 0 cmH$_2$O)。反复吞咽不能使负压下降到 −1.47 kPa(−15.0 cmH$_2$O)者,示咽鼓管通畅度不良;如吞咽一次压力即达 0 cmH$_2$O 者,示咽鼓管异常开放。这种测验也仅适用于鼓膜穿孔的患者。

五、气压舱检查

气压舱检查是检查咽鼓管功能较为准确的方法。其原理是将受检者置于密闭的钢舱中,然后用抽气法逐渐降低舱内压力,经一段时间后再逐渐降低舱内气压,借以观察受检者咽鼓管适应气压改变的调节能力。即在压力改变过程中,随时询问受检者的主观情况(如耳痛、耳聋、耳鸣等),出舱后立即进行耳镜检查,以观察鼓膜、中耳反应程度(有无充血、积液、内陷、淤血、鼓膜破裂等)。同时可观察吞咽动作、捏鼻吞咽法和捏鼻鼓气法时的变化。

六、正、负压平衡试验法

正、负压平衡试验法适用于鼓膜穿孔者。用声阻抗仪的气泵压力系统检查咽鼓管平衡正负压的功能。检查时将探头置于外耳道内，密封固定。

1. 正压试验

向外耳道内持续加压，当正压升至某一点时，鼓室内的空气突然冲开咽鼓管软骨段向鼻咽部逸出，压力由此骤降，此压力点称开放压（以 kPa 或 cmH$_2$O 为单位）。当压力降至某一点而不再继续时，示咽鼓管软骨已因弹性作用而自行关闭，此时的压力称关闭压。然后要受检者做吞咽动作数次，直至压力降至"0"或不再下降时，记录压力最低点。

2. 负压试验

向外耳道内减压，一般达－1.96 kPa（20 cmH$_2$O）时，要受检者做吞咽动作。咽鼓管功能正常时，软骨段于每次吞咽时开放，空气从鼻咽部进入鼓室，负压逐渐变小，直至压力不再因吞咽而改变时，记录所做吞咽动作的次数及最后的压力。

七、经咽鼓管传声检查法

经咽鼓管传声检查法是将声讯号经前鼻孔送入鼻腔，当咽鼓管开放时，声音经咽鼓管传入中耳。此时可通过测定外耳道声压的改变而间接地评价咽鼓管管腔的变化。咽鼓管正常声压曲线的基线声压约为 30 dB，如果吞咽时声压级增加 5 dB 或更高，则为咽鼓管开放反应阳性。其优点为：它是一种测定咽鼓管生理功能的检查法，对鼓膜完整和鼓膜穿孔两种情况均适合，并且操作简单，检查时间短，对受检者无任何不适。唯吞咽声造成的外耳道内声压水平的紊乱可产生假阳性和假阴性的结果。另仪器设备复杂，临床应用有所限制。

八、经咽鼓管泄光检查法

经咽鼓管泄光检查法的原理与传声检查法相同，只是将声讯号改为光讯号，此种光讯号可由插入咽鼓管咽口的纤维鼻咽镜发生。泄光检查法的优点是避免了传声检查法中受噪声（如吞咽声时产生的噪声）干扰的缺点，但在技术上有待进一步完善。

此外，作为咽鼓管检查法中不可缺少的部分，是借助后鼻孔镜、电鼻咽镜、纤维鼻咽镜或鼻内镜详细检查鼻咽部。检查时注意咽鼓管咽口外形，有无淋巴组织或肿瘤等其他病变浸润和阻塞，再检查咽鼓管隆凸及其后上的咽隐窝，观察有无增生性病变或其他异常等。纤维鼻咽镜可用于检查咽反射过度敏感无法作间接鼻咽镜或经口鼻咽镜检查的患者，它不仅可细致地观察咽鼓管咽口及其周围组织的病变，还可通过向咽鼓管内注气使之扩张，然后将极细的镜体从咽口伸入咽鼓管腔内进行检查。

（张雅平）

第二节　听觉功能检查

听觉功能检查的目的在于对听力障碍程度做出评估和对听力障碍病变的部位做出诊断。

一、纯音听力计测验

1. 声的频率与强度

物体在空气中振动时引起其周围的空气分子也出现相应振动并逐渐向各方向传播而形成

波,能产生听觉的振动波称为声波。在声波的传播过程中,空气分子交替出现压缩相和稀疏相,一个压缩相和一个稀疏相组成一个振动周期。每秒中发生的周期数称为频率,单位为赫兹(Hz)。人耳能感觉到的声波频率为20～20 000Hz,并对中高频声波(1～4 kHz)的敏感性较高。声波产生的压力即为声强度,其单位用 dyn/cm² 表示。

能引起正常耳发生反应的声强度范围非常广,正常耳能听到最小声强度(听阈)与最高声强度(痛阈)之间声压的变化达107倍,显然用声压的绝对数表示声强度非常麻烦,故采用声压变化相对数的对数值来表示,称为分贝(dB),以下列公式计算:分贝(dB)＝20 log P/P0。其中,P 为实测声压,P0 为参考声压,将 0.0002 dyn/cm² 定为参考声压计算出来的分贝数属于物理定量,称为分贝声压级(dBSPL)。零分贝声压级(0 dBSPL)并非是正常耳的听阈,正常耳对不同频率纯音的敏感性有差别,正常耳对中高频敏感性较高,对低频音的敏感性较低,而且存在一定的个体差异,在临床上应用也不方便。另一种表达方式以健康青年正常耳听阈的声压级分贝数定为零分贝听力级(0 dBHL),又称为听力零级,以此作为进行定量的基础,该方式属于心理学或行为测量,是临床上普遍应用的定量方法(听力计上纯音的强度均为听力级)。第三种称为分贝感觉级(dBSL)指阈上分贝数,必须指出,该处阈值可以是正常听阈,也可以是听力障碍患者的阈值,如患者的阈值为 30 dBHL,70 dBHL 即为该患者的阈上 40 dB,表达为 40 dBSL。

2.纯音听力计

为临床听力测验的必备仪器,出以下 6 部分组成:①音频振荡器:产生各种频率的纯音。听力计应能产生125～8 000Hz 或 10 000Hz 的纯音,以倍频程或半倍频程进行频率变换,最高声强度应能达到 110 dBHL。②放大器:可用以增加纯音的强度。③间断器:测试者可在测试过程中暂时中止纯音发放的控制器,要求在使用过程中不得产生可听到的开关声,也不应发生过冲或使纯音畸变,以免引起虚假的听觉反应。④衰减器:用以测试中增减纯音的强度。放大器与衰减器是听力计强度定量准确性的重要保证,通常以 5 dB 的级差进行增减,其变化范围一般为－10～110 dB。⑤耳机:将听力计产生的电信号转变成声信号。耳机有气导耳机与骨导耳机两类,气导耳机有压耳式耳机与耳塞型耳机,通常用压耳式耳机,近来主张应用耳塞型耳机,据认为此种耳机可密闭外耳道,以减少音影听力的产生。骨导耳机发出的纯音的频率范围较气导耳机狭窄,仅为250～4 000 Hz,强度范围为－10～70 dB。⑥掩蔽噪声发生器:测试中发放噪声(白噪声或窄带噪声)用以掩蔽非测试耳的听力。

为保证听力测验结果的可靠性,听力计应定期进行计量和校验,频率精度在最大输出范围内失真度≤3%,强度精度在最大输出范围内±3 dB,衰减精度以每 5 dB 分档者每档误差≤±1 dB。有条件时应每 2 年用声级计对听力计的频率和强度进行计量;也可每年选10～20 名健康年轻人(无中耳疾病、无噪声暴露史、无耳毒性药物用药史、无耳聋家族史)进行气骨导听阈测试以对听力计校验,但测得的零分贝应标为 0 dBHL。平时可由听力正常的测试人员自己测听阈,如听阈有明显变异则应及时将听力计送法定计量单位进行校验。测听技术人员上岗前也应经过适当的训练,正确掌握听力测试技术规范。另外,纯音测听应在隔音室内进行,室内环境噪声应低于 30 dB(A)水平,环境噪声易对 500 Hz 以下低频听力产生干扰。

3.气导听阈测验

气导听阈反映了整个听觉系统即外耳、中耳、内耳、听神经和听觉中枢的听觉敏感性。测试时,给受检者带上气导耳机,耳机内输出不同频率的脉冲纯音,改变声强度,受检耳能听到的最低声强度即为测试频率的气导听阈。由于声强度衰减的档级为 5 dB,因此测得的听阈有一定的误差(<5 dB)。测定听阈有 2 种方法,即降值法(极限法)和升值法。

(1)降值法:通常应用此法应先将某测试频率的声强度迅速调高,让受检者听到测试音,然后按 10 dB 档级降低声强度直至听阈下,再按 5 dB 档级增加声强度,当受检者又能听到时记下该强度值,反复测试 2~3 次均反应正确者,该强度即为听阈。

(2)升值法:从低于听阈的声强度开始,逐渐增加强度。受检者开始听到的强度并反复测试 2~3 次均反应正确时,该强度即为听阈。这一方法测得的听阈较实际听阈约高 5 dB,降值法由于听觉记忆,一般较实际听阈低 5 dB。测验中一般先测试正常耳或听力减退较轻耳。测验频率应从 1 000 Hz 开始,因听觉器官对 1 000 Hz 纯音较敏感,然后分别测试 2 000 Hz、4 000 Hz 和 8 000 Hz,再测试 500 Hz 和 250 Hz,测试结果记录在听力表中。当两耳听力的差别>50 dB 时,在测试听力较差耳时,耳机输出强度较大的测试音可能绕过头部被对侧耳听到,受检者可能误认为患耳听到,此为音影听力。为消除音影听力,应在测试听力较差耳时,同时通过对侧耳机向非测试耳输放噪声以掩蔽该耳的听力,噪声的强度以能消除音影听力为度。听力计的掩蔽噪声有白噪声和窄带噪声 2 种,一般认为后者的掩蔽效果较佳。

4.骨导听阈测验

骨导听阈反映内耳、听神经和听觉中枢的听觉敏感性。测验中通过骨导耳机给声,骨导耳机多置于耳郭后上方乳突表面较平坦处(其深部相当于鼓窦),同时戴上气导耳机,利用气导耳机的压力将骨导耳机压紧在乳突上。骨导听阈的测验法与气导听阈测验相同。

骨导听阈测验中掩蔽噪声的应用。由于骨导耳机在乳突部施以声刺激时,该声刺激可通过颅骨向对侧耳传导,而且在传导过程中声强度几乎无衰减,因此两耳可同时听到测试音,当测试耳为全聋时,如对侧耳不加掩蔽,患者也可将对侧耳的骨导听力误认为是患耳的骨导听力(交叉听力),从而将患耳感音神经性聋误认为传音性聋,因此,在骨导测验中需常规地向非测试耳施以掩蔽噪声。但是,确定所需噪声的强度是一个非常复杂的问题,强度过高的掩蔽声可能影响受检耳的测试结果,一般宜在测验过程中逐渐增加噪声强度以恰能消除交叉听力为度。但非测试耳有传导性聋,则极难获得有效的掩蔽效果。

5.听力图

将两耳的气骨导听阈记录在听力表中即成听力图。

(1)正常听力图:正常人的听阈和实际听力可有 5~10 dB 的差异,凡在 20 dB 水平以内者均可认为听力正常。同一受检者在各次测验中,相同频率的听阈可有 10 dB 以下的差别,只有当差别>10 dB 时才能判为听力有变化(提高或下降)。气导听阈曲线与骨导听阈曲线应互相重叠或交织在一起,但可容许有 10 dB 的差异。

(2)传音性聋的听力图:传音性聋由中耳病变所致。由于声源的空气传导发生障碍,使气导听阈提高(分贝数增大),而骨传导直接作用于内耳,故骨导听阈正常,于是传导性聋在听力图中表现为骨导听阈优于气导听阈,出现气骨导差(A-B gap)。正常人的气骨导差可有 10 dB 的差别,因此当气骨导差>15 dB 时始认为存在传音性聋,差距越大,传音性聋的程度越严重,但传音性聋的最大气骨导差为 60 dB,如超过 60 dB,应怀疑测试的可靠性。如患侧气导听阈为 80 dB,骨导听阈 10 dB,A-B gap 为 70 dB,对侧听力正常时,患侧很可能是感音性聋,系患侧骨导由对侧耳的交叉听力所产生,如加大掩蔽噪声强度,即可消除交叉听力形成的骨导听阈,从而可明确诊断。

中耳病变如耳硬化症早期镫骨足板部分固定,中耳炎听骨链粘连和鼓室负压使鼓膜内陷等可使传音机构的劲度增加,影响低频的传导,听力图中表现为低频听力损害为主;鼓室积液和听骨链黏膜肿胀增厚使传音机构质量增加,影响高频音传导,听力图中表现为高频听力损害。耳硬化症镫骨足板完全固定,且因硬化灶使足板增厚致传音机构劲度与质量均增加,听力图表现为平坦型曲线,骨气导差约为 40 dB。听骨链中断且鼓膜完整者,因声波不能经鼓膜听骨链传入内耳,于是产生严重的传音性聋,气骨导差可达 60 dB。

传音性聋也可出现骨导听阈的变化。①耳硬化症的谷形骨导切迹,表现为 2 000 Hz 骨导听阈提高至 15～20 dBHL,而 4 000 Hz 骨导听阈又有好转,该切迹也常见于中耳炎听骨链粘连固定的病例。②分泌性中耳炎鼓室积液患者出现高频音骨导听阈提高,误认为感音性聋,但经鼓膜穿刺抽液并鼓室内注入空气后气骨导听阈均明显改善,这可能因鼓室内液体使圆窗膜质量增加,在高频音引起内耳淋巴液的振动过程中,使圆窗膜的缓冲作用受到影响所致。

(3)感音神经性聋的听力图:此种耳聋因耳蜗与听神经病变所致。由于感音功能的障碍,引起气骨导听阈同时提高,表现为气骨导听力曲线同时下降,互相重叠。感音神经性聋先影响高频听力,逐渐向低频听力扩展,因此听力曲线多表现为向高频倾斜的斜坡型;当低频与高频均受影响时,表现为平坦型曲线;特别严重的病例,高频听力可能全部丧失,只能测到个别低频的听阈。但早期梅尼埃病的听力损失可以低频为主。

(4)混合性聋的听力图:中耳传音机构病变如中耳炎和耳硬化症等伴有轻度或中度感音神经性聋时成为混合性聋,表现为听力曲线的低频部分有较大的骨气导差,高频部分气骨导听阈均有提高,无明显骨气导差存在。

6.阈上听力测验

(1)重振测验:就正常范围内的音调来说,响度随着声强的增减而变化,两者之间在增减的程度上有一定的比值关系。在某些听觉异常的患者中,声强的增加将引起响度异常迅速的增长,这种现象即为重振。在强音刺激下,患者的响度与正常耳相等,称为完全重振,如患耳的响度反比正常耳大,称为过度重振,如只能接近正常耳的响度,称为不完全重振。如随着声强增加,患耳响度增长反而变慢为减振或反重振。

重振测验的方法很多,临床上常用的为双耳响度平衡测验和短增量敏感指数测验。

双耳响度平衡试验(ABLB):ABLB是直接测量重振的传统方法。如耳聋为单侧性,可应用本方法。

首先测试两耳的纯音听力曲线,如对侧耳听力正常,可选用 1 000～4 000 Hz 纯音进行测验,如对侧耳也有听力减退,则可选择两耳听力差别在 20 dBHL 以上的音频进行。测验时可将听力计选择开关调至双耳交替响度平衡功能装置上,两侧气导耳机即可交替发放选定的纯音。测验开始时,可将健侧的声强提高至阈上 20 dB,继则逐渐提高患侧声强,当受检者感到患侧响度与健侧相等时,记下该强度;再继续提高健侧声强 20 dB,此时健侧响度又超过患侧,然后再逐渐提高患侧声强,使两侧响度相等(因声强的变化以 5 dB 分档,两侧的响度只能达到相近),如此反复交替提高两侧声强达听力计最大输出为止,并将两侧响度达到平衡的声强记下来。有的作者认为每一音频的重振测验只需比较听力计最大输出强度时的两耳响度即可,如此可大为缩短测验的时间。但是该测验结果有较强的主观性,其准确性难免受到影响。

短增量敏感指数测验(SISI 测验):耳蜗性聋患者对微小的声强改变比正常人敏感,因此设计了本测验,现代纯音听力计上多有进行该测验的功能。

一般采用 1 000 Hz 和 4 000 Hz 两个频率进行测验。①让受检者试听选测的连续音 2 min，并说明测验中的要求和注意点，即在倾听连续纯音时，将间歇感到声强有短暂的增强。如明确感到这种增强时，即按指示灯一次。连续纯音的强度一般选在受检耳的阈上 20 dB，先用 5 dB 的增量让受检者清楚感知，使其领会此项测验的要求，以后再以 1 dB 的增量进行测验，并正式计分。整个测验中每 5 s 给一次增量，共 20 次，每次计 5 分，全对为 100 分，全错为 0 分。SISI 测验 0～20 分者为阴性结果，高于 20 分者为重振阳性，耳蜗性聋者得分率在 60～100 分。在临床应用中可将强度增强的次数改为 10 次，每次计 10 分，如此可缩短测验时间。②可将测验的连续纯音的强度提高至 20 dBSL 以上，如此可增加耳蜗性聋的得分率，但听神经病变患者依然不能发现 1 dB 的增量（Feldmare 和 Grimes）。该方法的优点在于操作简单而迅速，但主观性也较强。

重振的临床意义。一般而论，重振试验阳性提示耳蜗性聋，阴性则提示神经性聋，因此，重振已成为感音性聋鉴别诊断中的一个重要依据，是诊断梅尼埃病的一个不可缺少的试验。但在临床应用中也不能将其诊断价值估计过高，耳蜗病变可与听神经病变同时存在，如听神经瘤可压迫内耳道血管导致耳蜗缺血性损害，所以在听神经瘤患者中有时也可出现重振。一般认为重振越明显，原发病变的部位越可能在耳蜗。但反重振则仅在蜗后病变，特别是听神经瘤的病例中见到。此外重振试验在助听器的选配中也有一定的作用，如患耳有明显的重振，助听器的选配将有较大的困难，因声强的放大使佩戴者感到刺耳，并使语言识别率反而降低，从而影响助听器的效果。

（2）音衰试验：听力正常耳倾听连续纯音（＜6 000 Hz）1 min 以上很少出现适应现象，但是耳蜗性聋患者对中高频纯音表现出中度的适应，而听神经病变（如听神经瘤）患者则表现出明显的适应现象。于是，音衰的有无和程度即成为感音性聋鉴别诊断中不可缺少的指标之一。音衰试验的方法有多种，其中以 Carhart 法与 Olsen 和 Norfsinger-法的诊断效果较佳。

Carhart 法系从阈上 5 dB 开始，当受检者倾听连续纯音不满 1 min 音感即消失后立即将声强增加 5 dB，重复上述过程直至受检者能听满 1 min 为止，此时的声强与阈值声强之差值即为音衰的程度。一般认为，耳蜗病变的音衰程度为 15～25 dBSL，如超过 30 dBSL，蜗后病变的可能性增加。

Olsen 和 Noffsinger 法与 Carhatt 法相似，但从 20 dBSL 开始测试，他们发现该阈上技术可提供与 Carhart 法同样有关音衰程度的信息，但时间可明显缩短。

应该注意的是在测试过程中连续纯音不能中断，否则受检耳得到休息将失去适应现象；其次测试音频为 1 000～4 000 Hz，一般选用其中 1～2 个音频即可。低频音不易出现适应现象。

（3）响度优势试验（Stenger 试验）。①测验原理：当同时向两耳输入不同强度的声信号时，受检者只能感知强度较高的声信号。②测验方法：有 2 种方法可用于测量两耳听力的差异。a.向听力较佳耳输送 5～10 dBSL 的声信号并继续维持在此强度水平上，嘱受检者有音感即举手表示，然后将"听力损害耳"耳机内的声信号强度从 0 dB 升高至对侧耳机内的声强水平，如果两耳听力实无差异，当"听力受损耳"感受到的响度与对侧相同时，受检者将分辨不清原来健耳内的声信号，提示"差耳"一侧耳机内的声强度即在"健耳"同样的 5～10 dB 内。b.向"差耳"输入一个相当于受检者承认的"差耳"听阈下 5 dB 的声信号，同时向健耳内输入"差耳"听阈上 5 dB 的声信号，如果两耳听力上的差异确实存在，受检者将举手表示健耳有音感，因为"差耳"从一开始就未听到声信号。重要的是在试验开始前应向受检者说明只要听到声信号就举手,并不要求表示是何侧听到。

响度优势测验对于单侧耳聋或双侧耳聋但两耳有听力差异存在时是一种比较有效的检测方法,可用于精神性聋的诊断。

二、声导抗测听法

在经历 20 世纪 40 年代机械声桥(Metz),20 世纪 50 年代电机械声桥(Zielson)发展过程后,声导抗测听法在临床应用中不断得到完善,已成为现代听力学领域中常规应用的听力测验项目之一。在中耳疾病的诊断,传音性聋和感音性聋的鉴别,听阈和重振现象的客观测试以及面神经病变定位诊断中均有重要作用。

1.声导抗测听法的原理

声导抗测听法系将一定强度的探测音引入密闭的外耳道内,通过平衡系统监视其中声压级的变化,从声的等效容积测知鼓膜和听骨链对声能传导的顺应性(即声顺,其单位为 mL)。当以低频音作探测音时,声顺与声阻抗互为倒数,测出声顺后可按一定函数关系折算出声阻抗值(其单位为声欧姆)。由于低频音的传导主要受中耳传音系统的劲度的影响,因此从声顺与声阻抗(容抗)的变化可较好地反映鼓膜听骨链劲度的改变,从而能有效地对中耳功能做出估计。

2.声导抗测听仪(现又称为中耳分析仪)的构成

声导抗测听仪的主机由阻抗桥和刺激信号 2 部分组成。声阻抗桥的耳塞探头中有 3 个小管,上管将振荡器发出强度为 85 dB 的 220 Hz 探测音经一小型扬声器导入密闭的外耳道内;下管与微音器相连,将鼓膜反射回来的声能转换为电信号,通过放大和检波后输入桥式电路,由平衡计显示出来,当外耳道内声压调到 85 dB 时,指针就指向零点平衡;中管与气压泵和压力计相连,外耳道内的压力可在 +3.92 kPa(±40 cmH_2O)范围内随意变动,以观察外耳道内压力对声顺的影响。刺激信号部分可分别产生 0.25 kHz、0.5 kHz、1 kHz、2 kHz 和 4 kHz 纯音以及白噪声和窄频噪声,其强度可在 40~125 dB 范围内自由调节,声刺激可由戴在对侧耳的气导耳机发生或耳塞探头的气压调节管导入同侧外耳道内,分别作对侧耳和同侧耳给声的镫骨肌反射测试用。

3.声导抗测听的测试项目

(1)鼓室功能图:鼓室内外气压平衡的程度对鼓膜的振动性能会产生不同程度的影响,当鼓室内外气压相等时,鼓膜可最大程度地随声波作用而振动,传导声波的效果最佳,即声顺值最大,当鼓室内外气压不平衡时,鼓受到压迫或牵拉,鼓膜的紧张度(即劲度)增加,声顺值减少。在行声导抗测听时,通过气压泵调节密闭外耳道内压力,先使外耳道内气压增加至 +3.92 kPa(+40 cmH_2O),然后逐渐减少至 -3.92 kPa(±40 cmH_2O)在此压力变化过程中,连续地测量鼓膜的声顺值以曲线表示即成鼓室功能图,横坐标表示外耳道内压力,纵坐标表示声阻抗相对读数或声顺值。

鼓室功能图呈人字形曲线,在分析鼓室功能图时应注意 3 个特征:峰顶的位置(以外耳道压力值表示)、峰的振幅和形状。随着这 3 个特征的不同,大致可分为 6 种不同类型的曲线。①正常耳曲线(A 型),峰顶位于外耳道压力为 ±0.49 kPa(±5 cmH_2O)之间(即鼓室内气压),峰的振幅(声顺值)为 0.3~1.2 mL。②鼓室积液或鼓膜粘连曲线(B 型),呈平坦型曲线。③鼓室负压曲线(C 型),峰顶位于外耳道压力为 -0.98~1.96 kPa(-10~20 cmH_2O),提示鼓室内呈负压。④耳硬化症曲线（As 型），峰顶在 ± 0.49 kPa（± 5 cmH$_2$O）范围内，峰的振幅可能比正常者小，也可能与正常曲线相同。⑤听骨链中断或鼓膜萎缩曲线（Ad 型），峰顶在 ± 0.49 kPa（± 5cmH$_2$O）范围内，但振幅＞正常曲线，峰顶形成在表外，称超限型曲线。⑥咽鼓管异常开放症曲线，曲线呈锯齿形，但峰顶仍在 ± 0.49 kPa（± 5 cmH$_2$O）压力范围内。

在鼓室功能图的分析中应注意：鼓室功能曲线主要反映鼓膜的活动度，听骨链的功能是通过鼓膜反映的，听骨链有粘连病变时，鼓膜听骨链的劲度增加，峰的振幅应该减少，但如鼓膜有萎缩病变时，却表现为峰的振幅增大；又如听骨链中断时，劲度减小，峰的振幅明显增大，但若鼓膜与鼓岬粘连时，却表现为低峰的曲线，由此可见，鼓膜本身有异常如萎缩或粘连时，鼓室功能图对鼓室病变的诊断价值将受到限制。

（2）镫骨肌声反射测试：镫骨肌声反射弧的解剖径路。声波作用于内耳后，形成神经冲动经蜗神经传导至耳蜗核，耳蜗腹核发出交叉与非交叉纤维止于对侧与同侧上橄榄核，上橄榄核发出交叉与非交叉纤维至双侧面神经核，再通过面神经镫骨肌支引起镫骨肌收缩，一侧声刺激可引起同侧与对侧镫骨肌反射性收缩。

镫骨肌反射的记录。声刺激引起镫骨肌反射性收缩时使听骨链和鼓膜的劲度增加，导致声顺减小，通过声导抗测听仪（中耳分析仪）声反射测试功能可将微小的声顺变化以曲线的形式记录下来即为声反射曲线。测试中，接受声刺激的一侧耳常称为刺激耳，插入耳塞型探头表现声反射的一侧耳称为"指示耳"，患耳作为刺激耳或指示耳视测试需要而定：测试感音功能对患耳作刺激耳；测试鼓室传音功能或面神经病变定位检查时患耳为指示耳；在检测同侧声反射时，该耳同时为刺激耳和指示耳，声刺激经探头内的中管输出。

声反射阈（ART）：能引出镫骨肌声反射最低的声刺激强度为声反射阈，正常耳声反射阈在听阈上 70～95 dB，平均为 85 dB。声反射测试的临床意义：鉴别感音性聋与传音性聋。由于镫骨肌收缩引起鼓膜声顺的变化是如此微弱，只要存在 15 dB 的轻度传音性聋，就不可能测出声反射，因此声反射是评估鼓室功能的最灵敏的客观指标。测出镫骨肌声反射基本上可排除传音性聋，但是当镫骨足弓骨折产生传音性聋时仍可表现出声反射，这是因为镫骨肌反射性收缩可通过镫骨颈与砧锤骨使鼓膜声顺发生变化之故。如记录不到镫骨肌声反射，不能简单地诊断为传音性聋，以下因素均可使镫骨肌声反射不能表现：刺激耳听力损害较严重，纯音听阈超过 40 dB 时，阈上声强达不到引出声反射所需要的声强度；镫骨肌反射弧的传出部分有病变如指示耳一侧面神经麻痹或脑干病变；声刺激的频率选用不当，部分正常人用 2 000 Hz 或 4 000 Hz纯音刺激时可不产生声反射，因此测试中应选用 500 Hz 或 1 000 Hz 纯音作声刺激。

重振现象的客观测试：正常人的镫骨肌声反射阈与纯音听阈之间的差距约在 70 dB 以上，如感音性聋患者的声反射阈与同频率的纯音听阈之差＜60 dB 则示有重振现象，差距越小，提示重振越重。该方法比双耳响度平衡试验操作方便，节省时间，但如指示耳有传音性聋时，该测试无效。

声反射衰减试验：该试验是音衰试验的一种客观测试法。当以声反射阈上 10 dB 的纯音持续刺激 10 s，正常人的镫骨肌收缩保持稳定，收缩强度无衰减现象。蜗后病变患者有明显的音衰现象，镫骨肌收缩很快衰减。该测验的观察指标为声反射半衰期，用声反射的起始振幅减小 50％所需的时间表示，蜗后病变患者的声反射半衰期常短于 5 s，该试验适用于听神经瘤和脑干病变的早期诊断，由于部分正常人在用 2 000 Hz 或 4 000 Hz 纯音刺激时也出现衰减现象，故测试中常以用 500 Hz 或 1 000 Hz 纯音刺激为宜。同侧声反射和对侧声反射对脑干附近病变的定位诊断作用:若左侧听神经病变,患侧为刺激耳,对侧与同侧声反射消失,健侧耳为刺激耳时,对侧与同侧声反射均正常,测试结果呈对角式分布。脑干内病变时,双耳分别给声刺激时,对侧声反射均消失,同侧声反射均正常,测试结果呈水平式分布。

精神性聋的诊断:当用行为测听如纯音测听检查精神性聋患者时,即使给以最大输出强度的声刺激,患者仍表示听不到。镫骨肌声反射属客观测试,不受患者主观意识所支配,如能引出声反射,声反射阈与纯音听阈之差<25 dB 或声反射阈优于纯音听阈即疑为精神性聋,但该方法无法较准确地测出患者的实际听力。

面神经麻痹的定位诊断与预后估计:面神经镫骨肌支从面神经乳突段的开始处发出,止于镫骨肌。面神经麻痹后,可检测镫骨肌声反射估计面神经麻痹的病变部位,如镫骨肌声反射可引出,提示面神经病变位于乳突段,如不出现声反射,则提示病变在镫骨肌支的近端,尚需应用溢泪试验确定病变在膝状神经节的远端或近端,以利于术前估计手术进路和范围,而且在面神经麻痹的恢复过程中,镫骨肌声反射恢复较面肌早,因此可利用镫骨肌声反射的出现估计面肌恢复的可能性。但是在做出病变定位诊断前必须排除患侧鼓室内的传音障碍。

儿童听力障碍的筛选:儿童中分泌性中耳炎的发生率较高,但幼儿的外耳道较狭小,鼓膜不易窥清,且幼儿对行为测听不易配合而影响结果的准确性。而镫骨肌声反射为客观检查,操作简便,如声反射未能检出,配合鼓室功能曲线的异常(平坦型曲线)即可对分泌性中耳炎做出诊断。如鼓室功能曲线正常,也可提示有中度感音神经性聋的可能。

(3)咽鼓管功能的评估:声导抗测听仪可为咽鼓管功能的评估提供客观的检测资料。鼓膜完整者利用鼓室功能曲线测量鼓室压:先测绘出鼓室功能曲线,然后在捏鼻鼓气法吹张后或作反复吞咽功能动作后再描绘鼓室功能曲线,观察鼓室压有无变化即可判断咽鼓管的功能状态。如患慢性中耳炎伴鼓膜紧张部穿孔者,用耳塞密闭外耳道后,通过压力泵将外耳道内压力增加至+1.96 kPa(+20 cmH$_2$O),受检查者做吞咽动作,外耳道内压力减小,提示咽鼓管通畅,然后再将外耳道内压力减至-1.96 kPa(-20cmH$_2$O),受检者进行反复吞咽后,外耳道内负压减小,也提示咽鼓管通畅。但需注意务必将外耳道密闭,如有泄漏,则该方法无效。此外,检测前如发现鼓室内有分泌物时,不宜将外耳道内气压减至负压,这样会将鼓室内分泌物吸入探头而损坏仪器。

三、电反应测听(electrical response audiometry,ERA)

当声波经外耳和中耳传到内耳后,从耳蜗到大脑皮质的整个听觉径路中都会发生一系列生物电变化。若听觉径路中某一平面发生病变,则相应部位即表现出异常生物电变化。这种由声刺激所引起的生物电变化称听觉诱发电位,电反应测听就是通过对后者的记录来检查听觉径路的功能情况。因这种电位不受人们的意识所控制,所以电反应测听是一种客观测听法。

用脑电图客观地测定听力的研究始于20世纪中叶,尽管此后许多学者通过不断努力,获得某些成果,但由于听觉诱发电位太微弱,易被自发的脑电波所掩盖,以致难以区别和记录,只有把记录电极直接放在耳蜗、蜗神经、脑干和脑组织的表面或内部,才能进行有效的记录。所以,多年来这种记录技术只是作为动物实验的一种手段而不能用于临床诊断。电子计算机的发展和应用,终于成功地从背景电干扰中引出微弱的听觉诱发电位。

1.电反应测听的基本原理和听觉诱发电位的分类

(1)电反应测听的基本原理:虽然在听觉径路中,不同平面的神经结构的听觉诱发电位形式有所不同,而且近年来诱发电位记录仪的更新也很快,但其记录的基本原理都相同。

电反应测听的装置:这种装置的组成部分。脉冲发生器发出脉冲同时触发声刺激发生器和叠加仪,使声刺激与叠加仪的扫描同步。声刺激发生器可发出宽频带短声、短音或不同持续时间的短纯音。用耳机(或扬声器)将声刺激输送到受检耳。记录电极(其放置部位因记录的电位不同而异)引导到的微弱的听觉诱发电位经滤波和放大后,输入到叠加仪进行叠加处理,叠加后的信号即在显示屏上以稳定的图像显示出来,视需要可用打印机或 X-Y 函数记录仪将上述图像记录下来。

叠加仪的功能:叠加仪由一系列贮存器所组成,每一个贮存器接受在每次放电过程中具有相同时间特点的信息,每个信息间隔时间为几分之一秒。在贮存器中,相位相同的电信息相互累加,相反者则相互扣减,因而,每个贮存器都类似能作加减法的小型计算机。由于声刺激与叠加仪的扫描是同步的,每次声刺激诱发的电位与叠加仪的扫描也是同步的,而且每次听觉诱发电位的相位相同,在贮存器中相加,使电位增大。起干扰作用的背景电活动则与叠加仪的扫描不同步,相位又无规律,在贮存器中由于相位不一致而互相抵消,使电位减小。于是,叠加仪处理后能使微弱的听觉诱发电位放大,背景干扰电位减小,从而提高了信噪比,把听觉诱发电位从背景干扰电中清晰地显示出来。

信噪比:为了能记录到比较清晰的听觉诱发电位,必须提高信噪比。信噪比增益值可通过下列 3 方面来提高:①叠加仪的处理:叠加仪的叠加可使听觉诱发电位增加,背景干扰电位减弱,从而提高信噪比,已如前文所述。从理论上讲,增加叠加总数可不断提高信噪比增益值,但实践中发现,叠加次数超过 3 000 次,信噪比并无明显提高。而且随着叠加次数的增加,测试时间也势必增加,以致受检者不能继续保持安静而影响测试结果。因此,信噪比增益值不能单靠叠加总数(N)的增加来提高,临床测试中叠加 1 000～2 000 次即已足够。②增大有效信号的振幅:记录电极愈接近电位的发源地,信号的振幅愈大。因此,在耳蜗电图的描记中,记录电极的部位应尽量靠近蜗窗。在皮层诱发电位和脑干诱发电位测听中,电极位于头顶部数厘米以内的任何一点都可以记录到较好的电位。③减小噪声(干扰电位)的振幅:在电反应测听中,背景噪声主要来自 3 方面。a. 体内的干扰电,其中以肌电和脑电为主;b. 环境中磁场的影响,例如临近的电缆和其他电器设备所产生的电磁波;c. 仪器,例如放大器本身的噪声。这些背景噪声常比听觉诱发电位大得多而造成记录上的困难,因此,减小背景噪声的振幅至为重要。为达到这个目的,可采取以下措施:a. 滤波:这是最常用的有效措施,可根据所要记录的听觉诱发电位的频率特性选用适当的带通滤波,于是既可尽多地滤掉背景噪声,又可尽量保留有效信号。但如背景噪声的频率适在信号的频谱以内,则滤波的作用就要受到限制。b. 伪迹的抑制:根据背景噪声的振幅比听觉诱发电位大得多的特点,可预先为贮存器确定输入信号的振幅限度。这样,在叠加过程中,大大超过信号振幅的干扰电位就不会进入贮存器,从而可减小噪声对信号的干扰程度。c. 电屏蔽:隔音室进行电屏蔽可减小或消除环境磁场的干扰,良好的接地线至关重要。d. 受检者保持安静:这种状态可使肌肉放松以减少由肌电产生的背景噪声。必要时可使用镇静剂。

(2)听觉诱发电位的分类:听觉诱发电位一般可按其潜伏期分为下列几类:潜伏期为 0～4 ms 的耳蜗电位,包括①耳蜗微音电位(CM):潜伏期 0 ms,发源部位为外毛细胞以及蜗顶部对 1 000Hz 以下频率声刺激发生反应的内毛细胞。②总和电位(SP):潜伏期 0 ms,其发源部位主要为内毛细胞。③动作电位(AP):潜伏期 1～4 ms,发源部位为蜗神经。

听觉脑干电反应(ABR):也称颅顶快反应,潜伏期为 2～10 ms,发源于蜗神经和脑干听觉低级中枢各种结构。

颅顶中反应(包括神经源性与肌源性两种电位):潜伏期为 10～50 ms,神经源性电位可能发源于初级皮层听区,肌源性电位则为头皮肌肉的声动反射所产生。

颅顶慢反应(清醒相):潜伏期为 50～300 ms,据认为可能发源于初级听皮层投射区及相邻的初级听投射区。

颅顶慢反应(睡眠相):潜伏期为 200～800 ms,据认为可能发源于皮层听区Ⅲ。

颅顶晚反应:潜伏期为 250～600 ms。包括 2 部分即期待波和条件性负变(CNV)。前者发源于初级听投射区和次级联合区,表现为 P300,即潜伏期为 300 ms 的正电位;后者发源于额叶皮层的、很慢的负电位。两者均只对引起条件反射的声刺激产生反应。

在以上各种听觉诱发电位中,常用于耳鼻咽喉科检查的有耳蜗电位、脑干听觉诱发电位和 40 Hz 中潜伏期反应。

2.耳蜗电图描记法(EcochG)

(1)耳蜗电位的概况:在无声刺激时,内淋巴内存在一个恒定的约 +80 mV 的直流电位,称蜗内电位(E.P)。该静息电位发源于血管纹,对缺氧和有碍氧化代谢的化学因素非常敏感。由于听毛细胞内部存在 −60 mV 的细胞内静息电位,所以表皮极两侧存在着约为 140 mV 的电位差,是产生 CM 和 SP 的基础。

CM 属于交流电性质的电位,无潜伏期和不应期,因此能可靠地重复声波的频率特性。其持续时间一般与声刺激的持续时间相同,但由于耳蜗间隔在声刺激停止后常因惯性而继续振动几个周期,所以 CM 的持续时间可比声刺激略长。用鼓岬电极记录到的 CM 仅来自基底端数毫米范围内的耳蜗,而且临床描记中,强度在 50 dBHL 以下的声刺激很少能引出 CM,因此,临床耳蜗电图中,一般不以 CM 作为重要的阈值测试项目。

SP:它与 CM 一样,属于外周感受器电位,而且据认为 SP 是真正的感受器电位,参与神经冲动的发生与传导。该电位主要来自内毛细胞,也可发源于蜗顶部的外毛细胞。其持续时间与声刺激的持续时间相同,潜伏期很短,无不应期。SP 和 CM 的区别是 SP 为一种直流电位,而且其在耳蜗间隔上的产生部位远比产生 CM 的部位狭窄。通过叠加仪的处理,SP 与 CM 均可用鼓膜或外耳道电极记录到。

在正常情况下,耳蜗电图中的 SP 只是很小的负电位,但当内淋巴积水使基底膜的负荷增加时(如梅尼埃病和内耳梅毒)或存在外淋巴漏时,就会出现较大的负电位。

AP:如将微电极插入蜗神经的单条纤维内,则可记录到单条神经纤维的 AP。它符合全或无定律,在每次兴奋后有 1 ms 的不应期。因此,用高频率声刺激时,单条蜗神经纤维并不对每个刺激周期都发生反应。然而耳蜗电图中的 AP 代表了整个蜗神经的动作电位(CAP),它是由许多单条神经纤维在行波从耳蜗底端向顶部运动的过程中放电的复合电位,当神经冲动进入内耳道时,AP 达到峰值。用瞬时声诱发的复合动作电位在第一负波(N1)后面还有清晰的第二负波(N2)。

实践证明,AP 是耳蜗电位中反映外周听器功能状况的最敏感电位,因此是耳蜗电图中的主要测试项目。

(2)耳蜗电图描记技术:电极的位置:耳蜗电图是一种近电场记录,记录电极离电源愈远,记录到的电位愈微弱。因此,在记录电极的位置上应考虑 2 个因素:①电极应尽量靠近蜗窗区,俾能记录到振幅较大的电位,从而提高信噪比;②应考虑到临床应用的可能性,无创伤性电极易为患者所接受。鼓膜或外耳道电极虽离蜗窗膜较远,记录到的电位较小,但经过叠加仪的处理,亦可得到比较可靠的记录。如使电极靠近鼓环或与鼓膜接触,则其阈值亦非常接近主观听阈值,二者的差别仅相当于0~20 dB;将鼓膜外电极与鼓岬电极记录的正常人SP/AP作一比较,两者之间并无显著差别。此外,外耳道电极是无损伤性的,不需麻醉,也能记录CM和SP,故易于推广。

放置方法:将浸有乙醚的棉片置于外耳道深部并与鼓膜接触,使鼓膜及与之相连的外耳道底部脱脂,有人感到疼痛,但仍能耐受。待乙醚挥发后,取出棉片,将连接银丝(直径为0.1mm,不需用聚四氟乙烯包裹绝缘)的棉片(8 mm×6 mm)浸湿生理盐水后放置于鼓膜紧张部下半部及邻近的外耳道底壁,通过连接线将银丝接到前置放大器上。由于生理盐水的表面张力,且银丝甚细,牵动银丝也不易使生理盐水棉片移位。应用该电极记录到的CM与AP均清晰可辨,且正常耳的CAP反应阈为0~20 dBSL。参考电极置于同侧乳突部,前额正中接地。

声刺激:①种类:用于电反应测听的声刺激有短声、短音或滤波短声和短纯音,可根据设备条件和测试项目来选用。短声发生方法简单(只要将方波脉冲输入耳机或扬声器即可),上升时间几乎等于零(便于计算诱发电位的潜伏期),频谱较宽(可同时刺激大部分听单位)能使许多神经纤维同时放电,诱发电位的波形较清晰,因此,多数作者用短声作为描记耳蜗电图的声刺激。但因其频谱较宽,缺乏频率特性,而短音比短声有较好的频率特性,故许多作者主张采用短音作为声刺激。短纯音具有良好的频率特性,但因其上升时间较长,神经纤维放电的同步化较差,波形分化不理想,尤其是低频声刺激诱发的波形更差,因此,ECochG中很少用短纯音作为声刺激。近来的研究结果表明,短声的频谱虽较宽,但其大部分声能集中在高频部分,因此短声仍以兴奋基底周的耳蜗间隔为主,一般与2 000 Hz和4 000 Hz的纯音有较好的相关性。②给声方式:声刺激可通过耳机或扬声器输放。应用耳机的优点在于无声波反射,可产生清晰的声刺激,唯声刺激所致的伪迹则常与CM重叠,通过耳机屏蔽(如用细密的铜丝网包裹耳机并与接地线连通)可减少伪迹干扰,但声刺激强度超过100 dB时,无法使之完全消除。如以短声为声刺激时也可采用自由声场的扬声器或延迟线放声,以增加声波传导时间,从而使声刺激伪迹出现在CM以前,则可得到比较理想的CM图像。采用鼓岬电极记录时,更需应用自由声场扬声器放声。③CM、AP和SP的分别记录法:耳蜗电图可采用下述方法分别记录CM、SP、AP 3种电位。a.消除CM,记录AP:CM的极性随着声刺激的相位改变而改变,但AP的极性不受声刺激相位改变所影响。因此,记录中可通过交替变化声刺激的相位并经叠加来消除CM,从而使AP清晰地显示出来。b.消除AP,记录CM:可通过交替变化声刺激的相位,同时交替变换放大器输入端的极性,就可消除AP,显示CM,但是耳机必须加以屏蔽,否则记录到的CM可能系声刺激电信号的伪迹。c.消除AP和CM,记录SP:AP有不应期,会产生适应,而SP则无不应期,因此,减少声刺激的间隔时间(增加刺激重复频率),AP将显著减弱,与此同时,交替变化声刺激相位来消除CM,则SP即可清晰地显示出来。如同时记录SP和AP,识别SP的方法,以短声为声刺激时,在AP的N1波上升相中,从基线至上升相斜率发生改变的这一点即为SP的顶点。

(3)耳蜗电图的临床应用:阈值测试:由于AP的反应阈非常接近受检者的主观听阈,因此,在主观测听法难以测试的儿童和成人中,耳蜗电图可用来测定听阈,但因电极位置对记录结果的影响较大,需由专业人员放置电极且放置电极时有一定的痛感,故较少应用。

鉴别耳聋病变部位:因 CM、SP 和 AP 均能精确地反映外周感受器的功能状况,所以,耳蜗电图对耳聋的病变定位有一定作用。

传音性聋的表现:当传音性聋患者的纯音听力曲线呈平坦型时可表现为 AP 反应阈增高,AP 的波形和听力正常者相同,但 AP 的输入-输出函数曲线与听力正常者相比则向右移位。

耳蜗性聋的表现:AP 波形增宽,出现不对称的锯齿或双相波等。

AP 的输入-输出函数曲线。从该函数曲线中可看到,AP 反应阈增高,阈值强度(50 dB)时 AP 的潜伏期与正常人在相同强度(50 dB)时的潜伏期相同,随着声强度增大,AP 振幅迅速增加。实际上,这种曲线与缺少"低部分"的正常曲线极相似,"低部分"的缺失反映了外毛细胞受损害,而曲线的"高部分"则反映了内毛细胞的功能尚属完整(Brackmann)。

内淋巴积水和外淋巴瘘患者中的表现:正常人的-SP 与 CAP 振幅的比值(-SP/CAP)一般均<0.3,有 70%～80%内淋巴积水患者耳蜗电图出现-SP 与 CAP 振幅的比值>0.4,可能因-SP 振幅增大,也可能因 CAP 振幅减小所致,如用 1～4 Hz 的短音为声刺激记录-SP/CAP 的阳性率可能高于以短声为声刺激者。但临床实践中发现在病理情况下,SP 的波形变异较大,有时在确定 SP 的波峰时会发生一定的困难或误差而影响-SP 与 CAP 比值的计算,因此,不能把该指标的诊断价值估计过高。该指标也可用于甘油试验中,如口服甘油盐水后,比值有所减小,可视为甘油试验阳性,有助于内淋巴积水的诊断。

蜗后病变的表现:CM 存在,CAP 潜伏期延长,加快声刺激重复频率则出现异常的 AP 适应现象提示可能患多发性硬化(听神经脱髓鞘病变)。AP 反应阈低于患者的主观听阈则比较明显地表明病变发生在耳蜗以上的听觉传导径路中如听神经瘤。

3.脑干诱发电位测听法

(1)脑干听觉诱发电位的概况:Jewett 和 Williston 首次应用叠加仪从人的头皮上成功地引导出脑干听觉诱发电位。该电位出现在声刺激后的 10 ms 以内,由 6～7 个波组成。Jewett 根据各波潜伏期的顺序分别用罗马数字(Ⅰ、Ⅱ、Ⅲ、Ⅳ、Ⅴ、Ⅵ和Ⅶ)来标记。

脑干中的听觉传导径路:螺旋神经节(第一级听神经元)的轴突纤维组成蜗神经。后者和前庭神经共同组成第八脑听神经,并经内耳道于小脑脑桥角进入脑桥,止于耳蜗核(第二级听神经元)。耳蜗腹核发出的纤维止于同侧上橄榄核,并发出纤维经过斜方体止于对侧上橄榄核(第三级听神经元)。上橄榄核发出的纤维与对侧耳蜗背核的纤维一起终止于外侧丘系核和下丘核(第四级听神经元)。由下丘核发出的纤维中止于内侧膝状体(第五级听神经元),再由此发出的纤维经听放射终止于颞横回。

脑干听觉诱发电位的记录属远电场记录。Davis 认为,脑及颅内的其他组织的导电性能很好,头皮的导电性能比颅骨好得多,对于声诱发电位来说,颅顶部几个厘米范围内的任何一点都是理想的电极位置。头颅基底部下面的颈部组织构成了等电位的大组织块,而且,颈部的电位一般不受脑底组织兴奋性的影响,因此,记录颅内电位时,颈部皮肤是参考电极的良好位置。将记录电极放置在颅顶部所记录到的脑干听觉诱发电位为向上的电位。

在脑干听觉诱发电位的各个波中,Ⅴ波振幅最大,其潜伏期>4.9 ms,在高声强测试时,Ⅰ～Ⅴ波都能出现,随着声强度减弱,唯有Ⅴ波仍清晰可辨,其余各波逐渐消失,但Ⅴ波的潜伏期随着声刺激强度减弱而延长,用阈值强度的声刺激测试时,仍能记录到可以重复的Ⅴ波图形。因此,Ⅴ波是脑干诱发电位测听中的主要检测波。

在Ⅴ波的 2 个参数(振幅和潜伏期)中潜伏期比较稳定,虽各实验所用的测试条件不同,但所测到的 V 波潜伏期差异一般 ≤0.4 ms，各受检者之间的标准差亦仅为 0.2 ms。 V 波振幅的正常变异较大，即使同一受检者在很近的时间内重复测试，其结果也不相同。由于 V 波的潜伏期高度准确可靠，临床上常用它作为诊断依据。但有学者认为，用等同声刺激时，若一侧 V 波的振幅比对侧的小 50%，则应考虑该侧有病变。

影响 V 波潜伏期的因素：声刺激强度与 V 波潜伏期的关系：随着声刺激的强度减弱， V 波潜伏期相应延长。因此， V 波潜伏期可被认为是声刺激强度的函数。 V 波潜伏期一声强度函数曲线表明了这种函数关系。该曲线的两端有显著差别，一端阈值高而潜伏期短，另一端阈值低而潜伏期长。可见，该函数曲线与耳蜗电图中 AP 的潜伏期一声强度函数曲线相似。其次，随着声强度减小，在 V 波潜伏期延长的同时，AP 的潜伏期也相应延长， V 波潜伏期与 AP 的潜伏期始终相差约 4 ms。因此，可以推论，声强度对 V 波潜伏期的影响，产生在 AP 形成之前。换言之，这种潜伏期的变化几乎可以肯定是发生在耳蜗以内。 V 波潜伏期在强声刺激时缩短的原因可能是因为神经放电活动较快，使突触后电位迅速增加，结果，缩短了突触传递的时间。

蜗内因素的影响： V 波潜伏期取决于行波到达与产生脑干听觉诱发电位有关的耳蜗反应区所需时间。在正常情况下， V 波主要是由接受高频音的基底周听单位发生兴奋所产生。在高频听力减退，即基底周听单位有病变的患者中， V 波可能由离基底端较远的听单位兴奋所产生，由于行波到达较远的听单位需要较长的时间，于是 V 波潜伏期相应延长。用高频噪声掩蔽基底周的听单位时， V 波潜伏期也同样延长。

此外，在有重振现象的病例中，异常迅速的响度增长可引起相应的潜伏期迅速缩短。

脑干功能的影响：脑干听功能可用同侧各波间的潜伏期差值即中枢传导时间来表达。常用的中枢传导时间为 V 波与 I 波之间的潜伏期差值（用 T5-1 表示）。脑干听觉径路的功能正常时，随着测试声强减弱， V 波潜伏期相应延长，但 I 波与 V 波间的中枢传导时间始终保持在 4 ms 左右，表明神经冲动从蜗神经传到下丘核所需时间基本上是恒定的，而且 I～V 波之间的每一个波的潜伏期始终相差约 1 ms。若有小脑脑桥角肿瘤或脑干病变，则 V 波潜伏期可延长，甚至 V 波消失。这可能是听神经和脑干中的神经纤维受到压迫使各条纤维的放电率发生变化，从而损害了神经纤维放电的同步化所致。

年龄的影响：Jewett 指出，脑干听觉诱发电位的潜伏期因年龄大小而异。新生儿的 V 波潜伏期比成人的潜伏期长，约在 1 岁时开始缩短，1.5 岁时到达成人的数值。潜伏期缩短的原因可能为：出生后脑干结构开始髓鞘化。其次为产生脑干听觉诱发电位的耳蜗反应区向基底周移位。此外，老年人的 V 波潜伏期也较长。

声刺激重复频率的影响：由于脑干听觉诱发电位非常微弱，只有叠加足够次数（常为 1 000～2 000 次），才能记录到比较可靠的反应。但叠加次数多必然延长测试时间，以致受检者不能继续保持肌肉松弛而增加肌电干扰。增加重复频率则是一种缩短测试时间的有效办法。重复频率增加到 30/s 时， V 波潜伏期不受影响。若超过 40/s，则 V 波潜伏期将会延长，潜伏期因刺激重复频率过高而延长的现象可能与蜗神经动作电位的适应有关。

（2）脑干诱发电位测听技术：电极：记录电极一般放置在颅顶部（放置在前额正中近发际处也可记录到同样清晰的图形）。参考电极放在给声侧乳突部或耳垂或颈部，但为了要获得清晰的 I 波与 III 波，参考电极应置于乳突部或耳垂，如以鼓膜外耳道电极为参考电极， I 波的振幅明显增大。对侧乳突部接地。

一般多采用银盘电极，可放置在皮肤表面而不造成局部损伤，故易为受检者所接受。放置电极部位的皮肤须先用乙醇、乙醚擦净、脱脂,然后涂电极膏,使极间电阻减小到 10 ka 以下。也有作者应用针形电极,记录时刺入头皮来减小极间电阻。

声刺激:一般用短声或短音作声刺激。部分作者则采用短纯音,认为按患者的纯音听力选用频率合适的短纯音来诱发脑干电反应,可提高听神经瘤早期诊断的准确性,但需要交替变换声刺激的相位,以消除刺激伪迹对脑干听觉诱发电位的干扰。

给声方式:一般以耳机输放声刺激比较合适,因Ⅲ波以上都属双侧性反应,如用自由声场的扬声器输放,则对侧耳蜗产生的神经冲动将会影响测试结果。

声刺激的重复频率:为了记录到清晰的Ⅰ波,重复频率应不超过 10/s,否则,Ⅰ波将受到影响,但高达 30/s 的频率也不致影响 V 波(Davis)。

放大器条件:放大倍数,因脑干听觉诱发电位的振幅<1 μV,因此需要放大 105～106 倍。前置放大器须用差分放大器,在诱发电位的记录前,先记录对照曲线(此时不给声刺激),对照曲线的振幅<0.2 μV 时,始可记录听觉诱发电位。

带通滤波:各作者在脑干听觉诱发电位的记录中所采用的带通滤波不全相同。Davis 建议,带通滤波的高端不应<2 000 Hz,低端应在 100 Hz 以上,以消除脑电和交流电 50 周的干扰。据报道,脑干听觉诱发电位的频率为 100～2 000Hz,在选用合适的带通滤波时可参考上述资料。

叠加仪:分析时程,又称"窗"或"门",实意即计算机的扫描时间,常用 10 ms,但婴儿与老年人的 V 波潜伏期较长,分析时程应适当放宽。

叠加次数,一般需叠加 1 000～2 000 次,叠加次数过少,仅能记录到 V 波,而其余较小的波不易显示。

(3)脑干听觉诱发电位的临床应用脑干听觉诱发电位的正常值:潜伏期:脑干听觉诱发电位各波的潜伏期用 Tn 表示(如 T1～T5 分别表示Ⅰ～V 波的潜伏期)。各实验室所处的环境不同,使用的仪器不同,应通过对一组正常听力者的测试建立本实验室的正常值。

两耳 V 波潜伏期差(ILD):据报道,在特定强度声刺激时,听力正常者的两耳 V 波潜伏期差在 0.2 ms 以内。

中枢传导时间(波间潜伏期):常用 V 波与Ⅰ波潜伏期差值(T5-1)来表示,一般约为 4 ms。

振幅:据测量,脑干听觉诱发电位的振幅为 0.5～1 μV(Skinner)。因为振幅的正常变异较大,一般不用做诊断指标,但若一侧 V 波的振幅比对侧的 V 波振幅小 50% 时,则应考虑该侧有病变。

V 波反应阈:V 波反应阈与同种声信号主观听阈的差异常为 0～20 dB。因此,V 波反应阈在上述范围以内者,其听觉应作正常论。

脑干诱发电位测听法的诊断意义。婴幼儿的听力测试:在婴幼儿听阈测试中,这种测听法依然是一种可靠的和有效的客观测听法。如发现有中度或重度耳聋,可及时佩戴助听器并进行早期康复训练。为获得较准确的阈值,应在婴幼儿自然或诱导睡眠中进行测试。

诊断功能性聋:如 V 波反应阈正常或低于主观听阈,可诊断为功能性聋。在阈值测试中应注意,如以短声为声刺激时,由于短声缺乏频率特性,故测得的 V 波反应阈仅反映 2～4 kHz 的听力,不能正确反映 8 kHz 和 1 kHz 以下的低频听力。因此,如短声引出的 V 波反应阈正常,尚需加用 8 kHz 短音做检查;如短声引出的 V 波反应阈>110 dB,也需用 40Hz 中潜伏期反应测试低频听力,始能比较全面地估计听力状况,切不能仅根据短声的 V 波反应阈>110 dB

就武断地判定为全聋。

鉴别耳聋病变部位：

(1)传音性聋：V波反应阈提高，但阈值时潜伏期在正常范围；V波潜伏期一声强度函数曲线向右移位，移位的幅度相当于耳聋的程度，潜伏期延长是因传音性聋使到达耳蜗的声能减少所致。近年来，结合骨导耳机给声记录脑干电反应，更有利于传音性聋的诊断。

(2)有重振现象的耳聋如梅尼埃病：V波阈值增高，但在阈上 20 dB 以内的声刺激时，潜伏期就缩短，并达正常值。

(3)严重高频听力减退的感音神经性聋：V波潜伏期延长，V波潜伏期-声强函数曲线向右移位，是耳蜗基底周的听单位有病损，行波时间增加所致。上述情况目前尚难与传音性聋区别。

(4)诊断小脑脑桥角肿瘤：V波潜伏期延长或V波消失。小脑脑桥角肿瘤如听神经鞘膜瘤、脑膜瘤和胆脂瘤等都可压迫听神经，使V波潜伏期延长，重者V波消失。但若患者的听力减退达 75 dB 以上时，则假阳性率很高。此时若结合耳蜗电图综合分析，则可提高诊断准确率。

两耳V波潜伏期差>0.4 ms。听力正常者的两耳V波潜伏期差<0.25 ms，当一侧听神经受压时，V波潜伏期延长，因而使两耳V波潜伏期差增大。这可能是一项诊断单侧蜗后病变的、非常灵敏的指标，而且还可从两耳V波潜伏期差的大小来估计肿瘤的直径。但单侧的高频听力减退和单侧传音性聋均可使两耳V波潜伏期差>0.4 ms。因此，在有传音性聋的患者中，蜗后病变的诊断特别困难。

患侧中枢传导时间延长。虽传音性聋和高频听力减退都可使V波潜伏期延长，但这种延长均与I波潜伏期延长有关，因而中枢传导时间保持正常。只在蜗后病变时，中枢传导时间才会延长。由于中枢传导时间延长可排除耳蜗因素，因而它是诊断蜗后病变的较有价值的指标，如I波与V波潜伏期差>4.6 ms 时，则提示有蜗后病变。

患侧I波出现，II～V波消失。提示肿瘤对听神经压迫较严重，听神经发生传导阻滞使神经冲动不能到达脑干。

耳蜗电图与脑干电位联合测试。当肿瘤体积较大，对听神经压迫较严重时也可能压迫内听动脉影响耳蜗的血供，使耳蜗功能下降，以致脑干电位测试中远场记录的I波不出现，此时可采用耳蜗电图中的鼓膜外耳道电极代替乳突部电极作为记录脑干电位的参考电极，如此可使I波的振幅增大，提高对蜗后病变的诊断准确率。

健侧给声记录的脑干电位异常。健侧给声测得的脑干电位出现中枢传导时间(T1-5)延长、V波振幅减小等变化提示患侧肿瘤压迫脑干较严重，影响健侧信号的交叉传导。

诊断脑干病变：多发性硬化、脑干血管病变和脑干肿瘤等同样可引起诱发电位的振幅减小、潜伏期延长或波形消失。

4.40Hz 中潜伏期反应

(1)40Hz 中潜伏期反应的概况：低频听力的检测对于确定丧失高频听力的聋儿有无残余低频听力和帮助他们进行语言康复训练有着十分重要的意义。耳蜗电图与脑干电位测听都要求蜗神经纤维在放电中有良好的同步化才能获得良好的波形。用短声作为声刺激可提供蜗神经纤维良好的同步放电，但短声的声学特征以高频为主，而低频声刺激(如短音或短纯音)的上升时间较长且低频声刺激使耳蜗基底膜行波速度减慢，不利于蜗神经同步放电，因此，耳蜗电图与脑干电位测听在低频听力的检测中难以获得满意结果。颅顶中反应(中潜伏期反应)发源于初级皮质听区,由于中枢的整合作用,神经放电的同步化显得不甚重要,Galambos等报告40Hz中潜伏期反应与常规的中潜伏期反应相比,该方法提高了检测速度,并使反应阈降低,对低频听力的测试效果优于脑干电位测听。

(2)测试方法电极的放置:颅顶(或前额发际处)电极为记录电极,给声侧乳突部为参考电极,对侧乳突部接地,向上的波形为正电位。

声刺激:0.5 kHz与1 kHz短音,上升时间与下降时间分别为2 ms,极性交替以消除电信号的干扰。声刺激重复频率为40/s。耳机给声。

叠加仪条件:带通滤波:16~300Hz;扫描时间:50 ms或100 ms;叠加次数:声刺激强度较高时叠加1 000次即可,但在阈值强度时需叠加2 000~3 000次。

(3)观察指标反应波形:由一正波及一负波组成。可凭借以下因素来辨认波形。

在较高强度声刺激下,可观测到相似的波形,如扫描时间为100 ms,可看到4个类似于正弦波的波形。

正负波的波形,振幅及波间潜伏期有良好的可重复性,正负波峰的间隔在9~12 ms范围内。波幅应在0.2 μV以上。

反应的参数:波幅随刺激强度减弱而减小,潜伏期随刺激强度减弱而延长。相差20 dB左右;浅睡时反应阈与清醒状态下相同,但反应波形更易辨认;熟睡中反应阈比清醒状态时高15 dB,即主、客观阈值差可达35 dB左右。

(4)临床应用:该方法主要用于婴幼儿低频听力的检测,当以短声为声刺激的脑干电位V波反应阈超过110 dB时,应加用40 Hz中潜伏期反应作补充检查,有助于确定聋儿的残余听力。但聋儿均需在自然睡眠或诱导睡眠中进行检查,此时40 Hz中潜伏期反应阈值增高,使其临床应用受到限制。

5.皮质听觉诱发电位

(1)概况:目前,在皮质诱发电位测听中,常用的诱发电位为皮质慢反应,成人的皮质慢反应多属三相波,包括较大的第一负波(N1),有时还可记录到较小的第一正波(P1)。关于慢反应的发源处,目前意见不一,但在清醒状态下记录到的诱发电位,几乎可以肯定发源于大脑皮质,主要是初级听皮质投射区及相邻的次级听投射区。

皮质听觉诱发电位(慢反应)随年龄大小而异。在儿童中,该电位的潜伏期与受检者的年龄成反比,即年龄越小,潜伏期越长,就平均而言,儿童的潜伏期比成人长一倍。成人的波形以约100 ms处的第一负峰(N1)和约200 ms处的第二正峰(P2)最为恒定和明显。婴幼儿的波形变化常较大,两次分别测试的波形有相当大的差别,以致结果的判断比较困难。用这种方法测得的反应阈可比成人的听阈高10~40 dB。当年龄超过4岁后,电反应渐趋恒定,这可能与大脑皮质的成熟程度有关。

皮质听觉诱发电位的潜伏期与振幅随声刺激强度的增减而变化。在听阈强度刺激时,N1的潜伏期可长达180~200 ms,P2和N2的潜伏期也相似的延长;当声刺激强度增加时,潜伏期缩短,在30 dBSL以上的强度刺激时,潜伏期趋于稳定,或只有很少的缩短。当声刺激从5 dBSL增加到20 dBSL时,反应波的振幅急剧增大,声刺激继续增强时,振幅增加缓慢,达80 dB以上时,变化失去规律性。一般在听阈强度刺激时,振幅为2~24 μV,在强声刺激时则达100μV。

电位反应和短纯音的上升时间及刺激间隔时间的长短也密切相关。随着刺激声的上升时间逐渐延长，反应波的振幅减弱非常缓慢，当上升时间为 25～30 ms 时，则振幅显著下降。就声刺激的间隔时间而论，如刺激重复频率增加到 4～7.5/s 时，则不产生任何反应。如间隔时间为 7～10 s 时，则可获得最大的振幅。但间隔时间过长，必然会延长测试时间，以致受检者不能继续保持安静状态。Davis 认为刺激间隔时间以 1～2 s 为宜。至于刺激声（短纯音）的持续时间对反应波振幅的影响，目前尚无一致的研究结果。

除上述各种因素外，受检者的清醒状态也可影响诱发电位。受检者睡眠时，最明显的变化是 P1 和 N1 减弱，N2 增强，并常出现第三正波（P3）。在轻度入睡时，全部反应减弱，产生电波反应所需声刺激强度明显超出听阈声强。入睡程度较深或酣睡时，诱发电位再次增强。不言而喻，测试在镇静剂的影响下进行，也将导致不同的结果。

受检者的心理状态和脑部严重损伤或癫痫发作也均可影响此项反应。

（2）测试方法：一般颅顶部皮肤接记录电极，乳突部接参考电极，前额或手腕接地。电极可为圆盘形或其他适当类型。某些作者认为以不锈钢的针形电极较为适宜，因它可刺入软组织，电阻较小并较稳定。

声刺激可为短声或短音。由于皮质诱发电位的潜伏期较长，因而短纯音是一适宜的声刺激，常用频率分别为 0.5 kHz、1 kHz、2 kHz 和 4 kHz，并通过耳机输放到受检耳。若为儿童，测试音可减为 0.5 kHz、1 kHz 和 4 kHz，短纯音的上升时间为 20～30 ms，持续时间为 25～50 ms，间隔时间为 1～2 s，给声次数为 30～60 次（Davis）。测试时对侧需用掩蔽声。能出现反应的最小声刺激强度即为受检者的气导听阈，骨导听阈可通过放在乳突上的骨导耳机输放声刺激来测定。

测试时，受检者应保持清醒状态。若为成人或较大的儿童，可取坐位，并可给以适当的书籍阅读以使安静。由于受检儿童的烦躁和动作过多，均可干扰测试结果，某些作者主张在儿童睡眠时检查，只在必要时才使用镇静剂。但镇静剂和睡眠均会影响测试结果。

（3）临床应用：儿童听力测验：某些作者认为在多数 3 个月以上的婴儿和儿童中，它的有效性和可靠性已为长期实践所证实。在新生儿中，这样测定的听阈可比实际听阈相差 40 dB。虽然，在儿童测验中，它还存在许多有待解决的问题，其中最突出的是镇静剂的应用和睡眠的深度对电波反应的影响。

鉴别伪聋和非器质性聋：这种测验不受受检者主观意志的影响，在成人中所测得的阈值和主观听阈可仅差 5～10 dB，而且诱发电位的 Nq、Pw 和 Nw 的潜伏期都比较长。用短纯音作测验，可获得类似常规纯音测听所测得的比较完整的听力曲线。因此对常规方法测得的结果有怀疑时可用此方法对照，以便确诊。

感音神经性聋的鉴别：关于这种测验法在确定感音神经性聋和病变部位中的价值，各家意见分歧。据某些作者报道，在听神经瘤患者中，听力衰变可使电位反应产生迅速疲劳，以致听阈的测定十分困难。根据初步研究结果，显著的皮质电位反应疲劳现象也提示脑干病变。此外，在 75% 的内淋巴积水病例中，患侧电位反应的潜伏期比正常侧短，其波幅比正常侧大。因此，如一侧听力减退而有上述现象，可拟诊为耳蜗性聋（Cody），但不能确诊。

（刘素娟）

第三节 前庭功能检查

前庭功能检查是通过一些特殊的测试手段以评估前庭功能状况的检查方法。由于前庭神经系统和小脑、脊髓、眼、自主神经等具有广泛的联系,每一个对应的联系均具有特征性表现,如前庭眼反射通路异常可诱发眼震、前庭脊髓反射通路异常可导致平衡功能障碍、前庭小脑反射通路异常可导致精细动作协调障碍、前庭网状系统反射通路异常可出现自主神经系统症状等。

因此,前庭功能检查有助于确定前庭系统本身以及与前庭平衡功能有关的其他系统的病变和功能障碍,并为定位诊断提供依据。临床上前庭功能检查主要可分为平衡及协调功能检查和前庭眼反射检查两大类。

一、平衡及协调功能检查

平衡及协调功能检查主要通过检查平衡及协调能力以评估前庭脊髓反射、本体感觉激小脑平衡和协调功能。同时还可利用姿势描记法记录姿势摇摆参数以获得更量化和客观的实验结果。

(一)常用的平衡功能检查方法

1.闭目直立试验

受试者直立,两脚并拢,两手手指互扣于胸前并向两侧拉紧,分别观察受试者睁眼及闭目时躯干有无倾倒。

2.Mann 试验

Mann 试验又称强化 Romberg 试验。被检者一脚在前,另一脚在后,前脚跟与后脚趾相触,其他同 Romberg 试验。

3.过指试验

检查者与受试者相对端坐,检查者双手置于前下方,伸出双食指。请受试者抬高双手,然后以检查者之两食指为目标,用两手食指同时分别碰触之,测试时睁眼、闭目各做数次,再判断结果。

4.星形步态行走试验

受试者蒙眼,向正前方行走 5 步,继之后退 5 步,依法如此行走 5 次。观察其步态,并计算起点与终点之间的偏差角。

5.动态姿势描记法

受检者在动态姿势检测仪上分别作开眼和闭眼的 Romberg 试验,或跨步运动试验,或改变受检者视野罩内容或角度,以及改变受检者站立平台或改变其角度进行检测。并通过压力传感器可将受试者姿势摇摆所产生的重心偏移信息,传输到计算机进行数据分析,得到相关参数。

(二)临床意义

1.闭目直立试验和 Mann 试验

平衡功能正常者无倾倒,判为阴性。迷路病变患者向前庭功能较低侧,小脑病变者多数向病变侧或向后偏倒。

2.过指试验

正常人双手均能准确接触目标。迷路病变时双臂偏向眼震慢相侧,小脑病变仅有一侧上臂偏移(过指现象)。

3.行走试验

偏差角大于90°者,示两侧前庭功能有显著差异,偏斜侧为前庭功能减弱侧。而中枢病变患者常有特殊的蹒跚步、慌张步态等。该方法对评价平衡功能障碍及恢复情况有较大的临床意义。

(三)协调功能检查

小脑功能障碍主要表现为协调障碍及辨距不良,故协调功能检查用于检测小脑功能。常用方法包括指鼻试验、指-鼻指试验、跟膝胫试验、轮替运动及对指运动等。

(四)注意事项

(1)任何可影响前庭功能状态的药物,以及含酒精类饮料等,在检查前2~3 d应停止使用。

(2)检查室应根据需要避免光、噪声影响。被检者应避免在疲劳、饥饿过度紧张和不安状态下进行检查。检查前应向被检者详细说明检查要求。

(3)眩晕急性发作期不宜作诱发性试验。有癫痫病史、血压异常、颅内压增高、心脑血管意外、严重中枢神经系病变、精神病、高热及急性传染病患者,均不应进行检查。

(4)高龄及身体衰弱者慎做检查。

(5)上述平衡功能检查操作较简单,临床上常作为初步判断平衡功能的检查方法,但若涉及中枢前庭、小脑、视觉及本体感觉等方面出现异常,还应作相关检查进行综合判断。

二、眼球震颤检查

眼动检查是通过观察眼球运动借以检测前庭眼反射(vestibulo-ocular reflex,VOR)径路、视眼反射径路和视前庭联系功能状态的检查方法,为前庭功能检查中的主要部分。前庭和眼球运动的联系主要有两种。一是前庭眼反射,即前庭受刺激后诱发的眼球运动,表现为眼球不随意的节律性运动一眼球震颤,简称眼震。主要检查有自发性眼震、位置性眼震变位性眼震、变温试验、旋转试验和瘘管试验等。二是视眼动反射,通过视觉刺激引起的眼球运动。主要的检查有视动性眼震、扫视试验、平稳跟踪试验是注视试验等。

前庭系的周围性和中枢性病变均可引起前庭性眼震。前庭性眼震由交替出现的慢相和快相运动组成。慢相为眼球转向某一方向的缓慢运动,由前庭刺激所引起;快相则为眼球的快速回位运动,为中枢矫正性运动。在外周性前庭病变,眼球运动的慢相朝向前庭兴奋性较低的一侧,快相朝向前庭兴奋性较高的一侧。因快相便于观察,故通常将快相所指方向作为眼震方向。眼震的表现是临床前庭功能检查中最重要的观察指标。

(一)眼震观察和检测方式

1.裸眼检查法

检查者用肉眼观察受试者的裸眼,注意有无眼震及眼震的形式、方向、强度、频率、振幅及持续时间等。

2.Frenzel眼镜检查法

Frenzel眼镜为一屈光度为+ 15 D+20 D的凸透镜,镜旁装有小灯泡。受试者戴此镜检查时,可避免裸眼检查时因受到固视的影响而使眼震减弱或消失的缺点。此外,由于凸透镜的放大作用及灯泡的照明,还可使眼震更容易被察觉。

3.眼震电图描记法

眼震电图描记仪(electronystagmography,ENG)是一种记录眶周电极间电位差的仪器。是目前可以在暗室中观察记录患者在睁眼、闭眼、遮眼条件下眼动和眼震的一种方法,可对眼震的振幅、频率及慢相角速度等各种参数定量分析。其原理是将眼球视为一带电的偶极子,角膜具正电荷,视网膜具负电荷。当眼球运动时,由角膜和视网膜间电位差形成的电场在空间的相位发生改变,眶周电极区的电位亦发生变化。眼震电图描记仪将此电位变化放大,并描记形成眼震电图。用眼震电图描记仪记录眼震比肉眼观察时更为精确,可检出肉眼下不能察觉的微弱眼震,并提供振幅、频率及慢相角速度等各种参数。通过计算机分析,尚可对旋转后眼震及视动后眼震等难以用肉眼观察的参数进行分析处理,更可提高其在诊断中的价值。但 ENG有时亦可出现伪迹,不能记录旋转性眼震,应予注意。

4.红外线视频眼震电图描记法

红外线视频眼震电图(video nystagmo graphy,VNG)记录仪是近年来应用于临床检测眼震的仪器,受检者佩戴红外线眼罩,摄像系统可将眼动情况记录并传送至显示器及计算机,可直观地观察眼震并详细地分析各参数。

(二)眼动检测方法

1.自发性眼震检查法

自发性眼震是一种无须通过任何刺激下出现的眼震。裸眼检查时,检查者立于距受试者40～60 cm 的正前方。让受试者按检查者手指所示方向,向左、右、上、下及正前方 5 个基本方向注视,观察其眼球运动。注意,检查者手指向两侧移动时,偏离中线的角度不得超过20°～30°,以免引起生理性终极性眼震。若用眼震电图描记仪记录,受试者仅向前正视即可。观察的内容包括眼震的形式、方向、强度、频率、振幅及持续时间等。按眼震方向的不同,可分为水平性、垂直性、旋转性以及对角性,还可以联合形式出现,如水平-旋转性,垂直-旋转性等。外周性眼震的强度可分为 3 度:Ⅰ°,眼震仅出现于向快相侧注视时;Ⅱ°,向快相侧及向前正视时均有眼震;Ⅲ°,向前及向快、慢相侧方向注视时皆出现眼震。

临床上,出现自发性眼震表明前庭眼动系统和视眼动系统发生双侧不对称改变。按自发性眼震的不同可区分为周围性、中枢性和眼性眼震。其中周围性病变的眼震在重复检查时,眼震可减弱或不再出现,称为疲劳现象。另外,引起自发性眼震除了前庭系统原因外,先天性因素、药物等都可能引发,询问病史时应注意了解。

2.视眼动系统检查法

视眼动系统检查法是检测视眼动反射、视前庭联系以及中枢性前庭通路功能状态的方法。

(1)扫视试验:又称视辨距不良试验或称定标试验。受试者头部保持直立正中位,视距为60 cm,先注视一个视标,然后将视线迅速转移到另外一个视标。眼震电图或者视频眼震图记录眼球运动的潜伏期、速度和精确度。

(2)平滑跟踪试验:又称平滑跟随试验。受试者头部固定于正中位,注视距眼前50～100 cm 处的视标,该视标通常作水平向匀速的正弦波摆动。视线跟随视标运动而移动,并以眼震电图或视频眼震图记录眼动曲线。

(3)视动性眼震检查法:视动性眼震(optokinetic nystagmus,OKN)是当注视眼前不断向同一方向移动而过的物体时出现的一种眼震。检查时让受试者注视眼前作等速运动或等加、减速度运动的、黑白条纹相间的转鼓或光条屏幕,记录当转鼓正转和逆转时出现的眼震。

(4)凝视试验:当眼球向一侧偏移时方出现的眼震称注视性眼震(又称凝视性眼震)。注视性眼震的快相与眼球偏转的方向一致,强度随偏转角度增大而加强。

临床意义:①扫视试验:正常的扫描试验结果为快速的上升及下降的方波。当脑干或小脑病变时,眼球运动超过或落后于注视点,表现为过冲或欠冲。②平稳跟踪试验:临床上眼动曲线分四型,正常曲线光滑(Ⅰ型、Ⅱ型),曲线异常(Ⅲ型、Ⅳ型)主要见于脑干或小脑病变。③视动性眼震:所诱发眼震不对称、眼震减弱或消失,或方向逆反,主要提示中枢病变。自发性眼震或某些眼病可影响结果。④凝视试验:当眼球向前直视时眼震消失,多示中枢性病变。

注意事项:①进行视眼动反射检查,需要相应的设备及眼震电图仪,同时要注意保持头部在固定的位置,以免由于头部移动影响结果。②检查时,部分受试者可能出现自主神经反应,应予注意。

3.冷热试验

冷热试验是通过将冷、温水或空气交替注入双侧外耳道内诱发眼震。在暗室内,让受试者佩戴 Frenzel 眼镜并用眼震电图仪或者视频眼震仪进行描记,通过比较双侧耳受冷热刺激后所诱发的眼震强度来判断相对的定位诊断。

(1)双耳变温冷热试验:受试者仰卧,头抬高 30°,使外半规管呈垂直位。先后向外耳道内分别注入 44 ℃和 30 ℃的水(或 50 ℃和 24 ℃的空气),每次注水(空气)持续 40 s,记录眼震。一般先注温水(空气),后注冷水(空气),先检测右耳,后检测左耳,每次检测间隔 5 min。有自发性眼震者先刺激眼震慢相侧的耳。

一般以慢相角速度作为参数来评价一侧半规管轻瘫(canal paresis,CP)和优势偏向(directional preponderance,DP)。

半规管轻瘫:双侧水平半规管 VOR 反应若不对称,提示病变位于半规管。

优势偏向:在正常人冷热试验时,向右眼震的总时程应与向左眼震的总时程基本相等,如差别大于 40 s,表示有向总时程值较大的一侧发生优势偏向,提示可能在对侧耳石器或同侧颞叶有病变。

此外,用冷热刺激尚可研究前庭重振与减振、固视抑制失败等,以区别周围性和中枢性前庭系病变。

(2)微量冰水试验:受试者体位同双耳变温冷热试验,或正坐、头后仰 60°、使外半规管呈垂直位。从外耳道向鼓膜处注入 0 ℃冰水混合物 0.2 mL,保留 10 s 后偏头,使水外流,记录眼震。若无眼震,则每次递增 0.2 mL 4 ℃水试之,当水量增至 2 mL 亦不出现反应时,示该侧前庭无反应,休息 5 min 再试对侧耳。前庭功能正常者 0.4 mL 可引出水平性眼震,方向向对侧。冰水试验无反应提示无前庭功能,如同时听力为全聋,可考虑被检耳功能可能已完全丧失。

注意事项:①检查前应避免使用镇静药等,以免影响检测结果。②检查前应观察外耳道及鼓膜,同时保持外耳道干洁。若有鼓膜穿孔,应使用冷、热空气代替冷、热水进行检查,但此时应谨慎解读结果。

4.前庭诱发肌源性电位(vestibular evoked myogenic potentials,VEMP)

1992 年,Colebatch 等研究证实由强声刺激在同侧紧张的骨骼肌(胸锁乳突肌)所诱发出的中潜伏期肌源性电位可能起源于前庭器官,称之为 VEMP。根据引出肌电位的部位不同,分为颈肌前庭诱发肌源性电位(Cervical vestibular evoked myogenic potential,CVEMP)、眼肌前庭诱发肌源性电位(ocular VEMP,OVEMP)等。VEMP 是目前临床上评估球囊、椭圆囊功能的一种较新的、无创的、便捷的前庭功能检测方法。cVEMP 主要反映同侧球囊及前庭下神经功能状态,而 OVEMP 主要用于评估椭圆囊及前庭上神经功能。

目前较为公认的 VEMP 传导通路为:球囊斑→前庭下神经 ＋前庭神经核(脑干)→同侧前庭脊髓束→颈部运动神经元→同侧胸锁乳突肌。OVEMP 传导通路为:椭圆囊斑→前庭上神经→前庭神经核(脑干)→交叉前庭眼束(内侧纵束)→对侧动眼神经核→对侧眼下斜肌。临床上 CVEMP/OVEMP 检测可以对外周前庭机能损害患者的前庭功能进行客观和深入的评价,主要用于梅尼埃病、前庭上下神经炎、上半规管裂综合征等疾病的诊断和鉴别诊断。

5.其他诱发性眼震检查法

(1)位置性眼震检查法:位置性眼震是在头位迅速改变过程中或其后短时间内出现的眼震,是临床上评估半规管功能重要的检查方法。主要有:①Dix Hallpike 试验:受试者先坐于检查台上头平直。检查者立于受试者一侧,双手扶其头,按以下步骤进行:头位向一侧转45°,其后身体后仰至平卧位,同时头部继续向后仰 15°～30°,保持头部扭转位置,患者恢复至端坐位并观察眼震变化;一侧检查结束后可以同法检查另一侧。每次变位后观察、记录,注意潜伏期、眼震性质、方向及持续时间等,记录有无眩晕感、恶心、呕吐等。眼震消失后方可变换至下一体位;若在重复的检查中,原有的眼震不再出现或强度减弱,称疲劳性眼震。②翻滚试验:患者平卧并仰卧位头抬高 30°,检查者手持患者头部分次快速向左或者右侧旋转 90°。每次变位后观察眼震的潜伏期、性质、方向及持续时间等,并记录有无眩晕感、恶心、呕吐等。待眼震消失后方进行下一个检查体位。

(2)瘘管征:将鼓气耳镜置于外耳道内,不留缝隙。向外耳道内交替加、减压力,同时观察受试者的眼球运动及自主神经系统症状,询问有无眩晕感。当骨迷路由于各种病变而形成瘘管时,则会出现眼球偏斜或眼震,伴眩晕感,为瘘管征阳性;仅感眩晕而无眼球偏斜或眼震者为弱阳性,示有可疑瘘管;无任何反应为阴性。由于瘘管可被肉芽、胆脂瘤等病变组织堵塞而不与外淋巴隙相通,或在死迷路时,瘘管虽然存在却不激发阳性反应,故瘘管试验阴性者不能排除瘘管存在的可能,应结合病史及临床检查结果判断。

(3)Hennebert 征和 Tullio 现象:①向外耳道加减压力引起眩晕者,称安纳贝尔征阳性,可见于膜迷路积水,球囊与镫骨足板有粘连时、迷路瘘管及上半规管裂等。②强声刺激可引起头晕或眩晕,称图利奥现象。上述两个体征见于膜迷路积水,球囊与镫骨足板有粘连时、迷路瘘管及上半规管裂等。

(4)甩头试验:也称为脉冲式摆头试验,主要用于评估受试者两侧高频前庭眼反射是否对称,进一步判断是否有单侧前庭功能下降。该试验能够较为直接地反映外周前庭眼反射通路的完整性,是了解患者前庭功能的操作简便的主要方法之一,也是临床上评估前庭功能的必要检查。方法:测试者面向受试者,双手固定其头部并使头前倾30°,嘱受试者双眼固视测试者鼻部(视靶)。检查者以突然的、尽快的速度将受试者头部分别向两侧甩动,甩动角度为20°～30°,尽可能使受试者无法预测头部甩动方向和试验开始时间。

前庭神经功能正常或双侧前庭眼反射功能对称时,无论头部如何甩动,受试者始终能注视视靶。当前庭眼动反射弧的任何一个环节出现病变时,向患侧(前庭功能减退侧)甩头时,会出现补偿性扫视。

临床意义及注意事项：①甩头试验对不完全性前庭功能低下的敏感度较低，故检查结果正常不代表前庭功能一定正常。②累及前庭神经核的脑干梗死也可出现阳性，另外，部分受试者不理解检查，亦可能出现主观性再扫视，临床上应加以甄别。③甩头试验除了评估单侧前庭功能状况外，还有助于确定双侧前庭功能的病损。同时，也为前庭功能损失的严重程度和恢复情况提供评估价值。

（刘素娟）

第四节　外耳感染性疾病

一、外耳湿疹

发生在耳廓、外耳道及其周围皮肤的多形性皮疹，也可为面部和头皮湿疹的一部分。小儿多见，一般分为急性、亚急性、慢性 3 类。

（一）诊断要点

1.临床表现

（1）急性湿疹局部剧痒，伴有烧灼感。继发感染时，则感疼痛、体温升高。累及外耳道深部及鼓膜，则有耳鸣和轻度传导性聋。检查见外耳道皮肤红肿、红斑、丘疹、水疱、淡黄色水样分泌物和结痂。

（2）亚急性湿疹为急性湿疹迁延所致。瘙痒、红肿和渗液较轻，但有鳞屑、结痂。

（3）慢性湿疹因急性、亚急性湿疹反复发作所致。表现为剧痒，外耳道皮肤增厚、粗糙、表皮龟裂、苔藓样变、脱屑等。

2.诊断与鉴别诊断

（1）外耳道瘙痒反复发作，检查见外耳道皮肤红肿、水疱、多形性皮疹。

（2）注意与接触性皮炎和脂溢性皮炎鉴别。

（二）治疗原则

1.一般治疗

查找病因并治疗；避免搔抓，禁用刺激性药物。

2.局部治疗

依"湿以湿治、干以干治"的原则。

（1）干燥无渗出液者：涂 1%～2%甲紫糊、抗生素可的松软膏。

（2）少许渗出液者：先涂 2%甲紫液，干燥后用甲紫糊。

（3）较多渗出液者：用过氧化氢液或炉甘石洗剂清洗，再用硼酸溶液湿敷。

3.全身治疗

继发感染时，全身和局部应用抗生素、抗过敏药物；渗液特别多时，可静脉注射 10%葡萄糖酸钙，补充维生素 C。

二、外耳道疖肿

外耳道疖肿又称局限性外耳道炎,系外耳道软骨部皮肤毛囊或皮脂腺为葡萄球菌等细菌感染所致。

(一)诊断要点

1.临床表现

(1)耳痛为主要症状,可放射至同侧头部。

(2)检查见外耳道软骨部皮肤红肿、触痛。疖肿成熟后局部变软,黄白色脓点。

(3)可伴耳前、耳后或耳下淋巴结肿大、压痛。

2.辅助检查

血常规,局部分泌物细菌培养＋药敏测试。

3.鉴别诊断

(1)注意详询病史,挖耳为最常见诱因,常有游泳、外耳道冲洗、外耳道湿疹史。糖尿病、内分泌紊乱、慢性便秘等患者易发本病。

(2)注意与急性弥散性外耳道炎、急性乳突炎鉴别。

(二)治疗原则

1.一般治疗

纠正挖耳习惯,避免诱发因素;病因治疗。

2.局部治疗

疖肿不成熟时用10％鱼石脂甘油置于疖肿处;成熟未破时切开引流;成熟破溃时置入抗生素棉条或橡皮引流条。

3.全身治疗

镇痛剂、抗生素(如口服头孢类抗生素旋复捷等)。

4.物理疗法

局部热敷,红外线或氦氖激光照射,适用于早期。

三、弥散性外耳道炎

外耳道皮肤及皮下组织的广泛性炎症,为细菌或病毒感染,分为急性和慢性两类。

(一)诊断要点

1.临床表现

(1)轻者外耳道皮肤轻度红肿,表面可有分泌物。重者外耳道肿胀,致外耳道狭窄闭塞。

(2)慢性弥散性外耳道炎:外耳道痒或不适。耳道皮肤增厚,管腔狭窄,外耳道深处上皮脱落积聚,并具臭味的分泌物。病期较长者发生外耳道狭窄,明显时致听力下降,鼓膜光泽消失、增厚,小肉芽形成。

2.辅助检查

血常规,局部分泌物细菌培养＋药敏测试。

3.鉴别诊断

(1)病史中可有诱发因素,如外伤(挖耳、外耳道冲洗等)、湿疹或糖尿病。

(2)须与外耳道疖、外耳道湿疹、坏死性外耳道炎鉴别。

（二）治疗原则

（1）急性弥散性外耳道炎除不做切开引流外，全身及局部治疗同外耳道疖。

（2）慢性外耳道炎需排除药物过敏因素，外耳道用醋酸尿素曲安西龙软膏涂布，口服维生素 A。外耳道狭窄可在炎症愈合后行外耳道成形术。

四、坏死性外耳道炎

外耳道皮肤和骨质的进行性坏死性炎症，并有向周围组织扩散的趋势，又称恶性外耳道炎，但并非恶性肿瘤。致病菌以铜绿假单胞菌（绿脓杆菌）最多见。

（一）诊断要点

1.临床表现

（1）起病急，耳痛剧烈，夜间明显，可放射至颞部。

（2）检查见外耳道红肿、外耳道峡部底壁皮肤糜烂、肉芽增生、坏死腔、鼓膜穿孔或坏死、乳突区肿痛。

（3）病变继续发展侵犯颅底，导致颞骨和颅底骨髓炎、多发性脑神经麻痹、颅内感染和大出血死亡。

2.辅助检查

血常规；局部分泌物细菌培养＋药敏测试；外耳道肉芽组织送病理，注意与恶性肿瘤相鉴别；颞骨 CT 或 MRI 检查。

3.鉴别诊断

（1）老年或糖尿病患者伴有进行性外耳道炎，经积极治疗无效者应怀疑此病。

（2）注意详询病史，与普通的外耳道炎、疖肿鉴别。脓液培养，并做血糖检查。

（二）治疗原则

（1）积极治疗和控制糖尿病。

（2）清除局部病灶，彻底清除坏死病变。

（3）全身抗感染治疗。

（4）全身支持疗法。

五、外耳道真菌病

耳部真菌病多局限于外耳，偶可侵犯中耳。在临床上侵犯耳部的真菌，有 10 余种之多，常见者如酵母菌、念珠菌、芽生菌、卵状菌、箅状菌、青霉菌、毛霉菌、放线菌等。在上述菌属中，以耳部箅状菌病最常见，其次是青霉菌病、念珠菌病，再次为毛霉菌病等。

（一）箅状菌病

箅状菌病是外耳最常见的真菌病，系由黑色箅状菌、烟色箅状菌、小巢形箅状菌所致。该真菌在土壤、腐败的植物及空气中广泛存在，侵入人体内即可发病。游泳、沐浴、暴露于潮湿环境、创伤、长期使用抗生素等，都是发病诱因。

1.诊断要点

（1）临床表现：①早期可有耳部胀感和发痒，晚间更甚，继则可有外耳道阻塞感及少量聚液性分泌物。②外耳道阻塞或鼓膜被侵及时，有听觉障碍及耳鸣，甚至眩晕。若损害范围大，菌丝侵入较深，则症状较重，可有剧痛。③局部检查外耳道壁及鼓膜上附有灰黄色或褐色、干痂样污秽物,有时有部分上皮剥脱。外耳道有污物积聚,清除后很快重现。去除污物后,可见外耳道皮肤充血,表面有浅溃疡或湿疹性皮炎。病变一般不侵犯骨质,无组织破坏。无继发感染者,局部淋巴结不肿大。

(2)辅助检查:镜检真菌或真菌培养。

2.治疗原则

(1)首先清除外耳道污物,干棉签拭干,局部涂以抗真菌制剂软膏。

(2)重症者全身应用抗真菌药,如两性霉素 B。

(二)念珠菌病

由白念珠菌所引起的急性或亚急性感染,病变主要在表皮及黏膜。白念珠菌是一种酵母样菌,有许多变种,易在酸性环境中生长繁殖,革兰染色阳性。这种真菌可寄生于正常人体,在正常情况下并不致病,当机体抵抗力降低时,才可致病。长期应用大量抗生素或激素的过程中,易诱发本病。白念珠菌侵入组织后,基本的病理变化是以单核细胞浸润为主的肉芽肿性炎症。

1.诊断要点

(1)临床表现初起时局部皮肤潮红、糜烂,界限清楚,其上覆有白色或奶油样沉淀物。晚期可见肉芽肿样物及若干灰白色的微小脓肿形成。对使用多种抗生素后反而病情恶化的感染患者,应警惕本病的存在。

(2)辅助检查镜检可见细长菌丝及成群孢子,通过培养及接种也可证实。

2.治疗原则

(1)先用棉签拭净患者外耳道、吸除污物及皮屑,局部涂以抗真菌制剂软膏。

(2)可用制霉菌素口服,或用两性霉素 B 静脉滴注。

(三)芽生菌病

芽生菌病多见于美洲。巴西芽生菌是一种多芽体芽生菌,其芽孢壁薄而气孔狭窄,在培养基上则呈分支状菌丝和卵形孢子体。北美芽生菌呈卵圆形,具有特异折光胞壁。芽孢体积很大,附着于母体上,荚膜坚固,并有宽气孔。培养基上为菌丝体,并长有分生孢子。

1.临床表现

(1)病变以化脓和肉芽肿为主。初起为孤立或散在丘疹或小脓疱,数周后发展成浅溃疡,边缘不规则,呈暗红色,其基底有平坦的肉芽组织,表面覆有脓性分泌物或痂皮。溃疡向外周扩展的同时,中央可自愈而成薄的萎缩瘢痕,其间杂有肉芽组织。

(2)局部淋巴结肿大。

2.辅助检查

除镜检真菌外,须做病理检查确诊。

3.治疗原则

(1)抗芽生菌可服用磺胺类药,一般应服用数周。服药期间,应注意肾功能的改变及其他反应。如有发生,应及时停药。

(2)治疗北美芽生菌可用两性霉素 B 静脉滴注。局部可用 4%硼酸水冲洗,拭干后涂以3%～10%氧化氨基汞软膏或复方碘化钾溶液。

(四)毛霉菌病

毛霉菌病是一种急性危险的真菌感染。该真菌存在于水果、灰尘中及动物尸体上,常侵犯外耳道及中耳。导致抵抗力降低的因素,如糖尿病、霍奇金病、白血病、结核病、严重烫伤、慢性肾病、婴儿腹泻、肝硬化、慢性营养不良及接受大量抗生素、激素、放射治疗后等,可诱发本病。

在表皮的真菌侵入血管后,因其生长很快,常引起血栓形成,使周围组织梗死。组织检查可见坏死区及白细胞浸润,血管内有毛霉菌栓子。毛霉菌的菌丝呈玻璃纸管样,无隔膜,有透明的分支。

1.临床表现

(1)患者常有长期慢性病史及耳漏史,听力减退,可有突发周围性面瘫。

(2)耳部检查可见鼓膜大穿孔,鼓室有肉芽组织及息肉。

(3)听力检查见传导性聋。

(4)血常规检查:白细胞数及红细胞沉降率有升高现象。

2.辅助检查

病理检查应配合真菌培养,如两者相符,方能确诊本病。

3.治疗原则

采用药物及手术疗法。手术中应将病变彻底清除,药物治疗以两性霉素 B 的效果较好。

(五)放线菌病

放线菌病是一种有慢性肉芽组织的化脓性疾病。其感染部位多在颈、面、胸、腹等处,在中耳、乳突的发病率很低。放线菌可感染任何年龄的患者,多见于男性。放线菌属是介于细菌及复杂的真菌乏间的类细菌型的原始真菌。对人类致病的有牛放线菌及星形奴卡菌。牛放线菌不嗜酸也不需氧,而星形奴卡菌是弱嗜酸和需氧的。经常存在于牙龈、龋牙及扁桃体中。传染途径主要是由咽部和鼻咽部经咽鼓管进入中耳,其次是经外耳道途径由鼓膜穿孔进入中耳,也可由其他部位的病灶经血循环途径而来。

1.临床表现

(1)发病缓慢,症状不显著,可有低热至中等度热。长期耳部不适、轻度耳痛及间歇性耳漏。耳部及其周围可有不易愈合的溃疡。

(2)耳镜检查鼓膜呈灰暗或充血,外耳道有积脓。用针穿刺鼓膜抽吸,可得褐色黏稠液体,有时杂有硫黄样颗粒。中耳腔充以肉芽组织、褐色黏液及黄色干酪样物质。

(3)病理表现为急性化脓及慢性肉芽病变。在肉芽组织的周围有散在的小脓肿,并有纤维反应。肉芽组织内含有硫黄样颗粒、液化部及呈丛状的枝状棒和菌丝。

2.辅助检查

听力测试传导性聋,气导可下降至 50 dB 左右;血液检查示贫血,白细胞可升高至 $1.5 \times 10^9/L$,红细胞沉降率也升高;分泌物涂片找到放线菌或硫黄样颗粒,分泌物培养呈阳性及病理检查可确诊。

3.治疗原则

采用药物及手术相辅的疗法。

(1)全身药物治疗抗生素疗法,以青霉素为首选。

(2)依手术指征施行中耳乳突手术,彻底清除病灶。早期的局限性病变,可用电灼切除。

六、耳廓化脓性软骨膜炎

耳廓软骨膜的急性化脓性炎症,软骨因血供障碍而逐渐坏死。铜绿假单胞菌和金黄色葡萄球菌为主要致病菌。

1.临床表现

(1)起病初期觉耳廓胀痛及灼热感。耳廓红肿、增厚,弹性消失,触痛明显。

(2)继之红肿加重,持续性剧烈疼痛,烦躁不安,可伴发热,耳廓呈暗红色。

(3)脓肿形成时可见局限性隆起,有波动感。破溃后则有脓液溢出。

(4)病情发展比较迅速,可致耳廓畸形。

2.鉴别诊断

(1)常有明确病因,如耳廓外伤、外耳及邻近组织感染的扩散以及手术史。

(2)注意与复发性多发软骨膜炎鉴别。

3.治疗原则

(1)病因预防。

(2)脓肿未形成时应全身应用大剂量抗生素;局部用鱼石脂软膏外敷。

(3)脓肿已形成,则全身麻醉下彻底清创,术腔冲洗,术后引流。

(刘素娟)

第五节　外耳其他相关疾病

一、外耳道耵聍栓塞

外耳道软骨部皮肤具有耵聍腺,分泌淡黄色黏稠液体,称耵聍。耵聍具有保护外耳道皮肤和黏附外物(如尘埃、小虫等)的作用,平时借助咀嚼、张口等运动,耵聍多自行排出。若外耳道耵聍积聚过多,形成团块,阻塞于外耳道内,即称耵聍栓塞。

(一)诊断要点

1.临床表现

依耵聍栓塞的程度及所在位置而有不同的症状。

(1)耳道未完全阻塞者,多无症状。

(2)阻塞甚者可使听力减退,但患者自身往往未能察知。

(3)耵聍压迫鼓膜可引起眩晕、耳鸣及听力减退。

(4)耵聍压迫外耳道后壁皮肤,可因刺激迷走神经耳支而引起反射性咳嗽。

(5)遇水膨胀时可致听力骤降。应与特发性聋鉴别。

(6)可诱发外耳道皮肤糜烂、肿胀、肉芽形成。

2.辅助检查

体检见外耳道耵聍栓塞,严重者可见外耳道扩大。颞骨薄层CT检查有助于评估中耳受累情况。

(二)治疗原则

(1)取耵聍应细致耐心,避免损伤外耳道皮肤或鼓膜。对可活动、未完全阻塞外耳道的耵聍,可用枪状镊或耵聍钩取出耵聍团块。较软的耵聍可将其与外耳道壁分离后用枪状镊分次取出。较硬者用耵聍钩从外耳道后上壁将耵聍与外耳道分离出缝隙后,将耵聍钩从耵聍团块中间慢慢钩出,尽量完整取出。

(2)首次就诊难以取出者,先滴入3%碳酸氢钠或1%~3%酚甘油或2%碘甘油,每天滴4~6次,待软化后可用上述器械或用吸引器吸出,也可用外耳道清洗法清除。

(3)已有外耳道炎者,可先控制炎症,再取耵聍。

二、外耳道异物

外耳道异物种类繁多,可分为动物性(如昆虫、水蛭等)、植物性(如豆类、谷类、小果核等)及非生物性(如小玩具、铁屑等)。多见于儿童,因小儿玩耍时喜将小物体塞入耳内。成人亦可发生,多系挖耳或外伤时遗留小物体或昆虫侵入等。

(一)诊断要点

(1)小而无刺激性的异物可长期存留而无任何症状;较大的异物则可引起耳痛、耳鸣、听力下降、反射性咳嗽等。

(2)活昆虫等动物性异物可在耳道内爬行骚动,引起剧烈耳痛和耳鸣;植物性异物遇水膨胀后,可引起植物性炎症和刺激,压迫外耳道,引起胀痛。

(3)异物位置愈深,症状一般愈明显。靠近鼓膜的异物可压迫鼓膜,发生耳鸣、眩晕,甚至引起鼓膜及中耳损伤。

(二)治疗原则

(1)圆形光滑的异物,可用异物钩或小刮匙等器械顺空隙越过异物而将其钩出,切勿用镊子夹取,以防将异物推入深部,嵌在峡部或损伤鼓膜。操作中特别是小儿术中不配合时,取出难度大,应尽量避免损伤外耳道皮肤及鼓膜。异物细小时可用冲洗法排出。

(2)活昆虫等动物性异物,可先滴入甘油或植物油将其淹毙,或用丁卡因、70%酒精、对皮肤无毒性的杀虫剂等滴入,使其麻醉后用镊子取出或冲出。对飞虫也可试行用亮光诱出。

(3)已泡涨的异物,可先用95%乙醇滴入,使其脱水缩小后再行取出。易碎的异物也可分次取出。不合作的幼年儿童,宜在全身麻醉下取出异物。

(4)外耳道有继发感染者,可先行抗感染治疗,待炎症消退后再取出异物,或取出后积极治疗外耳道炎。

(5)异物取出过程中,如外耳道损伤出血,可用碘仿纱条压迫止血,次日取出,涂以抗生素软膏,预防感染。

三、外耳道胆脂瘤

原发于外耳道、阻塞于外耳道骨段、含有胆固醇结晶的脱落上皮团块称外耳道表皮样瘤或外耳道胆脂瘤,又称外耳道栓塞性角化病。其组织学结构同中耳表皮样瘤,但常混有耵聍碎屑。

(一)诊断要点

1.临床表现

多发生于成年人,男女发病率相等。单侧多见,可侵犯双耳。症状与胆脂瘤大小及是否合并感染有关。

(1)无继发感染的小表皮样瘤可无明显症状。

（2）表皮样瘤较大时，可出现耳内闭塞感、耳鸣、听力下降。

（3）继发感染则有耳痛，可放射至头部，剧烈者夜不能寐，耳内流脓或脓血，具臭味。感染严重者可并发颈侧脓肿和瘘管。

2.辅助检查

耳镜检查见耳道深部为白色或黄色表皮样瘤阻塞，其表面被无数层鳞片状物质包裹。较大的表皮样瘤清除后可见外耳道骨质遭破坏、吸收，骨段明显扩大，软骨段一般无明显改变。

巨大胆脂瘤行颞骨CT检查可见破坏外耳道后壁侵犯乳突，广泛破坏乳突骨质，并发表皮样瘤型中耳乳突炎，面神经垂直段、鼓索神经亦可因骨质破坏而直接裸露于病灶下方。

3.鉴别诊断

注意和原发于中耳的表皮样瘤、外耳道癌及坏死性外耳道炎相鉴别。

（二）治疗原则

（1）未合并感染的表皮样瘤较易取出，清除方法同耵聍取出术。可用3%硼酸甘油或5%碳酸氢钠溶液滴耳（合并感染时避免使用），使其软化后再取。

（2）合并感染时，由于外耳道肿胀，触痛明显，表皮样瘤嵌顿于扩大的外耳道深部，取出较为困难，此时应注意控制感染。但单纯的控制感染很难迅速奏效，只有全部或部分清除表皮样瘤后，方能促使炎症吸收。

（3）感染严重、取出十分困难者，可在全身麻醉及手术显微镜下进行，同时全身应用抗生素控制感染，术后应随诊观察，清除残余或再生的表皮样瘤。水杨酸乙醇（酒精）滴耳或可预防复发。

（4）外耳道表皮样瘤侵入乳突者应按乳突根治术或改良乳突根治术治疗。

四、耳廓假性囊肿

耳廓假性囊肿又称为耳廓浆液性软骨膜炎、耳廓软骨间积液、耳廓非化脓性软骨膜炎等。多发于30～40岁中青年男性，常偶然发现。

（一）诊断要点

1.临床表现

耳廓无痛性囊性物，自觉症状少，可有发胀感或局部发痒。检查可见囊性物位于舟状窝或三角窝，有弹性感，无压痛。

2.辅助检查

透光度好，穿刺抽出淡黄色浆液性液体可明确诊断。

（二）治疗原则

治疗方法较多，大致有下列几种。

（1）无菌条件下穿刺抽液，石膏固定，经7～10 d拆除石膏。

（2）抽液后注入硬化剂，加压包扎。

（3）囊腔内高渗液注入法：囊腔内注射15%高渗盐水或50%葡萄糖液。

（4）手术治疗：皮下分离，显露并切除腹侧囊壁样结构，加压包扎。

五、颞颌关节紊乱综合征

颞颌关节紊乱综合征为颞颌关节紊乱病发展的早期阶段，是以咀嚼和张口时关节区酸胀疼痛、运动时弹响以及张口运动障碍等为主要特点的一组综合征。开始发生于一侧,有的可逐渐累及双侧,部分病例迁延反复发作,严重影响咀嚼功能。

(一)诊断要点

1.临床表现

(1)关节区疼痛:局部酸胀、疼痛,张口及咀嚼时明显。

(2)运动时弹响:张口活动时,清脆的单响声或碎裂的连响声。

(3)张口障碍:张口受限多见,也可有张口过大或张口时下颌偏斜。

(4)可有关节区压痛:开口运动时髁状突处明显。

(5)其他:颞部疼痛、头晕、耳鸣。

2.辅助检查

(1)口腔检查可能有牙颌关系紊乱存在。

(2)X线片、关节造影、关节内镜等检查排除器质性疾病。

3.鉴别诊断

(1)颞下颌关节炎:急性化脓性颞下颌关节炎(关节区可见红肿、压痛明显)。类风湿颞下颌关节炎(全身多发关节炎)。

(2)耳源性疾病:外耳道疖、中耳炎。

(3)茎突过长症:开口、咀嚼时可引起关节后区、耳后区和颈部牵涉痛,X线片检查可确诊。

(二)治疗原则

以保守治疗为主,去除可能的病因,消除不利的心理因素,适当应用镇静药,避免用力张口,纠正不良咀嚼习惯。

(杨明亮)

第六节　中耳感染性疾病

一、急性化脓性中耳炎

急性化脓性中耳炎(acute suppurative otitis media)为化脓性致病菌侵入鼓室发生急性炎症所致,又称细菌性中耳炎。该病尤其是在儿童中甚为常见。有调查报告称,32%的儿童5岁前有过至少一次的急性中耳炎发作。1987年在美国召开的第四届国际中耳炎研讨会上将中耳炎分为5类:①鼓膜炎(myringitis);②急性化脓性中耳炎(acute suppurative otitis media);③复发性急性中耳炎(recurrent acute otitis media)(6岁前至少患6次急性中耳炎);④分泌性中耳炎(secretory otitis media);⑤慢性化脓性中耳炎(chronic suppurative otitis media)。关于急性化脓性中耳炎的致病菌,国外文献报道主要为肺炎球菌、流感嗜血杆菌和卡他莫拉球菌等,而国内学者报道主要为金黄葡萄球菌、肺炎球菌和表皮葡萄球菌等。细菌多循咽鼓管途径或经鼓膜外伤穿孔处进入中耳感染发病。

(一)诊断要点

(1)多数患者发病前有急性上呼吸道感染史,亦有部分患者与不当擤鼻或捏鼻鼓气、鼓膜外伤或游泳等有关。

(2)发病初期有明显的耳痛,常伴有耳闷、低音调耳鸣和听力减退。部分患者可伴有畏寒发热,常以儿童及体弱者多见。

(3)后期发生鼓膜穿孔后耳痛减轻,出现耳内流脓。

(4)发病初期耳部检查可见鼓膜松弛部乃至整个鼓膜充血、肿胀。后期可见鼓膜紧张部穿孔,穿孔处有脓液外溢,表现为搏动性亮点。

(5)听力检查可表现为传导性聋。

(6)本病应注意与外耳道疖、急性鼓膜炎、耳部带状疱疹、反射性耳痛等鉴别。

(二)治疗原则

控制感染,通畅引流,去除病因。

(1)一般治疗:注意休息,避免劳累,调节饮食。

(2)抗生素治疗:及早应用足量抗生素或其他抗菌药物控制感染,可用青霉素类或头孢菌素类、大环内酯类等,有鼓膜穿孔流脓者可取脓液做细菌培养与药敏试验,根据药敏结果选用敏感抗生素。抗生素一般需用 $10\sim14$ d。

(3)局部治疗:鼓膜穿孔前,可用 2% 酚甘油或硼酸甘油滴耳,鼻腔有炎症者可予 1% 呋麻滴鼻液滴鼻。鼓膜已穿孔流脓者先以 3% 过氧化氢清洗外耳道脓液,再以氧氟沙星滴耳液或洛美沙星滴耳液等滴耳,不可使用粉剂,以免与脓液黏结妨碍引流,亦不可使用有色药液如红汞、甲紫等,以免妨碍病变观察。如鼓膜突出、耳痛剧烈、听力减退明显者,系因鼓室脓液排泄不畅,应施行鼓膜切开术。

(4)病因治疗:积极治疗鼻腔、鼻窦及鼻咽部疾病,如慢性鼻炎、鼻窦炎、鼻息肉、腺样体肥大等。

二、慢性化脓性中耳炎

慢性化脓性中耳炎是中耳黏膜、骨膜甚至骨质的持续性或复发性化脓感染性疾病,可累及鼓窦、乳突或咽鼓管等处,此病发病率较高,在耳鼻咽喉科感染性疾病中仅次于慢性鼻窦炎。一般认为急性化脓性中耳炎后 $2\sim3$ 个月尚未痊愈者,则已演变为慢性炎症。慢性化脓性中耳炎不但影响患者听力,妨碍工作,且易引起险恶并发症,故此病在耳鼻咽喉科学中占有重要地位。

(一)诊断要点

(1)常继发于急性化脓性中耳炎。急性化脓性中耳炎未经治疗或治疗不当则易转为慢性。

(2)有间歇性或持续性耳内流脓,伴有不同程度的听力减退,部分患者可伴有低频或高频音调耳鸣。

(3)病变严重者可发生颅内或颅外并发症,可出现高热、眩晕、头痛等相应症状。

(4)检查可见鼓膜中央型或边缘型穿孔,穿孔可位于紧张部或(和)松弛部,鼓室内黏膜可充血或有肉芽,或鼓室内呈鳞状上皮化生。有时可见鼓室内有积脓。

(5)听力检查:纯音听阈测试可表现为传导性聋或混合性聋。

(6)影像检查:颞骨 CT 横断位和冠状位可显示鼓室、鼓窦及乳突等部位有低密度炎性病灶。

(7)应注意与慢性外耳道炎、结核性中耳炎及中耳恶性肿瘤等疾病鉴别。

(二)治疗原则

1.病因治疗

去除中耳炎的诱因,如鼻和咽的感染性疾病,咽鼓管功能障碍的治疗等。

2.控制感染的保守治疗

耳内局部使用抗生素滴耳液,亦可在滴耳液中加入糖皮质激素成分,以利中耳黏膜水肿消退。中耳黏膜反复潮湿者可用硼酸甘油等滴耳剂以利中耳黏膜的干燥和炎症消退。慢性中耳炎急性发作时应考虑全身应用抗生素治疗。

3.手术治疗

慢性化脓性中耳炎手术的目的在于清除中耳病灶的基础上,尽量修复鼓室的正常解剖结构,保留或提高听力,并防止感染或胆脂瘤复发。主要的手术方式有乳突根治术、改良乳突根治术、鼓膜修补术、伴或不伴乳突根治的鼓室成形术等。

三、鼓膜炎

(一)急性鼓膜炎

急性鼓膜炎为鼓膜及邻近外耳道皮肤的急性炎症,常由于外耳道急性炎症之蔓延,或者异物、强烈药剂刺激所致。

1.诊断要点

(1)有急性外耳道炎病史或异物、强烈药剂进入外耳道史。

(2)患者有耳部疼痛,有时甚剧,可伴轻微听力下降和耳鸣。

(3)检查可见鼓膜上部、沿锤骨柄处充血明显。

(4)纯音听阈测试可正常或轻度传导性聋。

(5)检查显示鼓室、鼓窦及乳突气房多无异常。

(6)注意与急性中耳炎鉴别,但鼓膜炎可继发于急性中耳炎。

2.治疗原则

(1)保持外耳道清洁、干燥。

(2)耳痛较剧者可给予镇痛剂。

(3)耳内滴用2%酚甘油或硼酸甘油滴耳剂。

(4)炎症较重,甚或伴有体温升高者,给予全身使用抗生素。

(二)大疱性鼓膜炎

大疱性鼓膜炎亦称出血性大疱性鼓膜炎,好发于儿童及青年人,多为单侧,亦可双侧同时或先后发病。一般认为系病毒感染所致,多与流感流行有关,亦可发生于上呼吸道其他病毒性感染之后。

1.诊断要点

(1)病前常有流感等病毒感染病史。

(2)耳内持续胀痛或刺痛感,大疱破裂后耳痛立即缓解并伴耳内流淡黄色或带血性之液体。

(3)检查可见外耳道深部皮肤及鼓膜松弛部充血,鼓膜表面有淡黄色、灰白色或红色半透明大疱,常位于鼓膜后上部,单个或多个,壁薄易溃破。

(4)听力检查可有轻度传导性聋,极少病例出现内耳受累而表现为感音神经性聋和眩晕。

2.治疗原则

(1)疼痛剧烈者给予镇痛剂,并酌情运用抗病毒药物。

(2)耳内滴用 2%酚甘油或硼酸甘油。有分泌液流出者用 4%硼酸乙醇(酒精)清洁外耳道,预防继发感染。

(三)肉芽性鼓膜炎

肉芽性鼓膜炎(granulomatous myringitis),亦可称为特发性鼓膜炎(idiopathic myringitis),其确切病因尚未完全明了,可能与外耳道的长期慢性炎症刺激有关,如慢性外耳道炎、耵聍栓塞等。也可能因各种原因致外耳道或鼓膜表面上皮脱落、感染,导致肉芽组织增生或表浅溃疡引起。该肉芽或溃疡仅局限于鼓膜的鳞状上皮层或纤维层,而鼓膜的黏膜层并不受累。

1.诊断要点

(1)患者可无明显不适主诉或有间断性少量耳内流脓,无臭味。

(2)患者听力可正常或轻微下降。

(3)检查可见鼓膜轻度局限性或弥散性充血、混浊或增厚,在鼓膜表面及外耳道深部有局限性颗粒状、大小不等的肉芽组织或溃疡,肉芽周围可有少量脓性分泌物。

(4)声导抗可呈 A 型或 As 型曲线。

(5)CT 检查鼓室、鼓窦及乳突常无异常。

(6)应与慢性化脓性中耳炎及大疱性鼓膜炎相鉴别。

2.治疗原则

(1)避免反复挖耳及外耳道进水潮湿。

(2)病变较轻者,在清洁外耳道后应用抗生素及糖皮质激素混合溶液滴耳。

(3)肉芽较明显者,可在局部麻醉下于显微镜下清除鼓膜表面肉芽组织,然后以 10%～20%的硝酸银溶液烧灼,并保持外耳道干燥。

四、中耳胆脂瘤

中耳胆脂瘤是指鼓室、鼓窦或乳突腔内存在角化鳞状上皮,并呈囊袋样结构,囊袋内角化物和脱落上皮积聚,可含胆固醇结晶,其并非真性肿瘤,临床症状表现为中耳炎者又称为胆脂瘤型中耳炎。胆脂瘤有逐渐增大、破坏骨壁的趋势。临床上可分为先天性中耳胆脂瘤、后天原发性中耳胆脂瘤、后天继发性中耳胆脂瘤几种类型。先天性胆脂瘤是外胚层的胚胎细胞遗留在颅骨内发展而成胆脂瘤,其多发生在上鼓室、乳突腔或颞骨岩部。后天原发性胆脂瘤多由于鼓室负压引起鼓膜松弛部袋状内陷而致。后天继发性胆脂瘤则由于鼓膜边缘性穿孔,鳞状上皮沿穿孔处移行进入中耳所致。

(一)诊断要点

(1)根据病史和症状:后天性胆脂瘤常有长期持续耳流脓史,脓液多有臭味,部分患者也可起病隐匿,大多数患者伴有不同程度的听力减退。

(2)先天性胆脂瘤表现为无明显中耳感染病史的慢性渐进性听力减退。

(3)出现耳痛、头痛、眩晕、面瘫或发热等症状,则提示颅内外并发症的可能。

(4)先天性胆脂瘤者检查可见鼓膜完整,但常呈灰白色、饱满感。后天性胆脂瘤者检查可见鼓膜松弛部穿孔或内陷袋,或鼓膜边缘型穿孔,穿孔处鼓室内可见角化物堆积。

(5)听力检查呈不同程度的传导性聋或混合性聋,如胆脂瘤破坏内耳迷路,则可出现严重的感音神经性聋。

(6)颞骨 CT 检查常可显示病灶致鼓窦入口扩大、上鼓室外侧壁骨质破坏、锤骨头外间隙增宽、听小骨破坏吸收等特征,先天性胆脂瘤者可显示病灶常累及颞骨岩部等处。颞部增强MRI 有助于区分胆脂瘤和中耳恶性肿瘤,胆脂瘤者增强后无强化现象。

(7)应注意与中耳恶性肿瘤、结核性中耳炎、中耳梅毒等鉴别。

(二)治疗原则

中耳胆脂瘤一经确诊,即应行手术治疗,如伴乳突根治的鼓室成形术。其外科治疗的几个基本原则是:①应尽可能彻底清除病灶,包括胆脂瘤、肉芽、不可逆病变之黏膜等;②保护中耳和内耳的重要结构,如面神经、听小骨、内耳迷路等;③完壁式乳突切除应保障咽鼓管到鼓窦的通气,开放式乳突切除要解决中耳腔的通气;④重建中耳的传音机制。

(杨明亮)

第七节　分泌性中耳炎

分泌性中耳炎(secretory otitis media)是以中耳积液(包括浆液、黏液、浆-黏液)及听力下降为主要特征的中耳非化脓性炎性疾病,又称为渗出性中耳炎(otitis media with effusion)、浆液性中耳炎(serous otitis media)、黏液性中耳炎(mucoid otitis media)、卡他性中耳炎(catarrhal otitismedia)。分泌性中耳炎常常是由于咽鼓管功能下降导致的或急性中耳炎迁延而来,是儿童听力下降的最常见原因之一。90%的儿童在上学前曾经患过分泌性中耳炎,多数在6 个月至 4 岁。75%～90%的儿童分泌性中耳炎在 3 个月内自然痊愈,但是有 30%～40%的儿童分泌性中耳炎是复发的,5%～10%的儿童分泌性中耳炎的病程达到 1 年或更长时间。

一、诊断要点

1.临床表现

(1)听力下降:分泌性中耳炎多为急性中耳炎迁延而来,以后逐渐出现耳闷感,听力下降,伴有自听增强。如果积液没有充满中耳,头位改变如前倾、后仰或偏向患侧时,积液离开听骨链和(或)蜗窗,听力可能暂时改善。部分患者起病隐匿,无法准确描述发病时间。双侧分泌性中耳炎的儿童可以表现为对他人的呼唤不理睬,看电视时要求调大音量等。单侧患病的儿童,由于一侧耳听力正常,不容易被家长察觉,可能病程较长。

(2)耳鸣:部分患者有耳鸣,多为气过水声,打哈欠或擤鼻涕时出现。如果液体很黏稠,没有该症状。

(3)耳痛:分泌性中耳炎就诊时多数没有耳痛。由于多是急性中耳炎迁延而来,会有急性耳痛的病史。

2.辅助检查

(1)耳镜检查:鼓膜松弛部或全鼓膜内陷,可见光锥缩短、变形或消失,锤骨柄向后上移位,锤骨短突向外突出。鼓室积液时,鼓膜失去正常光泽,呈淡黄、橙红或琥珀色,慢性者可呈深蓝色,鼓膜紧张部有扩张的血管纹,可透过鼓膜见到气泡或液平面。此液面形状为凹面向上的弧形,随着患者头部前倾或后仰,该液平面始终与地面平行。积液很多时,鼓膜向外膨隆。

(2)鼓气耳镜检查:鼓气耳镜检查的敏感性和特异性最高。鼓气耳镜改变外耳道的气压时,可见鼓膜动度减低,同时也可见鼓膜内陷、鼓膜色泽变为橘黄色或琥珀色以及鼓室内的液平面或气泡。

(3)听力测试

1)音叉测试:256 Hz 音叉 Rinne Test(一),对侧正常听力者 Weber test 偏向患侧。

2)纯音听阈测试:主要呈现为传导性听力损失。听力下降程度不一,重者听阈可达 40 dB 左右。听力损失一般以低频为主,但由于中耳传音结构及两窗阻抗的变化,高频气导及骨导听力也可下降。少数患者因为中耳积液含有的毒素穿过圆窗膜进入内耳外淋巴液损伤内耳,会合并感音神经性听力损失。

3)声导抗测试:声导抗测试对诊断有重要价值。鼓室图可呈 B 型(平坦型)或 C 型(负压型)。早期中耳气体被吸收形成中耳负压和鼓膜内陷,鼓室图峰压点向负压侧位移,以 C 型曲线多见。当病变进展后,鼓膜更加内陷,出现鼓室积液,传音结构质量增加,声导抗进一步增加,鼓室劲度加大,鼓膜和听骨链活动降低,鼓室图峰压点越偏向负值,当声顺减弱或无变化时则成为无峰的 B 型图。镫骨肌反射大多消失。

(4)鼻咽部检查:成人患者,用硬管鼻内镜或纤维鼻咽镜直接观察鼻咽部及咽鼓管咽口情况,特别注意要排除鼻咽癌。儿童患者,如果伴有睡眠时打鼾、张口呼吸或呼吸暂停,可以使用纤维鼻咽镜观察鼻咽部或鼻咽侧位拍片了解腺样体是否增生。

(5)颞骨薄层 CT:颞骨薄层 CT 可以观察中耳是否存在含气腔。如果中耳仍存在含气腔,表明咽鼓管的通气功能仍然存在,可以采用非手术治疗。如果中耳没有含气腔,表明咽鼓管的通气功能已经丧失,如果病程达到 3 个月,可以考虑鼓膜置管手术。单侧顽固性分泌性中耳炎,经过治疗无效,应警惕黏膜下型鼻咽癌累及咽旁间隙,压迫咽鼓管。如鉴别诊断需要,或需要排除鼻咽部和咽旁间隙占位者,颞骨高分辨率薄层 CT 可了解中耳情况,将 CT 片调到软组织窗时可观察咽旁间隙有无占位。必要时需进行增强 CT 扫描。

3.鉴别诊断

(1)鼻咽癌:①对于单侧分泌性中耳炎的成人患者,要警惕有鼻咽癌的可能;②鼻内镜检查、鼻咽增强 CT 及 MRI 可以鉴别。

(2)脑脊液耳漏:①颞骨骨折合并脑脊液耳漏而鼓膜完整的患者,有类似分泌性中耳炎的临床表现;②根据头部外伤史、鼓室液体的实验室检查结果以及颞骨 CT、MRI 可以鉴别。

(3)外淋巴瘘(漏):①不多见,可继发于先天性内耳畸形如共同腔畸形、镫骨手术或气压损伤;②瘘孔多发于蜗窗和前庭窗;③鼓膜完整时表现为脑脊液鼻漏,鼓膜穿孔后表现为脑脊液耳漏;④多有感音神经性耳聋或混合性耳聋。

(4)胆固醇肉芽肿:①也称为特发性血鼓室,病因不明,可为分泌性中耳炎转化;②中耳内有棕褐色液体,鼓室和乳突腔内有棕褐色肉芽;③症状为听力下降,可伴有耳鸣;④鼓膜呈蓝色或蓝黑色;⑤纯音测听为传导性或混合性下降;⑥声导抗图为 B 型;⑦颞骨 CT 提示鼓室及乳突内有软组织影,少数有骨破坏;⑧颞骨 MRI 检查显示:T_1 加权与 T_2 加权均为高信号。

(5)粘连性中耳炎:①粘连性中耳炎是分泌性中耳炎的后遗症,病程一般较长,咽鼓管吹张治疗无效;②鼓膜与鼓室内壁或(和)听骨链粘连;③听力损失较重,声导抗图为 B 型、C 型或 As 型。

二、治疗

1.治疗原则

治疗原则包括病因治疗,抗菌治疗,清除中耳积液,改善中耳通气、引流。

2.具体处理措施

(1)病因治疗:积极治疗鼻腔、鼻窦及鼻咽部的急慢性炎症、肿瘤以及变态反应,先天性疾病如腭裂等。有睡眠呼吸暂停综合征症状如打鼾、张口呼吸、呼吸暂停或反复腺样体炎症的患儿可行腺样体切除术。

(2)抗菌治疗:由于30％～50％的中耳积液可以培养出细菌,主要是肺炎球菌、流感嗜血杆菌及卡他莫拉杆菌,表明部分分泌性中耳炎与中耳细菌感染有关。对于不愿手术的患者,可以口服抗生素,疗程为10～14 d。

(3)改善咽鼓管通气引流:黏液促排剂可以促进中耳积液从咽鼓管引流,疗程为4～8周。

(4)咽鼓管吹张:对于不伴有鼻腔、鼻窦感染的成人患者,可以尝试咽鼓管吹张。方法有:捏鼻鼓气法、波氏球法或导管法。咽鼓管吹张不当可能造成鼓膜穿孔或中耳感染加重。

(5)鼓膜穿刺抽液:可用于病程短于3个月的成人患者。用斜面短的7号长针头,在无菌操作下经鼓膜紧张部前下象限穿刺抽出积液,可以注入糖皮质激素、α糜蛋白酶等药物。

(6)鼓膜切开:研究表明,对于4岁以上的儿童分泌性中耳炎,鼓膜切开联合腺样体切除是有效的,对于4岁以下患儿应行鼓膜置管手术。

(7)鼓室置管术:分泌性中耳炎病程超过3个月并伴有听力下降或反复发作者,应该及时行鼓膜置管术。对于合并感音神经性聋、有言语发育迟缓、孤独症、各种影响言语发育的综合征(如唐氏综合征)、视觉障碍、腭裂、发育迟缓的患儿,应该尽早行鼓膜置管手术。

(杨明亮)

第八节　中耳损伤

一、外伤性鼓膜穿孔

外伤性鼓膜穿孔(traumatic tympanic membrane perforation)是指因直接或间接的外力作用导致的鼓膜穿孔。鼓膜损伤通常包括:用耳勺或火柴梗挖耳刺伤鼓膜,矿渣或火星溅入耳道戳伤或烧伤鼓膜,医源性损伤如外耳道冲洗、取外耳道耵聍或异物过程中损伤鼓膜,气压伤如耳部被掌掴、高台跳水、潜水、乘飞机后,爆震伤如爆破,以及颞骨纵行骨折造成的鼓膜撕裂。

(一)诊断要点

1.病史

鼓膜穿孔后,可突感耳痛、耳闷、听力下降、耳鸣、外耳道少量流血。爆震伤除造成鼓膜穿孔和传导性聋外,还会造成内耳损伤,出现眩晕及感音神经性聋。

2.耳镜检查

鼓膜穿孔多呈不规则形状,如三角形。鼓膜穿孔边缘可见血迹,外耳道有时可见血迹或血流。若出血量较多或有清水样液流出,提示颞骨骨折或颅底骨折导致脑脊液耳漏。

3.纯音测听

多为传导性聋或混合性聋,因爆震伤、气压伤或颞骨骨折等造成的可以出现极重度感音神经性聋。

4.声导抗检查

外耳道容积扩大,提示鼓膜穿孔。

(二)治疗原则

1.治疗原则

保持外耳道干燥,禁止外耳道进水或滴入药水,预防上呼吸道感染,避免用力擤鼻涕。

2.具体措施

(1)禁止外耳道进水,禁用外耳道冲洗或滴药,禁止游泳。

(2)清除外耳道内残存的异物、泥土、血凝块时,可以用挤干乙醇(酒精)的棉球消毒外耳道,注意避免乙醇(酒精)进入鼓室。乙醇(酒精)进入鼓室后会沿着圆窗膜进入内耳,造成全聋和眩晕。

(3)避免感冒,禁止用力擤鼻涕,以防止来自鼻咽的感染。

(4)可以口服抗生素预防感染。

二、听骨链损伤

听骨链损伤是指由于外伤如头颅创伤、手术、爆震、挖耳等原因造成的正常听骨链解剖结构的改变及正常听骨链传导声音功能的改变,如锤砧关节脱位、砧镫关节脱位、听小骨脱位、听小骨骨折等。其中,砧骨脱位最为常见。

(一)诊断要点

1.病史

听骨链损伤均有头颅创伤、手术、爆震、挖耳等病史。颞骨骨折者可能会有当时的神志丧失、耳道出血,清醒后感觉患侧听力下降,有时会伴有周围性面瘫。颞骨横行骨折会有严重耳聋和眩晕。少数听骨链损伤可为头颅轻伤所致。这种轻伤可能被患者遗忘,因而没有外伤史。

2.耳镜检查

外耳道常常有血块和流血。清除外耳道血块时应在无菌操作下完成。骨性外耳道后上方的裂伤和鼓膜后部的撕裂提示颞骨纵行骨折。如果鼓室积血而无外耳道或鼓膜裂伤,应考虑颞骨横行骨折。在受伤已久的病例,可见外耳道后上壁的骨折痕迹、鼓膜的瘢痕或未愈合的裂孔,但是无法看到听骨链是否损伤。

3.纯音测听

纯音测听多为传导性聋,程度不一。听骨链中断而鼓膜正常的病例,气骨导差可以达到60 dB,而骨导正常。如果创伤累及内耳,会出现严重的感音神经性聋。

4.声导抗检查

在鼓膜裂伤已经愈合而听骨链中断的病例中,声顺值增加,除中断在镫骨脚平面以下外,镫骨肌反射消失。如果鼓膜穿孔,则出现外耳道容积过大。

5.颞骨 CT

颞骨 CT 是诊断听骨链损伤最重要的检查,应该使用颞骨薄层 CT 扫描并进行听骨链重建,螺距和层厚应小于 1 mm。锤砧关节脱位可见锤骨头和砧骨体之间的间隙明显增宽。

(二)治疗原则

听骨链损伤造成的传导性聋可以手术治疗。

如果伴有周围性面瘫需要面神经减压手术者应尽早手术。手术中应根据受累听骨选择不同的手术方式,具体措施如下。

1.砧镫关节脱位

砧镫关节脱位最常见,常常因砧骨脱位造成。将砧骨取出,将砧骨体磨成适当大小和形状,置于键骨柄与镫骨头之间重建听骨链,也可以用部分人工听骨赝复物(PORP)置于锤骨柄与镫骨头之间重建听骨链。

2.镫骨弓骨质

外伤时站骨的扭转可使整个镫骨自前庭窗脱位或导致镫骨弓骨折。如果镫骨底板完整、活动,可以去除镜骨板上结构,用全人工听骨赝复物(TORP)置于镫骨底板与锤骨柄之间重建听骨链。

三、中耳气压伤

中耳气压伤,也称为气压创伤性中耳炎,是指当外界环境的气压升高时如飞机下降、潜水等,而咽鼓管没有及时开放以平衡中耳气压,导致中耳腔的气压突然低于外界环境,会出现突然剧烈耳闷、耳痛的症状,可伴有耳鸣,如果鼓膜穿孔,会出现外耳道流血水的症状,以及鼓膜内陷、鼓室积液或鼓膜穿孔的体征,鼓室积液常为血性积液。严重者会出现内耳损伤。

(一)诊断要点

1.病史

有乘坐飞机或潜水的病史,在飞机下降或深潜时出现剧烈耳闷、耳痛,可伴有耳鸣。如果鼓膜穿孔会出现外耳道流水。

2.耳铣检查

鼓膜内陷、鼓室积液,鼓室积液常为血性。严重者会出现鼓膜穿孔。

3.纯音测听

传导性聋,听力损失不重,气骨导差多为 10～15 dB。如果同时伴有减压病(又称沉箱病),会损伤内耳,为混合性聋。

4.声导抗

急性期鼓膜完整、内陷时,因为中耳呈负压状态,鼓室图为 C 型。慢性期,中耳积液变黏稠,鼓室图为 B 型。

(二)治疗原则

治疗原则为:①积极预防;②尽早治疗;③解除咽鼓管阻塞,使中耳内外压力平衡,促进中耳通气引施;④预防继发感染。具体措施如下。

1.预防

(1)感冒、急性鼻炎、急性鼻窦炎等情况下尽量避免乘飞机。

(2)飞机下降时做吞咽动作或打哈欠动作或捏鼻鼓气动作(也称为瓦尔萨尔吹张法),不断开放咽鼓管,使空气不断补充入中耳腔,使中耳气压与外界气压得以平衡。

(3)如果飞行中使用纯氧,则中耳腔内充满的氧气在飞机降落后很快被中耳腔的黏膜吸收,会造成严重的迟缓性中耳气压伤。为避免这种情况发生,应该在飞机进入低空后改用空气,因为氮气被中耳腔黏膜吸收的速度远低于氧气。

2.治疗

(1)症状轻微、鼓膜充血者,休息数小时或1～2 d多可自愈。

(2)鼓膜充血明显,鼓室积液者,可进行咽鼓管吹张。

(3)若咽鼓管吹张的治疗无效,尽早鼓膜穿刺或鼓膜切开术。中耳与外界气压平衡后,积液或积血将沿着咽鼓管向鼻咽部排出。

(4)如果病程较长,经鼓膜穿刺或切开无效,可以考虑鼓膜置管手术。

(5)积极治疗鼻腔、鼻窦及鼻咽部的疾病。

(6)可以口服抗生素预防继发感染。

(杨明亮)

第九节　迷路炎

迷路炎(labyrinthitis)是化脓性中耳乳突炎较常见的并发症。按病变范围及病理变化可分为局限性迷路炎(circumscribed labyrinthitis)、装液性迷路炎(serous labyrinthitis)及化脓性迷路炎3个主要类型。

一、局限性迷路炎

局限性迷路炎亦称迷路瘘管(fistula of labyrinthitis),多因胆脂瘤或慢性骨炎破坏迷路骨壁,以致局部产生瘘管,使中耳与迷路骨内膜或外淋巴隙相通。

(一)诊断要点

1.症状

①眩晕:为阵发性眩晕或继发性眩晕,可伴恶心呕吐。如果病变侧的半规管功能仍正常或接近正常,该侧迷路被刺激后,会出现自发性眼震,快相指向病变侧。眩晕多在快速转身、屈体、骑车、耳内操作(如挖耳、洗耳等)、压迫耳屏或擤鼻时发作,持续数分钟至数小时不等。中耳乳突炎急性发作期眩晕症状加重。②听力减退多为慢性中耳炎引起,可伴有耳鸣。

2.体征

瘘管试验阳性。迷路瘘管患者中只有22%～72%存在瘘管试验阳性。如果迷路瘘管被肉芽等病变阻塞,瘘管试验呈阴性。

3.纯音测听

传导性聋或混合性聋。

4.前庭功能

一般正常或亢进。检查时不宜采用冷热水试验(建议采用冷热空气刺激仪)以免感染扩散。

5.颞骨CT

建议使用层厚1.0 mm以下的薄层CT进行颞骨扫描。随着颞骨CT层厚减小,诊断迷路瘘管的敏感性和特异性会增加。有报道,0.55 mm 层厚的颞骨 CT 诊断迷路瘘管的敏感性和特异性达 100%。

(二)治疗原则

1.治疗原则

应在足量抗生素控制下尽早施行鼓室成形术。

2.手术治疗

90%的迷路瘘管位于外半规管,术前颞骨 CT 可以诊断。术中清除瘘管处的胆脂瘤及肉芽要留到清除中耳病变的最后一步,即在重建听骨链前,注意避免吸引器靠近瘘管口。如果不慎清除病变过程中,暴露瘘管,见外淋巴外溢和膜迷路,要立即使用筋膜和骨蜡封-闭瘘管。如果骨内膜完整,用颞筋膜加骨粉修复瘘口。瘘口较大时,用筋膜和骨蜡封闭瘘管。

二、浆液性迷路炎

可继发于局限性迷路炎,或为中耳炎的细菌性或病毒性毒素经前庭窗或蜗窗入内耳引起非化脓性炎症。

(一)诊断要点

1.症状

(1)眩晕,可伴有恶心、呕吐。

(2)听力下降,可伴有耳鸣,较重的可有感音神经性聋,但未全聋。听力下降不严重的病例,可有重振、复听等耳蜗病变的表现。

(3)可有耳深部疼痛。

2.体征

眼震为水平、旋转性,早期眼震方向朝患侧,表明患侧前庭功能亢进。晚期朝向健侧,提示病情加重、患侧前庭功能减弱。瘘管试验可为阳性。对该类患者做前庭功能试验时忌用冷热水,应该使用冷热空气。

3.纯音测听

早期传导性聋,晚期混合性聋或重度感音神经性聋。

4.颞骨 CT

多数可见迷路瘘管。

(二)治疗原则

1.治疗原则

立即使用足量抗生素及糖皮质激素抗感染治疗;尽早行鼓室成形术;注意水电解质平衡。

2.具体措施

(1)药物治疗:应给予足量抗生素加适量地塞米松,如生理盐水 100 mL+头孢曲松 2 g+地塞米松 10 mg,每日 1 次静脉滴注。抗生素应该选择可以通过血脑屏障的第三代头孢,而且对革兰阳性球菌和革兰阴性杆菌均有效,如头孢曲松。可予以适当的镇静剂如地西泮 10 mg 肌内注射或口服,同时注意水电解质的平衡。

(2)手术治疗:同局限性迷路炎。

三、化脓性迷路炎

化脓菌侵入内耳,引起迷路弥散性化脓病变,称化脓性迷路炎。本病内耳终器被破坏,功能全部丧失。感染可继续向颅内扩散,引起颅内并发症。多因中耳感染扩散,从浆液性迷路炎发展而来;继发于急性化脓性中耳乳突炎者,以肺炎球菌Ⅲ型或溶血性链球菌感染较多见。

(一)诊断要点

(1)眩晕为严重的、持续性眩晕,伴阵发性的剧烈恶心、呕吐,持续1～4周。初期因病侧前庭受刺激而眼震向同侧,但不久转为快相向健侧,强度较大。患者躯干向眼震慢相侧倾倒。若眼震快相从健侧转向病侧时,应警惕发生颅内并发症。急性期过后,前庭功能逐渐代偿,眩晕逐渐减轻,但功能不能恢复。

(2)听力迅速下降并丧失,常伴有持续性高频耳鸣。

(3)若有发热、头痛,同时有脑膜刺激征时应考虑有颅内并发症的可能。

(4)因迷路已破坏,故瘘管试验阴性。前庭功能检查可无反应。

(二)治疗原则

同浆液性迷路炎。

(杨明亮)

第十节 鼻 疖

鼻疖是指鼻前庭或鼻尖部毛囊、皮脂腺或汗腺的局限性急性化脓性炎症。一般性疖肿预后良好。发生于鼻部的疖肿,因解剖及组织结构的特殊性(如外鼻静脉汇入颅内海绵窦,其静脉无静脉瓣等),可能引起较严重的并发症,临床上必须引起高度的重视。

一、病因

(1)致病菌主要为金黄色或白色葡萄球菌。

(2)鼻疖的主要诱因为挖鼻、拔鼻毛等不良习惯,使局部抵抗力下降,细菌乘机侵入。鼻腔或鼻塞发生化脓性炎症,脓液的反复刺激,使局部皮肤受伤,诱发感染。此外,一些全身性疾病如糖尿病,使身体抵抗力降低,受细菌的感染易患鼻疖。

(3)疖肿在发生感染后,毛囊、皮脂腺或汗腺周围常形成炎性的保护圈,如炎性保护圈被破坏,病菌向周围侵犯,可发生蜂窝织炎或静脉炎等较严重的并发症。

二、临床表现

病变早期局部胀痛或因张力大而疼痛剧烈,多为波动性。严重时合并有头痛、畏寒、发热及全身不适等全身症状。局部主要为红、肿、热、痛等炎症的表现。早期可见鼻尖部或一侧鼻前庭红肿,有丘状隆起,周围组织发硬及红肿,丘状隆起的中心随病变进展出现脓点。1周内,脓点自行溃破,脓液排出,疼痛减轻,可自行愈合。伴有全身疾病者,可多个发病,部分伴有颌下或颏下淋巴结肿大及压痛。发病后挤压,引起炎症向周围扩散,局部疼痛及红肿加重,可出现全身症状与严重的并发症。

三、诊断与鉴别诊断

根据症状和体征,较易诊断。但应与以下疾病进行鉴别诊断。

1.鼻前庭炎

鼻前庭炎由鼻的分泌物持续刺激引起,感觉鼻干痒及疼痛。鼻前庭局部皮肤弥散性红肿、糜烂、结痂,常两侧同时发生。

2.鼻部丹毒

鼻部丹毒症状为鼻的剧痛,局部弥散性红肿,病变的界线明显。常累及上唇与面部,全身症状较重,伴高热。

3.鼻前庭皲裂

鼻前庭皲裂多并发于感冒,触及鼻尖部时,皲裂部位有剧痛,见局部皮肤有裂痕,周围红,易出血或盖有结痂。

4.鼻前庭脓疱疮

鼻前庭脓疱疮常两侧同时发生的小脓包。

四、并发症

1.鼻翼或鼻尖部软骨膜炎

炎症扩散,侵及鼻的软骨膜,使鼻尖部或鼻梁红肿,剧烈疼痛,伴较重的全身症状。

2.上层及面部蜂窝织炎

不适当地挤压疖肿,使炎症扩散,引起蜂窝织炎,表现为上唇或面颊部红肿、压痛明显,此时炎症易向上引起海绵窦炎症,应引起重视。

3.眼蜂窝织炎

表现为眼球突出及疼痛等。

4.海绵窦血栓性静脉炎

海绵窦血栓性静脉炎为鼻疖最严重的颅内并发症。因挤压使疖肿感染扩散,经内眦及眼上下静脉而入海绵窦,临床上表现为寒战、高热、剧烈头痛、同侧眼睑及结膜水肿、眼球突出或固定,甚至视盘水肿及失明等。眼底检查发现眼底静脉扩张和视盘水肿等。如延误治疗,1~2 d内有发展至对侧的可能,严重者危及生命。

五、治疗

疖肿未成熟时,可用各种抗生素软膏、1‰氧化氨基汞(白降汞)软膏或10％鱼石脂软膏局部涂抹,同时配合全身使用抗生素。局部还可应用热敷、超短波、红外线或激光照射等物理治疗以促使炎症消散。当脓点出现或疖肿已成熟时,切忌挤压或切开,可在无菌操作下用小探针蘸少许苯酚(石炭酸)或15％硝酸银腐蚀脓头,促使其破溃排脓。亦可在碘酊消毒后。用刀尖挑破脓点表面,将脓栓吸出,切不可扩大切开周围部分。疖肿破溃后,应保持局部清洁,促进伤口的引流及愈合。合并海绵窦血栓性静脉炎者,应给予足量、敏感的抗生素。及时请眼科和神经科等相关科室医师协助治疗。

本病通过有效的预防,完全可以避免发生。应戒除挖鼻及拔鼻毛等不良习惯,及时治疗鼻腔和鼻窦相关疾病,避免有害物质的持续刺激,努力控制糖尿病等全身疾病;禁止挤压"危险三角区"的疖肿,以预防鼻疖及其严重并发症的发生。

(杨明亮)

第十一节 酒渣鼻

酒渣鼻为中老年人外鼻常见的慢性皮肤损害,以鼻尖及鼻翼处皮肤红斑和毛细血管扩张为表现,并有丘疹、脓疱,女性居多。

一、病因

酒渣鼻发病原因不明,可能由于一些因素致面部血管运动神经失调,血管长期扩张所致。其诱因有嗜酒、浓茶及喜食辛辣刺激性食物;胃肠功能紊乱、便秘;内分泌紊乱,月经不调;精神紧张,情绪不稳定;毛囊蠕形螨寄生;鼻腔疾病等。

二、临床表现

酒渣鼻好发于中老年,病情重者多为男性,病变以鼻尖及鼻翼为主,亦侵及面颊部,对称分布,常合并脂溢性皮炎。病程缓慢,无自觉症状,按病程进展可分为 3 期,各期间无明显界限。

第 1 期(红斑期):鼻及面颊部皮肤潮红,有红色斑片,因饮酒、吃刺激性食物、温度刺激或情绪波动而加重,时轻时重,反复发作,日久皮脂腺开口扩大,分泌物增加,红斑加深持久不退。

第 2 期(丘疹脓疱期):皮肤潮红持久不退,在红斑的基础上,出现成批、大小不等的红色丘疹,部分形成脓疱。皮肤毛细血管逐渐扩张,呈细丝状或树枝状,反复出现。

第 3 期(鼻赘期):病变加重,毛细血管扩张显著,皮肤粗糙、增厚,毛囊及皮脂腺增大,结缔组织增生,使外鼻皮形成大小不等的结节或瘤样隆起,部分呈分叶状肿大,外观类似肿瘤,称鼻赘。

三、诊断与鉴别诊断

根据 3 期的典型临床表现,诊断并不难。应与痤疮相鉴别,痤疮一般发生于青春期,病变多在面部的外侧,挤压有皮脂溢出,无弥散性充血及毛细血管扩张,青春期后多能自愈。

四、治疗

1.去除病因

积极寻找及去除可能的致病诱因及病因,避免易使面部血管扩张的因素,如热水浴、长时间受冷或日晒等;调理胃肠功能,禁酒及刺激性食物,调整内分泌功能;避免各种含碘的药物与食物。

2.局部治疗

主要是控制充血、消炎、去脂、杀灭螨虫。查出有毛囊螺形螨虫者,可服用甲硝唑 0.2 g,每日 3 次,2 周后改为每日 2 次,共 4 周。病变初期可用白色洗剂(升华硫黄 10 g,硫酸锌 4 g,硫酸钾 10 g,玫瑰水加到 100 mL)或酒渣鼻洗剂(氧化锌 15 g,硫酸锌 4 g,甘油 2 g,3%醋酸铝液 15 mL,樟脑水加到 120 mL)。丘疹、脓疱可用酒渣鼻软膏(雷锁辛 5 g,樟脑 5 g,鱼石脂 5 g,升华硫黄 10 g,软皂 20 g,氧化锌软膏加到 100 g),亦可用 5%硫黄洗剂。每次用药前先用温水洗净患处,涂药后用手按摩,使其渗入皮肤,早、晚各 1 次。

3.全身治疗

丘疹、脓疱、结节及红斑性病变可口服四环素,每日 0.5～1.0 g,分次口服。1 个月后,减至每日 0.25～0.5 g,疗程为 3～6 个月。其他如红霉素、土霉素、氨苄西林等也可应用。B 族维生素可用于辅助治疗。

4.其他治疗

丘疹毛细血管显著扩张者,可用电刀、激光或外用腐蚀剂(如三氯醋酸),切断毛细血管。如已形成皮赘,可用酒渣鼻划破手术治疗,亦可用 CO_2 激光行鼻赘切除术,对较大者,术后行游离皮片移植。

(杨明亮)

第十二节　鼻前庭炎

鼻前庭炎是鼻前庭皮肤的弥散性炎症。多因急性或慢性鼻炎、鼻窦炎、过敏性鼻炎等的鼻分泌物刺激,或长期有害粉尘(水泥、石灰、灰尘、有毒气体等)环境的刺激,或鼻腔异物,或鼻腔鼻窦肿瘤等的分泌物刺激,或经常手指挖鼻或摩擦鼻前庭皮肤继发细菌感染而致。糖尿病患者易于患本病。

一、临床表现

临床上分急性和慢性两种,炎症以鼻前庭外侧部明显。多为双侧,可以反复发作,经久不愈。急性期,鼻孔内剧痛,鼻前庭与上唇交界处弥散性皮肤红肿、触痛明显,重者皮肤有浅糜烂,表面盖有薄痂皮,严重时可以扩展到上唇皮肤。

慢性期,鼻前庭皮肤干燥、发痒、异物感、灼热、触痛,局部皮肤增厚,常覆有薄痂,时有小皲裂,鼻毛因脱落而稀少。

二、诊断与鉴别诊断

根据以上症状及体征,即可做出诊断。应与鼻前庭湿疹相鉴别,后者常是全身湿疹的局部表现。多见于儿童,常与过敏有关。

三、治疗

首先祛除病因,彻底治疗原发病,改正挖鼻、拔鼻毛等不良习惯,改善工作环境,避免有害物质的刺激。急性期可用温生理盐水或硼酸液局部清洁并湿热敷,配合抗生素软膏外用及红外线等理疗,并全身使用抗生素,促进炎症的消退。

慢性期应用3％过氧化氢溶液清除痂皮及脓液,再涂 1％～2％黄降汞软膏或 5％白降汞软膏;渗出较多者,涂 5％氧化锌软膏,肾上腺皮质激素软膏。糜烂和皲裂处用 10％硝酸银烧灼,再涂抗生素软膏,重症者全身应用抗生素。

(杨明亮)

第十三节　急性鼻炎

急性鼻炎是鼻腔黏膜急性病毒感染性炎症,常延及鼻窦或咽部,传染性,多发于秋冬行季气候变换之际。

一、病因

1.致病原因

此病先系病毒所致,后继发细菌感染,亦有认为少数病例由支原体引起。在流行季节中,鼻病毒在秋季和春季最为流行,而冠状病毒常见于冬季。至于继发感染的细菌,常见者为溶血性或非溶血性链球菌、肺炎双球菌、葡萄球菌、流行性感冒杆菌及卡他球菌。这些细菌常无害寄生于人体的鼻腔或鼻咽部,当受到病毒感染后,局部防御力减弱,同时全身抵抗力亦减退,使这些病菌易侵入黏膜而引起病变。

2.常见诱因

(1)身体过劳,烟酒过度以及营养不良或患有全身疾病,常致身体抵抗力减弱而患此病。

(2)受凉受湿后,皮肤及呼吸道黏膜局部缺血,如时间过久,局部抵抗力减弱,于是病毒、细菌乘机侵入而发病。

(3)鼻部疾病如鼻中隔偏曲、慢性鼻咽炎、慢性鼻窦炎、鼻息肉等,均为急性鼻炎诱因。

(4)患腺样体或扁桃体炎者。

另外,鼻部因职业关系常受刺激,如磨粉、制皮、烟厂工人易患此病;受化学药品如碘、溴、氯、氨等刺激。或在战争时遭受过毒气袭击,亦可发生类似急性鼻炎的症状。一次伤风之后,有短暂免疫期,一般仅1个月左右,故易得病者,常在1年之中有数次感冒。

二、临床表现

急性鼻炎为一种单纯炎症变化,当病变开始时,因黏膜血管痉挛,局部缺血,腺体分泌减少继而发生反射性神经兴奋作用,很快使黏膜中血管和淋巴管扩张,腺体及杯状细胞扩大,黏膜水肿,分泌物增多而稀薄似水,黏膜中有单核细胞及多形核白细胞浸润。此后,白细胞浸润加重,大量渗出黏膜表面,上皮细胞和纤毛坏死脱落,鼻分泌物渐成黏液脓性或脓性,若无并发症,炎症逐渐恢复,水肿消除,血管已不扩张,表皮细胞增生,在2周内即恢复至正常状态。

三、临床表现

1.潜伏期

一般于感染后1~3 d有鼻腔内不适感、全身不适及食欲减退等。

2.初期

开始有鼻内和鼻咽部瘙痒及干燥感,频发喷嚏,并有畏寒、头胀、食欲减退和全身乏力等。鼻腔检查可见黏膜潮红,但较干燥。

3.中期

初期持续2周后出现鼻塞,流出多量水样鼻涕,常伴有咽部疼痛、发热;热因人而异,一般在37 ℃~38 ℃,小儿多有高热达39 ℃以上者。同时头重头痛,头皮部有痛觉过敏及四肢酸软等。此期持续1~2 d。鼻腔检查可见黏膜高度红肿,鼻道分泌物较多,为黏脓性。

4.晚期

鼻塞更重,甚至完全用口呼吸,鼻涕变为黏液脓性或纯脓性。如鼻窦受累,则头痛剧烈,鼻涕量亦多。若侵及咽鼓管,则有耳鸣及听力减退等症。炎症常易向下蔓延,致有咽喉疼痛及咳嗽。此时检查可见下鼻甲红肿如前,但鼻道内有多量脓涕。此期持续 3～5 d,若无并发症,鼻塞减退,鼻涕减少,逐渐恢复正常。但一般易并发鼻窦炎及咽、喉及气管等部位化脓性炎症,使流脓涕、咳嗽及咳痰等拖延日久。

5.免疫期

一般在炎症消退后可有 1 个月左右的免疫期,之后免疫力迅速消失。

四、诊断

根据患者病史及鼻部检查,不难确定诊断,但应注意是否为其他传染病的前驱症状。此病应与急性鼻窦炎、鼻部白喉及变态反应性鼻炎相鉴别。

1.急性鼻窦炎

急性鼻窦炎多位于一侧,白细胞增多,局部疼痛和压痛,前鼻孔镜检有典型发现。

2.变态反应性鼻炎

变态反应性鼻炎有变态反应发作史,无发热,鼻黏膜肿胀苍白,分泌物清水样,其中嗜酸性粒细胞增多。

3.鼻白喉

鼻白喉具有类似症状,但鼻腔内常流血液且有假膜形成,不难鉴别。

五、治疗

急性鼻炎的治疗以支持和对症治疗为主,同时注意预防并发症。

(一)全身治疗

(1)休息、保暖,发热患者需卧床休息,进高热量的饮食,多饮水,使大小便通畅,以排出毒素。

(2)发汗疗法:①生姜、红糖、葱白煎汤热服;②解热镇痛药复方阿司匹林 1～2 片,每日 3 次,阿司匹林 0.3～0.5 g,每日 3 次或克感敏 1～2 片,每日 3 次。

(3)中西合成药:板蓝根冲剂、吗啉胍等。

(4)合并细菌感染或有并发症可疑时,应用磺胺类及抗生素药物。

(二)局部治疗

(1)对鼻塞者可用 1%麻黄赚滴鼻或喷雾,使黏膜消肿,以利引流。对儿童用药须使用低浓度(0.5%)。

(2)针刺迎香、上星、神庭、合谷穴。

(3)急性鼻炎中期,应提倡正确的擤鼻法,切忌用力擤鼻,否则可引起中耳炎或鼻窦炎。

六、预防

患急性鼻炎后,可以产生短期免疫力,1 个月左右后可以再发病,应特别注意预防。预防原则为增强抵抗力、避免传染和加强治疗等几方面。

1.增强机体抵抗力

经常锻炼身体,提倡冷水洗脸、冷水浴、日光浴,注意劳逸结合与调节饮食,节制烟酒。由于致病病毒种类繁多,而且相互间无交叉免疫,故目前尚无理想的疫苗用于接种。在小儿要供以足够的维生素 A、维生素 C 等,在流行期间,可采用丙种球蛋白或胎盘球蛋白或流感疫苗,有增强抵抗力以及一定的预防感冒之效。

2.避免传染

患者要卧床休息,可以减少互相传染。应养成打喷嚏及咳嗽时用手帕盖住口鼻的习惯。患者外出时要戴口罩,尽量不去公共场所。流行期间公共场所要适当消毒等。

3.加强治疗

积极治疗上呼吸道病灶性疾病,如鼻中隔偏曲、慢性鼻窦炎等。

(杨明亮)

第十四节　慢性鼻炎

慢性鼻炎是鼻黏膜和黏膜下层的慢性炎症。临床表现以黏膜肿胀、分泌物增多、无明确致病性微生物感染、病程持续 4 周以上或反复发作为特征,是耳鼻咽喉科的常见病、多发病,也可为全身疾病的局部表现。按照现代观点,慢性炎症反应是体液和细胞介导的免疫机制的表达,依其病理和功能紊乱程度,可分为慢性单纯性鼻炎和慢性肥厚性鼻炎,二者病因相同,且后者多由前者发展而来,病理组织学上没有绝对的界限,常有过渡型存在。

一、病因

慢性鼻炎病因不明,常与下列因素有关。

1.全身因素

(1)慢性鼻炎常为些全身疾病的局部表现。如贫血、结核、糖尿病、风湿病以及慢性心、肝、肾疾病等,均可引起鼻黏膜长期淤血或反射性充血。

(2)营养不良:维生素 A、维生素 C 缺乏,烟酒过度等,可使鼻黏膜血管舒缩功能发生障碍或黏膜肥厚,腺体萎缩。

(3)内分泌失调:如甲状腺功能减退可引起鼻黏膜黏液性水肿;月经前期和妊娠期鼻黏膜可发生充血、肿胀,少数可引起鼻黏膜肥厚。同等的条件下,青年女性慢性鼻炎的发病率高于男性,考虑可能与机体内性激素水平尤其是雌激素水平增高有关。

2.局部因素

(1)急性鼻炎的反复发作或治疗不彻底,演变为慢性鼻炎。

(2)鼻腔或鼻窦慢性炎症可使鼻黏膜长期受到脓性分泌物的刺激,促使慢性鼻炎发生。

(3)慢性扁桃体炎及增生体肥大,邻近感染病灶的影响。

(4)鼻中隔偏曲或棘突时,鼻腔狭窄妨碍鼻腔通气引流,以致易反复发生炎症。

(5)局部应用药物:长期滴用血管收缩剂,引起黏膜舒缩功能障碍,血管扩张,黏膜肿胀。丁卡因、利多卡因等局部麻药,可损害鼻黏膜纤毛的传输功能。

3.职业及环境因素

由于职业或生活环境中长期接触各种粉尘如煤、岩石、水泥、面粉、石灰等,各种化学物质及刺激性气体如二氧化硫、甲醛及酒精等,均可引起慢性鼻炎。环境温度和湿度的急剧变化也可导致本病。

4.其他

(1)免疫功能异常:慢性鼻炎患者存在着局部免疫功能异常,鼻塞可妨碍局部抗体的产生,从而减弱上呼吸道抗感染的能力。此外,全身免疫功能低下,鼻炎容易反复发作。

(2)不良习惯:烟酒嗜好容易损伤黏膜的纤毛功能。

(3)过敏因素:与儿童慢性鼻炎关系密切,随年龄增长,过敏因素对慢性鼻炎的影响逐渐降低。

二、临床表现

1.鼻塞

鼻塞是慢性鼻炎的主要症状。单纯性鼻炎引起的鼻塞呈间歇性和交替性,平卧时较重,侧卧时下侧较重。平卧时鼻黏膜肿胀似与颈内静脉压力有关,斜坡位与水平位呈 20°时,静脉压几乎等于 0,<20°时静脉压相应增加,静脉压增加对健康的鼻黏膜无太大影响,但患有鼻炎者则可引起明显的鼻塞症状。侧卧时下侧的鼻腔与同侧邻近的肩臂的自主神经系统有反射性联系。安静时鼻塞加重,劳动时减轻,是因为劳动时交感神经兴奋,鼻黏膜收缩所致。此外,慢性鼻炎患者鼻黏膜较正常鼻黏膜敏感,轻微的刺激使可引起明显的反应而出现鼻塞症状。肥厚性鼻炎的主要症状也为鼻塞,但程度较重,呈持续性,轻重不一,单侧阻塞或两侧阻塞均可发生。鼻黏膜肥厚、增生,呈暗红色,表面不平。呈结节状或桑葚样,有时鼻甲骨也肥大、增生,舒缩度较小,故两侧交替性鼻塞并不常见,严重时,患者张口呼吸,严重影响患者的睡眠。

2.嗅觉障碍

慢性鼻炎对嗅觉的影响较小,鼻黏膜肿胀严重阻塞嗅裂时或中下鼻甲肿大使鼻腔呼吸气流减少可以引起呼吸性嗅觉减退或缺失;若长期阻塞嗅区,嗅区黏膜挤压致嗅区黏膜上皮退化或合并嗅神经炎时,则成为感觉性嗅觉减退或缺失。

3.鼻涕

单纯性鼻炎鼻涕相对较多,多为黏液性,继发感染时可为黏脓性或脓性。肥厚性鼻炎鼻涕相对较少,为黏液性或黏脓性。

4.头痛

鼻黏膜肿胀堵塞窦口可以引起负压性头痛;鼻黏膜发炎时鼻黏膜的痛阈降低,如挤压鼻黏膜常可引起反射性头痛。此外,若中鼻甲肥大挤压鼻中隔,由于接触处的后方吸气时负压较高,使其黏膜水肿及形成瘀斑,这些局部改变对于敏感的人则可引起血管扩张性头痛。

5.闭塞性鼻音

慢性鼻炎由于鼻黏膜弥散性肿胀,鼻腔的有效横截面积明显减少,患者发音时呈现闭塞性鼻音。

6.其他

(1)影响鼻窦的引流功能,继发鼻窦炎:慢性鼻炎时鼻黏膜弥散性肿胀,特别是中下鼻甲肥大对鼻窦的通气引流功能具有重要影响。中鼻甲是窦口鼻道复合体中重要的组成部分,首先中鼻甲位于鼻腔的正中位、窦口鼻道复合体的前部,像一个天然屏障保护着中鼻道及各个窦口,鼻腔呼吸的气流首先冲击中鼻甲。此外,中鼻甲存在丰富的腺体,是鼻腔分泌型抗体的主要来源,因此中鼻甲病变影响窦口的通气引流,继发鼻窦炎。此外,下鼻甲肥大不仅影响鼻腔的通气,而且可以造成中鼻道的狭窄,影响鼻窦的通气引流,继发鼻窦炎。

(2)继发周围炎症:鼻涕流向鼻咽部可继发咽喉炎;若鼻涕从前鼻孔流出,可造成鼻前庭炎。若下鼻甲前端肥大明显,可阻塞鼻额管,造成溢泪及泪囊炎;若后端肥大明显,突向鼻咽部影响咽鼓管咽口,可造成中耳炎。

7.检查

慢性单纯性鼻炎双侧下鼻甲肿胀,呈暗红色,表面光滑、湿润,探针触诊下鼻甲黏膜柔软而富有弹性,轻压时有凹陷,探针移去后立即恢复;鼻黏膜对血管收缩剂敏感,滴用后下鼻甲肿胀即消退;鼻底、下鼻道或总鼻道内有黏稠的黏液性鼻涕聚集,总鼻道内常有黏液丝牵挂。而慢性肥厚性鼻炎鼻黏膜增生、肥厚,呈暗红色和淡紫红色,下鼻甲肿大,阻塞鼻腔,黏膜肥厚,表面不平,呈结节状或桑葚状,触诊有硬实感,不易出现凹陷,或虽有凹陷,但不立即恢复,黏膜对1%麻黄碱棉片收缩反应差。

三、诊断与鉴别诊断

依据症状、鼻镜检查及鼻黏膜对麻黄碱等药物的反应,诊断并不困难,但应注意与结构性鼻炎伴慢性鼻炎者相鉴别。鼻内镜检查及鼻窦CT能全面了解鼻腔鼻窦的结构及有无解剖变异和鼻窦炎。全面衡量结构、功能与症状的关系,正确判断病因及病变的部位,治疗才能取得较好的效果。

四、治疗

慢性鼻炎的治疗应以根除病因、改善鼻腔通气功能为原则。首先应该积极消除全身与局部可能致病的因素,改善工作生活环境条件,矫正鼻腔畸形,避免长期应用血管收缩剂。其次是加强局部治疗,抗感染,消除鼻黏膜肿胀,使鼻腔和鼻窦恢复通气及引流,尽量恢复纤毛和浆液黏液腺的功能。慢性鼻炎并发感染的,可用适合的抗生素溶液滴鼻。为了消除鼻黏膜肿胀,使鼻腔及鼻窦恢复通气和引流,可用血管收缩剂如麻黄碱滴鼻液滴鼻,但儿童尽量不用,即使应用,也不宜>1周,防止多用、滥用血管收缩剂。采取正确的擤鼻涕方法清除鼻腔过多的分泌物,有助于鼻黏膜生理功能的恢复,避免继发中耳炎。慢性单纯性鼻炎的组织病理改变属可逆性,局部治疗应避免损害鼻黏膜的生理功能。肥厚性鼻炎同单纯性鼻炎的治疗一样首先消除或控制其致病因素,然后才考虑局部治疗,但局部治疗的目的随各阶段的病理改变而异,在鼻黏膜肥厚、但无明显增生的阶段,宜力求恢复鼻黏膜的正常生理功能,。若已有明显增生,则应以减轻鼻部症状和恢复肺功能为主。局部治疗的方法如下。

(一)局部保守治疗

局部保守治疗适合于慢性单纯性鼻炎及慢性肥厚性鼻炎局部应用血管收缩剂尚能缩小者。

1.单纯性鼻炎

单纯性鼻炎的治疗以促进局部黏膜恢复为主,可利用0.25%～0.5%普鲁卡因在迎香穴和鼻通穴做封闭,或做鼻匠或双侧下鼻甲前端黏膜下注射,给以温和的刺激,改善局部血液循环,每次1～1.5 mL,隔日1次,5次为1个疗程。此外,可以配合三磷腺苷、复方丹参、654-2、转移因子、干扰素、类固醇皮质激素等进一步加强局部的防御能力,以利于黏膜的恢复,但应防止视网膜中央动脉栓塞。预防措施:不提倡以乳剂或油剂做下鼻甲注射。下鼻甲注射前应常规做鼻甲黏膜收缩,乳剂或油剂中可加入 1∶1 的 50％葡萄糖液稀释,注射过程中应边注边退。避开下鼻甲近内侧面与上面交界处进针。高新生在表面麻醉下用冻干脾转移因子粉剂加生理盐水 2 mL 溶解后于每侧下鼻甲内注射 1 mL,每周 1 次,4 次为 1 个疗程,其机制为转移因子是一种新的免疫调节与促进剂,可增强人体的细胞免疫功能,提高人体的防御能力,从而使鼻黏膜逐渐恢复其正常的生理功能。

2.慢性肥厚性鼻炎

慢性肥厚性鼻炎的治疗以促进黏膜瘢痕化,从而改善鼻塞症状为主,可行下鼻甲硬化剂注射。常用的硬化剂有 80％甘油、5％石炭酸甘油、5％鱼肝油酸钠、50％葡萄糖、消痔灵、磺胺嘧啶钠等。

近年来,随着激光、微波、电离子治疗仪的普及,这方面治疗慢性肥厚性鼻炎的报道愈来愈多。已形成相当成熟的经验。Nd-YAG 激光是利用瞬间高热效应使肥厚的黏膜凝固或气化,造成下鼻甲回缩而改善鼻腔通气,不仅可以直接凝固、气化肥厚的黏膜,而且可以插入黏膜下进行照射,效果可靠。但是由于 Nd-YAG 激光水吸收性较低,破坏深度不易控制,而且该激光辐射能 30％～40％被反向散射,术中可造成周围正常黏膜较大面积的损伤,此外导光纤维前端易被污染,容易折断在黏膜下,术后反应重。微波不仅可以表面凝固黏膜,而且可以将探头直接插入黏膜下,利用微波的生物热效应而凝固黏膜下组织,具有可保持黏膜的完整性、不影响鼻黏膜的生理功能、恢复快、无痂皮形成等优点,另外无探头折断在黏膜下之忧,是治疗慢性肥厚性鼻炎较为理想的方法。电离子治疗仪利用其良好的切割性可以对重度慢性肥厚性鼻炎的肥厚黏膜进行切割而达到改善鼻腔通气的效果,而且术中不易出血,术后反应也轻;术中利用短火火焰凝固、汽化、切割组织,长火火焰凝固止血,但术中应充分收敛鼻黏膜,以防止伤及正常的鼻中隔黏膜。射频利用发射频率 100～300 kHz、波长 0.3 km 的低频电磁波作用于病变的组织细胞,致组织细胞内外离子和细胞中的极性分子强烈运动而产生特殊的内生热效应,温度可达 65 ℃～80 ℃,使组织蛋白变形、凝固,病变区出现无菌性炎症反应,血管内皮细胞肿胀,血栓形成而阻塞血管,组织血供减少,黏膜逐渐纤维化而萎缩从而达到治疗增生性病变的目的,并且具有无散射热效应、无火花、不损伤正常组织、深浅容易控制的优点。射频是在黏膜下形成热损伤而不破坏表面黏膜,可以避免术后出血、结痂、出现恶臭味、疼痛、嗅觉减退和鼻腔粘连的缺点,是治疗鼻甲肥大的一种安全而有效的方法。

(二)手术治疗

1.中鼻甲手术

中鼻甲手术包括传统的常规手术(中鼻甲部分切除术及中鼻甲全切除术)和中鼻甲成形术。传统的中鼻甲切除术虽然能解除鼻塞症状,但中鼻甲功能受损,并失去了再次手术的解剖标志,同时常规中鼻甲手术后中鼻甲周围的正常黏膜可以出现代偿性增生,导致症状的复发,同时也说明中鼻甲在保持鼻腔的生理功能方面具有重要的作用。目前常用的中鼻甲成形术则在解除症状的同时又避免了传统常规中鼻甲手术所造成的缺陷。

2.下鼻甲手术

下鼻甲手术包括传统的下鼻甲部分切除术、下鼻甲黏骨膜下切除术,下鼻甲骨折外移术和下鼻甲成形术。最近许多学者对传统的下鼻甲手术进行了改进,并且利用先进的手术器械,对慢性鼻炎的治疗取得了良好的临床效果。下鼻甲黏膜血供丰富,术中极易出血。采用翼腭管注射法可以减少出血,又提高麻醉效果。下鼻甲的大小与鼻腔的阻力关系密切,尤其是下鼻甲的前端,故行下鼻甲手术时应正确估计切除的范围,以便获得满意的临床效果。

近年来国外有学者报道,仅做下鼻甲黏骨膜下分离,破坏黏膜下的血管网,肥厚的下鼻甲黏膜呈瘢痕化收缩,而达到改善鼻塞的效果。该方法仅适用于病变程度较轻者。由于引起鼻塞的因素很多,单一手段治疗效果较差,采用阶梯疗法综合治疗方可取得满意的效果,但也不能作为固定模式,可根据具体情况灵活掌握,可考虑优先采用操作简便、患者痛苦小、费用低、疗效好的方法。只有这样,才能正确地选择合适的术式,从而达到满意的效果,避免多次手术。总之,慢性鼻炎的手术趋向应以解除患者的症状、创伤小、能保持鼻甲的生理功能为目的。此外,由于慢性鼻炎的病因解除后,肥大的下鼻甲可以转归,故尽量减少下鼻甲手术,特别是防止下鼻甲切除过多造成空鼻综合征。

(杨明亮)

第十五节　萎缩性鼻炎

萎缩性鼻炎是一种发展缓慢的鼻腔慢性炎性疾病,又称臭鼻症、慢性臭性鼻炎、硬化性鼻炎。其主要表现是鼻腔黏膜、骨膜、鼻甲骨(以下鼻甲骨为主)萎缩。鼻腔异常宽大,鼻腔内有大量的黄绿色脓性分泌物积存,形成脓性痂皮,常有臭味,发生恶臭者,称为臭鼻症,患者有明显的嗅觉障碍。鼻腔的萎缩性病变可以发展到鼻咽、口咽、喉腔等处。提示本病可能是全身性疾病的局部表现。

一、病因

萎缩性鼻炎分为原发性萎缩性鼻炎和继发性萎缩性鼻炎2类。

1.原发性萎缩性鼻炎

原发性萎缩性鼻炎可以发生于幼年,多因全身因素如营养不良、维生素缺乏、内分泌功能紊乱、遗传因素、免疫功能紊乱、细菌感染、神经功能障碍等因素所致。

2.继发性萎缩性鼻炎

继发性萎缩性鼻炎多由于外界高浓度工业粉尘、有害气体的长期刺激,鼻腔鼻窦慢性脓性分泌物的刺激,或慢性过度增生性炎症的继发病变,鼻部特殊性的感染,鼻中隔的过度偏曲,鼻腔手术时过多损坏鼻腔组织等所致。

二、临床表现

1.鼻及鼻咽干燥感

在吸入冷空气时,症状更加明显,而且有寒冷感。

2.鼻塞

鼻塞与鼻内脓痂堆滞堵塞有关;没有脓痂,则与神经感觉迟钝有关,有空气通过而不能感觉到。

3.头痛

头痛部位常常在前额、颞侧或枕部,或头昏,多因为大量冷空气的刺激反射造成,或者伴发鼻窦炎之故。

4.鼻内痛或鼻出血

鼻内痛或鼻出血多因鼻黏膜干燥破裂所致。

5.嗅觉减退或者丧失

嗅觉减退或者丧失因为含气味的气味分子不能到达嗅区或者嗅区黏膜萎缩所致。

6.呼气恶臭

因为臭鼻杆菌在鼻腔脓痂下繁殖生长,脓痂内的蛋白质腐败分解,而产生恶臭气味。也有人认为是因为炎性细胞以及腺细胞脂肪发生变性,脂肪转变为脂酸,易于干燥,乃产生臭味。女性月经期臭味加重,绝经期则开始好转,但鼻腔黏膜没有好转。

7.其他

鼻腔黏膜萎缩涉及鼻咽部,可能影响咽鼓管咽口,发生耳鸣和耳聋。涉及咽喉部则发生咽喉部干燥、刺激性咳嗽、声音嘶哑等症状。

三、诊断与鉴别诊断

根据患者的症状、体征,结合临床检查所见。主要根据鼻黏膜萎缩、脓痂形成情况以及可能具有的特殊气味等特点,诊断不难。但是应该与鼻部特殊的传染病,例如结核、狼疮、硬结病,或者鼻石、晚期梅毒、麻风等病症相鉴别。

少部分萎缩性鼻炎患者具有特殊的鼻部外形,如鼻梁宽而平,鼻尖上方轻度凹陷,鼻前孔扁圆,鼻翼掀起,如果儿童时期发病,可以影响鼻部的发育而成鞍鼻畸形。鼻腔内的检查,可以见到鼻腔宽敞,从鼻前孔可以直接看到鼻咽部。鼻甲缩小,有时下鼻甲几乎看不到或者不能辨认,如果因为慢性化脓性鼻窦炎而引起,则虽然下鼻甲看不到或不能辨认,但是中鼻甲却常常肿胀或肥大,甚至息肉样变。鼻腔黏膜常常覆盖一层灰绿色脓痂,可以闻及特殊恶臭。除去脓痂后下边常常有少许脓液,黏膜色红或苍白,干燥,或者糜烂,可有渗血。鼻咽部、咽部黏膜或有以上黏膜的改变,或有脓痂附着,严重者喉部也可以有此改变。轻症的萎缩性鼻炎,多只是在下鼻甲和中鼻甲的前端或嗅裂处可以见到少许痂皮,黏膜少许萎缩。

鼻腔的分泌物或者脓痂取出做细菌培养,可以检测到臭鼻杆菌、臭鼻球杆菌、类白喉杆菌或者白喉杆菌,但是后两者均无内毒素。

四、治疗

1.鼻腔黏软骨膜下填塞术

Fanons 和 Shehata 应用硅橡胶行鼻腔黏骨膜下填塞术,在上唇龈沟做切口,分别分离鼻底和鼻中隔的黏软骨膜,然后填入硅橡胶模条至鼻底或鼻中隔隆起,使鼻腔缩小,分别治疗 10 例和 30 例萎缩性鼻炎患者,前者 7 例症状明显改善,后者 90% 有效。硅橡胶作为缩窄鼻腔的植入物,优点是性能稳定,具有排水性,光滑软硬适度,容易造型,耐高压,无抗原性,不被组织吸收,不致癌,手术操作简单,疗效较好,根据病情可分别植入鼻中隔、鼻底、下鼻甲等处。部分病例有排斥现象,与填塞太多、张力过大、黏膜破裂有关。

Sinha 应用丙烯酸酯在鼻中隔和鼻底黏骨膜下植入 60 例,切口同 Fanous 和 Shehata 的操作,36 例近期愈合,14 例好转,经 2 年的观察,由于植入物的脱出和鼻中隔穿孔,约 80% 的患者症状复原,2 例脱出者症状长期缓解,可能与植入物的稳定性有关,经临床比较效果逊于硅橡胶。

　　徐鹤荣、韩乃刚、虞竟等分别报道应用同种异体骨或同种异体鼻中隔软骨行鼻腔黏骨膜下填塞治疗萎缩性鼻炎，效果良好，未发现有软骨或骨组织吸收、术腔重新扩大的情况，认为同种异体骨或软骨是比较好的植入材料，但术后必须防止感染，虞竟报道有4例因感染、切口裂开而失败。

　　Sinha报道应用自体股前皮下脂肪植入鼻腔黏骨膜下4例，2例有效，2例无效，可能与脂肪较易吸收有关。还有报道应用自体髂骨、自体肋软骨、自体鼻中隔软骨等行鼻腔黏骨膜下填塞，效果优于自体脂肪组织填塞，但均需另做切口，增加了损伤及患者的痛苦。

　　刘永义等采用碳纤维行下鼻甲、鼻中隔面黏骨膜下充填成形术，部分病例同时补以鼻旁软组织瓣或鼻中隔含血管的黏软骨膜瓣，总有效率达90%，鼻黏膜由灰白色变为暗红色，干痂减少或消失，黏膜由干燥变为湿润。该手术方案可使下鼻甲、鼻中隔隆起，缩小鼻腔，并能改善局部血液循环，增加组织营养，促进腺体分泌，可从根本上达到治疗目的。

　　喻继康报道应用羟基磷灰石微粒人工骨种植治疗萎缩性鼻炎10例，效果满意。羟基磷灰石是骨组织的重要成分，为致密不吸收的圆柱形微粒，其生物相容性良好，无排斥反应，可诱导新骨生成，与骨组织直接形成骨性结合，细胞毒性为0级，溶血指数为1.38%，是一种发展前景较好的填充物。

　　2.鼻腔外侧壁内移术

　　鼻腔外侧壁内移术亦称Lautenslager氏手术。这种手术有一定的疗效，能起到缩窄鼻腔的作用，但组织损伤多，患者反应大，有时内移之外侧壁又有复位。采用白合金有机坡璃片为固定物，克服了固定上的缺点，可使鼻腔外侧壁内移5~8mm，严重者虽可在鼻腔黏膜下加填塞物，但术前鼻腔宽度>9mm者，效果较差。上颌窦窦腔小、内壁面积小或缺损者不宜行此手术。术前的上颌窦影像学检查可预知手术效果，而且十分必要。

　　3.前鼻孔封闭术(Young氏手术)

　　采用整形手术封闭一侧或两侧鼻孔，获得了优于鼻腔缩窄术的效果。手术方法为在鼻内孔处做环行切口，在鼻前庭做成皮瓣，然后缝合皮瓣封闭鼻孔，阻断鼻腔的气流。封闭1年以上再打开前鼻孔，可发现鼻腔干净，黏膜正常。封闭两侧前鼻孔时，患者需经口呼吸，有些患者不愿接受。林尚泽、罗耀俊等经过临床手术观察，<3mm的鼻前孔部分封闭，不仅可以保留患者经鼻呼吸的功能，而且长期效果不亚于全部封闭者，但若前鼻孔保留缝隙>3mm，则成功率下降。

　　4.鼻前庭手术

　　鼻前庭手术系将呼吸气流导向鼻中隔，减少气流对鼻甲的直接冲击。这种手术一期完成，不需再次手术，患者容易接受。

　　5.腮腺导管移植手术

　　将腮腺导管移植于鼻腔或上颌窦内，唾液可使窦腔、鼻腔的萎缩黏膜上皮得以湿润，经过一段时间的随访观察，效果良好。手术方法几经改进，最后将腮腺导管开口处做成方形黏膜瓣，以延长导管长度，在上颌窦的前外壁造口后引入上颌窦腔。该手术方法的缺点是进食时鼻腔流液，且易发生腮腺炎。

　　6.中鼻甲游离移植手术

　　对有中鼻甲肥大而下鼻甲萎缩者，将中鼻甲予以切除，将切除的中鼻甲游离移植于纵向切开的下鼻甲内，使下鼻甲体积增大重新隆起。

7.上颌窦黏膜游离移植术

先行唇龈沟切口,将上颌窦前壁凿开,剥离上颌窦黏膜并形成游离块,然后将下鼻甲黏膜上皮刮除。将上颌窦游离黏膜块移植于下鼻甲表面。

8.带蒂上颌窦骨膜-骨瓣移植术

应用上唇龈沟切口,在上颌窦前壁凿开一适宜的上颌窦前壁骨膜-骨瓣,将带骨膜蒂移植于预制好的鼻腔外侧壁黏膜下术腔,使鼻腔外侧壁隆起,以缩小鼻腔,但在分离鼻腔外侧壁黏膜时,应注意防止黏膜破裂。

9.带蒂唇龈沟黏膜瓣下鼻甲成形术

先在上唇龈沟做带眶下动脉血管蒂的唇龈沟黏膜及黏膜下组织瓣,长 2～5 cm,宽 1 cm,黏膜瓣的大小要根据鼻腔萎缩的程度来定。因为蒂在上方,所以黏膜瓣为 2 个断端,内侧端稍短,外侧端稍长,蒂长约 2 cm,宽约 1 cm,蒂的内侧要紧靠梨状孔,在鼻阈处做成隧道,隧道内侧端在下鼻甲前端,然后在下鼻甲表面做约 2 cm 的纵向切口,稍做分离,使之成"V"形,将预制好的带蒂黏膜瓣穿经鼻阈处隧道,移植于做好的下鼻甲的"V"形创面上,使下鼻甲前端隆起,鼻腔缩小。这种手术方法,不仅缩小了鼻腔,还增加了鼻腔的血液循环,使鼻腔血流明显增加,萎缩黏膜营养增加,明显改善了临床症状。

10.交感神经切断术

切断交感神经纤维或切除神经节以改善鼻腔黏膜血液循环。有人主张切断颈动脉外膜之交感神经纤维、切除蝶腭神经节,亦有提倡切除星状交感神经节者。这些手术操作复杂,效果亦不满意,故临床很少采用。

(杨明亮)

第十六节　鼻出血

鼻出血又称鼻衄,是临床常见症状之一,多因鼻腔病变引起,也可由全身疾病所引起,偶有因鼻腔邻近病变出血经鼻腔流出者。鼻出血多为单侧,亦可为双侧;可间歇反复出血,亦可持续出血;出血量多少不一,轻者仅鼻涕中带血,重者可引起失血性休克;反复出血则可导致贫血。多数出血可自止。青少年鼻出血部位大多数在鼻中隔前下部的易出血区(Little 区),40岁以上中老年人的鼻出血,出血部位见于鼻腔后部下鼻甲后端附近的鼻咽静脉丛。

一、病因和发病机制

(一)局部因素

1.外伤

鼻及鼻窦外伤或手术、颅前窝及颅中窝底骨折。

2.气压性损伤

鼻腔和鼻窦内气压突然变化,可致窦内黏膜血管扩张或破裂出血。

3.鼻中隔偏曲

多发生在嵴或矩状突附近或偏曲的凸面,因该处黏膜较薄,易受气流影响,故黏膜干燥、糜烂、破裂出血。鼻中隔穿孔也常有鼻出血症状。

4.炎症

干燥性鼻炎、萎缩性鼻炎、急性鼻炎、急性上颌窦炎等,常为鼻出血的原因。

5.肿瘤

鼻咽纤维血管瘤,鼻腔、鼻窦血管瘤及恶性肿瘤等,可致长期间断性鼻出血。

6.其他

鼻腔异物、鼻腔水蛭,可引起反复出血。在高原地区,因相对湿度过低而多患干燥性鼻炎,为地区性鼻出血的重要原因。

(二)全身因素

1.血液疾病

血小板减少性紫癜、白血病、再生障碍性贫血等均可有鼻出血表现。

2.急性传染病

如流感、鼻白喉、麻疹、疟疾、猩红热、伤寒及传染性肝炎等。

3.心血管疾病

如高血压、动脉硬化症、肾炎、伴有高血压的子痫等。

4.维生素缺乏

维生素 C、维生素 K、维生素 P 及微量元素钙等缺乏时,均易发生鼻出血。

5.化学药品及药物中毒

磷、汞、砷、苯等中毒,可破坏造血系统的功能引起鼻出血。

6.内分泌失调

代偿性月经、先兆性鼻出血常发生于青春发育期,多因血中雌激素含量减少,鼻黏膜血管扩张所致。

7.其他

遗传性出血性毛细血管扩张症,肝、肾慢性疾病以及风湿热等,也可伴发鼻出血。

二、临床表现

出血可发生在鼻腔的任何部位,但以鼻中隔前下区最为多见,有时可见喷射性或搏动性小动脉出血。鼻腔后部出血常迅速流入咽部,从口吐出。

鼻出血多发生于单侧,如发现两鼻孔皆有血液,常为一侧鼻腔的血液向后流,由后鼻孔反流到对侧。若出血较剧,应立即采取止血措施,并迅速判断是否有出血性休克,同时要注意:①休克时,鼻出血可因血压下降而自行停止,不可误认为已经止血;②高血压鼻出血患者,可能因出血过多,血压下降,不可误认为血压正常。应注意患者有无休克前期症状如脉搏快而细弱、烦躁不安、面色苍白、口渴、出冷汗及胸闷等;③要重视患者所诉出血量,不能片面依赖实验室检查。因在急性大出血后,其血红蛋白测定在短时间内仍可保持正常。有时大量血液被咽下,不可误认为出血量不多,以后可呕出多量咖啡色胃内容物。

三、治疗

(一)一般原则

(1)医师遇出血患者时应沉着冷静,对患者应多方安慰。

(2)严重鼻出血可使大脑皮质供血不足,患者常出现烦躁不安,可注射镇静药。

(3)已出现休克症状者,应注意呼吸道情况,对合并有呼吸道阻塞者,应首先予以解除,同时进行有效的抗休克治疗。

(二)局部止血方法

1.指压法

指压法作为临时急救措施,用手指压紧出血侧鼻翼10~15 min,然后再进一步处理。

2.收敛法

收敛法用浸以1%~2%麻黄碱液或0.1%肾上腺素液的棉片填入鼻腔内止血,然后寻找出血点。

3.烧灼法

烧灼法适用于反复少量出血并有明确出血点者。在出血处进行表面麻醉后,用30%~50%硝酸银或三氯醋酸烧灼出血点至出现腐蚀性白膜为止。

4.冷冻止血法

冷冻止血法对鼻腔前部出血较为适宜。

5.翼腭管注射法(腭大孔注射法)

翼腭管注射法对鼻腔后部出血有效。方法为将注射器针头在第三磨牙内侧刺入腭大孔内,注入含少量肾上腺素的1%利多卡因3 mL。

6.激光治疗

激光治疗主要用 Nd-YAG 激光,可使治疗部位血管收缩、卷曲、微血栓形成和血液凝固达到止血目的。

7.填塞法

该法是利用填塞物填塞鼻腔,压迫出血部位,使破裂的血管形成血栓而达到止血目的。

(1)鼻腔填塞法:常用凡士林纱条经前鼻孔填塞鼻腔。填塞时,纱条远端固定,逐渐由后向前,由上向下,折叠填塞可避免纱条坠入鼻咽部或堵在鼻前庭。也可用膨胀海绵、吸收性明胶海绵、止血纱布等填塞或医用生物胶黏合。

(2)后鼻孔填塞法:先将凡士林纱条或消毒纱布卷做成块形或圆锥形,长约3.5 cm,直径约2.5 cm,用粗线缝紧,两端各有长约25 cm的双线,消毒备用。填塞时先收缩和表麻鼻腔黏膜,咽部亦喷有表面麻醉药。用圆头硅胶(橡胶)管由前鼻孔沿鼻腔底部插入直达咽部,用镊子将导管从口腔拉出,圆头硅胶(橡胶管)尾端则留于前鼻孔外,再将填塞物上的双线系于圆头硅胶(橡胶管),此时将填塞物由口腔送入鼻咽部,填塞于后鼻孔。在前鼻孔处用一纱布球,将双线系于其上,以做固定,口腔端的线头可剪短留在口咽部,便于以后取出填塞物时做牵拉之用。后鼻孔填塞后,一般都需加行鼻腔填塞。鼻腔填塞物应于48 h左右取出或更换,以防引起鼻窦及中耳感染等并发症。

(三)全身治疗

(1)半坐位休息。注意营养,给予高热量易消化饮食。对老年或出血较多者,注意有无失血性贫血、休克、心脏损害等情况,并及时处理。失血严重者,须予输血、输液。

(2)寻找出血病因,进行病因治疗。

(3)给予适量的镇静药。

(4)适当应用止血药,如巴曲酶(立止血)、氨甲环酸(抗血纤溶芳酸)、氨基己酸(6-氨基己酸)、酚磺乙胺(止血敏)或云南白药等。

(5)反复鼻腔填塞时间较长者,应加用抗生素预防感染。

(四)手术疗法

手术治疗可酌情采用。可施行颈外动脉结扎术、筛前动脉结扎术、筛后动脉结扎术或选择性动脉栓塞等。对反复发生鼻出血、鼻腔填塞及保守疗法效果欠佳者,进行鼻内镜下鼻腔探查术,找寻出血点并进行相应处理,已成为有条件医院鼻科医师的常用方法。

鼻出血治疗的基本原则是迅速查找鼻出血部位和快速、有效地终止鼻内出血,即借助鼻内镜的照图明、放大和观察作用,可准确地探明鼻内出血的部位和局部情况,同时在直视下通过微填塞、激光、微波、高频电凝器等手段完成止血的治疗。运用鼻内镜技术治疗鼻出血同样要了解出血的部位及造成鼻出血的常见原因。

1.鼻内镜下止血方法

鼻内镜直视下终止鼻出血方法适于鼻腔各部位依出现频率分别为:鼻中隔利特尔区、下鼻道后顶部(嗅裂)。具体止血方法如下。

(1)鼻内镜下鼻腔微填塞:利用鼻内镜可直视观察、照明清晰和定位准确的特点,在明确出血部位之后,用凡士林油纱条、止血纱布、止血纤维及膨胀海绵等进行局部的微填塞,效率高,同时又可维持鼻腔通气,患者痛苦明显减少,尤其是鼻腔后部的出血,尽量避免不必要的后鼻孔填塞。

(2)鼻内镜下高频电凝止血:明确出血部位后,尤其是小血管的残端,利用高频电极端与组织之间形成的电弧在出血局部产生的点状高温和碳化作用,封闭血管残端,达到止血目的。

(3)鼻内镜下激光辅助止血:鼻内镜下激光碳化和封闭鼻腔出血部位。临床使用的激光装置包括 Nd-YAG 激光、CO_2 激光、KTP/532 激光、半导体激光及钬激光等。其中,应用较多的是 Nd-YAG 激光和 KTP/532 激光。

(4)鼻内镜下微波凝固止血:微波是一种高频电磁波,微波探头可直接接触出血部位,使组织在瞬间达到高温,产生变性凝固,达到迅速止血目的。

2.内镜下鼻出血治疗操作中有关注意事项

(1)使用肾上腺素棉片:出血剧烈的情况下难以找到出血部位以及在出血时无法实施电凝、激光或微波等止血措施。可在充分麻醉同时,应用肾上腺素棉片收缩控制活动性出血,并清理鼻腔内积血,根据出血方式和常见出血部位寻找出血部位。应用肾上腺素后无活动出血时,动脉出血部位局部仅表现为黏膜略隆起,用吸引器触之可诱发出血,借此确认出血部位。

(2)激光输出功率选择要适当:采用激光或微波等手段的治疗时,应选择适当的输出功率。Nd-YAG 激光及 KTP/532 激光的输出功率约 30 W,距离出血部位 3～5 mm;微波输出功率40～60 W。凝固时应分多次进行,无论激光、微波,都应注意深层烧伤问题,尤其是用于鼻中隔的出血,否则可导致鼻中隔的穿孔。

3.鼻内镜观察下止鼻出血的优势

(1)易于明确鼻腔各部位活动出血点,尤其是鼻腔后部出血点。

(2)直视观察下精确操作,简便易行,止血准确和迅速,止血效果好。

(3)损伤和痛苦小,可避免不必要的前鼻孔或后鼻孔填塞,故该技术尤其适用于合并高血压、血管疾病及血液病等患者鼻出血的治疗。

(杨明亮)

第十七节 鼻腔异物

鼻腔异物是鼻腔内外来的物质。多发生于儿童。主要有 3 种类型:①非生物类,如包糖纸、塑料玩具、纽扣、项链珠、玻璃珠、小石头等;②植物类,如豆类、花生、瓜子、果核等;③动物类,如昆虫、蛔虫、蛆虫、水蛭等。

一、病因

异物可由前鼻孔、后鼻孔或外伤穿破鼻腔各壁进入鼻腔。

(1)儿童好奇,误将玩具零件或食物塞入鼻孔而进入鼻腔,不敢告诉家长,日久忘记,至发生感染和出血,始被注意。

(2)呕吐、喷嚏时,可使食物、蛔虫经后鼻孔进入鼻腔。

(3)外伤战伤或工伤时异物进入鼻腔,常合并鼻窦和眼眶异物。

(4)鼻腔内手术时,手术者不慎将纱条或油纱条填入鼻腔而忘记取出,称医源性异物。

二、临床表现

视异物大小、形状、类型、性质而异,主要症状为患侧鼻塞,脓性鼻涕,带有臭气和血性,有时因慢性鼻出血,可引起贫血症状,如面色苍白、周身乏力、易疲劳、多汗等。少数病例以异物为核心形成鼻石。

三、诊断

详细询问病史。吸出鼻前庭和鼻腔内分泌物,用血管收缩剂收敛红肿的鼻腔黏膜,仔细用前鼻镜或纤维鼻咽镜观察,必要时可用钝头探针触摸异物的大小、性质和所在部位。X 线检查仅对金属性和矿物性异物有诊断价值。

四、治疗

根据异物的性质、大小而治疗方法各异。

(1)对鼻腔前部的圆形光滑异物不可用鼻镊夹取,以免将物推至鼻腔深部,甚至坠入喉内或气管中,而发生窒息危险。需用弯钩或曲别针,自前鼻孔伸入,经异物上方达异物后面,然后向前钩出。对小儿患者需将全身固定,以防挣扎乱动,必要时可用全身麻醉。

(2)对不能钩出的较大异物,可用粗型鼻钳夹碎,然后分次取出。

(3)对过大的金属性或矿物性异物,可行唇龈沟切开经梨状孔取出,对一些在上颌窦或额窦的异物,需行上颌窦或额筛窦凿开术取出。

(4)对有生命的动物性鼻腔异物,需先用乙醛或氯仿棉球塞入鼻腔内,使之失去活动能力,然后用鼻钳取出。

(杨明亮)

第十八节　鼻中隔偏曲

凡鼻中隔偏离中线或呈不规则的偏曲,并引起鼻功能障碍,如鼻塞、鼻出血、头痛等,称为鼻中隔偏曲。如无鼻功能障碍的鼻中隔偏曲称为"生理性鼻中隔偏曲"。按鼻中隔偏曲的形态分类有"C"形或"S"形;局部呈尖锥样突起者称骨棘(矩状突);由前向后呈条状山脊样突起者称嵴。按鼻中隔偏曲方向有纵偏和横偏。按偏曲部位:则有高位、低位、前段、后段之别。一般前段偏曲、高位偏曲引起鼻功能障碍较显著。

一、病因

1.鼻外伤

鼻外伤多发生在儿童期,外伤史多遗忘,因组成鼻中隔的各个部分尚在发育阶段,故儿童期鼻部症状多不明显。随着年龄增长,鼻中隔各部分的增长和骨化而出现鼻中隔偏曲。成人鼻外伤也可发生鼻中隔偏曲或鼻中隔软骨脱位。如鼻中隔软骨段均发生偏斜并偏向一侧则形成歪鼻。

2.发育异常

鼻中隔在胚胎期由几块软骨组成。在发育生长和骨化过程中,若骨与软骨发育不均衡或骨之间生长不均衡,则形成嵴形或偏曲;在相互接缝处形成骨棘或嵴。常见的原因有腺样体肥大导致长期张口呼吸,日久发生硬腭高拱,缩短鼻腔顶部与鼻腔底部的距离,使鼻中隔发育受限而发生鼻中隔偏曲;营养不良影响鼻中隔发育和骨化,也可发生鼻中隔偏曲。

3.鼻腔、鼻窦肿瘤、巨大鼻息肉等

鼻腔、鼻窦肿瘤、巨大鼻息肉等也可推压,形成鼻中隔偏曲。

二、临床表现

1.鼻塞

鼻塞为鼻中隔偏曲最常见的症状,多呈持续性鼻塞。"C"形偏曲或嵴突引起同侧鼻塞。久之对侧下鼻甲代偿性肥大,也可出现双侧鼻塞。"S"形偏曲多为双侧鼻塞。鼻中隔偏曲患者如患急性鼻炎,则鼻塞更重且不容易康复。鼻塞严重者还可出现嗅觉减退。

2.头痛

如偏曲部位压迫下鼻甲或中鼻甲,可引起同侧反射性头痛。鼻塞重,头痛加重。鼻腔滴用血管收缩剂或应用表面麻醉剂后,则头痛减轻或消失。

3.鼻出血

鼻出血部位多见于偏曲的凸面或棘、嵴处,因该处黏膜张力较大并且菲薄,加之鼻中隔前方软组织处血供丰富(易出血区),故较容易出血。如鼻出血发生在50岁以上年龄组,血管弹性差,软骨骨性化,则难以用凡士林纱条或其他填塞物填塞治愈,多需要手术切除、矫正偏曲部位。有时鼻出血也可见于鼻中隔凹面。

4.邻近器官受累症状

如高位鼻中隔偏曲妨碍鼻窦引流,可诱发化脓性鼻窦炎或真菌感染。若影响咽鼓管功能,则可引起耳鸣、耳闷。长期鼻塞、张口呼吸,易发生感冒和上呼吸道感染,并可在睡眠时发生严重鼾声。

5.其他

患常年性或季节性变应性鼻炎、血管运动性鼻炎或支气管哮喘者,如同时伴有鼻中隔偏曲,在施行鼻中隔偏曲矫正术后,上述变应性疾病可能获得满意疗效。机制尚需进一步探讨。

三、诊断

(1)软骨段偏曲,诊断较为容易。鼻中隔后段或高位偏曲易被忽略,需用1‰麻黄碱收缩鼻黏膜后,方可窥见、确诊。在诊断中应注意鉴别是否为肥厚的鼻中隔黏膜。用探针触之可出现明显凹陷者则为黏膜肥厚。

(2)鼻中隔偏曲的诊断较易确立,但应防止掩盖鼻腔、鼻窦、鼻咽等其他更为重要疾病的诊断。如鼻咽癌、鼻窦真菌病等也有类似鼻中隔偏曲常见的鼻塞、头痛和鼻出血等症状。故在确诊鼻中隔偏曲的同时,尤其是在施行鼻中隔矫正术以前,尚应排除鼻腔、鼻窦、鼻咽等处更为严重的疾病。

四、治疗

确诊为鼻中隔偏曲并出现明显症状者,均可施行鼻中隔黏膜下切除术或鼻中隔黏膜下矫正术,后者更适用于青少年患者。鼻中隔软骨段偏曲伴有歪鼻者,可采用"转门法"术式。

(一)鼻中隔黏膜下矫正术

鼻中隔黏膜下矫正术是耳鼻咽喉科常见的手术,也是符合鼻生理功能的较为实用的手术。亦有主张在鼻内镜下实施鼻中隔矫正术者,优点为视野清晰、解剖层次分明、出血少、矫正效果好等等。手术方法步骤同此介绍的鼻中隔黏膜下矫正术。手术者应该是鼻内镜熟练掌握者,方法步骤从略。

1.适应证

(1)鼻中隔偏曲影响呼吸,鼻塞严重者。

(2)高位鼻中隔偏曲影响鼻窦引流或引起反射性头痛者。

(3)鼻中隔骨棘或骨嵴常致鼻出血者。

(4)鼻中隔呈"C"形偏曲,一侧下鼻甲代偿性肥大,影响咽鼓管功能者。

(5)鼻中隔偏向一侧,而另一侧下鼻甲有萎缩趋向者或代偿性肥大者。

(6)矫正鼻中隔偏曲,作为某些鼻腔、鼻窦手术的前置手术。如施行内镜鼻窦手术前,有时需先行鼻中隔矫正术。

(7)鼻中隔被鼻腔、鼻窦肿瘤或鼻息肉压迫而偏曲,在完成肿瘤或息肉切除后,同时亦应矫正鼻中隔。

(8)变应性鼻炎和血管运动性鼻炎伴有鼻中隔偏曲者。

2.禁忌证

(1)有凝血机制障碍者。

(2)头静脉压和动脉压升高尚未控制者。

(3)患严重糖尿病或结核病。

(4)急性肝炎期。

(5)女性月经期。

(6)上呼吸道急性感染期。

(7)面部或鼻前庭有炎症尚未控制者。

3.术前准备

(1)术前 1 d 剃须、剪鼻毛。

(2)术前 0.5 h 肌内注射安定 10～20 mg。

(3)局部麻醉者术前可进食。

4.麻醉

多采用局部麻醉。

(1)鼻腔黏膜表面麻醉:用 1% 丁卡因加入适量的 1%。肾上腺素或 1% 麻黄碱生理盐水纱条置入鼻腔,反复 2～3 次。置入鼻腔顶部麻醉筛前神经;置入中鼻甲后端麻醉蝶腭神经;置入鼻腔底部麻醉腭前、腭后神经。

(2)切口处注入 1% 利多卡因 2～3 mL(内含 3 滴注射用 1‰肾上腺素)。

5.手术步骤

(1)患者取半卧位,常规消毒铺巾。

(2)切口:手术者左手持窥鼻器,右手握刀(选用 15 号专用鼻中隔小圆刀片),一般多采用左侧鼻腔径路。切口上起鼻中隔前端顶部切开黏膜及软骨膜,然后向前、向下切在鼻中隔软骨前方游离缘后方并切开鼻前庭皮肤及软骨膜;再继续稍向内下延向鼻中隔底(鼻阈处),切开鼻腔底的黏膜及黏 软骨和骨膜(骨性梨状孔边缘),切口如所示。在切开黏 软骨膜、皮肤—软骨膜、黏-骨膜过程中,刀刃不离开切口,不能形成不整齐的多处切缘。

(3)分离鼻中隔左侧面及鼻腔底面的黏-软骨膜及黏-骨膜:用黏膜刀或鼻中隔剥离器进行分离时应始终在黏-软骨膜和黏-骨膜下进行,剥离器应紧贴软骨面及骨面,均匀地向上、向下、向后进行。在鼻中隔面的软组织与鼻腔底面软组织交会处,于上颌骨鼻(中隔)嵴处有较坚实的纤维结缔组织,应先用黏膜刀予以离断后方可继续分离,否则容易造成黏膜损伤。最后使鼻中隔黏-软骨膜面与鼻腔底的黏骨膜面汇合成一个大的游离术腔面。在分离中如遇出血,可用纱条或凡士林纱条压迫止血或用吸引器吸引。在骨棘或骨嵴未矫正前,因张力较大,术腔较易出血。

(4)分离鼻中隔对侧黏-软骨膜及黏-骨膜:①在鼻中隔软骨后缘与筛骨垂直板连接处进行离断。离断后在该缝隙处放置 1% 丁卡因纱条(一定要记得取出)于对侧黏骨膜下,再次进行筛前神经麻醉,并完成或对侧筛骨垂直板黏骨膜的分离;②在鼻中隔软骨下缘与上颌骨鼻(中隔)嵴连接处,由后向前条状切除嵌在上颌骨鼻(中隔)嵴内的鼻中隔软骨,并暴露上颌骨鼻(中隔)嵴槽,用黏膜刀刮断槽内的纤维结缔组织,然后再分离鼻(中隔)嵴对侧的黏骨膜,完全暴露上颌骨鼻(中隔)嵴。并向后分离犁骨、腭骨鼻嵴及犁骨对侧面的黏-骨膜。

(5)矫正偏曲的骨性部分:先用下鼻甲剪在筛骨垂直板最高处与鼻梁平行由前向后剪断,再用鼻中隔咬骨钳分次咬除偏曲的筛骨垂直板及犁骨。最后用鱼尾凿凿去偏曲的上颌骨(鼻中隔)嵴。如遇腭大动脉分支出血,可先用纱条压迫止血,亦可继续凿除鼻(中隔)嵴,直至与鼻腔底基本平齐,再将两侧鼻中隔黏骨膜及黏软骨膜复位、贴拢,两侧鼻腔用凡士林纱条压迫止血。如遇较剧烈的腭大动脉分支出血,可在吸引器帮助下用电凝刀或射频止血。

(6)鼻中隔软骨的处理:对侧的鼻中隔软骨的黏软骨膜不予分离,软骨应尽量保留。对偏曲的软骨可做条形切除,矫正后保留的软骨呈现田字形。对构成鼻小柱的鼻中隔软骨和与筛骨垂盲板最高处连接并与鼻梁平行的鼻中隔软骨均应保留,以防术后鼻尖下塌和鼻梁中部凹陷。对高龄患者已骨化的鼻中隔软骨可以较多的切除,但高龄患者纤维软骨膜弹性甚差,常易穿破,故鼻中隔手术穿孔率颇高,尤需注意。

(7)骨嵴和骨棘的处理:因嵴和棘处黏骨膜张力较大,分离时容易造成黏膜穿破,故应小心谨慎。在未完全分离起附在棘或嵴最尖锐处的黏骨膜时,可先分离对侧的黏骨膜,使棘或嵴大部分暴露后先用小凿轻轻凿断其基底部,在棘、嵴已松解的情况下,再分离最尖锐、最薄处的黏骨膜,可防黏骨膜损伤。只要完整保留一侧的黏骨膜,术后就不会遗留穿孔。

(8)术中两侧相对应的黏膜穿破的处理(一侧黏膜穿破可不予处理,不在同一部位、同一高度错位的黏膜穿破亦可不予处理):①术侧黏膜错位法:沿切口向上、向后剪开鼻中隔软组织,使术侧鼻中隔黏膜瓣向下、向前或向后移位,使移位的黏膜瓣能完全遮盖对侧穿孔的全部边缘,再在切口处错位缝合并固定;②取大片颞肌筋膜(>穿孔2倍),待置干后涂上生物胶,放入术腔,遮盖穿孔部位,并予以固定;③用取下之大片鼻中隔软骨放入鼻中隔术腔遮盖穿孔部位。

(9)切口缝合:在完成鼻中隔矫正术后,观察鼻中隔是否处在正中位,然后进行术腔清理,无明显出血及遗留纱条、碎骨的情况下,缝合切口。一般选用三角针,用0号丝线缝合鼻前庭皮肤切口2~3针。鼻腔底切口一般不予缝合,但遇唇裂修补术后患者行鼻中隔矫正术时,鼻腔底切口则应予以缝合。因该处有上唇动脉分支,唇裂术后该处常有瘢痕组织,不易收缩,易引起出血。

(10)鼻中隔矫正后,若还存在有下鼻甲肥大或中鼻甲肥大,应同时处理。对一侧代偿性肥大的下鼻甲应行部分切除或下鼻甲黏骨膜下切除术,否则术后下鼻甲肥大侧鼻塞更为严重。

(11)两侧鼻腔以凡士林纱条匀称填塞,或用膨胀材料对称填塞,手术完毕。

6.术后处理

(1)术后患者采取半卧位,鼓励进软质饮食。

(2)24~48 h分次抽除鼻腔凡士林纱条。

(3)术后一般应用抗生素5~7 d。

(4)5 d左右拆除鼻中隔切口缝线。

(5)疼痛较剧者,可用止痛剂和镇静剂,常用双氯芬酸钠塞肛,效果较好。

(6)术腔干燥结痂者,滴用复方薄荷滴鼻剂和1%～3%链霉素溶液;术腔反应以纤维蛋白膜为主者可用超声雾化吸入,适量服用地塞米松及抗组胺药。

(7)对有出血倾向者,应使用止血药。

(二)鼻中隔黏膜下切除术

鼻中隔黏膜下切除术的手术适应证、禁忌证、术前准备、麻醉方法、体位等均与鼻中隔黏膜下矫正术相同。现具体介绍手术步骤。

(1)切口:通常在鼻中隔左侧面,鼻阈处,即鼻前庭皮肤与黏膜交界处,做一略呈弧形的切口,上起自鼻中隔前端顶部,下至鼻中隔底部,并适当向鼻腔底延长,切开同侧黏软骨膜及黏骨膜和鼻腔底部的黏膜及黏骨膜。

(2)分离同侧黏骨膜及黏软骨膜:包括鼻中隔面及鼻腔底面。分离中注意事项同鼻中隔黏膜下矫正术。

(3)分离对侧黏骨膜及黏软骨膜:在切口后软骨上2 mm处自上而下切开鼻中隔软骨,并将鼻中隔剥离器经软骨切口伸向对侧黏软骨膜下进行分离,分离范围与对侧一致,在做软骨切口时,必须防止将对侧的软骨膜切破。

（4）切除鼻中隔软骨：鼻中隔两侧黏软骨膜及黏骨膜分离后，将鼻中隔镜（鼻中隔黏膜撑开器）从软骨切口处放入并撑开两侧软组织，使鼻中隔软骨和骨部位于鼻中隔镜的两叶之间，用鼻中隔旋转刀沿软骨切口上端与鼻梁平行，由前向后推向后达筛骨垂直板前缘并向后下达犁骨，再向前沿犁骨前上缘及上颌骨鼻嵴上缘拉回。将鼻中隔软骨大部分切除。切除的软骨暂时保留，以备两侧软组织破损时将此软骨片削平后夹予其间，以防鼻中隔穿孔。

（5）切除鼻中隔骨部偏曲部分同鼻中隔黏膜下矫正术。

（6）其余步骤及术后处理均同鼻中隔黏膜下矫正术。

（杨明亮）

第十九节　鼻中隔血肿

鼻中隔血肿为鼻中隔一侧或两侧软骨膜下或骨膜下积血。由于鼻中隔软骨膜和骨膜为一坚韧致密的结缔组织，外伤或手术损伤血管引起其下出血时，不易被穿破，血液淤积形成血肿，而黏膜与骨膜结合较紧且质脆易破，故甚少形成黏骨膜下血肿。

一、病因

1.鼻部外伤

鼻部外伤如头面部打击伤，或跌倒时鼻部触地，发生鼻骨、犁骨、筛骨骨折或鼻中隔软骨脱位的患者，常伴有鼻中隔血肿。一般以青少年为多见。

2.鼻中隔手术后

鼻中隔手术术中止血不彻底，或术后因打喷嚏、擤鼻等活动，可以引起鼻中隔术腔出血。

3.各种出血性疾病

各种出血性疾病如血液病、血友病、紫癜病等。有时可发生鼻中隔血肿，临床上较少见。

二、临床表现

一侧黏骨膜下血肿，呈单侧鼻塞。鼻骨或鼻中隔骨折、脱位或鼻中隔手术后的血肿，常为双侧性鼻塞。积血压迫神经末梢，引起反射性额部疼痛及鼻梁部压迫感。若鼻黏膜有损伤时，则可发生鼻出血。鼻腔检查，可见鼻中隔一侧或两侧呈半圆形隆起，表面光滑，黏膜颜色如常，或稍呈红色，触之柔软有弹性，大多位于软骨部。用鼻黏膜收敛剂时，可见其膨隆处的黏膜多无明显变化。穿刺时多可抽出血液。因筛前神经外支受压，可以出现鼻尖部皮肤感觉迟钝。

三、诊断与鉴别诊断

根据手术或外伤等病史、典型症状和体征，一般不难做出诊断。局部穿刺抽吸有血时，则更可确诊。对小儿鼻部外伤，必须详细检查，以免漏诊。

1.鼻中隔偏曲

凸面隆起，可形似血肿，但其对侧凹陷，触诊坚硬，易于鉴别。

2.鼻中隔脓肿

因炎症反应，鼻中隔隆起处黏膜呈暗红色，常有发热等全身症状。做穿刺抽吸检查，可以确诊。

3.鼻中隔黏膜部分肥厚

黏膜呈灰白色,常位于鼻中隔后上部近中鼻甲处,触之柔软。无手术及外伤史。穿刺抽吸阴性。

四、治疗

首先应清除淤血,对新近发生且较小的血肿,用粗针穿刺吸出。两侧鼻腔凡士林纱条填塞斥迫。

如果血肿较大或已凝成血块,则须在局部麻醉下于血肿下部平行于鼻底部切开黏骨膜,或者在血肿的最低处做一"L"形的切口,以吸引管吸出血液或凝血块。鼻中隔黏骨膜下切除术后并发血肿者,可以从原切口分开黏骨膜,或者在原切口的后上 1 cm 处做一新切口,清除术腔内积血及血块,并检查有无残留碎骨片并予取出,再用凡士林纱条填塞两侧鼻腔,24 h 后取出,同时适当应用止血药物,并全身应用抗生素预防感染。

(杨明亮)

第二十节　鼻中隔穿孔

鼻中隔穿孔系鼻中隔软骨部或骨部因外伤、感染、化学药物刺激或其他原因使之穿破,形成大小不等的穿孔,使两侧鼻腔相通,造成自觉有头疼、鼻塞、鼻出血、鼻腔干燥、呼吸时哨音等症状。也可为某些疾病的症状或后遗症,如梅毒、麻风等特种感染的鼻部症状;鼻中隔肿瘤治愈后的后遗症;鼻腔后部的穿孔症状并不一定明显。

一、病因

各种原因形成的穿孔的部位、大小、形状等不同,一般有些病因往往先致鼻中隔一侧的黏膜溃疡,逐渐侵蚀软骨膜及其支架,继而累及对侧软组织,最后导致鼻中隔穿孔。

1.外伤

鼻面部是外伤常易累及的部位,严重的外伤或鼻中隔贯通伤后可以遗留鼻中隔穿孔,此类鼻中隔穿孔多和鼻腔的粘连、鼻中隔的移位、鼻窦的外伤、骨或软骨的缺损、软组织的缺损合并存在,形成复杂的形伏不规则的鼻中隔穿孔和其他鼻腔鼻窦的后遗症,常合并鼻中隔的异位或与鼻腔壁的粘连。

2.手术

在鼻中隔偏曲的手术矫正中,若不慎撕裂鼻中隔两侧相对应部位的黏骨膜或黏软骨膜,手术后就形成了鼻中隔穿孔,单侧的黏膜的撕裂不会形成鼻中隔的穿孔。鼻中隔手术中一定要注意保护好黏骨膜或黏软骨膜,在一侧黏膜撕裂或必须切开时,此时一定要保护好对侧的黏软骨膜或黏骨膜,必要时保留软骨,才能防止鼻中隔穿孔。此种穿孔多在鼻中隔的软骨部。

3.挖鼻

挖鼻是许多人的一个很不卫生的习惯。因挖鼻形成习惯,反复地刺激鼻中隔黏膜,致使鼻中隔黏膜遭到损伤,形成炎症反应,久而久之鼻中隔黏膜形成溃疡;如刺激如不能及时消除,反复的刺激使溃疡日益加深，双侧黏膜对应的较重溃疡，使之鼻中隔软骨失去了营养和血液供应，就可以形成鼻中隔软骨部的穿孔。此种穿孔比较小。

4.理化因素

某些厂矿企业如电镀厂、水泥厂、玻璃厂、炼油厂、炼铝厂、磷酸石选矿厂、蓄电池厂等在生产、制造或加工过程中所产生的有害性气体或粉尘如硫酸、氟氢酸、铬酸、硝酸、铜钒、砷、汞等被吸入鼻腔，腐蚀黏膜，久之即出现鼻中隔黏膜的溃疡，而最终导致鼻中隔穿孔。临床上治疗鼻中隔李特尔区病变时，常反复应用硝酸银、三氯醋酸、电灼或 CCV 激光治疗，亦可导致鼻中隔穿孔，还有报道行鼻腔镭锭治疗后致使鼻中隔穿孔者。此类鼻中隔穿孔的部位一般都在鼻中隔软骨部。

5.感染

普通感染或特殊感染均可导致鼻中隔穿孔。普通感染主要有鼻中隔脓肿，特殊感染如梅毒、结核、狼疮、麻风等特殊传染病。急性传染病如白喉、猩红热、伤寒等均可能导致鼻中隔穿孔。普通的感染一般鼻中隔穿孔多在软骨部，而且均为中、小穿孔。特殊感染所致的鼻中隔穿孔可以软骨部和骨部同时存在，而且穿孔比较大。

6.肿瘤及恶性肉芽肿

原发于鼻中隔的某些肿瘤累及鼻中隔深层时，可直接造成鼻中隔穿孔。或经手术切除后未当即修复而遗留永久性鼻中隔穿孔。鼻腔巨大肿瘤压迫鼻中隔日久亦可致鼻中隔穿孔。恶性肉芽肿多可直接形成鼻中隔穿孔。这一类鼻中隔穿孔多比较大，而且软骨部和骨部同时存在。

7.其他

鼻腔异物或鼻石长期压迫可以导致鼻中隔穿孔。

二、临床表现

鼻中隔穿孔的患者，一般的感觉是鼻腔干燥，易结干痂，鼻塞，头痛，往往有类似如神经衰弱的症状，如头昏、头疼、注意力不集中、记忆力减退等。待排出鼻腔痂皮后鼻塞可以好转，但是可以有鼻腔小量出血。鼻中隔穿孔位于鼻中隔软骨部偏前者，可以在呼吸时产生吹哨声音；若位于鼻中隔后部，则可以没有明显症状。鼻中隔穿孔过大者，可以干燥感觉比较重，如合并鼻中隔的偏曲，呼吸气流可以经常偏向一侧，造成一侧的通气过度、干燥感或其他症状明显。

鼻中隔穿孔一般常规鼻镜检查就可以发现，但是位于后部或偏上、偏下的小穿孔则有时可以漏诊，这时应该详细检查，必要时应用麻黄碱收敛鼻腔黏膜后再行检查，也可以应用鼻内镜检查，纤维鼻咽、喉镜也可以进行检查。一般检查都可以见到鼻中隔的不同部位的大小不等的穿孔，穿孔周围有干痂存在，除去后可以见到穿孔边缘的出血、黏膜的干燥或萎缩。如果鼻中隔存在痂皮，未见穿孔，则应该除去痂皮，仔细检查。在合并外伤的患者，应该仔细收敛检查。

三、诊断与鉴别诊断

鼻中隔穿孔根据鼻中隔穿孔的症状和检查，一般诊断不难，但是应该注意鉴别其发病原因。对合并外伤，或其他特殊感染的患者，诊断时一定要注意。另外，还要注意神经衰弱的症状是否与鼻中隔穿孔有关，必要时请有关科室会诊。

四、治疗

如果患者鼻中隔穿孔症状不明显,患者没有特殊要求,则可以不用治疗,但是平时要注意保护性地采取一些护理措施,以防止症状进一步加重。治疗一般分为保守治疗和手术治疗2种。

(一)保守治疗

鼻中隔穿孔的治疗主要应查明原因,进行对症治疗,如抗结核治疗、驱梅疗法。化学性刺激强应改善工作环境,避免再受刺激;局部有肉芽组织可用药物烧灼或电灼;鼻内经常结痂或鼻出血,可涂以1%黄降汞软膏或抗生素软膏;因铬酸引起的溃疡穿孔。须涂以5%硫代硫酸钠软膏;对无炎症反应的又有明显鼻功能障碍或临床症状的鼻中隔穿孔,应行手术修补,但全身病因尚未控制,鼻内尚有炎症时,不宜施行手术。一般认为,鼻中隔穿孔在1 cm以下者为大穿孔,手术修补较为困难。

(二)应用赝复物封闭鼻中隔穿孔

应用赝复物封闭鼻中隔穿孔,多用蜡模制作的尼龙纽扣。热石膏模翻制的软塑料塞,盘形硅胶置入周边开槽的中隔赝复物,热处理的丙烯酸树脂纽扣,硅胶封闭器等。一般认为,赝复物封闭鼻中隔穿孔,多用于有手术危险者,或肉芽肿和血管性疾病所致鼻中隔穿孔的患者,或穿孔边缘供血不足的患者。

(三)手术治疗

1.适应证

(1)如果在手术中例如鼻中隔矫正手术,不慎撕裂双侧同一部位的黏软骨膜,造成鼻中隔的穿孔,可以在手术当中立即予以修补。

(2)鼻中隔穿孔位于鼻中隔前部,引起鼻内干燥、出血、结痂,或呼吸时有哨音者。

(3)因各种原因所致的鼻中隔穿孔,只要诱发因素已经治愈。可以行鼻中隔穿孔修补手术。

2.禁忌证

(1)鼻中隔穿孔的原因如果为结核、梅毒或其他慢性传染病,若原发因素病因不清或原发病尚未控制时,必须弄清原发因素或待原发病治愈后,再行修补手术。

(2)如果鼻腔或鼻窦内尚有炎症未完全治愈时,应先控制炎症,炎症控制后方可施行手术。

(3)鼻腔有萎缩性黏膜改变,行手术时应予以注意,不应强调为手术绝对禁忌证。

(4)鼻中隔后部的大穿孔,如果筛骨垂直板已经切除,没有明显症状者,可以不行手术治疗。

3.体位与麻醉

鼻中隔穿孔修补手术一般采用半坐位,患者不能耐受手术者,可以采用平卧位,但是头部略抬高。麻醉一般应用鼻腔黏膜麻醉加局部浸润麻醉,不能耐受者可以采用全身麻醉。

4.手术进路的选择

较早的鼻中隔穿孔手术基本都采用经前鼻孔进路,因视野狭小,操作不便,固定困难,所以经前鼻孔修补1 cm以内的小穿孔尚可以成功,而1 cm以上的大穿孔则成功率不高。

国内外专家学者进行了很多研究:①张庆泉先应用鼻翼切开使手术进路变得宽大,操作方便。在局部麻醉后,顺鼻翼全层切开,牵拉固定,然后行鼻中隔穿孔修补手术。因切口在鼻翼沟处,无明显瘢痕。切口处可以不缝合,应用耳脑胶或瞬康黏合剂黏合切口。②张庆泉在对复杂的鼻中隔偏曲合并穿孔时,采用了鼻小柱、鼻翼缘蝶形切开,这样可以充分暴露偏曲的鼻中隔和穿孔处,既可矫正鼻中隔偏曲,又可修补鼻中隔穿孔。切口在鼻尖、鼻翼处,瘢痕不明显,亦可使用黏合剂。③唇龈沟切口:鼻中隔穿孔在前部近鼻底处时,可以采用此切口。局部麻醉后,在上唇系带处向两侧切开约 4 cm,分离至骨面,然后顺梨状孔向鼻底至鼻中隔穿孔分离,进行修补手术。④鼻内镜下进路:采用鼻内镜下进行手术,可有清楚的视野,准确的操作,缺点是单手操作,配合较差。对鼻中隔后部的穿孔,鼻内镜下操作可以和其他进路结合进行,取长补短,保证修补手术的成功。⑤显微镜下手术:陈文史报道,在手术显微镜下行鼻中隔穿孔修补,有双手操作、视野清楚、修补仔细的特点。⑥前鼻孔撑开器下手术:用特制的前鼻孔撑开器,可以使前鼻孔开大,而且可以双手操作,但是只适用于鼻中隔前部的穿孔。

5.应用游离组织瓣封闭鼻中隔穿孔

应用游离组织瓣封闭鼻中隔穿孔是国内外常用的修补方法。吴学愚报道应用筋膜嵌入法修补鼻中隔穿孔 7 例,成功 5 例;陈兆和报道应用耳屏软骨膜修补鼻中隔穿孔 9 例,成功 8 例;马培堂、徐怀三等也有类似报道,所用的方法有游离组织瓣嵌入法和外贴法两种。Hussain 报道应用骨膜游离移植修补鼻中隔穿孔,取得了一定的效果。失败的病例系因单层组织瓣修补固定不易,易脱落,血运差,中央易发生再穿孔、边缘易出现裂隙等。

6.应用带蒂组织瓣封闭鼻中隔穿孔

早年有学者报道应用带蒂的下鼻甲黏膜瓣转移修补鼻中隔穿孔取得了较好的效果,但需要二期断蒂且手术操作较为复杂。Karkan 报道应用带单蒂或双蒂的鼻中隔黏软骨膜瓣修补鼻中隔穿孔,血运供应好,成功率高,但有内上端固定困难、边缘易出现裂隙等缺点。Rettinger 报道应用旋转鼻中隔黏软骨膜瓣修补鼻中隔穿孔,对 1 cm 以内的较小穿孔较为适宜,而用以修补 1 cm 以上穿孔则较为困难。勾大君报道应用双蒂鼻腔外侧壁黏膜瓣修补鼻中隔穿孔效果好,治疗 16 例全部愈合,但有鼻塞,而且需要二期断蒂。

7.应用复合瓣封闭鼻中隔穿孔

(1)郭志祥报道采用耳后中厚皮片 2 片,在刮除鼻中隔穿孔边缘 5~10 mm 的两侧黏膜上皮,使形成新鲜创面,继将皮片分贴于鼻中隔穿孔的两侧,填塞固定 1~2 d。

(2)先在一侧鼻中隔穿孔之前做弧形切口,沿穿孔周围分离黏骨膜。在另一侧鼻中隔穿孔的上下做两横切口,上切口做于鼻中隔近顶部,下切口沿鼻底外侧,形成上下 2 个双蒂黏骨膜瓣。用细肠线缝合两黏骨膜瓣,封闭一侧穿孔。将备用的颞骨骨膜塞入黏骨膜和鼻中隔软骨之间,覆盖鼻中隔穿孔,并超过穿孔边缘 5~10 mm,摊平铺贴。然后在原侧鼻底做黏膜瓣,旋转至鼻中隔穿孔处,缝合固定,填塞鼻腔,7 d 取出。

(3)Woolford 报道先切除耳后岛状皮肤比鼻中隔穿孔稍大,切口紧贴耳甲腔切除耳甲腔软骨备用。再将鼻中隔穿孔前方正常黏膜弧向切开,向下至鼻底,向后上及后下方分离黏膜瓣,通常分离至鼻底或至下鼻甲下表面纵形切断黏膜瓣,蒂留于鼻中隔穿孔的后方,利于上面的黏膜瓣向下推进与下面的黏膜瓣对合封闭鼻中隔穿孔。用 3-0 的可吸收肠线缝合封闭穿孔。同法切除对侧鼻中隔黏膜瓣,将复合软骨移植片镶嵌在穿孔的软骨与将近封闭穿孔的黏膜瓣之间,皮肤面放在对侧掀起的黏膜瓣下,3-0 的可吸收肠线缝合固定软骨移植片,软硅胶鼻夹板无张力的缝合在下面黏膜表面,略松填塞鼻腔。术后第 2 d 抽出填塞物,术后 10 d 取出鼻夹板。

8.游离组织瓣的选择

行鼻中隔穿孔的修补,以往多用软骨膜、阔筋膜、骨膜、皮片等。使用筋膜、软骨膜等游离组织瓣,成活后先呈灰白色,然后逐渐转变为淡红色。黏膜上皮的恢复则需要2个月以上,所以要定期门诊复查换药。

鼻息肉、下鼻甲黏膜因为有黏膜上皮,则成活即为淡红色,但操作时已多少损伤了黏膜上皮,恢复也需要1个月以上的时间。皮片的恢复时间更长,而且很难变化至与鼻腔黏膜一样,现在已很少用。

9.手术前后的处理

手术前后的处理也很重要,应该注意以下几个问题。

(1)鼻中隔穿孔外科手术修补前,应常规鼻腔滴药,例如呋麻液、复方薄荷油等。每天1～2次的鼻腔局部冲洗,清除鼻腔痂皮,但要注意,不能损伤鼻腔黏膜。

(2)手术后应常规应用3～7 d抗生素,应用654-2、低分子右旋糖酐等药物。抽出鼻腔填塞物后,应用呋麻液、复方薄荷油等滴鼻剂。

(3)3～7 d抽出填塞物后,应每日鼻腔换药,移植组织瓣处最好应用湿的吸收性明胶海绵贴敷,保持湿润。应避免组织瓣干燥,以免影响组织瓣成活。

10.以往手术失败原因

以往鼻中隔穿孔治疗失败的原因主要有以下几种。

(1)手术进路问题:因为以往手术修补鼻中隔穿孔,只从前鼻孔进路,又无撑开器,进路狭窄,操作不便,照明不清楚,术腔视野欠清晰,所以仔细操作受限,是成功率不高的原因之一。

(2)血运问题:以往修补鼻中隔穿孔的方法,大部分都是分离穿孔周围的黏软骨膜,将修补的单层瓣膜,嵌塞于两层之间,这种情况对于鼻中隔1 cm以上的穿孔,瓣膜中央的供血就成为问题,所以容易使瓣膜中央缺血造成再穿孔。

(3)固定问题:因为鼻腔本身狭窄,操作不便,所以以往将瓣膜嵌塞于黏软骨膜下,前部较易固定,但后部的固定就成为问题,只靠填塞,稍微填塞操作不慎,就可以使填塞之瓣膜移位,重者使瓣膜脱落,轻者边缘出现裂缝,使手术失败。

(4)带蒂瓣膜问题:有报道应用带蒂的下鼻甲黏膜瓣,外侧壁黏膜瓣等修补鼻中隔穿孔。除了操作上的困难以外,只要固定好,应该效果很好,但是手术后有暂时鼻塞、二次手术引起泪道堵塞等弊病。

(5)游离瓣膜的问题:游离瓣膜的选择,以往多应用鼻腔以外的组织,就是成活好,黏膜上皮的恢复也需要很长的时间,有些组织例如皮片,基本上不能恢复到较为正常的鼻腔黏膜上皮,所以,就是穿孔封闭也不能恢复成为鼻中隔黏膜上皮的功能。

(6)术后处理的问题:鼻中隔穿孔的术后处理是很重要的,手术中不适当力量的填塞,鼻腔换药干湿度的掌握上,过度干燥可以造成移植瓣膜的缺血性坏死。

(杨明亮)

第二十一节　鼻窦黏液囊肿

黏液囊肿为鼻窦最常见的囊肿,两性发病率相近,男、女之比为2.5∶1,以青、中年为多,发病部位国内统计以筛窦最多,额窦次之,上颌窦又次之,蝶窦最少。至病之后期,囊肿常扩展到附近各鼻窦,甚至可侵及对侧鼻窦(如一侧蝶窦黏液囊肿常可破坏窦腔中隔侵入对侧窦内),筛窦黏液囊肿尤易扩展至额窦、上颌窦、蝶窦,以致较难判断其原发部位。多数仅发于一侧鼻窦内,偶尔也有同时发生于两侧鼻窦者。

一、病因

黏液囊肿形成的原因,迄未明确,有以下多种学说。

(1)鼻窦自然开口堵塞:目前多认为鼻窦开口长期堵塞、引流停滞、窦内黏液潴留,日久将形成囊肿。故囊肿壁即窦壁黏膜,手术后病理检查,不少囊壁内膜仍保留纤毛柱状上皮。

窦口堵塞的原因为:①鼻腔和鼻窦病变:如鼻中隔偏曲、鼻息肉、肿瘤、肥厚性鼻炎均可致鼻窦开口堵塞。额窦骨瘤亦可堵塞额窦开口。在各鼻窦中,以筛窦的引流最差。因其窦口小,易发生慢性炎症,窦内黏膜的腺体亦较丰富,所以筛窦黏液囊肿的发病率最高。②解剖异常:如筛窦过度发育,伸入额窦底部,形成额筛泡,易使鼻额管狭窄、阻塞。③手术后并发:额窦、筛窦手术后,中鼻道为结缔组织所封闭,阻塞窦腔引流。如窦内病变未清除,可能并发黏液囊肿。④外伤:额筛窦黏膜、骨质外伤后,骨痂增生,可使窦口堵塞。⑤变态反应:鼻窦黏膜可发生变态反应性囊肿,系因黏膜血管壁渗透性改变,血浆外渗入黏膜下疏松结缔组织而成。

(2)黏液腺膨大学说:因鼻窦黏膜腺体管口堵塞,黏液蓄积,黏液腺腔逐渐膨大而成囊肿。亦有认为息肉囊性变,亦可形成囊肿。

(3)真性肿瘤学说。

二、临床表现

该病发展较慢,早期多无症状,自发病至就诊,一般为1~3年。如鼻窦骨壁一经破坏,其发展转速。因其扩展方向、程度不同,其临床表现亦各不相同。主要表现如下。

1.眼部症状

常先就诊眼科,眼部症状以筛窦、蝶窦囊肿为多见。筛窦囊肿侵入眼眶后,使眼球向外移位,发生复视、头痛、眼痛、流泪等。蝶窦侧壁接近视神经孔和眶上裂,如受囊肿压迫,使第Ⅱ、Ⅲ、Ⅳ、Ⅴ、Ⅵ脑神经功能障碍,出现视力减退,甚至全盲、眼肌瘫痪、突眼、头痛、发生眶尖综合征。额窦囊肿可致眼球向外、前、下方移位,复视,囊肿较大者可压迫提上睑肌,发生上睑下垂。上颌窦黏液囊肿多不发生眼部症状,少数亦可造成眶底破坏、眼球突出、移位、复视。

2.面部变形

因囊肿的发展,可使窦腔扩大,在面部将出现膨隆变形,如额窦囊肿先在眼眶内上角部隆起,以后逐渐使眼球移位和额部隆起。筛窦囊肿所致畸形,先出现于内目此部,继而侵入眼眶,将眼球推向前、外方。

上颌窦囊肿易使面颊部隆起,隆起处皮肤颜色正常,与肿块不粘连。早期骨质尚完整,触诊发硬;如囊肿表面骨质已破坏,触之有破蛋壳感。如额窦囊肿已破坏窦腔后壁,暴露硬脑膜,亦可扪到血管性搏动。

3.鼻腔症状

鼻腔症状常有鼻塞、流涕、嗅觉减退等。囊肿如自行破裂,可致有间歇性鼻流液。

4.头痛、头昏

囊肿压迫附近神经后,可出现偏头痛及眼后、眶周、顶部、枕部、额部、面颊部疼痛和麻木感。常出现于局部变形之前,可视之为早期症状。

5.其他

蝶窦囊肿患者可出现恶心、呕吐,如合并有上眼肌瘫痪、视力减退和偏头痛,则易误诊为颅内肿瘤。蝶窦囊肿可压迫脑垂体,致有内分泌紊乱。黏液囊肿如经感染,可有发冷、发热等症。囊内感染亦可经破坏的窦壁传入颅内,引起颅内感染性并发症。

6.体征

筛窦囊肿侵入眼眶后,使眼球向外移位,额窦囊肿可在眼眶内上角部隆起,致眼球向外、前、下方移位和额部隆起,筛窦囊肿可在中鼻道现一隆起,额窦囊肿多使鼻腔顶部膨隆,蝶窦囊肿有时在嗅沟处看到肿物,经此穿刺,可吸出囊内液。上颌窦囊肿多使鼻腔外侧壁向内移位、硬腭向下突起,并可并发鼻息肉、中鼻道肉芽。

三、诊断与鉴别诊断

分析病史、症状,并进行详细的专科检查。穿刺吸引术可帮助诊断此病。X线片对其诊断、定位极其重要,尤其是蝶窦囊肿。X线片可显示病窦明显扩大,骨壁吸收变薄、隆起,呈圆形阴影,其边缘光滑,围以骨质反应白线。窦壁骨质可有疏松改变,或为压迫性吸收、缺损,但无浸润性破性。额、筛窦囊肿多见眶缘、额窦后壁缺损。疑有蝶窦囊肿时,宜摄取侧位X线片,或断层摄片。CT及MRI可清晰显示囊肿的大小、范围及骨质破坏的程度。

筛窦及额窦囊肿须与内眦部皮样囊肿、泪囊、眼眶及鼻根部肿瘤、脑疝、脑膜-脑膨出、额窦结核相鉴别。上颌窦黏液囊肿应与恶性肿瘤、牙源性囊肿相鉴别。蝶窦囊肿症状与脑垂体肿瘤、颅底浆细胞瘤、脑膜瘤、神经胶质瘤和颈内动脉瘤相似,应做鉴别。

四、治疗

经诊断明确后,应及时进行手术治疗。手术原则为摘除囊肿,恢复并扩大病窦与鼻腔间的引流通道。手术后应尽量保留窦骨壁,以免遗留畸形。窦内如尚有残存正常黏膜,可予保留,如囊膜与硬脑膜或眶内容物粘连,应予保留,以免并发颅内、眼内感染或脑脊液鼻漏等症。为使与鼻腔的通道不致缩窄,可用塑料管固定,或进行黏骨膜瓣成形、皮片移植、钽片成形等方法处理。

单纯筛窦囊肿和额窦小囊肿可由鼻内切除中鼻甲,开放中鼻道用咬骨钳和刮匙切开囊肿底部,建立宽敞通道。额、筛窦囊肿较大者,应做鼻外切口,如 Moure 切口、Presinger 切口或额部骨瓣整复术切口,剥除囊肿,开放额窦底部和前筛窦气房,切除中鼻甲前端,重建与鼻腔的通道。蝶窦囊肿可由鼻内或鼻外切口经过筛窦开放囊肿壁,上颌窦囊肿则应行上颌窦根治术,摘除囊肿后,在下鼻道凿引流对孔。如额窦囊肿术后遗留畸形,可在 1 年后行整形术。

此外,鼻内如有其他阻塞病变,如鼻中隔偏曲、鼻息肉、中鼻甲肥大等,亦应进行矫正、切除。

(杨明亮)

第二十二节　上颌窦恶性肿瘤

上颌窦恶性肿瘤是耳鼻咽喉科常见的恶性肿瘤,仅次于鼻咽癌而居第 2 位,占全身各部恶性肿瘤的 0.2%～3%,占耳鼻咽喉各部恶性肿瘤总数的 20%,占鼻及鼻窦恶性肿瘤的 80%。其发病率较筛窦多 2～13 倍,较其他鼻窦恶性肿瘤的总和多 5 倍左右。上颌窦恶性肿瘤患者,男多于女,两性之比为 2∶1。年龄多在 40 岁以上,50～70 岁较多见。

一、病因

病因不明,可能与长期慢性炎症刺激有关,也有人认为是由鼻息肉及其他良性肿瘤恶变引起。

上颌窦恶性肿瘤几乎全为原发性,偶见自牙槽、鼻腔、筛窦、腭部、翼腭窝等邻近器官的肿瘤扩展而来,自远隔器官或内脏转移来者,极为少见。癌较肉瘤多见,两者之比为(3～9)∶1,癌肿占 80%。癌肿中以鳞状细胞癌多见,约占总数的 80%;其次为腺癌、乳头状癌、移行细胞癌、淋巴上皮癌、黑色素癌、圆柱癌等。肉瘤较少见,多为淋巴肉瘤、网织细胞瘤、纤维肉瘤,三者占上颌窦肉瘤的 70%左右;其余为成骨肉瘤、软骨肉瘤、圆细胞肉瘤、黏液肉瘤等。按组织学上恶性程度,Ohngren 将上颌窦恶性肿瘤由低到高排列如下顺序:起自混合瘤的基底细胞癌、腺癌、黏液肉瘤、乳头状癌、中度恶性鳞癌、非起自混合瘤的基底细胞癌、多数肉瘤、有显著多形性的未分化癌及黑色素癌。

根据鳞状细胞癌的分化程度可分为分化性、Ⅰ级、Ⅱ级及Ⅲ级。

分化性:以棘细胞和角细胞为主,细胞排列有层次,棘细胞异形不明显。主要变化在基底层钉突部分,呈不规则浸润性生长,紊乱地深入真皮深层,但基底膜尚完整。浸润最深处有孤立的鳞状细胞团,内含角化珠。基底层的部分细胞可有异形及核分裂象。

Ⅰ级:癌细胞多为分化成熟的鳞状细胞,具有细胞间桥及角化珠结构。或以增生的棘细胞为主要成分,细胞体积变大、核变异、大小及染色深浅不一,核分裂象多。角化程度较轻,角化珠不多,角化珠中心有角化不全。

Ⅱ级:癌细胞分化差,表皮质大部分细胞排列紊乱,细胞大,异形明显,核分裂象较多,无角化珠,只有个别角化不良。癌细胞多呈平行地向表皮内扩展,真皮受累者常出现较晚。

Ⅲ级:为低分化型,无棘细胞,无细胞间桥及角化,细胞小而呈梭形,核瘦长而深染,伴有坏死及假腺结构,仔细观察可找到少数具有鳞状细胞的形态特征。

二、临床表现

根据患者就诊时间的早晚,其主诉的症状也不同。早期症状有:①持续性的头、面颊、上腭或牙槽突钝痛,一般药物不能止痛或减轻。疼痛尤以夜间或患者平卧时明显,常可在半夜 2～3 点钟时可痛醒。肉瘤生长迅速,早期即可有剧烈头痛。②面颊或上牙槽麻木,坠胀或沉重感。③上磨牙松动、疼痛或伸长感。也可出现上磨牙无痛性松动、脱落。上颌窦恶性肿瘤患者中,15%～52%有此症状。④一侧进行性鼻塞。鼻分泌物增多,脓性有恶臭或带血性鼻涕。⑤无明显原因的反复鼻出血。晚期症状有溢泪,一侧眼球向上、向外、向上内或向上外方移位,并有复视,一侧眼球突出,视力减退。一侧上颌神经区域的持续性和顽固性神经痛,颊部麻木感,张口困难、软腭麻痹,同侧传音性耳聋等。如侵入颅内,出现剧烈头痛和相应的神经系统症状。

肿瘤多经筛板侵入颅内。

另外，根据肿瘤原发部位的不同，其临床表现亦不同。

1. 原发于上颌窦前下壁内侧的肿瘤

早期出现牙痛、牙松动和脱落感；牙槽突和硬腭肿块，表面光滑呈结节状；常有拔牙后创口不愈合病史。晚期才出现鼻部症状和面颊畸形。

2. 原发于上颌窦前下壁外侧的肿瘤

早期可无明显症状，或有上磨牙区放射性疼痛，易误诊为三叉神经痛。晚期易侵入翼腭窝出现翼腭窝综合征，也可向后侵犯咽侧部和下颌骨支等。口腔内出现肿块较早。

3. 原发于上颌窦后上壁外侧的肿瘤

早期无明显症状，当肿瘤压迫眶下神经时可出现一侧上颌区痛、感觉异常或面颊麻木。稍晚可侵入颧突、颞下窝，翼腭窝，出现相应症状。如自眶外下壁穿破眶内，即有眼症状。可向咽后淋巴结转移。

4. 原发于上颌窦后上壁内侧的肿瘤

早期可出现患侧鼻塞、血性脓涕、泪溢、眼睑水肿、眼球移位等症状。其首发症状为鼻出血。约40%患者就诊时有面、鼻外部畸形，常为一侧隆起。肉瘤生长迅速，常可在隆起处扪出破蛋感，癌肿亦可由隆起处溃破。如侵入鼻腔，鼻腔检查可见癌肿多为广基、结节状或菜花样，易溃烂和继发感染，组织脆而易出血。肉瘤常有被膜。有时鼻腔内无肿瘤可见，但见鼻侧壁向内移位。晚期可有颈深上淋巴结转移。常先有咽侧和咽后淋巴结转移肿大。

三、诊断与鉴别诊断

上颌窦恶性肿瘤早期因无明显典型的症状及体征，故临床上难以确诊，由于 CT 及 MRI 等影像学检查的普及，以及鼻窦内镜技术的发展，使得早期发现、早期诊断成为可能。晚期患者由于各种症状明显，综合分析，诊断不难。但确诊仍需靠活组织检查。上颌窦内新生物可通过内镜进行活检。另外，对于那些鼻内新生物或息肉，触探易出血，手术切除时出血多，术后迅速复发，也应做活检确诊；长期反复上颌窦穿刺，症状无改善反而加重的慢性上颌窦炎患者，也应做探查手术确诊。

早期上颌窦恶性肿瘤局限于窦内者无特殊体征，易与慢性化脓性上颌窦炎、鼻息肉等混淆，造成误诊。晚期有邻近器官侵犯，故易误诊为三叉神经痛、牙髓炎、牙周炎、牙源性上颌窦炎、慢性化脓性上颌窦炎及鼻息肉等，应提高警惕，仔细检查，以免延误病情。

四、治疗

目前主要采用手术切除，配合放疗或化疗等综合疗法，手术加放疗的一般方案为：术前局部小剂量（1/3～1/2 量）深度 X 线外照射；待放疗反应基本消退后 10～14 d，进行手术切除；术后 10～14 d 再给予足量深度 X 线外照射、远距离镭疗、钴外照射，或镭模或镭氡子手术腔内照射。不同临床分期的治疗原则如下。

Ⅰ期：以手术切除为主。一般做扩大的 Denker 手术或上颌骨次全切除或部分切除术。术前不用放射疗法，但术后做预防性放射治疗。

Ⅱ期：以手术切除为主。必须做广泛切除，必要时连筛窦及眶内容一并切除，术前后均应行放射治疗。

Ⅲ期：可以手术切除为主。切除必须广泛，术前后进行放射治疗，并行颈淋巴廓清术；也可以放射疗法为主,先做一引流道,如硬腭开窗、牙槽突切除等小手术,用足量放射治疗,同时用化学疗法(5-FU)以增高肿瘤对放射治疗的敏感性。

Ⅳ期:主要做姑息放射疗法、化学疗法、中草药治疗及一般支持疗法。

1.手术治疗

术式的选择主要根据肿瘤原发部位及侵犯的范围而定。一般采用上颌骨切除术。手术方式有以下 3 种。

(1)上颌骨全切除术:通常采用 Weber-Fergusson 切口,可向外延长切口,以充分暴露上颌骨。沿切口分离皮下组织、脂肪与骨膜。将组织瓣向外翻转。沿眶下缘、上颌骨额突及颧骨切开骨膜,暴露该处骨质,并剥离眶下壁。用线锯、电锯、斜面平骨凿或骨剪切断颧骨、上颌骨额突后,拔除患侧中切牙。于中线偏外约 0.5 cm 处,切开硬腭黏膜,并自硬腭后缘始,横行切断其与软腭间的联系,用平滑凿由前向后将牙槽突正中偏外凿开,并向后凿开硬腭,再以平凿轻轻凿开上颌结节与翼突间骨性联系。此时一侧上颌骨与周围骨性联系均全断离。用骨钳夹持上颌骨体轻轻摇动,见有骨或软组织连着处,以骨钳或组织剪断离之,完整取出上颌骨。创腔内出血点均结扎止血。如筛窦受侵犯,亦应完全除去。清除残留肿瘤组织。用凡士林或碘仿纱条填塞手术创腔,并用腭托板支持,自健侧撮扎放入鼻饲管。面颊组织瓣放回原位,逐层缝合。术中可从各部位取材做冷冻切片,及时了解手术是否彻底。如肿瘤已侵入眼眶破坏眶骨膜者,应许同眶内容一并切除;肿瘤已侵入筛、蝶窦者,应开放窦腔,清除肿瘤;肿瘤如累及面颊部软组织或皮肤时,应连同皮肤一起切除;肿瘤如侵犯前颅窝硬脑膜时,可切除部分硬脑膜。如上颌窦底和硬腭未被肿瘤侵犯,可将患侧硬腭黏骨膜瓣保留,在术毕时与颊唇黏膜缝合,以隔开术腔与口腔,填塞纱条则自患侧鼻腔引出。为防止眶下壁去除后所致眼球下坠,可在术毕即戴上预制牙托或在术前缝合上下睑至伤口愈合后再拆开;或用术腔外方颞肌瓣横过眶底缝于内眦,以支持眶内容物;或用钽丝网横过眶底做支持。

上颌骨切除术后术腔植皮,可使愈合快,创面清洁,结痂少,痛苦轻,并发症少。但仅在肿瘤彻底切除、无转移现象、无感染、术中未用电刀烧灼,不致产生坏死组织的患者,才可于创面及暴露的硬脑膜上,缝植游离中厚层皮片或薄片上。无论植皮与否,术后均可立即戴上预制的牙托,如眶内容清除者,可戴特制的中空联合修复体。其优点为:支持移植皮片,促进愈合;弥补手术缺损所致功能障碍,术后即可进流汁饮食,不必鼻饲;咀嚼、吞咽、发音、呼吸等受影响少;闭合术腔,减少感染;防止眼球下坠,减少面部畸形;亦可作为术腔镭疗的固定物。

(2)上颌骨次全切除术:适用于早期患者,肿瘤局限于窦底而未侵犯窦腔上壁或筛、蝶窦者。可用口内或面外切口,手术方式同全切除术,但保留眶下壁。筛窦仍需刮除。

(3)上颌骨部分切除术:适用于局限于窦底、牙槽突及硬腭的患者,口内切口行上颌骨牙槽突和部分硬腭切除术。晚期患者单独用放射治疗时,为了建立引流通道,亦可切除部分牙槽突或在硬腭上开窗。

上颌骨切除术的围手术处理如下。

术前准备:①首先对患者进行思想工作,说明手术的必要性和目的,可能出现的情况及术后面部畸形,解除患者顾虑;②治疗上呼吸道疾病,注意口腔清洁;③加强营养,必要时给以小量输血;④术前 3 d 开始给抗生素预防感染,可短期给予强的松等激素制剂,以增强机体的应激能力;⑤准备术中输血,300~800 mL;⑥术侧上颌部预制牙托;⑦术前晚及术前 2h 给镇静剂,按麻醉法进行准备。

术后处理：①术后 2～3 d 取出手术腔内填塞物，以后用生理盐水、过氧化氢溶液 1∶5 000 高锰酸钾溶液每天冲洗，保持创腔清洁；②术后用抗生素 1 周控制感染；③注意营养，鼻饲浓缩高热量流汁，必要时输液、输水解蛋白或补充全血，有预制牙托者给予流质饮食；④预防面部水肿，取半卧位，低盐饮食，必要时给利尿剂、酶、和肾上腺皮质激素制剂；⑤注意术后流涎的护理，涎液过稠可给热饮料、碘剂、祛痰剂及碱性溶液含漱；⑥术后 7 d 拆线，植皮者 10 d 拆线；⑦镇静、止痛、给予维生素和铁制剂药品；⑧恢复期患者坚持张口练习，防止翼腭窝瘢痕增生挛缩，致张口困难；⑨建立卡片，长期随访。手术腔内较易复发肿瘤处为上内角近筛窦处、翼腭窝、鼻咽侧壁和后壁，复查时可用鼻窦内镜进行检查。

2.放射治疗

上颌窦恶性肿瘤可单用放疗，也可与手术配合应用。

（杨明亮）

第二十三节　急性咽炎

急性咽炎(acute pharyngitis)是发生于咽黏膜、黏膜下组织及其淋巴组织的急性炎症，常为上呼吸道感染的一部分。亦可为全身疾病的局部表现或为急性传染病之前驱症状。

一、病因

急性咽炎可由多种病因引起，主要包括以下四种。

1.病毒感染

主要包括鼻病毒、流感病毒、副流感病毒、麻疹和水痘病毒、单纯疱疹病毒、巨细胞病毒等。

2.细菌感染

主要包括链球菌、白喉杆菌、肺炎双球菌等。白喉杆菌目前国内已少见。其中 A 组乙型链球菌引起症状较重，它可以导致风湿热和链球菌感染后肾小球肾炎。

3.真菌

白念珠菌、沙眼衣原体等。

4.理化因素

理化因素如高温、烟雾、粉尘、刺激性气体等。

在以上病因中，病毒感染和细菌感染更为常见。成人和较大儿童常继发于急性鼻炎之后。另外，受凉、淋雨、过度紧张、疲劳、烟酒过度、全身抵抗力下降等因素均为本病诱因。

二、症状及体征

按严重程度将急性咽炎分度。

1.轻度

主要表现为咽部不适(干燥、灼热感)、全身乏力及低热，此时查体可见咽部充血，但无淋巴滤泡增生或淋巴结肿大。

2.中重度

主要症状表现为咽痛(吞咽尤其是空咽时加重)、吞咽困难、头痛、全身乏力及高热，查体可见口咽及鼻咽部黏膜弥散性充血,舌体肿大,咽后壁淋巴滤泡和咽侧索红肿,细菌感染者可见咽后壁黄白色点状渗出物;更为严重者可见软腭及腭垂水肿,颌下淋巴结肿大、压痛。

三、诊断

根据病史、症状及体征,急性咽炎诊断并不困难。

(1)通过临床症状较难区分致病原因为细菌或病毒感染,但后者症状一般较轻且常伴有流涕和声嘶,细菌感染全身症状较为明显。

(2)咽拭子检查对 A 组链球菌的检出率高达 90%,从而有助于明确病因。连续咽拭子培养未见细菌生长,则提示病毒感染可能。

(3)可行外周血常规检查帮助诊断。

(4)另外,还应注意是否为麻疹、猩红热、流感、百日咳、脊髓灰质炎、脑炎等急性传染病的前驱症状或伴随症状。

(5)为防止漏诊和误诊,如遇以上传染病流行季节和流行地区有咽部症状前来就诊者,应密切观察,进行必要的实验室检查。如在口腔、咽部、扁桃体等部位出现假膜、坏死,应行血液检查,以排除血液病。

四、鉴别诊断

本病鉴别诊断主要包括以下几种。

1.急性病毒性喉炎

常由甲型流感病毒、鼻病毒、副流感病毒或腺病毒等引起。临床特征为声嘶、说话费力、咳嗽伴咽喉疼痛及发热等。查体可见喉部水肿、充血、局部淋巴结轻度肿大伴触痛,有时可闻及哮鸣音。

2.疱疹性咽峡炎

主要由柯萨奇病毒 A 引起。临床表现为明显的咽痛、发热,查体可见咽部充血,软腭、腭垂、咽和扁桃体表面有灰白色疱疹和浅表溃疡,周围有红晕。病程为 1 周左右。夏季好发,儿童多见,偶见于成人。

3.咽结膜热

主要由腺病毒和柯萨奇病毒等引起。临床主要表现为发热、咽痛、畏光、流泪等;体检时可见咽部和眼结膜明显充血。病程为 4~6 d。夏季好发,儿童多见,游泳者中易于传播。

4.细菌性咽扁桃体炎

主要由溶血性链球菌引起,也可由流感嗜血杆菌、肺炎球菌、葡萄球菌等致病菌引起。临床特点为起病急、咽痛明显、畏寒、发热(体温可高达 39℃ 以上)等。查体可见咽部明显充血,扁桃体肿大、充血、表面可见脓性分泌物,颌下淋巴结增大、压痛,肺部检查无异常发现。

五、治疗

1.对症治疗

(1)休息:发热、全身症状较重或年老体弱者应卧床休息,多饮水及进流质饮食,禁食辛辣刺激食物,禁烟酒,保持室内空气流通,防止受凉。

(2)局部用药:复方替硝唑漱口水含漱,含服度米芬喉片、碘含片及银黄含片等。另外,还可用 1%~3%碘甘油、2%硝酸银涂抹咽后壁肿胀的淋巴滤泡。对于咽痛明显的患者,可于饭前含漱双氯芬酸钠含漱液等,减轻吞咽疼痛。

2. 病因治疗

明确病因,对于感染较重、全身症状明显的患者选用相应抗病毒及抗菌药物。

(1)抗病毒感染:有一定疗效。①离子通道 M_2 阻滞药:如金刚烷胺及其衍生物甲基金刚乙胺可用于预防和治疗甲型流感病毒,阻滞其在细胞内的复制,在发病 $24\sim48$ h 使用,可减轻发热等症状。②神经氨酸酶抑制药:如奥司他韦和扎那米韦等,能有效治疗和预防甲、乙型流感病毒,早期(48 h 内)使用可以减轻症状、缩短症状持续时间。③其他药物:吗啉胍(ABOB)对流感病毒、腺病毒和鼻病毒等有一定的疗效;广谱抗病毒药利巴韦林对流感病毒、副流感病毒等 RNA 病毒和 DNA 病毒均有较强的抑制作用,主张早期使用。

(2)抗细菌感染:可酌情选用适当的抗生素,如青霉素类、大环内酯类、氟喹诺酮类等。对单纯病毒感染者不应应用抗菌药物。

3. 中医治疗

根据中医辨证施治的原则,应用中药治疗本病有较好疗效。中医学多认为本病为外感风热,宜疏风解表,银翘散、正柴胡饮、板蓝根冲剂等清热、解毒、抗病毒药物在临床应用较为广泛。

(杨明亮)

第二十四节　急性扁桃体炎

急性扁桃体炎(acute tonsillitis)是腭扁桃体的一种非特异性急性炎症,常伴有一定程度的咽黏膜及咽淋巴组织的急性炎症。中医称为"乳蛾""喉蛾"或"莲房蛾"。常发生于儿童及青少年,50 岁以上,4 岁以下患者较少见。春、秋季节气温变化时最多见。

一、病因

(1)主要致病菌为乙型溶血性链球菌、葡萄球菌、肺炎双球菌。腺病毒也可引起本病。细菌和病毒混合感染者也多见,近年还有厌氧菌感染的病例报道。

(2)上述病原体细菌可能是外界侵入的,亦可能是隐藏于扁桃体隐窝内的细菌,当机体抵抗力因寒冷、潮湿、过度劳累、烟酒过度、有害气体刺激等因素骤然降低时,细菌繁殖加强所致。

(3)急性扁桃体炎的病原体可通过飞沫、食物或直接接触而传染,具有传染性。

三、临床表现

(1)起病较急,可有畏寒发热,一般持续 $3\sim5$ d。

(2)头痛、食欲差、疲乏无力、腰背及四肢酸痛便秘等。

(3)小儿患者可因高热引起抽搐,呕吐及昏迷。局部症状如下。①咽痛:为主要症状。初起,多为单侧疼痛,继可发展至对侧。②口咽溃疡:一些患者可出现口咽部溃疡。③吞咽困难:儿童因为疼痛而拒绝进食饮水。④耳痛、耳鸣、耳闷胀:若炎症蔓延至咽鼓管,可出现中耳炎。⑤葡萄球菌感染者、扁桃体大者,可引起呼吸困难。

(4)炎症可向周围扩散,引起扁桃体周围蜂窝织炎、扁桃体周围脓肿,也可引起急性中耳炎、急性颈淋巴结炎及咽旁脓肿等。可并发与溶血性链球菌感染有关的风湿热、急性血管球性肾炎、心肌炎、关节炎等,应特别警惕心肌炎患者的突然死亡。

三、辅助检查

(1)急性病容,面色潮红,口臭,舌被厚苔,不愿说话或惧行吞咽动作。

(2)颈部淋巴结肿大,特别是下颌角处的淋巴结往往肿大,并且有触痛。

(3)局部检查可见到不同类型扁桃体炎有不同表现。①急性充血性扁桃体炎亦称急性卡他性扁桃体炎,主要表现为扁桃体充血、肿胀、表面无脓性分泌物。②急性化脓性扁桃体炎含急性隐窝性扁桃体炎和急性滤泡性扁桃体炎,表现为扁桃体及腭弓明显充血,扁桃体肿大;隐窝型表现隐窝口有黄白色脓点,有时渗出物可融合成膜状,不超出扁桃体范围,易于拭去而不遗留出血创面;滤泡型主要表现为扁桃体实质之淋巴滤泡充血、肿胀、化脓,扁桃体形成蛋白色小隆起。

(4)血常规提示白细胞明显增多。

四、诊断

(1)诊断常无困难,但确定病原菌需做细菌培养,并结合血清学检查,如抗链球菌溶血素、抗溶纤维蛋白素等来做综合判断。

(2)腺病毒单克隆抗体法检测腺病毒抗原有助于腺病毒感染所致急性扁桃体炎的早期诊断。

五、鉴别诊断

1. 白喉

虽然该病在我国已很少见,但未绝迹。作为烈性传染病,仍需提高警惕,以免漏诊或误诊。咽白喉起病较缓慢,全身情况差,咽部多形成不易擦去的灰白色假膜,如强行除去,将留下出血创面,而急性扁桃体炎所形成的假膜则易于拭去,不遗留出血创面。此点是两者鉴别诊断的重要依据。

2. 风疹、水痘、麻疹、百日咳、流行性腮腺炎等其他传染病

初期常有类似急性扁桃体炎的表现,但随后出现各自的特殊症状,不难鉴别。故对急性扁桃体炎患者应密切观察,以免漏诊或误诊。

3. 樊尚咽峡炎(Vincent's angina)

樊尚咽峡炎是一种溃疡膜性炎症,由厌氧梭形杆菌及螺旋体共同寄生而引起。咽痛为主要症状,因为病变先发生于一侧扁桃体或牙龈,故早期多为一侧咽痛。患者常有口臭,吞咽困难,头痛,全身不适,背及关节痛,体温一般不超过 38.5 ℃,全身症状较急性扁桃体炎为轻。检查见扁桃体上有覆以假膜的溃疡,周围组织充血。病情严重者,病变可蔓延到整个咽部或口腔。涂片可找到梭形杆菌及螺旋体。本病假膜为溃疡的坏死物所形成,易于拭去,拭去后溃疡面上有小出血点。

4. 粒细胞缺乏性咽峡炎

该病发病急,进展迅速,口腔及咽部黏膜充血、红肿,扁桃体、腭弓及软腭可见表浅溃疡或坏死性溃疡,并有黄色渗出物。血液检查显示白细胞和中性粒细胞总数减少。一些血液病如传染性单核细胞增多症、急性白血病等,均可出现与急性扁桃体炎类似的症状和局部体征,血

液检查可以确诊。

5.扁桃体癌

扁桃体癌是腭扁桃体常见的恶性肿瘤。多见于 40 岁以上的男性。癌瘤多发生于扁桃体上极,常有浅表溃疡。早期症状不显,只用咽部不适,异物感或轻微疼痛。晚期可用明显咽痛,吞咽时加剧,并可放射到同侧耳或面部。常有口臭、出血及张口困难等症状。单侧扁桃体明显肿大,呈结节状或菜花状,或表面有溃疡、坏死、假膜。肿瘤发展快,常侵犯周围组织,出现吞咽、呼吸障碍。

六、治疗

1.一般治疗

卧床休息,多用温开水漱口,多饮水。食富含维生素等营养的半流质或软食。高热者给予酒精擦浴或冰袋降温,颈部敷冰袋有良好的镇痛效果。

2.药物治疗

(1)药物治疗的目的是控制感染,减轻症状。抗生素消炎是主要治疗原则。根据临床表现轻重,及咽部细菌检测结果(如链球菌快速检测)选用敏感抗生素。

(2)扁桃体隐窝呈分支状盲管,深浅不一,经一次急性化脓性扁桃体炎发作后,如未彻底治愈,病菌仍存留于隐窝内。当抵抗力下降时,细菌则大量繁殖,产生大量毒素。易致本病再次发作,或导致细菌性心内膜炎、心肌炎、肾小球肾炎、风湿热、关节炎等并发症。因此,急性扁桃体炎的药物治疗,必须用足够剂量,并且待症状体征消退后继续用药 2~4 d。

(3)选用抗生素的顺序:本病首选青霉素类,若青霉素过敏可考虑头孢菌素类药物,但应注意交叉过敏性。若前两者均过敏,则考虑应用喹诺酮类、林可霉素类或氨基糖苷类。

(4)药物的剂量根据病情的轻重而定,一般不考虑同时应用两种或两种以上抗生素。A 族乙型溶血性链球菌是主要致病菌,通常用青霉素 G 240 万~960 万 U/d,分 2~3 次静脉滴注。

(5)症状严重者加用维生素 C。体温高者(>38.5 ℃)应用复方阿司匹林等,用药后由于出汗较多,注意体液补充,以防虚脱。

(杨明亮)

第二十五节　扁桃体周围炎及扁桃体周围脓肿

扁桃体周围脓肿(peritonsillar abscess)为扁桃体周围间隙的化脓性炎症,又名脓性蜂窝织炎性咽峡炎,中医称为"喉痈",多见于青壮年。

一、病因

扁桃体周围脓肿大多数为急性化脓性扁桃体炎的并发症。由于扁桃体隐窝特别是上隐窝引流不畅或深部滤泡化脓,感染向深层发展,穿透扁桃体被膜进入扁桃体周围隙。磨牙周围炎症也可发展至扁桃体周围隙。初为炎性浸润,即扁桃体周围炎,继而形成脓肿。脓肿多位于扁桃体前上方,即舌腭弓上方与舌扁桃体间,位于其后上方或后下方者少见。常发生于一侧。其致病菌为金黄色葡萄球菌、乙型溶血性链菌、甲型草绿色链球菌及厌氧性链球菌(恶臭味)。

二、症状

(1)大多数发生于急性扁桃体炎发病经 3～5 d,或急性扁桃体炎病情刚有好转之时,患者体温度升高,严重者高热、寒战,全身出现中毒症状。一侧咽痛较扁桃体炎时加剧,常放射至同侧耳部及牙齿,因咽痛剧烈及软腭肿胀,患者吞咽困难,口涎外溢,饮水向鼻腔反流,语言含糊不清。周围炎症波及翼内肌时,出现张口困难。脓肿甚大者可能引起上呼吸道梗阻。

(2)患者表情痛苦,头偏向患侧稍前倾。口臭多涎,舌苔厚腻,张口受限,颈淋巴结肿大、压痛。若为前上位脓肿,患侧舌腭弓上部及软腭充血、肿胀,明显隆起,扁桃体覆以脓性分泌物,被推向内下方,腭垂充血肿胀转向对侧;后上位脓肿时,患侧咽腭弓明显肿胀隆起,扁桃体被推向前下方;下位脓肿者极少见,但可并发咽、喉水肿及颈动脉鞘炎,以扁桃体下极与舌根部之间肿胀隆起为著,而软腭及腭垂充血肿胀不明显。

(3)炎症向下蔓延,可引起咽、喉部急性炎症,尤其是后下位脓肿,可发生上呼吸道阻塞,迅速出现呼吸困难。炎症扩散可经咽侧壁侵入咽旁隙,形成咽旁脓肿。少数病例可并发颈动脉鞘感染、颈静脉血栓、脓毒症、化脓性颈淋巴结炎等。若在熟睡中脓肿溃破而脓液流入喉及气管内,可发生窒息或吸入性肺炎,但罕见。

三、辅助检查

(1)患侧舌腭弓及软腭高度红肿,腭垂肿胀偏向健侧,扁桃体常被红肿的舌腭弓遮盖并被推向内下方。

(2)颌下淋巴结肿大,有时颈部活动受限。

(3)为明确是否形成脓肿,可在最隆起处穿刺抽吸。

四、诊断

根据病史、症状及体征,诊断不难。通常根据下列各点,可判定脓肿已形成:发病经 4～5 d,张口受限,局部隆起明显,触痛点局限。必要时可在软腭隆起的最高处穿刺抽脓,以明确诊断。

五、鉴别诊断

1.咽旁脓肿

患侧的咽侧壁连同扁桃体被推移向内隆起,也可出现张口受限,但咽部炎症较轻,扁桃体本身无明显病变。颈侧放射性疼痛剧烈,常有炎性脓肿及明显触痛。

2.智齿冠周炎

多伴有下颌智齿阻生和牙周袋形成,龈瓣及周围软组织红肿、疼痛,炎性肿胀可蔓延至舌腭弓,但扁桃体及腭垂不受波及。

3.扁桃体脓肿

扁桃体脓肿为扁桃体本身的脓肿,可在扁桃体内穿刺抽出脓液,从扁桃体上隐窝中可见脓液流出。患侧扁桃体肿大,炎症向周围浸润,但无张口受限。

4.脓性下颌炎

脓性下颌炎是口底的急性炎症,形成弥散性蜂窝织炎,在口底及颏下有炎性肿块将舌抬高,压舌疼痛,伸舌困难,张口受限但非牙关紧闭,感染侵及咽、喉部可出现上呼吸道梗阻。软腭及舌腭弓充血隆起。该病多因牙源性感染引起。

六、治疗

1.脓肿未形成前的治疗

同急性扁桃体炎,须静脉给予足量抗生素、控制炎症扩散,制止脓肿形成及防止并发症的发生。也可用加普鲁卡因的青霉素或庆大霉素局部封闭,有消炎镇痛作用。

2.穿刺抽脓

通过穿刺可以明确脓肿是否已形成脓肿的部位,同时也达到了治疗的目的。在0.5%～1%地卡因黏膜表面麻醉下,选择脓肿最隆起和最软化处,试探性进针,注意方位,不可刺入太深,以免误伤咽旁大血管。针进入脓腔时有空虚感,回抽时即有脓液抽出。尽量将脓液抽净,然后针头不动,换上空针,用抗生素液冲洗。

3.切开引流

在局部麻醉下于脓肿穿刺部位切开引流。若无法确定切口部位,则从腭垂根部做一假想水平线;从舌腭弓游离缘下端做一假想垂直线,两条线交点稍外,即为适宜做切口之处。切口长为1～1.5 cm,切开黏膜及浅层组织(不可过深),用一血管钳向后外方顺肌纤维走向逐层分离软组织,直达脓腔排脓。术后不置引流条,每日扩张切口并冲洗脓腔1次,数日即可痊愈。

4.脓肿期施行扁桃体切除术

一般情况下,扁桃体急性炎症消退后经2～3周才可施行手术。但对于扁桃体周围脓肿者,确诊后或切开排脓后数日,在足量抗生素控制下,便可施行患侧扁桃体切除术。此时扁桃体被膜与扁桃体窝之间已为脓液所分离,所以,手术剥离扁桃体较易,出血少、疼痛轻。扁桃体切除后,其脓腔完全敞开,容易治愈。

尽早除去病灶,可减少并发症的发生,亦可避免再次手术时的痛苦和因瘢痕形成造成剥离扁桃体的困难。

(杨明亮)

第二十六节　咽旁脓肿

咽旁脓肿(parapharyngeal abscess)为咽旁隙的化脓性炎症,早期为蜂窝织炎发展而成脓肿。其感染途径较多,如腭扁桃体、咽扁桃体、牙齿、腮腺以及鼻部、咽部所属淋巴结等处的急性炎症,均可蔓延至咽旁隙中。尤其是儿童,这些部位是发生感染的常见部位,故咽旁隙头、颈部是最易受感染的间隙之一。

一、病因

本病的致病菌最常见的为溶血性链球菌,其次为金黄色葡萄球菌、肺炎链球菌等。导致咽旁隙感染的原因如下。

(1)邻近组织或器官的化脓性炎症如急性咽炎、扁桃体炎及急性鼻炎、鼻窦炎等,直接侵袭或经血行感染侵入咽旁隙形成脓肿。邻近组织的脓肿直接溃破或延展,如扁桃体周围脓肿、咽后脓肿、牙槽脓肿、颞骨岩部脓肿及耳源性颈深部脓肿(Bezold 脓肿)等,均可能引起本病。

(2)咽部外伤及异物咽侧壁受异物或器械的损伤,引起感染,如鱼刺刺伤、内镜检查时的损伤等,炎症蔓延至咽旁隙,可形成脓肿;咽或口腔手术,如扁桃体切除或拔牙等,麻醉针头可将细菌直接带入咽旁隙引起感染。另外,扁桃体周围脓肿切开排脓时,误将咽上缩肌穿透,也可引起本病。

(3)经血流和淋巴系感染邻近器官或组织,可经血流和淋巴系累及咽旁隙,引发本病。

二、症状与体征

1.症状

(1)患者局部表现有咽侧及颈部剧烈疼痛,吞咽障碍,语言含混。咽旁前隙感染因侵及翼内肌,可出现牙关紧闭,张口困难。

(2)全身症状有患者精神萎靡、食欲缺乏、头痛不适、持续高热、间有寒战,呈脓毒型热。

2.体征

(1)患侧下颌下区肿胀,局部坚硬,触痛明显,患者头部偏向患侧以减轻疼痛。严重者肿胀范围可上达腮腺,下沿胸锁乳突肌而达锁骨上窝。若已形成脓肿,则局部可能变软。

(2)咽部检查可见咽侧壁隆起,软腭及腭弓充血水肿,扁桃体被推向咽腔中央,而扁桃体本身无明显病变,口腔内分泌物较多,因张口受限,有时咽部病变看不清楚。如为后隙感染,不引起牙关紧闭,扁桃体不被推移。

三、辅助检查

(1)患侧颌下区及下颌角后方肿胀,触诊时觉坚硬而有压痛。严重者肿胀范围可上达腮腺,下沿胸锁乳突肌而达锁骨上窝。若已形成脓肿,则局部可能变软。

(2)咽部检查可见患侧咽侧壁隆起,充血,扁桃体及腭弓被推向中线,但扁桃体本身未见病变。但因脓肿位于深部,由颈外触诊时,不易摸到波动感,故不能以有无波动感为诊断咽旁脓肿的依据。

(3)必要时可在颈外压痛最显处试行穿刺抽脓。

四、诊断

(1)根据临床表现及有关检查,可以明确诊断,如可以颈部肿胀处穿刺抽脓。

(2)B超检查可以探及液平面;X线颈部摄片,可见咽侧软组织阴影加宽;血常规检查白细胞总数明显升高。

(3)但由于脓肿位于深部,从颈外触诊时不易摸到波动感,故不能以有无波动感作为诊断咽旁脓肿的依据。

五、鉴别诊断

1.扁桃体脓肿

扁桃体脓肿为扁桃体本身的脓肿,可在扁桃体内穿刺抽出脓液,从扁桃体上隐窝中可见脓液流出。患侧扁桃体肿大,炎症向周围浸润,但无张口受限。

2.脓性下颌炎

是口底的急性炎症,形成弥散性蜂窝织炎,在口底及颏下有炎性肿块将舌抬高,压舌疼痛,伸舌困难,张口受限但非牙关紧闭,感染侵及咽、喉部可出现上呼吸道梗阻。软腭及舌腭弓充血隆起。此病多因牙源性感染引起。

3.咽后脓肿

急性型起病急,有发热、哭闹、烦躁不安,因咽痛拒食。一般是在发病后 2～3 d 即可形成脓肿。脓肿形成后,咽后壁隆起突向咽腔,则有不同程度的咽下困难及呼吸不畅。慢性型起病缓慢,病程长,多伴有结核病的全身表现,咽部症状不明显,常在 3 周后脓肿逐渐增大才有喉咽部梗阻感和吞咽不畅感。检查颈部活动受限,下颌角下及颈侧淋巴结肿胀、压痛。咽部黏膜充血咽后壁膨隆,多偏于一侧,触之柔软或有波动感。

六、治疗

1.脓肿未形成前

以消炎治疗为主。为防止炎症扩散及并发症的发生,可应用足量抗生素及磺胺药。局部热敷或理疗。患者卧床休息,多饮水,吃软食,必要时可给予镇静药及缓泻药。

2.脓肿形成期

(1)经颈外径路切开排脓:适用于脓肿位置较深或颈部肿胀明显者。在局部麻醉下以下颌角为中心,于胸锁乳突肌前缘做一纵形切口,用血管钳钝性分离软组织进入脓腔。排脓后冲洗干净,放置引流条,缝合部分伤口并包扎。每日换药 1 次,宜用抗生素液冲洗脓腔。

(2)经口径路:适用于脓肿明显突向咽侧壁,且无血管搏动者。在咽侧壁最突出部分做一垂直切口,长约 2 cm,然后用血管钳钝性分离到脓腔,引流脓液。

(杨明亮)

第二十七节　咽后脓肿

咽后间隙(retropharyngeal space)位于椎前筋膜与颊咽筋膜之间,上起颅底,下至上纵隔,相当于第 1～2 胸椎平面,外侧为颈动脉鞘。咽后间隙在中线处被咽缝分为左、右两侧且不相通。每侧咽后间隙中含有 3～8 个淋巴结,收集来自咽扁桃体、咽鼓管、鼻腔、鼻窦等区域的淋巴液。这些淋巴结在 3 个月至 3 岁的婴幼儿较多,4 岁后多萎缩,6 岁后则完全消失。咽后间隙感染可形成咽后脓肿(retropharyngeal abscess)。

一、分类

因发病机制不同,咽后脓肿可分为急性咽后脓肿和慢性咽后脓肿。急性咽后脓肿较为常见,为咽后淋巴结急性感染所致,多发生于 3 个月至 3 岁的婴幼儿,冬、春两季多见。通常患儿全身状态较差,多继发于慢性消耗性疾病、营养不良、消化不良等。慢性咽后脓肿较为少见,多为颈椎结核引起,成人多见,儿童亦可见。

二、病因

1.急性咽后脓肿

(1)咽后间隙化脓性淋巴结炎:急性咽炎、扁桃体炎、鼻及鼻窦炎等上呼吸道感染及化脓性中耳炎、咽鼓管炎等均可通过淋巴管波及咽后间隙淋巴结,最终形成脓肿,此类脓肿多发生在一侧。

(2)咽部外伤:咽部异物刺伤咽后壁、咽后壁或者颈段食管的穿透性外伤、腺样体刮除等均为咽后脓肿的常见原因。

(3)耳部感染:少数病例中,急性中耳乳突炎并发的颞骨岩尖炎可穿出锥底流入咽后间隙形成脓肿。

2.慢性咽后脓肿

慢性咽后脓肿多为结核感染形成的冷脓肿,继发于颈深淋巴结结核感染的咽后淋巴结结核及颈椎结核,颈椎结核形成脓肿早期于椎前间隙,晚期可由椎前间隙破入咽后间隙。而咽后间隙淋巴结结核感染直接在咽后间隙形成脓肿,且多位于中线的一侧。

三、临床表现

1.急性咽后脓肿

(1)由于脓肿阻塞气道和吞咽通道,吞咽困难和呼吸困难为咽后脓肿的典型症状。小儿有拒食、吐奶或从鼻孔呛出、呛咳不止,说话及哭声含糊不清如口内含物。烦躁不安、啼哭不定、呼吸困难、呼吸呈喘鸣音,出现闭锁性鼻音或鼾声。脓肿位置靠下时堵塞喉咽部及喉前庭,将引起明显的呼吸困难,坐位和立位时更明显。

(2)畏寒、高热、寒战、咳嗽等全身症状。

(3)斜颈。头颈不能转动,呈强迫性后仰头位。

(4)脓肿自行破溃时,脓液可被吸入气管,引起突然窒息而死亡。

2.慢性咽后脓肿

患者常主诉为咽喉部不适,轻微的吞咽困难,有结核病的全身表现,起病缓慢、隐匿、病程较长,随脓肿增大,咽部症状渐增加。

四、辅助检查

患者呈急性面容,一般情况差,体温增高,心率、呼吸增快,呼吸音可呈喘鸣音,颈外触诊可及颈浅淋巴结肿大、压痛,患儿躲避触诊。咽部见咽后壁充血明显,一侧隆起,脓肿较大者可将患侧腭咽弓及软腭向前推移,咽腔积聚大量泡沫状分泌物。

脓肿形成后有局限性红肿隆起,表面光滑发亮,位于口咽部后壁偏于一侧,突出明显的地方可见黄白色脓点,触诊波动感明显。鼻咽部和喉咽部偶尔也可发生脓肿,应注意检查。检查时注意操作轻柔,避免导致脓肿破裂。颈椎结核引起的脓肿常位于咽后壁中央,黏膜色泽较淡。

五、诊断

根据如上典型病史、症状以及检查所见,做出咽后脓肿的诊断并不困难。婴幼儿如有上述症状时,需首先考虑此病。

颈侧位 X 线片或 CT 扫描可见颈椎前隆起软组织影,有时可见气体或液平面。颈椎有结核病变者,可见骨质破坏征象。X 线片有一定假阴性,CT 检查更有利于判断。

六、鉴别诊断

咽后脓肿需与以下疾病鉴别。

1.扁桃体周围脓肿

有急性扁桃体炎病史,常合并发热等全身中毒症状,多呈强迫性头位,头颈斜向患侧,略向前倾,颈部活动受限。多有张口受限,可见一侧扁桃体、同侧腭舌弓上段及软腭明显红肿膨隆灶,发音时该侧软腭活动受限。

2.咽旁脓肿

可有高热、畏寒、食欲缺乏等全身症状,局部主要表现为咽痛及颈部疼痛,吞咽、张口及头部活动时加剧。茎突前间隙感染累及翼内肌时,可出现牙关紧闭、张口困难,可伴反射性耳痛。查体可见患侧颈部、下颌下区肿胀,触之坚硬,有压痛。

3.急性喉炎、喉水肿、喉异物、白喉

声嘶、呼吸困难是其共同点,查体可见喉部黏膜充血、水肿或见假膜或异物。

4.咽后壁肿瘤

血管瘤、神经鞘瘤、脊索瘤等可致咽后壁隆起,需认真鉴别。

七、治疗

1.急性咽后脓肿一经确诊,应及早切开排脓

由于气管内插管有可能导致脓肿破裂引起误吸甚至窒息,因此患儿多不采取麻醉,成人可在咽部喷2%丁卡因数次行表面麻醉后进行切排。切开排脓体位有两种。

(1)正坐位:由熟练的助手或家长固定患儿脚、手、头部,在充分照明条件下,术者应操作迅速,动作准确,趁患儿哭闹之际置入压舌板适当压迫舌体。不可强压舌根,以防引起迷走神经反射性呼吸心搏骤停。用上颌窦穿刺针从脓肿最膨隆处刺入,尽量抽净脓液,进而用血管钳从穿刺点或最膨隆处刺入,扩大切口,迅速拔出,此时助手应迅速使患儿头位前倾,让患儿吐出脓液,可使用吸引器帮助吸出口腔和鼻腔内脓液。

(2)仰卧位:取仰卧头低位,以免切开脓肿后脓液沿咽后壁流入下呼吸道。用直达喉镜或麻醉喉镜轻轻抬起舌根,充分暴露咽后壁,看清脓肿部位后,在脓肿最膨隆处穿刺抽脓,尽量抽吸脓液,将长柄刀的刀尖后半部裹上薄棉片或胶布,仅露出刀尖1 cm左右即可,于脓肿最膨隆处和最低部位做一纵形切口,用血管钳扩大伤口,充分彻底吸尽脓液,通常无须放置引流条。放置引流的,需每天扩口吸脓。如切开时有大量脓液涌出吸引不及时,应将患者立即转身俯卧,便于吐出脓液,不至于误吸。因有脓肿再形成或炎症蔓延引起喉梗阻的可能,故应做好气管切开的准备,尤其对于切开排脓后仍有呼吸困难的患儿,应严密观察。术中使用直接喉镜或麻醉喉镜时,应注意不可用力过猛,以免引起迷走神经反射性呼吸心搏骤停,对于不使用任何麻醉的患者,术前应给予阿托品等迷走神经抑制剂。术后需注意使用足量广谱抗生素控制感染,对不能进食的患者予以补液营养治疗。如脓液引流不畅,应每日扩口排脓,直至痊愈。

2.穿刺抽脓

该法安全可靠,具有诊断和治疗双重目的,但排脓不够彻底。通常使用20 mL注射器,接上腰穿用粗针头,亦可直接接到吸引器上,但负压不宜过高,一般保持在300 mmHg下为宜。抽空后刻即注入0.25%利多卡因抗生素液局部封闭,有助于炎症消退和预防脓肿再发。

慢性结核性咽后脓肿除全身抗结核治疗外,可在口内穿刺抽脓后,局部注射0.25%链霉素注射液,切忌在咽部切开排脓。

(杨明亮)

第二十八节　急性会厌炎

急性会厌炎(acute epiglottitis)是会厌及周边黏膜的非特异性炎症,起病常较急,病程多在 12 h 以内,病情发展迅速,极易引起呼吸道堵塞造成呼吸困难而危及生命。

一、分类

根据病因不同可分急性感染性会厌炎和急性变态反应性会厌炎两类。急性感染性会厌炎(acute infective epiglottitis)累及的范围以会厌为主,包括杓会厌皱襞及喉室黏膜,较少累及声带,因此也称为"急性声门上喉炎"。成人、儿童皆可发生,在国外以 5 岁以下儿童多见,我国多好发于成人,男性多于女性,男、女之比为(2~7):1,早春、秋末等呼吸道疾病高发期多见。

急性变态反应性会厌炎(acute allergic epiglottitis)属Ⅰ型变态反应,当抗原进入机体后,产生相应的 IgE 抗体,再次接触相同的抗原时,发生抗原抗体反应,导致肥大细胞和嗜碱性粒细胞释放大量血管活性物质,引起血管扩张,通透性增加,导致黏膜下的疏松结缔组织肿胀。抗原多为药物、血清、生物制品或食物。

二、病因

1.急性感染性会厌炎

(1)细菌或病毒感染:为最常见的原因,以 B 型嗜血流感杆菌最多,血培养阳性率儿童为80%~90%,成人为16%~70%。受凉、酗酒、劳累时身体抵抗力降低、年老体弱者及有基础疾病者易感染细菌而发病。其他常见的致病菌有金黄色葡萄球菌、链球菌、肺炎双球菌、奈瑟卡他球菌、类白喉杆菌等,也可与病毒混合感染,如呼吸道合胞病毒、鼻病毒及 A 型流感病毒。各种致病菌可由呼吸道吸入,也可由血行感染,或由邻近器官蔓延。

(2)创伤及刺激:吞入尖锐异物时可导致会厌部黏膜损伤,气管插管擦伤及压迫会厌,食用辛辣等刺激性食物、吸入有害气体、放射线损伤等都可引起声门上黏膜的炎性病变。

(3)邻近病灶蔓延:如急性扁桃体炎、咽炎、口腔炎、鼻炎等蔓延而侵及声门上黏膜。亦可继发于急性全身特异性感染。

2.急性变态反应性会厌炎

能导致全身变态反应的变应原均有可能引起会厌的变态反应,包括化学类和生物类,药物中以青霉素最多见,阿司匹林、碘或其他药物次之;食物中以虾、蟹或其他海鲜多见,个别人对其他食物亦有过敏。

三、临床表现

1.急性感染性会厌炎

(1)发病情况:初起时隐匿,症状不重,较容易忽视,并导致误诊,病情变化迅速,常在数小时内急剧加重,突发呼吸困难而危及生命。也有一些患者病情进展缓慢,无呼吸不畅,仅有咽喉部疼痛及异物感来就诊。

(2)畏寒、发热:本病属感染性病变,成人在发病前可出现畏寒发热,多数患者体温在37.5 ℃~39.5 ℃,少数可达 40 ℃以上。有全身中毒时患者可表现为烦躁不安,精神萎靡不振,全身乏力,食欲缺乏。发热程度与致病菌的种类有关,如为混合感染,体温大多较高,为稽留热。幼儿表现可比成人重,病死率高。

(3)咽喉疼痛及吞咽困难:为主要症状,疼痛部位可位于颈部正中,疼痛剧烈时患者常拒绝吞咽,不能进食,口水潴留。吞咽动作或食团直接刺激会厌,导致咽喉疼痛,口涎外流,拒食。疼痛时可放射至下颌、颈、耳或背部。如会厌及杓状软骨处黏膜极度肿胀,可发生吞咽困难。

(4)呼吸困难:因会厌黏膜肿胀向后下移位,同时杓状软骨、杓会厌襞、咽后壁等处黏膜也水肿,使喉入口明显缩小,阻塞声门而出现吸气性呼吸困难。如病情继续恶化,可在 4～6 h 突然因喉部黏痰阻塞而发生窒息。患者虽有呼吸困难,但发音多正常,有的声音低沉、含糊,很少发生嘶哑。

(5)昏厥、休克:患者可在短时间内出现昏厥或休克,表现为呼吸困难、精神萎靡、体弱、四肢发冷、面色苍白、脉快而细、血压下降等。因此要密切观察,做好抢救准备,一旦出现上述情况,应立即抗休克治疗。

(6)颈淋巴结肿大:一侧或两侧颈深淋巴结肿大、压痛,有时向耳部和背部放射。

2.急性变态反应性会厌炎

症状常较轻,主要症状是喉咽部堵塞感和说话含混不清,但声音无改变。无畏寒发热、呼吸困难,亦无疼痛或压痛,全身检查多正常。

四、辅助检查

1.急性感染性会厌炎

(1)喉外部检查:先观察颈部外形,再进行触诊。急性会厌炎严重者炎症可向邻近组织扩散,出现颈前皮下红肿、甲状舌骨膜处压痛。一侧或两侧颈深上群淋巴结肿大伴压痛。手指触压颈部舌骨和甲状软骨上部时压痛明显。

(2)咽部检查:由于幼儿咽短、会厌位置较高,张大口时稍一恶心,约 30% 可见红肿的会厌。压舌根检查时宜轻巧,尽量避免引起恶心,以免加重呼吸困难而发生窒息。切勿用力过猛,以免引起迷走神经反射发生心跳停止。卧位检查偶可引起暂时窒息。

(3)间接喉镜检查:可见会厌舌面弥散性充血肿胀,重者如球形,如有脓肿形成,常于会厌舌面的一侧肿胀,急性充血,表面出现黄色脓点。室带、杓状突黏膜充血肿胀。由于会厌明显肿胀,使声带、声门无法看清,且不宜用直接喉镜检查。

(4)硬喉内镜或纤维声带镜检查:一般可以看到会厌及杓状软骨,检查时应注意吸痰、吸氧,减少刺激。有条件者可行电子喉镜检查。最好在有立即建立人工气道的条件下进行,以防意外。

(5)实验室检查:白细胞总数增加,常为 1.0 万～2.5 万,中性粒细胞增多,有核左移现象。

(6)影像学检查:必要时可行影像学检查,CT 扫描和 MRI 可显示会厌等声门上结构肿胀,喉咽腔阴影缩小,界线清楚,喉前庭如漏斗状缩小,会厌谷闭塞。CT 扫描和 MRI 检查还有助于识别脓腔。

2.急性变态反应性会厌炎

检查可见会厌水肿明显,有的成圆球状,颜色苍白,组织疏松。杓会厌襞以及杓状软骨处亦多呈明显水肿肿胀。声带及声门下组织可无改变。实验室检查可见:①末梢血或会厌分泌物涂片检查嗜酸性粒细胞增多至 3%～7%,其他血细胞均正常;②变应原皮内试验多呈阳性。

五、诊断

1.急性感染性会厌炎

对急性喉痛、吞咽时疼痛加重，口咽部检查无特殊病变，或口咽部虽有炎症但不足以解释其症状者，应考虑到急性会厌炎，并做间接喉镜检查。咽痛和吞咽困难是成人急性会厌炎最常见的症状，呼吸困难、喘鸣、声嘶和流涎在重症患者中出现。成人急性会厌炎亦有缓慢型和速发型之分。呼吸道梗阻主要见于速发型，在病程早期出现，一般是在起病后8 h内。由于危及生命，早期诊断十分重要。明确诊断后，应行咽、会厌分泌物及血液细菌培养和药敏试验，选用敏感的抗生素。

2.急性变态反应性会厌炎

在症状及体征的基础上应询问有无变态反应性疾病的过去史和家族史，一般诊断不难。

六、鉴别诊断

1.急性喉气管支气管炎

急性喉气管支气管炎多见于3岁以内的婴幼儿，常先有轻微咳嗽，随后出现哮吼性干咳、喘鸣、声音嘶哑及吸气性呼吸困难。检查可见鼻腔、咽部和声带黏膜充血，声门下及气管黏膜亦显著充血肿胀，会厌及杓状软骨正常。

2.咽白喉

咽白喉常见于儿童，约占白喉的20%，起病较缓慢，全身中毒症状较重，常有"空空"声咳嗽，进行性呼吸困难，声嘶或失声。白喉杆菌外毒素可致上皮坏死，白细胞浸润，渗出的大量纤维蛋白和细菌一起在咽喉部形成片状灰白色白膜，不易擦去，强行剥离易出血。颈部淋巴结有时肿大，重者呈"牛颈"状。咽喉部拭子涂片及培养可找到白喉杆菌。

3.会厌囊肿

发病缓慢，无全身症状。检查会厌无炎症或水肿表现，多见于会厌舌面。会厌囊肿合并感染时，局部有脓囊肿表现，宜切开排脓治疗。

七、治疗

1.急性感染性会厌炎

（1）控制感染。①足量使用强有力抗生素和糖皮质激素：因其致病菌常为B型嗜血流感杆菌、葡萄球菌、链球菌等，故首选头孢类抗生素。地塞米松肌内注射或静脉注射，剂量可达0.3 mg/(kg·d)，或者采用布地奈德吸入药，作用时间较地塞米松长。②局部用药：局部用药的目的是保持气道湿润、稀化痰液及消炎。常用的药物组合有：庆大霉素16万U，地塞米松5 mg，α-糜蛋白酶5 mg加生理盐水至10 mL，用喷雾器喷入咽喉部或氧气、超声雾化吸入，每日4~6次。③切开排脓：如会厌舌面脓肿形成，或脓肿虽已破裂仍引流不畅时，可在吸氧，保持气道通畅（如喉插管、气管切开）下，用喉刀将脓肿壁切开，并迅速吸出脓液，避免流入声门下。如估计脓液很多，可先用空针抽吸出大部分再切开。体位多采用仰卧垂头位，肩下垫一枕垫或由助手抱头。感染病灶尚未局限时，不可过早切开，以免炎症扩散。不能合作者应用全身麻醉，成人可用表面麻醉。

（2）保持呼吸道通畅、建立人工气道（环甲膜切开、气管切开或气管插管）是保证患者呼吸道通畅的重要方法，应针对不同患者选择不同方法。有下述情况者，应考虑行气管切开术。

①起病急骤,进展迅速,且有Ⅱ度以上吸气性呼吸困难者。②病情严重,咽喉部分泌物多,有吞咽功能障碍者。③会厌或杓状软骨处黏膜高度充血肿胀,经抗感染给氧等治疗,病情未见好转者。④年老体弱、咳嗽功能差者。

(3)出现烦躁不安、发绀、三凹征、肺呼吸音消失,发生昏厥、休克等严重并发症者应立即进行紧急气管切开术。实施气管切开术时,注意头部不宜过于后仰,否则可加重呼吸困难或发生窒息。因会厌高度肿胀,不易插管。进行气管切开也有一定危险,在有限的时间内也须做好充分准备。环甲膜位置表浅而固定,界线清楚,对于严重呼吸困难高龄的喉下垂,颈短肥胖,并有较重的全身性疾病的患者,选用环甲膜切开具有快速、反应轻等优点。

Gonzalez 建议将急性会厌炎分为 4 级,作为拔管的参考。

0 级:会厌正常,软骨标志清晰,声带可见。

Ⅰ级:会厌轻度水肿,充血消失,或有充血而水肿消退,软骨边缘清晰,可看清声带。

Ⅱ级:会厌充血水肿,勉强能看到声带。

Ⅲ级:会厌充血水肿明显,软骨的正常标志消失,看不到声带。计算机辅助的电视纤维喉镜有助于更准确地分级。

(4)其他:保持水电解质酸碱平衡,注意口腔卫生,防止继发感染,鼓励流食,补充营养。

2.急性变态反应性会厌炎

(1)首先进行抗过敏治疗,成人皮下注射 0.1% 肾上腺素 0.1～0.2 mL,同时肌内注射或静脉滴注氢化可的松 100 mg 或地塞米松 10 mg,或地塞米松 5 mg。会厌及杓会厌襞水肿非常严重者,应立即在水肿明显处切开 1～3 刀,减轻水肿程度。

(2)治疗中及治疗后应密切观察。1h 后,若堵塞症状不减轻或水肿仍很明显,可考虑做预防性气管切开术。因声门被四周水肿组织堵塞而较难找到,可用喉插管或硬管支气管镜使气道通畅,也可选择紧急气管切开术或环甲膜切开术。如窒息,应同时进行人工呼吸。

(杨明亮)

第二十九节　急性喉炎

急性喉炎(acute laryngitis),是指以声门区为主的喉黏膜的急性弥散性卡他性炎症,亦称急性卡他性喉炎,是呼吸道常见的急性感染性疾病之一,占耳鼻咽喉-头颈外科疾病的 1%～2%。急性喉炎可单独发生,也可继发于急性鼻炎和急性咽炎,是上呼吸道感染的一部分,或继发于急性传染病。男性发病率较高,多发于冬、春季。

一、病因

1.成人急性喉炎

(1)感染:为其主要病因,多发于受凉感冒后,在病毒感染的基础上继发细菌感染。常见感染的细菌有金黄色葡萄球菌、溶血性链球菌、肺炎双球菌、卡他莫拉菌、流感杆菌等。成人急性喉炎分泌物培养卡他莫拉菌阳性率为 50%～55%,嗜血流感杆菌阳性率为 8%～15%。

(2)喉创伤:吸入有害气体(如氯气、氨、硫酸、硝酸、二氧化硫、一氧化氮等)及过多的生产性粉尘,可引起喉部黏膜损伤,导致炎性物质渗出,使喉部黏膜肿胀、充血。有报道空气中灰尘、二氧化硫、一氧化氮浓度高的地区急性喉炎发病率较其他地区高。如异物或器械直接损伤喉部黏膜,黏膜组织可水肿。

(3)职业因素:如使用嗓音较多的教师、演员、售货员等,发声不当或用嗓过度时,该病发病率常较高。

(4)其他:烟酒过多、受凉、疲劳致机体抵抗力降低易诱发急性喉炎。空气湿度突然变化,室内干热也为诱因。有研究认为该病还与地区及种族因素有关。

2.小儿急性喉炎

(1)常继发于急性鼻炎、咽炎。大多数由病毒引起,最易分离的是副流感病毒,占 2/3。此外还有腺病毒、流感病毒、麻疹病毒等。病毒入侵之后,为继发细菌感染提供了条件。感染的细菌多为金黄色葡萄球菌、乙型链球菌、肺炎双球菌等。

(2)小儿营养不良、抵抗力低下、变应性体质、牙齿拥挤重叠,以及存在上呼吸道慢性病,如慢性扁桃体炎、腺样体肥大、慢性鼻炎、慢性鼻窦炎,极易诱发喉炎。

(3)小儿急性喉炎亦可为流行性感冒、肺炎、麻疹、水痘、百日咳、猩红热等急性传染病的前驱症状。

二、临床表现

1.成人急性喉炎

(1)声嘶:是急性喉炎的主要症状,多突然发病,轻者发声时音质失去圆润和清亮,音调变低、变粗,响度降低。重者发声嘶哑,发声困难,甚至仅能耳语或完全失声。

(2)喉痛:患者喉部及气管前有轻微疼痛,咳嗽或发声时喉痛加重,另可伴有喉部不适、干燥、异物感,咳嗽时可加剧。

(3)咳嗽及喉分泌物增多:起初干咳无痰,呈痉挛性,夜间明显。稍晚伴有细菌感染时则有黏脓性分泌物,因较稠厚,常不易咳出,黏附于声带表面而加重声嘶。

(4)全身症状:一般成人全身症状较轻,小儿较重。重者可有畏寒、发热、食欲缺乏等症状。

(5)鼻部、咽部的炎性症状:因急性喉炎多为急性鼻炎或急性咽炎的下行感染,故常有鼻部、咽部的相应症状。

喉镜检查可见喉黏膜的表现随炎症发展于不同时期而异,其特点为双侧对称,呈弥散性。黏膜红肿常首先出现在会厌及声带,逐渐发展至室带及声门下腔,但以声带及杓会厌襞显著。早期声带表面呈淡红色,有充血的毛细血管,逐渐变成暗红色,边缘圆钝成梭形,声门下黏膜明显红肿时,托衬于声带之下,可呈双重声带样。发声时声门闭合不全,偶见喉黏膜有散在浅表性小溃疡,黏膜下瘀斑。喉黏膜早期干燥,稍晚有黏液或黏液脓性分泌物附着于声带表面时声嘶较重,分泌物咳出后声嘶减轻。鼻、咽部也常有急性炎症的相应表现。

2.小儿急性喉炎

(1)起病较急,多有发热、声嘶、咳嗽等。

(2)早期以喉痉挛为主,声嘶多不严重,表现为阵发性犬吠样咳嗽或呼吸困难,继之有黏稠痰液咳出,屡次发作后可能出现持续性喉梗阻症状,如哮吼性咳嗽,吸气性喘鸣。也可突然发病,小儿夜间骤然重度声嘶、频繁咳嗽、咳声较钝、吼叫。

(3)严重者吸气时有锁骨上窝、肋间隙、胸骨上窝及上腹部显著凹陷,面色发绀或烦躁不安,呼吸变慢,10~15 次/分钟,晚期则呼吸浅快。如不及时治疗,进一步发展,可出现发绀、出汗、面色苍白、呼吸无力,甚至呼吸循环衰竭,昏迷,抽搐,死亡。

三、辅助检查

1.鼻腔及口咽部检查

鼻腔及口咽部检查常可发现急性鼻炎及急性咽炎体征。最有效的检查为直接观察喉腔黏膜形态。间接喉镜检查可见构会厌壁及喉室黏膜广泛水肿、充血、声带肿胀、喉室腔变窄。

2.纤维喉镜或电子喉镜检查

纤维喉镜或电子喉镜检查观察更为直观,能更细致地发现声门区黏膜的急性病变。

四、诊断

1.成人急性喉炎

根据病史及喉镜所见,诊断不难。

2.小儿急性喉炎

根据其病史、发病季节及特有症状,如声嘶、喉喘鸣、犬吠样咳嗽声、吸气性呼吸困难,可初步诊断。对较大年龄能配合的小儿可行间接喉镜检查。如有条件可行纤维喉镜或电子喉镜检查,观察清醒、自然状态下的喉黏膜和声带活动等可确定诊断。血氧饱和度监测对病情判断亦有帮助。

五、鉴别诊断

1.成人急性喉炎

(1)喉结核:多继发于较严重的活动性肺结核或其他器官结核。病变多发生于覆有复层鳞状上皮处的喉黏膜,如喉的后部(构间区、构状软骨处),以及声带、室带、会厌等处。喉结核早期,喉部有刺激、灼热、干燥感等。声嘶是其主要症状,初起时轻,逐渐加重,晚期可完全失声。常有喉痛,吞咽时加重,当喉软骨膜受累时喉痛尤为剧烈。

(2)麻疹喉炎:由麻疹病毒引起,其病情发展与麻疹病程相符。在出疹高峰伴有明显声嘶、咳嗽或犬吠样咳嗽声,随着皮疹消退迅速好转,较少发生喉梗阻。继发细菌感染引起的喉炎,往往病情较重,可能导致喉梗阻。幼儿麻疹病情较重者,大都有轻度喉炎,几乎是麻疹的症状之一。麻疹并发急性喉炎或急性喉气管支气管炎的发病率各地报道不一,0.88%~18.5%。麻疹喉炎以疹后期为多(55%),出疹期次之(42.52%),前驱期最少(2.5%)。男性多于女性。多见于 2 岁以下的婴幼儿(31.6%~63.3%),5 岁以内者 77.5%~95%。麻疹喉炎出现喉梗阻者,可按急性喉炎治疗,首先控制继发性感染,同时给予糖皮质激素,如病情无改善,仍表现较重的呼吸困难,可进行气管切开术。注意有无膜性喉气管支气管炎,不可忽视下呼吸道的梗阻。

2.小儿急性喉炎

(1)气管支气管异物:起病急,多有异物吸入史。在异物吸入后,立即出现哽噎,剧烈呛咳,吸气性呼吸困难和发绀等初期症状。气管内活动性异物胸部触诊可有撞击感,听诊可闻及拍击声。对不透 X 线的异物,X 线片可显示异物形状和存留部位。支气管部分阻塞可引起肺叶(段)气肿,完全阻塞可使肺叶(段)不张。

(2)小儿喉痉挛:常见于较小婴儿。吸气期喉喘鸣,声调尖而细,发作时间较短,症状可骤然消失,无声嘶。

(3)先天性喉部疾病:如先天性喉软化症等。各种喉镜检查和实验室血常规、咽喉拭子涂片或分泌物培养等检查均有助于鉴别。

此外,还应注意与咽白喉、麻疹、水痘、百日咳、猩红热、腮腺炎的喉部表现相鉴别。

六、治疗

急性喉炎极易导致喉梗阻,因此,对急性喉炎的急诊处理应以解除梗阻为主。如已有呼吸困难及发绀、意识模糊等,因立即行气管插管或气管切开术,也可选择紧急环甲膜穿刺和切开。如患者病情尚平稳,首先立即行面罩或鼻导管吸氧,吸出上呼吸道的分泌物,及时给予消肿治疗,首选地塞米松,初始剂量为静脉推注 5 mg,然后 0.2~0.6 mg/(kg·d)进行维持,同时应用足量的敏感抗生素。

1.成人急性喉炎

(1)及早使用足量广谱抗生素,充血肿胀显著者加用糖皮质激素。

(2)给氧、解痉、化痰,保持呼吸道通畅,可用水氧超声雾化吸入或经鼻给氧。早期黏膜干燥时,加入薄荷、复方安息香酊等。0.04%地喹氯铵气雾剂喷雾。

(3)声带休息:不发音或少发音。

(4)护理和全身支持疗法:随时调节室内温度和湿度,保持室内空气流通,多饮热水,注意大便通畅,禁烟、酒等。

2.小儿急性喉炎

(1)治疗的关键是解除喉梗阻,及早使用有效、足量的抗生素控制感染。同时给予糖皮质激素,常用泼尼松口服,1~2 mg/(kg·d);地塞米松肌内注射或静脉滴注 0.2~0.4 mg/(kg·d),布地奈德混悬剂 2 mL 吸入。

(2)给氧、解痉、化痰,保持呼吸道通畅,可用水氧、超声雾化吸入或经鼻给氧。若声门下有干痂或假膜及黏稠分泌物,经上述治疗呼吸困难不能缓解,可在直接喉镜下吸出或钳出。

(3)对危重患者应加强监护及支持疗法,注意全身营养与水电解质平衡,保护肺功能,避免发生急性心功能不全。

(4)安静休息,减少哭闹,降低耗氧量。

(5)重度喉梗阻或经药物治疗后喉梗阻症状未缓解者,应及时做气管切开术。

(杨明亮)

第三十节 喉脓肿

喉脓肿(laryngeal abscess)少见,好发于创伤或全身性疾病使患者抵抗力下降时,可侵及全身引起败血症。男性较女性多见,多发于 20~60 岁。

一、病因

1.继发于喉部疾病

(1)急性会厌炎、急性喉炎、喉部水肿等,致病菌向下侵及喉黏膜下层,形成局部脓肿。

（2）喉结核、梅毒等，如继发感染形成溃疡，喉软骨也容易坏死化脓而形成喉脓肿。

（3）喉软骨膜炎，迁延不愈时可演变成脓肿。

2.外伤

任何机械性、物理性和化学性刺激都可伤及喉部黏膜及喉软骨，感染后可形成脓肿。手术外伤如喉裂开、气管切开术、喉内插管及喉内镜检查等，可损伤喉黏膜，继发感染，则可形成脓肿。

3.邻近器官疾病的蔓延

（1）口腔龋齿、牙槽脓肿、急性化脓性扁桃体炎，咽部脓肿等，炎症均可直接向下扩散和蔓延至喉部，或经淋巴和血行播散至喉部引起喉脓肿。

（2）颈部急性蜂窝织炎，炎症局限形成脓肿，脓液直接腐蚀甲状软骨而继发喉脓肿。

4.放射性损伤

喉部放射治疗如照射野太广，短期内所用剂量较大，可并发喉软骨膜炎，软骨坏死及化脓。

5.深部真菌感染

原发者少见。常在喉部慢性特种传染病及喉部恶性肿瘤等长期应用广谱抗生素、肾上腺皮质激素及抗肿瘤药物或放射治疗之后发生。致病真菌多为隐球菌、念珠菌、放线菌等。喉脓肿常为混合性感染，致病菌为溶血性链球菌、葡萄球菌、肺炎链球菌、铜绿假单胞菌、大肠埃希菌等。由烧伤、放射线所引起的喉脓肿则以铜绿假单胞菌、金黄色葡萄球菌多见。

二、症状

1.全身中毒症状

大多数患者起病急骤，常有寒战、发热、全身不适、食欲缺乏、脉速、呼吸急促等。结核性冷脓肿发病较慢，常有午后低热、盗汗、咳嗽、虚弱等结核病症状，无咽痛，渐觉咽部梗阻感及吞咽不便。

2.局部症状

视脓肿的位置、范围及性质，有不同程度的喉痛、吞咽痛、声嘶、咳嗽及呼吸困难等症状。脓肿未形成前，局部充血水肿较明显，常有声嘶、呼吸困难、喘鸣。如脓肿已形成，因疼痛较局限而明显，有时可发生放射性耳痛，体温下降正常或成为低热。脓肿如发生在喉后部，则有吞咽疼痛及吞咽困难，或仅有喉部梗阻感。喉脓肿如发生在环状软骨，常致一侧或双侧环杓关节固定，呼吸困难，吞咽困难较明显。喉脓肿如发生在甲状软骨，常可引起声带、室带、喉室、声门下区同时肿胀。喉脓肿向颈部穿破，或喉脓肿由颈部感染引起者，在颈部有时可触及坚硬木板状浸润块。如脓肿较大，可压迫整个喉体向一侧移位，并可压迫颈交感神经节，出现霍纳征。

三、辅助检查

1.喉外部及颈部检查

颈部常有压痛，活动喉体则疼痛加剧。脓肿可引起甲状软骨坏死，炎症扩散蔓延至颈部，使颈部红肿发硬，以后逐渐软化有波动感，穿刺可抽出脓液。脓肿穿破颈前皮肤，可形成瘘管，瘘口周围有肉芽组织增生。患者头常前俯并偏向患侧。唾液外溢，患侧颈淋巴结肿大、有压痛。对疑有咽后脓肿患儿检查咽部时要小心，防止脓肿突然破裂使大量脓液流入呼吸道而发生窒息死亡，故检查时应采用头低平卧位。但颈椎结核者不宜头后仰过度，并准备吸引器以防万一。检查可见咽后壁一侧隆起、黏膜充血、脓肿较大时将患侧咽腭弓及软腭推移向前。脓肿触之柔软、有波动感,但操作务必轻柔。颈椎结核引起的冷脓肿可位于中央部,局部黏膜无明显充血,颈椎 X 线片可显示椎前有隆起软组织阴影,有时可见液平面及颈椎骨质破坏征象,红细胞沉降率增快。

2.喉镜检查

应观察喉腔黏膜有无充血、水肿、环杓关节是否固定,梨状窝有无积液及瘘管形成等。浅小的脓肿多局限于会厌舌面、杓会厌壁及杓状突等处,范围较大的脓肿,表示喉深部已受感染。

3.X 线检查

应常规行胸部透视检查,注意有无纵隔影增宽及肺结核。摄颈部正侧位片,以检查有无异物存留及喉软骨软化或软骨化等;亦可观察会厌有无变形。CT 扫描、MRI 更有助于诊断。

四、诊断

一般诊断喉脓肿不困难,但在早期,喉黏膜常呈弥散性充血、水肿,喉部压痛亦不明显,易漏诊、误诊。必须严密观察病情变化,必要时行穿刺抽脓,以便确诊。

五、鉴别诊断

应与其他喉部非特异性炎症及特异性炎症鉴别。

六、治疗

1.切开引流术

(1)喉内脓肿多在直接喉镜下进行切开排脓。脓肿切开前,先用无菌技术穿刺抽取脓液,留作脓培养基药敏试验。在脓肿最突出处切开,脓肿排除后,用吸引器或用闭合异物钳细心探查脓腔,注意有无异物留存或坏死软骨,如有发现,则行清理。

(2)结核性冷脓肿者如无颈椎病变,排脓后应行链霉素肌内注射,每日 1 g,并口服异烟肼,每日 100 mg。如有颈椎病变,宜由骨科医师在治疗颈椎结核同时由颈外切开排脓,刮除病灶,并进行抗结核治疗。发生于咽后者除抗结核治疗外,可在口内穿刺抽脓,脓腔内注入 0.25 g 链霉素液,但不可在咽部切开。

(3)颈部脓肿者,可于颈部行手术引流脓液。要注意保护颈部大血管,重要神经等。尽量保留喉部肌肉及正常的喉软骨膜,以防止后遗瘢痕狭窄。切口置橡皮引流条,每日检查伤口引流情况。喉脓肿消退后,如有喉狭窄可能时,应及时行喉扩张术。

2.应用足量的抗生素

脓肿切开引流后,仍需应用足量的抗生素治疗。

3.全身支持疗法

全身支持疗法对体温较高者,可应用药物或物理降温;有病情较重患者,应进食高热量易消化的饮食,及时输液,必要时可少量输血。

4.手术治疗

手术治疗因放射线引起的喉软骨广泛坏死,并形成多发性喉脓肿者,还需考虑施行喉全切术;但术后并发症较多,医师、患者及其家属都必须有充分的思想准备,相互配合,已期取得最佳的疗效。

(杨明亮)

第三十一节　气管、支气管异物

气管、支气管异物是耳鼻咽喉科常见的危重急症,是6岁以下儿童意外死亡最常见的病因之一,因此对气管、支气管异物患者进行及时诊断、合理积极抢救,防治并发症的发生,是降低该疾病病死率的关键。

一、病因

呼吸道异物多见于1~5岁儿童患者,尤以1~3岁最多,男、女比例为2∶1。

1.患者自身原因

儿童喜将物体置于口中玩耍,咳嗽反射发育不健全,不能细嚼食物,若进食不恰当食物,如瓜子、花生、豆类或口含针、钉、小型塑料制品,易吸入呼吸道。成年患者罕见,多为咽反射迟钝的老年人、全身麻醉患者术前未严格进食,术中发生误吸,非清醒状态患者存在神经系统反射障碍,造成吞咽不良以致误吸。

2.异物本身特点

常见异物为植物性异物,包括花生米、葵花籽、西瓜子、豆类、核桃仁等,非植物性异物包括圆珠笔帽、哨子、铅笔帽、别针等,这些异物均有表面光滑、体积小、质量轻,易于被吸入呼吸道的特点。

3.医源性异物

多由于上呼吸道、鼻腔、口腔手术或操作时,器械或切除组织脱落误吸造成,较为罕见。

二、临床表现

1.症状分期

气管、支气管异物所致病情发展分为4期。

(1)异物进入期:以剧烈呛咳、憋气为特征。

(2)安静期:症状消失或轻微。

(3)刺激或炎症期:可因异物刺激气管或支气管黏膜出现炎症反应而致咳嗽、咳痰。

(4)并发症期:出现相应并发症表现,如肺气肿、纵隔及皮下气肿、肺不张、心力衰竭等。

2.临床症状

依据异物阻塞部位及气道阻塞程度的不同、诱发炎症的轻重可能出现不同的临床症状。异物进入喉内,可诱发一过性喉痉挛导致严重的吸气性呼吸困难、刺激性咳嗽、发绀、喘鸣,严重时出现窒息。

位于主气管的异物刺激呼吸道黏膜可导致呛咳、呼吸困难,如果异物在气道内随气流上下活动,此时用听诊器在颈部可闻及异物撞击音、气管拍击声等。异物进入支气管后,如尚能活动可出现痉挛性呛咳,若形成支气管内呼气样活瓣,下方肺叶形成阻塞性肺气肿,继续发展可导致肺泡破裂发生间质性肺气肿、气胸、纵隔气肿、皮下气肿。

如发生吸气样活塞或异物嵌顿,则可发生肺不张。一般来说,异物进入气管之前,由于声门的阻挡,可能出现一过性窒息或发绀,然后随着深吸气,异物可能进入气管,发生明显呛咳,呛咳使异物再次撞击声门,诱发声门痉挛从而反复发生窒息发绀。而当异物嵌顿于支气管时,可出现安静期。

3.并发症

依据异物性质、病程长短、患儿自身情况的不同,支气管和肺部可发生一系列继发病变。尤其是以植物性和动物性异物造成的化学性刺激、变态反应、异物污染等因素多见。植物性异物含有游离脂肪酸和油酸,刺激气管黏膜炎症肿胀,而异物本身的长期存留,吸水后体积膨胀,也可加重阻塞,造成肺不张。金属性异物对局部刺激相对较小。

主要并发症为:支气管肺炎、肺气肿、肺不张、肺脓肿、皮下气肿、气胸、纵隔气肿、心力衰竭,其中以支气管肺炎最多。

三、诊断

1.病史

详细询问有无异物吸入史、异物接触史及当时有无并发剧烈呛咳、发绀、呼吸困难。但对于相当多患者而言,并没有明确的异物史,其原因可能由于儿童或代述病史的家长不能清楚表达病史或怕担责而刻意隐瞒病史,以及接诊医务人员对呼吸道异物缺乏认识,未能详细询问异物史所致。除了异物史之外,对于长期反复发作肺部感染、或肺部感染迁延不愈的患儿,应怀疑呼吸道异物的可能。部分长期停留气管及支气管内的异物,尤其是金属异物,因不全阻塞气管可能症状不明显,久之周围结缔组织增生包裹异物,形成阻塞性肺不张或继发感染,患者可有长期咳嗽、低热、消瘦、胸痛等不典型症状。植物性异物因刺激性较大,较少有长期病史。喉、气管、支气管异物的危害不仅在于吸入异物时可造成患儿窒息死亡,由于异物的移动,病情随时可发生变化,表现为发绀、气急加重,甚至昏迷。因此,应提高对该病的认识,对有呼吸道症状的小儿应常规询问异物吸入史。凡有异物吸入史,但胸片、胸透阴性者应密切观察,必要时行肺部 CT 及支气管镜检查。

2.体格检查

应进行详细的听诊及触诊。听诊需注意的要点包括气管内活动异物的颈部撞击声,哮喘样喘鸣,一侧肺部呼吸音减低,单侧肺部啰音等。触诊气管时有撞击震动感。但由于患儿哭闹不配合可能导致详细体检困难,此时应用影像学检查就尤为重要。

3.影像学检查

X 线检查是诊断呼吸道异物最常用的方法之一,金属等不透光异物可以在 X 线透视或正侧位胸片上直接显影。而透 X 线异物则可通过间接征象诊断,如透视时纵隔摆动、胸片中肺不张、肺气肿。但需要注意的是,X 线阴性并不代表没有异物。如异物位于声门或总气道、异物较小支气管或气管阻塞不全,阻塞时间较短,肺部尚未出现继发改变,或者异物本身为中空未影响通气,上述情况都有可能出现常规 X 线检查阴性表现,容易被忽略。因此必要时可考虑行 CT 检查,随着影像学技术的发展,目前已可以利用螺旋 CT 虚拟支气管镜技术通过三维成像,无创地对气管、一级支气管进行观察。该技术能对病变本身及邻近气管壁的情况、异物情况进行直观显示,明确异物大小、形态及其与气管壁的关系。此外 CT 仿真内镜技术对 1～3 级支气管显示率为 100％,对 4 级支气管的显示率也高达 46.7％,尤其适用于怀疑支气管镜术后残留异物患者的诊断。

4.喉镜或支气管镜、纤维支气管镜检查

在行上述检查时,都应准备相应异物钳,一旦发现异物,可同时取出。

四、治疗

对于临床确诊的气管、支气管异物患者,应及时行手术治疗。手术方式一般是通过支气管镜、纤维支气管镜经口腔取出异物,个别情况下需要经过气管切开取出异物。如果上述方式确实无法取出异物,可行开胸手术取异物。

1.经硬质支气管镜异物取出法

该方法是应用最为广泛的气管支气管异物取出法。术者必须熟悉气管支气管解剖及气管镜操作技术,既往行局部喉头喷雾麻醉＋气管内局部麻醉,但近年来由于安全性的考虑,多采用全身麻醉。患者仰卧位,采用直接喉镜挑起会厌暴露声门,取气管镜从直接喉镜内通过声门插入气管,然后将直接喉镜撤出。当支气管镜经过声门时,须将镜前端斜面对着左侧声带,一旦通过声门即将镜管旋转90°,避免损伤声带,然后将气管镜逐步深入。此过程中应将气管镜保持在气管内正中悬空位置,以利于全面观察气管内壁,避免遗漏。如主气管内未见异物,则将其推至气管隆凸,将镜近端稍偏向左,进入右侧支气管内仔细观察各支气管开口。之后再退至隆凸处,头部较大角度偏向右侧,进入左侧支气管内观察。

发现异物后,应将支气管镜接近异物,不要急于钳取,避免反复抓取造成的损伤,应看准异物的形状、大小、种类、性质及周围黏膜病变情况,选择适当的异物钳及吸引管,调整好气管镜位置,使其对准异物中心,接近异物,应对于异物钳开口方向、进入深度心中有底。夹住异物后,依据手感决定用力大小,避免用力过大夹碎异物或造成异物向深处滑脱。夹好异物后,将其拉至气管镜唇部,将异物钳与镜管一并退出。在越过声门时应格外注意将钳柄转为水平,以免异物与声带碰撞,于声门处滑脱或嵌顿引起喉梗阻。如果出现上述情况,应立即改用直达喉镜取出异物或将异物推回气管内,待呼吸稍平稳后,再行钳出。

如果异物较易破碎,则取出后应查看其是否完整,可反复夹取,直至取尽。如果一次手术无法完全取出,若情况允许,至少间隔3 d后再行二次手术。若为尖锐异物,则将锐端拉入支气管镜内或使锐端向下,避免伤及周围组织。

2.经纤维支气管镜异物取出术

纤维支气管镜最大优点是具有可曲性,易于探查并取出深部异物。如异物细小位于肺段支气管,或患有其他疾病导致头无法后仰或张口受限,则需要应用纤维支气管镜检查发现并取出异物。但由于纤维支气管镜操作中套取异物技巧性较高,操作有时费时较长,因此,如果呼吸道梗阻严重或存在一侧肺不张患者不宜行纤维支气管镜下取异物。

3.气管切开异物取出术

对于异物较大或其他条件欠佳时,可行常规气管切开术,气管切开后。异物可自行从切口咳出,或从切口处吸取或钳夹异物。但该方式有导致气胸、纵隔气肿、皮下气肿、出血等并发症的风险,同时也影响外观,存在术后气管狭窄、拔管困难的可能,因此尽量避免。

4.开胸气管异物取出术

如以上各种方式均无法取出异物,则需考虑请胸外科医师行开胸手术取异物。此方式创伤甚大,应慎用。

五、并发症及处理

呼吸道异物一经确诊或高度怀疑应尽早行支气管镜检查取出异物,目的是尽量避免并发症的发生。但对于已经出现肺部感染的儿童,此时往往肺功能受损,一般情况较差,大大增加了手术及术后的风险。

因此,对于合并严重感染、高热、酸中毒同时无明显呼吸困难的儿童,可以在积极抗感染、补液、对症支持治疗、纠正水电解质酸碱平衡紊乱及循环衰竭,改善全身状况的情况下,再行手术。这种积极的围术期处理能够提高手术疗效,降低病死率。

心力衰竭是呼吸道异物较为凶险的并发症,术前术中均可能发生,而且由于婴幼儿与成年人结构的差别导致心力衰竭容易被忽略,例如颈短不易发现心力衰竭早期颈静脉充盈的体征,肺水肿也无法与肺部并发症相鉴别。

因此,对于呼吸道异物患儿必须密切监护心率变化,如果出现心率异常增快,必须想到合并心力衰竭的可能性,并请儿科及麻醉科医师协助,积极处理。皮下气肿、纵隔气肿及气胸的发生多与异物锐利、病史迁延、手术操作不够恰当等有关。如果气肿局限于较小范围,可以采取保守观察为主,等待气肿逐渐吸收。如果出现严重纵隔气肿,则需要请外科协助采取积极措施。小范围气胸不影响呼吸时,同样以保守观察为主,否则应行胸腔闭式引流。

六、气管异物术后处理

(1)在气管镜术后必须对患儿进行 $24\sim48$ h 吸氧及呼吸、心率等生命体征的严密监测,注意抗生素、激素的使用,绝不能掉以轻心。因为术后麻醉药的呼吸抑制作用、声门水肿、喉气管支气管痉挛,以及心率过快、心肺功能不佳等各种情况,使得患者术后仍然存在发生严重呼吸道梗阻及呼吸循环衰竭的风险,必须提高警惕。若有喉水肿伴严重呼吸困难,上述非手术治疗效果不佳时,应及时行气管切开术。

(2)异物未取尽或术后仍有异物的症状与体征者,应选择适当时机,再次行支气管镜检查。

(3)经多种方法多次试取仍无法取出异物或异物嵌顿较紧,应请胸外科协助,行开胸手术。

七、成人气管支气管异物

成人气管支气管异物发病率远远低于儿童,往往容易在诊疗时被忽略,因而需特别强调成人呼吸道异物临床症状及诊疗上的特点。成人气管支气管异物好发于咽喉反射迟钝的老年人或非清醒状态患者。临床表现上往往无明显的窒息或呛咳史,其原因如下。

(1)成人气管、支气管管径相对较大,异物与管壁间存在间隙。

(2)成人具有强有力的咳嗽反射,能排出气道分泌物减轻症状。

(3)金属异物较多,植物性异物较少,因此局部炎症反应相对轻微;④如为老年或非清醒状态患者,其气道敏感性差,呛咳等刺激症状不明显。因此对于成人患者,影像学检查更为重要。

综合成人呼吸道异物的病因一般有以下几个方面。

1.进食不慎

老年人由于咽喉反射迟钝,在食物吞咽之前需要将之咀嚼成比正常更小更顺滑的食团,进食过快或进食时讲话则造成其下咽功能超负荷,导致微小的食团误入气道。

2.非进食性误吸

全身麻醉患者手术前未严格禁食,术中发生呕吐物反流入气管造成误吸;气管切开患者应注意气管切开护理及定期更换新的气管套管,避免气管套管老化脱落或断裂入气管。

3.非清醒状态

当存在神经系统反射障碍的病因时,咀嚼功能及神经支配运动协调功能障碍,造成吞咽不良以致误吸。

综合以上病因，我们认为在成年人气管异物的预防方面，医源性气管异物应该得到重视。对于全身麻醉及昏迷患者，应注意有无松动牙齿及义齿。如发生呕吐应及时将头偏向一边，吸出呕吐物，防止呕吐物吸入呼吸道。施行咽喉部及口腔操作时，应提前检查好设备，防止松脱，尤其注意取出的病变组织应该钳夹牢固，避免滑落。成人疑诊呼吸道异物仍以胸部 X 线透视为首选辅助检查，其表现如前所述。

（杨明亮）

第三章　牙体牙髓病

第一节　龋　病

龋病是牙齿在细菌和其他因素的影响下，牙体硬组织发生的一种慢性破坏性疾病。龋病患病率高、分布广，是人类的常见病之一。它能破坏牙齿硬组织，引起疼痛，甚至牙齿丧失，破坏咀嚼器官的完整性，还可以继发牙髓病、根尖周病、颌骨骨髓炎等，损害身体健康，危害极大。

一、病因

（一）发病学说

人类对龋病病因及其发病机理的探讨已有数千年历史，迄今仍未有一种学说能全面解释龋病的发病原因。1890 年有学者提出了化学细菌学说，认为龋病的发生是由于口腔内产酸细菌与糖类作用产生酸，使牙齿的无机物溶解、脱矿。1944 年，Gottlieb 等提出了另一种学说，即蛋白分解学说。认为龋病的早期病变是细菌产生的蛋白分解酶，将牙釉质内的釉板、釉柱鞘、釉丛以及牙本质小管壁的蛋白分解破坏所致。1955 年，Schatz 等提出了蛋白分解螯合学说，他们认为牙齿硬组织、获得性膜和食物经细菌的酶作用，发生蛋白分解，其产物具有螯合作用，将牙齿的钙溶解。

1962 年，Keyes 总结了前人研究的结果，提出了著名的三联因素理论。Keyes 认为龋病是细菌、宿主和食物三种主要致病因素相互作用的结果。近几十年来，由于口腔微生物学的发展，人们对龋病的认识有了进一步的深入，认为时间因素也应考虑在内，将三联因素理论发展成为四联因素理论，只有在细菌、食物、宿主和时间 4 种因素同时具备的条件下，龋病才会发生。

（二）发病因素

1.细菌和牙菌斑

（1）细菌：龋病发病的细菌学研究在不断深入，20 世纪 50 年代研究表明，龋病是一种细菌性疾病，认为链球菌、乳酸杆菌、放线菌等一些能产酸的细菌是牙齿脱矿致龋的主要致病菌。

1）变形链球菌：简称变链菌，是一种革兰阳性球菌，因其在不同培养基中生长时形态可发生变异而得名，是最重要的致龋菌。变形链球菌能在牙面上定居，并能利用蔗糖合成不溶性葡聚糖，该糖能使链球菌相互作用，黏附于牙面，形成牙菌斑。变形链球菌还能合成细胞内多糖，储存于细胞内，代谢后产酸，变链菌的耐酸性也很强。它还能发酵甘露糖醇和山梨糖醇，除需某些维生素外，能在无氧的环境利用胺作为其所需氮的来源。这些特性使得变形链球菌能在菌斑深处的缺氧、pH 低的环境中生长繁殖。

2）乳酸杆菌：曾被认为是最重要的致龋菌，这一观点在龋病病因研究历程中，持续了 30 余年。乳酸杆菌系革兰阳性杆菌，在微氧状态下生长最好，可以从人的口腔、龋洞内分离出来，对糖的发酵反应主要产生乳酸，但菌斑内的乳酸杆菌数目极少，牙面的酸绝大部分来自较乳酸杆菌多至数万倍的链球菌。因此认为乳酸杆菌是在产酸的链球菌造成的酸性环境中增殖起来的，是龋病造成的结果，而不是龋病的病因。总之，龋病的发生虽未确定特殊致病菌，但已肯定必须有细菌的作用。变形链球菌和乳酸杆菌对龋病的发生，有重要的意义。

(2)牙菌斑：是牙面菌斑的总称，依其所在部位分龈上菌斑和龈下菌斑，龈上菌斑位于龈缘上方，龈下菌斑位于龈缘下方。文献中提到的牙菌斑，一般是指龈上菌斑，龈上菌斑与龋病的发生关系密切。龈上菌斑是未矿化的细菌性沉积物，牢固地黏附于牙面和修复体表面，由黏性基质及嵌入其中的细菌构成，基质的基本成分是唾液糖蛋白和细菌的胞外聚合物。菌斑可视为细菌的生态环境，细菌在这种特定的环境中生长、发育、繁殖和衰亡，并在其中进行复杂的代谢。菌斑的形成分为三个阶段：获得性膜形成、细菌附着和菌斑成熟。细菌的致龋作用，主要是通过牙面上的菌斑产生的。细菌在菌斑内产酸，并使局部维持较高的浓度，从而使牙面脱矿形成龋损。但是牙菌斑可以人工清除，从而防止龋病的发生。

2.饮食

(1)饮食的加工和糖的摄入量：近代人类的患龋情况比古代人类严重。随着社会的发展，加工精细、含糖量高的食品取代了粗制的、含矿物质、维生素和纤维较多的食品。而粗制食物因富含纤维素，在进食时对牙面自洁作用好且不易发酵，动物实验也证明粗糙食物具有一定的抗龋能力。据统计资料和实验表明，糖的摄入量增加、患龋率也随之增加。

(2)糖的种类：单糖和双糖容易被致龋菌代谢产酸，多糖类物质如淀粉等不易受到细菌作用，各种糖类的代谢能力与致龋性呈正相关，排列顺序为蔗糖、葡萄糖、麦芽糖、乳糖、果糖、山梨糖、木糖醇。蔗糖的致龋力最强，而山梨糖和木糖醇基本上不能被致龋菌利用产生酸，故常用作防龋甜味替代剂。

(3)糖的物理性状及吃糖时间：很多研究表明，固体的、黏稠的糖食比糖溶液具有更大的致龋性，以奶油软糖的致龋性最强。两餐之间给糖食，致龋作用大于进餐时吃糖。睡前吃糖及含糖睡觉的习惯，更为有害。糖的致龋机制，主要是对牙面的局部作用，进食蔗糖或其他糖类食品后，这些糖可进入菌斑，菌斑中的致龋菌可将其酵解产酸。当局部 pH 降到 5 以下时，就会发生牙齿组织脱矿。

3.宿主影响

龋病发生的宿主因素，主要是指牙齿和唾液。

(1)牙齿：临床观察证实，牙齿的点隙窝沟和邻面较其他部位易患龋，因为这些部位不易清洁，易形成菌斑。牙齿的钙化程度、微量元素含量等因素也影响龋病的发生发展。钙化不良的牙齿，龋病进展快且破坏广泛。而釉质表层往往较表层下层龋坏程度轻，可能与釉质表层含有更多的矿物质和微量元素有关。

(2)唾液：牙齿长期浸泡在唾液之中，唾液是牙齿的外环境。它的量与质的变化、缓冲能力的大小以及抗菌系统的变化，都与龋病发生过程有密切关系。

(3)其他宿主因素：如遗传因素、营养代谢、免疫因素等与牙齿的抗龋力有一定的关系。

4.时间

任何疾病在其发生发展过程中都会有时间因素。龋病的发生发展是一个相当慢的过程，据调查从一个可卡住探针的早期龋，发展为临床洞，需要 18 个月。此外，流行病学调查表明，不同年龄段，对龋的敏感性有所不同。从获得性膜到菌斑成熟也需要时间。总之，不论哪种时间因素都与其他的三大致龋因素密切相关。

（三）病理

龋病是一个复杂的病理过程，在此讨论的是临床上观察到的龋病病理变化特点，即牙齿硬组织色、形、质各方面的变化。

1. 不同组织龋损的临床病理

（1）釉质：釉质发生龋损时，首先是组织内脱矿，磷灰石晶状体被破坏，病损局部失去釉质原有的光泽和透明度，呈白垩斑。这时釉质表面往往是完整的，探诊时粗糙不平。X线片上龋损部位的密度减低，用扫描电镜观察，可见很多灶性孔，外界的色素可由此进入损害区。色素沉着使白垩斑变为褐色斑。釉质龋继续发展，可使釉柱崩解破坏，釉质表面出现缺损。牙釉质含矿物质多，龋病在釉质内进展慢。

（2）牙本质：釉质龋一旦发展到釉牙本质界，则进展加快。沿釉牙本质界横向扩展的同时也沿牙本质小管向深部破坏，成为底向釉牙本质界的锥形损害。临床观察，形成龋洞，龋变牙本质因色素沉着变为褐色或黑褐色。因牙本质较牙釉质含有机物多，矿物质少，牙本质龋进展较快。牙髓和牙本质关系密切，牙本质小管中有造牙本质细胞的胞质突起，牙本质龋时与病变累及的牙本质小管相应部位的牙髓组织，可形成修复性牙本质，对牙髓有保护作用。龋损的刺激，可使牙髓组织发生退行性变，如脂肪性变等，致牙髓活力减退。如龋损进展快，还会使牙本质细胞坏死，形成死区。龋损近髓或波及牙髓时，还会引起牙髓炎症。

（3）牙骨质：骨质龋常发生于牙龈严重退缩，根面暴露，自洁作用又较差的部位。损害可沿穿通纤维走向进展，与根面垂直，也可沿牙骨质层板方向扩展，形成浅碟形损害甚至形成环状龋损。实际上临床上不能单独检测出牙骨质龋，因牙骨质薄，一旦发生龋坏，很快便波及牙本质，因此称为根部龋或根面龋。在根部牙本质龋的病理变化与缓慢进展的牙冠牙本质龋类似。

2. 再矿化龋损的形成

再矿化龋损的形成不是一个简单的持续性脱矿过程，而是脱矿与再矿化的连续性动力学反应。所谓再矿化是指钙、磷、氟和其他矿物离子沉积于正常或部分脱矿的釉质中或表面的过程。这个过程不仅发生于龋损早期，在龋病进展过程中也可有再矿化现象。此外，发育尚未成熟的釉质亦可在口腔中继续再矿化。这些离子的来源，可以是内源性的，由牙齿组织早期脱矿溶解的矿物质再沉积，也可来自唾液或各种再矿化药物，也可以两者兼有。临床有时可见到早期龋，由于局部环境改变，发生再矿化变硬的现象。现已有人利用含氟再矿化液治疗早期龋。

二、临床表现

龋病的损害形式多样，根据病变程度分为浅龋、中龋、深龋；按病变发展速度分为急性龋和慢性龋；按龋损发生与治疗的关系分为原发龋和继发龋；按病变发生的解剖部位分为冠部龋和根部龋。下面将结合各类龋损的临床表现进行介绍。

（一）浅龋

浅龋发生在冠部牙釉质或根部牙骨质及殆发于根部牙本质表层的龋损，一般无自觉症状，需临床检查方能发现。肉眼观察，浅龋表现为病变区失去半透明而成为无光泽的白垩色。脱矿后牙釉质表层孔隙增大，易吸附外来色素，病变区可能出现表面粗糙的棕色、褐色斑，出现微小牙釉质龋损。用探针检查变色区有粗糙感，牙釉质失去原有的光滑度，硬度下降。早期龋损害的形态与釉柱的排列方向有关，牙釉质表层出现微小损害，逐步沿釉柱方向推进，形成圆锥状病变区。在光滑面，釉柱排列方向呈放射状，点隙沟裂区呈聚合状。因此，光滑面圆锥形龋损的顶部位于深层,而在点隙沟裂区圆锥形龋损的顶部位于表层。

牙釉质钙化不全是指在牙齿发育期,牙釉质基质的钙化阶段受到某些因素干扰而出现的疾病。表现为牙釉质局部呈现不规则的不透明、白垩色斑块,无牙质缺损。牙釉质发育不全则是指在牙发育过程中,牙釉质基质的形成阶段受到某些因素的影响而出现的疾病。表现为牙釉质表面有点状或带条状凹陷牙质缺损区,有白垩色、黄色或褐色的改变。

(二)中龋

中龋指龋病进展到牙本质浅层或中层。临床可形成龋洞,患者对冷、热、酸、甜刺激可有酸痛或敏感。龋坏牙本质也出现颜色改变,呈现灰白、黄褐甚至棕黑色。龋洞暴露时间愈长,进展愈慢,则颜色愈深。外来色素、细菌代谢色素产物、牙本质蛋白质的分解变色物质,共同造成了龋坏区的变色。经龋坏脱矿溶解后,硬度下降更为明显,呈质地软化的龋坏组织。龋病侵入牙本质后,其发展速度加快,常沿釉牙本质界扩展,形成口小底大的圆锥形病变区。早期牙本质龋损,可能有无基釉的覆盖。临床上难于发现明显的龋洞,无基釉很薄弱,在咀嚼过程中不能承受咬合力时,会碎裂、破损,最终形成龋洞。

中龋一般较易做出诊断,患者有对甜、酸类及过冷过热刺激出现酸痛感,刺激去除后痛感立即消失的症状;检查时患牙有中等深度的龋洞,探针检查洞壁有探痛,冷诊有敏感反应;必要时可照 X 线片予以确诊。中龋的症状源于龋洞内牙本质的暴露,与非龋性的牙本质暴露所表现的过敏症状相类似。

牙本质过敏症是指由非龋性原因,引起牙本质暴露于口腔环境所表现的症状和体征。多见于咬合面和牙颈部,由于咀嚼或刷牙的磨耗,失去牙釉质,暴露出光滑平整的牙本质。病变区的颜色、光泽和硬度,均相似于正常牙本质。用探针检查牙本质暴露区,患者有明显的酸痛感,这与中龋的缺损成洞、颜色变深、质地软化的病变特征易于区别。

(三)深龋

深龋指龋病进展到牙本质深层,患者自诉过冷、过热刺激或食物嵌入患牙洞内引起明显的疼痛;视诊发现龋洞深接近牙髓;探诊洞壁有探痛,但无穿髓孔;温度检查时冷刺激可引起激发性疼痛,但无延迟痛。有时需要辅助牙髓电测试和 X 线检查。因此,深龋的诊断很大程度上是依靠患者对刺激出现疼痛的主观感觉,疼痛的程度与患者的个体耐受力有密切的关系。

深龋时的牙髓状况较为复杂,要准确地判断此时的牙髓状况,有时是非常困难的。除了做必要的仔细的病变检查外,还应结合病史及一些辅助检查方法进行综合判断才能做出正确的诊断。对有反复激发痛史,就诊时已是深龋的患牙,即使无明显不适,牙髓也已可能退变、坏死。可用冷热试法或牙髓电测试以确诊。患者无明显疼痛史,就诊时也无明显不适,则可能有两种情况:一是牙髓已经退变、坏死;二是牙髓形成了较多第三期牙本质,活力正常,可经进一步做牙髓电测试确诊。患牙有激发痛,无自发痛,则牙髓可能处于正常状态或可复性炎症状态。需要仔细检查和询问病史方能判明。若为可复性炎症状态经适当治疗,牙髓可恢复正常,但如治疗不当,可导致牙髓炎症加重,变为不可复性炎症甚至坏死。若患牙有自发痛,则提示牙髓炎症已很严重,虽经保守治疗,一般都难恢复到正常,患牙需做牙髓治疗。

(四)急性龋

1.急性龋(acute caries)

进展迅速,数月即可出现牙体缺损,形成龋洞。洞内龋坏组织较软且湿润,颜色较浅,呈浅黄或灰白色,使用挖器易大片去除;多见于儿童或青少年,由于进展速度快,牙髓组织来不及形成修复性牙本质或形成较少,如未得到及时治疗,常易发生牙髓炎症。

2.猖獗龋(rampant caries)

猖獗龋是急性龋的一种特殊类型。起病急骤、发展迅速,表现为在短时期内患者的多数牙、多数牙面甚至牙尖、牙嵴均遭受龋病袭击,并很快形成龋洞,洞内龋坏牙本质很软,几乎不变色,牙釉质表面有多数弥散性白垩色病变。猖獗龋多见于全身系统疾病、Sjogren 综合征及头颈部肿瘤接受放射治疗的患者。因放疗引起唾液分泌腺的损害而致唾液分泌量下降,又未及时对症治疗或口腔清洁保健,猖獗龋则可能发生。

(五)慢性龋

1.慢性龋(chronic caries)

它的病程进展缓慢,龋坏组织颜色很深,呈棕褐色或棕黑色,龋坏牙本质较硬且干燥,探针常常不能插入。由于病程进展缓慢,有足够的时间引起牙髓的修复反应,形成第三期牙本质,对牙髓有保护作用。成年人及老年人的龋损,多属这种类型。

2.静止龋(arrested caries)

它在龋病发展过程中,由于病变区周围环境条件的改变,使原来牙齿表面隐匿区成了暴露于口腔的开放区,细菌和食物碎屑都易于被清洗干净,从而失去了代谢产酸的条件,龋病不再继续发展,这种龋称为静止龋。原来已发生的龋损,早期釉质龋可因再矿化作用而恢复,牙本质咬合面龋在咀嚼中可将龋坏组织磨平,牙菌斑不易堆积,病变因而停止,可失去软化牙本质或通过再矿化使表层变得坚硬致密。静止龋可见于邻牙拔除后的邻面釉质龋,由于局部环境的改变,龋病进程自行停止,日久成为褐色斑块,探查时硬而光滑;静止龋还可以见于乳牙咬合面,大面积碟形状龋,四壁的无基釉失去后,龋坏牙本质暴露磨损,表层呈深棕黑色,探诊质地光滑而坚硬。

(六)根面龋

根面龋为发生于牙根面的牙骨质龋。由于口腔卫生不良,或年龄增长因素使牙周支持组织丧失、牙龈退缩而使牙根暴露导致牙颈部龋损。多见于老年人。根面龋首先累及牙骨质,因为牙颈部牙骨质很薄,可迅速进展到牙本质。常常沿牙颈部呈水平向发展,累及整个暴露的牙根,形成环形龋,重者出现牙根折断。

(七)继发龋

龋病经充填治疗后,在充填体—牙本质界面上即在充填修复体的底壁和边缘再度发生的龋损称为继发龋(recurrent caries)。继发龋又分为洞缘继发龋和洞壁(含洞底)继发龋。洞缘继发龋多因洞形制备不当、充填修复体收缩、充填后形成微渗漏而造成,发生在牙釉质、牙骨质,病理改变与原发龋相似;洞壁和洞底继发龋多因龋坏清除不彻底,牙菌斑的酸性产物渗入洞壁的微隙而造成,发生在靠近充填修复体界面洞壁的牙本质上。还有一种余留龋(residual caries),是术者在治疗深龋时,为避免穿髓,在洞底有意保留下来的少量软龋,经过药物特殊处理,龋坏不再发展,和继发龋有所不同。

三、诊断

1、诊断要点

主要根据色、形、质的改变,以及患者的自觉症状、结合临床检查情况,全面分析做出诊断。

(1)浅龋:牙冠部浅龋,病变限于牙釉质内为釉质龋;牙颈部浅龋则是牙骨质和牙本质龋,亦有一开殆即为牙本质龋者。浅龋一般无自觉症状,多在检查时,才被发现。牙冠部浅龋又可分为窝沟龋和平滑面龋。窝沟龋早期常无外形缺损,但有色泽改变,用探针检查时有粗糙感或能卡住探针。早期窝沟龋常需与正常窝沟鉴别,正常窝沟也可有色素沉着,但不弥散,还可借助 X 线照片检查,看有无透射影像,难以确诊者,进行定期追踪观察。平滑面龋,一般呈白垩色斑点。常有色素沉着,呈褐色斑点。邻面平滑面龋,早期不易察觉,用探针三弯端或牙线仔细检查,配合 X 线检查,特别是颌翼片,可以做出早期诊断。

(2)中龋:龋病病变破坏到牙本质浅层时称为中龋。这时多已形成龋洞,洞内有软化牙本质即腐质,因色素沉着呈黑褐色。因个体差异有的患者可无自觉症状,大多数患者对酸甜冷热刺激敏感,一般对化学刺激较温度刺激更为敏感。检查时病变范围和洞底的深度,只有在挖净腐质后才能确定,对难确定的后牙邻面龋、隐匿性龋可作 X 线检查,达牙本质浅层的透射影像可协助诊断。中龋有典型的临床表现,一般可做出诊断。

(3)深龋:龋病破坏达牙本质深层时,称为深龋。由于洞底接近牙髓,自觉症状更加明显,患者对冷热酸甜刺激,特别是冷刺激敏感,但无自发性痛。当食物嵌塞龋洞内时,可产生疼痛,去除刺激疼痛立即消失。挖净洞内腐质,可见洞底达牙本质深层,探诊敏感,但无髓腔穿孔。拍 X 光片可显示接近髓腔的透影区。

2.鉴别诊断

平滑面浅龋应与下列非龋性病变鉴别。

(1)釉质钙化不全:亦表现为白垩色斑块状损害但其表面光洁,大小不一,可见于任何牙齿的任何牙面。

(2)釉质发育不全:表现为釉质表面不同程度的实质性缺陷,甚至牙冠缺损,也可变为黄色或褐色,但探诊病变局部硬而光滑,呈对称性。

(3)斑釉牙或氟牙症:主要表现为釉质呈白垩或褐色花斑,严重者有釉质缺损,质硬且散布较广,见于同一时期发育的对称牙上。幼年时居住地的地区流行情况是与浅龋鉴别的一个重要参考依据。

四、辅助检查

(1)视诊:观察患牙的颜色、光泽和外形,有无白垩斑、褐色斑或墨浸状改变,有无腔洞形成。

(2)探诊:用尖头探针探测牙面是否粗糙,以及龋洞的部位、深浅、大小、质地、有无露髓孔、洞底有无探痛。探测邻面龋应用探针的三弯端。

(3)温度刺激试验:当龋洞深达牙本质时,可出现自觉症状,患牙对冷热酸甜刺激敏感,因此可利用冷、热等刺激检查牙齿,以确定患牙,还可用于检查深龋是否引起牙髓炎。测试的结果以正常、敏感(或疼痛)、迟缓性反应(迟缓性疼痛)、迟钝和无反应来表示。

(4)X 线检查:对临床难以确定的早期龋、邻面龋、继发龋或隐匿性龋,可借助 X 线检查。龋病在 X 线片上显示透射影像。X 线照片还可用于检查龋洞的深浅及洞底与牙髓的关系。

五、治疗

牙齿主要是由硬组织构成的器官,一旦发生缺损,则无自身修复的能力,必须借助人工的方法恢复其固有的功能和形态,因此,龋病的治疗也应遵循早诊断、早治疗的原则。

（一）龋病治疗原则

不同程度损害的龋病其临床表现和病理解剖学改变各不相同,治疗中应根据不同损害情况采取不同的治疗措施。

1. 浅龋

浅龋仅累及釉质,而在牙颈部浅龋则多已累及牙本质。在治疗浅龋时应注意以下几点。

(1)浅龋呈白垩斑或褐斑,无龋洞形成,首先应考虑再矿化方法治疗,同时要注意控制菌斑的生长。

(2)浅龋已经使牙面形成龋洞,应根据不同情况,如龋洞所在位置,患龋牙的功能,在口腔内的保留时间,采取非手术治疗或手术治疗,如颈部浅龋已累及牙本质,则应按中龋进行治疗。

2. 中龋

中龋病变已累及牙本质浅层,必须采用手术治疗。如果病变位于即将替换的乳牙、错位牙、需拔除的智齿或正畸的牙时可拔除。

3. 深龋

深龋病变已达牙本质深层,一般多伴有牙髓病变,但多属可逆性质。治疗中医师应特别注意询问病史,并进行仔细的检查才能制定正确的治疗方案。

(1)在深龋的制洞过程中,因深龋的特殊病变性质,去除病变的组织具有重要意义。原则上应予全部人除,以免形成继发龋,但对深龋中极近牙髓的病变组织的处理应慎重,对完全去除病变组织可能会导致牙髓暴露的患牙,允许保留极少量的病变组织改用药物控制。急性龋因病变发展快,几乎无硬化牙本质或修复性牙本质的形成,操作中更应注意。

(2)深龋底部常呈凹形,并已接近牙髓,制洞时,可保持去龋后的形状,不必将洞底磨平,因洞已深不会影响固位,洞壁也不必修直,可适当降低咬合以防折裂。

(3)深龋的窝洞消毒药物应具有渗透性,灭菌力强,刺激性小,持续时间长,能促进修复性牙本质生长的性质。常用的麝香草酚乙醇只能以涂擦洞壁的方式,消除浅层感染,作用时间短。目前还用氢氧化钙制剂或氧化锌丁香油水门汀垫底,利用这两种材料各自的特性可起到抑菌、促进修复性牙本质生长和对牙髓安抚止痛的作用,以弥补深龋洞底的消毒不足。但上述两种材料作为次基要控制其厚度,因二者弹性模量较低。

(4)患者自觉症状不明显,制洞过程中病变组织已去尽,检查无牙髓暴露,牙髓活力正常,可加氢氧化钙制剂或氧化锌丁香油水门汀和磷酸锌水门汀双基垫底后,再以银汞合金永久充填。

(5)如安抚治疗后,刺激性牙痛反而加重,甚至出现自发性疼痛,说明牙髓病变加重,应当进行牙髓治疗。

总之,深龋治疗存在露髓的危险,应十分仔细和慎重,准确地判断病情的发展,制定合适的治疗方案,尽力保留活髓牙,减少患者的痛苦和就诊次数。

（二）龋病的非手术治疗

龋病的非手术治疗是对龋洞不进行机械性制洞且不用修复材料进行修复,而是采用药物或再矿化方法进行处理,以促使龋损停止发展或消失的治疗方法。

1. 药物疗法

(1)恒牙早期釉质龋,尚未形成龋洞者,特别是位于易清洁的平滑面病损。

(2)乳前牙颌面浅龋及乳磨咬合面广泛性浅龋,1年内将被恒牙替换者。

(3)静止龋,如咬合面点隙龋损,由于咬合面磨耗,将点隙磨掉,成一浅碟状,使致龋环境消失。

2.药物

(1)氟化物:常用的氟化物有75%氟化钠甘油糊剂、8%氟化亚锡溶液、酸性磷酸氟化钠(APF)溶液、含氟凝胶及含氟涂料等。

氟化物对软组织无腐蚀性,不使牙变色,前后牙均可使用。牙局部使用氟化物,氟直接进入釉质中,与羟磷灰石作用,生成难溶于酸的氟磷灰石,增强釉质的抗酸性。早期釉质龋部位呈疏松多孔状态,局部摄取氟量较健康人多,可使脱矿釉质沉积氟化物,促进再矿化,从而使龋病病变停止。

(2)硝酸银:主要制剂有10%硝酸银和蛋白银沉淀外,在使用还原剂(如丁香油酚)后生成黑色的还原银或灰白色的碘化银可渗入釉质和牙本质中,有凝固有机质、杀灭细菌、堵塞釉质孔隙和牙本质小管的作用,从而封闭病变区,终止龋病过程。硝酸银对软组织有强的腐蚀性,并使牙变黑,一般只用于乳牙和后牙,不可用于牙颈部龋。

3.应用方法

(1)用石尖磨除牙表面浅龋,暴露病变部位。

(2)清洁牙面,去除牙石和牙菌斑。

(3)隔湿、吹干牙面。

4.涂布药物

将氟制剂涂于患区,用橡皮杯或棉球反复涂擦牙面1~2 min。若用涂料,则不必反复涂擦。用棉球蘸硝酸银溶液涂布患区,热空气吹后,再涂还原剂,如此重复几次,直至出现黑色或灰白色沉淀。硝酸银腐蚀性大,使用时应严格隔湿。防止与软组织接触。

(三)再矿化疗法

用人工的方法使已经脱矿、软化的釉质发生再矿化,恢复硬度,使早期釉质龋终止或消除。

1.适应证

(1)光滑面早期釉质龋,即龋斑(白垩斑或褐斑)。

(2)龋易感者可作预防用。

2.再矿化液组成

主要含有不同比例的钙、磷和氟。加入氟可明显促进釉质再矿化。再矿化液的pH一般调至7,酸性环境可减弱矿化液的再矿化作用。

3.应用方法

(1)配制成漱口液,每日含漱。

(2)局部应用:清洁、干燥牙面,将浸有矿化液的棉球置于患处,每次放置几分钟,反复3~4次。

(四)龋病的手术治疗

龋病的临床特点决定了其治疗方案时的特殊性。首先,由于龋的早期主要表现为矿物盐溶解,临床无症状,因此不易发现。其次,龋又是进行性发展的疾病,不能通过组织再生自行修复,形成龋洞必须由受过专门训练的牙科医师修复。但是要特别明确,修复了洞不等于已治疗了龋病。因龋就诊的患者常常存在其他的口腔卫生或口腔保健方面的问题,医师应该在修复局部龋洞的同时,指出患者口腔保健中的问题,指导患者养成好的口腔卫生习惯,使其具备正确的牙科就诊态度和主动防治早期龋病的主观愿望，防止、减少和控制龋病的进一步发生。

概括起来，在正确诊断的前提下制定龋病的治疗计划时，应该综合考虑。要考虑患者目前的主要问题，及时终止病变发展、防止对牙髓的损害、恢复外观和功能；还必须考虑患者整体的口腔情况，为患者制定个性化的整体预防和治疗计划。同时，要教育指导患者，调动其自身的防治疾病的主观能动性。患者自身对疾病的认知程度对于控制龋病是十分关键的。治疗一个龋牙，教育一个患者，使其形成良好的口腔保健习惯或者牙科就诊态度，是医者的责任。

（牛纪霞）

第二节　急性牙髓炎

急性牙髓炎是各种牙髓病中症状最严重的一种病变，患者疼痛剧烈，对治疗要求迫切。但部分患牙存在较复杂的因素，若检查者不具备一定的基础知识和正确的检查方法，就很容易误诊误治。

一、病因

急性牙髓炎的早期，牙髓组织表现为浆液性改变：如血管扩张血流加快，血管壁通透性增强，中性粒细胞从毛细血管壁渗出并在组织中积聚，纤维蛋白亦渗出并潴留于组织中，使组织出现水肿。由于牙髓处在密闭的髓腔，组织水肿可压迫痛觉神经，传导至大脑皮层产生疼痛。这种炎症早期的病理改变，过去又称其为浆液性牙髓炎。

随着病变的发展，髓腔内的压力增大，牙髓局部出现循环障碍，组织缺血缺氧乃至变性坏死。坏死组织可释放组胺、5-羟色胺（5-Hydroxytryptamine）、激肽、缓激肽等血管活性物质，使血管扩张及通透性加剧。大量白细胞尤其是中性粒细胞游出，并聚积在病变区，在吞噬细菌及坏死组织后，溶酶体破裂释放出蛋白溶解酶，结果使白细胞自身死亡及周围组织溶解，液化后即成脓液，白细胞亦转变为脓细胞。上述病理改变即临床上的急性化脓性牙髓炎。在急性牙髓炎的病理机制中，具有致痛作用的前列腺素、激肽等刺激痛觉神经，在神经肽中的 P 物质参与下，传导至大脑皮层可产生剧烈的疼痛。神经肽是神经纤维损伤时释放的多肽物质，其中的 P 物质，具有参与炎症反应及传导疼痛等作用，是炎症病理改变中的重要物质。急性牙髓炎的组织学检查可见坏死及退行性变的细胞，崩解的成纤维细胞和炎性细胞的碎片。此外，还可观察到支离破碎的神经组织。

上述病理改变在临床上属化脓性牙髓炎。根据病变的范围不同，炎症可局限在某一部位，也可存在大部分或全部的牙髓组织中。牙髓借根尖孔与根尖周组织相连，尤其是与牙周膜关系更为密切，在牙髓发生炎症时，感染虽未完全进入根尖周组织，但牙髓血管扩张仍可波及根尖周，尤其是近根尖处的牙周膜，可同时出现血管扩张充血，以沟通牙髓的血液循环，加快代谢产物的排除。因此，在牙髓炎的各个阶段，绝大多数患牙均有不同程度的叩痛。而在牙髓炎的后期，极少数感染扩散可合并根尖周炎，此时可出现根尖周炎的病理改变。

二、临床表现

急性牙髓炎的患者常常是因为发生剧烈疼痛而就诊，多半因深龋洞内的感染进入牙髓，发生牙髓的急性炎症。慢性牙髓炎急性发作的患者,在就诊前多曾有过受到温度刺激或化学刺激时发生疼痛的病史,有的也可能有过自发痛史。急性牙髓炎的疼痛性质主要具备下列特点。

1. 自发性痛

在不接受任何刺激时,忽然发生疼痛。特别是在夜间,入睡后可以因牙痛而醒来,或因痛而不能入睡。自发痛可能是因为牙髓炎病灶局部压力增高,压迫牙髓痛觉神经末梢而引起的,也可能是由牙髓神经受炎症产物的刺激引起的。夜间,尤其是平卧时,头部血流增加,髓腔内由炎症引起的压力也增大,因此夜间疼痛较日间为重。自发痛的剧烈程度受病变性质、范围等的影响,如化脓性炎症,或病变范围较大时,疼痛较为剧烈。有的急性牙髓炎患者疼痛发作时,颇有痛不欲生的感觉,这时如钻开患牙髓腔,会有大量脓血由穿髓孔溢出,并且疼痛立即缓解。当牙髓病出现自发痛时,说明牙髓已有明显的急性或慢性炎症。

2. 阵发性痛

疼痛为阵发性发作,即疼痛发生时,有剧烈难以忍受的牙痛,但在一阵疼痛之后,有不痛的间隔期,疼痛发作与间歇的时间长短不定;病损较重者,疼痛发作的时间长,间歇期短。当牙髓组织发生严重的化脓性病变时,疼痛非常剧烈,可能为连续不断的疼痛,但仍具有轻重程度的交替间隔,即在一直疼痛的情况下,有阵发加重的现象。

3. 放散痛(牵涉痛)

疼痛部位不只局限在患牙,而是放散到颌面部、头颈部较广的范围。放散区可以包括患牙,也可以不包括患牙。有时上颌牙齿发生牙髓炎,而患者感觉是下颌牙痛;前牙患病,也可能感觉后牙痛。这种特性增加了判断患牙的困难,诊断时应加以注意。研究发现,支配大鼠上、下颌第一磨牙牙髓的神经元在三叉神经节的分布区存在着明显的交叉与重叠现象,并发现大鼠在三叉神经节内有的神经元可主管两颗牙齿的感觉。这些事实可能部分地解释牙髓炎时发生放散痛的机制。对 294 例牙髓炎时的放散痛情况的调查发现,患牙位置与放散痛发生的部位有一定规律性,但也存在着许多重叠现象。不同的牙可有共同的放散区,而不同的放散区又可能来自一颗牙齿。全口任何一颗牙齿都可以放散到颞部;前牙痛可以放散到后牙,后牙痛也可以放散到前牙。放散痛与患牙疼痛程度有关,牙痛剧烈时,放散区的范围广泛;牙痛减轻时,放散的范围缩小。此外,放散痛是患者的主观感觉,受其主观因素的影响,因此放散痛的部位只能作临床诊断的参考,不能作为临床诊断的依据。大多数患牙放散的部位都牵连另外的牙齿,因此容易造成对患牙的误诊,应当加以注意。除了少数前牙外,一般放散痛不牵连对侧牙颌区域。

4. 温度刺激引起或加重疼痛

牙髓炎时冷、热刺激都可以引起疼痛;若在疼痛发作时接受冷热刺激,则可使疼痛加剧。有些化脓性牙髓炎或部分牙髓坏死的患牙,对热刺激极为敏感,比口腔温度略高的刺激即可引起剧痛,而冷刺激则能缓解疼痛。临床常见有患者自行口含冷水止痛的现象。牙髓炎时疼痛与牙髓腔内压力增高有密切关系,正常牙髓腔内压力约 1.3 kPa(10 mmHg)。牙髓炎时,在炎症病灶的局部压力增高,若达到 4.67 kPa(35 mmHg)时,则炎症为不可逆反应。牙髓炎时,疼痛阈值降低,正常牙齿能耐受的刺激也可以引起疼痛。热刺激使血管扩张,牙髓内的压力增高,压迫神经引起疼痛。热刺激引起牙本质小管中的液体流动即可以引起疼痛。冷刺激引起疼痛是因为冷使釉质收缩,釉质与牙本质膨胀系数的不同,产生不相应的体积改变的效应,激发痛觉神经产生疼痛。当牙髓化脓或部分坏死时,则牙髓周缘的疼痛感受器已不存活,因而冷刺激不引起疼痛,并能使牙髓深部的血管收缩,牙髓内压力降低而缓解疼痛。

三、诊断

急性牙髓炎时,常常具有典型的疼痛症状,诊断并不困难。但由于存在放散痛,增加了确诊患牙的难度。应仔细分析,反复验证,避免误诊。若按牙髓炎临床诊断的三步骤进行,较易取得确切的诊断。

1.问诊

问疼痛性质,是否符合自发痛、阵发性发作、放散痛和温度刺激引起疼痛的规律。

2.查病源

检查疼痛一侧是否存在深龋洞及其他能感染牙髓的途径是否有接受过有刺激性充填材料的患牙、结合病史检查是否有接受过不合理治疗的患牙。

3.温度试验

对可疑牙进行温度试验,急性牙髓炎的患牙在接受温度试验时,患者常反映疼痛。一些患牙,牙髓炎处于晚期时,以热测检查更易获得阳性结果,多表现为迟缓反应性疼痛。

四、治疗

治疗急性牙髓炎时,首先应采取止痛措施,随即按病情、检查所见等,估计牙髓所处状态,估计炎症的范围,是否有坏死和化脓灶,即炎症属于晚期还是尚属早期。结合患牙部位、患者年龄,选择合适的治疗方法。在没有条件进行完善的治疗时,只能采取应急措施,暂时缓解疼痛。

(一)应急处理

牙髓炎时,由于髓腔内压力增高而引起疼痛,使牙髓腔穿通便可减轻髓腔内压力,摘除牙髓则可以有效地缓解疼痛。具体方法是在局部麻醉下去除龋坏牙本质,开髓揭顶拔髓,并将根管预备到 20～25 号锉后髓腔封药;如来不及作根管预备,可将冠髓除净,然后在各根管口放置牙髓失活剂,封闭髓腔;如也无条件封药,可在开髓后,将浸有镇痛剂(如丁香油酚)的小棉球置于洞中并开放髓腔,如此做法虽可减缓牙髓炎的疼痛,但会使本无感染的根管被复杂的口腔细菌污染而变为感染根管,进而可能影响治疗的预后。如果缺乏开髓设备,可采用针灸、局部麻醉或口服镇痛剂止痛;针刺穴位以患侧平安穴(口角与对耳屏连线的中点)或双侧合谷穴的效果较好。

(二)年轻恒牙的急性牙髓炎

牙齿萌出后 2～3 年,牙根尚未形成者,若除去腐质后洞底在近髓处为粉红色,或已有小的露髓孔,感觉极敏感,则可考虑行保存活髓的治疗。龋洞在𬌗面者,行盖髓术,盖髓剂以抗生素和激素的合剂为宜。龋洞在邻面或𬌗面穿髓孔较大时,则行活髓切断术。年轻恒牙应力求保存活髓,以使牙根继续发育完成。如果穿髓孔处出血暗红,甚至有少量冠髓坏死时(继慢性牙髓炎发展而来),则应行根管治疗术(活髓摘除术)。治疗时应注意保护近根尖处的牙乳头组织,以促使牙根的继续形成。

(三)发育完成牙齿的急性牙髓炎

可首选根管治疗,无条件者后牙可行牙髓塑化治疗。

(牛纪霞)

第三节　慢性闭锁性牙髓炎

慢性闭锁性牙髓炎是在髓腔闭锁条件下发生的牙髓炎症。病理在未穿髓的情况下,炎症常局限在龋损相对应的牙髓。这部分牙髓在缓慢、低毒性的刺激作用下表现为慢性的炎症过程,血管扩张充血,淋巴细胞、浆细胞、巨噬细胞、中性粒细胞浸润,常伴有毛细血管增生,成纤维细胞增生活跃,肉芽组织形成,而浆液渗出不明显。有时有成束的胶原纤维将炎症区和健康的牙髓隔开。有的病例可见小范围的牙髓坏死,周围有肉芽组织包绕的小脓肿形成,而其余牙髓正常。病程长者,可见到修复性牙本质形成。若及时治疗,可能保存尚有活力的部分牙髓。

一、病因

(一)主要病因

1.感染

细菌感染是最常见的病因,出现深龋或者其他近髓的牙体硬组织疾病时细菌可以进入牙髓组织,当细菌感染超过机体自身防御能力的时候,牙髓组织就可能发生慢性炎症。急性创伤常见于意外事故导致的牙齿磕伤或撞伤,慢性创伤常见于夜间磨牙或长期咀嚼坚硬食物,均可导致牙齿表面过度磨损髓腔。

2.刺激

常见于冷、热刺激,或修补牙齿用的化学材料刺激,电流刺激少见。

(二)诱发因素

1.口腔卫生不良

长期口腔清洁不到位导致细菌滋生,诱发感染导致慢性闭锁性牙髓炎。

2.不良饮食习惯

长期嗜好甜食或咀嚼坚硬食物导致龋齿或牙齿磨损,诱发慢性闭锁性牙髓炎。

二、临床表现

1.症状

慢性闭锁性牙髓炎的典型症状包括牙齿敏感、疼痛,患者进食时感到口腔内苦涩,有牙齿酸软和咀嚼不适感。可出现根尖周炎、蜂窝织炎等并发症。

2.典型症状

慢性闭锁性牙髓炎患者通常具有长期的冷刺激或热刺激疼痛史,表现为接触冷、热刺激时出现牙齿疼痛,无刺激时疼痛仍持续一小段时间。患者一般无明显自发痛,但曾经有过急性发作的患者,或者由急性牙髓炎转化而来的患者,会有剧烈自发痛。

三、诊断

对于龋齿引起的慢性闭锁性牙髓炎,应在除去龋蚀组织的过程中,注意龋洞的各种表现。当清除洞内的食物残渣及已崩解的龋坏组织后,应仔细查看有无露髓孔。若证实没有露髓孔,则进一步用挖匙除去软化牙本质;若术中见已穿髓,则不论腐质去净与否都应诊断为慢性闭锁性牙髓炎。若腐质除净仍未露髓,但有自发痛史;或在除腐质过程中,患者感觉不敏感,近髓处的牙本质颜色较深,叩诊有不适感,都应怀疑为慢性牙髓炎。此时结合温度试验结果,最好用热测,如患牙反应有持续时间较长的疼痛,且有放散特性,则可诊断为慢性闭锁性牙髓炎。有少数病例没有自发痛和自发痛史,除净腐质后又未见露髓者,可再根据洞底情况判断牙髓的状态。如果洞底极敏感,在除腐质时患者感觉疼痛,近髓处透出牙髓的粉红色者,多为可复性牙髓炎;如果洞底在近髓处也不敏感时,应仔细鉴别是慢性牙髓炎还是可复性牙髓炎,慢性牙髓炎多有轻微叩痛。如果很难判断时,可行诊断性治疗,即先按可复性牙髓炎治疗方案行间接盖髓术,观察效果,若症状消失,活力反应正常,则可除外慢性闭锁性牙髓炎。

四、鉴别诊断

1.深龋

深龋患牙无自发痛,深龋洞探诊敏感,无叩痛。温度测试刺激去除后症状立刻消失。慢性闭锁性牙髓炎可有自发痛,温度测试刺激引起的疼痛反应会持续比较长时间。

2.牙髓充血

牙髓充血患牙对冷、热刺激敏感,尤其是对冷刺激敏感,区别关键在于牙髓充血绝对无自发痛。

五、治疗

慢性闭锁性牙髓炎牙髓组织内多有范围较大的弥散性病变,甚至可以包括全部牙髓,在全部牙髓中存在小脓灶或坏死灶,炎症的外围区累及根尖周膜,以至叩诊时也有反应。故治疗应以保存患牙为原则,摘除牙髓后采用根管治疗,后牙也可采用牙髓塑化治疗。年轻恒牙应考虑根尖诱导成形术。

1.治疗方案

牙髓病可以根据牙髓受损的程度进行治疗,一般临床上不能准确地作出牙髓改变的组织病理学诊断,而是通过临床表现和临床诊断,选择两类不同的治疗方法。

(1)诊断牙髓病变是局限的或是可逆的,选择以保留活髓为目的的治疗方法,如直接盖髓术、间接盖髓术和牙髓切断术等。

(2)诊断牙髓病变是全部的或不可逆的,选择以去除牙髓、保存患牙为目的的治疗方法,如根管治疗术、牙髓塑化治疗等。根尖周病的治疗法可选择根管治疗术等。

2.治疗原则

保存活髓或保存患牙,应急处理可以开髓减压,温盐水冲洗后,放置止痛药物(如樟脑酚、丁香油酚或牙痛水等小棉球),于龋洞内可以暂时止痛,同时服用消炎、镇痛药,疼痛缓解后1~2 d,视患牙具体情况选用:活髓切断术;平髓术;牙髓塑化或根管治疗。无保留价值的患牙,可拔除患牙,以解除病员痛苦和阻止病变继续扩散。

3.治疗方式

(1)根管治疗:在局部麻醉下或牙髓失活后,去除全部牙髓,预备根管,然后对根管做严密填充。根管治疗结束以后炎症消除,可进行树脂材料修复,以恢复牙齿的形态和功能。

(2)活髓切断术:适用于部分冠髓牙髓炎的牙齿,通过除去已有病变的冠髓,健康根髓可以继续发挥作用,可以促进牙根部继续发育。

(3)根尖诱导成形术:适用于牙髓病已波及根髓或牙髓全部坏死的年轻恒牙,能够促使牙根继续发育和根尖形成。

(牛纪霞)

第四节　可复性牙髓炎

可复性牙髓炎是牙髓组织以血管扩张、充血为主要病理变化的初期炎症表现。它相当于牙髓病的组织病理学分类中的"牙髓充血"病理分类为牙髓充血，是髓腔内的血管由于受到各种刺激后，所发生的扩张性充血。它分为生理性和病理性两种。

一、病原微生物和病因

（一）病原微生物

炎症牙髓中的细菌并无特异性，与牙髓的感染途径和髓腔开放与否有关。临床所见的牙髓炎多继发于龋损，因而在生活的炎症牙髓中分离到的细菌多为牙本质龋深层的一些细菌，如链球菌、放线菌、乳杆菌、韦荣菌和一些 G^- 杆菌，主要是兼性厌氧球菌和专性厌氧杆菌。

（二）病因

1.生理性充血

生理性充血发生于牙齿发育期、牙根吸收期或某些特殊生理时期，如月经期、妊娠期。高空飞行时由于气压下降，也能引起暂时的牙髓充血。

2.病理性充血

病理性充血常是不可复性牙髓炎的早期表现，是牙髓受细菌毒素或其他理化刺激而发生的，主要由龋病引起。

二、临床表现

（一）症状

可复性牙髓炎是一种病变较轻的牙髓炎，当受到温度刺激时，产生短暂、尖锐的疼痛，刺激去除后，疼痛立即消失。

（二）体征

1.望诊

常有深龋洞。

2.探诊

去尽龋坏组织，无穿髓孔。

3.温度诊

冷刺激试验时，产生疼痛，但刺激去除后，疼痛立即消失。

4.电诊

牙髓反应与正常牙相同或稍高。

三、鉴别诊断

（一）牙本质敏感症

牙本质敏感症临床也会表现为冷、热刺激痛，无自发痛。鉴别要点如下。

1.疼痛性质

可复性牙髓炎为尖锐痛，牙本质敏感症为酸软痛。

2. 探诊

可复性牙髓炎牙面无过敏点，牙本质敏感症牙面有过敏点。

3. 温度诊

可复性牙髓炎对冷刺激特别敏感，牙本质敏感症对机械刺激更敏感。

(二)急性牙髓炎

急性牙髓炎与可复性牙髓炎均有牙痛症状，鉴别点主要是可复性牙髓炎无自发痛史，刺激除去后疼痛立即消失；而急性牙髓炎在刺激除去后，疼痛持续较久且有自发痛。

(三)慢性闭锁性牙髓炎

慢性闭锁性牙髓炎有时表现为冷热刺激痛，检查有深龋洞，无穿髓孔。鉴别点主要是慢性闭锁性牙髓炎温度诊有迟发性疼痛，电诊反应迟钝。

四、治疗

可复性牙髓炎的治疗原则是保存活髓。因牙髓组织具有形成牙本质和营养硬组织的功能，对外来刺激能产生一系列防御性反应，因此，治愈牙髓病、保存活髓有十分重要的意义。然而，由于牙髓血运特殊性和牙髓的增龄变化，只有年轻恒牙、根尖孔尚未缩窄、牙髓病变还处于早期阶段时，即牙髓充血，才有可能保存活髓维护牙髓的功能。

(一)安抚治疗

用消炎镇痛药物，消除临床症状的疗法。通常在去尽龋坏后，在窝洞放置湿润、大小合宜的丁香油棉球，再用丁氧膏封洞，观察 5~7 d。安抚疗法是一种临时性治疗措施，在症状缓解后，必须做其他永久性治疗。

(二)盖髓术

盖髓术属于活髓保存疗法，包括间接盖髓术和直接盖髓术。

1. 间接盖髓术

深龋引起的可复性牙髓炎可行间接盖髓术；无明显自发痛，除腐质后未见穿髓，难以判断为慢性牙髓炎或可复性牙髓炎，可采用间接盖髓术作为诊断性治疗。间接盖髓术临床操作要点为除去腐质，深龋近髓处可保留少许腐质，近髓处覆盖盖髓剂，氧化锌丁香油糊剂暂封窝洞。观察 1~2 周，如果无任何症状且牙髓活力正常，可去除大部分暂时封剂，行永久充填。若仍出现自发痛、夜间痛等症状，应改行其他牙髓治疗方法。

2. 直接盖髓术

意外穿髓，穿髓孔直径不超过 0.5 mm 者，可采用直接盖髓术；无明显自发痛，除腐质后穿髓，穿孔小，牙髓组织敏感可采用直接盖髓术。临床操作要点为除去腐质，深龋近髓处可保留少许腐质，露髓处覆盖盖髓剂，氧化锌丁香油糊剂暂封窝洞。观察 1~2 周，如果无任何症状，且牙髓活力正常，可去除大部分暂时封剂，行永久充填。若仍出现自发痛明显的延迟痛、夜间痛等症状，应改行其他牙髓治疗方法。活髓保存治疗能否成功，与适应证的选择、盖髓剂操作等有密切关系。临床上活髓保存治疗目前首选的盖髓剂是 $Ca(OH)_2$ 制剂，常用的为含碘仿的氢氧化钙糊剂和可固化氢氧化钙制剂两种。通过术后定期复查判断疗效，每半年复查 1 次，至少复查 2 年，复查项目为临床表现、患牙功能、牙髓活力和 X 线片。如果以上项目均属正常则为治疗成功，否则为失败。失败则改行其他牙髓治疗方法。

(牛纪霞)

第五节　急性根尖周炎

一、病理变化

急性根尖周炎(acute apical periodontitis，AAP)的初期，表现为浆液性炎症变化，即牙周膜充血，血管扩张，血浆渗出形成水肿。这时根尖部的牙槽骨和牙骨质均无明显变化。炎症继续发展，则发生化脓性变化，即急性根尖脓肿(acute apical abscess，AAA)，有多形核白细胞溢出血管，浸润到牙周膜组织中。牙周膜中的白细胞被细菌及其产生的毒素所损害而坏死，坏死的细胞溶解、液化后形成脓液。脓液最初只局限在根尖孔附近的牙周膜中，炎症细胞浸润主要在根尖附近牙槽骨的骨髓腔中。若炎症继续发展，则迅速向牙槽骨内扩散，脓液通过骨松质达牙槽骨的骨外板，并通过骨密质上的营养孔而达到骨膜下；脓液在骨膜下积聚达到相当的压力时，才能使致密结缔组织所构成的骨膜破裂，然后脓液流注于黏膜之下，最后黏膜破溃，脓液排除，急性炎症缓解，转为慢性炎症。当机体抵抗力减低或脓液引流不畅时，又会发展为急性炎症。急性根尖周炎的发展过程，大多按上述规律进行，但并非都是如此典型。当脓液积聚在根尖附近时可能有三种方式排出。

1.通过根尖孔经根管从龋洞排脓

这种排脓方式对根尖周组织的损伤最小，但是，只有在根尖孔粗大且通畅及龋洞开放的患牙，炎症才容易循此通路引流。

2.通过牙周膜从龈沟或牙周袋排脓

这种情况多发生在有牙周病的患牙，因根尖脓灶与牙周袋接近，脓液易突破薄弱的牙周膜从此途径排出，常造成牙周纤维破坏，使牙齿更加松动，最后导致牙齿脱落，预后不佳。儿童时期乳牙和年轻恒牙发生急性根尖周炎时，脓液易沿牙周膜扩散由龈沟排出，但是因处于生长发育阶段，修复再生能力强且不伴有牙周疾病，当急性炎症消除并经适当的治疗后，牙周组织能愈合并恢复正常。

3.通过骨髓腔突破骨膜、黏膜向外排脓

这种排脓方式是急性根尖周炎最常见的自然发展过程，脓液必然向阻力较弱的骨髓腔扩散，最终突破骨壁，破口的位置与根尖周组织解剖学的关系密切。一般情况，上颌前牙多突破唇侧骨板及相应的黏膜排脓；上颌后牙颊根尖炎症则由颊侧排脓，腭根由腭侧突破；下颌牙齿多从唇、颊侧突破。牙根尖弯曲时，排脓途径变异较大。脓液突破骨膜后，也可以不突破口腔黏膜而经皮下突破颌面部皮肤进行排脓。下面是四种可能发生的排脓途径。

(1)穿通唇、颊侧骨壁：唇、颊侧的骨壁较薄，脓液多由此方向穿破骨的外侧壁在口腔前庭形成骨膜下脓肿、黏膜下脓肿，破溃后排脓于口腔中。破溃于口腔黏膜的排脓孔久之则形成窦道，叫做龈窦。有少数病例不在口腔内排脓，而是穿通皮肤，形成皮窦。下切牙有时可见在相应部位下颌骨的前缘穿通皮肤；上颌尖牙有时在眼的内下方穿透皮肤形成皮窦。

(2)穿通舌、腭侧骨壁：若患牙根尖偏向舌侧，则脓液可由此方向穿破骨壁及黏膜，在固有口腔内排脓。上颌侧切牙和上颌磨牙的腭根尖常偏向腭侧，这些牙的根尖脓肿多向腭侧方向扩张。但腭黏膜致密、坚韧，脓肿不易自溃。下颌第三磨牙舌侧骨板较薄，因此脓液也常从舌侧排出。

（3）向上颌窦内排脓：多发生于低位上颌窦的患者，上颌前磨牙和上颌磨牙的根尖可能突出在上颌窦中，尤其是上颌第二前磨牙和上颌第一、二磨牙。不过这种情况较为少见，如果脓液排入上颌窦时，会引起上颌窦炎。

（4）向鼻腔内排脓：这种情况极为少见，只有，上中切牙的牙槽突很低而牙根很长时，根尖部的脓液才能穿过鼻底沿骨膜上升，在鼻孔内发生脓肿并突破鼻黏膜排脓。排脓孔久不愈合，特别是反复肿胀破溃者，在急性根尖周炎转为慢性时，便形成窦道。窦道口的位置多在患牙根尖的相应部位，但有时也可以出现在远离患牙的其他牙齿的根尖部，有的窦道口还可以出现在近龈缘处，或与患牙相毗缺失牙的牙槽嵴处。

急性根尖周炎的病理学表现为根尖部牙周组织中显著充血，有大量渗出物，并伴有大量中性粒细胞浸润。在脓肿的边缘区可见有巨噬细胞、淋巴细胞集聚，周围有纤维素沉积形成包绕屏障。当脓液到达骨膜下时，局部有较硬的组织浸润块。脓液从骨质穿出后，相应部位的软组织出现肿胀，即疏松结缔组织发生炎症，称为蜂窝织炎。若为上切牙，可引起上唇肿胀；若为上颌前磨牙及磨牙，可引起眶下、面部肿胀；下颌牙齿则引起颏部、下颌部肿胀；有时下颌第三磨牙的根尖周化脓性炎症可引起口底蜂窝织炎。

二、临床表现

急性根尖周炎是从根尖周牙周膜有浆液性炎症反映到根尖周组织的化脓性炎症的一系列反应过程，症状由轻到重，病变范围由小到大，是一个连续过程。实际上在病程发展到高峰时，已是牙槽骨的局限性骨髓炎，严重时还将发展为颌骨骨髓炎。病损的进行虽然为一连续过程，但由于侵犯的范围不同，可以划分为几个阶段。每一不同发展阶段都有基本的临床表现，可以采用不同的治疗措施以求取得良好的效果。

1. 急性浆液期（急性浆液性根尖周炎）

该期是急性根尖周炎的开始阶段，常为一较短暂的过程，临床上表现为患牙牙根发痒，或只在咬合时有轻微疼痛，也有患者反映咬紧患牙时，能缓解疼痛。这是因为咬合压力暂时将充血血管内的血液挤压出去之故。此时如果接受适当治疗，则急性炎症消退，症状缓解。否则炎症很快即发展为化脓性炎症。

2. 急性化脓期（急性化脓性根尖周炎或急性牙槽脓肿）

急性浆液期的轻咬合痛很快即发展为持续性的自发性钝痛，咬合时不能缓解而是加重疼痛，因为这时牙周膜内充血和渗出的范围广泛，牙周间隙内的压力升高，咬合时更加大局部压力而疼痛。自觉患牙有伸长感，对殆时即有疼痛，此时即已开始了炎症的化脓过程，可根据脓液集中的区域再划分为三个阶段。

（1）根尖脓肿阶段：由于根尖部牙周间隙内有脓液聚集，得不到引流，故有剧烈疼痛。患牙的伸长感加重，以至咬合时首先接触患牙，并感到剧痛，患者更加不敢对殆。患牙根尖部黏膜潮红，但未肿胀，扪时痛。所属淋巴结可以扪及，有轻微痛。全口牙列除下颌切牙及尖牙影响颏淋巴结外，其他牙齿均影响下颌下淋巴结。

（2）骨膜下脓肿阶段：由于脓液已扩散到骨松质，且由骨松质内穿过骨壁的营养孔，在骨膜下聚集。骨膜是致密、坚韧的结缔组织，脓液集于骨膜下便产生很大压力，患者感到极端痛苦，表现为持续性、搏动性跳痛。病程发展到此时，疼痛达最高峰，患者感到难以忍受。患牙浮起、松动，轻触患牙时，如说话时舌、颊接触患牙亦感到疼痛。牙龈表面在移行沟处明显红肿，移行沟变平,有明显压痛及深部波动感。所属淋巴结肿大、压痛。相应颌面部形成蜂窝织炎而肿胀,引起面容的改变,病情发展到这一阶段,逐日加剧的疼痛,影响到睡眠及进食,患者呈痛苦面容,精神疲惫。此时多伴有全身症状,白细胞增多,体温升高达 38 ℃左右。若白细胞、体温继续升高,则应考虑并发颌骨骨髓炎或败血症的可能。

(3)黏膜下脓肿阶段:如果骨膜下脓肿未经切开,脓液压力加大可穿透骨膜流注到黏膜下。由于黏膜下组织较松软,脓液达黏膜下时的压力大为降低,疼痛也随之减轻,患牙的松动度和咬合痛也明显减轻,根尖部扪诊有明显的波动感。这时所属淋巴结仍可扪及,有压痛。白细胞计数和体温升高也有所缓解。

三、诊断

主要根据症状,患牙多有牙髓炎病史,叩诊患牙时疼痛较剧烈,温度试验或电活力试验患牙无反应或极为迟钝。若为多根牙,有时会出现牙髓炎合并急性根尖周炎,临床上则兼有牙髓炎和根尖周炎的症状,如温度刺激引起疼痛,同时叩诊疼痛较重。若为急性化脓性根尖周炎,诊断则主要根据疼痛的程度;患牙多有松动而不存在牙周袋,有触痛、浮起;根尖部牙龈潮红或有黏膜下脓肿,扪及根尖肿胀处疼痛,并有波动感;叩诊时轻叩即引起疼痛;一般牙髓已失去活力等。

急性根尖周炎可以由牙髓病继发而来,也可以由慢性根尖周炎转化而来,后者又称为慢性根尖周炎急性发作。两者的鉴别主要依靠 X 线检查,由慢性根尖周炎转化来的,在 X 线像上可见根尖部骨质有透射区。多有反复肿胀的历史,疼痛的剧烈程度略轻。

四、治疗原则

急性根尖周炎的治疗原则是消炎止痛,症状缓解后采用根管治疗或牙髓塑化治疗。消炎止痛的措施为调整咬合,使患牙脱离对合接触;用手指扶住患牙开髓(轻柔操作以减轻振动)、拔髓,用消毒液(如次氯酸钠)浸泡、冲洗根管,准确测量工作长度后,可用小号根管器械于根尖狭窄部轻穿刺根尖孔,使根尖周组织的炎症渗出液通过根管引流,缓解压力;有条件时可完成根管预备,再用固醇类(如氢化可的松)加广谱抗生素(如金霉素)糊剂封入根管并使药物接触根尖组织,有助于局部的抗炎;或擦干根管,在髓腔中放置一个松软的棉球,暂封洞口,使根尖周的炎症有引流的空间。如果疼痛仍不能缓解,可在复诊时根据情况行根管清洗换药或开放髓腔。但后者,口腔细菌可能会进一步污染患牙根管,进而形成顽固性生物膜,影响治疗效果。在口腔局部处理的同时,应全身给予抗生素、抗炎药及止痛药物,还可辅以维生素等支持疗法。若为骨膜下脓肿或黏膜下脓肿,临床上已检查出有根尖部的波动感,除上述处理外,还应切开脓肿以便脓液引流。

急性根尖周炎从浆液期到化脓期的三个阶段是一连续的发展过程,是移行过渡的,不能截然分开,临床上只能相对地识别这些阶段,选用对应的消炎措施。例如,骨膜下脓肿的早期,也可能是根尖脓肿的晚期,如尚未发现明显的深部波动感时,可采用开放髓腔或环钻术来引流根尖部骨质内的炎症渗出物或脓液。慢性根尖周炎急性发作的治疗原则与急性根尖周炎同。

(牛纪霞)

第六节 慢性根尖周炎

慢性根尖周炎(chronie apical periodontitis，CAP)多无明显的自觉症状，有的病例可能在咀嚼时轻微痛，有的病例可能诉有牙龈起小脓包，也有的病例无任何异常感觉。有的病例在身体抵抗力降低时易转化为急性炎症，因而有反复疼痛、肿胀的病史。

一、病理变化

由于根管内存在感染和其他病源刺激物，根尖孔附近的牙周膜发生慢性炎症反应，主要表现为根尖部牙周膜的炎症，并破坏其正常结构，形成炎症肉芽组织。在肉芽组织的周围分化破骨细胞，并逐渐吸收其毗邻的牙槽骨和牙骨质。炎症肉芽组织中有大量淋巴细胞浸润，同时成纤维细胞也增多。这种反应也可以看做是机体对抗疾病的防御反应。慢性炎症细胞浸润可以吞噬侵入根尖周组织内的细菌和毒素。成纤维细胞也可以增殖产生纤维组织，并常形成纤维被膜，防止和限制感染及炎症扩散到机体的深部。慢性炎症反应可以保持相对稳定的状态，并可维持较长时间。当身体抵抗力较强或病源刺激物的毒力较弱时，则肉芽组织中的纤维成分增加，可以在肉芽组织的周围形成被膜。牙槽骨吸收也暂时停止，甚至可以产生成骨细胞，在周围形成新生的骨组织，原破坏的骨组织有所修复，病变区缩小。相反，当身体抵抗力降低或病源刺激物的毒力增强时，则肉芽组织中的纤维成分减少，炎症成分增多，产生较多的破骨细胞，造成更大范围的骨质破坏，骨质破坏的地方为炎症肉芽组织取代。由于炎症肉芽组织体积大，从血运来的营养难以到达肉芽组织的中心部，在根尖孔附近的肉芽组织可发生坏死、液化，形成脓腔，成为慢性脓肿。发育期间遗留的牙周上皮剩余，经慢性炎症刺激，可以增殖为上皮团块或上皮条索。较大的上皮团块的中心由于缺乏营养，上皮细胞发生退行性变、坏死、液化，形成囊肿。囊腔与根管相通者，称为袋状囊肿；囊腔不与根管通连而独立存在者，又称为真性囊肿。有研究表明，根尖周病变中有 59.3％为根尖肉芽肿、22％为根尖囊肿、12％为根尖瘢痕及 6.7％的其他病变。概括以上所述，慢性根尖周炎的主要病理变化是根尖周有炎症组织形成，破坏牙槽骨。这种组织变化过程不是单一的破坏，是破坏与修复双向进行的。但是，如果不清除病源刺激物，虽有骨质修复过程，而根尖病变区只能扩大、缩小交替进行，不能完全消除。另外，在身体抵抗力强的患者，患牙接受的刺激又极微弱时，根尖部牙槽骨不发生吸收，而是增殖在局部形成围绕根尖周的一团致密骨，称为致密性骨炎。

1. 根尖肉芽肿

根尖肉芽肿是根尖周受到来自感染根管的刺激产生的一团肉芽组织。镜下可见有坏死区，肉芽组织中有慢性炎症细胞浸润，主要是淋巴细胞和浆细胞，成纤维细胞也增多。毛细血管在病变活动时增多，接近纤维化时减少。肉芽组织的周围常有纤维被膜，被膜与牙周膜相连。肉芽肿的形成与从根尖孔、侧支根管孔来的感染刺激紧密相关，因而可发生在与这些部位相应的地方，可发生在根尖，也可以发生在根侧，磨牙可以发生在根分叉处。

2. 慢性根尖脓肿(慢性牙槽脓肿)

可以由根尖肉芽肿转化而来，也可由急性牙槽脓肿转化而来。肉芽肿中央的细胞坏死、液化，形成脓液，脓液中多是坏死的多形核白细胞。肉芽组织周围缺乏纤维被膜。慢性牙槽脓肿有两型，即有窦型和无窦型。无窦型在临床上难以和根尖肉芽肿鉴别；有窦型则有窦道与口腔黏膜或颌面部皮肤相通连。窦道可能是急性牙槽脓肿自溃或切开后遗留的，也可能是根尖部脓液逐渐穿透骨壁和软组织而形成的。窦道壁有上皮衬里，上皮可来源于肉芽肿内的上皮团，也可由口腔黏膜上皮由窦道口长入。上皮下的结缔组织中有大量炎症细胞浸润。

3.根尖囊肿

可以由根尖肉芽肿发展而来，也可由慢性根尖脓肿发展而来。在含有上皮的肉芽肿内，由于慢性炎症的刺激，上皮增生形成大团块时，上皮团块的中央部得不到来自结缔组织的营养，因而发生变性、坏死、液化，形成小的囊腔。囊腔中的渗透压增高，周围的组织液渗入，成为囊液。囊液逐渐增多，囊腔也逐渐扩大。肉芽组织内的上皮也可以呈网状增殖，网眼内的炎症肉芽组织液化后形成多数小囊肿，小囊肿在增大的过程中互相融合，形成较大的囊肿。

囊肿也可由慢性脓肿形成，即脓肿附近的上皮细胞沿脓腔表面生长，形成腔壁的上皮衬里而成为囊肿。根尖囊肿由囊壁和囊腔构成，囊腔中充满囊液。囊壁内衬以上皮细胞，外层为致密的纤维结缔组织，囊壁中常有慢性炎症细胞浸润。囊液为透明褐色，其中含有含铁血黄素，由于含有胆固醇结晶漂浮其中而有闪烁光泽。囊液在镜下直接观察时，可见其中有很多菱形或长方形的胆固醇结晶，是从上皮细胞变性分解而来。由于慢性炎症的刺激，引起细胞变性、坏死，囊液中含有这些内容而使渗透压增高，周围的组织液渗透入囊腔中。囊腔内液体增加的同时，囊腔也逐渐增大。囊肿增大的压力压迫周围牙槽骨，使其吸收，同时在颌骨的外表则有新生骨质补充，因此，有些较大的囊肿往往在表面膨隆处尚有较薄的一层骨质。囊肿再增大时，最终可使其周围某一处骨壁完全被吸收而长入软组织中，这时囊肿就会发展很快。由于囊肿的发展缓慢，周围骨质受到这种缓慢刺激而形成一种种致密骨板。从慢性根尖脓肿发展而来的囊肿囊液中含有脓液，较为混浊。根尖囊肿可以继发感染，形成窦道，或表现为急性炎症。

4.致密性骨炎

表现为根尖周局部骨质增生，骨小梁的分布比周围的骨组织更致密些。骨髓腔极小，腔内有少许纤维性的骨髓间质，纤维间质中仅有少量的淋巴细胞浸润。有时硬化骨与正常骨组织之间并无明显分界。

二、临床表现

慢性根尖周炎一般无自觉症状。由于是继发于牙髓病，故多有牙髓病史。有些病例可曾转化为急性炎症又予缓解，故可有反复疼痛，或反复肿胀的历史。患牙多有深龋洞、无探痛，牙体变为暗灰色。有窦型慢性根尖脓肿在相应根尖部有窦道，有时窦道口呈乳头状，窦道口也可出现在离患牙较远的地方。大的根尖囊肿在患牙根尖部有半球形膨隆，黏膜不红，扣时不痛，有乒乓球感。有的患牙在咀嚼时有不适感。

三、诊断

诊断慢性根尖周炎可根据有反复疼痛、肿胀的病史、牙体变色、牙髓失去活力或反应极其迟钝，或已出现窦道或局部无痛膨隆等临床表现。诊断的关键是依据 X 线片上所显示的根尖周骨密度减低影像。因此，临床上比较容易作出诊断。但是要辨别属于何种类型则较困难，从 X 线片所显示根尖透射区影像的特点可以作为鉴别的参考。

根尖肉芽肿在 X 线片的特点是根尖部有较小的、规则的圆形或椭圆形透射区，边界清晰，周围骨质影像正常或略致密，透射区的直径一般不超过 0.5 cm。肉芽肿和小囊肿在 X 线片上不易区别，若透射区周围有致密骨形成的白线，且透射区与非透射区的骨密度反差大，则应怀疑为小囊肿;若开髓时有囊液从根尖孔引流出来,可证实为囊肿。

慢性根尖脓肿除可能发现窦道口外,在 X 线片上的影像也有其特点,透射区边界不清,形状不规则,透射区周围的骨质影像模糊,这是因为周围骨质有进行性破坏的缘故。根尖囊肿在 X 线片,上的影像一般范围较大(其直径超过 1 cm),为圆形,边界清楚有白线围绕。除 X 线片上的表现外,大囊肿可见相应部位有半球形隆起,扪时不痛,有乒乓球感。X 线诊断慢性根尖周炎时,必须结合临床症状及其他诊断指标才能和那些非根尖周炎的根尖区病损鉴别。例如非牙源性的颌骨内囊肿和其他肿物,在 X 线片上呈现与各型慢性根尖周炎极为相似的影像,这些病损与慢性根尖周炎的主要鉴别是牙髓活力正常、缺乏临床症状,并且仔细观察时可见根尖区牙周间隙与其他部位的牙周间隙呈连续、规则的黑线影像。

根旁囊肿时,囊肿的透射影像与侧支根管感染造成的慢性根尖周炎者极为相似,但患牙牙髓活力正常。有些解剖结构,如颏孔、切牙孔等,其影像易与相应部位牙齿的根尖区重叠,但是这些牙齿牙髓活力正常,牙周间隙影像连续、规则。有的慢性根尖周炎的窦道口出现的部位与患牙的关系不甚明确,例如,在两个相邻无髓牙根尖区的中间,或在远离患牙的部位时,可以从窦道口插入牙胶尖作为示踪诊断丝拍摄 X 线片,从牙胶尖影像所指的部位便可确定窦道来源的患牙。

四、治疗原则

治愈根尖周病的主要原理是消除病源刺激物、杜绝再感染的途径,为机体修复被炎症破坏的组织提供有利的生物学环境,促使根尖周组织愈合、恢复健康。根尖周炎主要的病源刺激物来自感染根管,因此消除根管内的感染,是治愈根尖周病的首要条件。由于牙髓坏死,根管内已失去血液及淋巴循环,为一储存坏死组织、感染物质的无效腔,不能为机体的自身免疫能力所消除,故必须依靠相应的治疗措施才能除去病源。根尖周骨质的破坏、肉芽组织的出现可以看做是机体对抗病源的防御性反应,但是这种反应不能消除病源,只能相对地防止感染的扩散。一旦病源被除去后,病变区的炎症肉芽组织即转化为纤维结缔组织,从而修复已破坏的牙槽骨和牙骨质,并使牙周膜重建。消除病源的有效措施是根管治疗,即用机械和化学的方法对根管进行清创,再通过严密地封闭根管,防止再感染。

在消除病源的前提下,病变才有可能愈合。病变能否被修复,还受一些因素的影响。病变性质、病变范围及部位、患者年龄和全身健康状况等都与病变的愈合有密切关系。因此制订治疗方案时,必须考虑这些因素,采取相应的措施才能治疗成功。破坏范围较小的、局限于根尖部的病变,预后较好;病变范围较大、发生在根分叉处者,预后较差。当较大的根尖囊肿单纯用根管治疗难以治愈时,可采用根尖外科手术以除去病变。全身健康不佳的患者,在治疗时容易并发急性炎症,治疗后病变愈合慢或恢复困难,治疗时应加以注意。

如果患有风湿病或神经、眼、心脏等疾病而怀疑患牙病变为病灶时,应当及时拔除患牙,以免造成病灶感染的蔓延。另外,对于病变严重破坏牙槽骨,或牙冠严重破坏而难以修复者,也应拔除患牙。

(牛纪霞)

第七节 牙发育异常

一、牙结构异常

牙结构异常是指牙发育期间,在牙基质形成或基质钙化时,受到各种影响,造成牙齿发育的不正常,并且在牙体组织上留下永久性的缺陷或痕迹。常见的有釉质发育不全、遗传性牙本质障碍、氟牙症和四环素牙等。

(一)釉质发育不全

釉质发育不全是指牙发育期间,由全身疾病、营养不良或严重的乳牙根尖周感染所导致的釉质发育障碍,表现为釉质结构异常。牙齿发育时期不同釉质基质形成时受到阻碍的严重程度不同,时间长短不一,临床所见釉质实质性缺损也不一样。根据致病的性质不同,可分为釉质发育不全和釉质矿化不全。釉质发育不全是由釉质基质的合成、分泌基质的过程发生障碍所致,临床上表现为实质性缺损;釉质矿化不全是指基质形成正常,但矿化受影响,临床上仅表现为硬度和颜色的改变,而无实质性缺损。两者可单独发病,也可同时存在。

1.病因

(1)全身因素。

1)严重的营养障碍如维生素 A、C、D 以及钙、磷、碘等物质缺乏,可影响成釉细胞分泌釉质基质或造成矿化障碍。

2)内分泌失调甲状旁腺是直接控制钙磷代谢的内分泌腺,一旦功能降低,可造成血清中钙含量降低,进一步影响釉质基质矿化。

3)母体疾病如风疹,毒血症等,可使胎儿在这些疾病发生期间出现釉质发育不全。

4)婴幼儿时期的疾病如肺炎、麻疹、猩红热、严重的消化不良等。

(2)局部因素:如乳牙患龋、牙槽脓肿、根尖脓肿、外伤等,可影响继承恒牙胚的发育。这种情况常见于个别牙齿,以前磨牙居多,又称特纳(Turner)牙。

(3)遗传因素:目前研究证实釉质发育不全的遗传方式有 X 连锁隐性遗传,常染色体显性遗传和常染色体隐性遗传三种。形成釉质发育不全的病因涉及多个候选基因的突变,其发病机制目前尚未明确。

2.临床表现

根据病变的程度不同,临床上将其分为两类。

(1)轻症由于釉质矿化不全而形成,釉质形态基本完整,表面无实质姓缺陷,仅有色泽和透明度的改变,呈白垩色。临床上 A 般无自觉症状。

(2)重症、由釉质发育不全而导致,牙釉质表面呈实质性缺损,形成带状或窝状的凹陷,牙着色较深,呈黄褐色或棕褐色改变。

1)带状凹陷在同一时期全部釉质发育受到不利因素影响时,牙面上可形成带状凹陷。带状凹陷的宽度可反映遭受不利因素时间的长短。若不利因素反复发生,则牙面上可形成数条平行的横沟。

2)窝状凹陷由成釉细胞成组地被破坏,而其毗邻的细胞继续生存并形成釉质所致。严重者呈蜂窝状,甚至无釉质覆盖,前牙表现为切端釉质缺损,后牙表现为牙尖釉质缺损。患牙釉质常呈对称性缺损,这是由致病因素出现在牙发育期间所致。因此,临床上可根据釉质发育不全的牙位来推断致病因素出现的时期。

例如,若上颌中切牙、尖牙、第一磨牙,以及下颌中切牙、侧切牙、尖牙、第一磨牙的切缘或牙尖出现釉质发育不全,则表示致病因素出现在1岁以内;若上颌侧切牙切缘釉质缺陷,则表示致病因素出现在出生后第2年;若前牙和第一磨牙未受累,而其他后牙表现为釉质发育不全,则可推断出生后2~3年遭受致病因素影响。若乳牙根尖周感染致继承恒牙釉质发育不全,则恒牙表现为牙冠小、形状不规则,呈灰褐色。由于患牙牙釉质缺损或矿化不全,其耐磨性及抗酸能力较差,易磨损和患龋,患龋后进展较快。釉质缺陷致使牙本质暴露者,可表现为对酸、甜、冷、热、空气敏感,咀嚼硬食物有酸软或酸痛感。

3.诊断及鉴别诊断

(1)诊断要点

1)在牙发育矿化期间,孕妇或婴幼儿患有引起釉质发育障碍的全身或局部疾病。

2)牙釉质有颜色或结构上的改变。根据病情程度不一,颜色由轻到重表现为白垩色、黄褐色、棕褐色改变;形态可呈现带状或窝状凹陷,严重者呈蜂窝状或完全无釉质覆盖,表现为牙冠小、形状不规则。

3)一般无自觉症状。若釉质严重缺损,可以表现为牙本质过敏症状;若同时罹患龋病,可出现相对应的症状。

(2)鉴别诊断:本疾病主要与龋病相鉴别。

4.防治原则

本疾病是牙在颌骨内发育矿化期间发生障碍所留下的缺陷,继而在萌出后被发现,而并非牙萌出后机体健康状况的反映。因此,只有预防孕妇或婴幼儿的全身或局部疾病,才能有效预防本疾病的发生。

(1)妊娠期女性应注重营养保健,如增加维生素A、维生素D、钙磷、碘等物质的摄入。

(2)1~6个月婴儿应提倡母乳喂养。

(3)小儿麻疹、猩红热、肺炎、病毒感染应及时治疗。

(4)2~3岁儿童应定期进行口腔健康情况的检查,出现乳牙疾病应及时治疗。

(5)1~4岁儿童可多补充维生素A、维生素D、钙、碘等。

(6)对已经出现着色或缺损的患牙,轻症者可做好防龋措施,也可通过渗透树脂修复,改善外观;重症者可通过复合树脂充填、贴面或冠修复方式进行治疗。

(二)遗传性牙本质障碍

遗传性牙本质障碍可分为遗传性牙本质发育不全和遗传性牙本质发育不良。其中,根据临床特征及影像学表现,牙本质发育不全可分为Ⅰ型、Ⅱ型、Ⅲ型;牙本质发育不良可分为Ⅰ型、Ⅱ型。本节仅讨论牙本质发育不良Ⅲ型,即遗传性乳光牙本质。本病属于常染色体显性遗传病,可在家族中连续几代出现,也可隔代遗传。男女患病率均等,乳、恒牙均可受累。

1.临床表现

全口牙冠呈微黄色半透明,在光照下呈现特殊的乳光色。釉质易从釉牙本质界处分离脱落,致使牙本质暴露,可并发牙髓炎、根尖周炎及重度磨损。当全部牙冠重度磨损造成低咬合时,可引起咀嚼、语言等功能障碍或颞下颌关节紊乱综合征等。影像学表现为牙根短,牙颈部明显缩窄,髓室和根管狭窄甚至完全闭锁。

2.诊断要点

(1)乳、恒牙均可受累。

(2)有特殊的临床表现及影像学表现。牙冠呈半透明乳光色;X线表现为牙根短,牙颈部可明显缩窄,髓室和根管狭窄甚至完全闭锁。

3.治疗原则

由于牙列常有严重的磨损,故基本原则以保护或恢复牙的形态和功能为主。可做𬌗垫保护患牙;如已出现重度磨损者,则可进行全冠修复及咬合重建;对于已出现牙髓炎、根尖周炎或颞下颌关节紊乱综合征者,则做相应治疗。

(三)氟牙症

氟牙症又称氟斑牙或斑釉牙,是在牙发育矿化期间由于摄入过量的氟元素而导致牙釉质发育异常的表现。该疾病是慢性氟中毒早期最常见的症状,具有明显的地区性分布特点,主要流行区为东北、西北及西南地区。

1.病因

(1)饮用水中氟含量过高饮用水是人体摄入氟的最大来源,饮用水中的氟含量过高是氟牙症发生的主要原因。一般认为,水中氟含量以 1 mg/L(1 ppm)为宜,该浓度既能有效防龋,又不致发生氟牙症。但因年龄、气候条件、饮食习惯等差异,我国现行水质标准的氟含量为0.5~1 mg/L(ppm)。

(2)食物中氟含量过高食物是人体摄入氟的第二大来源。当地的水源、空气、土壤等环境中的氟含量过高时,可使农作物中氟含量增加,以致当地居民通过食物摄入过多的氟元素。而食物中无机氟化物的溶解度及钙、磷含量可影响人体对氟元素的吸收率。充足的维生素 A、D和适量的钙、磷,可减少人体对氟的吸收。

(3)空气中氟含量过高在我国一些高氟煤矿地区,燃煤污染导致当地空气、农作物中的氟含量过高,致使当地居民摄入过多的氟元素。

(4)遗传因素:近年来,越来越多的研究指出,一些候选基因,如 COL1A2、CTR、ESR、COMT 等的遗传变异可增加人群氟中毒的发生风险。因此,临床可见,即使在相同的生活环境下,包括氟摄入和其他营养成分的饮食模式保持不变时,不同个体患病的表现程度不一。

2.发病机制

碱性磷酸酶可通过水解多种磷酸酯,为骨、牙代谢提供无机磷参与骨盐形成。当氟含量过高时,碱性磷酸酶的活性受抑制,从而导致釉质发育不良和骨质变脆等骨骼疾病。釉质表现为柱间质矿化不良和釉柱的过度矿化,釉质表层呈多孔性,易于吸附外源性色素而产生氟斑。当多孔性釉质所占的体积较大时,耐磨性降低,釉质表面塌陷,则形成窝状缺陷。

3.临床表现

(1)氟牙症多见于恒牙,乳牙发生率较低,程度也较轻。这是由于胎盘对氟有一定屏障作用,但如果氟摄入量过多,超过胎盘筛除功能的限度时,乳牙表面也可呈不规则病损。

(2)病变多呈对称性,表现为同一时期萌出的牙釉质上有白垩色、黄褐色、棕褐色的云雾状斑点或斑块形成,严重者有实质性缺损。根据病损的程度,可分为白垩型(轻度)、着色型(中度)和缺损型(重度)。临床上,氟牙症的评价常根据釉质颜色、光泽和缺损的面积,采用 Dean分类法来确定损害的程度。

(3)氟牙症的釉质硬度降低,耐磨性差,但抗酸力较强。

（4）严重的慢性氟中毒患者，可伴发氟骨症，表现为骨膜、韧带的钙化，关节出现疼痛、肢体变形，严重者可出现脊柱硬化、折断而危及生命。

4.诊断及鉴别诊断

（1）诊断要点

1）患者7岁前居住在高氟地区。

2）受累牙齿病变呈对称性，可累及全口牙列。

3）釉质表面坚硬，伴有不同程度的透明度及色泽的改变，边界不清，呈散在云雾状。重度病变者釉质表面严重受累，发育不全明显，伴有实质性缺陷。

4）病变主要影响美观，患者无明显自觉症状。

5）严重的慢性氟中毒患者，可伴发氟骨症。

（2）鉴别诊断：本病主要与釉质发育不全相鉴别。

5.防治原则

本病最主要的防治措施就是通过改换低氟水源或饮水除氟来减少人体通过饮水和食物摄入的氟；对于燃煤污染型氟中毒的防治，可通过改炉改灶降低空气中的氟含量，从而降低人体氟摄入量。对已形成的氟牙症可通过树脂渗透技术、复合树脂修复法、冷光美白、瓷贴面或全冠修复等方式改善患牙的形态和美观。以下详细介绍常用的口腔内科治疗方法。

（1）树脂渗透技术：适用丁轻度或以下着色位置表浅的氟牙症，对于中度氟牙症，可联合漂白术进行治疗。经磨除色素层并酸蚀后，渗透树脂可渗入釉质，使之恢复光滑平整。操作步骤如下。

1）去除待治疗患牙表面的软垢或牙石。

2）选用精细的尖形抛光金刚砂车针，在保持润湿条件下均匀磨除 0.1～0.2 mm 染色层后，用流水彻底冲净牙面。

3）隔湿、干燥，用 15% 盐酸凝胶酸蚀牙面 2 min，冲洗至少 30 s 并吹干。注意避免唾液污染。

4）涂布干燥剂（常用无水乙醇）于病损部位，并作用 30 s 后吹干。

5）将渗透树脂涂布于酸蚀部位，并停留 3 min 后用棉签或牙线去除多余材料，光固化 40 s。若效果不理想，可进行第二次渗透。

6）抛光，使牙面光滑且有光泽。

（2）复合树脂修复法：适用于着色位置较深甚至伴有牙体缺损的中重度的氟牙症，其方法简便，创伤小，但由于树脂的老化现象难以避免，远期效果一般，目前更多被瓷贴面修复技术所取代。复合树脂修复法的操作步骤如下。

1）磨除着色区磨除着色的釉质，磨除厚度一般为 0.3～0.5 mm。

2）酸蚀牙面隔湿、干燥，用 35% 磷酸凝胶酸蚀牙面 30 s，冲洗并吹干。注意避免唾液污染。

3）涂布黏结剂用蘸有黏结剂的小毛刷涂布酸蚀后的牙面，吹薄使之均匀铺开，光固化 20 s 使黏结剂初步固化。注意避免黏结剂涂布过厚造成黏结失败。

4）堆塑复合树脂根据患者年龄、骀牙颜色、肤色进行比色，选定合适的材料。取适量的复合树脂，应用树脂充填、雕刻器械根据各牙形态进行推压塑形，塑形满意后，根据所选用的材料进行光固化 20～40 s。注意：树脂推压时避免伸入龈沟或覆盖在牙龈上；在推压过程中遵循合适的速度和方向,避免树脂内部形成气泡。

5)修整抛光磨除树脂表面的厌氧层并充分抛光,避免牙菌斑色素沉着而影响树脂的使用年限。

6)医嘱为延长复合树脂的使用年限,嘱患者保持口腔清洁;少食用浓茶、咖啡等重色素的食物,及饮料;注意刷牙的力度、刷毛的硬度等,以减轻对树脂的磨损;前牙避免咬硬物致使树,脂折断或脱落;定期检查。

二、牙形态异常

(一)畸形中央尖

畸形中央尖是指在牙发育期间,由于成釉器异常突起,牙乳头相应伸入突起内,发育完成后在殆面中央窝处出现一个额外的圆锥形突起,少数也可见于舌嵴、颊嵴、近中窝和远中窝。全世界畸形中央尖的发病率为1%~4%,我国发病率为1.29%~3.6%。

1.临床表现

(1)好发部位多见于下颌前磨牙,以下颌第二前磨牙最为常见,偶见于上颌前磨牙。多呈对称性分布,也可出现在个别前磨牙上。

(2)形态可呈半圆形突起、圆柱形或锥形牙尖,高1~3 mm,牙尖内常伴有高耸的髓角。

(3)较圆钝且低矮的中央尖可在建立咬合后逐渐被磨损,并形成修复性牙本质,此类患牙牙髓活力正常,牙根发育不受影响。

(4)长而尖细的中央尖常在建立校合过程中被折断或磨损,表现为殆面见圆形或椭圆形黑环,中央为浅黄色的牙本质轴,辆中央可见暴露的髓角。常引起牙髓病或根尖周病的发生,由于牙萌出不久后与对颌牙接触则遭折断,牙髓感染坏死,故常影响根尖的继续发育,X线可见患牙牙根短,根尖部呈喇叭口状。

2.治疗

(1)对圆钝而不影响咬合的中央尖不引起症状者,可不做处理。

(2)对长而尖的中央尖易折断或磨损而露髓者,可在牙刚萌出时对其进行少量多次的磨除(每次磨除量不超过0.5 mm,间隔2~3周),以促进近髓处修复性牙本质的形成,从而避免露髓。然而,分次调磨存在不可预测性和牙髓暴露的风险,因此临床上更常采用预防性充填,即在严格消毒及局部麻醉下,一次性磨除中央尖并制备洞形,视断面情况采用间接或直接盖髓术治疗。

(3)对已引起牙髓感染者,可根据影像学检查判断牙根发育状况,若牙根未发育完成,在根髓状态良好的情况下,可行牙髓切断术保留健康的根髓;若引起根尖周感染,则行根尖诱导成形术,以促进牙根继续生长发育;若牙根已经发育完成,则行根管治疗去除全部牙髓。

(4)对于牙根短、根尖周感染严重、牙松动明显的患牙,预后较差,可考虑拔除。

(二)牙内陷

牙内陷是指在牙发育期间,成釉器出现过度卷叠或局部过度增殖,深入牙乳头,造成牙面出现的囊状畸形凹陷。

1.临床表现

好发于上颌侧切牙,少数见于,上颌中切牙或尖牙。根据牙内陷的深浅程度及其形态变异,临床上将其分为畸形舌侧窝、畸形根面沟、畸形舌侧尖及牙中牙。

（1）畸形舌：侧窝牙内陷最轻的一种，由于舌侧窝呈囊状内陷，易使食物残渣滞留，利于牙菌斑积聚，加之囊底存在发育缺陷，常引起牙髓感染，引起牙髓及根尖周病变。

（2）畸形根面沟：一条舌侧纵行裂沟，常与畸形舌侧窝同时出现，从舌窝越过舌隆凸并向根方延伸，沟的深度和长度不一，严重者可达根尖部，甚至将根一分为二，形成一个额外根。畸形根面沟使龈沟底封闭不良，影响牙龈上皮附着，形成骨下袋，致使龈下菌斑积聚，易导致牙周组织破坏。

（3）畸形舌：侧尖一舌隆凸处呈圆锥形突起，形似牙尖，常与畸形舌侧窝伴发。尖内可形成纤细髓角，易被磨损而引起牙髓及根尖周病变。

（4）牙中牙：牙内陷程度最严重的一种表现。因发育期的成釉器严重卷叠而形成，牙呈圆锥形，形态较大，X线示牙髓腔内似乎包含着一。

2.治疗

视牙体的破坏及牙髓的状况而定。者为龋易感者，可做窝沟封闭或预防性充填来预防龋损的发生。对已发生龋损者，按深龋处理，将软化的牙体组织去尽，制备洞形，行间接盖髓术。若牙髓感染者，则视牙髓感染程度及牙根发育情况，选择相对应的根管治疗方法。对畸形根面沟的治疗，应根据沟的深浅、长度及对牙髓牙周组织的累及情况，采取相应的措施。

（1）若牙髓活力正常，但腭侧有牙周袋者，先做翻瓣术暴露腭侧根面沟，沟浅者可磨除并修整外形，沟深者可制备洞形，常规用玻璃离子黏固剂或复合树脂充填，生理盐水清洗创面后缝合，上牙周塞治剂，一周后拆线。

（2）若牙髓活力异常并伴有腭侧深牙周袋者，行根管治疗术后再按上述方法处理裂沟。

（3）若裂沟已达根尖部，牙周组织广泛破坏，则预后不佳，应予以拔除。

（三）融合牙、双生牙、结合牙

1.融合牙

融合牙是在牙发育过程中，两个正常的牙胚完全或不完全融合而成，一般认为是压力所致。当压力发生在两颗牙矿化之前，则牙冠部融合；若压力发生在牙冠发育完成后，则形成根部融合为一而冠部分开的牙。而牙本质总是相通连的。融合牙可发生在乳牙或恒牙，常见于下颌乳切牙。此外，正常牙与额外牙也可发生融合。

2.双生牙

双生牙是由一个牙胚被一个内向的凹陷不完全分开而成的牙，常为完全或不完全分开的牙冠，有共同的牙根和根管。可发生在乳牙列或恒牙列中，双生乳牙常伴有其继承恒牙的先天缺失。

3.结合牙

结合牙是两牙在牙根发育完成后发生粘连而形成的牙。常认为是由创伤或牙拥挤致牙间骨吸收，两牙靠拢，牙骨质增生并发生粘连。结合牙常见于上颌第二磨牙与第三磨牙区，因其形成的时间较晚，且牙本质是各自分开的，可与融合牙或双生牙相鉴别。乳牙列的融合牙或双生牙，可延缓牙根的生理性吸收，导致继承恒牙迟萌。因此，若已确定有继承恒牙，应定期观察，及时拔除融合乐或双生牙。发生在上颌前牙区的恒牙融合牙或双生牙，由于牙体过大且在联合处有深沟，在一定程度上影响美观，可应用复合树脂进行充填，一方面改善美观，另一方面避免牙菌斑滞留，也可适当调磨，使牙略变小，以改善美观。对于临床上需拔除上颌第三磨牙时，术前应进行X线检查以判断该牙是否为结合牙，避免误将上颌第二磨牙一并拔除。

(四)过大牙、过小牙、锥形牙

牙的大小与骨骼和面部存在协调比例,若个别牙偏离了解剖上正常值的范围,与牙列中其他牙明显不协调者,称为过大牙或过小牙。过大牙常见于上颌中切牙,临床上需与常见的融合牙相区别。过小牙常见于上颌侧切牙、第三磨牙和额外牙。若牙呈圆锥形,牙的切端比颈部狭窄,则称为锥形牙。前牙区的过小牙或锥形牙常影响美观,若牙根有足够长度,牙冠可用贴面或冠修复的方式以改善美观。过大冠但牙根短小者,易导致牙菌斑积聚和牙周病的发生,应以积极预防为主,必要时可考虑拔除后修复。

三、牙萌出异常

牙的萌出具有时间性、顺序性和对称性等生理性规律。牙萌出异常有早萌、迟萌、异位萌出等现象。

(一)早萌

牙萌出的时间超前于正常萌出的时间范围,称为早萌。乳牙早萌多见于下颌乳中切牙,常见于两种现象:一种是诞生牙,即婴儿出生时已经萌出;另一种是新生牙,即出生后不久萌出。可为正常乳牙,因牙胚距口腔黏膜过近所致,也可能为额外牙。早萌乳牙牙冠形态基本正常,但牙根常发育不全,无牙槽骨支持,因附着松弛,常自行脱落而容易导致误吸,应尽早拔除。恒牙早萌,多为乳牙早失所致,常见于前磨牙,多数或全部恒牙早萌极少见。脑垂体、甲状腺及生殖腺功能亢进的患者可出现恒牙过早萌出。避免因牙根发育不全导致松动脱落,临床上常用阻萌器预防恒牙早萌。

(二)迟萌

牙萌出的时间显著晚于正常萌出的时间范围,称为迟萌。全口牙迟萌多与全身因素有关,如佝偻病、呆小症、营养不良等。个别牙迟萌常与外伤或感染有关,也可见于牙龈纤维瘤病患者。恒牙迟萌常与乳牙病变或发育异常相关。多见于上颌切牙,常由于乳切牙过早脱落,长期用牙龈咀嚼,使局部黏膜角化增生,牙龈坚韧肥厚,导致恒牙萌出困难。临床上可通过 X 线确认牙胚是否存在后进行切龈助萌术。

四、牙数目异常

(一)额外牙

额外牙是指正常牙数以外多生的牙,又称多生牙。额外牙形成的原因:可能来自形成过多的牙蕾,或因有牙胚分裂。额外牙可发生在颌骨任何部位,常见的部位如下。

(1)上颌中切牙间称为正中牙,表现为牙冠短小呈圆锥形,伴牙根短小,多为单个发生,也可成对出现。

(2)上颌第三磨牙远中又称为第四磨牙。

(3)下颌前磨牙或上颌侧切牙区额外牙可萌出,也可在颌骨内向各方向埋伏阻生。由于颌骨常缺乏容纳额外牙的位置,故额外牙常导致牙列拥挤,不但影响美观,还易造成食物嵌塞、牙菌斑积聚,并发龋病和牙周病。若是阻生的额外牙,常影响邻牙位置,可阻碍其正常萌出、牙根吸收,甚至形成颌骨囊肿。因此,额外牙多应予拔除。

(二)先天性缺额牙

先天性缺额牙是指牙列中因无牙胚而造成牙缺失。可分为个别牙缺失、多数牙缺失和全部牙缺失。个别牙缺失多见于恒牙列,常呈对称性,常见于第三磨牙、上颌侧切牙和下颌第二前磨牙。其病因尚未明确。多数牙缺失或全口牙缺失称无牙畸形,常为全身性发育畸形的口腔表征,常伴有外胚叶发育不全,如缺失毛发、指甲、毛囊、皮脂腺等,有家族遗传史。诊断该疾病时应询问患者有无拔牙史,并与牙齿埋伏阻生相鉴别,可通过 X 线片判断颌骨内牙胚存在与否。

(牛纪霞)

第八节　牙体急性损伤

牙体急性损伤又称牙外伤,是指牙体组织突然受到各种机械外力所致的损伤。损伤类型取决于外力的大小、方向、速度和性质,可分为牙震荡、牙脱位和牙折等。这些损伤可单独发生,也可同时出现。对牙外伤患者进行诊疗时,应注意先查明有无颅骨、颌骨或身体其他部位,的损伤。

一、牙震荡

牙震荡是指牙周膜受到较轻外力时出现的轻度损伤,通常不伴有牙体组织的缺损。

(一)病因

较轻的外力,如进食时骤然咀嚼硬物或受到较轻外力碰撞所致。

(二)临床表现

患牙有伸长感,牙龈缘可见少量出血,轻微松动和叩痛。X 线表现为正常或牙周膜间隙增宽。牙髓活力测试反应不一;伤后可表现为牙髓有活力,以后活力逐渐减退,表示牙髓已发生坏死,牙齿逐渐开始变色;也可表现为伤后牙髓无活力,数周或数月后活力逐渐恢复,这是牙髓在外伤时血管和神经受损伤而引起的暂时性"休克"所致,随其"休克"逐渐恢复而活力再现;3 个月后牙髓活力仍正常者,则大部分能继续保持活力。

(三)治疗

降低咬合并嘱1~2 周勿用患牙咬合,以减轻患牙负担,使其牙周膜恢复。出现松动的患牙可行松牙固定术。伤后1、3、6、12 个月应定期复诊,检查其牙髓活力状况。

如 1 年后牙髓活力状况正常者,可无须处理。如牙髓活力丧失,则提示牙髓坏死,应进行根管治疗术。对于根尖未发育完成的年轻恒牙,其牙髓活力可在伤后 1 年后才丧失,应延长复诊时间。

二、牙脱位

牙脱位是指牙受到外力作用而脱离牙槽窝。由于外力作用的方向及轻重不一,牙脱位的临床表现不一。

(一)病因

外力碰撞是常见原因,偶见于口腔器械使用不当,如拔牙时未对殆牙或对颌牙做出保护而使其脱位。

（二）临床表现

根据牙脱位的程度不同,临床上可分为不全脱位和全脱位。

(1)部分脱位牙发生偏离移位。

(2)完全脱位牙完全脱出牙槽骨,或仅有少量软组织相连,牙槽窝内空虚。根据外力作用的方向不同,临床上也可分为如下几种。

(1)垂直向脱位患牙从牙槽窝内垂直向脱出,有明显伸长感,牙松动明显,伴咬合疼痛、龈缘出血等。X线片可见患牙牙周膜间隙明显增宽。

(2)嵌入性脱位患牙嵌入牙槽窝内,临床牙冠变短,牙松动不明显,可伴有龈缘出血。X线片可见患牙牙周膜间隙消失。

(3)侧向脱位患牙向唇、舌或近、远中方向偏离移位,常伴牙龈撕裂和牙槽窝骨折。X线片可见患牙偏移,侧牙周膜间隙减小,另一侧的牙周膜间隙增宽。牙脱位不论是哪种类型,均常伴有各种并发症,如牙龈撕裂、牙槽突骨折、牙髓坏死、牙髓腔变窄或消失以及牙根外吸收等。

（三）治疗

治疗牙脱位的基本原则是保存患牙。

1.部分脱位牙

局部麻醉下予患牙复位,固定1个月。术后3、6、12个月复查,检查牙髓活力状况,若发现牙髓坏死,则应及时行根管治疗术。

2.嵌入性脱位牙

由于嵌入牙槽窝后导致牙髓血供障碍,常伴有牙髓坏死且容易发生牙根吸收,故复位后2周应做根管治疗术。对于年轻恒牙,由于牙根发育未完成,仍有萌出动力,因此不可强行拉出复位,以免造成更大的创伤。通过对症处理,继续观察,任其自然萌出,一般半年内患牙可萌出到原来的位置。

3.完全脱位牙

在牙完全脱位半小时内行再植术,90%的患牙可避免牙根吸收。当牙脱位后,应立即复位至牙槽窝内;若患牙已被污染,可立即用生理盐水或无菌水冲洗后放回牙槽窝内;若未能即刻复位者,可将患牙置于舌下或前庭沟处,也可放入牛奶、自来水或生理盐水中保存,切勿干燥保存,应尽快就诊。对完全脱位牙的具体处理方案,应根据患牙发生脱位的时间长短和患者的年龄做出判断。

(1)年轻恒牙:此类患牙具有较强的修复能力若复位及时,新形成的血管可从宽阔的根尖孔进入牙髓腔,与原有血管发生吻合,牙髓常可继续保持活力,无须拔髓,一般疗效良好。

(2)根尖发育完成的患牙:此类患牙做再植术后牙髓不能重建血液循环,必然发生坏死,因此,即使及时复位,也应在术后3~4周行根管治疗术,以避免引起牙根炎症性吸收或根尖周病。

(3)脱位超过2h的患牙:牙髓和牙周膜内细胞已坏死,牙周膜无法重建,需在体外完成,根管治疗术,并对根面和牙槽窝进行搔刮后,将患牙植入并固定,定期复查。此类情况预后欠佳。

（四）牙再植后的愈合方式

1.牙周膜愈合

牙与牙槽骨之间形成正常的牙周膜,是理想的愈合方式,临床较少见,仅发生于离体时间短、牙周膜尚存活且无感染的脱位牙。

2.骨性愈合

牙根与牙槽骨紧密相连,是由牙根牙骨质和牙本质被吸收并由骨质代替所致。临床表现为牙松动度减少,牙周膜间隙消失。这种置换性吸收常发生在伤后的6～8周,可暂时性呈现,能自行停止,也可呈进行性,直至牙脱落。此过程可持续数年或数十年。

3.炎症性吸收

根面与牙槽骨发生炎症性吸收,由炎性肉芽组织替代。伤后1～4个月可在X线中表现为广泛的骨透射区和牙根面吸收的影像。

三、牙折

(一)病因

常见原因是外力直接撞击牙齿,有时也可因咀嚼时咬到硬物所致。

(二)临床表现

多见于上前牙,由于外力大小、作用的方向不同,牙折断的部位和范围也不同。根据牙的解剖部位可分为冠折、根折和冠根联合折三类。

1.冠折

根据发生的牙位和折裂线方向不同,前牙的冠折可分为横折和斜折,后牙的冠折可分为斜折和纵折。根据冠折损伤与牙髓的关系不同,可分为露髓和未露髓两类。

2.根折

多发生在牙根发育完成的成年恒牙,而年轻恒牙由于支持组织相对不牢固,在外力作用时容易被撕脱或脱位,根折发生率较小。根据根折发生的部位,可分为颈侧1/3,根中1/3及根尖1/3根据折线与牙体长轴的关系又分为水平根折、斜形根折和垂直根折,其中外伤性根折常表现为水平根折、斜形根折,而垂直根折常见于医源性根折。临床表现为患牙松动,疼痛明显,咬合时加重。

牙松动度因折断部位而异,折线越靠近牙颈部,松动度越大。牙髓活力测试结果不一主要取决于所受创伤的程度。外伤性根折的牙髓坏死率为 $20\%～24\%$,低于无根折外伤恒牙的牙髓坏死率,其原因可能是发生根折断端的间隙有利于牙髓炎症引流。X线检查是诊断根折的重要依据,但有时候未能显示全部病例,必要时可行牙科CT确诊。

3.冠根联合折

折断线斜行贯穿于牙的冠部和根部,牙髓常暴露。

(三)治疗

1.冠折

釉质少量缺损而未累及牙本质者,可调磨锐利边缘,并定期观察牙髓活力状况。牙本质已暴露并伴轻度敏感者,可行脱敏治疗;重度敏感者,用氧化锌丁香油糊剂黏固,经6～8周复诊,若牙髓活力正常,可用复合树脂修复牙冠形态,近髓部位需先用氢氧化钙制剂盖髓后修复。若已暴露牙髓的前牙冠折,则根据根尖发育和感染情况行相适应的根管治疗措施。牙冠的缺损可用复合树脂或全冠修复。对牙髓活力尚存的患牙,应在治疗后1、3、6个月及以后每半年复查一次,以密切关注牙髓的活力状况,一旦发现牙髓坏死则应行根管治疗术以避免牙齿变色。患牙的永久性修复均应在伤后6～8周进行。

2.根折

根折的治疗应尽早使用夹板固定,防止患牙活动,以促进其自然愈合。一般认为,根折越靠近根尖,其预后越好。对于根尖 1/3 折断者,行夹板固定,无须行根管治疗术,应定期复查牙髓活力状况,部分患牙可修复并维持牙髓活力;若发现牙髓坏死,应立即行根管治疗术。对于根中 1/3 折断者,可复位后用夹板固定并定期复诊,检查夹板固定情况及牙髓活力状况。当发现牙髓坏死,应立即行根管治疗术,4～6 个月待根折愈合后可去除夹板。

对于颈侧 1/3 折断并与口腔相通者,因其为细菌侵入提供了通路,同时由于炎症的存在,牙齿不可能靠自身修复来愈合,如折断线在龈下 1～4 mm,断根不短于同名牙的冠长,牙周状况良好,可拔除冠方断端并进行根管治疗术后,采用冠延长术、正畸牵引术或牙槽内牙根移位术,使临床牙冠延长后行桩核冠修复。

3.冠根联合折

有保留价值的患牙可参照与口腔相通的牙颈侧根折的治疗原则处理。没法保留的则需拔除后行修复治疗。

(牛纪霞)

第九节　牙体慢性损伤

一、磨损

当牙萌出建𬌗后,牙体硬组织每天都因摩擦而丧失。根据丧失的原因、速度和危害,将其分为磨耗和磨损两种,两者无截然界限,一般认为,磨耗属于生理性丧失,磨损属于病理性丧失。磨耗是指正常咀嚼过程中的牙体硬组织缓慢丧失,属增龄性变化范畴,由于摩擦刺激继发性牙本质的形成,牙体硬组织厚度无明显减小,因此磨耗无明显危害。磨损是指正常咀嚼运动以外的高强度、反复的机械摩擦所造成的牙体硬组织过快、过多的丧失,应及时防治。

(一)病因

1.不良的咬合习惯

因某些生活或工作习惯,较频繁、较大的力咬硬物可导致局部或全口牙齿的严重磨损,如工作时或情绪紧张时习惯性紧咬牙,长期大量地嗑瓜子,用牙咬开啤酒瓶盖、核桃等硬物。

2.牙齿发育因素

牙齿的硬度及咬合关系可导致局部或全口牙齿的严重磨损,如牙发育不良、矿化不良导致釉质或牙本质硬度降低,易出现磨损;个别牙排列不齐导致咬合干扰或深覆𬌗患者,也容易出现个别或全口牙齿严重的磨损。

3.全身因素

如胃肠功能紊乱、神经官能症、内分泌紊乱、肠道寄生虫感染等疾病,可导致咀嚼功能失调,造成牙齿过度磨损。

4.医源性损伤

反复进行龈下刮治术和根面平整术导致牙根表面的磨损;活动义齿的固位体在反复摘戴

的过程中也会造成基牙过度磨损。

5.其他

如磨牙症,指牙在无意识状态下承受一定强度咬合力的同时,下颌做一定节律的运动或表现出较大运动倾向的现象,多在夜间睡眠中发生。因缺乏食物的缓冲和唾液的润滑,加之往往用力过大、速度过快,常导致明显的牙齿磨损。

(二)临床表现

1.前牙的磨损

以切缘或牙尖为重,后牙的磨损一般比前牙重,表现为以𬌗面为重。磨损常导致前牙临床牙冠变短,后牙牙体尖嵴、窝、沟的形态模糊,严重者形态丧失形成平面,釉质厚度减小,甚至牙本质暴露。因磨损不均,磨损面常见高耸的牙尖和锐利的边缘。磨损面坚硬光滑,一般无色素沉着,与未磨损部位间没有明显界限。磨损常伴发以下症状。牙本质过敏症磨损导致牙本质暴露而出现酸痛感,磨损越快,酸痛感越明显。

2.食物嵌塞

牙齿因磨损而失去了正常的𬌗接关系,加之𬌗面边缘嵴、窝、沟等结构的丧失,使得食物不易溢出,咬合关系异常,进一步导致食物嵌塞,继而增高𬌗面龋和牙周病发生的风险。

3.牙髓病和根尖周病

本质因磨损而变薄甚至导致髓腔暴露,使得细菌侵入而引起牙髓病和根尖周病的发生。

4.黏膜疾病因

不均匀的磨损而形成的高耸牙尖和锐利边缘反复刺激黏膜上皮,容易引起𬌗近黏膜疾病的发生,如创伤性溃疡、白斑等。

5.颞下颌关节紊乱综合征

全口牙切缘与𬌗面的重度磨损导致颌间距离减小,从而引起颞下颌关节病损,引起相应的症状,如疼痛、关节弹响等。

(三)治疗原则

(1)改变引起磨损的不良咬合习惯。

(2)治疗可引起牙齿磨损的全身疾病。

(3)磨牙症患者可通过戴咬合垫保护牙体组织,并通过肌电反馈治疗及精神干预等方法加以改善症状。

(4)对已形成的高耸牙尖和锐利边缘,做调磨处理。

(5)对已引起的各种并发症做相对应的治疗。

二、楔状缺损

楔状缺损是一种特殊形式的磨损,指发生在牙齿唇、颊面颈部1/3处呈楔形的慢性牙体硬组织缺损。往往发生在同一成年患者的多颗牙上,常见于口角附近的前磨牙和尖牙。

(一)病因

1.刷牙方式不当

刷牙方式不当是造成楔状缺损的主要原因。常见于横向刷牙及刷牙用力过大的患者,患牙常伴有牙龈退缩,牙根暴露。此外,楔状缺损的严重程度还与刷毛的硬度、牙膏中颗粒的直径呈正相关。

2.牙的解剖因素

牙颈部的釉质薄,甚至缺如,耐磨性低,易被磨损。

3.酸的作用

牙颈部位于有酸性龈沟液渗出的龈沟内,容易使牙颈部脱矿,耐磨性降低。

4.应力因素

牙颈部 1/3 处是牙齿受力时的应力集中区域,长期应力集中会导致牙体硬组织疲劳。其中牙齿舌面受到的主要是压应力,唇、颊面受到的是拉应力,拉应力破坏性更大,因此楔状缺损主要发生在唇、颊面颈部 1/3 处。

(二)临床表现

楔状缺损的临床表现如下。

(1)好发于口角附近牙齿,同一患者口内常有多颗甚至全口的牙齿罹患,有横刷牙习惯。

(2)典型的楔状缺损由两个夹面组成,口大底小,呈楔形。缺损边缘整齐,表面坚硬光滑,一般无着色或近髓部位轻度着色。

(3)不同程度的缺损有不同的临床表现。根据缺损程度,可分为浅、中、重三种类型。

1)浅型病损:深度在釉质或牙骨质内,一般无明显症状。但个别患者也会感到敏感,其敏感程度与缺损深度无直接联系。

2)中型病损:到达牙本质中层或深层。患者主诉遇到冷、热、酸、甜等刺激时可有明显的不适或激发痛,临床检查可见典型的缺损形态,对机械刺激尤其敏感。

3)重型病损:累及牙髓腔,甚至使牙齿横向折断。除典型的楔状缺损形态外,可探及穿髓点,临床表现为牙髓病和根尖周病相应的症状。

(三)预防

(1)改变不当的刷牙方法采用正确的刷牙方法,选用合适的牙膏和牙刷。

(2)调整咬合调磨高耸的牙尖和锐利的边缘,必要时通过正畸、修复等方法恢复正常的咬合关系。

(3)纠正不良习惯如避免摄取大量酸性饮食,避免咬硬物。

(四)治疗

(1)缺损浅且无症状者,可不做处理。有敏感症状者做脱敏治疗。

(2)缺损较深者可行充填治疗,近髓处需先行衬洞或垫底后再行充填治疗。

(3)缺损累及牙髓腔者,应做根管治疗。

(4)已经或几乎横折者,完成根管治疗术后,行桩核冠修复。

三、牙隐裂

牙隐裂是指出现在牙冠表面的非生理性的细小裂纹,主要由牙体结构和过大的咀嚼力引起,裂纹具有隐匿性,常不易被发现,临床表现多样,容易误诊、漏诊。另外,牙隐裂诊断的复杂性还在于难以确定裂纹的扩展程度,从而常导致预后不确定。

(一)病因

病因包括内因和外因两个方面。

1.内因

牙齿各部分抵抗外力的能力因其形态、厚薄和结构不同而有所差异,其中𬌗面的点隙、裂沟、釉质的釉板抗裂强度低，是相对薄弱的部位，隐裂纹常沿这些部位分布。此外，牙尖斜度越大，咬合时受到的水平向分力越大，对牙齿的破坏就越大，可使窝沟底部的釉板向牙本质方向加深加宽。

2.外因

外因最为常见的原因是咬合力骤然加大导致牙隐裂的发生，例如，进食时突然咬到砂砾、碎骨等。另外，也见于事故中的外力、医源性损伤，如拔牙时器械失控撞击对颌牙等。

（二）临床表现

好发牙位常见于第一磨牙，其次是第二磨牙和前磨牙。由于上颌第一磨牙在恒牙列中较早萌出，并且位于咀嚼中心位，与对颌牙间有最为合适的尖窝关系，在咀嚼运动过程中产生的咬合力较大；而窝沟区往往釉质结构发育不良，其抗折裂强度低，应力容易集中而发生隐裂。其次，上颌前磨牙也是牙隐裂的好发区，这与其牙尖的解剖形态有一定关系。上颌前磨牙的颊尖与腭尖的牙尖斜度较大，隐裂纹常表现为近远中向发生。好发部位多见于磨牙和前磨牙的𬌗面近、远中发育沟，上颌磨牙的近单腭尖等处。临床上常见症状为患牙遇到冷、热刺激时表现的激发痛，同时伴有可定位的咬合痛，当裂纹深达牙髓造成牙髓感染时，患者可有自发痛的表现。其疼痛程度与裂纹的深度相关。由于隐裂具有隐匿性，为减少漏诊、误诊，临床上应保持高度警惕。凡症状类似牙髓炎或根尖周炎的患牙，叩痛明显，但未发现有引起类似症状的牙体硬组织病时，则应考虑该病的可能，需仔细检查有无裂纹的存在。可应用染色法、透照法发现裂纹的存在，应用棉卷咬诊、探针往可疑裂纹中加力探诊，如出现明确的疼痛，即可确诊。

（三）诊断要点

(1)牙冠表面完整，无明显牙体硬组织疾病破坏，𬌗面可见与发育沟重叠并可越过边缘嵴延伸到𬌗面的隐裂纹或伴有继发龋，患牙可表现为无明显临床症状或有冷、热敏感或自发痛。

(2)较长期的咬合不适和咬在某一特殊部位时的剧烈疼痛。

(3)患牙隐裂处冷、热敏感最为明显；牙髓活力测试可表现为正常、敏感或持续性疼痛。

(4)咬诊可引起疼痛。

(5)叩痛显著处为隐裂纹所在部位。

(6)用 2.5%碘酊或龙胆紫溶液对裂纹进行染色，结果呈阳性。

(7)患牙透照检查阳性。

（四）治疗

1.过渡性治疗

牙隐裂的早发现、早治疗能起到有效保存牙体、保护牙髓、改善预后的作用，在隐裂确诊后至最终修复完成前，可采取调𬌗、暂时冠、带环固定等措施来缓解症状，防止裂纹进一步加深。

(1)调𬌗最常见的即刻治疗措施，通过减低牙尖高度和斜度，形成 0.3～0.5 mm 的局部开𬌗，消除创伤性咬合接触，减小咀嚼压力，在一定程度上降低裂纹进展的风险。

(2)暂时冠对计划进行全冠或嵌体修复的隐裂牙，需在牙体预备后制作暂时冠。减轻患牙临床症状，固定裂纹两侧牙体，起到保护基牙、隔绝刺激的作用。此外，还可在暂时冠佩戴期间进一步观察患牙临床症状，评估牙髓状况。

(3)带环固定通过包绕隐裂牙，起到固定牙体组织、减缓裂纹加深、辅助确诊牙隐裂作用。

2.永久性修复

(1)酸蚀黏结法：应用于裂纹较浅，局限在釉牙本质界内的着色浅且无继发龋隐裂牙，通过酸蚀法和釉质黏结剂光固化处理,使裂纹封闭。

(2)复合树脂黏结修复:对于裂纹达牙本质界浅层、中层,着色深或伴有继发龋者,可沿裂纹备洞,氢氧化钙糊剂进行衬洞或垫底,氧化锌丁香油水门汀进行试补,观察 2～4 周,无症状者行复合树脂黏结修复术。

(3)全冠修复:对于裂纹达牙本质深层,可能累及牙髓者,则应先行根管治疗术。由于此时裂纹位置较深,加上根管治疗术后进一步削弱牙体硬组织的抗力,为防止裂纹加深,应做全冠修复,可对隐裂牙具有箍效应,能消除咀嚼力的水平方向应力,最大程度均匀分散咬合力,有效保护薄弱牙尖。

(牛纪霞)

第十节　牙本质过敏症

牙本质过敏症又称过敏性牙本质,是指患牙由于受到物理(冷、热)、化学(酸蚀)、机械(摩擦或咬硬物)或渗透压等生理范围内的外界因素刺激所引起的酸痛症状,是口腔科常见病。其发生是由磨损、酸蚀等多因素联合作用,使牙本质小管暴露所致。

其形态学改变表现:患牙单位面积开放的牙本质小管数量较正常牙多且直径是其 2 倍以上。病变的特点是发作迅速、疼痛尖锐、时间短暂。本病是一种症状,而不是一种独立的疾病,不能归因于其他任何形式的牙体缺损或病变。

一、病因

牙本质过敏症的发病机制尚未清楚。牙本质过敏症的病因包括各种可导致牙本质暴露和牙髓神经兴奋性提高的因素,常见的危险因素有如下几种。

1.牙体硬组织疾病

凡能破坏釉质和(或)牙本质的完整性,致牙本质暴露的疾病,如牙折酸蚀、磨损、楔状缺损等。过敏的程度常与牙本质暴露的程度和时间有关。

2.牙周组织病

牙颈部的釉质和牙骨质薄,甚至缺如,一旦牙龈退缩或牙槽骨吸收,可使牙本质暴露导致敏感。

3.医源性疾病

过度的龈下刮治和根面平整术致使根面牙骨质被破坏,牙本质暴露。

4.其他

个别患者敏感程度还与环境因素、心理因素、神经衰弱、经期、孕期、疲劳等相关。

二、临床表现和诊断要点

(1)临床主要表现为激发痛,当遇冷、热、酸、甜等温度、化学刺激,或刷牙、咬硬物等机械刺激时,患者可有不适感,刺激去除后症状立即消失。根据患者主观反应,将敏感程度分为4级:0 度表示无不适;1 度表示轻微不适;2 度表示中度痛;3 度表示重度痛。

(2)探诊是最常用和最简单的方法。由于牙本质过敏症对机械刺激尤为敏感,用探针尖端在牙齿可疑部位轻轻滑过,可发现敏感部位,尤其是牙本质暴露区域,但牙本质暴露程度与敏感程度没有必然联系。当探诊压力达到一定程度时患者仍无反应,则可认为该牙不敏感。

(3)温度测试最简便的方法是利用三用枪向待测牙吹气,但准确性不高。通过仪器检测牙齿的温度耐受性,准确率较高。仪器的金属探头内有热敏电偶,探头的温度可以在 12 ℃～82 ℃变换。测试时设定初始温度为 37.5 ℃,检测时温度每次降低或升高 1 ℃,直到患者感到不适为止,可疑牙的检测温度值与对照牙对比后做出判断。

三、治疗

脱敏治疗方法种类繁多,主要原理是封闭牙本质小管。根据治疗途径和作用特点将其分为化学药物脱敏、修复治疗脱敏和物理治疗脱敏。

(一)化学药物脱敏

常用的脱敏药物有以下种类。

1.氟化物

氟离子通过机械堵塞作用减少牙本质小管的直径,从而减少液压传导。临床上常用的氟化物制剂如下。

(1)0.76％单氟磷酸钠凝胶常在含氟牙膏中以添加剂的形式存在,可通过刷牙方式使用。

(2)75％氟化钠甘油可反复涂擦敏感区,1～2 min 起到治疗效果。

(3)2％氟化钠离子透入法用直流电疗器或电解牙刷导入药物离子,使其进入牙本质小管。

(4)38％的氟化氨银溶液涂擦氟化氨银溶液 2 min 后,牙面可形成了氟化钙和磷酸银,堵塞牙本质小管。同时银离子还可与牙本质中的蛋白质结合,生成蛋白银沉淀,阻止牙本质小管内的液体流动,阻塞了各种刺激的传导通道。但缺点是牙面颜色会变黑,故推广有限。

2.氯化锶

中性盐,高度水溶性,低毒性。临床常用制剂有 75％氯化锶甘油和 25％氯化锶液,可用于局部涂擦敏感区域。锶与钙化组织有强大的吸附性,其产物钙化锶磷灰石可堵塞牙本质小管,从而起到脱敏效果。另外,也有添加 10％氯化锶的脱敏牙膏供患者日常使用。

3.碘化银

硝酸银能使牙体硬组织内的蛋白质凝固而形成保护层,碘酊与硝酸银作用产生新生的碘化银沉积于牙本质小管内,起到封闭作用。操作方法:隔湿,涂布 3％碘酊 30 s 后,再用10％～30％的硝酸银液涂擦,可见灰白色沉淀物附着于涂布区域,30 s 后,重复再涂擦1～2 次,检查患者脱敏效果。

4.树脂类脱敏剂

主要由甲基丙烯酸羟乙酯(HcmA)和 GA 构成,其作用机制是通过低黏度亲水性的树脂单体渗入微孔从而与牙本质胶原纤维混合,堵塞牙本质小管,降低其通透性,达到脱敏的目的。操作方法:清理牙面后隔湿,干燥,用蘸有脱敏剂的小毛刷涂擦敏感区域,30 s 后用气枪吹干并光固化,检查患者脱敏效果,如效果未达到理想状态,重复上述操作。

(二)修复治疗

脱敏对于缺损明显的患牙,经脱敏药物治疗无效者,可采用调磨充填修复法。其特点是修复牙体组织缺失并阻止进一步磨损;减少对颌牙对患牙的机械性刺激,减缓其磨损速度。充填前通过垫底阻断外界刺激及促进继发性牙本质的形成,患者应激性痛阈可降低。若治疗仍无效,患者强烈要求进一步治标可考虑全冠修复,甚至去髓术。但一般只适用于患牙数目较少者。

(三)物理治疗脱敏

1.高能量激光

YAG 激光常用功率范围为 $0.75\sim15$ W,照射敏感区域每次 0.5 s,$8\sim20$ 次为 1 个疗程。其作用机制:高能激光产生的热效应可造成牙本质表面的熔融和再结晶,部分或全部封闭牙本质小管,降低牙本质的通透性和减少小管内液体的流动,从而达到脱敏效果。但由于其成本高、仪器体积大、所用时间长、使用不方便等原因,目前尚未普及使用。另外,其有效性和安全性尚待进一步研究。

2.其他

微波紫外线、电凝法等也可用于牙本质过敏症的治疗。微波治疗通过交变磁场作用使细胞变性死亡,同时牙本质细胞的胶原蛋白凝固闭塞牙本质小管口。紫外线照射可强烈抑制感光神经兴奋性,并使牙本质小管内容物凝固变性。电凝法利用脉冲式电流将甲醛分子导入开放的牙本质小管内,使牙本质小管内的有机成分凝固。

(牛纪霞)

第十一节　其他牙体病症

一、牙本质过敏症

牙本质过敏症是指牙齿上暴露的牙本质部分受到机械、化学或温度刺激时,产生一种特殊的酸、“软”、疼痛的症状。牙本质过敏症不是一种独立的疾病,而是多种牙体疾病共有的一种症状。因许多患者以该症为主诉而就诊,其发病机制和治疗均有特殊之处,故在此单独叙述。

(一)病因与机制

1.牙本质的迅速暴露

因磨损、酸蚀、楔状缺损、牙周刮治及外伤等原因导致牙本质迅速暴露,而修复性牙本质尚未形成。此时,由于牙髓神经末梢穿过前期牙本质层分布在牙本质中,直达釉牙本质界;牙本质内的造牙本质的细胞突亦从牙髓直达釉牙本质界,并可延伸到釉质内部,形成釉梭;当牙本质暴露后,外界刺激经由神经传导或牙本质小管内的流体动力传导,可立即引起疼痛症状,故牙齿出现对机械、化学、温度刺激后的特殊敏感症状。牙本质过敏症状可自行缓解。

2.全身应激性增高

当患者身体处于特殊状况时,如神经官能症患者、女性的月经期和妊娠后期或抵抗力降低时,神经末梢的敏感性增高,使原来一些不足以引起疼痛的刺激亦引起牙齿过敏症;当身体情况恢复正常之后,敏感症状消失。

(二)临床表现

主要表现为激发痛,刺激除去后,疼痛立即消失,其中以机械刺激最为显著。诊断时可用探针尖在牙面上寻找 1 个或数个敏感点或敏感区,引起患者特殊的酸、“软”、痛症状。敏感点可发现在 1 个牙或多个牙上。在咬合面牙本质界或牙颈部釉牙骨质界处最多见。

牙本质敏感指数,根据机械探测和冷刺激敏感部位的疼痛程度分为 4 度:0°,无痛;1°,轻微痛;2°,可忍受的痛;3°,难以忍受的痛。

(三)治疗原则

(1)治疗相应的牙体疾病,覆盖暴露的牙本质。

(2)调磨过高的牙尖。

(3)敏感部位的脱敏治疗

1)咬合面个别敏感点用麝香草酚熨热脱敏。

2)颌面多个敏感点或区,用碘化银、氨硝酸银或酚醛树脂脱敏。

3)牙颈部敏感区用含氟糊剂,如 75%氟化钠甘油糊剂涂擦脱敏。

4)全口多个牙咬合面或牙颈部敏感,可用氟离子和钙离子导入法脱敏。也可嘱患者自行咀嚼茶叶、生核桃仁或大蒜,前两者中含大量鞣酸,可使牙本质小管中的蛋白质凝固,从而起脱敏作用。或用含氟牙膏涂擦,均可收到一定脱敏效果。近年来,激光脱敏也已取得一定疗效。

(4)全身应激性增高引起的牙灰质过敏症,除局部处理外,可用耳穴刺激疗法。选用喉、牙、肾、神门、交感、心、皮质下等穴位。

二、牙根外吸收

牙根吸收通常分为牙根外吸收和牙内吸收。牙根表面发生的进行性的病理性吸收称为牙根外吸收。

(一)病因

①牙齿外伤创伤和牙周组织的炎症是引起外吸收最常见的原因。②牙根周局部的压迫作用如颌骨内囊肿、肿瘤或阻生、埋伏牙等的压迫作用常引起根尖区的外吸收,使牙根变短。③某些口腔科的治疗过程如无髓牙用高浓度过氧化氢漂白治疗,可引起牙颈部外吸收;根管治疗、根尖手术、正畸治疗以及自体牙移植或再植后引起的外吸收亦不少见。④全身性疾病某些造成体内钙代谢紊乱的系统病,如甲状旁腺功能减退或亢进,钙质性痛风、Gaucher 病、Paget病等,也与外吸收发生有关。⑤还有一种少见的原因不明的特发性外吸收,表现为多个牙、广泛的、进展迅速的外吸收。

(二)病理

牙根表面类牙骨质层消失,牙骨质出现蚕食状小凹陷,逐渐进行到牙本质。凹陷内可见破骨细胞,根据病理特征可分为以下几类。①表面吸收牙骨质局部而浅表吸收,损伤因素除去后,可由造牙骨质细胞修复。②炎症性吸收如炎症持续存在,则吸收过程继续进行。③置换性吸收骨组织置换了被吸收的牙根,进展缓慢,根吸收与骨性愈合同时存在。

(三)临床表现

一般患牙可长期无任何症状,仅于外吸收发生相当量后在 X 线片上显示牙根表面深浅不等的虫蚀状缺损。炎症性吸收时,周围有 X 线透射区。置换性吸收时,牙周膜间隙消失,牙槽骨直接与根面附着。严重的进行性根外吸收,牙根全部吸收导致牙冠脱落。

(三)防治原则

①正确及时地处理外伤牙齿和变色牙漂白脱色的正确操作,可以防止外吸收的发生。②根管治疗和根管内封置氢氧化钙制剂,可以防止牙根外吸收的发生和发展。③除去压迫因

素,如调咬合、拔除埋伏牙、肿瘤摘除等可以停止外吸收的进行。④牙颈部的外吸收,可在相应牙周或牙髓治疗后,充填修复。

三、牙齿外源性着色

牙颜色的改变指由各种外因和内因造成的牙齿颜色的改变,即牙齿外源性着色和牙齿变色。进入口腔的外来色素或口腔中细菌产生的色素、沉积在牙面称为牙齿外源性着色。

(一)病因及临床表现

1.饮食中的色素

如长期喝茶、吸烟或嚼槟榔的人,牙齿表面,特别是舌面有褐色或黑褐色着色,刷牙不能除去。牙齿的窝沟和表面粗糙处也易有着色。

2.口腔卫生不良

外来色素首先沉着于牙面的黏液膜和菌斑中。口腔卫生不良者,菌斑滞留处易有色素沉着,如近龈缘处、邻接面是经常着色的部位。随着菌斑下方牙面的脱矿,色素也可渗入牙体组织内。

3.药物

长期用氯己定或高锰酸钾溶液漱口或用药物牙膏,如氯己定牙膏,可在牙面形成浅褐或深褐色着色;牙齿局部氨硝酸银浸镀治疗后,相应部位变成黑色。

4.职业性接触

某些矿物质如铁、硫等,牙齿可着褐色;接触铜、镍、铬等,牙面易出现绿色沉着物。

5.其他因素

唾液的黏稠度、酸碱度及口腔内产色素细菌的生长,均与外来色素沉积有关。

(二)防治原则

①保持口腔卫生,每日早晚两次正确刷牙,注意要刷净各个牙面。②已有色素沉积的牙面用洁治术清除,注意术后的磨光。

四、牙齿变色

正常牙齿为有光泽的黄白色,因身体和(或)牙齿内发生改变所致的颜色或色泽的变化称为牙齿变色,又称为内源性牙齿着色。牙齿变色包括局部因素造成的个别牙齿变色和全身因素引起的多数牙或全口牙齿的变色,如四环素牙、氟斑牙等。后者将在本章的牙齿发育异常一节中详述。下面仅讨论个别牙齿变色问题。

(一)病因、病理和临床表现

1.牙髓出血

牙齿外伤或使用砷剂失活牙髓时牙髓血管破裂,或因拔髓时出血过多,血液渗入牙本质小管,血红蛋白分解为有色化合物使牙齿变色。血液渗入牙本质小管的深度和血红蛋白分解的程度直接影响牙齿变色的程度。外伤牙髓出血近期,牙冠呈现粉红色,随血红蛋白分解逐渐变成棕黄色;如果血液仅渗入髓腔壁牙本质浅层,日后牙冠呈现浅灰色;若已渗入牙本质的外层,则牙冠呈浅棕或灰棕色。

2.牙髓组织分解

这是牙齿变色最常见的原因。坏死牙髓产生硫化氢,与血红蛋白作用形成黑色的硫化铁。

黑色素也可来自产色素的病原菌。黑色物质缓慢渗入牙本质小管,牙齿呈灰黑色或黑色。

3.牙齿变色

食物在髓腔内堆积和(或)在产色素细菌作用下,产生有色物质进入牙本质使牙齿变色。

4.窝洞和根管内用的药物和充填材料

如碘化物、金霉素,可使牙齿变为浅黄色、浅褐色或灰褐色;银汞合金和铜汞合金可使充填体周围的牙齿变黑色;酚醛树脂使牙齿呈红棕色等。

5.牙本质脱水

无髓牙失去来自牙髓的营养,牙本质脱水致使牙齿表面失去原有的半透明光泽而呈现晦暗灰色。

(二)鉴别诊断

①潜行龋患牙冠部可呈墨浸状,看似牙齿变色,但去净龋坏腐质后,牙齿组织色泽正常。②严重牙内吸收患牙的牙冠呈粉红色,并非牙齿变色,而是因髓腔扩大,硬组织被吸收变薄,透出牙髓组织颜色所致。

(三)防治原则

1.牙体牙髓病

治疗过程中预防牙齿变色除净牙髓,尤其是髓角处的牙髓;前牙禁用失活剂失活牙髓;牙髓治疗时,在拔髓后彻底清洗髓腔,尽快封闭髓腔,选用不使牙齿变色的药物和材料等。

2.已治疗的无髓牙变色

用30%过氧化氢溶液从髓腔内漂白脱色。

3.脱色效果不佳者

用复合树脂直接贴面或做桩冠修复。

(孙巍巍)

第四章　牙周病

第一节　菌斑性龈炎

　　菌斑性龈炎在 1999 年的牙周病国际新分类中归属牙龈病中的菌斑性龈病类。本病在过去称为慢性龈炎、慢性龈缘炎、单纯性龈炎。炎症主要局限于游离龈和龈乳头,是牙龈病中最常见的疾病,简称牙龈炎。世界各地区、各种族、各年龄段的人都可以发生。在我国儿童和青少年的患病率 70%～90%,成人的患病率达 70%以上。几乎每个人在其一生中的某个时间段都可发生不同程度和范围的龈炎。该病的诊断和治疗相对简单且预后良好,但因其患病率高,治愈后仍可复发,且相当一部分的牙龈炎患者可发展成为牙周炎,因此预防其发生和复发尤为重要。

一、病因

　　菌斑性龈炎是慢性感染性疾病,主要感染源为堆积在牙颈部及龈沟内的菌斑微生物。菌斑微生物及其产物长期作用于牙龈,导致牙龈的炎症反应和机体的免疫应答反应。因此,菌斑是最重要的始动因子,其他局部因素如牙石、不良修复体、食物嵌塞、牙错位拥挤、口呼吸等可加重菌斑的堆积,加重牙龈炎症。

　　患牙龈炎时,龈缘附近一般有较多的菌斑堆积,菌斑中细菌的量也较健康牙周时为多,种类也较复杂。此时菌斑中的 G^+ 球、杆菌的比例较健康时下降,而 G^- 厌氧菌明显增多,牙龈卟啉单胞菌、中间普氏菌、具核梭形杆菌和螺旋体比例增高,但仍低于深牙周袋中此类细菌的比例。

二、临床病理

　　牙龈炎是一种慢性疾病,早期轻度龈炎的组织学表现与健康牙龈无明显界限,因为即使临床上表现健康的牙龈,其沟内上皮下方的结缔组织中也有少量的炎症细胞浸润。显微镜下所见的牙龈组织学变化不一。最轻度的炎症在临床可无表现,只是在龈沟下结缔组织中存在很少量的中性粒细胞、巨噬细胞、淋巴细胞和极少量的浆细胞,局部区域尤其是在沟上皮下方有结缔组织纤维的溶解。慢性重症牙龈炎时沟内上皮表面可有糜烂或溃疡,上皮内中性粒细胞增多,沟内上皮下方的炎性结缔组织区明显增大,内有大量的炎症细胞浸润,以浆细胞浸润为主,病变严重区胶原纤维消失。

三、临床表现

　　牙龈炎症一般局限于游离龈和龈乳头,严重时也可波及附着龈,炎症状况一般与菌斑及牙石量有关。一般以前牙区为多见,尤其是下前牙区最为显著。

　　1.患者的自觉症状

　　刷牙或咬硬物时牙龈出血常为牙龈炎患者就医的主诉症状,但一般无自发性出血,这有助于与血液系统疾病及其他原因引起的牙龈出血鉴别。有些患者可感到牙龈局部痒、胀、不适，口臭等症状。近年来，随着社会交往的不断增加和对口腔卫生的逐渐重视，口腔异味（口臭）也是患者就诊的重要原因和较常见的主诉症状。

2. 牙龈色、形、质的变化

(1)色泽：健康牙龈色粉红，某些人可见附着龈上有黑色素。患牙龈炎时，由于牙龈组织内血管增生、充血，导致游离龈和龈乳头呈鲜红或暗红，病变严重时，炎症充血范围可波及附着龈。

(2)外形：健康牙龈的龈缘菲薄呈扇贝状紧贴于牙颈部，龈乳头充满牙间隙，附着龈有点彩。患龈炎时，由于组织水肿，牙龈冠向和颊舌向肿胀，龈缘变厚失去扇贝状且不再紧贴牙面。龈乳头圆钝肥大。附着龈水肿时，点彩也可消失，表面光滑发亮。少数患者的牙龈炎症严重时，可出现龈缘糜烂或肉芽增生。

(3)质地：健康牙龈的质地致密坚韧。患龈炎时，由于结缔组织水肿和胶原的破坏，牙龈质地松软、脆弱、缺乏弹性，施压时易引起压痕。当炎症较轻且局限于龈沟壁一侧时，牙龈表面仍可保持一定的致密度，点彩仍可存在。

3. 龈沟深度和探诊出血

(1)龈沟深度：健康的龈沟探诊深度一般为 $2\sim3$ mm。当牙龈存在炎症时，探诊会出血，或刺激后出血。由于牙龈的炎性肿胀，龈沟深度可超过 3 mm，但龈沟底仍在釉牙骨质界处或其冠方，无结缔组织附着丧失，X 线片示无牙槽骨吸收。

(2)探诊出血：在探测龈沟深度时，还应考虑到炎症的影响。组织学研究证明，用钝头的牙周探针探测健康的龈沟时，探针并不终止于结合上皮的最冠方（即组织学的龈沟底位置），而是进入到结合上皮内约 $1/3\sim1/2$ 处。当探测有炎症的牙龈时，探针尖端会穿透结合上皮而进入有炎症的结缔组织内，终止于炎症区下方的正常结缔组织纤维的冠方。这是因为在炎症时，结缔组织中胶原纤维破坏消失，组织对机械力的抵抗减弱，易被探针穿通。消炎后，组织的致密度增加，探针不再穿透到结缔组织中，使探诊深度减小。因此，在炎症明显的部位，牙周探诊的深度常大于组织学上的龈沟（袋）深度。有些患牙的牙龈炎症局限于龈沟（袋）壁上皮的一侧，牙龈表面红肿不明显，然而探诊后却有出血，这对牙龈炎的诊断和判断牙周炎症的存在有很重要的意义。

1999 年，牙周病国际新分类提出的龈炎标准中包括了经过彻底的治疗后炎症消退、牙龈退缩、牙周支持组织的高度降低的原牙周炎患者。此时若发生由菌斑引起的边缘龈的炎症，但不发生进一步的附着丧失，亦可诊断为龈炎，其治疗原则及转归与单纯的慢性龈缘炎一样。然而，应明确原发的牙龈炎是指发生在没有附着丧失的牙龈组织的慢性炎症。

4. 龈沟液量

健康牙龈的龈沟内存在极少量的龈沟液。牙龈有炎症时，龈沟液量较健康牙龈增多，其中的炎症细胞、免疫成分也明显增多，炎症介质增多，有些患者还可出现龈沟溢脓。龈沟液量的增加是评估牙龈炎症的一个客观指标。也有人报告牙龈炎时龈沟内的温度升高，但此变化尚未用作临床指标。在去除菌斑、牙石和刺激因素后，上述症状可消失，牙龈组织恢复正常。故牙龈炎是一种可逆性的牙周疾病。

四、诊断

菌斑性龈炎的诊断主要根据临床表现，即牙龈的色、形、质的改变，但无牙周袋、无新的附着丧失、无牙槽骨吸收，龈缘附近牙面有明显的菌斑、牙石堆积及存在其他菌斑滞留因素等即可诊断。牙龈炎的主要诊断特点如下所示。

（1）龈缘处牙面有菌斑、牙石，疾病主要限于龈缘和龈乳头。

（2）牙龈色泽、形状、质地的改变，刺激后出血。

（3）无附着丧失和牙槽骨吸收（注：发生于牙周炎治疗后的牙周组织可能存在附着丧失和骨丧失，但附着稳定不加重，即无新的附着丧失）。

（4）龈沟液量增加。

（5）龈沟温度升高。

（6）菌斑控制及其他刺激因素去除后病损可逆。

五、鉴别诊断

1. 早期牙周炎

应仔细检查磨牙及切牙的邻面有无附着丧失，可拍殆翼片看有无早期的牙槽嵴顶吸收。牙龈炎应无附着丧失，牙槽嵴顶的骨硬板完整连续。

2. 血液病引起的牙龈出血

白血病、血小板减少性紫癜、血友病、再生障碍性贫血等血液系统疾病均可引起牙龈出血，且易自发出血，出血量较多，不易止住。对以牙龈出血为主诉且有牙龈炎症的患者，应详细询问病史，注意与上述血液系统疾病相鉴别。血液学检查有助于排除上述疾病。

3. 坏死性溃疡性龈炎

坏死性溃疡性龈炎的临床表现以牙龈坏死为特点，除了具有牙龈自发性出血外，还有龈乳头和边缘龈坏死等特征性损害，可有口臭和假膜形成，疼痛症状也较明显，而菌斑性龈炎无自发痛和自发性出血。

4. HIV 相关性龈炎

HIV 相关性龈炎在 HIV 感染者中较早出现，临床可见游离龈缘呈明显的线状红色充血带，称为牙龈线形红斑。目前认为它与白念珠菌感染有关，附着龈可有点状红斑，患者可有刷牙后出血或自发性出血。在去除局部刺激因素后，牙龈的充血仍不易消退。艾滋病患者的口腔内还可出现毛状白斑、Kaposi 肉瘤等，血清学检测有助于确诊。

六、治疗原则

1. 去除病因

牙菌斑是引起菌斑性龈炎的直接病因。通过洁治术彻底清除菌斑、牙石，去除造成菌斑滞留和刺激牙龈的因素，牙龈的炎症可在一周左右消退，牙龈的色、形、质可完全恢复正常。对于牙龈炎症较重的患者，可配合局部药物治疗。常用的局部药物有 1% 过氧化氢溶液、0.12%～0.2% 氯己定及碘制剂，一般不应全身使用抗生素。

2. 防止复发

菌斑性龈炎是可逆的，其疗效较理想，但也容易复发。在去除病因的同时，应对患者进行椅旁口腔卫生指导，教会患者控制菌斑的方法，使之能够持之以恒地保持良好的口腔卫生状况，并定期（间隔 6～12 个月）进行复查和治疗，才能保持疗效，防止复发。如果患者不能有效地控制菌斑和定期复查，导致菌斑再次大量堆积，菌斑性牙龈炎是很容易复发的（约在一至数月内）。

七、预防

牙龈炎的预防应从儿童时期做起,从小养成良好的口腔卫生习惯,并定期接受口腔检查,及早发现和治疗。目前,我国公众普遍缺乏口腔卫生知识和定期的口腔保健,口腔医务工作者的迫切任务是广泛开展和普及口腔健康教育,牙周病的预防关键在于一生中坚持每天彻底地清除菌斑。

(宋晓玲)

第二节　青春期龈炎

青春期龈炎是与内分泌有关的龈炎,在1999年分类中隶属于菌斑性龈病中受全身因素影响的牙龈病。牙龈是性激素作用的靶器官。性激素波动发生在青春期、月经期、妊娠期和绝经期。女性在生理期和非生理期(如性激素替代疗法和使用性激素避孕药)激素的变化可引起牙周组织的变化,尤其是已存在菌斑性牙龈炎时变化更明显。这类龈炎的特点是非特异性炎症伴有明显的血管增生和扩张,临床表现为明显的出血倾向。青春期龈炎是青春期最常见的牙龈病。

一、病因

青春期龈炎与牙菌斑和内分泌明显有关。青春期牙龈对局部刺激的反应往往加重,可能由于激素(最重要的是雌激素和睾丸激素)水平高使得龈组织对菌斑介导的反应加重。不过这种激素作用是短暂的,通过采取口腔卫生措施可逆转。这一年龄段的人群由于乳牙与恒牙的更替、牙齿排列不齐、口呼吸及戴矫治器等,造成牙齿不易清洁。加之该年龄段患者一般不注意保持良好的口腔卫生习惯,如刷牙、用牙线等,易造成菌斑的滞留,引起牙龈炎,而牙石一般较少。

成人后,即使局部刺激因素存在,牙龈的反应程度也会减轻。但要完全恢复正常必须去除这些刺激物。此外,口呼吸、不恰当的正畸治疗、牙排列不齐等也是儿童发生青春期龈炎的促进因素。青春期牙龈病的发生率和程度均增加,保持良好的口腔卫生能够预防牙龈炎的发生。

二、临床表现

青春期发病,牙龈的变化为非特异性的炎症,边缘龈和龈乳头均可发生炎症,好发于前牙唇侧的龈乳头和龈缘。其明显的特征是:牙龈色红、水肿、肥大,轻刺激易出血,龈乳头肥大常呈球状突起。

牙龈肥大发炎的程度超过局部刺激的程度,且易于复发。

三、诊断

主要依据以下几点做出诊断。

(1)青春期前后的患者。

(2)牙龈肥大发炎的程度超过局部刺激的程度。

（3）可有牙龈增生的临床表现。

（4）口腔卫生情况一般较差，可有错𬌗、正畸矫治器、不良习惯等因素存在。

四、治疗原则

（1）以自我控制菌斑为目的的口腔卫生指导。

（2）洁治，除去龈上牙石、菌斑和假性袋中的牙石。

（3）纠正不良习惯。

（4）改正不良修复体或不良矫治器。

（5）经上述治疗后仍有牙龈外形不良、呈纤维性增生者可行龈切除术和龈成形术。

（6）完成治疗后应定期复查，教会患者正确刷牙和控制菌斑的方法，养成良好的口腔卫生习惯以防止复发。对于准备接受正畸治疗的青少年，应先治愈原有的牙龈炎，并教会他们掌握正确的控制菌斑的方法。在正畸治疗过程中定期进行牙周检查和预防性洁治，对于牙龈炎症较重无法控制者应及时中止正畸治疗，待炎症消除、菌斑控制后继续治疗，避免造成对深部牙周组织的损伤和刺激。

（宋晓玲）

第三节　妊娠期龈炎

妊娠期龈炎是指女性在妊娠期间，由于女性激素水平升高，原有的牙龈炎症加重，牙龈肿胀或形成龈瘤样的改变（实质并非肿瘤）。分娩后病损可自行减轻或消退。妊娠期龈炎的发生率报告不一，为 $30\%\sim100\%$。

一、病因

妊娠期龈炎与牙菌斑和患者的孕酮水平升高有关。妊娠本身不会引起龈炎，只是由于妊娠时性激素水平的改变使原有的慢性炎症加重。因此妊娠期龈炎的直接病因仍然是牙菌斑，此外与全身内分泌改变即体内性激素水平的变化有关。

研究表明，牙龈是雌性激素的靶器官，妊娠时雌激素水平增高，龈沟液中的雌激素水平也增高，牙龈毛细血管扩张、淤血，炎症细胞和液体渗出增多。有文献报告，雌激素和孕酮参与调节牙龈中花生四烯酸的代谢，这两种激素刺激前列腺素的合成。妊娠时雌激素和孕酮水平的增高影响龈上皮的角化，导致上皮屏障的有效作用降低，改变结缔组织基质，并能抑制对菌斑的免疫反应，使原有的龈炎临床症状加重。

有学者发现妊娠期龈炎患者的牙菌斑内中间普氏菌的比率增高，并与血浆中雌激素和孕酮水平的增高有关。因此，在妊娠期炎症的加重可能是由于菌斑成分的改变而不只是菌斑量的增加。分娩后中间普氏菌的数量降至妊娠前水平，临床症状也随之减轻或消失。有学者认为孕酮在牙龈局部的增多为中间普氏菌的生长提供了营养物质。在口腔卫生良好且无局部刺激因素的孕妇，妊娠期龈炎的发生率和严重程度均较低。

二、病理

组织学表现为非特异性、多血管、大量炎细胞浸润的炎症性肉芽组织。牙龈上皮增生、上皮钉突伸长，表面可有溃疡，基底细胞可表现为细胞内和细胞间水肿。结缔组织内有大量的新生毛细血管，血管扩张充血，血管周的纤维间质水肿并伴有慢性炎症细胞浸润。有的牙间乳头可呈瘤样生长，称妊娠期龈瘤，实际并非真性肿瘤，而是发生在妊娠期的炎性血管性肉芽肿。病理特征为明显的毛细血管增生，血管间的纤维组织可有水肿及黏液性变，炎症细胞浸润，其毛细血管增生的程度超过了一般牙龈对慢性刺激的反应，致使牙龈乳头炎性增长而呈瘤样表现。

三、临床表现

1. 妊娠期龈炎

患者一般在妊娠前即有不同程度的牙龈炎，从妊娠经 2～3 个月开始出现明显症状，至 8 个月时达到高峰，且与血中黄体酮水平相一致。分娩约 2 个月后，龈炎可减轻至妊娠前水平。

妊娠期龈炎可发生于个别牙或全口牙龈，以前牙区为重。龈缘和龈乳头呈鲜红或暗红色，质地松软、光亮，呈显著的炎性肿胀，轻触牙龈极易出血，出血常为就诊时的主诉症状。一般无疼痛，严重时龈缘可有溃疡和假膜形成，有轻度疼痛。

2. 妊娠期龈瘤

妊娠期龈瘤亦称孕瘤。国内学者报告妊娠期龈瘤患病率约为 0.43%，而国外学者报告妊娠期龈瘤在妊娠女性中发生率为 1.8%～5%，多发生于个别牙列不齐的牙间乳头区，前牙尤其是下前牙唇侧乳头较多见。通常在妊娠第 3 个月，牙间乳头出现局限性无痛性增生物，有蒂或无蒂、生长快、色鲜红、质松软、易出血。有的病例在肥大的龈缘处呈小分叶状，或出现溃疡和纤维素性渗出，也称为化脓性肉芽肿。严重病例可因巨大的妊娠瘤妨碍进食，但一般直径不超过 2 cm。妊娠期龈瘤的本质不是肿瘤，不具有肿瘤的生物学特性。分娩后妊娠瘤大多能逐渐自行缩小，但必须除去局部刺激物才能使病变完全消失。

妊娠女性的菌斑指数可保持相对无改变，临床变化常见于妊娠期 4～9 个月时，有效地控制菌斑可使病变逆转。

四、诊断

依据以下几点可作出诊断。

(1)孕妇，在妊娠期间牙龈炎症明显加重且易出血。

(2)临床表现为牙龈鲜红、松软、易出血，并有菌斑等刺激物的存在。

(3)妊娠瘤易发生在孕期的 4～9 个月时。

五、鉴别诊断

妊娠期龈炎需与以下疾病鉴别。

(1)有些长期服用避孕药的育龄女性也可有妊娠期龈炎临床表现，询问病史可鉴别。

(2)妊娠期龈瘤应与牙龈瘤鉴别：牙龈瘤的临床表现与妊娠期龈瘤十分相似，可发生于非妊娠的女性和男性患者。临床表现为个别牙间乳头的无痛性肿胀、突起的瘤样物、有蒂或无蒂、表面光滑、牙龈颜色鲜红或暗红、质地松软极易出血,有些病变表面有溃疡和脓性渗出物。一般多可找到局部刺激因素,如残根、牙石、不良修复体等。

六、治疗原则

(1)细致认真的口腔卫生指导。

(2)控制菌斑(洁治),除去一切局部刺激因素(如牙石、不良修复体等),操作手法要轻柔。

(3)一般认为分娩后病变可退缩。妊娠瘤若在分娩以后仍不消退则需手术切除,对一些体积较大妨碍进食的妊娠瘤可在妊娠4~6个月时切除。手术时注意止血。

(4)在妊娠前或早孕期治疗牙龈炎和牙周炎并接受口腔卫生指导是预防妊娠期龈炎的重要举措。

虽然受性激素影响的龈炎是可逆的,但有些患者未经治疗或病情不稳定可引发牙周附着丧失。

(宋晓玲)

第四节　慢性牙周炎

牙周炎在临床上可表现为不同类型(发病年龄、疾病进展速度和转归、危险因素等),慢性牙周炎是其中最常见的类型,约占牙周炎患者的95%,多由长期存在的慢性牙龈炎向深部牙周组织扩展而引起。35岁后患病率明显增高,性别无明显差异。本病在20世纪初期曾被称为不洁性脓漏、牙槽脓漏等,1989年以后称为成人牙周炎(与其相对的为早发性牙周炎)。1999年国际牙周病分类研讨会将其更名为慢性牙周炎,理由是此类牙周炎虽最常见于成年人,但也可发生于儿童和青少年,不应以年龄划界,而且,由于本病的进程缓慢,通常难以确定真正的发病年龄。大部分慢性牙周炎呈缓慢加重,但也可出现间歇性的活动期。此时牙周组织的破坏加速,随后又可转入静止期。大部分慢性牙周炎患者根本不出现爆发性的活动期。

一、临床表现

1.菌斑牙石的堆积

慢性牙周炎是在牙龈炎的基础上缓慢、隐匿地发展而来的,一般都有较明显的菌斑牙石堆积,口腔卫生较差,尤其在一些牙列拥挤、不良修复体、牙齿解剖异常、邻面不易清洁处等,菌斑滞留而炎症明显。临床主要的症状为刷牙或进食时出血,或口内有异味,但因早期无明显不适,通常不引起患者的重视。及至形成深牙周袋后,出现牙松动、咀嚼无力或疼痛,甚至发生急性牙周脓肿等,才去就诊,此时多已为晚期。

2.牙周袋形成和附着丧失

与牙周袋相应处的牙龈呈现不同程度的慢性炎症,颜色暗红或鲜红、质地松软、点彩消失、边缘圆钝且不与牙面贴附。有些病程缓慢的患者牙龈表面炎症不明显,但探诊后袋内有出血,也可有脓,说明袋内壁有溃疡和炎症。牙周袋探诊深度(PD)超过3 mm,且有附着丧失(AL),从袋内可探到釉牙骨质界,若有牙龈退缩则釉牙骨质界已暴露在口腔。

本病一般侵犯全口多数牙齿,也有少数患者仅发生于一组牙(如前牙)或少数牙。发病有一定的牙位特异性,磨牙和下前牙以及牙的邻接面由于菌斑牙石易堆积,为好发区。

3.慢性牙周炎

根据附着丧失和骨吸收的范围(患牙数)可分为局限型和广泛型。全口牙中有附着丧失和骨吸收的位点(site)数占总位点数≤30％者为局限型;若＞30％的位点受累,则为广泛型。也可根据牙周组织的炎症和破坏程度来分为轻度、中度和重度。

轻度:牙龈有炎症和探诊出血,牙周袋探诊深度≤4 mm,附着丧失 1～2 mm,X线片显示牙槽骨吸收不超过根长的1/3。可有或无轻度口臭。

中度:牙龈有炎症和探诊出血,也可有脓。牙周袋深度≤6 mm,附着丧失 3～4 mm,X线片显示牙槽骨水平型或角型吸收超过根长的1/3,但不超过根长的1/2。牙齿可能有轻度松动,多根牙的根分叉区可能有轻度病变。

重度:炎症较明显或发生牙周脓肿。牙周袋＞6 mm,附着丧失≥5 mm,牙槽骨吸收超过根长的1/2,多根牙有根分叉病变,牙多有松动。慢性牙周炎患者除有上述特征外,晚期常可出现其他伴发症状。例如:①牙松动、移位和龈乳头退缩,造成食物嵌塞;②牙周支持组织减少,造成继发性𬌗创伤;③牙龈退缩使牙根暴露,对温度敏感,并容易发生根面龋,在前牙还会影响美观;④深牙周袋内脓液引流不畅时,或身体抵抗力降低时,可发生急性牙周脓肿;⑤深牙周袋接近根尖时,可引起逆行性牙髓炎;⑥牙周袋溢脓和牙间隙内食物嵌塞,可引起口臭。

二、诊断要点

(1)多为 35 岁以上的成年人,也可偶见于儿童或青少年。

(2)有明显的菌斑、牙石及局部刺激因素,且与牙周组织的炎症和破坏程度比较一致。

(3)根据累及的牙位数,可分为局限性(≤30％位点)和广泛型(＞30％);根据牙周附着丧失的程度,可分为轻度(AL 1～2 mm)、中度(AL 3～4 mm)和重度(AL≥5 mm)。

(4)患病率和病情随年龄增大而加重,病情一般缓慢进展而加重,也可间有快速进展的活动期。

(5)全身一般健康,也可有某些危险因素,如吸烟、精神压力、骨质疏松等。

中度以上的慢性牙周炎诊断并不困难,但早期牙周炎与牙龈炎的区别不甚明显,须通过仔细检查而及时诊断,以免贻误正确的治疗。对慢性牙周炎患者,还应通过仔细的病史询问和必要的检查,寻找相关的局部和全身易感因素,如全身疾病、吸烟等;根据病情和危险因素制订针对性的治疗计划和判断预后,并告知患者,以取得治疗期间患者的认真配合。

三、治疗原则

慢性牙周炎早期治疗的效果较好,能使炎症控制,病变停止进展,牙槽骨也可有少量修复。只要患者能认真清除菌斑,并定期复查,则疗效能长期保持。治疗应以消除菌斑、牙石等局部刺激因素为主,辅以手术等方法。由于口腔内各个牙的患病程度和病因刺激物的多少不一致,必须针对每个患牙的具体情况,制订全面的治疗计划。

(一)局部治疗

1.控制菌斑

菌斑是牙周炎的主要病源刺激物,而且清除之后还会不断在牙面堆积。因此必须向患者进行细致的讲解和指导,使其充分理解每天坚持不懈地通过有效刷牙和使用其他工具认真清除菌斑的重要性,并帮助其掌握正确方法。此种指导应贯穿于治疗的全过程,每次就诊时均应检查患者菌斑控制的程度,并告知患者和做记录。有菌斑的牙面应占全部牙面的 15%～20% 以下才算合格。

2.彻底清除龈下牙石

进行龈下清创术通过洁治术清除龈上牙石和菌斑,通过龈下刮治清除龈下牙石和菌斑,同时还将暴露在牙周袋内的含有内毒素和变软的病变牙骨质刮除,此过程称为龈下清创术。其目的除了清除龈下牙石外,主要是使微生物数量大大减少,并搅乱菌斑生物膜的结构,改变龈下的微环境,使细菌不易重新附着。牙龈结缔组织有可能重新附着于根面,形成新附着。

经过彻底的洁治和龈下清创术后,临床上可见牙龈的炎症和肿胀消退,出血和溢脓停止,牙周袋变浅、变紧。袋变浅是由于牙龈退缩以及袋壁胶原纤维的新生,使牙龈变得致密,探针不再穿透结合上皮进入结缔组织内;也可能有新的结缔组织附着于根面。洁治和龈下清创术是牙周炎的基础治疗,它的彻底与否和整体治疗效果密切相关,任何其他治疗手段只应在此基础上实施。在龈下清创术经 6～8 周复查时,如果还有个别深牙周袋和炎症,还可以选择再次清创或进行手术。

3.牙周手术

上述治疗后,若仍有较深的牙周袋并出血,或根面牙石不易彻底清除,炎症不能控制,则可进行牙周翻瓣手术。其优点是可以在直视下彻底刮除根面的牙石及不健康的肉芽组织,必要时还可修整牙槽骨的外形或截除患根、矫正软组织的外形等。对于牙周基础治疗后遗留的一些病理状态如根分叉病变、牙龈退缩等,也可通过手术进行治疗和纠正。手术后牙周袋变浅,炎症消退、骨质吸收停止甚至可有少量骨修复。

理想的手术效果是形成牙周支持组织的重新附着,即牙周膜的结缔组织细胞在根面沉积于新的牙骨质,并形成新的牙周膜纤维束将牙根与牙槽骨连接。这就是牙周组织的再生性手术,是目前临床和理论研究的热点,临床取得一定的成果,但效果有待进一步提高。

4.松动牙固定术

有些重症患牙的松动严重,影响功能,或患牙动度持续加重,需要用各种材料和方法制成牙周夹板,将患牙与其相邻的稳固牙齿连接在一起,分散和减少患牙承受的咬合力,以改善咀嚼功能并有利于牙周组织的修复,有些病例在固定数月后,X 线片可见牙槽骨硬骨板变得致密。夹板的设计除了要有效地固定松牙外,一定要有利于患者的菌斑控制操作,在前牙区还要注意美观。如果患者有缺失牙齿需要修复,而基牙或邻近的患牙因松动而需要固定,可用设计合理、制作良好的可摘式或固定式修复体来固定松动牙。有些病理性移位的松牙还可先用正畸方法将患牙复位排齐后再用夹板固定。

5.调𬌗

如果 X 线片显示牙槽骨角形缺损或牙周膜增宽,就要对该牙做有无𬌗干扰的检查,例如有无叩诊时震颤,有无正中𬌗、前伸𬌗和侧方𬌗时的早接触,用蜡片法或咬合纸法查明早接触点的部位及大小等。有些个别牙的咬合干扰是可以用选磨的方法来纠正的,但对一些全口、复杂的咬合创伤则不宜用选磨法。选磨法是不可逆的治疗方法,磨除的牙体组织不能再恢复,因此必须慎重。

6.拔除不能保留的患牙

严重而无法挽救的患牙应该及早拔除,以免影响治疗和增加再感染的机会。拔牙创的愈合可使原来的牙周破坏停止而出现修复性改变,这一转机对邻牙的治疗有着良好的影响。

7.坚持维护期

治疗慢性牙周炎经过正规治疗后,一般能取得较好的效果。但是,由于菌斑的不断形成,炎症很容易复发。加上牙周炎本身受机体条件和环境因素的影响,可有不确定的活动周期,需要定期监测病情。患者自我菌斑控制的好坏也至关重要,而且需要定时监测并清除重新沉积的牙石。

因此,牙周炎长期疗效的保持取决于是否能定期复查和进行必要的后续治疗。复查间隔时间的确定须根据患者的病情以及菌斑控制的好坏来定,每次复查均应对患者进行必要的口腔卫生指导和预防性洁治。

若有病情未被控制或加重的牙位,则应进行相应的进一步治疗。总之,牙周炎的治疗绝非一劳永逸的,维护期治疗是保持长期疗效的关键。

(二)全身治疗

慢性牙周炎除非出现急性症状,一般不需采用抗生素。对一些重症病例或对常规治疗反应不佳者可辅以抗生素。例如,口服甲硝唑 0.2 g,每天 3～4 次,共服 1 周,也可与阿莫西林同用。有些患者有慢性系统性疾病,如糖尿病、心血管疾患等,应与内科医师配合,积极治疗和控制全身疾病,此类患者在进行复杂的牙周治疗前可适当给以抗生素,以防感染等并发症。成功的牙周治疗对糖尿病的控制也有积极意义。老年患者一般有全身疾病并服用药物(如抗凝剂、降糖药等),在治疗计划中应予重视。

大多数慢性牙周炎患者经过恰当的治疗后,病情可得到控制,但也有少数患者疗效很差。

(宋晓玲)

第五节 牙周脓肿

一、诊断标准

(一)急性牙周脓肿

1.临床表现

(1)发病突然,牙龈上呈椭圆形或半球状突起,充血肿胀,表面光亮。

(2)早期疼痛剧烈,呈搏动性,患牙有"浮起感",咀嚼无力和叩诊不适。

(3)脓肿的后期,肿胀局限、表面变软和出现波动感,疼痛稍减轻。

(4)探及深牙周袋,轻压牙龈有脓性分泌物;脓肿表面自行破溃后,肿胀消退。

(5)牙齿松动明显。

(6)当急性牙周脓肿严重时可有全身症状,如白细胞增多,局部淋巴结肿大。

(7)脓肿可发生在个别牙齿,磨牙的根分叉处较为多见;也可同时发生于多个牙齿,为多发性牙周脓肿。

2.辅助检查

X线片示:牙槽骨吸收增加,多从牙槽骨嵴处开始,可形成骨下袋。

（二）慢性牙周脓肿

1.临床表现

（1）急性牙周脓肿未得到及时治疗或反复发作所致。

（2）一般无明显自觉症状，可有咬合疼痛，轻叩痛或叩诊不适。

（3）在脓肿的表面有窦道开口，开口平坦或肉芽组织增生状，按压后有脓性分泌物。

2.辅助检查

X线片示：中、重度的牙槽骨吸收和破坏，可伴有根管侧穿、根纵裂和桩核处的根裂等致病因素。

二、治疗原则

（一）急性牙周脓肿

（1）脓肿初期，清除大块牙石，牙周袋内冲洗、放置防腐收敛药和（或）抗菌药。

（2）脓肿成熟，出现波动感时，根据脓肿的部位及黏膜的厚薄，采取牙周袋内或脓肿表面切开引流。①牙周袋内引流：脓肿的部位位于牙周袋内壁侧，采用尖探针从袋内壁刺入脓腔引流；②黏膜引流：脓肿在黏膜表面较薄者，可表面麻醉下，用尖刀片切开脓肿达深部引流；③生理盐水彻底冲洗脓腔，切勿用过氧化氢溶液冲洗，以免引起剧痛；④切开引流后，敷抗菌防腐药物；⑤5～7 d应嘱患者用0.12%氯己定溶液等含漱。

（3）酌情调𬌗，使患牙得到休息，缓解咀嚼等疼痛。

（4）明确是否保留患牙，若保留，再行牙周脓肿治疗。

（5）必要时全身用抗生素，如甲硝唑片、替硝唑片等。

（6）局部辅助药物治疗，在牙周袋内放置缓释剂药物，如甲硝唑药膜等。

（二）慢性牙周脓肿

（1）明确是否保留患牙，若保留，再行牙周脓肿基础治疗。

（2）也可在洁治的基础上直接进行牙周手术，如脓肿切除术或翻瓣手术等彻底清除根面的菌斑、牙石和袋壁肉芽组织。

（孙巍巍）

第六节　牙周-牙髓联合病损

一、诊断标准

（一）临床表现

（1）逆行性牙髓炎，长期的牙周炎病史，一段时间后出现温度激惹痛或自发痛、咬合痛等牙髓炎症状。

（2）患牙有明显的牙周炎症状，有深牙周袋或严重的明显的牙龈退缩，不同程度的松动。

（3）临床可表现为典型的急性症状，或者由于长期存在牙周病变，引起慢性牙髓炎症、变性钙化，甚至坏死等症状。

(二)辅助检查

(1)全口多数牙齿的牙槽骨吸收,患牙为重度骨丧失。

(2)患牙根分叉区骨密度降低。

二、治疗原则

牙周-牙髓联合病变总的治疗原则是,尽量找到原发病变,彻底消除感染源,并同时行牙周与牙髓治疗。

(一)根尖周感染引发牙周病变

(1)完善的根管治疗后,局限性的牙周病变即可愈合,预后好。

(2)完善的根管治疗后,范围较大的根尖和牙周病变,牙周基础治疗后,应考虑行翻瓣术,骨修整术或植骨术及引导性组织再生术等。

(3)重度根分叉病变及一个牙根的根周牙槽骨吸收重,可考虑截根术或牙半切术。

(二)牙周病引起牙髓病变

引起逆行性牙髓炎的患牙,首先确定患牙可否保留,如果牙周袋能消除或变浅,牙髓炎症才能得到控制。保留的患牙,需行完善的根管治疗,同时牙周行龈上洁治,龈下刮治,龈切或翻瓣术。

(三)根尖周病与牙周病并存

综合分析,若患牙可保留,则做根管治疗以及牙周系统治疗,不能保留者予以拔除。

(孙巍巍)

第五章 口颌面部感染

第一节 口腔颌面部间隙感染

口腔颌面部间隙感染是指颌面部、颈部、口咽部各筋膜间隙内所发生的化脓性炎症的总称。这些感染均为继发性的,局限于某一局部的称为脓肿,弥散于某一间隙中的称为蜂窝织炎。口腔颌面部临床意义较大的间隙有颞间隙、颞下间隙、眶下间隙、嚼肌间隙、颊间隙、下颌下间隙、翼下颌间隙、咽旁间隙、舌下间隙、颏下间隙和口底多间隙,共 11 大间隙。这些被筋膜包裹、富含疏松结缔组织和脂肪组织的潜在间隙相互连通,致病菌引起感染后,很容易在其间发展,造成炎性浸润,致软组织肿胀隆起。

当间隙内的脂肪组织发生变性后,可形成脓肿或蜂窝织炎。蜂窝织炎或脓肿常波及数个间隙,导致多间隙感染,引起张口受限、吞咽及呼吸困难等临床症状。严重时,炎症会沿组织内的血管、神经束扩散,引起海绵窦血栓性静脉炎、败血症、脓毒血症、脑脓肿等并发症,并可危及患者的生命。口腔颌面部间隙感染常为混合性感染,多为溶血性链球菌、金黄色葡萄球菌引起的化脓性感染,或为厌氧菌引起的腐败坏死性感染。

一、病因病理

(1)口腔颌面部间隙感染多为继发性混合感染,临床上最常见的是牙源性感染(牙体病、根尖周病、牙周病、智齿冠周炎、牙槽脓肿、颌骨骨髓炎等);其次为腺源性感染(面颈部淋巴结炎、扁桃体炎、腮腺炎、舌下腺炎、下颌下腺炎等),婴幼儿较多见。牙源性感染的临床症状表现较为剧烈,多继发于牙槽脓肿或骨髓炎之后,早期即有脓液形成;腺源性感染炎症表现较缓,早期为浆液性炎症,然后进入化脓阶段,称为腺性蜂窝织炎。损伤性、血源性、医源性感染则少见。

(2)口腔颌面部间隙感染的致病菌以溶血性链球菌为主,其次为金黄色葡萄球菌,厌氧菌所致的感染少见。感染的性质可以是化脓性或腐败坏死性。

(3)口腔颌面部各间隙内为疏松结缔组织和脂肪组织,内含血管、神经,外被致密筋膜包裹,各间隙之间互相连通,感染易于发生和扩散。

(4)机体免疫功能低下也是此病发生、发展的重要因素。

二、临床表现

(一)局部症状

①化脓性炎症的急性期,局部表现为红、肿、热、痛和功能障碍,以及区域淋巴结肿痛等典型症状。炎症累及咀嚼肌可导致不同程度的张口受限;如病变位于口底、咽旁可有进食、吞咽、语言障碍,甚至呼吸困难。②腐败坏死性蜂窝织炎的局部皮肤呈弥漫性水肿、紫红或灰白、无弹性,有明显凹陷性水肿,由于有气体存在于组织间隙可触及捻发音。③感染的慢性期,由于正常组织破坏后被增生的纤维组织所代替,因此局部可形成较硬的炎性浸润块,并出现不同程

度的功能障碍。有的脓肿形成未及时治疗而自行溃破,则形成脓瘘。

(二)全身症状

①全身症状因细菌的毒力及机体的抵抗力不同而有差异,局部反应的轻重不同,全身症状的表现也不同。全身症状包括发热、头痛、全身不适、乏力、食欲减退、尿量减少、舌质红等。②病情较重而时间长者,由于代谢紊乱,可导致水与电解质平衡失调、酸中毒,甚或伴肝、肾功能障碍。③严重感染者,伴有败血症或脓毒血症,可发生中毒性休克。

三、实验室及其他检查

(一)血常规检查

可见白细胞、淋巴细胞计数升高,中性粒细胞比值上升,核左移。

(二)细菌学检查

通过脓液涂片和细菌培养,可见金黄色葡萄球菌、溶血性链球菌、产气荚膜杆菌、厌氧菌、产气梭形芽孢杆菌、溶解梭形芽孢杆菌等致病菌。

(三)超声检查

可见脓腔形成的无回声区或低回声区的存在。

(四)穿刺检查

通过穿刺抽取脓液可帮助临床明确诊断。

(五)X 线、CT 检查

可发现局部病灶及骨破坏情况。

四、诊断与鉴别诊断

(一)诊断要点

口腔颌面部间隙感染都具有一定的感染源和致病菌,大多表现为受累及部位的红、肿、热、痛、淋巴结肿大、压痛,以及脓肿形成后的疼痛、凹陷性水肿、功能受限等症状。因受累部位、受累程度、累及范围和全身情况的不同,所表现的临床症状各不相同。根据病史、临床症状和体征,结合局部解剖、白细胞总数及分类计数检查,配合穿刺抽脓等方法,可以做出正确诊断。一般化脓性感染,抽出的脓液呈黄色且稠脓;腐败坏死性感染,脓液稀薄呈暗灰色,常有腐败坏死性恶臭。

(二)鉴别诊断

①与一些生长迅速的颜面部恶性肿瘤,如恶性淋巴瘤、未分化癌的鉴别:这些恶性肿瘤有类似炎症的表现,但其肿胀不固定在某一解剖间隙内,不形成脓肿,且对消炎治疗无效。②与涎腺内淋巴结炎、涎腺导管阻塞引起的潴留性下颌下腺炎和下颌下腺炎鉴别:涎腺内淋巴结炎,超声检查可见腺体内单个或多个肿大的淋巴结影像。涎腺导管阻塞时,X 线造影可见导管内结石。下颌下腺炎无涎石阻塞症状。

五、治疗

(一)治疗原则

根据感染病因的不同、感染的不同时期,采取全身治疗与局部治疗相结合以提高机体免疫力和针对病原菌采取抗生素治疗。早期采用抗生素治疗,以达到控制感染发展和扩散的目的。

脓肿形成后,及时切开引流,保持引流通畅。炎症痊愈后,尽早去除感染源。

1.全身治疗

(1)抗生素的选择:根据细菌培养和药敏试验选择抗生素,常选择青霉素和链霉素联合应用。大环内酯类、头孢霉素类和喹诺酮类也是常选的药物。并发厌氧菌感染时可加用甲硝唑类药物。

(2)其他治疗:对于重症患者,应纠正水和电解质失衡,必要时给予氧气吸入或静脉输入全血或血浆。

2.局部治疗

注意保持局部清洁,减少局部活动度,避免不良刺激,特别对面部疖、痈,严禁挤压,以防感染扩散。急性期局部可外敷中草药。

3.切开引流

口腔颌面部间隙感染脓肿形成后,需及时切开引流,以达到迅速排脓和建立通畅引流的目的。口底多间隙感染病情发展迅速,会出现全身中毒及窒息症状,需早期切开引流,必要时行气管切开,以确保呼吸道通畅,控制病情继续发展。

(1)切开引流指征:局部疼痛加重,并呈搏动样跳痛;炎症肿胀明显,皮肤表面紧张、发红、光亮;局部有明显压痛点、波动感,呈凹陷性水肿;或深部脓肿经穿刺有脓液抽出。口腔颌面部急性化脓性炎症,经抗生素控制感染无效,同时出现明显全身中毒症状。儿童蜂窝织炎(包括腐败坏死性),如炎症累及多间隙,出现呼吸困难及吞咽困难者,可以早期切开减压,以迅速缓解呼吸困难,防止炎症继续扩散。结核性淋巴结炎经局部及全身抗结核治疗无效,皮肤发红已近自溃的寒性脓肿,必要时也可行切开引流术。

(2)切开引流要点:切开时需注意按体位形成自然引流,以使引流道短、通畅。切口尽量位于口腔内部或瘢痕隐蔽处,如切口必须位于颜面部时,需沿皮纹方向切开。切口范围不应过大,以引流通畅为度。切口深度以切开黏膜下和皮下为最佳,以避免损伤血管、神经或涎腺导管。口腔内切开时,需同时吸引脓液,以免发生误吸。引流过程中,切忌手法粗暴,以免引起炎症的扩散。

(3)引流的放置:一般的感染引流放置碘仿纱条、橡皮条引流,引流条24～48 h更换1次。对多间隙感染或腐败坏死性感染,用多孔橡皮管或负压引流。每日更换敷料1～2次,同时使用3%过氧化氢、生理盐水、1∶5 000高锰酸钾液或抗生素液冲洗脓腔和创口。

(5)各间隙感染引流切口的设计

颞间隙感染:在发际内颞部皮肤处切开或沿颞肌束分布方向切开。

颞下间隙感染:切口在口腔内,上颌结节外侧黏膜转折处。

眶下间隙感染:切口在口腔前庭,上颌龈颊沟近尖牙和双尖牙区。

嚼肌间隙感染:切口在下颌角下2 cm处,平行下颌下缘皮肤处。

颊间隙感染:切口在口腔前庭,下颌龈颊沟脓肿位置较低处;或皮肤表面脓肿波动处,沿皮纹切开。

下颌下间隙感染:在下颌下缘下2 cm处,近下颌下腺区,沿皮肤平行切开。

翼下颌间隙感染:切口在口腔内,翼下颌皱襞稍外处;或沿下颌下缘2 cm近下颌角皮肤处。

咽旁间隙感染:在翼下颌皱襞稍内侧,近脓肿波动处纵向切开。

舌下间隙感染：在口腔内，口底黏膜肿胀明显处，沿下颌骨体平行切开。

颏下间隙感染：在下颌骨颏下肿胀明显的皮肤处切开。

口底多间隙感染：在舌骨上、下颌骨颌下区至下颌骨颏下区皮肤处，做倒 T 型广泛切口。

六、预防与调护

①保持口腔卫生，增强口腔的保健意识，尽早治疗病源牙，避免挤压、触碰口腔颜面部的疖肿或痈。②避免过食辛辣、油腻等刺激性食物，食物以清淡为主。③加强锻炼，以增强机体的抵抗力。

七、预后

口腔颌面部间隙感染，通过早期的明确诊断，及时、正确而有效的治疗，一般预后良好。如延误治疗会引起颌骨骨髓炎、全身中毒症状，甚至窒息、肺脓肿和颅内感染等严重并发症，可危及患者生命。

（田仁沅）

第二节　颌骨骨髓炎

颌骨骨髓炎是由细菌感染以及物理和化学因素所引起的颌骨的炎症性病变，临床表现为骨膜、骨密质、骨髓以及骨髓腔内的血管、神经等整个骨组织的炎症改变。颌骨与全身其他部位的骨骼所不同的是颌骨内有牙齿，牙病引起的化脓性炎症常波及颌骨，因而颌骨骨髓炎的发病率在全身骨骼系统中最高。

随着我国口腔卫生保健的发展，近年来，化脓性颌骨骨髓炎的发病率明显下降，但用放射线治疗口腔癌和鼻咽癌所致的放射性颌骨骨髓炎有所增加。颌骨骨髓炎按照致病菌划分，可分为化脓性颌骨骨髓炎和特异性颌骨骨髓炎（包括结核、梅毒等）；按照放射线、冷冻、砷等物理、化学因素划分，可分为物理性颌骨骨髓炎和化学性颌骨骨髓炎；按病变部位划分，可分为下颌骨骨髓炎和上颌骨骨髓炎；按照颌骨内病变部位划分，可分为中央性颌骨、骨髓炎和边缘性颌骨骨髓炎。化脓性颌骨骨髓炎为颌骨骨髓炎中最常见的感染疾患，可发生于任何年龄，但以青壮年最为多见，男性与女性的发病率为 2∶1。成年人多发生于下颌骨，儿童则上颌骨骨髓炎比较多见。

一、病因病理

化脓性颌骨骨髓炎主要致病菌为金黄色葡萄球菌，其次为溶血性链球菌、肺炎双球菌和大肠埃希菌，临床上常见的是混合性细菌感染。其病因和感染途径如下。

（一）牙源性感染

临床上最为多见，约占全部颌骨骨髓炎的 90%。在机体抵抗力下降、细菌毒力增强的情况下，牙体及牙周组织的感染可直接扩散至颌骨内，引起颌骨骨髓炎。由于下颌骨皮层骨骨质致密，周围有肥厚肌肉及致密筋膜附着，髓腔脓液积聚不易穿破引流等因素致使下颌骨骨髓炎的发生率高于上颌骨骨髓炎。

— 295 —

（二）损伤性感染

因口腔颌面部皮肤黏膜损伤，以及与口内相通的开放性颌骨粉碎性骨折损伤，导致病原菌直接进入颌骨内，引起损伤性颌骨骨髓炎的发生。

（三）血源性感染

临床上多见于婴幼儿。由于牙齿及牙周疾患，皮肤、黏膜的创伤（人工喂养奶嘴创伤、拔除"马牙"、清洗口腔等）、呼吸道的感染及皮肤疖肿等侵入上颌骨骨髓腔内滋生繁殖，通过血液循环，扩散至颌骨内，尤其是上颌骨内，从而导致颌骨骨髓炎的发生。

二、临床表现

根据感染的病因与病变特点，化脓性颌骨骨髓炎分为中央性颌骨骨髓炎和边缘性颌骨骨髓炎两种。

（一）中央性颌骨骨髓炎

多发生于下颌骨，多由急性化脓性根尖周炎和根尖周脓肿引起。炎症由颌骨中央部的骨髓腔内向四周扩散，可累及骨密质和骨膜，并导致死骨的形成。中央性颌骨骨髓炎临床发展过程可分为急性期和慢性期。

1.急性期

（1）局部表现：炎症初期，炎症局限于牙槽突或颌骨体部骨髓腔内，因为炎症由致密骨板包围，不易向外扩散，患者自觉病变区牙有剧烈疼痛。疼痛可向半侧颌骨或三叉神经分布区放散，患部红肿压痛。受累区除病源牙外，还有相邻多数牙松动，牙龈沟溢脓。炎症继续发展，破坏骨板，溶解骨膜后，脓液由口腔黏膜或面部皮肤溃破。若骨髓腔内的感染不断扩散，可在颌骨内形成弥漫性骨髓炎。中央性下颌骨骨髓炎可沿下牙槽神经管扩散，波及一侧下颌骨。下牙槽神经受到损害时，可出现下唇麻木症状。中央性下颌骨骨髓炎还可波及颞下颌关节区和翼内肌、咬肌，造成不同程度的张口受限。中央性颌骨骨髓炎波及上颌者极为少见，一旦发生，炎症可波及整个上颌骨体，引起上颌窦、鼻窦、眶下、眶周及球后等部位的化脓性感染。

（2）全身表现：炎症初期，畏寒，高热，体温可达40 ℃，全身不适，食欲减退，嗜睡，白细胞总数明显升高，中性粒细胞比值上升。进入化脓期，感染向各部位扩散，全身出现中毒症状，有时会引起脓毒血症或败血症。

2.慢性期

急性中央性颌骨骨髓炎如治疗不及时，发病两周后会转为慢性中央性颌骨骨髓炎。

（1）局部表现：病源牙外的牙齿松动度降低，口腔内黏膜及颌面部皮肤形成多数瘘口，大量的炎性肉芽组织生长，触之易出血，长期排脓，有时从瘘口排出死骨片。如有大块死骨形成或多数死骨形成，在下颌骨可发生病理性骨折，造成咬合关系错乱与面部畸形，儿童可出现牙胚组织破坏、牙齿不能萌出、颌骨发育异常等情况。

（2）全身表现：患者体温正常或低热，轻度不适，因局部疼痛缓解，饮食和睡眠得到明显改善。病情迁延不愈，造成机体慢性消耗与中毒等。脓液进入消化道，会引起胃肠道不良反应。

（二）边缘性颌骨骨髓炎

边缘性颌骨骨髓炎系指继发于骨膜炎或骨膜下脓肿的骨密质外板的炎性病变，常在颌骨间陈感染基础上发生。下颌骨为好发部位，其中又以升支及下颌角居多。边缘性颌骨骨髓炎的发病过程也有急性与慢性之分。病变也可以是局限型或弥散型。

1.急性期

(1)局部表现:与颌周间隙及翼下颌间隙感染的表现相似。炎症累及下颌骨骨膜,造成骨膜炎和骨膜下脓肿。脓肿侵犯骨膜及骨密质,引起骨膜溶解,骨密质坏死,骨面粗糙,有小块死骨形成。如不及时治疗,炎症会向骨髓腔内发展。

(2)全身表现:身体不适,伴发热、白细胞总数升高等。

2.慢性期

(1)局部表现:腮腺咬肌区呈弥漫性肿胀,局部组织坚硬,轻微压痛,无波动感。病情延续较长而不缓解,或缓解后再反复发作。炎症侵犯咬肌,多有不同程度的张口受限、吞咽困难。

(2)全身表现:多不明显。根据骨质破坏的临床特点,边缘性颌骨骨髓炎又可分为增生型和溶解破坏型。增生型以骨质的增生硬化及骨膜反应活跃为主,骨的溶解破坏不明显,多见于青年人。溶解破坏型则骨皮质损害以溶解破坏为主,常在骨膜或黏膜下形成脓肿,骨的增生反应不明显。

三、实验室及其他检查

(一)血常规检查

颌骨骨髓炎急性期血常规检查,白细胞总数明显升高,中性粒细胞比值上升。

(二)X 线检查

X 线检查在早期常看不到有骨质破坏。一般在发病 2～4 周进入慢性期,颌骨有明显破坏后 X 线检查才具有诊断价值。

(1)中央性颌骨骨髓炎的 X 线片表现:可分为四个阶段。

1)弥散破坏期:可见骨小梁脱钙或斑点状破坏,骨膜有炎性增厚反应。

2)病变局限期:可见边界清晰的骨破坏及游离的死骨,有时可见病理性骨折。

3)新骨生成期:可见死骨分离移位,周围骨小梁增多,皮质骨外有新骨增生。

4)痊愈期:可见病变部位新骨与颌骨融为一体。

(2)边缘性颌骨骨髓炎增生型和溶解破坏型的 X 线片表现

1)增生型:可见明显骨质增生影像。

2)溶解破坏型:可见圆形或卵圆形密度减低区,界限清晰,有些病例可见周围有一圈密度增高的骨质硬化区。

3.CT、MRI 检查

下颌骨骨髓炎在肌筋膜间隙内蔓延时,CT 平扫可见咀嚼肌肿胀、增厚,肌间脂肪间隙密度增高,筋膜间隙变得不清晰;增强扫描可见病变肌和肌筋膜间隙内出现不均匀强化。MRI 具有较高的组织对比度,炎症扩散表现为,T_1WI 示上肌肿胀,信号减低,肌间脂肪的高信号内见有不均匀的条带状低信号;T_2WI 示病变肌和肌间脂肪呈高信号;增强扫描可见病变组织呈不均匀强化。

四、诊断与鉴别诊断

(一)诊断要点

1.中央性颌骨骨髓炎急性期

发病急骤,有明显的局部症状及全身中毒症状,病源牙和波及牙松动,放射性疼痛,牙周溢脓。随着病情的逐步发展，可出现口腔黏膜、面部皮瘘及口唇麻木等神经损害症状。若炎症向周围骨组织、肌肉组织、各间隙扩散，则颌面部可出现不同程度的症状表现。

2.边缘性颌骨骨髓炎急性期

不易明确诊断，一般脓肿形成后，在做脓肿切开引流时发现粗糙的骨面，并结合 X 线检查后才能确诊。

3.中央性和边缘性颌骨骨髓炎慢性期

主要表现为长期不愈的瘘口形成，以及瘘口溢出脓液，有时瘘口有小块死骨排出。探针检查，可见骨缺损及粗糙骨面。X 线片见骨小梁排列紊乱、死骨形成等骨破坏表现，或骨膜反应性增厚等骨质增生表现。

因此，化脓性颌骨骨髓炎根据病史、临床表现、局部检查，配合 X 线片、CT、MRI 检查一般不难做出正确诊断。

（二）鉴别诊断

1.颌骨骨髓炎与眶下间隙感染的鉴别

眶下间隙感染 X 线片上无明显改变，抗生素治疗后可治愈。上颌骨骨髓炎 X 线片上可见骨结构的改变或骨破坏。

2.颌骨骨髓炎与上颌窦癌的鉴别

上颌窦癌和上颌骨骨髓炎早期 X 线片上都无明显的骨破坏，对疑为上颌窦癌者，需早期做 X 线体层摄片、CT 检查或做上颌窦探查术，以便早发现，早治疗。

3.颌骨骨髓炎与骨肉瘤和纤维骨瘤的鉴别

骨肉瘤和纤维骨瘤通过 X 线、CT 检查，以及根据是否有淋巴结、肺部、脑部的远端转移等情况，可以帮助确诊。

4.颌骨骨髓炎与下颌骨中央性癌的鉴别

下颌骨中央性癌和中央性下颌骨骨髓炎的早期临床表现从 X 线片上常易混淆，如怀疑，可早期切除部分组织做病理检查，以明确诊断。

五、治疗

（一）急性颌骨骨髓炎

1.药物治疗

急性期需根据患者的临床表现、细菌培养、药敏试验，选择并应用足量有效的抗生素，以控制感染的发展。

2.支持疗法

纠正酸中毒，吸氧，输血，镇痛，保证患者睡眠，以提高患者的机体抵抗力。

3.外科治疗

目的是引流排脓及去除病灶。早期可考虑及时拔除病源牙，使脓液从拔牙窝内流出，以减轻剧烈疼痛。如脓肿已形成，则需及时切开引流。

（二）慢性颌骨骨髓炎

颌骨骨髓炎进入慢性期有死骨形成时，主要采用手术的方法除去已形成的死骨和病灶，促进骨髓炎痊愈。由于中央性和边缘性骨髓炎的颌骨损害特点不同，故手术方法和侧重点也不一样。慢性中央性颌骨骨髓炎常常病变范围广泛并形成较大的死骨块，病灶清除以摘除死骨为主;慢性边缘性颌骨骨髓炎受累区骨密度变软,仅有散在的浅表性死骨形成,故常用刮除方式清除。

(三)儿童颌骨骨髓炎的治疗

儿童颌骨骨髓炎一般多由血源性感染而致,早期即表现为全身的脓毒血症或败血症,治疗时需应用足量的抗生素。脓肿形成后,及时切开引流。死骨形成后,需摘除死骨,刮净瘘口、瘘管,并对颌面部畸形进行整形手术治疗。

六、预防与调护

(1)锻炼身体,增强自身的免疫力。

(2)及时治疗牙体病、根尖周病、智齿冠周炎以及颌面部损伤,去除病源因素。

(3)加强口腔卫生保健,保持口腔清洁,合理安排饮食,避免过食辛辣油腻的食物。

七、预后

及时、有效的治疗,预后良好。若治疗延误、致使病情迁延不愈,可引起脓毒血症、败血症、颌骨坏死、颜面畸形等多种严重并发症。

(田仁泗)

第三节　面颈部淋巴结炎

面颈部淋巴结炎是指口腔颌面部及牙源性感染引起的面部、耳部、颌下、颏下及颈深上群等区域淋巴结的炎症性反应。面颈部具有丰富的淋巴组织,具有过滤和吞噬进入淋巴液中微生物及颗粒物质的功能,而且有破坏毒素的作用。因此,它是防御炎症侵袭和阻止肿瘤细胞扩散的重要屏障。口腔颌面部许多疾病,特别是炎症和肿瘤,常出现相应区域淋巴结的肿大。临床上面颈部淋巴结炎根据感染源可分为化脓性淋巴结炎和结核性淋巴结炎两大类。

一、病因病理

面颈部淋巴结炎以继发于牙源性及口腔感染为最多见,也可来源于颜面皮肤的损伤、疖痈等。小儿大多数由上呼吸道感染及扁桃体炎引起。病原菌多为金黄色葡萄球菌和溶血性链球菌(引起化脓性淋巴结炎)、结核分枝杆菌(引起结核性淋巴结炎)。

二、临床表现

(一)化脓性淋巴结炎

临床上一般分为急性和慢性两种。

1.急性化脓性淋巴结炎

主要表现为由浆液性逐渐向化脓性转化。浆液性炎症的特征是局部淋巴结肿大变硬,自觉疼痛或压痛。病变主要在淋巴结内出现充血、水肿。因此,淋巴结尚可移动,边界清楚,与周围组织无粘连。全身反应甚微或有低热,体温一般在38 ℃以下,此期易被忽视而不能及时治疗。感染迅速发展成化脓性后,局部疼痛加重,淋巴结化脓溶解。破溃后,侵及周围软组织则出现炎性浸润块。皮肤发红、肿、硬,此时淋巴结与周围组织粘连,不能移动。脓肿形成时,皮肤表面有明显压痛点,表面皮肤软化,有凹陷性水肿。浅在的脓肿可有明显波动感。此期全身反应加重,高热寒战,头痛,全身无力,食欲减退,小儿可烦躁不安。白细胞总数急剧增高。如不及时治疗,可并发静脉炎、败血症,甚至出现中毒性休克。

(2)慢性化脓性淋巴结炎:多发生在抵抗力强而细菌毒力较弱的情况下,病变常表现为慢性增殖性炎症。临床特征是淋巴结内结缔组织增生形成微痛的硬结,全身无明显症状,如此可持续较长时间。一旦机体抵抗力下降,可以突然转变为急性发作。

(二)结核性淋巴结炎

结核性淋巴结炎常见于儿童及青少年。较轻者仅有淋巴结肿大而无全身症状。重者可因体质虚弱、营养不良或贫血而见有低热、盗汗、疲倦等症状,并可同时有肺、肾、肠、骨等器官的结核病变或病史。局部临床表现最初可在颌下、颏下或颈侧发现单个或多个成串的淋巴结,缓慢肿大、较硬,但无痛,与周围组织也无粘连。病变继续发展,淋巴结中心因有干酪样坏死,组织溶解变软,逐渐液化而破溃。炎症波及周围组织时,淋巴结可彼此粘连成团,或与皮肤粘连。皮肤表面无红、热及明显压痛,扪及有波动感。此种液化现象称为冷脓肿,脓肿破溃后可形成经久不愈的窦或瘘。颈部淋巴结结核可发生于一侧或双侧,常位于胸锁乳突肌前、后缘或沿颈内静脉分布的淋巴结,故可形成颈深部冷脓肿。脓肿破溃后可形成经久不愈的窦或瘘。

三、实验室及其他检查

(一)血常规检查

急性化脓性淋巴结炎血常规白细胞总数急剧升高。

(二)结核菌素试验

结核性淋巴结炎由于结核菌素 OT 试验的试剂纯度不够,实验结果常为阴性(一)。因而主张采用结核分枝杆菌纯蛋白的衍生物(Purified Protein derivativeTuberculin,PPD)临床试验,有 74%～96% 的确诊率。

(三)放射线检查

胸透及胸部 X 线片检查有助于结核性淋巴结炎的诊断。

四、诊断与鉴别诊断

(一)诊断要点

1.化脓性淋巴结炎

好发于儿童,多有口腔颌面部、咽喉部感染病史。发病急骤,局部淋巴结肿大,压痛,可活动,与周围组织界限清晰。炎症波及周围组织时则肿胀广泛,受累淋巴结与周围组织界限不清,皮肤红肿热痛,压痛明显,可扪及波动及凹陷性水肿,全身反应严重。转为慢性期后,局部可触及一个或多个肿大的淋巴结,病情反复发作或迁延不愈。

2.结核性淋巴结炎

多见于儿童及青少年,局部症状多不明显,一般可见病变区多个淋巴结肿大,无明显压痛,脓肿形成后,扪之有波动,皮肤无红肿热痛,形成冷脓肿,破溃后,皮肤可见长期不愈的瘘孔。全身症状多不明显,有时可见低热、盗汗或疲倦等体质虚弱的表现。

近年来,由于饲养宠物者渐多,临床可见由猫抓、咬、舔等造成皮肤或黏膜破溃而致的猫抓病病例。该病的病源是一种杆菌属的生物源性致病体。除引起发热等感染症状外,可出现相应破损区域淋巴结的肿大,并呈慢性淋巴结炎表现。在头颈部出现下颌下淋巴结肿大的概率最高。为此,如临床上出现慢性淋巴结炎症状而又原因不明时,询问有无与猫的亲密接触史对诊断十分重要。

(二)鉴别诊断

1.与化脓性下颌下腺炎的鉴别

化脓性下颌下腺炎位置较深在,口内导管开口处可见红肿,并可挤出脓性液体。化脓性下颌下淋巴结炎初起为腺体内淋巴结的肿大,可触及。

2.与牙源性间隙感染的鉴别

牙源性间隙感染有病源牙,肿胀弥漫。急性化脓性淋巴结炎早期可扪及肿大的淋巴结,炎症从中心向四周扩散。

3.与恶性淋巴瘤的鉴别

恶性淋巴瘤发展迅速,质软,无压痛,组织活检可明确诊断。慢性淋巴结炎病情稳定,淋巴结质硬,有轻微压痛。

4.与涎腺混合瘤和颈部转移癌的鉴别

临床需经手术及穿刺后做病理检查方可诊断。

五、治疗

(一)化脓性淋巴结炎

(1)急性化脓性淋巴结炎应选用足量、有效抗生素或联合用药,必要时做细菌培养及药敏试验。另外,根据患者身体状况,酌情给予补液、输血、吸氧、补充多种维生素等治疗。

(2)炎症初期局部可采用湿热敷、超短波等物理疗法。

(3)脓肿形成后需及时切开引流。

(4)积极治疗原发病灶。

(5)淋巴结肿大明显或需进行鉴别诊断时,可采用手术摘除。

(二)结核性淋巴结炎

(1)抗结核药物:常用抗结核药物包括异烟肼、利福平等。

(2)手术摘除:对于局限、可移动的结核性淋巴结,或虽属多个淋巴结但经药物治疗效果不明显者,均需及早手术摘除。诊断尚不肯定,为了排除肿瘤,也可摘除淋巴结,送病理检查。

(3)对已化脓的淋巴结核或小型浅在的冷脓肿,皮肤未破溃者可以试行穿刺抽脓,同时注入异烟肼 $50\sim100$ mg,隔日 1 次或每周 2 次。每次穿刺时需从脓肿周围正常皮肤进针,以免造成脓肿破溃或感染扩散。猫抓病引起的淋巴结肿大,急性期可给予抗生素治疗。由于本病有自限性,慢性淋巴结炎也不强求手术治疗。

六、预防与调护

(1)增强体质,提高机体抵抗力,注意休息,加强营养。

(2)积极治疗原发病灶。

(3)对结核患者的痰液做特殊处理,避免疾病传播。

(4)注意口腔清洁卫生,以免继发感染或复发。

七、预后

(1)及时诊断,有效治疗,愈后良好。

(2))治疗不及时,颜面部会形成瘘管,病情慢性迁延。

(3)如病情延误,会导致全身中毒,危及生命。

(田仁泺)

第四节　口腔颌面部特异性感染

一、颌面骨结核

(一)概述

颌面骨结核多由血源播散所致,常见于儿童和青少年好发部位在上颌骨颧骨结合部及下颌支。感染途径可因体内其他脏器结核病沿血性播散所致;开放性肺结核可经口腔黏膜或牙龈创口感染;也可以是口腔黏膜及牙龈结核直接累及颌骨。

(二)诊断

1.临床表现

骨结核一般为无症状的渐进性发展,偶有自发痛和全身低热。病变部位的软组织呈弥漫性肿胀,其下可扪及质地坚硬的骨性隆起,有压痛,肿胀区表面皮肤或黏膜常无化脓性感染的充血发红表现。但骨质缓慢被破坏;感染穿透密质骨侵及软组织时,可在黏膜下或皮下。形成冷脓肿。脓肿自行穿破或切开引流后,有稀薄脓性分泌物溢出;脓液中混有灰白色块状或棉团状物质。引流口形成经久不愈的瘘管,间或随脓液有小死骨碎块排出。颌骨结核可继发化脓性感染而出现局部红肿热痛等急性骨髓炎的症状,脓液也变成黄色黏稠。

2.诊断

青少年患者常为无痛性眶下及颧部肿胀,局部可有冷脓肿或经久不愈的瘘管形成。脓液涂片可查见抗酸杆菌。X线片表现为边缘清晰而不整齐的局限性骨破坏,但死骨及骨膜增生均少见。当继发化脓性感染时,鉴别诊断有一定困难。此外,全身其他部位可有结核病灶及相应体征表现。

(三)治疗

无论全身其他部位是否并发有结核病灶,均应进行全身支持、营养疗法和抗结核治疗。药物可选用对氨基水杨酸、异烟肼、利福平及链霉素等,一般主张采用两种药物的联合用药方案。对颌骨病变处于静止期而局部已有死骨形成者,应行死骨及病灶清除术。为避免骨质缺损造成以后发育畸形,除有大块死骨分离外,一般选用较保守的刮扒术。

二、颌面部放线菌病

(一)概述

放线菌病是由放线菌引起的慢性感染性肉芽肿性疾病。该菌是人口腔正常菌群中的腐物寄生菌,常在牙石、唾液、牙菌斑、牙龈沟及扁桃体等部位发现该菌。当人体抵抗力降低或被其他细菌分泌的酶所激活时就侵入组织。临床上由于免疫抑制剂的大量应用,导致机体免疫力降低,也是本病的诱发因素。故本病绝大多数是内源性感染。脓液中常含有浅黄放线菌丝,称为放线菌颗粒或硫黄颗粒。放线菌可从死髓牙的根尖孔、牙周袋或智牙的盲袋、慢性牙龈瘘管、拔牙创口或口腔黏膜创口以及扁桃体等进入深层组织而发病。

(二)诊断

1.临床表现

放线菌病以 20～45 岁的男性多见。发生于面颈部的放线菌病占全身放线菌病的 60% 以上。此外,极少数可经呼吸道或消化道引起肺、胸或腹部放线菌病。颌面部放线菌病主要发生于面部软组织,软组织与颌骨同时受累者仅占 1/5。软组织的好发部位以腮腺咬肌区为多,其次是下颌下、颈、舌及颊部;颌骨的放线菌病则以下颌骨角及下颌支部为多见。临床上多在腮腺及下颌角部出现无痛性硬结,表面皮肤呈棕红色,病程缓慢,早期无自觉症状。炎症侵及深层咬肌时,出现张口障碍,咀嚼、吞咽时可诱发疼痛。面部软组织患区触诊似板状硬,有压痛,与周围正常组织无明显分界线。病变继续发展,中央区逐渐液化,则皮肤表面变软,形成多数小脓肿,自溃或切开后有浅黄色黏稠脓液溢出。肉眼或取脓液染色检查,可查出硫黄样颗粒。破溃的创口可经久不愈,形成多数瘘孔,脓腔可相互连通而转入慢性期。以后若伴有化脓性感染时,还可急性发作出现急性蜂窝织炎的症状。这种急性炎症与一般颌周炎症不同,虽经切开排脓后炎症趋向好转,但放线菌的局部板状硬性肿胀,不会完全消退。放线菌病不受正常组织分层限制,可直接向深层组织蔓延,当累及颌骨时,可出现局限性骨膜炎和骨髓炎,部分骨质被溶解、破坏或有骨质增生。X 线片上可见有多发性骨质破坏的稀疏透光区。如果病变侵入颌骨中心,造成严重骨质破坏时,可在颌骨内形成囊肿样膨胀,称为中央性颌骨放线菌病。

2.诊断

颌面部放线菌病的诊断,主要根据临床表现及细菌学的检查。组织呈硬板状;多发性脓肿或瘘孔;从脓肿或从瘘孔排出的脓液中可获得硫黄颗粒;涂片可发现革兰阳性、呈放射状的菌丝。急性期可伴白细胞计数升高,血沉降率加快。不能确诊时,可做活体组织检查。临床上应与结核病变相鉴别。中央型颌骨放线菌病 X 线片显示的多囊性改变,需排除颌骨成釉细胞瘤及黏液瘤等肿瘤性疾病的可能。

(三)治疗

颌面部软组织放线菌病以抗生素治疗为主,必要时配合外科手术。

1.药物治疗

(1)抗生素:放线菌对青霉素、头孢菌素类高度敏感。临床一般首选大剂量青霉素 G 治疗,每日 200 万～500 万 U 以上,肌内注射,6～12 周为一疗程。如与磺胺联合应用,可能提高疗效。此外,红霉素、林可霉素、四环素、氯霉素、克林霉素等亦可选用。

(2)碘制剂:口服碘制剂对颌面部病程较长的放线菌病可获得一定效果。一般常用 5%～10% 碘化钾口服,每日 3 次。

(3)免疫疗法:有人推崇使用免疫疗法,认为有一定效果。用放线菌溶素做皮内注射。

2.手术方法

在应用抗生素的同时,如有以下情况可考虑配合手术治疗。

(1)一切开引流及肉芽组织刮除术:放线菌病已形成脓肿或破溃后遗留瘘孔,常有坏死肉芽组织增生,可采用外科手术切开排脓或刮除肉芽组织,以加强抗菌药物治疗的效果。

(2)死骨刮除术:放线菌病侵及颌骨或已形成死骨时,应采用死骨刮除术,将增生的病变和已形成的死骨彻底刮除。

(3)病灶切除术:经以上治疗无效,且反复伴发化脓性感染的病例,亦可考虑病灶切除。

三、颌面部梅毒

(一)概述

梅毒(syphilis)系由苍白螺旋体(TP)引起的一种慢性传染病。初起时即为全身性,但病程极慢,病变发展过程中可侵犯皮肤、黏膜以及人体任何组织器官而表现出各种症状,其症状可反复发作,但个别病员也可潜伏多年,甚至终身不留痕迹。

梅毒从感染途径可分为后天梅毒和先天(胎传)梅毒。后天梅毒绝大多数通过性行为感染,极少数患者可通过接吻、共同饮食器皿、烟斗、玩具、喂奶时传播;亦有因输带菌血而感染者。先天梅毒为母体内梅毒螺旋体借母血侵犯胎盘绒毛后,沿脐带静脉周围淋巴间隙或血流侵入胎儿体内。后天梅毒可分为一、二、三期及隐性梅毒。一、二期均属早期梅毒,多在感染后4年内出现症状,传染性强;三期梅毒又称晚期梅毒,系在感染4年后表现;一般无传染性。隐性梅毒指感染后除血清反应阳性外,无任何临床症状者。亦可按感染后4年为界分为早期和晚期。隐性梅毒可终生不出现症状,但也有早期无症状而晚期发病者。先天性梅毒也可分为二期:在4岁以内发病者为早期,4岁以后发病者为晚期。

1.后天梅毒

后天梅毒在口腔颌面部的主要表现有三:依病程分别分为口唇下疳、梅毒疹和树胶样肿(梅毒瘤)。梅毒树胶样肿除累及软组织外,还可累及颌面骨及骨膜组织。临床上以硬腭部最常见,其次为上颌切牙牙槽突、鼻中隔。间或也可见于颧骨、下颌角部。腭部树胶样肿常位于腭中线(有时原发于鼻中隔),呈结节型或弥散状。可造成腭骨穿孔,发生口腔与鼻腔交通。腭部树胶样肿波及鼻中隔、鼻骨、上颌骨时,可在颜面部表现为鼻梁塌陷的鞍状鼻;若鼻骨、鼻软骨、软组织全部破坏则呈现全鼻缺损的洞穿畸形。树胶样肿如波及颧骨,可在眶外下部出现瘘孔,最终也形成内陷畸形。

2.先天梅毒

早期先天胎传梅毒多在出生后第3周到3个月。婴儿常为早产儿,表现营养障碍,貌似老人。鼻黏膜受累,致鼻腔变窄,呼吸不畅,有带血的脓性黏液分泌。口腔黏膜可发生与后天梅毒相似的黏膜斑。口周斑丘疹互相融合而表现弥漫性浸润、增厚;表面光滑脱皮,呈棕红色,皮肤失去弹性,在口角及唇缘辐射出深的较裂,愈合以后形成辐射状浅瘢痕。晚期先天梅毒多发生于儿童及青春期。除有早期先天梅毒的遗留特征外,一般与后天三期梅毒相似。可发生结节型梅毒疹及树胶样肿,从而导致软、硬腭穿孔,鼻中隔穿孔及鞍状鼻。先天梅毒的另一特征性表现是牙的发育异常:哈钦森牙和桑葚状磨牙。

此外,因梅毒性间质性角膜炎出现的角膜混浊,损害第8对脑神经的神经性耳聋,以及哈钦森牙,被称为先天性梅毒的哈钦森三征。

(二)诊断

诊断需审慎,应根据详细而正确的病史、临床发现、实验室检查及X线检查综合分析判断,损害性质不能确定时可行组织病理检查。近年来,用荧光梅毒螺旋体抗体吸附试验、免疫组化、聚合酶链式反应(PCR)、逆转录聚合酶链式反应(RT-PCR)等方法提高诊断的敏感性及特异性,且作为最后诊断的依据。

(三)治疗

颌面部梅毒损害无论胎传或后天受染,均为全身性疾病的局部表现,因此应行全身性治疗。驱梅治疗药首选青霉素 G 及砷铋剂联合疗法。必须在全身及局部的梅毒病变基本控制以后,才可能考虑病变遗留组织缺损和畸形的修复及矫正术。

(田仁渌)

第五节　智冠周围炎

一、病因

阻生智齿及智齿在萌出过程中,牙冠可部分或全部被龈瓣覆盖,龈瓣与牙冠之间形成较深的盲袋,食物及细菌极易嵌塞丁盲袋内;加上冠部牙龈常因咀嚼食物而损伤,形成溃疡。当全身抵抗力下降、局部细菌毒性增强时可引起冠周炎的急性发作。

二、临床表现

(一)慢性冠周炎

慢性冠周炎因症状轻微,患者就诊数不多。盲袋虽有食物残渣积存及细菌滋生,但引流通畅,若无全身因素、咬伤等影响,常不出现急性发作。在急性发作时,症状即与急性冠周炎相同。慢性者如反复发作,症状可逐渐加重,故应早期拔除阻生牙,以防止发生严重炎症及扩散。

(二)急性局限型冠周炎

阻生牙牙冠上覆盖的龈瓣红肿、压痛。挤压龈瓣时,常有食物残渣或脓性物溢出。龈瓣表面常可见到咬痕。反复发作者,龈瓣可有增生。

(三)急性扩展型冠周炎

局部症状同上,但更严重、明显。有颊部肿胀、开口困难及咽下疼痛。Winter 认为,由于龈瓣中含有颊肌及咽上缩肌纤维,可导致开口困难及吞咽疼痛。Kay 认为开口困难的原因可能是:①因局部疼痛而不愿张口。②由于炎症致使咀嚼肌组织张力增大,上颌牙尖在咬合时直接刺激磨牙后区的颞肌腱,引起反射性痉挛而致。③由于炎症时组织水肿的机械阻力使张口受限。耿温琦认为,如果炎症向磨牙后区扩散,可侵犯颞肌腱或翼内肌前缘,引起开口困难。阻生的下颌第三磨牙多位于升支的前内侧,在升支前下缘与牙之间形成一骨性颊沟,其前下方即为外斜嵴,有颊肌附着。炎症常可沿此向前下方扩散,形成前颊部肿胀(以第一、第二磨牙为中心)。扩散型冠周炎多有明显的全身症状,包括全身不适、畏寒、发热、头痛、食欲减退、便秘,还可有白细胞及体温升高。颌下及颈上淋巴结肿大、压痛。

(四)扩散途径及并发症

炎症可直接蔓延或经由淋巴道扩散。由于炎症中心位于几个间隙的交界处,可引起多个间隙感染。一般先向磨牙后区扩散,再从该处向各间隙扩散。最易向嚼肌下间隙、翼颌间隙、颌下间隙扩散;其次是向咽旁间隙、颊间隙、颞间隙、舌下间隙扩散。严重者可沿血循环引起全身他处的化脓性感染,甚至发生败血症等。磨牙后区的炎症(骨膜炎、骨膜下脓肿)可从嚼肌前缘与颊肌后缘之间的薄弱处,向前方扩散,引起颊间隙感染。嚼肌下间隙的感染可发生于沿淋巴道扩散或直接蔓延。嚼肌内侧面无筋膜覆盖,感染与嚼肌直接接触,引起严重肌痉挛,发生深度张口困难。嚼肌下间隙感染如未及时治疗,或成为慢性,可引起下颌升支的边缘性骨炎。炎症向升支内侧扩散,可引起翼颌间隙感染,亦产生严重的开口困难,但程度不及嚼肌下感染引起者。炎症向内侧扩散,可引起咽旁间隙感染或扁桃体周围感染。炎症如向下扩散,可形成颌下间隙或舌下间隙感染。炎症如沿舌侧向后,可形成咽峡前间隙感染。

三、诊断

多发生于青年人,尤其以 18~30 岁多见。有全身诱发因素或反复发作史,重者有发热、周身不适、血中白细胞计数增多。第三磨牙萌出不全,冠周软组织红、肿痛,盲袋溢脓或分泌物,具有不同程度的张口受限或吞咽困难,面颊部肿胀、患侧颌下淋巴结肿痛。

慢性者可有龈瘘或面颊瘘,X 线检查见下颌骨外侧骨膜增厚,有牙周骨质的炎性阴影。下颌智齿冠周炎合并面颊瘘或下颌第一磨牙颊侧瘘时,易误诊为下颌第一磨牙的炎症。此外不可将下颌第二磨牙远中颈部龋引起的牙髓炎误诊为冠周炎。

四、治疗

对于慢性冠周炎,应及时拔除阻生牙,不可姑息迁延。因反复多次发作,多形成急性扩展型而带来更多痛苦。对急性冠周炎,应根据患者的身体情况、炎症情况、牙位情况、医师的经验,进行适当治疗。

(一)保守疗法

1.盲袋冲洗、涂药

可用 2% 的过氧化氢或温热生理盐水,并最好用一弯针头(可将尖部磨去,使之圆钝)深入至盲袋底部,彻底冲洗盲袋。仅在盲袋浅部冲洗则作用甚小。冲洗后用碘甘油或 50% 的三氯醋酸涂入,后二者有烧灼性,效果更好。涂药时用探针或弯镊导入盲袋底部。

2.温热液含漱

能改善局部血循环,缓解肌肉痉挛,促使炎症消散,使患者感到舒适。用盐水或普通水均可,温度应稍高,每 1~2 h 含漱 1 次,每次含 4~5 min。含漱时头应稍向后仰并偏患侧,使液体作用于患区。但在急性炎症扩散期时,不宜用热含漱。

3.抗生素

根据细菌学研究,细菌以绿色链球菌(甲型溶血性链球菌)为主,此菌对青霉素高度敏感,但使用 24 h 后即可能产生抗药性。故使用青霉素时,初次剂量应较大。由于厌氧菌在感染中亦起重要作用,故在严重感染时,应考虑使用克林霉素(亦称氯洁霉素)。亦可考虑青霉素类药物与硝基咪唑类药物(甲硝唑或替硝唑)同时应用。

4.中药、针刺治疗

可根据辨证施治原则用药。亦可用成药如牛黄解毒丸之类。面颊部有炎性浸润但未形成脓肿时,可外敷如意金黄散,有安抚、止痛、消炎作用。针刺合谷、下关、颊车等穴位有助于止痛、消炎和开口。

5.支持疗法

因常有上呼吸道感染、疲劳、失眠、精神抑郁等诱因,故应重视全身支持疗法,如适当休息、注意饮食、增加营养等。应注意口腔卫生。应视情况给予镇痛剂、镇静剂等。

(二)盲袋切开

如阻生牙牙冠已大部露出,则不需切开盲袋,只做彻底冲洗上药即可,因此种盲袋,多有通畅引流,保守疗法即可治愈冠周炎症。如盲袋引流不畅,则必须切开盲袋。在牙冠露出不多或完全未露出、盲袋紧裹牙冠、疼痛严重或有跳痛者,盲袋多引流不畅,切开盲袋再彻底冲洗上药,能迅速消炎止痛并有利于防止炎症扩散。切开盲袋时应充分麻醉。可将麻药缓慢注入磨牙后三角区深部及颊舌侧黏膜下。用尖刀片(11 号刀片)从近中颊侧起,刀刃向上、向后,将盲袋挑开。同时应将盲袋底部的残余牙囊组织切开,使盲袋彻底松弛、减压。但勿剥离冠周的黏骨膜,以免引起颊部肿胀。然后用前法彻底冲洗盲袋后上药。

(三)拔牙

如临床及 X 线检查,发现为下颌第三磨牙阻生,不能正常萌出,应及早拔除阻生牙,可预防冠周炎发生。如已发生冠周炎,何时拔除阻生牙,意见不一,特别是在急性期时。不少学者主张应待急性期消退后再拔牙,认为急性期拔牙有引起炎症扩散的可能。近年来,主张在急性期拔牙者颇多,认为此法可迅速消炎、止痛,若适应证选择得当,拔牙可顺利进行,效果良好,不会使炎症扩散。如冠周炎为急性局限型,根据临床及 X 线检查判断,阻生牙可用简单方法顺利拔除时,应为拔牙的适应证。如为急性扩散型冠周炎,或判断拔除困难(需翻瓣、去骨等),或患者全身情况差,或医者本身的经验不足,则应待急性期后拔牙。急性期拔牙时,如患者开口困难,可采用高位翼下颌阻滞麻醉,同时在磨牙后稍上方用局部麻醉药行颞肌肌腱处封闭,并在翼内肌前缘处封闭,可增加开口度。拔牙时如有断根,可不必取出,留待急性期过后再取除。很小的断根可不必挖取。总之,创伤越小越好。急性期拔牙时,应在术前、后应用抗生素,术后严密观察。

(四)龈瓣切除

若牙位正常,与对颌牙可形成正常𬌗关系,𬌗面仅为龈瓣覆盖,则可行龈瓣切除。龈瓣切除后,应暴露牙的远中面。但阻生牙因萌出间隙不足,很难露出冠部的远中面,故龈瓣切除术的适应证很少。最好用圈形电灼器术切除,此法简便,易操作,出血少,且同时封闭了血管及淋巴管,有利于防止炎症扩散。用刀切除时,宜用小圆刀片,尽量切除远中及颊舌侧,将牙冠全部暴露。远中部可缝合 1~2 针。

(五)拔除上颌第三磨牙

如下颌阻生牙龈瓣对颌牙有创伤(多可见到牙咬痕),同时上颌第三磨牙也无保留价值(或有错位,或已下垂等),应在治疗冠周炎时同时拔除。但如上颌第三磨牙有保留价值,可调,使之与下颌阻生牙覆盖之龈瓣脱离接触。

(王其波)

第六节　面部疖痈

颌面部疖痈是一种常见病,它是皮肤毛囊及皮脂腺周围组织的一种急性化脓性感染。发生在一个毛囊及所属皮脂腺者称疖。相邻多个毛囊及皮脂腺累及者称痈。由于颜面部局部组织松软,血运丰富,静脉缺少瓣膜且与海绵窦相通。如感染处理不当,易扩散逆流入颅内,引起海绵窦血栓性静脉炎、脑膜炎、脑脓肿等并发症。尤其是发生在颌面部的"危险三角区"内更应注意。

一、病因

绝大多数的病原菌为金黄色葡萄球菌,少数为白色葡萄球菌。在通常情况下,人体表面皮肤及毛囊皮脂腺有细菌污染但不致病。当皮肤不洁,抵抗力降低,尤其是某些代谢障碍的疾病,如糖尿病患者,当细菌侵入很易引起感染。

二、临床表现

疖是毛囊及其附件的化脓性炎症,病变局限在皮肤的浅层组织。初期为圆锥形毛囊性炎性皮疹,基底有明显炎性浸润,形成皮肤红、肿、痛的硬结,自觉灼痛和触痛,数日后硬结顶部出现黄白色脓点,周围为红色硬性肿块,患者自觉局部发痒、灼烧感及跳痛,以后发展为坏死性脓栓,脓栓脱去后排出血性脓液,炎症渐渐消退,创口自行愈合。轻微者一般无明显全身症状,重者可出现发热,全身不适及区域性淋巴结肿大。如果处理不当,如随意搔抓或挤压排脓以及不适当地切开等外科操作,都可促进炎症的扩散,甚至引起败血症。有些菌株在皮肤疖肿消退后还可诱发肾炎。发生于鼻翼两旁和上颌者,因此处为血管及淋巴管丰富的危险三角区,如果搔抓、挤捏或加压,感染可骤然恶化,红肿热痛范围扩大,伴发蜂窝织炎或演变成痈,因危险三角区的静脉直接与颅内海绵窦相通,细菌可沿血行进入海绵窦形成含菌血栓,并发海绵窦血栓性静脉炎,进而引起颅内感染、败血症或脓毒血症,常可危及生命。疖通常为单个或数个,若病菌在皮肤扩散或经血行转移,便可陆续发生多数疖肿,如果反复出现,经久不愈者,则称为疖病。痈是多个相邻的毛囊及其所属的皮脂腺或汗腺的急性化脓性感染,由多个疖融合而成,其病变波及皮肤深层毛囊间组织时,可顺筋膜浅面扩散波及皮下脂肪层,造成较大范围的炎性浸润或组织坏死。

痈多发生于成年人,男性多于女性,好发于上唇部(唇痈)、项部(对口疮)及背部(搭背)。感染的范围和组织坏死的深度均较疖为重。当多数毛囊、皮脂腺、汗腺及其周围组织发生急性炎症与坏死时,可形成迅速扩大的紫红色炎性浸润块。感染可波及浅筋膜层及肌组织。初期肿胀的唇部皮肤与黏膜上出现多数的黄白色脓点,破溃后呈蜂窝状,溢出脓血样分泌物,脓头周围组织可出现坏死,坏死组织溶解排出后可形成多数蜂窝状洞腔,严重者中央部坏死、溶解、塌陷,似"火山口"状,内含有脓液或大量坏死组织。痈向周围和深层组织发展,可形成广泛的浸润性水肿。唇痈除了剧烈的疼痛外,可引起区域淋巴结的肿大和触痛,全身症状明显,如发热,畏寒,头痛及食欲减退,白细胞计数增高,核左移等。唇痈不仅局部症状比疖重,而且容易引起颅内海绵状血栓性静脉炎、败血症、脓毒血症及中毒性休克等,危险性很大。

三、诊断

有全身及局部呈现急性炎症症状,体温升高、白细胞升高、多核白细胞增多、左移。单发性毛囊炎为"疖",多发性为"痈"。注意疖肿的部位是否位于"危险三角区",有无挤压、搔抓等有关病史,有无头痛、头晕、眼球突出等海绵窦血栓性静脉炎等征象败血症表现。

四、治疗

(一)局部治疗

尽量保持局部安静,减少表情运动,尽量少说话,进流食等,以减少肌肉运动时对疖肿的挤压刺激,严禁挤压、搔抓、挑刺,忌用热敷、石炭酸或硝酸银烧灼,以防感染扩散。

1.毛囊炎的局部治疗

止痒杀菌,局部保持清洁干燥。可涂 $2\%\sim2.5\%$ 的碘酊,1 d 数次。毛囊内脓肿成熟后,毛发可自然脱出,少量脓血分泌物溢出或吸收便可痊愈。

2.疖的局部治疗

杀菌消炎,早期促进吸收。早期可外涂 $2\%\sim2.5\%$ 的碘酊,$20\%\sim30\%$ 的鱼石脂软膏或纯鱼石脂厚敷,也可用 2% 的鱼石脂酊涂布。也可外敷中药,如二味地黄散、玉露散等。如炎症不能自行消退,一般可自行穿孔溢脓。如表面脓栓不能自行脱落,可用镊子轻轻夹除,然后脓液流出,涂碘酊即可。

3.痈的治疗

促使病变局限,防止扩散。用药物控制急性炎症的同时,局部宜用 4% 的高渗盐水或含抗菌药物的盐水行局部湿敷,以促使痈早期局限、软化及穿破,对已有破溃者有良好的提脓效果,在溃孔处可加用少量化腐丹,以促进坏死组织溶解,脓栓液化脱出。对脓栓浓稠,一时难以吸取者,可试用镊子轻轻钳出,但对坏死组织未分离彻底者,不可勉强牵拉,以防感染扩散。此时应继续湿敷至脓液消失,直到创面平复为止。过早停止湿敷,可因阻塞脓道造成肿胀再次加剧。面部疖痈严禁早期使用热敷和按一般原则进行切开引流,以防止感染扩散,引起严重并发症。对已形成明显的皮下脓肿而又久不破溃者,可考虑在脓肿表面中心皮肤变薄或变软的区域,作保守性切开,引出脓液,但严禁分离脓腔。

(二)全身治疗

一般单纯的毛囊炎和疖无并发症时,全身症状较轻,可口服磺胺和青霉素等抗菌药物,患者应适当休息和加强营养。面部疖合并蜂窝织炎或面痈应常规全身给予足量的抗菌药物,防止炎症的进一步扩散。有条件者最好从脓头处取脓液进行细菌培养及药物敏感试验,疑有败血症及脓毒血症者应进行血培养。但无论是脓液培养还是血培养,可能因为患者已用过抗菌药物,或因为取材时间和培养技术的影响,培养结果可能为假阴性,药物敏感试验也可能出现偏差。为提高培养结果的阳性率和药物敏感试验的准确性,应连续 35 d 抽血培养,根据结果用药。如果一时难以确定,可先试用对金黄色葡萄球菌敏感的药物,如青霉素、头孢菌素及红霉素等,待细菌培养和药物敏感试验有确定结果时,再作必要的调整。尽管细菌药物敏感试验结果是抗菌药物选择的重要依据,但由于受体内、体外环境因素的影响,体外药物敏感试验的结果不完全反映致病细菌对药物的敏感程度。

另一个给药的重要依据是在用药后症状的好转程度,如症状有明显好转,说明用药方案正确,如症状没有好转,或进一步恶化,应及时调整用药方案。此外,在病情的发展过程中,可能出现耐药菌株或新的耐药菌株的参与,所以也应根据药物敏感试验的结果和观察脓液性质及时调整用药方案。败血症和脓毒血症常给予2~3种抗菌药物联合应用,局部和全身症状完全消失后,再维持用药5~7 d,以防病情的复发。唇痈伴有败血症和脓毒血症时,可能出现中毒性休克,或出现海绵窦血栓性静脉炎和脑脓肿等严重并发症,应针对具体情况予以积极的全身治疗。

（王其波）

第六章 口腔黏膜病

第一节 口腔黏膜感染性疾病

一、口腔单纯疱疹

口腔单纯疱疹是由单纯疱疹病毒等所致的皮肤黏膜病的口腔表现。临床上以出现簇性小水疱为特征,有自限性,易复发,可传染。

(一)病因

人单纯疱疹病毒可分为Ⅰ型和Ⅱ型,口腔单纯疱疹由Ⅰ型单纯疱疹病毒引起。病变大多局限于皮肤黏膜表层。新生儿、严重营养不良或有其他感染的儿童、免疫缺陷和应用免疫抑制剂者,感染病毒后可发生血行播散。原发性感染多为隐性,仅有10%的患者出现临床症状。原发感染发生后,病毒可持续潜伏在体内。当机体抗病力减弱时体内潜伏的病毒即活跃而引起发病。

(二)发病机制与病理

口腔单纯疱疹病毒感染的患者及无症状的带病毒者为传染源,主要通过飞沫、唾液及疱疹液直接接触传播,也可以通过食具和衣物间接传染。单纯疱疹病毒初次进入人体,造成原发感染,大多无临床症状或呈亚临床感染。

此后病毒可沿感觉神经干周围的神经迁移而感染神经节,如口面部的三叉神经节,也可潜伏于泪腺及唾液腺内。机体遇到激发因素如紫外线、创伤、感染、胃肠功能紊乱、妊娠、劳累及情绪、环境等改变,可使体内潜伏的病毒活化,疱疹复发。有学者认为,人类单纯疱疹病毒Ⅰ型与唇癌有关。上皮细胞出现棘层气球变性和网状变性,细胞彼此分离,形成水疱。气球变性的上皮细胞多在水疱底部。细胞核内有嗜酸性病毒小体(包涵体)。

(三)临床表现

1. 原发性疱疹性口炎

原发性疱疹性口炎是最常见的由Ⅰ型单纯疱疹病毒引起的口腔病损,又称急性疱疹性龈口炎。该病以6岁以下儿童较多见,成人也可罹患,6个月至2岁幼儿更易发生。原发性疱疹性口炎的病程大致分为以下几个阶段。

(1)前驱期:常有接触史。潜伏期为4～7 d,以后患儿流涎、拒食、烦躁不安,出现发热、头痛、疲乏不适、全身肌肉疼痛,甚至咽喉肿痛等急性症状,颌下和颈上淋巴结肿大、触痛。经1～2 d,口腔黏膜广泛充血水肿,附着龈和龈缘也常出现急性炎症。

(2)水疱期:口腔黏膜任何部位皆可发生似针头大小的成簇小水疱,特别是邻近乳磨牙或前磨牙的上腭和龈缘处更明显。水疱直径约2 mm,圆形,水疱疱壁薄、透明,溃破后形成浅表溃疡。

(3)糜烂期:水疱溃破后可引起大面积糜烂,并能造成继发感染,上覆黄色假膜。除口腔内的损害外,唇和口周皮肤也有类似病损,疱破溃后形成痂壳。

(4)愈合期:糜烂面逐渐愈合,整个病程需 7～10 d。血液中抗病毒抗体在发病的 14～21 d 最高,虽可保持终生,但不能防止复发。

2.复发型疱疹性口炎

有 30％～50％的原发性疱疹感染愈合后可能发生复发性损害,多见于成人。一般复发感染的部位在口唇或接近口唇处,故又称复发性唇疱疹。复发的口唇损害有 3 个特征:①损害总是以起疱开始,常为多个成簇的疱。②损害复发时,总是在原先发作过的位置,或邻近原先发作过的位置。③复发的前驱阶段,患部有烧灼痒感,随即出现红斑及簇集性红色小丘疹,疱液澄清,水疱破裂后呈现糜烂面,数日后干燥结痂。该病病程约 10 d,但继发感染常有延缓愈合的过程,并使病损处出现小脓疱,愈合后不留瘢痕,但可有色素沉着。

(四)鉴别诊断

1.带状疱疹

三叉神经带状疱疹是由水痘带状疱疹病毒引起的颜面皮肤和口腔黏膜的病损。水疱较大,沿三叉神经的分支排列成带状,但不超过中线。疼痛剧烈,甚至损害愈合后在一段时期内仍有疼痛。本病任何年龄都可发生,愈合后多不再复发。

2.手足口病

手足口病是因感染柯萨奇病毒和肠道病毒 71 型所引起的皮肤黏膜病。该病好发于 3 岁以下儿童,夏秋季更多见,起病突然,然后在口腔黏膜、手掌、足底出现散在水疱、丘疹与斑疹。

3.疱疹样口疮

疱疹样口疮损害为单个小溃疡,散在分布,病程反复,无发疱期;溃疡数量较多,主要分布于口腔内角化程度较差的黏膜处,不涉及牙龈,无皮肤损害,儿童少见。

4.疱疹性咽峡炎

疱疹性咽峡炎是由柯萨奇病毒所引起的口腔疱疹损害,临床表现较似急性疱疹性龈口炎,但前驱期症状和全身反应都较轻,病损的分布只限于口腔后部,很少发于口腔前部,牙龈不受损害,病程大约为 7 d。

5.疱疹样阿弗他溃疡

疱疹样阿弗他溃疡好发于女性,青壮年多见。病损一般不累及咀嚼黏膜,散在分布,不聚集成簇,反复发作,无皮肤损害,局部症状以疼痛为主。

(五)治疗

1.全身用药

(1)核苷类抗病毒药:目前认为核苷类药物是抗 HSV 最有效的药物。此类药主要有阿昔洛韦、伐昔洛韦、泛昔洛韦等。

(2)免疫增强剂:若患者免疫功能低下,可应用胸腺素肠溶片,也可选匹多莫德、转移因子、左旋咪唑等。

2.局部治疗

(1)0.1％～0.2％葡萄糖酸氯己定溶液、复方硼酸溶液、0.1％依沙吖啶溶液漱口。该类药物皆有消毒杀菌作用。

(2)3％阿昔洛韦软膏或酞丁安软膏局部涂擦,可用于治疗唇疱疹。

二、带状疱疹

带状疱疹是由水痘-带状疱疹病毒(VZV)所引起的疾病,以沿单侧周围神经分布的簇集性小水疱为特征,常伴有明显的神经痛。

(一)病因

本病的致病病原体为水痘带状疱疹病毒,侵犯儿童引起水痘,侵犯成年人及老年人则引起带状疱疹。机体患水痘后为不全免疫,患带状疱疹后为完全免疫,很少复发。

(二)病理

带状疱疹的疱底可见气球样变性上皮细胞,细胞核内有嗜酸性包涵体,可见显著的细胞间及细胞内水肿,血管扩张及多核白细胞、淋巴细胞浸润。

(三)临床表现

(1)本病好发于夏秋季,常有低热、乏力等前驱症状,将发疹部位有疼痛、烧灼感,三叉神经带状疱疹可出现牙痛。本病最常见为胸腹或腰部带状疱疹,约占整个病变的70%;其次为三叉神经带状疱疹,约占20%损害沿三叉神经的三支分布。60岁以上的老年人三叉神经较脊神经更易罹患该病。

(2)疱疹初起时颜面部皮肤呈不规则或椭圆形红斑,数小时后在红斑上发生水疱,逐渐增多并能融合为大疱,严重者可为血疱,有继发感染则为脓疱。数日后,疱浆混浊而吸收,终呈痂壳,1~2周脱痂,遗留的色素也逐渐消退,一般不留瘢痕,损害不超越中线。老年人的病程常为4~6周,也有超过8周者。

(3)口腔黏膜的病损区疱疹密集,溃疡面较大,病损仅限于单侧。三叉神经第一支除侵袭额部外,也可累及眼角黏膜,甚至引起失明;第二支累及唇、腭及颧下部、颧部、眶下皮肤;第三支累及舌、下唇、颊及颏部皮肤。此外,病毒入侵膝状神经节可出现外耳道或鼓膜疱疹,膝状神经节受累同时侵犯面神经的运动和感觉神经纤维时表现为面瘫、耳痛及外耳道疱疹三联征,称为Ramsay-Hunt综合征。

(4)带状疱疹常伴有神经痛,剧烈疼痛为本病特征之一,但多在皮肤黏膜病损完全消退后1个月内消失。少数患者可持续1个月以上,称为带状疱疹后遗神经痛,常见于老年患者,可能存在半年以上。

(四)诊断

根据特征性的单侧皮肤黏膜疱疹,沿神经支分布及剧烈的疼痛,一般易于诊断。

(五)治疗

1.全身治疗

全身给予抗病毒、增强免疫、止痛及神经营养药物。慎用糖皮质激素,病情严重者早期可考虑给予糖皮质激素,以消炎止痛、防止脑神经及眼部损害。继发感染者可使用抗生素。

2.局部治疗

局部注意消毒、防腐,控制继发感染。

(1)口内黏膜病损:若有糜烂溃疡,可用2.0%~2.5%四环素液、0.1%~0.2%氯已定或0.1%高锰酸钾液含漱0.5%金霉素甘油糊剂局部涂擦。

(2)口周和颌面部皮肤病损:疱疹或溃破有渗出者,用纱布浸消毒防腐药水湿敷,可减少渗出,促进炎症消退,待无渗出并结痂后可用少量3%阿昔洛韦软膏或酞丁安软膏局部涂擦。

三、手足口病

手足口病是一种发疹性传染病,主要是由多种肠道病毒引起,以手、足皮肤和口腔黏膜疱疹或破溃后形成溃疡为主要临床特征。

(一)病因

肠道病毒 71 型与柯萨奇病毒 A16 是手足口病的主要病原体,前者常侵犯较大儿童及成年人,而后者多在婴幼儿中流行。

(二)临床表现

(1)潜伏期 3～4 d,大多数患儿是突然发病,首先表现为 1～3 d 的持续低热,同时伴有头痛、咳嗽、流涕、口腔和咽喉部疼痛等症状。

(2)发热的同时或发热经 1～2 d,出现皮疹,呈离心状分布,多见于手指、足趾背面及指甲周围,手掌、足底、会阴及臀部也可见。初起为玫红色斑丘疹,1 d 后形成半透明小水疱,若不破溃感染,2～4 d 可吸收干燥成深褐色薄痂,愈后无瘢痕。

(3)颊黏膜、软腭及舌缘可见散在红斑及小疱疹,疱疹破溃后会形成溃疡,周围黏膜红肿,疼痛感较重,患儿常表现出烦躁、哭闹、流口水、拒食等。

(4)病程为 7 d 左右,可自愈,绝大部分患儿预后较好,少数重症患儿可合并心肌炎、脑炎。

(三)诊断

诊断要点为夏秋季幼托单位群体发病,3 岁以下幼儿多见,手足口部位突发性疱疹,皮肤上水疱不易破溃,全身症状轻,可自愈。发病初期在唾液、疱液及粪便中可分离出病毒,疱液中分离病毒最准确。

(四)鉴别诊断

该病应注意与疱疹性咽峡炎、水痘鉴别。

1.疱疹性咽峡炎

疱疹性咽峡炎为柯萨奇 A4 病毒引起,好发于软腭及咽周,且无手足的病变。

2.水痘

水痘由带状疱疹病毒引起,病程更长,为 2～3 周。皮疹最密集的部位则是前后胸、腹背部等躯体部位,不呈离心性分布。可接种疫苗进行预防。

(五)治疗

手足口病属国家丙类法定传染病,口腔医师一旦发现手足口病患者,应严格按照《中华人民共和国传染病防治法》和《传染病信息报告管理规范》的有关规定进行报告。

1.全身治疗

①可口服利巴韦林(病毒唑)。②对症治疗:病情轻微者,可对症治疗,选用具有抗病毒作用的中成药,如口炎颗粒、小儿咽扁冲剂。

2.局部用药

针对口腔溃疡,可用各种糊剂及含片。

3.隔离观察

发病开始隔离 7～10 d,饮食宜清淡、无刺激性,忌食辛辣及鱼、虾、肉类等易使病情加重的食物。饮食温度不宜过高,食用过热的食物可以刺激破溃处引起疼痛,不利于病变愈合。可口服维生素类药物以促进溃疡愈合。

四、口腔念珠菌病

口腔念珠菌病是念珠菌属感染所引起的急性、亚急性或慢性口腔黏膜疾病。

（一）病因

本病由念珠菌且主要是白念珠菌感染引起。念珠菌为条件致病菌,可存在于正常人的口腔、咽、肠道、阴道和皮肤等处。正常人口腔带菌者为30%～50%,当全身或局部抵抗力下降时,念珠菌由非致病性转化为致病性细菌。白念珠菌和热带念珠菌致病力最强,也是念珠菌中最常见的病原菌。

（二）病理

本病的病理特征是在棘细胞层上方,白念珠菌菌丝侵入增厚的不全角化,上皮,形成上皮斑,PAS染色可见菌丝垂直侵入角化层,其基底处炎细胞聚集,并形成微脓肿。棘细胞层常有增生,固有层慢性炎细胞浸润。

（三）临床表现

口腔念珠菌病根据其发病情况可分为急性假膜型念珠菌病、急性萎缩型念珠菌病、慢性萎缩型念珠菌病和慢性增殖型念珠菌病。

1.急性假膜型念珠菌病

(1)急性假膜型念珠菌病又叫鹅口疮、雪口病,可发生于任何年龄的人,但多见于新生儿、小婴儿。

(2)可发生于口腔的任何部位,以舌、颊、软腭、口底等处多见。

(3)病程为急性或亚急性。

(4)新生儿鹅口疮多在出生后2～8 d发生,好发部位为颊、舌、软腭及唇。损害区首先有黏膜充血、水肿、口内有灼热、干燥、刺激等症状。经过1～2 d,黏膜上出现散在白色斑点,状如凝乳,呈半黏附性,略微高起。随后小点逐渐融合扩大,成为形状不同的白色或蓝白色丝绒状斑片,并可继续扩大蔓延至扁桃体、咽部、牙龈。早期黏膜充血较明显,故呈鲜红色与雪白的对比。经过数日,白色斑块的色泽转为微黄,日久则可变成黄褐色。白色斑片与黏膜粘连,不易剥离,若强行撕脱,则暴露出血创面,但不久又被新生的斑片所覆盖。

(5)患者有口干、烧灼感及轻微疼痛。患儿烦躁拒食、啼哭不安,全身反应较轻。部分患者可有体温升高。少数病例可能蔓延至食管和支气管,引起念珠菌性食管炎或肺念珠菌病。少数患者还可并发幼儿泛发性皮肤念珠菌病、慢性黏膜皮肤念珠菌病。

2.急性萎缩型念珠菌病

(1)急性萎缩型念珠菌病又称急性红斑型念珠菌病、抗生素性口炎,多见于成年人。

(2)患者多有服用大量抗生素和激素史,且大多数患者患有消耗性疾病,如白血病、营养不良、内分泌紊乱、肿瘤化疗后等。某些皮肤病如系统性红斑狼疮、银屑病、天疱疮等,在大量应用青霉素,链霉素的过程中,也可发生念珠菌性口炎。

(3)以舌黏膜多见,两颊、上腭、口角、唇等部位亦可发生。舌部好发于舌背中线处。

(4)口腔黏膜充血,形成广泛的红色斑块,边缘不整齐,局部丝状乳头呈团块萎缩,周围舌苔增厚。患者常有味觉异常或味觉丧失,口腔干燥。病变双侧的丝状乳头增生与病变区形成明显的界线,严重时在萎缩的病变区可形成小的溃疡面,相对应的腭黏膜可出现充血的红斑区、疼痛并有明显的烧灼感。

3.慢性萎缩型念珠菌病

①慢性萎缩型念珠菌病又称慢性红斑型念珠菌病、义齿性口炎。②好发于戴上颌义齿和正畸矫正器的患者,也可发生于一般患者。损害部位常在上颌义齿侧面接触之腭、龈黏膜,多见于女性患者。③临床表现为义齿承托区黏膜广泛发红,形成鲜红色弥散红斑,在红斑表面可有颗粒增生。舌背乳头可萎缩,舌质红,可有轻度口干和烧灼感,常伴有口角炎。该病呈慢性病程,可持续数月至数年,可复发。

4.慢性增殖型念珠菌病

(1)慢性增殖型念珠菌病又称慢性肥厚型念珠菌病。

(2)常发生于吸烟或口腔卫生差的患者。有些患者发病与全身疾病有关,如血清铁低下、内分泌失调等。可见于颊黏膜、舌背及腭部。

(3)由于菌丝深入黏膜或皮肤的内部,引起角化不全、棘层肥厚、上皮增生、微脓肿形成以及固有层乳头的炎细胞浸润,而表层的假膜与上皮层附着紧密,不易剥脱。组织学检查,可见到轻度到中度的上皮不典型增生。高龄患者应提高警惕,争取早期活检,以明确诊断。

(4)本型的颊黏膜病损,常对称地位于口角内侧三角区,呈结节状或颗粒状增生,或为固着紧密的白色角化斑块,类似一般黏膜白斑。腭部病损可由义齿性口炎发展而来,黏膜呈乳头状或结节状增生;舌背病损,可表现为丝状乳头增殖。肥厚型念珠菌口炎可作为慢性黏膜皮肤念珠菌疾病症状的一个组成部分,也可见于免疫不全综合征和内分泌功能低下的患者。

(四)诊断

根据各型临床表现,配合念珠菌涂片、培养和鉴定,一般比较容易诊断。

(五)鉴别诊断

急性假膜型念珠菌口炎,应与急性球菌性口炎、梅毒黏膜斑及口腔白斑相鉴别。

1.急性球菌性口炎

由金黄色葡萄球菌、溶血性链球菌、肺炎双球菌等球菌感染引起,儿童和老年人易罹患,可发生于口腔黏膜任何部位。病损区充血水肿明显,大量纤维蛋白原从血管内渗出,凝结成灰白色或灰黄色假膜,表面光滑致密,略高出于黏膜面。假膜易被拭去,遗留糜烂面而有渗血。区域淋巴肿大,可伴有全身反应。涂片检查或细菌培养可确定主要的病原菌。

2.梅毒黏膜斑

由梅毒螺旋体感染引起。灰白色微隆斑片,不能拭去,抗生素治疗有效。

3.口腔白斑

该病呈慢性病程,病因不明。苍白色粗糙斑块,不能拭去。

(六)治疗

1.全身治疗

用药原则以局部抗真菌为主,对病情严重者联合全身使用抗真菌药。用药疗程应足够长,即使症状消失后,仍需坚持用药 7~14 d,以避免复发。婴幼儿患者应母婴同治。禁用糖皮质激素。

2.局部治疗

(1)去除局部刺激因素。

(2)2%～4%碳酸氢钠溶液:用于哺乳前后洗涤口腔,以消除能分解产酸的残留凝乳或糖类,使口腔成为碱性环境,可阻止白念珠菌的生长和繁殖。轻症患儿一般不用其他药物,病变在 2～3 d 即可消失,但仍需继续用药数日,以预防复发。也可用本药在哺乳前后洗净乳头,以免交叉感染或重复感染。患慢性消耗性疾病者及确需长期服用抗生素或免疫抑制剂者可预防性使用。成人可用碱性漱口液含漱,每日 3～4 次。疼痛者饭前可用 2％普鲁卡因含漱。较重的患者可用 10 万 U 霉菌素甘油液涂擦。

(3)甲紫水溶液:口腔黏膜以用 0.5％浓度为宜,每日 3 次,以治疗婴幼儿口角炎。

(4)抗真菌药物:①制霉菌素:局部可用 5 万～10 万 U/mL 的水混悬液涂布,每 2～3 h 1 次,涂布后可咽下。也可用含漱剂漱口,或制成含片、乳剂等。②咪康唑:散剂可用于口腔黏膜,霜剂适用于舌炎及口角炎,疗程一般为 10 d。咪康唑凝胶涂口腔患处与义齿组织面,每天 4 次,治疗义齿性口炎疗效显著。0.5％酮康唑溶液涂擦,每日 3 次,或用 2％酮康唑霜剂局部涂擦,每日 1～2 次,效果良好。1％～5％克霉唑霜涂擦,可治疗念珠菌口角炎及念珠菌唇炎。

五、球菌性口炎

球菌性口炎是由致病性球菌引起的急性球菌性感染性口炎,临床上以形成均匀致密的假膜性损害为特征故又称伪膜性口炎。

(一)病因

主要致病菌有金黄色葡萄球菌、草绿色链球菌、溶血性链球菌、肺炎双球菌等。通常金黄色葡萄球菌感染以牙龈多见,肺炎双球菌好发于硬腭、舌腹、口底及颊黏膜,而链球菌感染多见于唇、颊、软腭、口底等部位黏膜。

(二)临床表现

可发生于口腔黏膜任何部位,口腔黏膜充血,局部形成边界清楚的糜烂或溃疡。在溃疡或糜烂的表面覆盖着一层假膜,假膜特点是较厚而微突出黏膜表面,致密而光滑,呈黄色或灰黄色,界限清楚。假膜不易被擦去,如用力擦去后,下方可见出血的创面。患者疼痛明显,口臭、淋巴结肿大、压痛,常伴有全身不适、体温升高等。

(三)诊断

急性发病,结合临床表现及涂片镜检、细菌培养等实验室检查可辅助诊断。

(四)鉴别诊断

1.鹅口疮(急性假膜型念珠菌病)

在口腔黏膜充血的基础上可见白色凝乳状斑点或斑片,涂片或培养可见霉菌菌丝和孢子。

2.坏死性龈口炎

受累黏膜可见坏死性溃疡,自发性出血、疼痛明显,典型的腐败性口臭,灰黄色或灰黑色无光泽假膜,坏死区涂片可见到大量梭状杆菌和螺旋体。

(五)治疗

1.全身治疗

①抗炎,控制感染,可给予抗生素和磺胺类药物。②多休息、多饮水,适当补充维生素 C 及 B 族维生素。

2.局部治疗

①口腔局部止痛用 1％普鲁卡因饭前含漱,或涂擦含有麻药的溃疡膏。②控制感染可用 0.1％雷夫奴尔、0.05％氯己定漱口液含漱。

(宋晓玲)

第二节 口腔黏膜溃疡类疾病

一、复发性阿弗他溃疡

复发性阿弗他溃疡又名复发性阿弗他口炎、复发性口腔溃疡、复发性口疮等。患病率为10％～30％,是最常见的溃疡性损害,居口腔黏膜病的首位。

本病周期性复发但又有自限性,为孤立的、圆形或椭圆形的浅表性溃疡,痛感明显,以女性多见。

(一)病因

该病病因不清,现认为与下列因素有关。

1.免疫因素

复发性口腔溃疡可能和免疫功能低下或免疫缺陷有关,也有人认为体液免疫和自身免疫反应是复发性口腔溃疡的病因之一。

2.遗传因素

对复发性口腔溃疡的单基因遗传、多基因遗传、遗传标记物等的研究表明,复发性口腔溃疡的发病有遗传倾向。

3.系统性疾病

胃溃疡、十二指肠溃疡、肝炎、肝硬化、胆管疾病及内分泌紊乱的患者,患复发性口腔溃疡的概率显著增加。

4.其他因素

细菌和病毒感染、微量元素缺乏、局部创伤、黏膜角化程度等因素都与复发性口腔溃疡的发生有关。

(二)病理

组织病理学表现为非特异性炎症。早期呈急性炎症,上皮层细胞水肿变性,继而局限性坏死形成溃疡,其表面有纤维素性渗出,下方有少量坏死组织。固有层有大量炎症细胞浸润,胶原纤维可水肿、玻璃样变或断裂消失。腺周口疮的病变与以上基本变化相同,但范围大而深,且唾液腺腺泡破坏,腺管扩张,腺管上皮增生。

(三)临床表现

临床根据溃疡的大小和数目分为轻型阿弗他溃疡、疱疹样阿弗他溃疡和重型阿弗他溃疡。

1.轻型阿弗他溃疡

(1)溃疡周期性反复发作,有自限性,好发于黏膜上皮角化较差的区域。

(2)溃疡直径多为2～5 mm,边缘整齐,病变有"红、黄、凹、痛"的特点,即溃疡中心稍凹陷,基底不硬,周围有1 mm的充血红晕,表面有黄白色假膜覆盖,灼痛明显。

(3)分为发作期、愈合期和间歇期。发作期又细分为前驱期和溃疡期。前驱期有黏膜局部不适、触痛或灼痛感;约24 h后出现白色或红色丘疹状小点;经2～3后上皮破损,进入溃疡期;再经4～5 d红晕消失,溃疡愈合,不留瘢痕。

(4)一般溃疡7～10 d可自愈,愈合后不留瘢痕。

(5)间歇期长短不一,一般初发时间歇期长,以后间歇期越来越短。

2.疱疹样阿弗他溃疡

疱疹样阿弗他溃疡又称阿弗他口炎。

(1)溃疡直径小于 2 mm,但数目多,可达 10~30 个或更多。

(2)溃疡散在分布于口腔内,可发生于口腔黏膜任何部位,病变不成簇,似满天星,溃疡周围黏膜充血。唾液增多,疼痛明显,相应局部淋巴结肿大,有时伴有头痛、发热等症状。

(3)愈后不留瘢痕。

3.重型阿弗他溃疡

重型阿弗他溃疡又称复发性坏死性黏膜腺周围炎、腺周口疮。

(1)溃疡数目少,多为单发,2~3 个以上少见,周围可有轻型口疮。溃疡直径大于 5 mm,可达 1~2 cm,周围黏膜水肿,边缘隆起,溃疡底部坏死,中央凹陷,呈弹坑状,疼痛剧烈,有时伴有相应部位淋巴结肿大。

(2)起初病变好发于口角,逐渐向口腔后部移行。

(3)病损持续时间长,可达 3 个月到半年,也有自限性。

(4)溃疡波及黏膜下层及腺体,愈合后留有瘢痕,甚至造成舌尖、腭垂的缺损。

(四)诊断

根据临床表现和自限性、复发性的规律即可诊断。

(1)口腔溃疡呈周期性复发。

(2)口腔黏膜出现"红、黄、凹、痛"的圆形或椭圆形溃疡。

(3)溃疡具有自愈性。

(4)全身情况一般良好。

(五)鉴别诊断

1.白塞病

白塞病是一种全身多系统受损的疾病,反复发作的口腔溃疡是其基本症状之一。白塞病还有以下临床表现:①外阴部反复发作溃疡;②皮肤病变可出现结节性红斑、针刺反应阳性等;③眼睛病变可出现角膜结膜炎、虹膜睫状体炎和前房积脓等三个基本症状。特殊症状有关节疼痛及消化系统、心血管系统、神经系统、呼吸系统、泌尿系统等全身损害。

2.压疮性溃疡

主要有如下特点:①有创伤因素,最常见为口腔内持久的机械刺激(如残根、残冠等)和不良习惯;②溃疡外形与刺激物形状相吻合,溃疡边缘轻微隆起,周围发白水肿,可有炎性浸润;③疼痛多不明显;④去除刺激因素后溃疡 1~2 周多可愈合,愈合后一般不留瘢痕。

3.癌性溃疡

口腔恶性肿瘤中的 95% 为鳞状细胞癌,鳞癌多表现为溃疡形式。癌性溃疡有如下特点:①中年以后多发;②口腔内无创伤刺激因素;③溃疡深大,边缘高起,表面不平,有颗粒样增生,周围及基底浸润发硬,溃疡持久不愈;④早期无明显症状,一般疼痛不明显;⑤病变进展迅速,无自限性;⑥早期淋巴结无明显改变,很快相应部位淋巴结肿大、发硬,甚至与周围组织粘连;⑦病理组织检查有癌症表现。

4.结核性溃疡

溃疡周边有轻度炎症浸润,呈鼠噬状,有时在溃疡边缘可看到黄褐色粟粒状小结,溃疡底部有肉芽组织。无自发性,无自限性。X 线片可见肺部结核灶。

（六）治疗

1.全身治疗

以去除可能的致病因素、减少复发,促进溃疡愈合为原则。

（1）治疗相关疾病,如积极治疗胃、十二指肠溃疡及活动性肝炎等。

（2）适当补充维生素和微量元素。

（3）免疫增强剂治疗,如转移因子口服液、左旋咪唑等。

2.局部治疗

主要是消炎、止痛、促进溃疡愈合。

（1）消炎治疗:药膜可保护溃疡面,延长药物作用效果。如醋酸地塞米松双层粘贴片,华素片 0.5 mg 含化。

（2）止痛:1％地卡因,0.5％盐酸达可罗宁液表面涂布麻醉,0.5％～1％普鲁卡因含漱。

（3）促进溃疡愈合:溃疡膜、溃疡散、养阴生肌散、西瓜霜喷剂等局部涂抹,一天数次。

（4）皮质激素局部封闭:深大的腺周口疮经久不愈,可用 2.5％醋酸泼尼松混悬液 0.5～1.0 mL,加入 2％普鲁卡因 0.3～0.5 mL 在溃疡基底部注射,每周一次。

（七）预后及预防

该病预后良好,但常因反复发作、疼痛明显而影响患者的日常生活。平时应注意从以下几点进行预防。

（1）饮食宜清淡,营养均衡,进餐规律,少食烧烤、腌制品及辛辣、海鲜等食物。

（2）保证充足睡眠。

（3）养成每日定时排便习惯。若有便秘,可多食含纤维丰富的食物。

（4）保持口腔卫生。

（5）注意保护口腔黏膜,例如防止咬伤、硬性食物对黏膜的创伤等。

二、白塞病

白塞病是一种全身性、慢性、血管炎性疾病。临床上以口腔溃疡、生殖器溃疡、眼炎及皮肤损害为突出表现,又称为口-眼-生殖器综合征(白塞综合征、贝赫切特综合征)。

（一）病因及发病机制

确切病因及发病机制尚不明确。

1.感染

研究认为该病的发生与慢性病毒感染有关,如扁桃体炎、咽炎和牙周炎等,因此认为这些疾病的病灶与白塞病之间存在一定的关系。

2.微量元素

细胞中发现多种微量元素超过正常值,主要是有机磷和铜离子。

3.遗传因素

本病有明显的地区和种族差别,家族发病史也常有报道。

4.免疫异常

一般倾向认为细胞免疫异常与本病发生的关系更为密切。

（二）临床表现

本病以先后出现多系统多脏器病损且反复发作为特点。大多数病例症状轻微或偶感乏力不适,有的可出现关节疼痛、头痛头晕、食欲缺乏和体重减轻。发病有急性和慢性两型。急性少见,但症状较显著,有的可伴有发热,以低热多见。

1.口腔溃疡

(1)在急性期,复发性口腔溃疡每年发作至少3次,溃疡此起彼伏。本症状见于98%以上的患者,且是本病的首发症状和必发症状。

(2)颊黏膜、唇、口底等角化程度较差处可见到溃疡形成,溃疡直径一般为2～3 mm。表面覆有黄色假膜,周围有充血红晕,微凹,灼痛明显,经7～14 d自行消退,不留瘢痕。

2.生殖器溃疡

(1)男性多见于阴囊、阴茎和龟头,症状轻;女性主要见于大小阴唇,其次为阴道,也可以出现在会阴或肛门周围,疼痛症状比较明显。约80%的患者有此症状。

(2)生殖器溃疡间歇期远长于口腔溃疡,溃疡直径可达5 mm。易受感染和摩擦,愈合较慢,但有自愈倾向,可遗有瘢痕。

3.皮肤损害

(1)皮肤病变呈结节性红斑、面部毛囊炎、痤疮样皮疹、浅表栓塞性静脉炎及皮肤针刺反应等不同的表现。其中以结节性红斑最为常见且具有特异性。

(2)结节性红斑多见于下肢的小腿部位,对称性,直径为1～2 cm,表面呈红色的浸润性皮下结节,有压痛,分批出现,逐渐扩大,经7～14 d其表面色泽转为暗红,有的可自行消退,仅在皮面留有色素沉着。可反复发作。

(3)带脓头或不带脓头的毛囊炎多见于颜面部,这种皮疹和痤疮样皮疹很难与正常人青春期或服用糖皮质激素后出现的痤疮鉴别,故易被忽视。

(4)皮肤针刺反应,指皮肤接受肌内注射后,出现红疹和小脓点,静脉注射后出现血栓性静脉炎。此是末梢血管对非特异性刺激的超敏反应,有诊断意义。

4.眼部损害

初发症状为明显的眶周疼痛和畏光、发作性的结膜炎,也有因视网膜血管炎而形成的视网膜炎。眼炎的反复发作可造成严重的视力障碍甚至失明。

5.关节痛

有30%～50%的患者可出现单个关节或少数关节的痛、肿,甚至活动受限,其中以膝关节受累最为多见。

(三)诊断

临床症状和体征是主要诊断依据。

1.反复性口腔溃疡

反复性口腔溃疡包括轻型小溃疡较重型大溃疡或疱疹样型溃疡,1年内至少反复发作3次,并有下述4项症状中的任何2项相继或同时出现者。

2.复发性生殖器溃疡或瘢痕

复发性生殖器溃疡或瘢痕必须经医师观察到或由患者本人提供并被确认为是可靠的。

3.眼损害

眼损害包括前葡萄膜炎和后葡萄膜炎,裂隙灯检查时发现玻璃体混浊或视网膜血管炎。

4.皮肤损害

皮肤损害包括结节性红斑、假性毛囊炎及脓性丘疹,未用过糖皮质激素、非青春期者而出现的痤疮样结节。

5.针刺反应阳性

试验后经 24～48 h 由医师判定的阳性反应。

(四)治疗

全身以免疫抑制治疗为主,尽量减少损害的复发,延长间歇期。局部抗炎止痛、促进损害愈合。若同时伴有皮肤、生殖器、关节等其他系统器官损害,应及时转入相关专科正规治疗。

1.全身用药

(1)糖皮质激素:糖皮质激素是治疗本病的首选药,尤其是有以下情况出现时:①严重的眼部病变;②伴有中枢神经病变急性发作;③全身中毒症状严重、高热;④大动脉炎;⑤严重口腔、外阴溃疡,出现关节症状。

1)短期疗法:适用于急性发作或较严重病例。泼尼松片,口服,首剂量 30～60 mg/d,1 周后减至每天 20～30 mg,然后每隔 3～4 d 减少 5 mg,至每天 5～10 mg 维持量或停药。

2)长期疗法:适用于反复迁延、较顽固病例。泼尼松片,口服,首剂量每天 30～40 mg,病情控制后每 7 d 减少 5～10 mg 至维持量。小剂量的糖皮质激素宜于每晨 7:00～8:00 一次性给予一日药量,或隔日晨 7:00～8:00 一次性给予两日药量。

(2)免疫抑制剂:糖皮质激素禁忌证或反应差者可用免疫抑制剂,注意定期监测使用药物所致的毒副作用。

(3)中医辨证施治:酌情选用中成药,如六味地黄丸、知柏地黄丸等。

2.局部用药

(1)口腔溃疡:龙胆紫或锡类散等,如四环素 250 mg(1 片)溶于水中,含漱 2 min 后咽下;0.02%～0.2%氯己定液 1%硼酸液含漱。

(2)阴部溃疡:抗生素软膏,如 0.1%醋酸氟羟泼尼松软膏、四环素软膏局部涂药;1/5 000 高锰酸钾溶液坐浴。

(3)眼结膜炎:类固醇皮质激素软膏,如 0.5%醋酸氢化可的松滴眼液滴眼。

(五)预后及预防

该病大部分预后良好,但有眼病者,其视力可严重下降,甚至失明。①养成良好的生活习惯,不要熬夜,按时起居,保证充足的休息和睡眠。②避免大喜大悲或者强烈的精神刺激。③饮食上少吃辛辣刺激性食物或者温燥性食品,避免过多高脂肪食物,饮食以清淡和易消化为主,多吃一些新鲜蔬菜和水果,补充身体所需维生素。④养成良好的卫生习惯。

(宋晓玲)

第三节 口腔黏膜大疱类疾病

一、天疱疮

天疱疮是一种以大疱性损害为特征的慢性皮肤黏膜病。主要表现为棘细胞层松解,上皮出现较大面积的剥脱,可导致机体的衰竭或继发感染。根据病理和临床特点,本病可分为寻常型、增殖型、落叶型、红斑型。

（一）病因

目前认为，天疱疮属于自身免疫性疾病。其主要依据为：①患者血清中可查到抗棘细胞自身抗体（主要是 lgG），而且其效价与疾病的严重程度相一致；②病损部位棘细胞间能发现免疫荧光抗体及补体；③皮质类固醇治疗具有良好效果。

（二）病理

（1）棘细胞层松解、上皮内疱形成是天疱疮的基本病理特征。各型天疱疮，均发生棘层的改变，棘细胞水肿，细胞间桥消失，细胞间失去相互黏结力而分离，导致棘层出现裂隙及水疱形成，并向周围扩展。

（2）水疱内可查见游离的单个变性细胞，用吉姆萨染色，细胞呈圆形，体积增大，核亦增大且深染，核周有一窄的透明区，外周胞质色深。这种细胞称为棘层松解细胞或天疱疮细胞且有较高的诊断价值。

（3）免疫荧光检查可发现棘细胞间有特异性抗体和补体沉积。

（三）临床表现

本病初发年龄一般为 30～50 岁，无明显性别差异。黏膜和皮肤先后或同时受累，病程迁延，反复发作，其中寻常型最为常见且最严重，若不及时治疗，则病死率很高。

1. 寻常型天疱疮

口腔损害发现较早且发生率极高。起初为壁薄、透明的小疱，逐渐扩展成大疱。大疱可在口内存留数日，破溃后疱膜向四周退缩，使糜烂面扩大，将疱膜揭去时，常带下外观正常的周围黏膜。糜烂面颜色鲜红，易出血，可继发感染。疼痛是主要症状，受各种刺激后更为剧烈。口内黏膜可同时存在水疱、糜烂、愈合等现象，显示病变的发生、发展、消退的不同阶段。天疱疮的病变发生于棘细胞层，棘细胞间松解分离，因而外观正常的黏膜或皮肤，经轻推压后立即可形成水疱或上皮滑脱，或轻压原有水疱能使其迅速扩大。这种因棘层松解而导致的特殊现象称为尼氏征。皮肤损害多发生于躯干和胸背等易受压部位，其基本损害亦为大疱，常在外观正常或有红斑的部位迅速出现大疱。水疱壁薄液清，若出血或感染则变混浊。疱壁有一定张力，易向周围扩展及破裂，尼氏征阳性。疱破裂后其壁易被揭去，糜烂面呈红色，易出血及继发感染，疼痛明显。病损经结痂、脱痂皮而愈合，可有色素沉着，未破溃的水疱可逐渐干瘪愈合。病损常成批广泛地发生，可出现大面积皮肤剥脱，蛋白质、电解质和水大量渗出丧失，毒性物质吸收，机体抵抗力明显降低，最终可因感染或衰竭而死亡。

2. 增殖型天疱疮

口腔病损与寻常型相同，只是糜烂面发生乳头状增生。皮肤损害常发生于皱褶及与黏膜交界处，如腋、口角、会阴、肛门等部位，病变特征同寻常型，但创面有乳头状或疣状增生现象。本型症状较轻，但反复发作，尼氏征亦为阳性。

3. 落叶型天疱疮

病变较轻，病程延缓，尼氏征阳性。口腔损害少见，皮肤病损常从头面部向全身发展，病理变化在棘细胞浅表，故疱壁较薄极易破裂或干瘪而结痂，痂皮呈灰黄色，易被剥脱。临床极少见，预后较好。

4. 红斑型天疱疮

本型症状轻可自行缓解，预后良好。口腔黏膜损害较少发生，皮肤病损为对称性的红斑基础上出现薄壁水疱,疱破裂后形成鳞屑样痂皮。面、颊、鼻等处较多发生,尼氏征阳性。

(四)诊断

对皮肤和黏膜均出现典型的大疱及鲜红色剥脱创面、尼氏征阳性的病例,结合病理等改变,一般能确诊。只有口腔损害或病变不典型时,应做以下检查,以便早期确诊:①取病损基底物查找棘层松解细胞;②切取病损(最好新鲜大疱)检查有无棘层松解现象,对天疱疮有确诊价值;③做全面的皮肤和其他体窍黏膜检查;④检查上皮组织中特异性荧光抗体;⑤作 ESR检查。

(五)鉴别诊断

与天疱疮有相似之处的疾病有良性黏膜类天疱疮、扁平苔藓、复发性口疮、多形性红斑、大疱性表皮松解症等,但其组织病理变化均与天疱疮不同。

(六)治疗

诊断一经确定,就应将患者收住院治疗,应用大剂量的泼尼松,能抑制病变的发展。对病情较重或仅有口腔损害的患者,局部应用皮质类固醇,对减少症状和体征也是有帮助的。由于类固醇的应用,该病的病死率大大下降。

1.药物治疗

(1)皮质激素:常用泼尼松,开始服用 $60\sim80$ mg/d,病情控制后逐渐减量至维持。服药一般需较长时间,因此其副作用对机体的危害也较大,应随时注意副作用的发生发展,及时调整治疗方案。

(2)免疫抑制剂:抑制体液和细胞免疫,控制自身免疫反应的发生。常用硫唑嘌呤,与泼尼松联合应用,可减少泼尼松用量,减轻激素的副作用。还应注意免疫抑制剂对肝脏和骨髓的损害。

(3)抗生素全身及局部抗生素应用,可减少继发感染的发生,但应注意防治念珠菌病。

2.支持治疗

发病期间应补充蛋白质、维生素,调节电解质平衡,必要时输血。

3.局部治疗

保持口腔卫生,可用抗菌及止痛剂漱口。创面可涂布类固醇激素以减轻症状,促进愈合。

二、良性黏膜类天疱疮

良性黏膜类天疱疮是一种以黏膜下疱为特征的病变,主要损害口腔、眼等黏膜,可形成瘢痕,严重者导致失明。

(一)病因

病因不明。基膜上可发现自身抗体,因而认为本病是一种自身免疫性疾病。

(二)病理

疱位于上皮与结缔组织之间,结缔组织内大量炎细胞浸润,上皮内棘细胞层无松懈。基膜区有抗基膜免疫荧光抗体。

(三)临床表现

本病较少见,一般发生于老年人,尤其是 65 岁以上,女性多于男性。病程缓慢,预后较好。

1.口腔黏膜病损

口腔黏膜病损几乎发生于所有患者,牙龈是常见的损害部位。在充血发红的黏膜上出现大疱,壁较厚,可存留较长时间,破溃后的溃疡面呈鲜红色,类似于剥脱性龈炎。

疼痛较轻,但愈合缓慢,一般需 2 周左右,愈合后常形成瘢痕黏连。除牙龈病损外,口腔其他部位亦可发生,出现于软腭、悬雍垂、咽腭弓、舌腭弓等处的病损,可导致黏连畸形,引起功能障碍。

2.眼的损害

眼的损害发生较早,常是较为突出的症状。结合膜炎可持续较长时间,形成瘢痕后导致挛缩和黏连,造成睑裂缩小、倒睫、睑内翻、角膜损伤等。角膜血管形成和角质化,可引起视力障碍。泪管瘢痕形成,泪腺分泌障碍,则导致眼干症。

3.皮肤损害

皮肤损害较少见,可累及会阴、口周和头皮,大疱壁较厚,不易破裂,尼氏征阴性。疱破溃后结痂、愈合。

(四)诊断

口腔、眼等部位大疱性损害,疱壁厚,尼氏征阴性,有瘢痕形成,严重者形成粘连畸形,导致功能障碍。病理检查为上皮下疱,直接免疫荧光基膜区呈阳性。据上述特征一般可做出诊断。天疱疮、大疱性类天疱疮、糜烂型扁平苔藓和多形性红斑与本病有相似之处,诊断时应特别注意。

(五)治疗

本病应据病情选择治疗方法及药物。仅有口腔病变时不宜选用全身皮质类固醇治疗,而且对适应者也采用短期小剂量的方法,然后改用局部治疗。

1.全身治疗

病情严重者,用泼尼松治疗,多数可收到一定效果。一般常用小量、短期应用即可。

2.局部治疗

病情较轻,或经全身用药后,采用局部治疗方法,既避免了严重的毒副反应,又可增强疗效。常用皮质类固醇制剂,作局部注射或外用。

三、大疱性类天疱疮

大疱性类天疱疮是以皮肤大疱性损害为主的慢性皮肤黏膜病。病变较天疱疮为轻,能自行缓解,治疗反应良好。

(一)病因

原因不明。基膜区有免疫荧光抗体和补体沉积,血清内可查见抗基膜抗体,说明该病可能是自身免疫性疾病。

(二)病理

组织病理特点为上皮下疱。上皮与结缔组织完全分开,结缔组织中有炎细胞浸润,上皮完整,棘细胞层无松解现象,基底层仅有轻度变性。免疫荧光检查可见荧光抗体沉积于基膜区。

(三)临床表现

多见于 60 岁以上老年人,病变有自限性,但反复发作,病程迁延。

1.皮肤损害

皮肤损害身体任何部位均可发生,但头面部较少见。开始为红斑,可持续数日或数周,随后在红斑部位形成大而紧张的疱。大疱能保持较长时间,破裂后会很快愈合。

2.口腔损害

口腔损害较皮肤损害少而轻。疱较小,壁厚,不易破裂,尼氏征阴性。破溃后形成的糜烂面易愈合,发生于牙龈时似剥脱性龈炎。

(四)诊断

皮肤大疱壁厚,持续时间较长,口腔病损较小,疱壁不易破裂及不易揭去,尼氏征阴性,结合病理特点,可做出诊断。仅有口腔损害时,诊断较为困难。本病应与天疱疮、良性黏膜类天疱疮、多形性红斑相鉴别。

(五)治疗

本病对皮质类固醇治疗反应较好,对于损害较重的患者,可考虑用泼尼松短期治疗,每日30～60 mg,据病情变化逐渐减量,疗程一般为2～4周。局部可用2.5%泼尼松龙混悬液加2%普鲁卡因做封闭注射,能减轻疼痛,促进愈合。

(王其波)

第四节　口腔扁平苔藓

口腔扁平苔藓(oral lichen planus,OLP)是一种常见口腔黏膜慢性炎性疾病,是口腔黏膜病中仅次于复发性阿弗他溃疡的常见疾病,患病率为0.1%～0.4%。该病好发于成年人,女性多于男性,多数患者有口腔黏膜疼痛、粗糙不适等症状。皮肤与黏膜可单独或同时发病,虽然两者在临床表现上不同,但其病理改变非常相似。因口腔扁平苔藓长期糜烂病损可恶变,恶变率为0.4%～2.0%,WHO将其列为癌前状态。

一、病因

OLP的病因和发病机制尚未明确,可能与多种致病因素有关,其中细胞介导的局部免疫应答紊乱在OLP的发生发展中具有重要作用。

(一)免疫因素

OLP上皮固有层内大量淋巴细胞呈带状浸润是其典型病理表现之一,可见OLP与免疫因素相关。浸润的淋巴细胞以T淋巴细胞为主,提示OLP可能是一种由T细胞介导的免疫反应性疾病。临床上使用免疫抑制药治疗有效,也证明本病与免疫因素有关。

(二)内分泌因素

女性OLP患者月经期或绝经期血浆雌二醇(estradiol,E_2)及睾酮含量低于对照组,而男性患者血浆中已下降,同时在OLP组织切片中雌激素受体表达也显著低于对照组。对某些患者采用性激素治疗取得一定疗效。

(三)感染因素

病毒感染可能是致病因素之一。病损内可发现包涵体存在,但也有学者报道未发现任何病毒感染的迹象。

国内有学者提出,OLP发病与幽门螺杆菌感染有关。有学者发现,OLP患者外周血中丙型肝炎RNA较对照组显著增高。

(四)心理因素

50%左右的 OLP 患者有精神创伤史等,以致患者机体功能紊乱,促使 OLP 发病或病情加重。对这类患者进行心理辅导,病情常可缓解,甚或痊愈。

(五)微循环障碍因素

OLP 患者微血管形态改变明显,其扩张、淤血者显著高于正常组;其微血管血流的流速亦较正常组明显减慢。患者的红细胞电泳时间、全血比黏度、还原黏度、红细胞聚集指数均高于正常组。提示微循环障碍及高黏血症与 OLP 有关。

(六)遗传因素

有些患者有家族史。一些学者发现,OLP 的 HLA 抗原的 A3、B5、B8 位点有异常,频度增高。但也有学者持相反意见。

(七)其他

有学者认为,高血压、糖尿病、消化道功能紊乱、肝炎与 OLP 发病有关。也有报道称镁、锌、碘等微量元素的异常可能与 OLP 发病有关。

二、病理

OLP 的典型病理表现为上皮过度不全角化,基底层液化变性以及固有层见密集的淋巴细胞呈带状浸润。颗粒层明显,棘层肥厚者居多,上皮钉突不规则延长。基底细胞排列紊乱,基底膜界限不清,基底细胞液化变性明显者可形成上皮下疱。棘层、基底层或固有层内可见嗜酸性红染的胶样小体。

三、临床表现

(一)口腔黏膜病损

OLP 病损大多左右对称,可发生在口腔黏膜任何部位,以颊部最常见(87.5%)。病损为小丘疹连成的线状白色或灰白色花纹,类似皮肤损害的威肯姆线(Wickham strare)。花纹可呈网状、树枝状、环状或半环状等,也可表现为斑块状。多样病损可交互共存,可伴充血、糜烂、溃疡、萎缩和水疱等。愈后可留色素沉着。OLP 患者自觉黏膜粗糙、木涩感、烧灼感,口干,偶有虫爬、痒感。遇辛辣、热、酸、咸味食物刺激时症状加重。

1.分型

根据病损局部黏膜状况分型。

(1)非糜烂型:黏膜上白色、灰白色线状花纹,无充血、糜烂。患者多无症状,或偶有刺激痛。①网状。花纹稍隆起于黏膜表面,交织成网,多见于双颊、前庭沟、咽旁等部位。②环状。微小丘疹组成细条纹,稍隆起,呈环形、半环形,可发生于唇红、双颊、舌缘、舌腹等部位。③斑块。多发生在舌背,大小不一,形状不规则,为略显淡蓝色的白色斑块,微凹下,舌乳头萎缩致病损表面光滑。④水疱。上皮与下方的结缔组织分离,导致水疱形成。疱为透明或半透明状,周围有斑纹或丘疹,疱破溃后形成糜烂面。可发生在颊、唇、前庭沟及翼下颌韧带处。

(2)糜烂型:白色病损伴有充血、糜烂、溃疡。患者有自发痛、刺激痛。常发生于唇、颊、前庭沟、磨牙后区、舌腹等部位。

2.口腔黏膜不同部位 OLP 病损的表现特征

(1)唇部:下唇唇红多见,多为网状或环状白色条纹,伴有秕糠状鳞屑。唇部 OLP 病损通常不会超出唇红缘而累及皮肤,该特征是与慢性盘状红斑狼疮的鉴别要点。唇红黏膜乳头层接近上皮表浅部分,基底层炎症水肿常导致水疱发生,黏膜糜烂、结痂。

(2)舌部:多发生在舌前2/3区域。常表现为萎缩型、斑块型损害。舌背丝状及菌状乳头萎缩,上皮变薄,红亮光滑,常伴有糜烂。糜烂愈合后,形成缺乏乳头的平滑表面。舌背病损亦可呈灰白色透蓝的丘疹斑点状,或圆形或椭圆形灰白色斑块状,常与舌背白斑难以区别。舌缘及腹部充血糜烂病损并伴有自发痛者,应注意观察并进行活体组织检查。

(3)牙龈:萎缩、糜烂型多见,龈乳头及附着龈充血,周边可见白色花纹,牙龈表面常发生糜烂,似上皮缺失,四周的白色细花纹可与良性黏膜类天疱疮相鉴别。

(4)腭部:较为少见,病损常位于硬腭龈缘附近,多由龈缘或缺牙区黏膜蔓延而来。中央萎缩发红,边缘色白隆起。软腭病损呈灰白色网状花纹,多局限于部分黏膜,亦可波及整个软腭,多无糜烂。

(二)皮肤病损

典型的皮损为紫红色多角形扁平丘疹,表面有细薄鳞屑,有光泽,0.5~2 cm大小,微高出皮肤表面,边界清楚。单个散布或排列成环状、线状和斑块状。四周皮肤可有色素减退、色素沉着或呈正常肤色。有的小丘疹可见点或浅的网状白色条纹,即为Wickham纹。病损多左右对称,以四肢伸侧多见。患者感瘙痒,皮肤上可见抓痕。溃疡性损害可伴疼痛。发生在头皮时,破坏毛囊可致脱发。皮损痊愈后可有褐色色素沉着或淡白色斑点。

(三)指(趾)甲病损

指(趾)甲病损常呈对称性,多见于拇指。甲体变薄、表面出现细鳞、纵沟、点隙、切削面,严重者形成纵裂。一般无自觉症状,继发感染时可引起疼痛,严重时可发生溃疡、坏死、脱落。

四、诊断

一般根据病史及典型的口腔黏膜白色损害即可做出临床诊断。典型的皮肤或指(趾)甲损害可作为诊断依据之一。建议结合组织活检,必要时辅以免疫病理等实验室检查进行确诊。

五、鉴别诊断

(一)盘状红斑狼疮

OLP唇红部病损不会超出唇红缘,不累及唇周皮肤。

(二)口腔白斑病

斑块型OLP与白斑有时很难鉴别,特别是舌背部病损。舌背部OLP病损灰白而透蓝色,舌乳头萎缩或部分舌乳头呈灰白色小斑块状突起,触之柔软。而舌白斑为白色或白垩状斑块,粗糙稍硬。病理检查对鉴别有重要意义。

(三)黏膜天疱疮、类天疱疮、剥脱性龈炎

OLP表现为糜烂溃疡或水疱时,缺少明显的白色条纹,易与天疱疮、类天疱疮、剥脱性龈炎相混淆。天疱疮临床检查尼氏征阳性,镜下可见棘层松解,上皮内疱形成,脱落细胞检查可见天疱疮细胞。

类天疱疮上皮完整,棘层无松解,上皮下疱形成。剥脱性龈炎牙龈充血水肿,上皮剥脱形成糜烂出血,轻微触之疼痛明显,上皮下有散在炎细胞浸润,而非密集的带状。OLP的牙龈病损充血,四周有白色细网纹,触之疼痛较轻。

(四)口腔红斑病

间杂型红斑有时与 OLP 易混淆。其表现为在红斑的基础上有散在白色斑点,常需依靠组织病理检查确诊。

(五)多形性红斑

疱型 OLP 有时与多形性红斑相类似,但依据多形性红斑的唇部厚血痂、皮肤"虹膜"或"靶环"红斑等可做鉴别。

(六)苔藓样反应

某些患者服用甲基多巴、米帕林、氯喹等药物后,或进行口腔治疗后,与充填材料、修复体材料相对应的口腔黏膜出现呈放射状白色条纹或白色斑块,类似 OLP 样病损。有时皮肤上亦伴有丘疹、脱屑及湿疹等苔藓样皮疹,发病机制尚不清楚。停用可疑药物,或去除引起病变处的充填物后,苔藓样病变明显减轻或消失。临床上为确诊应作"斑贴试验",停止使用可疑药物或更换充填物进行试验性治疗。

(七)迷脂症

迷脂症为异位的皮脂腺,呈淡黄色颗粒,可丛集或散在。表浅光滑,无自觉症状。多位于颊部及唇红部。组织病理表现为上皮固有层内可见小的、成熟的正常皮脂腺,腺体小叶包绕着自腺体中央一直伸向黏膜表面的皮脂腺导管。

六、治疗

(一)心理治疗

加强医患沟通,帮助患者调楚心理状态。对病损区无充血、糜烂,患者无明显自觉症状者,可在身心调节的情况下观察,一些患者可自愈。同时注意调节全身状况。

(二)局部治疗

1. 去除局部刺激因素

消除感染性炎症。

2. 维 A 酸类药物

0.1% 维 A 酸软膏对于病损角化程度高的患者适用。

3. 肾上腺皮质激素

0.05% 氟轻松醋酸酯、0.05% 氯倍他索凝胶局部应用安全性高、疗效好。病损区基底部注射对糜烂溃疡型有较好疗效。

4. 抗真菌药物

对迁延不愈的 OLP 应考虑有白念珠菌感染可能,可使用制霉菌素含漱液或碳酸氢钠含漱液、氯己定漱口液。

5. 环孢素、他克莫司等免疫抑制药

他克莫司具有与环孢素相似的作用特点,但其作用强度是环孢素的 10～100 倍。可使用他克莫司含漱液或复方环孢素含漱液。

(三)全身治疗

1. 免疫抑制药

(1)口服肾上腺皮质激素。对急性大面积或多灶糜烂型 OLP,可慎重考虑采用小剂量、短疗程方案。成人可每日口服泼尼松 20~30 mg,服用 1~3 周。

(2)雷公藤与昆明山海棠。雷公藤总苷片的剂量和疗程为 0.5~1 mg/(kg・d),2 个月为 1 个疗程。昆明山海棠片不良反应小,可较长期服用,每次 0.5 g,每日 3 次。

(3)羟氯喹(氯喹)。羟氯喹较氯喹的不良反应小。羟氯喹每次 100~200 mg,每日 2 次。孕妇忌用。在用药期间,每 3~6 个月应做眼科检查1 次。氯喹的剂量为每次 125 mg,每日 2 次。治疗过程中注意血常规变化。

(4)硫唑嘌呤或环磷酰胺。用于个别对糖皮质激素不敏感的顽固病例。

2.免疫调节药

可根据患者自身的免疫状况适当选用口服免疫调节药。如胸腺素肠溶片、左旋咪唑、转移因子和多抗甲素等。

3.中医中药治疗

(1)阴虚有热型,予以养阴清热佐以祛风利湿之品。

(2)脾虚夹湿型,则清热利湿,健脾和胃。

(3)血瘀型,则理气疏肝,活血化瘀。

4.其他

灰黄霉素对疱型扁平苔藓效果较好。也可口服维 A 酸。

(王其波)

第五节　口腔白斑病

口腔白斑病是发生于口腔黏膜上以白色为主的损害,不能擦去,也不能以临床和组织病理学的方法诊断为其他可定义的损害,属于癌前病变或潜在恶性疾病(potentially malignant disorders,PMD),不包括吸烟、摩擦等局部因素去除后可以消退的单纯性角化病。白斑癌变率为 3%~5%。

一、病因

口腔白斑病的发病与局部因素的长期刺激以及某些全身因素有关。目前仍有相当数量的白斑未能查及明显的病因。

(一)烟草等理化刺激因素

烟草是口腔白斑病发病的重要因素。喜饮烈酒、食过烫或酸辣食物、嚼槟榔等局部理化刺激也与口腔白斑病的发生有关。

(二)念珠菌感染

除白念珠菌外,星形念珠菌和热带念珠菌可能与口腔白斑病的发生也有密切关系。

(三)人乳头瘤病毒感染

多数学者发现口腔白斑组织中人类乳头瘤病毒(human papilloma virus,HPV)DNA 含量增高,认为 HPV 感染是其发病的危险因素。但也有相当一部分研究认为 HPV 与白斑发病无确切关联。

（四）全身因素

全身因素包括微循环改变、微量元素、易感的遗传素质、脂溶性维生素缺乏等。

二、病理

白斑的主要病理变化是上皮异常增生，可分为轻、中、重度；粒层明显，棘层增厚；上皮钉突伸长变粗，固有层和黏膜下层中有炎细胞浸润。

三、临床表现

白斑病好发于 40 岁以上的中、老年男性，可发生在口腔的任何部位，龈、舌、颊部为白斑高发部位。患者可无症状或自觉局部粗糙、木涩，较周围黏膜硬。伴有溃疡或癌变时可出现刺激痛或自发痛。

口腔白斑病可分为均质型与非均质型两大类；前者如斑块状、皱纹纸状；而颗粒状、疣状及溃疡状等属于后者。

（一）斑块状

白色或灰白色均质型斑块，边界清楚，触之柔软，平或稍高出黏膜表面，其表面可有皲裂，不粗糙或略粗糙，周围黏膜多正常。患者多无症状或有粗糙感。

（二）皱纹纸状

病损呈灰白色或白垩色，边界清楚，表面粗糙，但触之柔软，周围黏膜正常。患者除粗糙不适感外，亦可有刺激痛等症状。多发生于口底及舌腹。

（三）颗粒状

白色损害呈颗粒状突起，致黏膜表面不平整，病损间杂黏膜充血，似有小片状或点状糜烂，患者可有刺激痛。本型白斑多数可查到白念珠菌感染。颊黏膜口角区多见。

（四）疣状

损害呈灰白色，表面粗糙呈刺状或绒毛状突起，明显高出黏膜，质稍硬。疣状损害多发生于牙槽嵴、口底、唇、腭等部位。

（五）溃疡状

在增厚的白色斑块上，有糜烂或溃疡，可有或无局部刺激因素。患者感觉疼痛。

四、诊断

口腔白斑病的诊断需根据临床表现和病理表现做出综合性判断才能完成。脱落细胞检查和甲苯胺蓝染色可辅助判断口腔白斑的癌变情况。

五、鉴别诊断

（一）白色角化症

长期受机械或化学刺激而引起的黏膜白色角化斑块。表现为灰白色或白色的边界不清的斑块或斑片，不高于或微高于黏膜表面，平滑，柔软。去除刺激因素后，病损逐渐变薄，可完全消退。组织病理为上皮过度角化，固有层无炎细胞或轻度炎细胞浸润。

（二）白色海绵状斑痣

白色海绵状斑痣又称白皱褶病，为一种原因不明的遗传性或家族性疾病。表现为灰白色的水波样皱褶或沟纹,有特殊的珠光色,表面呈小的滤泡状,形似海绵,具有正常口腔黏膜的柔软与弹性,无发硬粗糙。皱褶有时可以揭去,揭去时无痛、不出血,下面为类似正常上皮的光滑面。病理变化为过度角化和不全角化,棘细胞增大、层次增多,结缔组织中少量炎细胞浸润。

(三)白色水肿

白色水肿表现为透明的灰白色光滑的"面纱样"膜,可以部分刮去,晚期则表面粗糙有皱纹。白色水肿多见于前磨牙及磨牙的咬合线部位。组织病理变化为上皮增厚,上皮细胞内水肿,胞核固缩或消失,出现空泡性变。

(四)口腔扁平苔藓

注意鉴别斑块型扁平苔藓与白斑,必要时可行病理检查。

(五)黏膜下纤维化

早期为小水疱与溃疡,随后为淡白色斑纹,似云雾状,可触及黏膜下纤维性条索,后期可出现舌运动及张口受限,吞咽困难等自觉症状。以颊、咽、软腭多见。病理检查可见过度不全角化,上皮萎缩,钉突消失,有时上皮增生及萎缩同时存在。部分患者伴有上皮异常增生,上皮下胶原纤维增生及玻璃样变。

(六)梅毒黏膜斑

二期梅毒患者颊部黏膜可出现"梅毒斑"。初期为圆形或椭圆形红斑,随后表面糜烂,假膜形成不易揭去,乳白色或黄白色,直径为 0.5~1 cm,稍高出黏膜表面,中间凹陷,表面柔软,基部较硬。同时伴有皮肤梅毒疹—玫瑰疹的出现。实验室检查,血浆反应素环状卡片快速试验及梅毒螺旋体血凝素试验可确诊。

六、防治

目前尚无根治的方法。治疗原则为卫生宣教、去除局部刺激因素、去角化治疗、监测和预防癌变。

(一)卫生宣教

卫生宣教是口腔白斑早期预防的重点,进行卫生宣传及健康保健,以早期发现口腔白斑病患者。对发现口腔黏膜角化异常者,应嘱其尽早去专科医院检查确诊。

(二)去除刺激因素

如戒烟酒、停止咀嚼槟榔、少食刺激性食物;去除残根、残冠、不良修复体等。

(三)维生素 A 和维生素 A 酸(维 A 酸)

维生素 A 缺乏时会出现上皮干燥、增生和角化。成年人每日 3 万~5 万单位,分 2~3 次口服,症状改善后减量。维生素 A 酸可促进上皮细胞增生分化及角质溶解作用,仅用于角化程度较高的口腔白斑病。常使用维生素 A 酸的局部制药治疗口腔白斑病。对于非充血、非糜烂型的病损可用0.1%~0.3%维 A 酸软膏或 1%维 A 酸衍生物——维胺酸局部涂搽。亦可用口腔消斑膜等局部敷贴,鱼肝油涂搽等。

(四)维生素 E

不但与维生素 A 有协同作用,能防止维生素 A 在消化道内氧化而利于吸收,还可延长维生素 A 在肝内的储存时间。因此,可单用或配合维生素 A 类药物治疗白斑,其剂量为10~100 mg,每日 3 次,口服,也可采用局部敷贴。

（五）手术治疗

对活检发现有重度不典型增生者,应及时手术,轻、中度不典型增生者,建议每 3~6 个月复查 1 次,但临床有恶变倾向或位于危险区时,也可手术,特别是当除去可能的刺激因素及非手术治疗 3~6 周仍未见明显好转者,应做手术。在观察、治疗过程中如有增生、硬结、溃疡等改变时,也应及时手术切除并活检。界线清晰的局限性小范围病变,手术条件较好,病变区过大或周界不清,将影响手术的彻底性和治疗效果。总之,手术治疗应权衡各种条件进行综合考虑。此外,也可考虑冷冻疗法和 CO_2 激光治疗。

（王其波）

第六节　口角炎

口角炎(angular cheilitis)是发生于上、下唇两侧联合处口角区的炎症总称,又称口角唇炎、口角糜烂(perleche)。临床以皲裂、糜烂和结痂为主要表现。根据发病原因可分为营养不良性口角炎、感染性口角炎、接触性口角炎和创伤性口角炎。

一、营养不良性口角炎

（一）病因

口角炎由营养不良、维生素缺乏引起,或继发于全身疾病引起的营养不良。

（二）临床表现

口角处水平状浅表皲裂,常呈底在外、尖在内的楔形损害。裂口由黏膜连至皮肤,大小、深浅、长短不等,多数为单条,亦可有 2 条或以上。如有渗出和渗血,结有黄色痂皮或血痂。张口稍大时皲裂受牵拉而疼痛加重。因维生素 B_2(核黄素)缺乏引起的口角炎还伴发唇炎、舌炎和脂溢性皮炎等。继发于全身疾病的口角炎还会有相应的全身症状。

（三）诊断

根据临床表现可做出临床诊断。但确诊需有维生素水平的实验室检查依据。

（四）治疗

首先,去除发病因素,如营养不良或维生素缺乏。对于由全身疾病引起的营养不良性口角炎,应强调治疗全身性疾病,以纠正病因为主。①局部治疗。口角区病损可用氯己定等含漱液湿敷,去除痂皮。在渗出不多无结痂时,可用抗生素软膏局部涂布。②全身治疗。补充维生素、叶酸等。

二、感染性口角炎

（一）病因

感染性口角炎由真菌、细菌、病毒等病原微生物引起,其中白念珠菌、链球菌和金黄色葡萄球菌最为常见。干冷的气候,颌间距离过短,舔唇、体质衰弱等为常见诱发因素。

（二）临床表现

急性期呈现口角区充血、红肿,有血性或脓性分泌物渗出,可见血痂或脓痂,疼痛明显。慢性期口角区皮肤黏膜增厚呈灰白色,伴细小横纹或放射状裂纹,唇红干裂,但痛不明显。

(三)诊断

根据口角区炎症的临床表现和微生物学检查结果可以明确诊断。

(四)治疗

消除诱因,如纠正过短的颌间距离,改正舔唇等不良习惯,注意口唇的保暖、保湿等。针对不同病原微生物,局部或全身进行相应的抗感染治疗。例如,真菌感染性口角炎可用氟康唑或酮康唑口服。口角区渗出结痂可用2%碳酸氢钠溶液和0.02%～0.2%的氯己定液湿敷,无渗出时用克霉唑软膏涂布。对细菌感染性口角炎可用氯己定液湿敷或涂布0.5%氯霉素或金霉素软膏,或口服抗生素。对疱疹性口角炎局部可用氯己定液湿敷或涂布阿昔洛韦软膏。

三、接触性口角炎

(一)病因

变态反应,常与变态反应性唇炎相伴发生。变应原可为唇膏、油膏、脸霜等。

(二)临床表现

接触变应原后迅速发作。口角区局部充血、水肿、糜烂、皲裂、渗出液明显增多、疼痛剧烈。往往伴有唇红部水肿、糜烂、皲裂和口腔黏膜广泛性糜烂等其他黏膜过敏反应症状。变态反应严重者,尚有其他过敏相关的全身症状。

(三)诊断

根据变态反应的临床特征以及明确既往过敏史和本次发病有可疑化妆品接触或食物药品内服史,可以做出临床诊断。血常规检测见有白细胞数增高和嗜酸粒细胞增高,免疫球蛋白检测有 IgE、IgG 增高有助于确诊。

(四)治疗

首要措施是去除过敏原,停止使用可疑药物或化妆品。其次应合理使用抗过敏药物。例如,氯苯那敏、氯雷他定等,口角炎渗出减少后,可用氟轻松软膏或地塞米松软膏等含有皮质类固醇的药膏局部涂布。

四、创伤性口角炎

(一)病因

创伤性口角炎由口角区创伤、严重的物理刺激或某些不良习惯引起。

(二)临床表现

单侧性口角区损害,可见新鲜创口,裂口常有渗血、血痂,可伴局部组织水肿、皮下淤血。

(三)诊断

有明确的创伤史,发病突然,常为单侧。

(四)治疗

治疗以局部处理为主。可用消炎溶液局部冲洗或湿敷后局部涂布抗生素软膏。因外伤而致创口过大、过深不易愈合者,可于清创后行手术缝合。

(宋晓玲)

第七节　药物过敏性口炎

药物过敏性口炎是口腔黏膜病中最常见的过敏性疾病，多为Ⅰ型超敏反应，也可为其他类型。当相关的药物通过口服、注射、吸入、敷贴、局部涂擦或含漱等途径接触或进入机体时，即可使超敏体质者发生快速而强烈的变态反应性表现。口腔内的临床症状通常是系统背景下的口腔表现，严重者可伴有较为明显的皮肤、外阴或眼部损害。

常见的诱发药物过敏性口炎的变应原主要是解热镇痛药（非甾体抗炎药）、抗菌药物（如磺胺类）、人工牛黄等，一些成分复杂的中成药或复方草药，也具有潜在的诱发疾病的可能。需要注意的是，某些情况下，诱发超敏反应的不是药物本身，而是药物制剂中的辅料成分。此外，当一些药物分子存在相似的化学结构（如苯胺类结构）时，相互之间可能会存在交叉反应。

一、病因

主要的变应原是药物分子或相关物质。

二、临床表现

临床可见的药物过敏性口炎通常发病较为迅速，多为用药后数小时甚至数分钟内出现临床症状，疾病的致敏阶段早于当前疾病的发作时间。症状较为轻微的药物过敏性口炎可单发于口腔黏膜而不累及其他组织器官，其原因可能是口腔内的环境复杂，且具有进食等机械性刺激。药物过敏性口炎患者在发病前期一般有诱使其使用相关药物的前驱性疾病，如发热、感染等，但显著的特点是临床症状出现于使用药物之后，而非使用药物之前。

口腔病变多见于组织较为疏松、血管较为丰富的部位，如唇部、颊部、舌腹前部、口底和软腭等部位，硬腭、附着龈、舌背等组织较为致密的部位损害也可存在，但较为少见或症状相对轻口腔病变多见于组织较为疏松、血管较为丰富的部位，如唇部、颊部、舌腹前部、口底和软腭等部位，硬腭、附着龈、舌背等组织较为致密的部位损害也可存在，但较为少见或症状相对轻微。临床症状初起时，损害部位多出现黏膜烧灼、干燥、紧绷感，随后可快速出现红斑、水肿、水疱，水疱为大疱，可迅速破裂。破裂后组织局部形成糜烂为主的损害，偶可见残留的水疱壁，溃疡损害少见。损害的面积通常较大，外形多不规则，表面可覆盖有黄白色假膜，假膜也可消失，仅遗留充血糜烂面。累及唇部的损害多局限于唇黏膜和唇红部位，累及唇周皮肤的少见，因唇部少有唾液浸润，因此渗出物可形成血痂覆盖于唇红黏膜表面。患者因疼痛和炎症，张口受限，口腔内的唾液和分泌物增加伴有继发感染时可有口臭和膜性口炎的表现。口腔之外的损害多累及生殖器眼部、颜面部和肢端皮肤，可表现为成簇分布的红色丘疹或者小水疱。此外，部分患者接触小剂量的抗原时，可在原损害发生部位再次出现新的损害，因损害位置较为固定，因而也称为固定型药疹，多见于口周皮肤。

三、病理表现

药物过敏性口炎的组织病理学表现为上皮细胞内或细胞间水肿，可见水疱形成，早期可见肥大细胞和嗜碱性粒细胞，有继发感染时吞噬细胞如中性粒细胞等可明显增加，固有层内的血管扩张明显。

四、诊断和鉴别诊断

（一）诊断

诊断要点在于先有临床用药史，后出现临床损害，且两者之间存在确切的因果关系。损害为急性发生的炎症表现特点是红肿、丘斑和大疱，以及在此基础上出现的糜烂和渗出。可见皮肤损害。

（二）鉴别诊断

1.病毒性龈口炎

起病急，具有明显的前驱期，有畏寒、高热等全身症状，口腔和皮肤损害表现为成簇分布的小水疱，可融合成片状，水疱破裂后形成糜烂面，外形不规则，多累及牙龈（包括附着龈）和硬腭，也可发生在口唇周围。损害多发生于发热缓解后，用药史与发疱史无明确的因果关系。

2.寻常型天疱疮

起病缓慢，损害逐渐加重，时间多长达数月，无明显急性发病的表现。多累及两颊、软硬腭、舌缘、舌腹等易受摩擦部位，损害为松弛性水疱，且揭皮实验阳性，可无任何用药史。

五、治疗和预后

治疗的首要措施是寻找可疑的致敏原，并立即停止使用或接触，如存在可能具有交叉反应的药物，也应当立即停用；在后续的治疗过程中，也应当尽量优化治疗方案，减少不必要的药物使用，以避免发生交叉反应。

（一）全身治疗

当出现较为明显的临床症状时，事使用肾上腺皮质激素治疗，具体的使用剂量视病情的轻重程度而决定，轻症患者可按照泼尼松 0.5 mg/(kg·d)的剂量，口服或肌内注射给予治疗；重症患者可使用氢化可的松（因其可直接在体内产生生物学作用，无需前期代谢过程）$100\sim200$ mg，每日一次静脉滴入，配合维生素 C 注射液可快速有效地控制疾病的进展，促进病情的缓解；当症状明显改善后，可使用适量泼尼松口服代替静脉输液治疗。对于特别严重的患者，或者同时累及呼吸道的患者，应及时给予 $0.25\sim0.5$ mg 的肾上腺素肌内或皮下注射，以快速缓解平滑肌痉挛及气道狭窄的症状，避免因超敏反应而造成窒息。当存在明显的继发感染时，应谨慎使用抗生素类药物。

（二）局部治疗

以抗炎、止痛、防止继发感染、促进愈合为主要目标，对症处理为主要的治疗思路。可使用含有肾上腺皮质激素、抗生素（如全身治疗时未使用）和利多卡因的溶液含漱，但同时也需要注意因此而诱发念珠菌等条件致病菌继发感染的可能。皮肤损害有明显的渗出和结痂时，可使用具有抗炎和收敛作用的液体制剂（如炉甘石洗剂）湿敷，避免擦洗；当渗出有明显改善且无继发感染时，可使用含有肾上腺皮质激素的软膏局部涂抹。需要注意的是，虽然病情进展快，但因迟发相反应的存在，疾病治疗和缓解的过程较为缓慢，通常需持续用药 $2\sim4$ 周。本病预后一般良好，少数患者可能存在轻微的组织器官功能障碍，但当再次接触变应原时，症状可重复发生且有加重表现。由于本病的病因明确，且缺乏有效的脱敏治疗手段，因此应当强调预防重于治疗的概念。明确过敏原时，应向患者嘱咐清楚，避免再次接触类似过敏原。

（孙巍巍）

第七章 口腔颌面部肿瘤

第一节 口腔颌面部软组织囊肿

口腔颌面部软组织囊肿分两类：潴留性囊肿；发育性囊肿。潴留性囊肿多见于涎腺囊肿，如舌下腺囊肿、颌下腺囊肿、腮腺囊肿。

一、皮脂腺囊肿

皮脂腺囊肿为皮脂腺排泄管阻塞而形成的潴留性囊肿。

（一）临床表现与诊断

皮脂腺囊肿可以发生在面部任何部位，但好发于面颊及额部。囊肿生长缓慢，周界清楚、呈圆形，质地软，顶部与皮肤粘连，中央有一小黑点，囊肿内容物为乳白色粒状或油脂状物，可常伴有继发感染而出现有疼痛和化脓症状，极少数病例可癌变为皮脂腺癌。

（二）治疗

手术切除皮脂腺囊肿。切除时应包括囊肿及粘连皮肤一并切除。有继发感染时，应先控制炎症后，再行手术。

二、牙龈囊肿

牙龈囊肿来源于牙板上皮剩余或龈上皮钉的囊性变。也可以为外伤性植入上皮，可分为婴儿牙龈囊肿和成年牙龈囊肿。

（一）临床表现与诊断

新生婴儿1~2个月，下颌前牙黏膜上见到白色球状物，大小似栗粒状，数目不等成年牙龈囊肿好发于下颌尖牙、前磨牙区、游离牙龈或附着龈。

（二）治疗

婴儿牙龈囊肿不需治疗，待观察。成人牙龈囊肿局部手术切除，无复发倾向。

三、甲状舌管囊肿

甲状舌管囊肿为胚胎时甲状管退化不全，残留上皮而形成囊肿。在胚胎第4周时甲状腺始基因舌盲孔开始向下生长，第7周时发育成甲状腺向下延伸的上皮索条，中间空心为甲状导管，此导管在第8~10周即消失，如未消失在舌盲孔与甲状腺峡部之间上皮管道残留即形成甲状舌管囊肿。

（一）临床表现

多见于1~10岁儿童，亦可见于成年人。80%在30岁以下，50岁以上占8%左右。囊肿位于胸骨切迹至舌根部中线或稍偏中线，也可位于舌骨水平或舌骨之上，约1%在中线，38%在中线旁，位于舌骨上方约占17%，位于口底及舌肌，占1%~5%。囊肿生长缓慢，周界清楚，呈圆形,质地软与皮肤无粘连。囊肿可随伸舌上下活动。囊肿穿刺可抽出透明或微黄的黏稠液体。甲状舌管囊肿可继发感染,溃破后形成甲状舌管瘘,也可无炎症史而形成瘘称为原发瘘。甲状舌管瘘可扪及一条坚韧索条。

(二)诊断及鉴别诊断

主要依据位于颈中线或中线旁,肿块呈圆形,质地软,随吞咽、伸舌肿块上下活动。穿刺为黄色黏稠液体。甲状舌管囊肿也可用 B 超协助检查,或以瘘管碘油造影,X 线片检查以明确瘘管行走方向。甲状舌管囊肿应与皮样囊肿、颏下淋巴结炎、血管瘤、脂肪瘤及异位甲状腺等鉴别。

(三)治疗

以手术为主,应行甲状舌管囊肿切除术或甲状舌管瘘切除术。甲状舌管囊肿或瘘手术复发率与手术方法密切相关。如手术不当复发率可高达 38% 左右。复发主要原因是未切除舌骨中份。因此,甲状舌管囊肿或瘘切除术,必须切除舌骨中 1/3 份舌肌内瘘管,周围行柱状切除。位于舌肌或口底者则不必切除舌骨中段。

四、鳃裂囊肿

鳃裂囊肿;是胚胎鳃裂残余而形成的囊肿,属于鳃裂畸形。

(一)临床表现

多见于青少年,生长缓慢,常因上呼吸道感染,囊肿骤然肿大,伴有疼痛。囊肿位于面颈侧方,发生于下颌骨角部水平及腮腺者为第一鳃裂来源;发生于颈中上部者(大多数在舌骨水平,胸锁乳突肌前 1/3 附近)为第二鳃裂来源;发生在颈下部者多为第3、第4鳃裂来源。临床上以第二鳃裂来源为最常见。囊肿表面光滑,质地软,有波动感,无搏动,应与神经鞘瘤及颈动脉体瘤相鉴别。囊肿穿刺可抽出囊液,见有棕色或胆固醇结晶的液体。鳃裂瘘可为原发性(先天未闭),亦可为因囊肿继发感染溃破形成。单侧或双侧。可同时有内外两个瘘口或仅有外瘘无内瘘。

第一鳃裂内瘘开口于外耳道;外瘘口通常在下颌角部。瘘管通常在面神经总干内方行走。

第二鳃裂瘘口在腭扁桃窝上后方。瘘管越过舌咽神经,穿过颈动脉分叉,沿胸锁乳突肌前缘下行,在舌骨平面至胸锁关节平面任何一点穿过颈阔肌开口于皮肤,形成外瘘口。

第三鳃裂内口多位于梨状隐窝在喉上神经内支层侧面进入梨状隐窝或食管入口。

(二)诊断

根据病史及临床表现、穿刺内容物诊断不困难。若鳃裂瘘仅有内瘘口,为不完全瘘,胸锁乳肌深面反复肿胀,扪诊有条索状物通向咽部是重要线索。瘘管造影或咽腔吞钡造影有助于鳃裂瘘的诊断。B超可协助诊断鳃裂囊肿。极少数病例可恶变或囊壁上找到原位癌,但要排除任何转移癌可能性后才能确诊。

(三)治疗

行囊肿摘除术或瘘管切除术。有继发感染者,应先控制感染,待炎症消退再行手术治疗。鳃裂囊肿手术若不适当,复发率极高。手术关键是内瘘口应严密缝合封闭。第一鳃裂瘘与面神经关系密切,紧贴其深层或浅面,或在其上方或下方。在解剖瘘管时应仔细保护面神经。部分病例可能有瘘管或囊肿与腮腺内面神经粘连严重或腮腺有慢性炎症者,可行腮腺浅叶切除术。

五、皮样囊肿及表皮样囊肿

皮样囊肿及表皮样囊肿为胚胎发育时遗留于组织中上皮细胞发展而形成囊肿;也可由于损伤、手术使上皮细胞植入而形成。

(一)临床表现与诊断

皮样囊肿常位于口底部,在下颌舌骨肌、颏舌骨肌、颏舌肌之肿物向口内突出。如在下颌舌骨肌、颏舌骨肌、颏舌肌之下,肿物多向颏部突出。表皮样囊肿还可发生于额部、眼睑、眶外缘、耳后等。肿块质地硬度中等,有面团状感觉,与皮肤或黏膜无粘连。穿刺时,抽不出内容物或抽出白色干酪样物质或乳白色豆渣样分泌物。

(二)治疗

囊肿摘除术。一般囊壁较厚,可行钝性剥离。如囊肿在口底部,手术由口内进路;囊肿位于下颌舌骨肌以下者,手术应从口外进路。

六、畸胎样囊肿

畸胎样囊肿是一种先天性囊性病损,亦称口腔异位胃肠囊肿。

(一)临床表现与诊断

多见于儿童,生长缓慢,病程较长,无自觉症状,多位于舌休、口底,也可位于面颈及其他部位。临床上畸胎样囊肿难与皮样囊肿相鉴别。主要鉴别为标本病理内含有胃肠道上皮(或组织)。鳞状上皮或呼吸道上皮较丰富。

(二)治疗

囊肿摘除术。

(杨明亮)

第二节　颌骨囊肿

颌骨囊肿的发生率比全身骨骼内发生率为高,因为颌骨内有许多牙发育时期残留的残余上皮,在某种特定条件下,可发生囊肿的始基。颌骨囊肿根据其组织来源、发生部位分为牙源性、发育性和其他三大类。

一、牙源性囊肿

(一)根尖周囊肿

1.临床表现与诊断

根尖周囊肿多发生于,上颌骨前牙区,其上方有深龋、残根或死髓牙,约有 85% 的根尖周囊肿可引起唇颊侧骨质变薄膨隆,其骨膨隆较其他囊肿(含牙囊肿、角化囊肿)明显。扪诊有乒乓球感。

X 线片示单房囊状影像,病灶牙根尖如在囊肿内,该牙的牙周膜及骨硬板影像消失。邻近牙根可被推移位。

2. 治疗

根尖周囊肿刮除术。切口通常采用如下。

(1)弧形切口,主要适用于病变范围小,病牙可保留者,但需做根管治疗、根尖切除术。

(2)梯形切口,适用于病牙不能保留,病变较大的颌骨囊肿。囊肿与上颌窦穿通或上颌窦本身有炎症时,则应同时做上颌窦根治术,将囊壁与上颌窦整个黏膜一并刮除,填入碘仿纱条,并行下鼻道开窗术。碘仿纱条引出,口腔切口严密缝合,填塞纱条经 3～5 d 抽出完毕,每次剪除一段,直至完全抽出。

(二)始基囊肿

1. 病因

始基囊肿发生在成釉器发育的早期阶段,即在牙釉质和牙本质未成形之前发生。这阶段因受到炎症或其他原因,使成釉器的星网层发生变性和液化,渗出的液体潴留形成囊肿。

2. 临床表现与诊断

好发于青年人,多发生在下颌第三磨牙及升支部。扣诊有乒乓球弹性感。X 线片示边缘整齐的圆形或卵圆形的透光阴影,多为单房也可为多房性,临床可伴有先天性缺失牙。临床上始基囊肿常不能排除成釉细胞瘤,须在术中冰冻切片做出最后诊断。

3. 治疗

囊肿摘除术或囊肿刮除术。囊肿摘除术,骨腔处理十分重要,对较小囊肿可任血液自然充满机化愈合。对较大囊肿刮除术后骨腔则需用碘仿纱条填塞骨腔,术后 3 d 再逐步抽除。

有学者采用自体髂骨骨松质充填骨腔;也有人报道用经抗原处理后的异体骨充填骨腔,以诱导新骨形成。采用羟基磷灰石充填骨腔也可引导骨形成。

(三)含牙囊肿

1. 病因

釉质完全形成之后,在多余上皮与牙冠之间有液体渗出和蓄积形成囊肿。故此,该囊肿内含有一颗牙。如果囊肿来自多个牙胚者,可发生多个含牙囊肿。

2. 临床表现与诊断

好发于下颌第三磨牙及上颌尖牙区,也常见到上颌第三磨牙及下颌磨牙区。常有缺牙,如囊肿增大、颌骨膨胀明显可扣及乒乓球感,穿刺抽吸出淡黄色或草绿色囊液。X 线片示,囊肿在 X 线片上可显示出一清晰圆形或卵圆形的透光阴影,边缘清晰,周围有白色骨质反应线,同时见到含有完整牙,牙冠朝向囊肿,囊壁连于牙冠与牙根分界处。囊肿多为单房亦可见到多房含有囊肿,其房差大小相近。多房含牙囊肿常应与角化囊肿、成釉细胞瘤相鉴别。此外,极少数个案报道有含牙囊肿癌变为颌骨中心性鳞状细胞癌者。

3. 治疗

手术治疗。一般行囊肿刮除术,少数巨大型含牙囊肿引起严重畸形者做颌骨部分切除术。

(四)角化囊肿

1. 病因

角化囊肿来自牙板和牙板残余,也有人认为来自口腔黏膜基底细胞之错构。世界卫生组织将其归于始基囊肿。但不能解释为什么其含牙率高达 $25\%～43\%$。囊内的黄白色油脂样物与始基的清亮液体不同。因此,不少学者认为角化囊肿常表现为始基囊肿,但并非所有始基囊肿都是角化囊肿。

2.临床表现

囊肿多见于20~30岁青年患者,好发于下颌骨磨牙区及升支部。下颌骨多于上颌骨,上下颌骨比例为1:(2~3)。患者一般无自觉症状,生长缓慢。但常因囊肿继发感染有局部肿胀、溢脓、疼痛,或拔牙后创口不愈合流出豆腐渣样分泌物。颌骨呈膨胀性生长,有1/3病例主要向舌侧膨胀,可穿破舌侧骨壁向周围软组织扩张。X线片表现:囊肿以单房多见,主要位于下颌第三磨牙及升支部,可含牙囊肿较大,常有沿长轴向生长的特点。

3.诊断与鉴别诊断

角化囊肿诊断,主要借助于X线片。角化囊肿在X线片上表现呈多形性改变,可含牙或不含牙。可为单房也可为多房性。易与牙源性肿瘤如成釉细胞瘤、含牙囊肿混淆,常需借助其他检查和病理检查方能确诊。囊液检查提示:角化囊肿为全囊性可抽出乳白色或黄色脂样物质。成釉细胞瘤仅少数病例为囊性病损,抽出褐色囊液。含牙囊肿可抽出黄色或草绿色囊液。如囊液做涂片检查。角化囊肿可看到角化上皮,不同角化物。

4.治疗

颌骨囊肿彻底刮除术。病变未引起骨质大部破坏者,可保留骨质,不致引起病理性骨折。囊肿彻底刮除十净后,骨腔用生理盐水冲洗,擦干后,再用苯酚或硝酸银等腐蚀剂做局部烧灼,或用-186℃液氮局部冷冻以消灭子囊。如病变范围太大,已穿破颌骨密质骨波及周围软组织或多次保守治疗复发病例,应行截骨术。无明显感染者可用游离骨移植术立即修复。如有感染创口,则可行显微外科血管吻合游离骨肌瓣游离移植术。如果双侧全下颌骨大部分切除后缺损者,不能立即植骨术时,也可行钛合金板骨连接或钢板骨连接术。对复发性角化囊肿应行截骨术。对于多发性角化囊肿,应对其子女追踪观察。

二、面裂囊肿

面裂囊肿由胚胎发育过程中残留于面突连接处的上皮发展而来,称为非牙源性上皮囊肿,包括球上颌囊肿、鼻腭囊肿、正中囊肿和鼻唇囊肿。

(一)球上颌囊肿

1.病因

胚胎发育时,由球状突与上颌突之间联合缝处的残余上皮发展而来。

2.临床表现与诊断

球上颌囊肿发生于上颌侧切牙与尖牙之间,牙常被排挤而移位。鼻唇沟部黏膜膨隆。上颌咬合片显示侧切牙与尖牙根尖有囊肿阴影。牙根被推移分开。

3.治疗

囊肿摘除术。于口内前部黏骨膜上做弧形切口,按囊肿摘除术常规进行手术。

(二)鼻腭囊肿

1.病因

由鼻腭管(切牙管)残余上皮发展而来。

2.临床表现与诊断

囊肿常出现在切牙的后方或囊肿发生于切牙孔。

3.治疗

囊肿摘除术。

（三）正中囊肿

1.病因

囊肿发生在上颌骨和下颌骨正中央的联合缝内。由上颌左右腭鼻突联合时残留上皮而发生。

2.临床表现与诊断

囊肿位于上颌牙槽骨正中囊肿或位于下颌骨中缝中。一般无自觉症状，多数在牙片偶然发现，腭中央有周界清楚的圆形阴影。

3.治疗

手术摘除囊肿。

（四）鼻唇囊肿

1.病因

胚胎时球状突、侧鼻突的上颌突连接处残余上皮发展而成囊肿。

2.临床表现与诊断

囊肿位于上唇底及鼻前庭内。X线片上颌骨骨质无破坏。

3.治疗

囊肿摘除术。

三、非上皮性囊肿

（一）血外渗性囊肿

血外渗性囊肿亦称单纯性骨囊肿或损伤性骨囊肿。

1.病因

损伤后引起骨髓内出血，机化渗出后而形成，与牙无关。

2.临床表现与诊断

囊肿位于颌骨内。多发生于男性青年人。以下颌骨前磨牙区及骨联合处为好发部位；上颌骨较少见，可发生于颌骨前部。约50％的病例有病变部位损伤史。囊肿可呈进行性生长，伴有疼痛。X线片可见到圆形透光区，位于牙根之间，但牙根没有吸收和分离。

3.治疗

手术治疗刮除囊肿内容物，切开囊肿可引起出血，应迅速刮除内容物后，用明腔海绵填塞止血。

（二）动脉瘤性骨囊肿

动脉瘤性骨囊肿是骨组织良性病变，可发生于躯干的任何骨骼中，以四肢长骨及脊柱为多见，颌骨较少见。

1.病因

外伤是致病原因之一。一般认为动脉瘤性骨囊肿是由于某种血循环紊乱，血流动力学改变，导致动静脉吻合，静脉压力增高，血管床扩张、充血，压迫破坏骨组织吸收所致。这种密质骨板内膜被吸收。形成所谓"内吸收"病变，外面有骨膜覆盖，骨膜外有一层新骨沉积，形成薄壳覆盖动脉瘤性骨囊肿。

2.临床表现与诊断

多见于青少年。下颌骨多于上颌骨。以颌骨膨胀、压痛为特征。有近期生长加快史。可引起牙移位,咬合紊乱。囊肿增大时。可引起面部畸形。X线表现无典型特异征象。囊肿呈透光影像,骨膨胀,似球状单房多见,少数为多房或蜂窝状、泡沫状阴影;可见有骨小梁或骨膜反应增生;呈日光放射状或羽毛状密度增高阴影,常需与颌骨中心性血管瘤、巨细胞瘤、囊性成釉细胞瘤和骨肉瘤等行鉴别诊断。最后确诊需病理诊断。动脉瘤性骨囊肿,可合并其他骨病变,最常见的是合并孤立性骨囊肿、巨细胞瘤、骨瘤、骨化性纤维瘤、骨母细胞瘤、血管瘤等。

3.治疗

手术治疗。诊断不明时可在术中行冰冻切片检查。诊断明确后,应做局部彻底刮治。骨腔可用碎骨充填。较大囊肿,行下颌骨切除术,可减少术中出血和术后复发.骨缺损可行立即骨移植修复骨缺损。

(杨明亮)

第三节　良性肿瘤和瘤样病变

一、口腔颌面部软组织良性肿瘤及瘤样病变

(一)色素斑痣

色素斑痣为皮肤先天性良性色素病变。

1.临床表现与诊断

色素斑痣从出生时可见。但多数发生在青春期以后,较明显可见,生长缓慢,可以自行消失或停止生长。交界痣表皮无毛,大小多在几毫米之内。皮内痣或复合痣表面较粗糙,生长较大可见几厘米,多数表面有毛。有毛痣不恶性变。痣长大可引起颜面部畸形。毛痣可发生毛囊炎,出现疼痛症状,压痛。如毛脱落出现痣出血,皲裂,痣长大迅速者,应怀疑恶性变可能。

2.治疗

绝大多数痣可不需治疗。如颜面部痣影响美容时,可手术切除。颜面部患可以分次切除,也可以一次切除后行游离植皮,一般主张移植全厚皮片。

(二)乳头状瘤

乳头状瘤分为鳞状细胞乳头状瘤和基底细胞乳头状瘤两类。后者包括老年性角化症,称为日光角化肿瘤,肿瘤表面为增生鳞状上皮,覆盖着结缔组织构成柱状核心。

1.病因

乳头状瘤是一种良性上皮肿瘤,多由慢性机械刺激和慢性感染引起。

2.临床表现与诊断

老年性角化症好发于50岁以上老年人,常发生于颞、颊、内眦、额部、手背或前臂暴露皮肤。病变皮肤有色素沉着,呈扁平斑状,表皮棕褐色界限清楚、粗糙有鳞屑。少数疣状增生溃疡可发生癌变。口腔黏膜乳头状瘤呈乳头状突起。表面高低不平,分有蒂或无蒂两种。周界清楚,无粘连。局部常有不良刺激和残根、义齿。口腔乳头状瘤可见在白斑基础上发生。此型有较大恶性变倾向,如恶变时局部生长迅速,有溃疡、出血、疼痛、基底部有浸润。唇、颊、龈及皮肤多发性乳头状瘤伴牙发育不良,多指、并指畸形及虹膜、脉络膜缺损或斜视时,称为多发性

乳头状瘤综合征。

3.治疗

手术切除。基底部切除时应注意切除深度,有足够安全切除缘。标本送病理检查,以明确诊断,排除恶变。

(三)角化棘皮瘤

以前将角化棘皮瘤分类在原发性(特发性)假上皮瘤样增生中,目前已列为一种单独疾病。

1.病因

可能与日晒、长期接触煤焦油及矿物油有关。

2.临床表现与诊断

好发于40~70岁男性,可单发,也可多发,但多数为单发。病变主要累及暴露皮肤,如面、颈、耳、头皮等部。初发时皮肤为坚硬丘疹,生长迅速,成半球形,突起呈粉红结节,中央凹陷似火山口,其中含角质栓,表面毛细血管扩张,去除角质物可见绒毛状基底,3~5周可增长达1~3 cm,甚至5~8 cm。但增长到一定程度可静止一段时间,病变逐渐减退,残留瘢痕。口腔黏膜角化棘皮瘤主要发生于唇红部,初起为一小头状病损,生长较迅速,临床常误为癌,以后趋于稳定。本病可自行停止生长,甚至可自愈,故曾有人称为"自愈性上皮瘤"。

3.治疗

在明确诊断的基础上,手术切除或冷冻治疗。术后标本应做病理检查。

(四)皮角

1.病因

皮角为一种癌前期病变,多认为与过度日光暴晒、离子放射等刺激有关。

2.临床表现与诊断

多见于老年,病程较长,可达数十年。好发于颜面部如颅顶、额、颞、唇等。局部肿物为坚硬的角化物,大小不等。表面粗糙,顶端有角化明显,基底部黄或灰黄色。有时皮角可自行脱落,亦可再度生长。

3.治疗

手术切除。

(五)皮脂腺瘤

1.临床表现与诊断

皮脂腺瘤多见于中老年患者,常为单发。好发于眉弓、眼睑及鼻周。病程长,生长缓慢。肿瘤呈圆形结节,表面微黄色,有时中心可见有凹陷呈脐状。

2.治疗

手术切除。

(六)假上皮瘤样增生

1.病因

假上皮瘤样增生又称假癌样上皮增生。多因慢性刺激所致表皮良性增生。病变限于溃疡及其附近炎性细胞浸润或肉芽组织处。

2.临床表现与诊断

本病发生于皮肤者可能来自慢性肉芽性疾病(结核、梅毒或烧伤后创面)基础上。发生于黏膜常伴有牙周炎,不良修复体甚至异物,多来自特异性炎症基础上。局部病损呈结节、斑块或溃疡,可误为癌,最后确诊需做病理切片检查。

3.治疗

先去除局部刺激因素。应用抗生素。经抗感染治疗无效者,应手术活检。

(七)牙龈瘤

牙龈瘤是泛指发生在牙龈上的一组肿瘤或类肿瘤疾病,根据病理组织结构和临床表现,可将牙龈瘤分为肉芽肿型牙龈瘤、纤维瘤型牙龈瘤、血管型牙龈瘤、先天性龈瘤及牙龈纤维瘤病。

1.肉芽肿型牙龈瘤

(1)病因:由局部刺激因素引起的牙龈区肿物,类似于炎性肉芽组织。

(2)临床表现:牙龈瘤多为牙龈乳头肿块,粉红色肉芽组织。有蒂或无蒂,基底较宽。

(3)治疗:去除局部刺激因素,包括龈上下洁治,去除不良修复体。切除龈瘤,复发者拔除病牙,刮除牙周膜。

2.纤维型牙龈瘤

(1)病因:为一种真性肿瘤,即牙龈部纤维瘤,也可为局部刺激炎症性增生或肉芽肿型,龈瘤纤维成分增多。

(2)病理:肉芽组织并发纤维化。细胞及血管成分少,而纤维成分多。在较大胶原纤维之间有少量慢性炎性细胞浸润。

(3)临床表现:牙龈瘤不易出血,呈灰白色,有弹性较硬,有蒂,表面呈分叶状,波及牙槽突。

(4)治疗:手术切除。应包括牙槽突和受累牙拔除。如疑恶性变,应送冰冻切片。

3.血管型牙龈瘤

(1)病因:多为妊娠期女性内分泌变化而发生。

(2)临床表现:龈瘤极易出血,紫红色,柔软,有蒂或无蒂。妊娠所致者可为多发性。

(3)治疗:妊娠期应予观察;如果妊娠后不再消退者可手术切除。

4.先天性牙龈瘤

(1)病因:胚胎发育异常所致。

(2)临床表现:此瘤见于新生儿,牙龈上有肿物。上颌前区牙龈好发。表面光滑圆形,有蒂或无蒂。

(3)治疗:牙龈瘤切除,不易复发。

5.牙龈纤维瘤病

牙龈纤维瘤病亦称牙龈橡皮病。

(1)病因:可分为先天性牙龈纤维瘤病和药物性牙龈纤维瘤病。前者认为是常染色体显性遗传,有阳性家族史。后者为药物引起,如长期服用苯妥英钠引起药物性牙龈增生。

(2)临床表现:上、下颌牙龈弥散性增生,其质地坚韧,色泽正常与牙龈相似。先天性比药物性增生更甚。可使牙移位。或将牙冠大部或全部覆盖。

(3)治疗:将增生的牙龈切除,但有可能复发。

(八)脂肪瘤

脂肪瘤是一种肿瘤实质细胞为脂肪细胞的良性肿瘤。

1.临床表现

脂肪瘤好发于多脂肪区如颈部、面颊部,位于口内者可发生于口底部。病程一般较长,生长缓慢,无自觉症状。肿块周界尚清楚,质地柔软,有时有分叶呈假波动感。与皮肤无粘连,肿块大小不随体位改变而变化,亦无压缩性。位于黏膜者可呈泛黄色,穿刺抽吸无内容物,此点可与囊肿、血管瘤鉴别。

2.诊断与鉴别诊断

B超可显示为实性肿物。应与先天性浸润型脂肪增生症相鉴别。浸润型脂肪增生症,又称脂肪过多症。为脂肪组织成浸润性增生的瘤样病变,多见于婴幼儿或青少年。临床上可在头颈部一个或多个区域脂肪组织大量增生,并向周围组织尤其肌内浸润。此瘤极罕见,可引起面部严重畸形。如波及咽部时,可引起呼吸困难。

3.治疗

手术切除,较少复发。对于先天性浸润型脂肪增生症的治疗,手术应彻底,否则复发率可达 62% 左右。

(九)纤维瘤

纤维瘤是起源于骨膜、黏膜及牙周膜的结缔组织良性肿瘤。

1.病理

由成纤维细胞、纤维细胞和胶原纤维细胞组成。排列呈束状,纵横交错,细胞长轴与纤维平行。

2.临床表现

纤维瘤可发生面部或口腔内黏膜。发生于面下部皮肤者质地硬,大小不等,表面光滑。界限清楚。发生于口腔内者,常见于牙槽突、硬腭、舌及口底部黏膜,呈圆形突起,有蒂或无蒂,表面光滑,覆盖正常黏膜。发生于牙槽突者可发生牙移位。纤维瘤如处理不当,或手术不彻底极易复发,多次复发可恶性变。

3.治疗

手术切除,切除缘要宽。如位于牙槽突者应拔除有关牙和刮除牙周膜及骨膜,由于纤维瘤与低度恶性纤维肉瘤难以在临床上区别,术中应送冷冻切片检查,以排除纤维肉瘤。

(十)血管瘤

血管瘤为先天性良性肿瘤或血管畸形。

1.临床表现

(1)毛细血管瘤由大量错综交织的毛细血管构成,管腔较小,有时呈未开放毛细血管,有时只见内皮细胞聚集,而未形成管腔。毛细血管间为少量纤维组织,无炎性细胞浸润。毛细血管瘤主要发生于颜面部皮肤,口腔黏膜少见。多数在婴儿或出生后发现。女性多于男性。有两种类型:一种称葡萄酒斑状血管瘤,即病变与皮肤表面平,周界清楚,呈鲜红或紫红色。大小不一,手指压迫肿瘤,表面颜色可退去,而去除压迫时,即恢复原来大小和色泽。另一类型称杨梅状样血管瘤。血管瘤突起于皮肤,高低不平,似杨梅状。

(2)海绵状血管瘤由大小不等的血窦所组成,窦壁内衬内皮细胞,血窦有菲薄结缔组织为隔。有时血窦内有血栓,血栓钙化形成静脉石。海绵状血管瘤好发于口腔颌面部颊、颈、眼睑、唇、舌及口底。一般是在皮下及黏膜下,呈淡蓝色或紫色。如果血管瘤较深时,皮肤黏膜色泽正常。肿瘤界限不清楚。压之体积可缩小,压力去除后即恢复正常。扪诊时可检及静脉石,质地柔软、光滑。体位试验阳性。穿刺可抽出血液且可凝固。

(3)蔓状血管瘤又称葡萄状血管瘤,是一种迂回弯曲不规则而有搏动性的血管瘤。主要由血管壁显著扩张,动脉与静脉直接吻合而成,故亦称为先天性动静脉瘘或畸形。由厚壁的静脉和动脉型血管所构成的病变,为胚胎期血管畸形的真性肿瘤。临床上蔓状血管瘤常见于成年人,好发于颞浅动脉所在颞部或头皮下组织。皮肤色泽不变或呈红斑;有时皮下可见血管呈念珠状迂曲,扪诊有明显搏动,听诊有吹风样杂音,局部皮肤温度较正常皮肤高。蔓状血管瘤可与毛细管或海绵状血管瘤同时并存。

2.诊断与鉴别诊断

主要依据病史和各类型临床表现可以做出诊断。鉴别诊断要考虑以下几点。

(1)皮肤毛细血管瘤与皮肤血管痣的鉴别:皮肤血管痣表面血管扩张,皮肤内有红色素沉着,压迫时不发白。

(2)蔓状血管瘤与动脉瘤或后天性动静脉瘘的鉴别:动脉瘤为动脉壁中层弹性纤维病变所致的一种瘤样扩张。甚至破裂通入伴行静脉所致,一般位于较深和局限。

(3)蔓状血管瘤与假性动脉瘤的鉴别:假性动脉瘤常因动脉破裂,血液潴留于软组织内而形成的一种搏动性病损,病理检查可见纤维壁及血凝块。为了明确肿瘤的侵犯范围还应行以下特殊检查:①海绵状血管瘤:位于深部者常需做瘤腔造影,以明确血管瘤范及侧支循环情况。②蔓状血管瘤:治疗前常需做颈动脉造影。常用经股动脉选择性血管瘤造影及数字减影血管造影术(digital subtraction angiography,DSA)。对血管瘤不做活检,也不主张盲目穿刺或盲目探查,否则有引起大出血的危险。

3.治疗

(1)观察:对于真性血管瘤尤其是婴幼儿期,有缓慢消失特点,因此可以考虑严密观察;但如发展迅速时,也应及时手术切除。

(2)激素治疗:仅适用于婴幼儿血管瘤(海绵状型、毛细血管型或混合型)。此外,如果血管瘤极大,生长迅速或用其他方法治疗有困难者,可试用激素治疗。具体方案:每隔日1次顿服2~4 mg/kg泼尼松,1个月为一疗程,间隔4~6周可继续另一疗程,但应注意,用药过程无效时应停药。如患者有结核或急性感染应禁用。有作者曾用倍他松或大剂量醋酸泼尼松行瘤内注射,也获得血管瘤缩小的结果。此外,应用激素于婴幼儿血管瘤,可达到缩小瘤体,术中减少出血的目的。

(3)手术治疗:适用于能手术切除的患者,也适应于颌骨中心性血管瘤及蔓状动脉瘤。对于巨大型海绵性血管瘤,术前必须先行瘤腔造影,了解波及范围及侧支循环情况,多采用综合治疗,手术仅是治疗中的一种手段。对于蔓状动脉瘤,术前更应周密计划,可以采用吸收性明胶海绵选择性栓塞技术栓塞血管后,再进行蔓状动脉瘤切除手术。

(4)硬化剂治疗:适用于海绵状血管瘤,采用5%鱼肝油酸钠,可采用小剂量多点瘤腔内注射,每次间隔7~10 d,也有人报道采用大剂量5%鱼肝油酸钠瘤腔内注射,但一次最大剂量不超过8 mL。5%鱼肝油酸钠硬化剂治疗机制是促使血管瘤内膜反应性增生或形成栓塞,闭塞管腔,使血管瘤纤维化。

(5)冷冻治疗:适用于黏膜下海绵状血管瘤。激光治疗,主要采用钕钇铝石榴石Nd:YAG激光。对于口腔黏膜下海绵状血管瘤可有特别好的治疗效果。氩离子激光,主要适用于葡萄酒色斑,有一定疗效。

(6)微波热凝治疗:应用微波热凝结合手术治疗大型海绵状血管瘤,采用WBL4型2 450 nm肿瘤微波热凝治疗机,最大输出功率为200 W,单根或多根辐射天线,将针状天线直接插入瘤体,进行热凝,治疗功率为 20~80 W,持续 30~180 s,经微波热凝后,瘤体组织发生热凝固变性,失活组织可液化和吸收,为纤维结缔组织替代,手术仅切除碳化了的瘤体组织即可。

微波热凝为大型海绵状血管瘤综合治疗方法之一。微波热凝治疗海绵状血管瘤,手术创口愈合时间常延迟,其原因是热凝对切缘皮肤的损伤。有部分病例可直接损伤面神经,尤其腮腺咬肌或颊区海绵状血管瘤。

(十一)淋巴管瘤

淋巴管瘤是淋巴管发育畸形所形成的一种良性肿瘤。

1.临床表现

根据临床表现组织结构可分为 3 种类型:毛细管型、海绵型及囊肿型。

(1)毛细管型好发于舌、唇、口腔黏膜内,软组织表面可见黄色透明物突起,小圆形囊性结节状呈点状病损,无色柔软,无压缩性。毛细管型伴毛细血管瘤时称淋巴血管瘤,可导致巨舌症。毛细血管型淋巴管瘤在显微镜下可见由错综交织的毛细血管构成,管腔常甚小,可见到未开放毛细血管或内皮细胞聚集而形成管腔,毛细血管间有少量疏松纤维组织。

(2)海绵型好发于颊部皮下组织。可波及皮肤全层,扪诊柔软,周界不清,压之体积无缩小。体位试验阴性。海绵型淋巴管瘤在显微镜下可见淋巴管极度扩张弯曲,构成多房性囊肿,似海绵状。

(3)囊肿型又称囊性水瘤。多为出生时即发现,90%病例在出生 2 周时发现。国内文献报道多见于颌下;颈后三角应为好发部位。为多房性囊肿,扪诊柔软,有波动感。穿刺可抽出淡黄色清亮液体,体位移动试验及压缩试验均为阴性。显微镜下,囊性水瘤由大小不等形态不一的管腔和裂隙组成,腔内可见有少数淋巴细胞,腔壁为结缔组织,内衬一层扁平的内皮细胞,可见到淋巴管硬化及阻塞。

2.治疗

(1)毛细管型可选用低温冷冻或激光治疗;也可行手术部分切除。

(2)海绵型由于肿瘤周界不清,手术难以达到根治。手术切除的目的主要为改善外形。近年来,有学者报道应用平阳霉素行瘤内注射,可使海绵状淋巴管瘤病情稳定,其远期疗效尚待进一步观察。

(3)囊性水瘤多主张手术切除,如果病情稳定可以观察在 1 周岁左右为宜,如果病情发展迅速,影响呼吸者,应及时手术切除。手术切口要充分暴露手术野,术后行预防性气管切开,有利于术后呼吸道通畅,避免呼吸道梗阻。对囊性水瘤未能完全切除干净者,对局部残留肿瘤组织用苯酚烧灼乙醇还原,生理盐水冲洗。术后还应严密随访,观察有无复发。

(十二)神经鞘瘤

1.病因

神经鞘瘤又称施万细胞瘤来源于神经鞘膜细胞的良性肿瘤,全身各部位均可发生,其中以头颈部多见,头颈部又好发于颈部和舌部。

2.临床表现

本病好发于青壮年,男、女比例为 1.5:1,肿瘤生长缓慢,无痛性肿块,质地中等或偏硬。肿块周界清楚,有时呈分叶状,质地较硬,有的可呈囊性,穿刺抽吸时可抽出褐色血性液体,不凝固,可区别于血管瘤。肿瘤活动度与神经的方向有关,一般只能侧向移动而不能向长轴上下移动。临床症状与神经来源关系密切:来自末梢神经者表现为无痛或有压痛的肿块,来自颈交感神经者常使颈动脉向前移位,并可出现颈交感神经综合征;来自迷走神经者,颈动脉向前向内移位,偶尔可出现有声音嘶哑的症状;来自面神经者,常误为腮腺区混合瘤,有时有抽搐的前驱症状;来自舌下神经者,可表现为颌下区肿块。

3.诊断与鉴别诊断

神经鞘瘤诊断不困难,可借助于 B 型超声波或穿刺液体做出诊断。但对于颈上部深层部位的神经鞘瘤,常应与颈部动脉体瘤、腮腺深叶肿瘤、颈部恶性淋巴瘤及颈部转移癌等相鉴别,有时尚需借助于 CT、MRI,或动脉造影、数字减影(DSA)技术。

4.治疗

手术摘除神经鞘瘤;行包膜内剥离术(又称囊内摘除术)可避免神经断裂,减少并发症。来自重要神经干者,更应仔细沿长轴方向细心分离,切忌贸然切断,否则可造成功能障碍的后遗症。有学者提出对迷走神经或面神经来源者,主张充分显示神经与瘤体后,在显微镜下沿神经纵轴方向仔细分离,以保全神经功能。如重要神经万一被切断,应尽可能立即行端-端神经吻合术或移植术。神经鞘瘤如手术彻底很少复发,但亦有个案报道恶性变者。

(十三)神经纤维瘤

1.病因

神经纤维瘤是由神经鞘细胞及成纤维细胞两种成分组成的良性肿瘤。

2.临床表现

本病青少年多见,甚至儿童期也可见。生长缓慢,好发于额、颞、颈皮肤,也可见于颈部和腮腺区,口腔内多见于舌部。颌面部神经纤维瘤特点表现为:皮肤呈大小不一的棕色斑,或呈黑色小点成片状病损。肿瘤呈多发的结节或丛状生长。皮肤松弛呈悬垂状下垂,遮盖眼部造成面部畸形。如感觉神经扪诊可有明显压痛。肿瘤质地软,血运丰富,但不能被挤压,可压迫邻近骨壁吸收,枕部神经纤维瘤可伴有先天性枕骨缺损。多发者全身皮肤均有色素斑点或皮下结节状病损,称神经纤维瘤病。凡体表棕色斑>1.5~3 cm,有 5 个以上者,即可确诊为神经纤维瘤病。神经纤维瘤病可有家族史,为显性染色体遗传。

3.治疗

手术切除。对于局限性神经纤维瘤可以一次性切除。对于巨大肿瘤应根据具体情况定手术方案,一般做部分切除以改善畸形及部分功能。如果对巨大神经纤维瘤病行一次全部切除时,应该充分做好术前准备,制订周密计划,备好血源,采用低温,降压全身麻醉。因为大多数神经纤维瘤组织血管丛生,存在大小不等静脉血窦,皮下组织脆弱,术中难以彻底止血。手术切除肿瘤宜在正常组织内进行分离,大面积组织缺损时,可采用皮瓣或肌皮瓣游离移植修复术中采用颈外动脉栓塞技术,也可减少术中出血。

(十四)嗜酸性淋巴肉芽肿

1.病因

嗜酸性淋巴肉芽肿的病因尚不清楚,主要为淋巴结肿大,淋巴增生及嗜酸性粒细胞浸润,并可侵犯淋巴结外的软组织,呈肉芽肿病变。

2.临床表现

嗜酸性淋巴肉芽肿好发于男性。男、女比例为 10∶1。发病年龄从幼儿到老年均可发生,但以 30~40 岁最常见。好发于腮腺区、颊部、颌下区及肘部;也可腮腺区及肘部同时发生。本病主要侵犯颜面皮肤、皮下、结膜下组织、涎腺淋巴结。病变肿物与皮肤粘连,界限不清。局部病变皮肤粗糙、增厚、色素沉着。自觉皮肤发痒,局部有皮肤抓痕。淋巴结肿大除见于腮腺区外,多见于肘部后侧淋巴结。化验嗜酸性粒细胞绝对计数升高,常超过 $300 \times 10^6/L$ 以上。

3.治疗

(1)对放疗敏感,应将放射治疗作为首选。

(2)激素治疗也可有明显效果,多发者可以用小剂量环磷酰胺化疗和激素一起应用。

(3)手术不易彻底切除,术中渗血较多,但局限性病变也可采用,术后辅助放疗。

二、颌骨良性肿瘤及瘤样病变

根据组织来源,可分为牙源性肿瘤和颌骨瘤样病变。

(一)牙源性良性肿瘤

牙源性良性肿瘤是由牙源性上皮和牙源性间叶组织发生的一类肿瘤。

1.成釉细胞瘤

成釉细胞瘤是牙源性良性肿瘤中最常见的一种类型,根据国内 5 所口腔医学院校口腔病理科的统计,占口腔颌面部肿瘤的 3%,占颌骨肿瘤中 35%(不包括颌骨囊肿),占颌骨牙源性肿瘤约 63.2%左右。具体内容见下节成釉细胞瘤。

2.牙源性钙化上皮瘤

牙源性钙化上皮瘤是较少见的牙源性肿瘤,1958 年有学者首先将其肿瘤描述为独立病理类型的牙源性肿瘤。因此,又称为 Pindborg 瘤,以往曾称为非典型成釉细胞瘤或囊性牙瘤等。

(1)病因:为起源于成釉器的中间层细胞牙源性良性肿瘤。

(2)临床表现与诊断:牙源性钙化上皮瘤极少见,占牙源性肿瘤中 1%~2%。临床多见于中年人,无性别差异。约 2/3 病例肿瘤发生于下颌骨前磨牙及磨牙区。病变部位可含有埋伏牙,一般无自觉症状,仅见颌骨膨胀而引起面部畸形。少数可发生于颌骨外的黏膜中,下颌牙龈区及颌下区。X 线片显示,颌骨内有一界限清楚的透光阴影,其中有大小不规则钙化点,阴影可呈单房或蜂窝状,临床易误诊为含牙囊肿或成釉细胞瘤。

(3)治疗。手术切除肿瘤,因手术有不彻底易复发特点,故主张做颌骨部分或半侧下颌骨全切除。肿瘤较小者做下颌骨方块切除术。

3.牙瘤

牙瘤是由成牙组织发生高分化的混合性牙源性良性肿瘤。由一个或多个牙胚组织异常发育增生形成。

(1)临床表现与诊断:多见于青年人。肿瘤生长缓慢,早期无自觉症状。牙瘤所在部位骨质膨隆,牙瘤压迫神经者可引起疼痛、麻木。大多数在拔牙或继发感染时才发现牙瘤。X 线片示颌骨膨胀,有很多大小形态不同、类似发育不全的牙影像,或透射度似牙组织的一团影像,与正常骨组织之间有清晰阴影。牙瘤与囊肿同时存在者称为囊性牙瘤。

(2)治疗:手术摘除。

(二)骨源性良性肿瘤及瘤样病变

骨源性良性肿瘤为来自骨骼系统的良性肿瘤。

1.颌骨隆突

颌骨隆突又称骨疣。为颌骨局限性发育畸形。

（1）临床表现与诊断：主要发生于硬腭中缝及下颌骨前磨牙舌侧。前者称腭隆突，后者称舌隆突。临床表现为无痛性肿块，常在义齿修复时无意中发现。X 线片示骨密度增生的透光区。

（2）治疗：一般无须处理。如果影响全口义齿固位时，可做局部铲平。

2. 骨瘤

骨瘤是一种常见良性肿瘤，仅发生于膜内外骨的骨组织，为起源于成骨细胞的良性肿瘤。

（1）临床表现与诊断：多见于 40 岁以上的中年人。发生于骨内者称为中央型；发生于骨表面者称为周围型。中央型引起颌骨膨胀，周围型常表现为圆形、卵圆形骨性肿物，界限清，表面光滑，与颌骨之间有狭窄的骨性蒂或宽广的附着。骨瘤好发于颅骨、额骨；也可发生于上、下颌骨。肿瘤生长缓慢，周界清晰，扪诊时质地硬。部分病例可造成面部畸形。如果发生于额骨或眶骨者还可能压迫视神经。X 线片见到比正常骨组织密度还要高的团块状钙化影，周界清晰。骨瘤一般不恶变。可为多发性，常有遗传倾向。

（2）治疗：一般可以完全切除。额面骨瘤向颅前凹发展，压迫视神经时，完全切除有一定困难。应与神经外科、眼科合作，作颅骨部分切除或部分咬除减压术。对于多发性骨瘤伴有表皮样囊肿者，应定期检查直肠，排除多发性肠息肉癌变，并应及时处理。

3. 骨化性纤维瘤

骨化性纤维瘤为颌骨内常见良性肿瘤，来源于颌骨内成骨性结缔组织。由于所含纤维组织多少及其钙化程度不同，又分为骨化纤维瘤和纤维骨瘤两类型。

（1）临床表现与诊断：多见于儿童与年轻人。女性好发。病损为单发性，上、下颌骨均可发生。但以下颌骨常见。早期无自觉症状，以后逐渐出现颌骨膨胀及面部畸形。下颌骨骨化纤维性瘤可因继发感染出现类似骨髓炎的症状。上颌骨骨化纤维瘤常可波及颧骨和引起咬合错乱。有时临床上骨化性纤维瘤难与骨纤维异常增生症鉴别。

X 线表现：根据骨化程度不同，表现不一。颌骨局限性膨胀，密质变薄，周界清楚，密度降低。可为单房或多房，可含有或不含致密钙化影。

（2）治疗：手术治疗。原则上应行肿瘤切除术。下颌骨切除后如骨质缺损过多应立即行植骨术；上颌骨缺损应行修复治疗。

4. 骨纤维异常增生症

骨纤维异常增生症又称为骨纤维结构不良，属颌骨骨纤维病损，为骨内纤维组织代替骨组织的增生过程。

（1）临床表现与诊断：多见于儿童及青年时期发病。女性多见，男、女之比为 1∶2。颌骨呈进行性肿大，青年期后可停止或速度减慢。多见于上颌骨及颧骨。可为单骨性，也可为多骨性。多骨性最常见于颅骨、颌骨，还可累及肋骨、盆骨及长骨。后期常引起颌面部畸形及咬合功能障碍或眼球移位、鼻塞等症状。X 线影像表现多种多样，常可分为毛玻璃型、硬化型、囊肿型及混合型 4 种，以毛玻璃型占多数，约为 50%，其次为混合型。硬化型及囊肿型少见。典型 X 线表现为颌骨膨胀，周界不清的毛玻璃状密度阴影。骨纤维异常增生症同时伴有皮肤色素沉着及性早熟时，称为奥尔布顿特综合征。

（2）治疗：对单骨性能手术根治者应行全切除术；对多骨性一般行保守性外科治疗，局部切除以改善外部畸形与功能。

（杨明亮）

第八章　牙与牙槽外科学

第一节　牙拔除术的基本步骤和方法

一、牙拔除术的基本步骤

牙拔除术就是通过外科手术操作,将牙齿与牙周组织分离,将患牙从牙槽窝中取出的过程。在完善术前各项准备工作后,医师应常规核对牙位,手术消毒,选择适宜的麻醉方法,进行局部麻醉。注射局部麻药后,医护人员应注意观察患者的情况,不可离去。当麻醉显效后,按以下步骤进行拔牙操作。

(一)分离牙龈

分离牙龈的目的是避免安放牙钳时损伤牙龈,导致术后牙龈出血。操作时,将牙龈分离器紧贴牙齿的唇颊面和舌腭面,从龈沟处插入至牙槽嵴顶部,经近远中方向移动,将牙龈轻轻掀离根面,分离应达到牙槽嵴顶部(器械可与骨接触)。

(二)挺松病牙

对于坚固无松动的牙、死髓牙、牙冠有大的充填体或破坏较大的牙等,应先用牙挺,将患牙挺松到一定程度后,再改用牙钳拔除。

(三)安放牙钳

拔牙钳放置时应注意如下。

(1)必须正确选用拔牙钳,牙钳关节处松紧度要合适。

(2)握钳时,手掌勿太接近关节部,应握钳柄接近末端处。

(3)安放时,钳喙的长轴必须与牙长轴平行,钳喙应紧贴牙面,在推压力下滑入牙颈部,并且尽量向根方插入;此时钳喙的位置必须在牙根部,而不是放于牙冠釉质上。

(4)夹紧患牙,保证在用力时,钳喙不会在牙骨质上滑动,否则易断根。

(5)确定钳喙没有损伤到牙龈和邻牙。对于错位扭转的患牙,可以灵活选择拔牙钳或血管钳,选择性地从颊舌向或近远中向夹持患牙。再次核对牙位,以免发生错误。

(四)拔除病牙

牙钳夹紧牙体后,使患牙脱位的运动力主要有三个方面:摇动、扭转、牵引。

1.摇动

夹紧患牙后,常见为唇(颊)舌(腭)方向的摇动,个别的错位扭转牙或乳牙也可近远中方向的摇动,逐渐扩大牙槽窝并撕裂牙周膜纤维;适用于扁根的下前牙、双尖牙及多根的磨牙;摇动顺序一般应先向弹性大、阻力小的一侧进行,并逐渐加大摇动的幅度,直至牙根在牙槽窝中完全松动。

2.扭转

夹紧患牙后,以牙根纵轴为中心轴反复扭转,以撕裂牙周膜纤维并扩大牙槽窝;适用于单根且圆锥形牙根的牙齿,常见牙位是上颌前牙、下颌尖牙和双尖牙;扭转的幅度应由小到大,使患牙逐渐松动。

3.牵引

牵引是继上述两种动作之后,最后将患牙脱出牙槽窝的动作;牵引力应与摇动力或扭转力相结合进行,向阻力最小和牙根弯曲弧度的方向,将患牙牵引脱位、牵引时切忌暴力和过急,防止损伤对颌牙。

(五)拔牙后的检查和拔牙创口处理

将牙齿拔出后,手术并没有结束,须做好以下相关处理。

(1)检查拔除的牙或牙根是否完整,如发生断根,应及时取出。必要时辅助 X 线片检查。

(2)使用刮匙探查牙槽窝,清除创口内的碎牙片、骨屑、牙石及炎性肉芽组织等,保证新鲜血液充满牙槽窝。

(3)创口内有过高的牙槽间隔、牙根间隔、骨嵴或牙槽骨壁时,可妨碍创口愈合和义齿修复,应同期去除修整。

(4)术后用手指垫以纱布或棉球,压迫颊舌侧牙槽窝骨壁,使其复位并缩小牙槽窝。

(5)检查牙龈有无撕裂,如有撕裂应予缝合,以避免术后出血。

(6)将消毒的棉卷或纱布放于创口处,压迫止血,嘱患者咬紧。

(六)术后医嘱

(1)30 min 后吐出棉卷或纱布。

(2)2 h 后再进食,可进软食,不宜过热,当日避免患侧咀嚼。

(3)24 h 内,勿刷牙漱口;次日可刷牙,但勿伤及伤口。

(4)术后当日不要用舌尖舔创口,不要用手指触摸创口,更不要反复吸吮创口,如不要吐唾液,不要吸烟,不要用吸管吸饮等,以免由于口腔内负压增加而破坏血凝块。

(5)术后当日适当休息,不宜剧烈活动。

(6)术后当日或次日,唾液内有少量血丝或唾液呈淡红色属正常现象;如出血较多,应及时就诊。

(7)注意保持口腔卫生清洁。

(8)当手术创伤大、时间较长,以及全身抵抗力较差者,可酌情给以抗生素预防感染。

(9)留置的引流条在术后 24～48 h 撤除或更换。创口的缝线,术后 7 d 拆线。

二、牙拔除术的基本方法

临床中根据患牙的牙冠和牙根形态、所处的位置、萌出和病损的程度,选用不同的手术方法进行拔牙,现将一般牙齿的拔除方法介绍如下。

(一)钳拔法

钳拔法是拔牙手术中最常用的方法之一,适用于位置正常,牙冠无严重破损的牙;拔牙时术者左手应恰当配合,可将左手拇指和示指捏触于患牙邻牙和钳喙尖端部位,用力平稳而适度;其相关注意事项同前所讲述内容。

(二)挺拔法

适用于患牙坚固稳固或不易直接用牙钳夹持的牙,如死髓牙、纵折牙、错位牙、残根或断根等。①挺法:将挺刃插入患牙牙根的近(远)中面与牙槽窝内壁之间,使挺刃的凹面朝向根面,凸面支靠在近(远)中牙槽嵴顶作为支点,通过挺刃的旋转,使靠近患牙侧的挺刃面作用于牙体,将患牙挺松。②推法:将挺刃插入患牙牙根的近(远)中面与牙槽窝内壁之间,使挺刃的凹面朝向根面,凸面支靠在近(远)中牙槽嵴顶作为支点,通过挺刃的旋转,使远离患牙侧的挺刃面作用于牙体,使患牙受力后,被推向另一侧而松动。临床中常用于拔除位于牙列末端或一侧邻牙缺失的患牙。③楔法:使牙挺长轴与牙长轴方向相一致将挺刃插入;牙根面与牙槽窝内壁之间,然后施力,边楔入;边旋动,使牙根在牙槽窝内逐渐松动。④撬法:挺刃从残根或断根根面较高一侧插入,楔入;牙根面与牙槽窝内壁之间,以牙槽嵴或牙槽窝骨壁作为支点,撬动牙根使之松动;常用于残根或断根的拔除。

使用牙挺拔牙时,术者左手也应恰当配合,可将左手拇指和示指捏触于患牙或邻牙部位,用力平稳而适度;其相关注意事项同前所讲述内容。

(三)劈冠分根法

临床中,由于患牙所受阻力的影响,须将牙齿或牙根分成几部分,去除阻力后,分别拔除的方法。可以用于牙挺、骨凿、涡轮钻进行劈冠和分根;适用拔除阻生牙、嵌顿在邻牙间的错位牙、牙根分叉过大或异常弯曲的多根牙及残冠、残根等。

(四)增隙法

用增隙凿、半圆骨凿或涡轮钻,插入;牙体与牙槽窝内壁之间,压缩或去除一部分骨质而达到扩大牙槽窝的目的,使挺刃便于插入或钳喙便于夹持患牙。适用于拔除阻生牙、残冠、残根及断根等。

(五)冲击法

用冲出器、半圆骨凿或牙挺,放置在舌(腭)侧错位牙或舌向阻生牙的唇(颊)侧牙颈部,使凿刃或挺刃朝向牙冠𬌗面,锤击骨凿或牙挺末端,使牙齿受冲击力而松动脱出于牙槽窝。

(六)翻瓣去骨法

翻瓣:去骨法是指用外科手术切开部分黏骨膜而形成的带蒂的软组织瓣,并在掀起黏骨膜瓣后暴露下方骨壁,凿除适量的牙槽骨,显露牙或牙根后,再将牙或牙根拔除的方法。适用于阻生牙、某些拔出困难的牙,畸形根、残根、断根等的拔除。手术步骤包括麻醉、切口、翻瓣、去骨、拔牙、缝合。

(曹 杨)

第二节 牙拔除术

一、概述

在拔除各类不同部位的患牙时,除按照牙拔除术的基本步骤和方法外,还应结合各类牙齿的特殊解剖形态和周围牙槽骨的解剖特点,灵活选择各种拔牙方法,掌握相关注意事项。

(一)上颌中切牙

牙根为单根,近似圆锥形,牙根较直,根端圆钝,根的横切面近于圆形,唇侧的牙槽骨壁较薄。拔除步骤:向唇、腭侧摇动(向唇侧的力量应较大,以扩大牙槽窝),待牙松动后,再略向远中及近中施旋转力（以撕裂牙周膜），最后沿牙的纵轴方向牵引脱位。

（二）上颌侧切牙

解剖形态与中切牙相似，但牙根的近远中面稍扁平，根稍细，根尖微弯向远中，唇侧骨板较厚。拔除方法以摇动为主，但扭转的角度要小于中切牙，牵引的方向宜向下并稍向远中，以防根尖折断。

（三）上颌尖牙

牙根圆锥形，单根，近远中面略扁平，根粗而长，一般较直，也有根尖 1/3 弯向远中者，根的横切面为圆三角形，唇侧骨板薄。该牙十分稳固，拔除时需要较大的力量。拔除时向唇腭的摇动，可以加大向唇侧的摇动力量，并可向远中施加扭转力，待牙松动后再向下牵引，从唇侧脱位拔除。由于唇侧骨壁较薄，拔除时注意防止唇侧牙槽骨板折断。

（四）上颌前磨牙

上颌前磨牙是扁根，断面呈颊腭径宽的哑铃状。上颌第一前磨牙常在根尖部分为颊、腭两根；第二前磨牙颊侧骨板较薄。拔除时先向颊侧后向腭侧摇动，逐渐加大向颊侧的摇动力量，并与牵引力结合，将其拔除，不能使用扭转力，以免断根。

（五）上颌第一、二磨牙

上颌第一磨牙为三根（颊侧两根，腭侧一根），根分叉大，牙槽骨板都较厚。上颌第二磨牙亦为三根，但牙根较细，分义小，颊侧骨板较薄。拔除时，一般应先用牙挺挺松后，再用牙钳向颊腭侧反复摇动，并逐渐增大向颊侧的摇动力，扩大牙槽窝，使其松动后，再向阻力小的方向（向下、向颊侧方向）牵引即可拔除。

（六）上颌第三磨牙

牙冠较第一、二磨牙小，牙根变异较大，多数是三根融合，略呈圆锥形，并向远中弯曲，此牙周围骨质较疏松，且较薄。拔除时，可用牙挺向后、下外方施力，多可拔出；用牙钳时，向颊、腭侧摇动使其松动后，再向下向颊侧并向远中牵引，即可拔除。应注意断根及上颌结节骨折。

（七）下颌切牙

下颌切牙牙冠窄小，牙根扁平，唇舌径宽、近远中径窄，多为直根；牙槽骨壁唇侧较薄。牙钳拔除时向唇舌向摇动，以向唇侧为主，松动后向唇侧上方牵引脱位，不能扭转。

（八）下颌尖牙

下颌尖牙单根，粗而长，根端有时稍向远中弯曲，牙根横切面似三角形，尖向舌侧；唇侧牙槽壁较薄。

拔牙时，用力方向为唇舌向摇动，以向唇侧为主；可稍加小幅度的扭转力，最后向上向唇侧牵引脱位。

（九）下颌前磨牙

下颌第一、二前磨牙解剖形态相似，均为锥形单根牙，牙根细长，有时略向远中弯曲；根的颊舌径较大、近远中径较小，牙根横切面为扁圆形；牙槽骨壁均较厚，骨质弹性较上颌小。拔牙时，主要为颊舌向摇动，稍可扭转，最后向上、向颊侧、向远中拔除。

（十）下颌第一磨牙

多为彼此平行的近、远中双根；颊舌径都较大，切面呈扁圆形，略弯向远中；有的牙为三根，即远中根分为远中颊根及远中舌根两根，远中舌根常常较细小且根尖带有弯钩，术中容易折断。拔除时,对牢固的牙先用牙挺挺松,然后使用牙钳做颊舌向的摇动力量,最后向上、向颊侧拔出;如此牙为近、远中双根,尤其在死髓牙、牙冠破坏较大或有大面积充填物时,可选择牛角钳,将两个尖锥形钳喙伸入根分叉之下,紧握钳柄向颊舌侧施力,拔除患牙。

(十一)下颌第二磨牙

下颌第二磨牙多为近、远中双根,但牙根较小,分叉也较小,有时两根可融合。该牙的长轴在牙列上向舌侧倾斜,故舌侧骨壁较薄,阻力较小。拔除时可先用牙挺将牙挺松,再用牙钳向舌颊侧摇动,待牙松动后向上、向舌侧牵引脱位。

(十二)下颌第三磨牙

下颌第三磨牙牙槽骨在颊侧因有外斜线而使骨壁更为坚实,且牙的位置和冠根形态变异较大,牙根多融合成锥形单根或是两至三个以上的牙根,且常有异向弯曲,拔除的难易程度不一,术中易发生断根。下颌第三磨牙因其位置在最后,舌侧骨板相对较薄,拔除前应观察 X 线片,可先用牙挺将牙挺松,再用牙钳施以颊舌侧的摇动力,当牙明显松动后,循阻力较小的方向牵引脱位。

二、乳牙的拔除

滞留乳牙具备拔牙适应证时,应予拔除。乳恒牙替换期,乳牙根常已发生不同程度的吸收而容易拔除;当乳牙根仅与牙龈相连而极为松动时,用表面麻醉可拔除;当稳固的乳牙或乳牙根拔除时,仍须选用浸润麻醉或阻滞麻醉。

拔牙时,一般选择合适的乳牙钳、血管钳或持针器,操作要轻巧、敏捷,拔牙操作时注意事项:①乳牙牙根不均匀一侧吸收时,牙根则薄细长,用力时方向、大小灵活调整,如下颌乳中切牙、乳侧切牙最常见。②注意不要遗漏乳牙残片。③使用牙挺时,切勿损伤邻牙和下方的恒牙胚。④拔牙窝禁忌搔刮,以免损伤下方的恒牙或恒牙胚。⑤乳牙脱位时,应夹稳牙体,防止乳牙脱落后掉入气管中。

三、额外牙的拔除

额外牙的大小不一,牙冠形态常不规则,大多呈圆锥体形,多见于上前牙区或硬腭前部。拔牙时,应灵活恰当地选择拔牙器械,注意防止损伤邻牙;如为埋伏额外牙,术前通过 X 线片,从不同方位在颌骨中定位后,用翻瓣去骨法拔除。

四、错位牙的拔除

牙齿排列在正常牙列之外,可以错位于颊侧或舌侧,导致牙列的重叠和拥挤。拔除此类牙齿时,应灵活恰当地选择拔牙器械,注意防止损伤邻牙,如选用的牙钳如不能从唇舌向夹持牙体时,可从其近远中向夹持牙体,摇动力和旋转力的幅度均要小,常颌用较大的牵引力拔除;必要时,利用劈冠分根法,可将牙齿或牙根分成几部分,分别拔除的方法。

(曹　杨)

第三节　牙根拔除术

牙根拔除术是指将牙冠已破坏遗留于牙槽骨内的残根和牙拔除术中折断的断根取出的方法。

一、残根和断根的概念及相关因素

残根是指遗留牙槽窝中时间较久的牙根。在根周和牙槽骨壁间,多存在慢性炎症及肉芽组织,根尖、牙周膜及牙槽骨壁均有程度不等的吸收,一般拔除较易;亦有少数残根,因牙体、牙周组织的慢性增生性病变造成不同程度的根骨粘连,拔除难度较大。断根是指外伤或拔牙手术中所造成的牙根折断而存留于牙槽窝内的牙根。当断根部分与根周组织基本未分离时,拔除较为复杂。拔牙术中应尽量减少断根的发生,现将术中造成牙根折断的相关因素分析如下。

(一)技术因素

常见的有拔牙器械选用不当,钳喙安放位置不正确,拔牙时用力不当,拔牙经验不足等。

(二)病理因素

常见的有牙冠有广泛的破坏,有较大的充填物,经口内治疗后的死髓牙导致牙齿的脆性增加等。

(三)解剖因素

常见的有牙根外形变异(如弯根、额外根等),根分叉过大,牙骨质增生导致根端肥大,牙根与周围骨质粘连、老年人骨质弹性降低等。

二、牙根拔除的手术原则和术前准备

在临床工作中,原则上各种断根皆应在术中取出。以避免由于根髓内容物的崩解而发生感染,以及根尖周炎性病变导致的感染和疼痛的发生。在某些情况下,也必须全面考虑,如患者体质较弱或伴其他系统性疾病,而手术又很复杂时,亦可延期拔除;有的断根甚小且本身并无炎症存在,或断根接近上颌窦或下颌管部位时,为避免手术所造成不必要的并发症,也可不予拔除。留在牙槽窝内的断根可能有两个归宿:①被骨组织包裹骨化成为牙槽骨的一部分。②逐渐升高自行从牙槽窝内排出。

牙根拔除前应做仔细的检查分析:确定断根的数目、大小、部位、深浅、阻力,断根斜面情况及与周围组织的关系(如上颌窦、下颌神经管),必要时拍摄 X 射线片,然后制订取根方案和准备器械。顺利取出断根的前提是清晰辨别断面,在清楚地看清断根的条件下进行,切忌盲目操作。要求光源明、术野清,光线必须照入牙槽窝底。术区应止血充分,可使用干棉球或含血管收缩剂(如肾上腺素)的棉球压迫,要压至牙槽窝底部。术中应避免急躁情绪,忌用暴力,防止出现断根的进一步移位。对术中可能发生的情况,应向患者解释清楚。

三、牙根拔除的方法

(一)根钳拔除法

适用于高位残根,颈部折断的断根或虽折断部位低于牙槽嵴,但在去除少许牙槽骨壁后,仍能用根钳夹住的断根。根钳的钳喙薄而窄长,能与牙根紧密的贴合。使用根钳时应注意:夹持牙根时,用力不要太大,以防根钳滑脱或夹碎牙根;根钳应尽量向根端方向推进,夹住较多的牙体,也可一边拔除,一边向根方插入;当唇颊断根面过低时,可同时夹持住一小部分唇颊骨板和牙根一块拔除,注意去除的牙槽骨板不应太多,一般2~3 mm即可。

(二)牙挺拔根法

牙挺拔根法适用于根的折断部位较低,不能用根钳夹住或特别稳固的牙根。

1.器械的选择

应选用挺刃宽窄、厚薄合适,能进入断根面与牙槽窝内壁之间,挺刃的大小、宽窄与牙根表面相适应,并能达一定深度的牙挺、根挺或牙尖挺等。直挺用于拔除高出牙槽嵴平面以上的牙根;弯挺常用于后牙牙根;根尖挺适用于拔除根尖1/3折断的牙根;三角挺可用于下颌的磨牙已有一根拔除而另一根存留者。

2.支点的选择

使用牙挺或根挺最常选用的支点部位是颊侧近中、牙槽间隔和牙根间隔,或腭侧骨壁;上下前牙的唇侧骨板均较薄,不可作为支点,以避免损伤骨板及牙龈。

3.器械的使用

牙挺应从牙根断面的边缘与牙槽骨内壁之间顺根面插入,插挺的方向与牙根长轴平行;如断根位于牙槽窝深部,根断面不平整,根挺或牙尖挺应从断面较高的一侧插入;对稳固的位于牙槽窝深部的根尖1/3折断,可以用根挺或小半圆骨凿,去除一小部分根周的牙槽窝内壁骨质,增隙后使根尖挺插入;插挺成功后,使用楔力及旋转力,旋转的频率要大,角度要小,逐渐使挺深入并使牙根松动。

(三)分根法

适用于多根牙,当牙根分叉大,同时拔除所有牙根时阻力也较大,此时可将各牙根分开,逐一取出。如用骨凿、牙挺、涡轮钻或牛角钳先将各牙根分开,再用根钳或根挺拔除每一牙根。

(四)去根尖中隔法

适用于多根牙仅有一个根的1/3折断的牙根。可用骨凿或涡轮钻去除根尖中隔,然后再取出断根;如下颌磨牙仅有一个根折断,或一个根已拔除者,可用三角挺将挺刃深入牙根已被拔除的牙槽底部,挺尖朝向根尖中隔,以牙槽骨为支点,向上旋动牙挺,可将断根与根尖中隔一起挺出。

(五)翻瓣去骨法

翻瓣去骨法广泛适用于取深部断根、阻生牙埋伏牙的拔除、牙槽突修整、颌骨囊肿刮治等手术,如无法用根钳和牙挺拔出的牙根、牙根粗大或弯曲、根端肥大、牙体组织脆而易碎、牙根与牙槽骨病理性粘连、根尖深在、断根距上颌窦等重要组织过近、断根已发生移位等情况,均可使用此法;但此方法对组织创伤大且去除牙槽骨会导致牙槽突变窄、变低,不利于义齿的修复,故不应滥用。

翻瓣去骨法的原理是用外科手术的方法,将牙根表面的黏骨膜瓣(带蒂软组织瓣)切开并掀起,显露其下方的骨组织并将骨适量凿除,以显露牙根及病变组织,将其去除,最后将黏骨膜瓣复位缝合。手术步骤及要求如下。

1.切口

设计瓣时,首先要考虑好手术需暴露的部位和范围,瓣要有足够的大小,保证术野清晰;应注意血运供给,瓣的基底必须比游离缘宽大;切口距术后骨创缘至少 6～8 mm,有足够的去骨间隙,使去骨时不致损伤软组织边缘;切口的位置应在不准备去除的骨质之上(即在去骨的范围之外),使缝合后的切口之下有骨组织支持而有利于愈合,否则创口可能因塌陷、裂开而延迟愈合。

下颌双尖牙区设计瓣时,应避免伤及颏神经;下颌磨牙后区的切口,也应注意勿太偏舌侧,以免损伤舌神经;上颌者应注意由腭大孔及切牙孔穿行的血管神经束,后者必要时可切断,因出血不多,且神经再生迅速。常用的切口有梯形切口、角形切口(适用于牙列末端或去骨仅在牙槽骨边缘时)和弧形切口(适用于手术只要求去除根尖部骨质时)。各种瓣的蒂都要放在龈颊沟侧,纵向的切口一般不要超过龈颊沟底,否则易出血,术后肿胀重。

2. 翻瓣

瓣的厚度应包括覆盖于骨面上的全部软组织(黏膜、黏膜下软组织、骨膜),亦称黏骨膜瓣。将黏骨膜瓣作为一层全层切开,从骨膜下,紧贴骨面翻瓣;这是由于骨膜是牙槽骨创区愈合的有利条件,再者口腔内黏膜与骨膜之间紧密连接,强行分离会造成严重出血和创伤。翻瓣时使用器械为骨膜分离器,从两切口相交处开始,应贴骨面向前推动,先剥离附着龈,然后向移行沟推进;在下颌双尖牙区翻瓣时,要注意避开颏神经。翻瓣波及多个牙龈乳头时,应将颊舌侧牙龈乳头间垂直抛开再翻瓣,避免牙龈乳头处的撕裂。

3. 去骨

去骨可使用骨凿、牙钻、涡轮机和其他外科动力系统。去骨量不宜过多,以能暴露牙根,能插入牙挺或根钳可以夹持为宜,去骨宽度应达牙根的整个宽度,切不可暴露或伤及邻牙牙根。临床常用的为半圆骨凿去骨,敲击方法为连续双击,先轻(进入骨内)后重(劈开板)反复进行,直至去骨完成;操作时,应有良好支点,防止滑脱;敲击下颌时,助手必须用手托稳下颌骨,减小对颞下颌关节的刺激和损伤。使用钻去骨时,必须注意充分的局部冷却,防止出现骨烧灼。去骨时,上颌要避免损伤鼻底和上颌窦壁,下颌防止损伤下颌神经管和颏孔。

4. 拔出牙根

暴露牙根后,用根钳、牙挺或根挺取出;牙根取出后,应去除锐利不规则的骨缘、骨突和过高的牙槽中隔,并使之光滑移行;按常规拔牙创口处理方法,将骨创口彻底清理干净后,用生理盐水冲洗,以清除细小的骨屑。

5. 缝合

将黏骨膜瓣正确复位、拉拢缝合,术后 5～7 d 拆线。

(六)其他拔根法

临床中对于松动的牙根也可试用小头刮匙刮出或蚊式止血钳夹持后取出。如遇根尖部折断的断根,已有一定松动度但难以取出时,可试用牙科探针或根管扩大针,插入断根的根管内,逐渐用力摇动,加大其松动度再施提拉牵引力将根取出。

(曹　杨)

第四节　阻生牙拔除术

阻生牙是指由于邻牙、骨或软组织的影响而造成牙萌出受阻,只能部分萌出或完全不能萌出,且以后也不能萌出的牙。引起牙齿阻生的原因,主要是随着人类的进化,颌骨的退化与牙量的退化不一致,导致骨量相对小于牙量,颌骨缺乏足够的空间容纳全部恒牙。阻生牙最常见于下颌第三磨牙,其次是上颌第三磨牙、上颌尖牙。

由于阻生牙发生位置特殊,常邻近重要解剖结构、与邻牙关系密切,因而造成手术难度较大。术者应对阻生牙的形态和位置、与邻牙的关系、阻生牙周围的局部解剖环境,在术前通过详细的临床检查和必要的 X 射线检查,做出准确的判断,并在术中根据实际情况及时调整。

一、下颌阻生第三磨牙拔除术

(一)应用解剖

下颌阻生第三磨牙位于下颌体后部与下颌支交界处。此区域颌骨骨质由厚变薄;且下颌体和下颌支的方向不同,应力向周边的传递受阻;加之牙体深入骨体内,使骨的连接更加薄弱;拔牙时,如使用暴力,有可能引起下颌角骨折。下颌阻生第三磨牙位于下颌支前下缘内侧。在下颌支前下缘与第三磨牙之间形成一骨性颊沟,下颌支前下缘向前与外斜线相延续,外斜嵴的上面常为凹槽状,此区域还有颊肌附着。拔牙后的渗出物、出血及冠周炎的炎症产物或脓液,会沿这一路径向前下引流至第一、第二磨牙的颊侧,形成肿胀、血肿或脓肿。

下颌阻生第三磨牙颊侧骨板较厚,并有外斜线的加强,成为骨阻力产生的重要部位,而且去骨困难。然而这也使之成为用牙挺时的有利支点。

下颌第三磨牙的颊侧骨皮质的纹理与下颌体平行,成层状排列,去骨时,凿骨线可能沿纹理向前延伸,导致邻牙颊侧骨板缺损。为避免这一问题的发生,水平凿骨前,应在邻牙的远中凿纵痕,中断骨纹理。用凿去骨时,可利用层状结构,顺纹理凿行,去除板层状骨片,提高去骨效率。

下颌阻生第三磨牙舌侧骨板薄,自牙根的下方突出于下颌体的舌面。一方面其弹让性较大,牙多向舌侧脱位;另一方面,容易导致舌侧骨板骨折,引起出血、肿胀等反应。有人提出利用这一特点,用劈开舌侧骨板的方法拔除低位阻生第三磨牙。

舌神经在下颌第三磨牙处常位于黏膜下,有的位置较高。术中切口和累及舌侧的操作应谨慎。下颌阻生第三磨牙是距离下颌管最近的牙,芽根可在下颌管的上方、侧方甚至直接接触。拔牙取根时,应避免损伤下牙槽神经血管束。

下颌阻生第三磨牙的远中是磨牙后区,磨牙后区内有一下颌血管分支经过,如远中切口延及下颌支前缘且较偏舌侧时,可导致术中出血多而影响术野,应予以注意。

(二)下颌阻生第三磨牙拔除适应证与禁忌证

(1)对于有以下症状或引起病变的阻生下颌第三磨牙均主张拔除,包括如下。

1)下颌阻生第三磨牙反复引起冠周炎者。

2)下颌阻生第三磨牙本身有龋坏,或引起第二磨牙龋坏者。

3)下颌阻生第三磨牙引起相邻的下颌第二磨牙与下颌第三磨牙之间食物嵌塞者。

4)因压迫导致下颌第二磨牙牙根或远中骨吸收者。

5)已引起牙源性囊肿或肿瘤者。

6)因正畸需要保证正畸治疗的效果者。

7)可能为题下颌关节亲乱病诱因的下颌阻生第三磨牙。

8)因完全骨阻生而被疑为某些原因不明的神经痛病因者,或可疑为病灶牙者,亦应拔除。

(2)由于下颌阻生第三磨牙可以引起局部感染、邻牙损害颞下颌关节紊乱病,并成为牙源性囊肿及肿瘤的潜在病源,且本身无法建立正常的咬合关系而行使功能,故有人提出对无症状的下颌阻生第三磨牙应考虑早期预防性拔除。预防性拔除下颌阻生第三磨牙的目的如下。

1)预防下颌第二磨牙牙周破坏:下颌阻生第三磨牙的存在,特别是在近中和前倾阻生时,使下颌第二磨牙远中骨质丧失。由于牙弓中最后一个牙的远中面最不易保持清洁,故易导致炎症,使上皮附着退缩,形成牙周炎。

2)预防龋病:阻生牙的本身及第二磨牙的远中面皆易产生龋病。

3)预防冠周炎:当下颌阻生第三磨牙部分萌出时,阻生牙的𬌗面常为软组织覆盖,形成盲袋,成为细菌滋生的良好场所而引起冠周炎。如不拔除阻生牙,冠周炎可反复发作,且有逐渐加重并引起一系列并发症的可能。

4)预防邻牙牙根吸收:有时阻生牙的压力会引起下颌第二磨牙牙根吸收,早期发现及早期处理有助丁保存邻牙。

5)预防牙源性囊肿及肿瘤发生:如阻生牙存在,则滤泡囊亦存在。虽然在大多情况下不发生变化,但也有发生囊性变而成为牙源性囊肿及牙源性肿瘤的可能性。

6)预防发生疼痛:完全骨阻生有时也会引起某些不明原因的疼痛。

7)预防牙列拥挤:下颌第三磨牙与牙列拥挤之间的关系,有两种不同的观点:一种认为第三磨牙与牙拥挤的发生、发展无关;也有不少学者认为下颌第三磨牙对前面的牙有挤压作用,引起和加重前牙拥挤在这些情况下,是否拔除下颌阻生第三磨牙,应与正畸科专家共同研究决定。

(3)当下颌第三磨牙仅处在下列情况可考虑保留如下。

1)正位萌出达邻牙𬌗平面,经切除远中覆盖的龈片后,可暴露远中冠面,并与对颌牙可建立正常咬合关系者。

2)当下颌第二磨牙已缺失或因病损无法保留时,如下颌阻生第三磨牙近中倾斜角度不超过45°,可保留做修复的基牙,避免游离端缺失。

3)虽邻牙龋坏可以治疗,但因牙间骨质吸收过多,拔除下颌阻生第三磨牙后邻牙可能松动者,可同时姑且保留下颌阻生第三磨牙和下颌第二磨牙。

4)完全埋伏于骨内,与邻牙牙周无相通,无压迫神经引起疼痛症状者,可暂时保留。

5)下颌第二磨牙根尖末形成,下颌其他磨牙因病损无法保留时,可将其拔山后移植丁其他磨牙处,行使其功能。

6)下颌第二磨牙拔除后,如下颌第三磨牙牙根未完全形成,可以自行前移替代第二磨牙,与上颌磨牙建立咬合,如配合正畸治疗,可建立良好的哈关系。

7)8～10岁的儿童下颌第一磨牙龋坏无法保留时,如下颌第三磨牙前倾位阻生,拔除下颌第一磨牙后的间隙,可能因下颌第二、三磨牙的自然调整而消失,配合正畸治疗,可获得更好的𬌗关系。下颌阻生第三磨牙拔除的禁忌证与一般牙拔除术禁忌证相同。在临床中,当患者具备拔除下颌阻生第三磨牙的适应证,且无拔牙禁忌证时,一般将拔除下颌阻生第三磨牙(智齿)

的最佳时机认为 16～18 岁,由于此阶段智齿牙根形成 1/3～2/3,且已萌出到应有的高度,拔除患牙时较容易、不易断根,再者,此阶段患者全身耐受力好,创口愈合快。

(三)下颌阻生第三磨牙临床分类

1.根据阻生牙与第二、三磨牙及下颌升支前缘的关系分类

第Ⅰ类阻生:第二磨牙远中面与下颌升支前缘之间的距离,能容纳阻生牙牙冠的近远中径。

第Ⅱ类阻生:第二磨牙远中面与下颌升支前缘之间的距离,不能容纳阻生牙牙冠的近远中径。

第Ⅲ类阻生:阻生牙牙冠的大部分或全部位于下颌升支内。

2.根据阻生牙在颌骨内的深度分类

高位(position A)、中位(position B)、低位(position C)。

高位阻生:牙的最高部位平行或高于牙弓骀平面。

中位阻生:牙的最高部位低于骀平面,但高于第二磨牙的牙颈部。

低位阻生:牙的最高部位低于第二磨牙的牙颈部。骨埋伏阻生牙(即牙全部被包埋于骨内)也属于此类。

3.根据阻生牙的长轴与第二磨牙长轴的关系分类

分成下列各类:垂直阻生、水平阻生、近中阻生、远中阻生、倒置阻生、颊向阻生、舌向阻生。

4.根据阻生牙在下颌牙列中线的位置分类

分成颊侧移位、舌侧移位、正中位。临床中,为准确描述阻生牙的位置,应将各项分类结合,这样才能将牙的三维位置表述出来。在阻生的下颌第三磨牙中,垂直阻生最常见(43.8%),其次为近中阻生(28.5%)、水平阻生(15.4%),拔除的难易有很大差距。

(四)术前检查

1.全身情况

检查患者的全身情况,符合拔牙适应证,无拔牙禁忌证。

2.局部检查

详细全面的局部检查,确定手术的最佳时机。

(1)口外检查:颊部软组织有无红肿、硬结、瘘管,下颌下及颈部淋巴结有无肿大、压痛,下唇感觉有无异常或麻木,有无张口受限及受限程度。

(2)口内检查:下颌阻生第三磨牙的阻生情况(位置、方向、与邻牙关系等);牙冠发育沟是否明显;牙冠有无龋坏及大小如何;冠周龈瓣覆盖情况,有无炎症及溢脓;下颌第二磨牙远中面有无龋坏、有无松动及叩痛,牙周状况如何。

3.X 线片检验

常规在拔除下颌阻生第三磨牙之前,需做 X 线片检查。术前的 X 射线检查对阻力分析、手术设计、术中注意事项等方面有重要的参考价值。

X 线片观察内容包括:阻生牙萌出的位置、类型;牙根的数目(单根、融合根、多根)与形态(长度、分叉大小、弯曲方向);牙根与下颌神经管的关系;阻生牙与邻牙的关系,以及邻牙的牙根情况、邻牙有无远中龋坏;阻生牙周围的骨质有无骨硬化等。

X 线片虽能提供很多的信息,但应注意投照造成的重叠和失真。下颌管与牙根重叠时,易误认为根尖已突入管内,此时,应观察牙根的牙周膜和骨硬板是否连续,重叠部分的下颌管是

否比牙根密度高、有无变窄等,以判断牙根是否已进入管内。下颌阻生第三磨牙常位于下颌支前下缘内侧,在下颌体侧位片和第三磨牙根尖片上,牙冠常不同程度地与下颌前缘重叠,形成骨质压盖的假象,误认为须去骨法拔牙,故判断冠部骨阻力时,应结合临床检查综合诊断。

锥形束 CT 可以避免根尖片因影像重叠和投照角度偏差而造成的假象,直观并量化下颌管在不同层面和方位,上与下颌第三磨牙的距离关系。

(五)阻力分析

在拔除下颌阻生第三磨牙之前,必须对阻生牙所存在的各种阻力进行仔细分析。一般来说,有三种阻力,即软组织阻力、骨组织阻力、邻牙阻力;只要将其阻力去除,患牙可轻而易举的拔除。

1.软组织阻力

牙冠部的软组织阻力,来自下颌第三磨牙牙冠方覆盖的龈瓣,此龈瓣组织质韧并保持相当的张力,对下颌第三磨牙向远中哈向运动形成阻力。龈瓣覆盖超过冠部远中 1/2 常产生阻力,解除软组织阻力的方法是切开、分离。

2.骨组织阻力

(1)冠部骨阻力:冠部骨阻力来源于包裹牙冠的骨组织,主要是牙冠外形高点以上的骨质。解除冠部骨阻力主要采用去骨法,有时截冠或增隙也可达到减除冠部骨阻力的目的;垂直阻生时,冠部骨阻力多在远中,近中或水平阻生时冠部骨阻力则多在远中和颊侧。

(2)根部骨阻力:根部骨阻力是来自牙根周围的骨组织。根部骨阻力的大小取决于牙的阻生情况,牙根的数目、形态,根尖的形态和周围的骨质情况;当牙根多、粗长、分叉大、根尖弯曲、根尖肥大、根周骨质与牙根粘连等,都是增大根部骨阻力的因素。去除根部骨阻力的方法有分根、去骨、增隙。

3.邻牙阻力

邻牙阻力是拔除下颌阻生第三磨牙时,下颌第二磨牙所产生的妨碍其脱位运动的阻力。邻牙阻力视第二磨牙与阻生第三磨牙的接触程度和阻生的位置而定。邻牙阻力的解除可来取劈冠法和去骨法。X 线片的阻力分析,指在 X 射线根尖片上,根据阻生牙脱位运动中可能出现的阻力进行分析。虽然它不能完全等同于手术的实际情况,但可作为阻生牙手术设计时的参考。Thoma 提出在 X 射线片上,以近中阻生牙的根尖为圆心,以根尖到冠部近中牙尖为半径划弧线,如果弧线与邻牙冠部远中面相重叠,则可判断有邻牙阻力存在,拔牙时需去除阻力。

(六)手术设计

拔牙设计是根据阻力分析、器械设备条件和个人操作经验,设计合适的拔牙手术方案。手术方案应包括:严格的无菌操作原则;麻醉方法和麻醉药物的选择,黏骨膜瓣的设计(充分暴露手术野、充足血运、切口下方有骨支持),确定解除阻力的方法(切开位置、去骨范围、劈冠部位),估计牙脱出的方向。

由于阻力分析不是绝对可靠的,会出现不符合实际情况的推断,因此拔牙术前设计的方案,不应机械的执行,要根据术中出现的问题及时调整。

1.各类低位牙阻生牙

由于各种阻力都大,常需作附加切口、翻瓣、去骨、解除冠部骨阻力和显露牙冠的沟裂;用去骨法、分牙法,增隙法来解除各种阻力,使阻生牙能顺利拔除。去骨范围不宜过多,可减少手术创伤及术后出血、水肿等反应。

2.各类中位牙阻生牙

因有一定程度的软组织及骨组织阻力,有时领做切开、翻瓣后去骨解除冠部阻力,根据邻牙及根部骨阻力的程度,可采用分牙、增隙等方法,使阻生牙顺利拔除。

3.各类高位牙阻生牙无软组织、邻牙及冠部骨阻力

故在无根部骨阻力的垂直或近中阻生牙的拔除时,可配合增隙法解除阻力,常无须切开、分牙或去骨。水平阻生因脱位时须转动的角度较大,为减少转动半径,有时仍须采用分牙法,甚至少量去骨后方能顺利拔除。

(七)拔牙步骤和方法

下颌阻生第三磨牙拔除术是一项较为复杂的手术。手术本身包含对软组织和骨组织的处理。该区位于口腔后部,进路及术野显露均较困难。术野中的血液及唾液亦增加手术的难度。拔除时应严格遵守无菌原则。

手术方案应包括:麻醉方法及局部麻药的选择,黏骨膜瓣的设计,解除阻力方法的选择,预估须去除骨质的量和分开牙体的部位,设计牙脱位的方向。

根据手术方案选择器械。如有条件,可选择涡轮机种植机、骨钻等动力系统去骨及分开牙体,相对使用锤、凿而言,既避免因掌控不当引发较严重并发症,也减少对患者锤击时震动所引发的痛苦和心理影响,显现人文关怀。在完善术前检查、手术设计后,现将标准手术步骤介绍如下。

1.麻醉

通常选择下牙槽、舌、颊神经一次阻滞麻醉。为了减少术中出血,保证术野的清晰,可在下颌第三磨牙的颊侧近中、颊侧远中角及远中,三点注射含血管收缩剂(1:5万~1:20万肾上腺素)的药液。当局部龈瓣有感染时,切开之前,应彻底冲洗盲袋并滴入杀菌剂,切开后还应进一步冲洗。

2.切开、翻瓣

高位阻生牙一般不须翻瓣,以能挺出牙冠为宜,当有部分软组织阻力时,仅在牙冠𬌗面处做远中切口,分离龈瓣即可。

对于中、低位阻生牙,常用的是角形切口;其远中切口从距下颌第二磨牙远中面约 1.5 cm 开始,向前切开,直抵第二磨牙远中面中央;近中颊侧切口从下颌第二磨牙的远中或近中颊面轴角处,与龈缘约呈45°角,斜向前下切开。如用涡轮机拔牙,远中切口宜稍偏向下颌第二磨牙远中舌侧龈缘,向后外方成弧形切口,其目的在于翻瓣后,骨面暴露充分,可避免操作中舌侧软组织被卷入钻针而造成撕裂伤。

操作中注意事项:远中切口勿过分偏舌侧,以免损伤舌神经;近中颊侧切口勿超过移行沟底,颊侧瓣掀起一般不要超过外斜嵴,以免引起术后肿胀;切开时应直达骨面,做黏骨膜瓣的全层切开;翻瓣时使用骨膜分离器,由近中切口开始,将黏骨膜瓣作为一层,沿骨面全层翻起,切口舌侧黏骨膜也应稍加分离,避免因粘连导致软组织撕裂。

3.去骨

翻瓣后应检查骨质覆盖牙面的状况,决定去骨量和部位。一般垂直阻生去骨要达牙各面外形高点以下;水平和近中阻生颊侧去骨,应达近中颊沟之下,远中至牙颈部以下。去骨最好用涡轮机或其他外科动力系统,用钻针去骨速度快,震动小。临床中常使用半圆骨凿去骨,应先在第二磨牙的远中颊侧骨皮质凿一纵向切痕,形成应力中断线,防止去骨前移而过多;凿骨

时应利用骨纹理,按去骨量的需要,力求大块,凿次少,以减少创伤。一般阻生牙为颊侧去骨,如需去除舌侧骨板时,将凿置于牙远中面后,凿刃向下前方,抵舌侧骨板内侧面,与舌侧板上缘呈 45°,锤击骨凿去骨。

4.分牙

分牙的主要目的是解除邻牙阻力,减小牙根骨阻力。分牙包括劈冠和分根,临床中多用双面骨凿分牙,创伤小、速度短、操作方法有正中劈开(纵劈法)和近中劈开(斜劈法);如使用涡轮机等动力系统分牙,多采用横断截开牙齿,并可分多块断开取出,但应注意横断牙冠时必须使游离冠下部小,上部大,方可取出。

正中劈开的劈开线与牙长轴基本一致,将牙冠在根分歧处一分为二,同时将近远中牙根分开。优点为解除邻牙阻力;减小牙根部骨阻力。缺点为劈开角度如有误差导致远中牙冠劈开,未能解除邻牙阻力,导致劈冠失败;锤击骨凿用力过大时,易并发下颌角部骨折。

近中劈开是将下颌第三磨牙的近中冠劈下,牙根未受影响。优点为解除邻牙阻力;劈开角度如有误差导致正中劈开,仍可达到分牙的目的;不易导致下颌角部骨折。缺点为未能分根,没有减小牙根部骨阻力。

临床中双面骨凿分牙的注意事项如下。

(1)选择凿刃较薄,宽度合适的双面骨凿为宜。

(2)分牙之前,牙冠最大周径必须暴露。

(3) 般骨凿放于牙冠颊侧发育沟进行分牙,如果颊沟不明显,可用涡轮机车针磨出沟槽,放置骨凿。

(4)注意掌握分牙时的骨凿方向及角度。

(5)术者握持骨凿,要有稳定的支点,防止骨凿滑脱。

(6)助手一只手用骨锤敲击骨凿时,另一只手应托稳患者下颌角,以免锤击时造成颞下颌关节损伤。

(7)骨锤锤击骨凿时,应准确地敲击在凿柄末端,方向与骨凿长轴方向一致,且为重单声、快速闪击样敲击,一般 1～3 次要将牙齿劈开,锤击次数增多后,牙齿会出现松动,不易劈开。

(8)被劈分的牙在牙槽内必须稳固无松动,如牙已松动,则牙周区出现一定弹性,不仅不易劈开,还易造成舌侧骨壁折裂或牙被击入颌周间隙内。

5.增隙

增隙是指用增隙凿、半圆骨凿或牙挺,插入牙体(牙根)与牙槽窝内壁之间,利用松质骨的可压缩性,扩大牙周间隙,解除根周骨阻力的方法。增隙法是锤凿拔牙的重要手段。

6.拔出阻生牙

拔出阻生牙当软组织阻力、邻牙阻力解除,骨阻力在一定程度上解除后,根据临床的情况,选择适当的牙挺,将患牙挺松或基本挺出,最后用牙钳使牙完全脱位。

使用牙挺时,应明确牙挺使用时的注意事项,左手手指时感知牙齿的动度和舌侧骨板的扩开幅度,避免舌侧骨板折断及牙移位;牙的最终脱位一般用牙钳或根钳完成,以减少牙挺滑脱和牙被误吸、误吞的可能。对分牙后拔出的牙,应将牙体组织全部取出,并拼对检查是否完整;如有较大缺损,应仔细检查拔牙创,取出残片。

7.拔牙创处理

拔牙创不仅应遵循常规相关处理,而且应注意以下问题。

(1)使用劈开法或去骨法拔牙,会产生碎片或碎屑,应认真清理。但不可用刮匙过度搔刮牙槽窝,以免损伤残留牙槽骨壁上的牙周膜而影响愈合。

(2)在垂直阻生牙的远中、水平阻生或近中阻生牙冠部的下方常存在肉芽组织,X线片显示为月牙形的低密度区。若探查为脆弱松软、易出血的炎性肉芽组织,应予以刮除;若已形成较致密的纤维结缔组织,探查有韧性感,则对愈合有利,不必刮除。

(3)低位阻生牙的牙冠常有牙囊包绕,拔牙后多与牙龈相连,为防止形成残余囊肿,应将其去除。

(4)对扩大的牙槽窝应压迫复位。锐利的骨边缘应加以修整,避免刺激黏膜而产生疼痛。大部分游离的折断骨片应取出,骨膜附着多的骨片予以复位。

(5)应避免过多的唾液进入拔牙窝与血液混合,唾液和血液混合后会形成质量不佳血凝块,影响拔牙创的愈合。封闭拔牙窝前,用生理盐水冲洗,去除各种残渣,以棉球拭干,使血液充满牙槽窝。

8.缝合

缝合的目的是将组织复位以利于愈合;防止术后出血;缩小拔牙创口、避免食物进入,防止血凝块脱落。缝合不宜过于严密,通常第二磨牙远中、切口转折处可以不缝,这样既可达到缝合目的,又可使伤口内的出血和反应性产物得以引流,减轻术后周围软组织的肿胀,减少血肿的形成。缝合时,先缝近中再缝远中。近中颊侧切口的缝合不便操作,应斜向夹针,使针与切口呈垂直交叉;先从切口近中未翻瓣侧膜龈联合稍下位置刺入,使针按其弧度贴骨面自然顺畅推进,不可强行使针穿出而造成牙龈撕裂;针前部穿出后,如继续推进困难,可用持针器夹住针前段拔出,再缝向切口远中侧;线结不要过紧,以免撕脱;一般近中颊侧切口缝合一针即可。

9.压迫止血

缝合完成后,压迫止血方法同一般牙拔除术。如果拔牙创较大,拔牙时间较长,为预防术后干槽症,可放入碘仿海绵1~2小块。

10.术后医嘱及注意事项

遵循一般牙拔除术后注意事项,告知患者,如有不适,及时复诊处理。

(八)各类下颌阻生第三磨牙拔除的特点

1.垂直阻生

高位垂直阻生多数牙根为融合锥形根,故根部阻力不大,较容易拔除;可将牙挺从近中颊侧插入,以近中牙槽嵴为支点,用牙挺的推力和挺力将患牙向远中挺出,也可挺松后用牙钳拔除。低位垂直阻生,冠及根部阻力都较大,拔除较困难;如聆面有软组织覆盖者,应先做切口,去除软组织阻力;然后,通过去骨解除颊侧及远中骨阻力,显露牙颈部后再试挺;如根部仍存在较大骨阻力(如根分叉大,根端肥大等),还须结合分根法、去骨法、增隙法,方可拔除。

2.近中阻生

高位近中阻生如邻牙及牙根阻力不大,多数可用牙挺从近中颊侧插挺将牙挺出;如邻牙阻力较大而根部阻力不大,可用近中劈冠法,解除邻牙阻力后分别拔除;如邻牙及牙根阻力均较大者且根分叉较高,可用正中劈冠法,解除邻牙及牙根阻力后分别拔除。中位和低位近中阻生,一般冠部、根部、邻牙阻力均较大,须结合切开法、去骨法、分牙法共同拔除。

3.水平阻生

高位水平阻生有根部阻力和邻牙阻力,解除方法为去除颊侧及远中骨板,邻牙阻力可用近中劈冠法解除；如根部阻力较大且根分叉较大时，可用正中劈冠法解除阻力后，再分别进行拔除。中位及低位水平阻生，因其三种阻力都较大，常须结合切开法、去骨法和分牙法共同拔除；有时须在去骨显露牙冠及牙颈部后，用骨凿或涡轮钻在牙颈部将牙截断，先将牙冠挺出后，再去除根部骨质或分根或去除牙根间隔，最终将牙根拔除。

二、上颌阻生第三磨牙拔除术

（一）上颌阻生第三磨牙的分类

1.根据在颌骨内的深度分类

①低位：阻生牙牙冠的最低部位与第二磨牙殆面平行。②中位：阻生牙牙冠的最低部位在第二磨牙殆面与颈部之间。③高位：阻生牙牙冠的最低部位高于第二磨牙的颈部或与之平行。

2.根据阻生牙长轴与第二磨牙长轴之间的关系分类

①垂直阻生。②水平阻生。③近中阻生。④远中阻生。⑤倒置阻生。⑥颊向阻生。⑦舌向阻生。

3.根据阻生牙与牙弓之间的关系分类

①颊侧错位。②舌侧错位。③正中错位。

4.根据阻生牙与上颌窦的关系分类

①与窦底接近（SA），阻生牙与上颌窦之间无骨质或仅有一薄层组织。②不与窦接近（NSA），阻生牙与上颌窦之间有 2 mm 以上的骨质。

（二）手术适应证

（1）阻生上颌第三磨牙本身龋坏者。

（2）阻生上颌第三磨牙反复引起冠周炎者。

（3）阻生上颌第三磨牙因无对颌牙而下垂身长者。

（4）阻生上颌第三磨牙，常咬伤颊部或摩擦颊黏膜者。

（5）阻生上颌第三磨牙与邻牙之间有实物嵌塞者。

（6）阻生上颌第三磨牙引起邻牙龋坏或疼痛、压迫邻牙压根吸收或牙槽骨明显吸收者。

（7）上颌第三磨牙埋伏阻生，引起神经痛症状或形成颌骨囊肿者。

（8）阻生上颌第三磨牙。

（9）妨碍下颌冠突运动者。完全埋于骨内且无症状者可不予拔除。

（三）拔除方法

上颌第三磨牙阻生的发生率较下颌低。上颌第三磨牙阻生垂直位占 63%，远中阻生占 25%，近中阻生占 12%；并且颊侧错位和(或)颊向阻生最为常见，但由于术区狭窄，操作空间小，直视困难等原因，亦增加手术难度，拔牙时应耐心细致。

高位或中位阻生上颌第三磨牙，由于上颌结节的骨质疏松，易于挺出；低位阻生上颌第三磨牙，须翻瓣去骨暴露牙冠后多易挺出；应注意：上颌阻生第三磨牙不宜使用劈开法，因周围骨质疏松，上前方为上颌窦，上内方为翼腭窝，上后方为颞下凹，锤击时很易使其进入以上各腔隙内。

1.术前检查

临床检查结合 X 射线片影像，须注意邻牙本身的情况；注意上颌阻生第三磨牙与邻牙的关系;注意上颌阻生第三磨牙与上颌窦之间的关系。口内检查时注意用手指触诊软组织、硬组织及邻牙情况。

2.切开及翻瓣

手术多从颊侧进路,可从上颌结节后部开始做远中和颊侧的角形切口,其相关注意事项同下颌阻生第三磨牙拔除术。

3.去骨

去除阻生牙颊侧或覆盖牙冠的骨质。去骨范围以能显露牙冠颊侧及牙冠最大周径,能插入牙挺为宜;在去骨时,力度不要太大,注意勿将上颌阻生第三磨牙推入上颌窦。

4.拔牙

用牙挺从近中颊侧插入,将牙齿向颊侧远中方向挺出。

5.拔牙创口处理及缝合

按常规处理拔牙创后,缝合创口压迫止血。

三、阻生尖牙拔除术

尖牙对牙颌系统的功能和美观甚为重要,故对其拔除应持慎重态度,术前应与口腔正畸医师商讨。阻生尖牙好发于上颌,现以阻生上颌尖牙为主要讨论内容;阻生下颌尖牙的处理,其原则基本相似。

(一)阻生原因

除引起阻生牙的一般因素之外,尖牙阻生还可能与以下因素有关。

1.发育和萌出过程的影响

在发育过程中,恒尖牙的牙冠位于乳尖牙牙根舌侧,故乳尖牙的位置改变,龋坏、早失等,皆能影响恒尖牙牙胚的生长发育,并使其位置或萌出路线发生改变。再者,尖牙在萌出时,牙根发育的程度较其他牙更接近于完成,其萌出的距离越长,偏离正常萌出轨道的可能性越大,易发生阻生。

2.解剖因素的影响

上颌尖牙错位于腭侧者三倍于错位于唇侧者。因恒尖牙牙冠在发育过程中位于乳尖牙牙根舌侧之故;而腭侧骨组织密度大,将受其阻力增大而不能萌出;硬腭前 1/3 的黏骨膜瓣由于反复承受咀嚼摩擦的刺激,故其致密而坚厚,有一定程度的阻萌作用;尖牙是在其他邻牙已建立牙合关系的情况下萌出,故间隙多不足;一般尖牙的间隙在后期得以调整而能将其容纳,但调整过程如果受到影响,则导致尖牙萌出的间隙不足,发生阻生。

(二)上颌阻生尖牙的分类

第Ⅰ类:阻生尖牙位于腭侧,可呈水平位、垂直位或半垂直位。

第Ⅱ类:阻生尖牙位于唇侧,亦可呈水平位、垂直位或半垂直位。

第Ⅲ类:阻生尖牙位于腭及唇侧,如牙冠在腭侧而牙根在唇侧。

第Ⅳ类:阻生尖牙位于牙槽突,多为垂直位,在侧切牙和第一双尖牙之间。

第Ⅴ类:无牙颌的阻生尖牙。

(三)拔除方法

1.术前检查

临床检查结合 X 射线片(根尖片和定位片)影像,须确定阻生牙的具体位置,明确阻生尖牙位于唇侧或腭侧,了解阻生牙与邻牙的关系和与上颌窦或鼻腔的关系。

2.腭向进路法

适用于第Ⅰ类阻生尖牙拔除。切口自中切牙至第二双尖牙的远中腭侧龈缘,并沿腭中线向后延伸 1.5 cm;双侧阻生可将双侧第二双尖牙之间腭侧的龈缘切开;如阻生位置高可距龈缘 5 mm 切开。其他相关操作注意事项参见翻瓣去骨法。

3.唇向进路法

适用于第Ⅱ类阻生尖牙拔除。在上颌前牙唇侧牙龈相当于阻生尖牙的牙冠部做梯形或弧形切口,其他相关操作注意事项参见翻瓣去骨法。

4.唇腭向进路法

适应于第Ⅲ类阻生尖牙拔除。牙冠在腭侧、牙根在唇侧者,从腭侧做弧形切口;牙冠在唇侧、牙根在腭侧者,从唇侧作弧形切口;其他相关操作注意事项参见翻瓣去骨法。

四、上颌前部埋伏额外牙拔除术

上颌前部是额外牙的好发部位,额外牙埋伏多偏于腭侧,数目由一颗到多颗不等,外形偏小、形态常为变异锥形牙,较容易鉴别。埋伏额外牙在替牙期常因恒牙迟萌或错位而发现,也有相当数量的病例是在前牙区 X 射线检查时发现。

埋伏额外牙除造成错𬌗畸形邻牙根压迫吸收、影响正畸治疗外,还是引发牙源性囊肿和肿瘤的诱因,临床建议在恰当年龄应予拔除。

(一)额外牙的定位

埋伏额外牙的定位是决定手术成败的关键。X 线片检查是必须进行的,不同的投照方式和技术所得到信息,可以从不同的方位确定额外牙在颌骨的位置。

1.根尖片

额外牙常在根尖片时发现。可以用来判定额外牙的基本位置,确定与邻牙牙根近远中及上下的关系;投照角度好的根尖片通常显示的比例关系为 1∶1,可据此按照邻牙冠根比例确定打开骨窗的位置;单一根尖片不能确定埋伏额外牙唇腭方向的位置。

2.定位根尖片

通过不同的水平投照角度摄片,得到两张根尖片影像,依据投影移动相对距离判定埋伏额外牙与对照牙的唇腭方向位置。具体为:选择埋伏额外牙附近牙列上的一颗可见牙齿作为标记牙,将两张根尖片影像对比观察,当埋伏额外牙移动度大于标记牙移动度时,埋伏额外牙位于标记牙的唇颊侧,当埋伏额外牙移动度小于标记牙移动度时,埋伏额外牙位于标记牙的舌腭侧。

3.全口牙位曲面体层 X 射线片

此片观察范围广泛而全面,提供的位置信息与根尖片相似,但有放大效应,上颌前部重叠影像较多。

4.上颌前部横断颌片

正常上颌牙列上所有牙齿冠根重叠,可以清晰判定埋伏额外牙的唇腭侧位置关系。

5.锥形束 CT

锥形束 CT 是目前比较理想的判定埋伏牙位置的技术。可以在不同的轴向观察埋伏牙与邻牙的位置,还可以判断距唇腭侧骨表面的距离。但临床上仍要求医师具有三维定向的能力,用以判断埋伏额外牙在颌骨内的真实位置。

(二)手术要点

1.麻醉

可选用局部浸润麻醉,对埋伏较深、位置较高的额外牙可采用眶下神经阻滞麻醉和鼻腭神经阻滞麻醉,儿童患者可以配合镇静术或全身麻醉。

2.手术入路

位于邻牙唇侧或邻牙牙根之间的埋伏额外牙,可以选择牙槽突唇侧弧形切口或龈缘梯形切口;如埋伏额外牙位于邻牙腭侧,通常选用腭侧龈缘切口;对于埋伏位置较高、大部分位于邻牙根尖,上方且偏腭侧的额外牙,唇侧入路可能比腭侧更易于暴露,易于操作。

3.打开骨窗

建议初始开窗时选用骨凿,当去骨在牙骨界面处形成清晰边界,待发现额外牙后再使用骨钻扩大骨窗比较安全;如直接用骨钻去骨,应对埋伏额外牙的位置和深度有较高把握,因为去骨操作时,深度易发生偏差,如磨过牙骨界面时可造成进一步手术的困难。

4.保护邻牙

开窗位置应尽量远离邻牙。术中应随时感觉邻牙是否有关联性动度,距邻牙较近的去骨使用骨凿较骨钻安全。

(曹　杨)

第五节　微创拔牙与拔牙创的愈合

一、微创拔牙

伴随微创拔牙理念的引入,不仅简化了拔牙过程,缩短了手术时间,更减轻了患者的恐惧和痛苦,也有效减少了并发症的发生,尤其是在减轻拔牙术中创伤方面,突显其优势。

再者,随着口腔修复学提高自身技术和材料的提高,对维护牙槽突骨量、保持牙龈丰满度提出了新的要求;特别是近年来口腔种植修复的发展,为使种植体可以在更理想的位置和状态下植入,也要求拔牙后的牙槽突吸收应尽量减小;目前减小拔牙后牙槽突吸收最基本也是行之有效的临床环节,就是减轻拔牙术中的创伤,力求做到不去骨,减少微小骨折,不使骨膜与骨面分离。

目前临床中微创拔牙器械最常见的形态是以原有牙挺为雏形,其挺刃部分薄且有锐利刃端;宽度为适应不同直径的牙根而成系列,并有不同的弯角;其握持手柄部分更符合人体工学要求,握持舒适,易于操控,并最大限度地发挥杠杆省力作用。另一类微创拔牙器械是将薄刃牙周纤维剥离刀与螺栓牵引器相结合。先使用牙周膜剥离刀,尽量多和深入地剥离牙周纤维,然后将螺栓打入根管,使用滑轮牵引器将牙根拉出。

二、拔牙创的愈合

综合实验研究和临床观察的结果,可将拔牙创的正常愈合分为五个主要阶段。

(一)拔牙创出血和血凝块形成

拔牙后,拔牙创内充满的血液,15～30 min 即可形成血凝块而将创口封闭。血凝块的存在可以保护伤口,防止感染,促进创口的正常愈合。如果牙槽窝内的血凝块脱落、形成不良或无血凝块形成,则创口的愈合延缓,出现牙槽感染、疼痛等并发症。

(二)血块机化、肉芽组织形成

拔牙后数小时,牙龈组织收缩,使拔牙创口变小,这也是保护血块及促进愈合的一种反应。24 h 左右,有毛细血管及成纤维细胞自牙槽骨壁向血凝块内延伸生长,即血块开始机化、肉芽组织形成,7 d 以后牙槽窝内被肉芽组织所充满。

(三)结缔组织和上皮组织替代肉芽组织

拔牙后 3 d 更成熟的结缔组织开始替代肉芽组织,至 20 d 左右基本完成;同时,术后 8 d 开始形成新骨,不成熟的纤维状骨逐渐充填拔牙窝。在牙槽突的尖锐边缘骨吸收继续进行,当拔牙窝充满骨质时,牙槽突的高度将降低。拔牙后 3～4 d,上皮自牙龈缘开始向血凝块表面生长,但在 24～35 d,乃至更长的时间内,上皮组织的生长仍未完成。

(四)原始的纤维样骨替代结缔组织

大约 38 d 后,拔牙窝的 2/3 被纤维样骨质充填,3 个月后才能完全形成骨组织。这时骨质的密度较低,X 射线检查仍可看到牙槽窝的低密度影像。

(五)成熟的骨组织替代不成熟骨质、牙槽突功能性改建

尽管人为将拔牙窝的愈合分为 5 个阶段,但实际上其中许多变化是同时交织进行的。牙槽突的改建早在术后 3 d 就开始了;40 d 后愈合区内逐渐形成多层骨小梁一致的成熟骨,并有一层密质骨覆盖这一区域;牙槽骨受到功能性压力后,骨小梁的数目和排列顺应变化而重新改造;3～6 个月后重建过程基本完成,出现正常骨结构,6 个月后 X 射线检查可见牙槽窝影像消失,已形成正常骨组织结构。临床中,由于多数牙的颊侧骨板薄,拔牙时多从颊侧脱位拔出。

(曹　杨)

第六节　牙拔除术的并发症及其防治

牙拔除术作为一项外科手术,术中或术后可能会出现一些并发症,常由于患者机体状态的改变或颌骨、牙解剖结构上的变异等而引发。为了预防与减少拔牙术中及术后的并发症,应加强责任心,详尽的术前检查(全身状况检查和必要的辅助检查尤为重要),制订合理有效的治疗方案。

术前应赋予患者和家属充分的知情权,详尽地解释手术的过程、可能发生的问题;对术中出现的变化也应及时通报;对已发生的并发症应本着积极诚恳的态度告知患者,最终取得患者及家属的理解和配合。即使进行了充分的准备、负责细心的手术,并发症仍可能发生,因此,在做好预防的基础上,术者应对各种并发症的诊断和处理全面掌握。同时,为减少并发症的产生,术者应对自己的能力有清醒的判定,决不能做力所不及的手术,手术计划也应充分考虑患者全身状况对手术的影响,必要的辅助检查不可因盲目迷信既往的经验而遗弃。

一、术中并发症及其防治

(一)晕厥

拔牙术中由于恐惧、疼痛、饥饿、疲劳等原因,有时会发生晕厥。其发生原因、临床表现和防治原则与局部麻醉时发生者相同。手术中,特别是孔巾遮盖面部的情况下,要注意及早发现,及时处理;经适当处理恢复后,一般仍可继续手术。

(二)术中出血

1. 术中出血原因

急性炎症期拔牙;术中损伤牙龈、骨膜或牙槽骨等组织;局部血管断裂;拔牙禁忌证所涉及的相关内容,如出血性疾病、高血压、月经期等。

2. 预防和处理

术前应仔细询问患者,无拔牙禁忌证,必要时做相关检查。如因局部因素导致术中出血,应及时压迫止血;较大血管断裂引发出血时,应结扎止血;牙槽内的出血,可用吸收性明胶海绵、碘仿纱条或骨蜡填塞止血;必要时,拔牙创口两侧牙龈做水平褥式缝合,并观察半小时,创口无出血后再让患者离去。

(三)牙及牙根折断

牙及牙根折断是拔牙术中最常见的并发症。造成牙和牙根折断的相关因素和手术原则在牙根拔除术中已详述。

预防及处理:掌握各类牙及周围骨质的解剖特点,准确地检查和判定其病变情况,熟练掌握正确的操作方法,深刻理解牙根折断的相关因素(技术因素、病理因素和解剖因素),不断总结临床经验,尽量减少牙和牙根折断的概率。断根发生后,原则上应取出。但经综合分析患者状况、断根及根周情况、创伤大小、可能的并发症等多个因素后,对患者无所影响,可以不取。

(四)恒牙、邻牙或对颌牙的损伤

(1)恒牙损伤。乳恒牙交替时期,由于乳牙牙根吸收不完全,恒牙牙冠顶嵌入乳牙牙根下,或者因恒牙初萌,牙冠部分显露形似乳牙残根(尤其是恒牙釉质发育不良),容易造成误伤。

(2)邻牙损伤可导致松动、疼痛、牙折或修复体脱落等,相关原因如下。

1)在拔除牙列拥挤、错位牙过程中摇动或旋转幅度过大。

2)使用牙挺时邻牙被作为支点而受力。

3)钳拔牙时,牙钳选择不当,钳喙过宽,钳喙与牙长轴方向不一致等。

4)在拔除阻生牙时,邻牙阻力未解除。

5)缺乏左手的配合及保护等。

(3)对颌牙常因牙钳撞击而损伤,易发生于拔除下颌前牙时,术中应注意左手的保护位置并控制用力,待牙齿完全松动后再牵引拔出。

(4)预防及处理:严格选择拔牙器械,遵循拔牙手术原则,避免以上所述的危险因素存在;同时,术前必须认真检查邻牙,对有大充填体、全冠修复者,应向患者解释可能发生修复体脱落、邻牙牙体损伤的可能性;如已造成邻牙或对颌牙损伤,应降低咬合接触,对松动半脱位的牙,应予结扎固定或行牙再植术。

(五)软组织损伤

(1)软组织损伤常见于以下情况。

1)由于局部麻醉而使口唇麻木,牙钳关节部或牙科镊也可能夹伤口唇黏膜。

2)牙龈分离不彻底、钳喙夹住牙龈或牙龈与牙面粘连而引起牙龈撕裂。

3)牙挺、骨凿使用时支点不稳、滑脱、用力不当或缺少左手保护,可刺伤颊、腭、舌、咽、口底等软组织,严重者可因刺破腭咽深部大血管而造成致命的大出血。

4)强行牵拉黏骨膜瓣可导致其撕裂。

5)使用涡轮钻时,如保护隔离不当,将软组织卷入导致撕裂伤。

(2)软组织损伤后,会引起组织的出血、肿胀,疼痛,甚至将感染带入深部组织。

(3)预防及处理:严格遵循拔牙手术原则,避免以上所述的危险因素存在;对软组织意外损伤的创口,应及时清创缝合,术后合理选用抗生素预防感染。

(六)骨组织损伤

1.骨组织损伤常见于以下情况

(1)牙槽突骨折:多因拔牙用力不当,牙根与牙槽骨粘连或牙根形态异常所致。如拔除上颌第三磨牙时上颌结节的骨折,拔除下颌第三磨牙时舌侧骨板骨折,拔除上下颌前牙时唇侧牙槽骨板折断。

(2)下颌骨骨折:极罕见,主要发生在拔除下颌第三磨牙(尤其是低位埋伏阻生牙),采用凿骨或劈冠法拔除时,由于该处因智齿埋伏而使下颌角部极为薄弱,再者凿、挺的用力过大或方向不正确,导致受力后下颌角部的骨折。

(3)如在拔牙区附近有较大的颌骨囊肿及肿瘤或有全身性骨疾患(如骨质疏松症、甲状旁腺功能亢进等)时,颌骨已较薄弱,拔牙手术中也有发生骨折的可能性。

2.预防及处理

术前仔细分析、操作细致、切忌粗暴,避免以上所述的危险因素存在。当发现牙槽突骨折后,如骨折片与牙根粘连,不可强行将牙拔出,应用骨膜分离器仔细分离黏骨膜后再取出,避免牙龈撕裂;如牙已拔出,骨片一半以上无骨膜附着,应取出骨片,修整锐利边缘后缝合;若骨片大部有骨膜附着,可将其复位,牙龈拉拢缝合。一旦发生下颌骨骨折,要及早发现,按颌骨骨折的处理原则及时处置。

(七)神经损伤

(1)拔牙时可能损伤的神经有颏神经、舌神经、鼻腭神经、颊神经和下牙槽神经。

1)鼻腭神经和颊神经常在翻瓣手术时被切断,但它们可迅速恢复,一般不产生影响;颏神经损伤发生在下颌前磨牙区手术时,多由于切开翻瓣或器械滑脱造成,如为牵拉或触压造成,可能在数月后恢复功能。

2)下牙槽神经损伤90%发生于拔除下颌阻生第三磨牙时。其发生原因与下颌第三磨牙和下颌管解剖上邻近密切相关,也与拔牙难易、拔牙方法、拔牙技术有关。如骨凿劈开阻生牙,牙向后下方被压,能压碎薄弱的下颌管壁而损伤神经;取断根时,由于牙根的压迫、器械的直接创伤,导致下牙槽神经受压,造成下唇长期麻木或感觉异常等后遗症。

3)舌神经损伤在拔除阻生下颌第三磨牙时易发生,主要见于舌侧骨板折断或器械滑脱的情况下。

(2)预防及处理:阻生牙拔除术前应X线片,了解牙根与下颌神经管的关系,避免术中损伤。如发现断根已入下颌神经管,应及时扩大牙槽窝后取出,不可盲目用器械强取;如神经已受损伤,术后应给予预防水肿及减压的药物(如地塞米松、地巴唑),促进神经恢复药物(如维生

素 B_1、维生素 B_6、维生素 B_{12}),理疗等。

舌神经损伤易发生于舌侧骨板折断或器械滑脱的情况下,如舌侧骨板折断,应仔细、轻柔分离取出骨片,有望恢复其功能。

(八)颞下颌关节损伤

较常见的有颞下颌关节脱位和颞下颌关节紊乱病。多因在拔牙时,张口过大、时间过长,以及拔牙时摇动和锤击震动(分牙、去骨、增隙)所引起。

预防及处理:在拔牙过程中应控制张口度,尽量缩短手术时间,并用手托扶下颌;在分牙、去骨、增隙时,必须托稳下颌骨,避免锤击震动导致颞下颌关节和咀嚼肌损伤。如发生关节脱位,应及时复位,并在 2～3 周限制下颌运功;如关节区有疼痛、张口受限、关节弹响者,则以颞下颌关节紊乱病治疗方法合理实施。

(九)口腔上颌窦穿通

1. 口腔上颌窦穿

(1)上颌窦的下壁由前,后盖过上颌 8-5|5-8 的根尖,与上述根尖之间隔以较厚或较薄的骨质,或无骨质仅以黏膜相隔。当根尖位于上颌窦底黏膜下时,拔牙时,有时可撕裂窦底黏膜,或在搔刮牙槽窝时导致口腔上颌窦穿通。

(2)因慢性根尖周感染使根尖、与上颌窦黏膜发生粘连,拔牙时撕裂窦底黏膜,导致口腔上颌窦穿通。

(3)因上颌磨牙根尖病变导致窦底骨质缺如,拔牙后搔刮病变时窦底穿孔。

(4)临床中取上颌后牙断根时,如盲目在根面上施以暴力,易将断根推入上颌窦,导致窦底穿孔。

口腔上颌窦穿通的症状主要表现为:捏鼻鼓气时,空气由口腔通过窦腔经鼻腔冲出;在捏鼻鼓气时,空气可由鼻腔进入窦腔,并由病变区牙槽窝瘘口冲出;患侧鼻腔常有出血;X 线片检查,有时可显示窦内有断根存留。

2. 预防及处理

术前应仔细观察 X 线片,注意牙根与上颌窦的关系;如两者关系密切,根分叉大、拔除困难时,应从颊侧做梯形切口,去除颊侧骨壁,显露牙根断端,将根挺插入牙根断端的根方,用力向下方将其挺出;如为腭侧根折断,还须去除牙根间隔,显露牙根将其取出。

断根如在窦底黏膜下方、靠近穿孔处,可小心地从扩大的拔牙窝将其取出;如断根已进入上颌窦内者,可扩大牙槽窝,通过拔牙创吸引或用大量生理盐水对窦腔反复冲洗,有时断根可从已扩大的牙槽窝排除;当用以上各种方法无效时,常须从颊侧翻瓣去骨或经上颌窦前壁开窗,取出断根。如发生口腔上颌窦穿通,处理方法决定于穿通口的大小。

小的穿孔(直径为 2 mm 左右),可按拔牙后常规处理,使牙槽窝内形成以高质量的血凝块,待其自然愈合。术后特别注意保护血凝块,除常规注意事项外,要求患者 2 周内,切忌鼻腔鼓气、吸食饮料、吸烟,避免强力喷嚏;必要时患侧鼻腔使用滴鼻剂可降低上颌窦炎的发生,并合理选用抗生素预防感染。

中等大小穿孔(直径为 2～6 mm)也可按上述方法处理,如将两侧牙龈拉拢缝合,进一步固定保护血凝块,更有利于自然愈合。相关注意事项同前。

穿通口大于 7 mm,须用邻位组织瓣关闭创口。可将颊侧牙槽突适当降低后,利用颊侧梯形组织瓣关闭;也可使用腭侧黏骨膜舌形瓣转移封闭创口;组织瓣封闭交通口的关键是组织缝合区有足够的新鲜创面接触,且下方有骨支持;必须做到无张力缝合。相关注意事项同前。

(十)断根移位

1. 术中断根移位原因

在拔除下颌阻生第三磨牙或取根过程时,由于盲目操作,键击不当或用挺不当,强力推压,使断根或整个患牙推入翼下颌间隙或咽旁间隙内;移位后的断根成为组织内的异物,原则上均应取出。

2. 预防及处理

术前应做必要的 X 线片,有利于全面了解阻生牙周围的解剖关系及薄弱点。锤击骨凿、牙挺或根尖挺时,应注意直视操作,掌握正确的方法、方向与力量大小,避免暴力,注意保护。如牙根被推出舌侧骨板,应立即用手指按压患牙根尖舌侧,用示指从下向上推挤,有时可将落下的牙根推回原牙槽窝,从而将其摘除;当牙根被推入颌周间隙时,不应盲目探查,应进一步做X 线片定位或电视 X 射线透视,须扩大手术野将其取出;如果从牙槽窝难以取出断根时,必须从下颌下做切口方能取出。

(十一)误入食管或气管

患牙拔出后,如果未能夹紧落在舌根部,可能吞入食管或吸入气管。食管吞入无严重后果,无须特殊处理;吸入气管将引起频繁的强力呛咳,如能咳出则好,如不能排出者,须在气管镜下取出。如乳牙冠小不易夹稳,加之患者拔牙不配合,乳牙易脱落后掉入口腔中,尤为注意。

二、术后并发症及其防治

(一)出血

1. 拔牙术后出血概况

拔牙术后经压迫止血,一般 15 min 左右即可形成凝血块而不再出血;如果牙拔除后半小时,仍有明显出血时,称拔牙后出血。拔牙后出血可分为原发性出血和继发性出血,原发性出血为拔牙后当日,取出压迫棉卷后,牙槽窝出血未止,仍有活动性出血;继发性出血是拔牙出血当时已停止,术后 48 h 以后因创口感染,血块分解等其他原因引起的出血。

2. 拔牙术后出血原因

出血原因有局部因素和全身因素。

局部因素有:①急性炎症期拔牙。②牙龈及黏骨膜撕裂未行缝合或缝合不当。③牙槽窝内残留炎性肉芽组织。④牙槽内小血管破裂。⑤手术创伤大,牙槽骨折未行复位。⑥创口护理不当(术后反复漱口、吐唾、吮吸、进食过热过硬、剧烈活动等)。⑦局部麻醉药中肾上腺素含量过高或术中用肾上腺素棉球压迫止血,引起局部小血管暂时性收缩,当其作用消失后,引起的血管后扩张。对全身因素所致的拔牙后出血(如高血压、血液疾病、肝脏疾病等)应以预防为主。偶尔有全身因素(如高血压、造血系统疾病、肝脏疾病等)引起的拔牙后出血。

3. 预防及处理

应注意出血患者的全身状况,问明出血情况,估计出血量;在了解全身情况后,应向患者细心解释;先安慰患者使其消除恐惧紧张状态,使其情绪稳定;当患者有全身状况不适时,如:虚脱,晕厥甚至血压下降等,应立即平卧,并根据情况给予静脉注入葡萄糖、输液、输血、使用升压药物等急救措施。针对不同情况,局部可采取相应的止血措施如下。

（1）出现高出牙槽窝的血凝块，松软并轻微出血时，可清除高出的血凝块，填塞碘仿海绵后压迫止血。

（2）牙槽窝内的出血，在局部麻醉下彻底清创，刮除不良的血凝块或残留的炎性肉芽组织及碎骨片，用碘仿纱条填塞止血。

（3）对于牙龈及黏骨膜撕裂后的出血，应在局部麻醉下将两侧牙龈做水平褥式复位缝合。

（4）必要时，创口局部使用止血粉、云南白药、止血灵等药物外敷止血。

全身因素引起的出血应以预防为主，详细询问病史并做必要检查常可发现其危险因素。对于全身因素引发的拔牙术后出血，应给予合理的局部，全身止血药物，并使用抗生素预防感染，必要时请内科医师协同诊治。

（二）拔牙后反应性疼痛

牙拔除时，骨组织和软组织皆受到不同程度的损伤，创伤造成的代谢分解产物和组织应激反应产生的活化物质刺激神经末梢，引起疼痛。拔牙术后，常无疼痛或仅有轻度疼痛，一般经过 24 h 以后疼痛即明显减轻，大多可以耐受；但是术后如有周围软组织损伤、牙槽突损伤、拔牙创内异物、拔牙创血块分解脱落（骨壁上末梢神经暴露，受到外界刺激，引起疼痛），术后感染以及邻牙损伤时，可发生持续疼痛。

临床中应注意：术后反应性疼痛要与干槽症或三叉神经痛相鉴别；详细询问病史，疼痛患者是否有麻醉药品成瘾性或吸毒等行为。

预防及处理：详细询问病史，避免以上所述的疼痛危险因素发生；一般应根据原因对症处理，通常不使用止痛剂；如异常剧痛，可行镇痛治疗方案。

（三）感染

口腔组织血运丰富，抗感染能力甚强，术后急性感染少见。临床所见急性感染，常由于拔牙适应证掌握不恰当而造成，如：急性浆液性炎症期拔牙，导致急性感染向周围或全身扩散；手术创伤大、时间长或患者全身状况低下，术后发生菌血症、颌周蜂窝组织炎，甚至引起脓毒败血症；风湿性心脏病患者可能发生细菌性心内膜炎等。

慢性感染较多见，常与术前有根尖周围慢性感染及术后有碎牙片、碎骨片、牙石及炎性肉芽组织等残留有关。临床表现常为患者感觉创口不适，检查发现创口愈合不良，局部充血明显，可有淤血和水肿，拔牙创内有暗红、松软的炎性肉芽组织，触及易出血，或有瘘管溢脓；拔除下颌阻生智齿后，可伴发咽峡前间隙感染；局部颌下区淋巴结可有肿大、压痛；偶尔有低热、全身不适等症状；X 线片显示有残留的碎牙片或碎骨片。

预防及处理：预防急性感染应严格掌握拔牙适应证，做好术前准备，尽量减少手术创伤，注意无菌操作，术后应给予有效的抗生素预防感染；如在急性炎症期拔牙，禁忌搔刮牙槽窝，创口不应严密缝合；术前有慢性感染者，切勿遗留炎性肉芽组织、碎牙片与碎骨片等；术后拔牙创的感染，在局部麻醉下彻底刮治、清创后，用生理盐水冲洗创口，然后放置碘仿纱条引流。

（四）术后肿胀反应

术后肿胀反应多在创伤大时，特别是翻瓣术后出现，主要由于局部组织渗出物所致。术后肿胀开始于术后 12~24 h，3~5 d 逐渐消退；肿胀松软而有弹性，手指可捏起皮肤，因而可与感染性浸润鉴别；此外要与局部麻醉药的局部过敏反应、血肿相鉴别。

为防止术后肿胀，黏骨膜瓣的切口尽量不要越过移行沟底；切口缝合不要过紧，以利于渗出物的排出；术后冷敷，加压包扎；也可使用肾上腺皮质激素（如地塞米松 5 mg）与局部麻醉药混合后术区局部注射,其预防、减轻肿胀的效果明显。

(五)术后开口困难

术后的单纯反应性开口困难,主要是由于拔除下颌阻生牙时,颞肌深部肌腱下段和翼内肌前部受创伤及创伤性炎症激惹,产生反射性肌痉挛造成的;应注意与术后感染,手术致颞下颌关节病发作鉴别。

预防及处理:用去骨法拔牙时,切口及翻瓣大小应适度,尽量减轻磨牙后区的创伤。明显的开口受限可用热含漱或理疗帮助恢复正常开口度。

(六)干槽症

干槽症是以疼痛和拔牙创愈合障碍为主要特征的拔牙术后并发症。干槽症的病因有多种学说,目前均不能全面解释干槽症的发病及临床表现。

1.病因

(1)感染学说:感染学说是基于干槽症实际上表现为骨创感染,它是较早提出的病因。但迄今为止,单一的病原体尚未发现。多数学者认为干槽症是一种混合感染,厌氧菌起重要作用。感染的作用可以是直接的,也可以是间接的,即引起血凝块的纤维蛋白溶解。基于感染学说,全身或局部使用抗感染药物可预防及治疗干槽症,针对厌氧菌的药物预防干槽症也取得了满意的效果。但也有学者报道不支持感染学说。

(2)创伤学说:许多研究认为创伤为干槽症的主要发病因素之一。创伤引起发病的机制有不同的解释:创伤使骨组织易发生继发感染;创伤使骨壁的血管栓塞,导致牙槽窝内血凝块形成障碍;创伤产生的组胺影响伤口愈合;创伤骨组织使组织活化剂释放,导致纤维蛋白溶解。确切机制有待进一步研究。

(3)解剖因素学说:此学说认为下颌磨牙区有较厚的密质骨,致使该部位血液供应不良。下颌第三磨牙拔除后,骨腔大,血凝块不易附着。下颌牙拔除后,食物及唾液易进入拔牙创而引发感染。

(4)纤维蛋白溶解学说:此学说认为拔牙的创伤或感染,引起骨髓的炎症,使组织活化剂释放,将血凝块中的纤溶酶原转化为纤溶酶,使血凝块中的纤维蛋白溶解导致血凝块脱落,出现干槽现象;同时产生激肽,引发疼痛。

除上述因素以外,还有许多病因被提出,如全身因素吸烟等。目前认为干槽症的病因是综合性的,起作用的不是单一因素,而是多因素的综合作用结果。

2.临床表现

干槽症多数发生于拔除下颌阻生第三磨牙或其他复杂牙拔除术后。临床上可分为腐败型气非腐败型两类,前者更严重而多见。主要症状发生在术后 3 d 后的持续性疼痛,可向耳颞部放射,一般止痛药不能镇痛;检查可见创口周围牙龈红肿;牙槽窝内残留腐败变性的血凝块或血凝块脱落,牙槽窝内空虚,牙槽窝内壁有灰白色假膜覆盖;骨壁有明显的探痛;有明显恶臭味;局部淋巴结肿大、压痛;偶尔有张口受限、低热和全身不适等症状。

3.治疗原则

消炎止痛,清创,隔离外界刺激,促进牙槽窝内肉芽组织生长。具体操作方法是:在局部麻醉下,用刮匙彻底刮除牙槽窝内的炎性肉芽组织、残余的血凝块及坏死组织;用小棉球随 3% 过氧化氢液,彻底清除牙槽窝内的坏死腐败组织直至骨壁清洁;再用生理盐水反复冲洗,直到骨壁清洁后吸干;自牙槽窝底部起紧密填入碘仿纱条,为防止其脱落,也可缝合 1 针。

经此处理后,多数患者的疼痛可逐日缓解直至完全消失;一般不须再换药,偶尔可更换 1 次,再次换药时不可再搔刮牙槽窝,轻轻用过氧化氢液和生理盐水小棉球交替擦洗牙槽窝即可,一般7~10 d取出纱条,可见在空虚的拔牙创口内已有一薄层肉芽组织覆盖,其愈合过程为1~2 周。

4.预防

尽量减少创伤及预防感染,术后创口内置入碘仿海绵(吸收性明胶海绵浸入 10%碘仿液,晾干后剪成小块),压迫牙槽窝骨壁、缝合创区牙龈缩小创口,术后注意血凝块的保护、口腔卫生清洁和合理使用抗生素等。

(七)皮下气肿

皮下气肿的发生可能由于:在拔牙过程中,反复牵拉已翻开的组织瓣,使气体进入组织中;使用高速涡轮机时,喷射的气流导致气体进入组织;术后患者反复漱口、频繁吐唾、咳嗽或吹奏乐器,使口腔内不断发生正负气压变化,使气体进入创口,导致气肿产生;严重者甚至可形成颈胸及纵隔气肿。皮下气肿主要表现为局部非炎性肿胀,无压痛,可有捻发音;发生在颊部、下颌下、颌部较多。

预防及处理:应避免过大翻瓣;使用涡轮机时,应使组织瓣敞开;术后嘱患者避免做鼓气等造成口腔压力加大的动作。如果发生气肿,应拆除缝线,并在伤口内放置引流,局部加压包扎,口服抗生素控制感染,一般 24~48 d 即可逐渐吸收。

(曹 杨)

第七节 牙槽外科手术

牙槽外科手术是指在口腔内进行的一些为修整或矫治牙槽骨和周围组织畸形的手术。其中主要是义齿修复前手术和口腔上颌窦瘘修补术。

一、义齿修复前手术

义齿修复前手术,是因义齿修复需要,对妨碍义齿固位和承受拾力的畸形组织进行外科修整手术。具体表现为矫正畸形或去除不利于义齿修复的口腔内软、硬组织的外科手术。

义齿修复对口腔骨组织和软组织的要求应具备以下条件:有足够的牙槽嵴支持义齿基托;骨组织有足够的软组织覆盖;牙槽嵴无影响义齿就位的倒凹或悬突,无锐利的嵴突或骨尖;唇颊、舌侧有足够的深度;上、下颌牙槽突关系良好;无妨碍义齿就位的肌纤维、系带、瘢痕、软组织皱襞或增生。

(一)牙槽突修整术

牙槽突修整术是矫正牙槽突不利于义齿戴入和就位的手术。其目的是:矫正牙槽突各种妨碍义齿戴入和就位的畸形;去除牙槽突上突出的尖或嵴,防止引起局部疼痛;去除突出的骨结节或倒凹;矫正上前牙槽突的前突。

手术应在拔牙后 2 个月,拔牙创基本愈合,牙槽突改建趋于稳定时进行。对拔牙时即发现有明显骨突者,亦可拔牙同时加以修正。

1.适应证

凡用手指触诊牙槽骨能感到明显压痛的骨尖、骨突、锐利的骨缘、骨嵴、倒凹或隆起,应予修整;义齿基托下方牙槽嵴严重突出者:即刻义齿修复时,应于拔牙后同时修整牙槽嵴,使预成义齿顺利佩戴;上、下颌间隙过小,上、下颌牙槽嵴之间距离过小;上颌或下颌前方牙槽骨明显前突,不利于义齿正常𬌗的建立及面部容貌美观,应适当修整。

2.手术方法与步骤

根据手术范围,选用局部浸润或阻滞麻醉。孤立的小骨尖,可用钝器垫以纱布,直接锤击将其挤压平复。现将常规牙槽突修整术的方法与步骤介绍如下。

(1)切口:小范围的修整术,做蒂在牙槽底部的弧形切口;较大范围的修整可选用梯形或L形切口(上颌结节部位),无牙颌大范围牙槽突修整术的切口沿牙槽突顶做长弧形切口,在两侧磨牙区颊侧做纵行附加切口。切口顶部应位于牙槽突顶偏唇颊侧,既有利于暴露骨突,又可避免修剪软组织时去除过多的承托区角化黏膜。

(2)翻瓣时,选用小而薄的骨膜分离器;由于牙槽突顶多有瘢痕组织粘连,故应从唇颊侧骨板光滑处开始,以免撕裂软组织;翻瓣的大小应稍大于须修整的骨面,勿越过移行沟底,以减少术后水肿。

(3)去骨:去除骨尖骨突、骨嵴时,可使用刀面骨凿、单面骨凿、咬骨钳、钻针。去骨量应适度,仅去除过高尖的骨质,在尽量不降低牙槽突高度的基础上,必须保持牙槽突顶的圆弧状外形;上颌前部牙槽突明显前突者,可整块去除唇侧骨质;根据咬合情况修整牙槽突的高度,保证有足够间隙安装义齿;去骨后,应用骨锉锉平骨面,清理碎屑,冲洗创面,将软组织瓣复位,触摸检查骨面是否平整。

(4)缝合过多的软组织应当修剪,然后间断缝合伤口。

3.术后处理

(1)保持口腔卫生清洁,可用消毒含漱剂漱口。

(2)骨修整范围较广、创伤大者,应合理给予抗生素和止痛药物。

(3)术后7d拆线。

(4)伤口完全愈合后即可取模制作义齿。

(二)骨隆突修整术

骨隆突是颌骨局部的发育畸形。表现为颌骨局限性的圆形凸起,质地坚硬,表面光滑,生长缓慢,无任何自觉症状。常见于硬腭正中部的腭隆突及下颌尖牙或双尖牙区舌侧的下颌隆突。一般不需要手术处理,如妨碍义齿的就位与稳定时,则须做修整术。

1.腭隆突修整术

腭隆突位于硬腭正中,属良性骨质增生,表面覆有较薄的黏膜;过高、过大的腭隆突会导致进食摩擦出现黏膜溃疡,以及造成义齿就位困难、翘动、压痛等问题,应予平整。确定骨隆突前应排除颌骨的其他病变,术前应摄上颌正位断层片,了解腭隆突至鼻腔的距离,避免造成口腔鼻腔瘘。

手术范围小者,可用局部浸润麻醉;较大骨隆突修整,宜进行鼻腭神经及腭前神经阻滞麻醉。手术切口自中线向两侧翻黏骨膜瓣;整块凿除腭隆突易穿通鼻腔,应将整块腭隆突用钻分割成多块,分次用骨凿小块去除骨质,使用刀面骨凿或单面骨凿,斜面与腭板平行相贴;去骨后,平整骨创面,冲洗创面;修剪黏骨膜瓣,正确复位缝合;可用碘仿纱布打包压迫或使用腭托压迫,防止血肿。

2.下颌隆突修整术

下颌隆突位于下颌尖牙及双尖牙的舌侧,大小不一,可为单个或多个。在确定骨隆突前应排除颌骨的其他病变,择期手术。在下牙槽神经及舌神经阻滞麻醉下,做蒂在口底侧的弧形或梯形切口;翻黏骨膜瓣,显露骨隆突,翻瓣范围尽量不向口底延伸,以减小术后肿胀;可选用宽而薄的刀面骨凿,置于隆突的根部,沿颌骨体的方向凿去骨隆突,由于该处骨质为层叠排列,较易整块凿除,也可用钻磨一浅槽,再用骨凿去除;骨锉锉平骨面、冲洗创面;复位软组织瓣,正确复位缝合。

(三)上颌结节肥大修整术

上颌结节肥大分为骨性肥大和纤维性肥大两种。无论何种肥大,凡妨碍义齿戴入或造成上下颌之间、上颌结节与喙突之间的间隙过小者,均须做上颌结节修整术。术前应注意:①上颌结节肥大,有时骨内可含有埋伏阻生第三磨牙,在手术修整前应摄 X 射线片进行检查,正确设计手术方案。②上颌结节肥大也可能同时伴有上颌窦位置过低,术前摄 X 射线片检查,掌握局部解剖,防止盲目手术造成上颌窦底的穿通。

在上牙槽后神经和腭前神经阻滞麻醉下手术。对于伴有纤维组织肥厚者,可采用牙槽突顶入路。将顶部软组织楔形切除达骨面,切口两侧组织则做黏膜下切除,去除过多的骨组织和倒凹,平整、冲洗、修剪后缝合。如软组织无过度肥厚,可采用侧方入路。切口位于颊侧,平行给面,由后向前通过颧牙槽突下方切达骨面;切口两侧向下做松弛切口达牙槽突顶,掀起整个黏骨膜瓣;亦可在黏膜下切除部分软组织;去除骨质;从横切口上方游离,加深颊沟;将整个黏骨膜瓣滑行向上缝合,这样颊沟黏膜也覆有角化上皮;术后应立即戴上边缘已延伸的义齿,以维持颊沟的深度。

上颌结节修整通常先修整一侧,且应保持足够的牙槽突宽度,以不妨碍义齿戴入为准;避免双侧修整后,出现义齿固位不良。肥大的上颌结节内有埋伏阻生牙时,在修整中牙已外露,应予同时摘除;上颌窦底过低,无法按要求进行修整时,可将对颌相应部分骨质进行修整,使之有足够的间隙戴入义齿即可。

(四)牙槽嵴增高术

牙槽嵴增高术是通过植骨或植入其他材料,以增加因萎缩而低平的牙槽嵴高度的手术。适应证:无牙颌患者,牙槽嵴明显的萎缩而影响义齿的固位且不能采用唇颊沟加深术达到目的者;牙槽嵴低而锐利,义齿固位不良,又不能正常承受咀嚼功能者;牙槽嵴表面黏膜条件良好,是手术成功的重要基础。

1.自体骨牙槽突加高术

自体骨移植是较早应用于牙槽突重建的方法。采用自体髂骨移植较多,但远期吸收率较高。近来提出进行颅骨外板移植,愈合能力强,远期骨吸收少,但不易被患者接受。

自体骨牙槽突加高术的适应证是:上颌牙槽突完全吸收,口腔前庭与腭呈水平状;下颌体高度不足 10 mm,尤其是因颌骨肿瘤、创伤致下颌下缘以上部分缺损者。

自体骨移植时应将骨块固定,用螺钉固定使移植骨块稳定是骨移植成功的关键。保证有足够的软组织在无张力状况下严密缝合。应严格消毒,选择适宜的抗生素并使用足够的时间。及时进行(一般为术后 4 个月)唇颊沟成形及义齿修复,使植入骨表面生成骨皮质,以减少骨吸收取得良好效果。

2.生物材料人工骨植入牙槽突重建术

人工骨植入,不须取自体骨,创伤小,患者易接受。具体做法亦有两种:一是将颗粒状生物材料植入骨膜下;二是块状生物材料植入,后者既可做贴敷式植入亦可做夹层法植入。

植入的材料种类很多,临床一般使用羟基磷灰石(HA)为基础物质的材料。羟基磷灰石是一种磷酸钙材料,与人骨的无机成分相似,是一种具有良好组织相容性的人工骨移植代用材料。生物机械性能良好,有较高的抗压强度,稳定性好,不降解,并有一定的骨诱导作用。

(五)唇颊沟加深术

唇颊沟加深术或称牙槽突延伸术。目的是改变黏膜及肌的附着位置,使之向牙槽突基底方向移动,加深唇颊沟,相对增加牙槽突的高度,使义齿基托能伸展至较大范围,加大与牙槽突的接触面积,增加义齿的固位和稳定。这种手术在存有相当量的牙槽骨时,才能实施。否则,在下颌下,由于颏神经的位置、颊肌和下颌舌骨肌的位置改变,将使手术难以完成;而在上颌,前鼻棘、鼻软骨、颧牙槽突等移位也会影响手术结果。

唇颊沟加深术应遵循的原则是:裸露的软组织应有上皮组织覆盖,以预防术后的收缩;局部组织不足(或手术目的不能达到,或不能在无张力状态下覆盖缺损部)时,应采用组织移植(腭黏膜及皮片游离移植);应预计术后的组织收缩程度,特别是使用游离移植或局部瓣时,一般应在手术时做一定量的过矫正;断层皮片移植时,皮片越厚,收缩越小。

(六)系带矫正术

唇、颊及舌系带如发生形态、位置及数目异常,影响唇、舌的运动,以致发生哺乳、咀嚼、发音等功能障碍;影响牙齿萌出排列;影响义齿的就位和稳定,常须手术矫正。

1.唇系带矫正术

唇系带矫正术常用 V 形切除术,配合横切纵缝法。在局部浸润麻醉下,用一直止血钳平行贴于牙槽骨唇面,并推进至前庭沟夹住系带;将上唇向外上拉开,使之与牙槽突呈直角,用另一直止血钳平贴上唇,与已夹住系带的止血钳呈直角相抵夹住系带;在两止血钳外侧面切除系带;潜行游离创口后,拉拢纵向缝合。也可用 Z 成形术或 V、Y 成形术。

2.舌系带矫正术

舌系带过短或其附着点前移,有时颏舌肌过短,两者可同时或单独存在,导致舌运动受限。先天性舌系带过短主要表现为舌不能自由前伸运动,勉强前伸时舌尖呈 W 形;同时舌尖的上抬困难;出现卷舌音和舌腭音发音障碍。在婴幼儿期可因舌前伸时系带与下切牙切缘经常摩擦,发生褥疮性溃疡。在婴儿期乳牙未萌出前,系带前部附着可接近于牙槽突顶,随着年龄增大和牙的萌出,系带会逐渐相对下降移近口底,并逐渐松弛。因此,先天性舌系带异常的矫正术在 1～2 岁进行为宜。

无牙颌患者下颌牙槽突的吸收和萎缩,舌系带或颏舌肌的附着接近牙槽突顶,常妨碍义齿的就位和固位。

手术可在局部麻醉下进行,以缝线通过舌中央距舌尖约 1.5 cm 处,作牵引用。实施横切纵缝法,向上牵拉舌尖,使舌系带保持紧张,舌系带中央垂直剪开;剪开线从前向后,与口底平行,长度为 2～3 cm,或剪开至舌尖在开口时能接触到上前牙的舌面为止,如有必要可剪断颏舌肌;拉拢缝合横行切开出现的菱形创面,使之成为纵行线状的缝合创口。有时也可用 Z 成形术或 V、Y 成形术。

术中应注意勿损伤舌静脉,避免损伤下颌下腺导管和开口处的乳头;缝合时切勿结扎下颌下腺导管,临床可通过以下方法检测:缝合后,患者舌部给予酸性物刺激(如柠檬酸、橘子等),如口底即刻出现肿胀,证明下颌下腺导管被结扎,须拆除口底处缝线,重新缝合;若口底无肿胀出现,证明缝合正确。

二、口腔上颌窦瘘修补术

在拔牙手术中断根推入上颌窦,取根时扩大了与上颌窦的通路,或上颌骨囊肿手术后所遗留的穿孔均可造成上颌窦瘘。

(一)拔牙手术所致的上颌窦与口腔穿孔的处理

在拔牙时发现牙槽窝与上颌窦穿通时,应用刮匙轻轻去除牙槽窝内及上颌窦底部的炎性组织。用刀片切去牙槽窝周围腭侧牙龈缘 2~3 mm,使骨面暴露,再在牙槽窝颊侧近远中牙龈上各做一切口,形成一梯形龈瓣,将龈瓣覆盖于牙槽窝及腭侧暴露的骨面上,与腭侧牙龈紧密缝合。

(二)陈旧性口腔上颌窦瘘封闭术

1. 手术原则

(1)术前应做临床检查及鼻窦摄片;伴有上颌窦炎症者,术前应行上颌窦冲洗,并用抗生素控制感染,同时给以滴鼻剂,选用抗生素时,应考虑有厌氧菌感染的可能。待炎症消除后方能实施手术。

(2)黏膜瓣的设计应注意要有足够的血供,做腭侧黏骨膜瓣转移时应包括腭大动脉。

(3)准备穿孔周围的创面,暴露周围的新鲜的骨面,使黏骨膜瓣转移后不仅有缘对缘的缝合,同时也有正常骨组织支持。

2. 手术方法

(1)颊侧滑行瓣修补术。在去除穿孔周围的牙龈后,刮除病变组织并剪去锐利骨缘,沿创面的两端向上方做平行切口到达颊沟。切透骨膜,剥离切口内的黏骨膜瓣,将其拉下覆盖穿孔及穿孔周围的骨面并与下方牙龈紧密缝合。

(2)腭侧旋转瓣修补术。先去除穿孔周围的牙龈,切除锐利的骨缘及一切病变组织。再设计足够大小的黏骨膜瓣,并在黏骨膜瓣的基部及穿孔之间切去一个 V 形的组织,以免黏骨膜瓣转移后形成皱褶。黏骨膜瓣应注意连同骨膜一起剥离,以保证将距离骨面很近的腭大动脉包含于瓣内一起转移。穿孔颊侧的牙龈亦应剥离,以便与黏膜瓣接触更好。最后紧密缝合创口,7~8 d 拆线。

(曹 杨)

第九章 儿童牙病和老年牙病

第一节 儿童牙列间隙管理

一、间隙管理概念

正确诱导和管理儿童牙列、殆的正常发育,进行牙列、殆发育临床管理,同时采用初级预防、阻断矫治的方法,促使完好恒牙列发育及咬合关系的建立,称为儿童牙列、殆的发育及管理。发育期牙列间隙管理,实质上是发育中牙弓周长是否有足够的间隙利于牙齿排齐的问题。

牙齿在牙弓中保持正确的位置是多方面力量互相作用的结果,一旦失去平衡,就会造成牙齿位置的变化。

二、发育期牙列中间隙变化因素分析

(一)乳牙牙体牙髓疾病引起的间隙变化

(1)乳牙牙冠龋损,引起冠近远中径缩窄、残根及早失等可造成邻牙移动。尤其最易发生的是第一恒磨牙的近中移动。一般是早失年龄越小,其间隙缩窄量就越大。

(2)牙髓、牙周组织感染,引起牙根吸收障碍,乳牙不能正常脱落,从而引起后继恒牙萌出异常,不能及时进入牙列。

(3)乳牙牙冠崩坏、残根、早失等引起咬合高度降低,导致后继恒牙萌出时咬合高度异常。深覆殆的原因中,以乳磨牙牙冠崩坏和早失为主。

(4)根尖病变可引起后继恒牙的萌出方向及萌出时间异常。

(5)第一恒磨牙因龋损而早失,导致牙弓周长缩小。

(二)牙齿异常引起的间隙变化

(1)多生牙和牙瘤:不仅引起恒牙萌出位置和方向异常,还会使牙根形成发生障碍。

(2)先天缺牙:多发生在下颌乳前牙部,使乳牙列牙弓周长缩小。

(3)形态异常的牙:如融合牙等会使牙弓大小、形态及咬合关系发生异常。

(4)恒牙牙胚位置及牙轴异常引起恒牙埋伏,可导致乳牙滞留和牙弓排列不齐。

(5)第一恒磨牙的异位萌出:可引起第二乳磨牙近中牙根异常吸收及早期脱落。第一恒磨牙近中移位,致使牙弓缩小。

(6)牙龈肥厚可导致恒牙萌出延迟,引起牙弓间隙变化。

(7)恒切牙因外伤早失时,导致牙弓周长缩小。

三、间隙保持

(一)间隙保持器的适应证

1.牙槽骨内固定间隙保持器

功能是诱导尚未萌出、仍存在于牙槽骨内的第一恒磨牙萌出于正常位置。

适应证:第一恒磨牙萌出之前,第二乳磨牙无法保留或已被拔除的病例,而相邻的第一乳磨牙健在,可作为保持器的基牙。

2.全冠及带环式丝圈式保持器

这是为了保持由于乳牙早失造成的缺失部位的间隙,在预成冠或带环上焊接环状金属丝的装置。

适应证:第一乳磨牙单侧缺失,第一恒磨牙已萌出、第二乳磨牙单侧缺失的病例。如拆除导萌器后,也要换用保持器装置。

3.舌弓式间隙保持器

这是一种将舌弓的两端固定在第二乳磨牙上或第一恒磨牙上,以保持牙弓周长的装置。

适应证:两侧第二乳磨牙或第一恒磨牙存在的病例。因乳磨牙早期丧失而近期即将萌出者。因适时拔除第二乳磨牙,需对其间隙进行保持的时候,使用活动式间隙保持器不合作戴用者。

4.Nance腭弓式间隙保持器

它与舌弓式间隙保持器的用途一致,用于上颌的装置,其前方不应与上颌前牙的切缘相接触。将Nance弓固定于距中切牙腭侧1 cm处的腭盖皱褶处的塑料托内。

适应证:适用于上颌多个牙的缺失,又无法设置上颌活动功能保持器者。

5.横贯腭弓保持器

它用于双侧第一恒磨牙放置带环,在带环的舌侧焊接横贯腭部的腭弓。

适应证:1~2个第二乳磨牙早失。

6.活动式功能性保持器

它也被称做义齿型间隙保持器。它不仅保持近远中的间隙,同时能保持垂直性间隙,还能行使咀嚼功能。另外,在前牙部有利于改进美观。对预防语音障碍及口腔不良习惯的发生都有一定效果。可是如果得不到患儿的合作,就无法使用。

适应证:不论单侧、双侧,凡乳牙丧失两颗以上的患者;双侧性多个乳牙丧失患者;乳前牙丧失患者。

(二)间隙保持器设计

1.设计间隙保持器应考虑的因素

(1)恒牙胚有无缺失:乳牙早失后其下方有无健全的恒牙胚。

(2)牙龄:观察冠矿化牙根形成的多少,评估牙齿发育阶段,依据牙龄考虑牙齿活动萌出趋向,决定是否保持间隙。

(3)牙齿萌出的顺序:观察早失牙齿下方的恒牙胚与相邻牙齿的发育状况及萌出顺序,选择合适的保持器。

(4)恒牙胚发育情况:发育是否正常,有无扭转、弯曲、错位,能否正常萌出。牙胚上覆盖的骨质厚度(1 mm,需4~5个月萌出)。

(5)牙齿缺失的时间:乳牙早失后,一般应尽快地安放间隙保持器。特别是第二乳磨牙缺失,正处于第一恒磨牙萌出的活跃阶段,还应该在拔牙前做好预成保持器拔牙后立即戴入,防止第一恒磨牙近中倾斜移动,破坏第一恒磨牙的中性关系。

(6)骨量与牙量的关系:若患儿骨量明显大于牙量,患儿牙列间有散在的间隙,无拥挤的趋势,虽然乳牙早失,但间隙可能无关闭趋势,也可不必做间隙保持器。

2.间隙保持器设计

(1)乳切牙早失:一般间隙变化不大,但因为父母及儿童因美观、发音、心理正常发育的需要,常要求做功能性保持器。

(2)第一乳磨牙早失:单侧可做丝圈式保持器。双侧上颌可做 Nance 腭弓式间隙保持器,下颌可做舌弓式间隙保持器。

(3)下颌第二乳磨牙早失:第一恒磨牙萌出前的第二乳磨牙缺失的间隙保持器制作复杂,角度难以准确,常会引起口内及黏膜下感染,患儿及双亲合作也存在一定问题。保持器远中端角度不合适,常会引起恒牙胚的创伤,目前临床上常待第一恒磨牙萌出后,再开展已缩窄的间隙。

(4)上颌第二乳磨牙缺失:单侧缺失可做丝圈式保持器、横贯式腭弓保持器。双侧第二乳磨牙缺失可做 Nance 腭弓式间隙保持器,或功能性保持器。

(5)乳尖牙早失:可引起牙弓塌陷,应选择死舌弓,保持牙弓长度不变,防止牙弓塌陷。常见原因为牙列拥挤,异位的恒侧切牙及恒尖牙压迫乳尖牙,引起孔尖牙牙根的吸收而脱落,乳尖牙早失使中线偏移,间隙缩窄。

(6)恒牙早失:特别是第一恒磨牙早失,综合考虑牙殆情况,全面设计,一般应做功能性保持器,维持缺失牙间隙的长、宽、高,待恒牙列完成后,再做永久修复。恒牙早失常见为恒前牙早失及第一恒磨牙早失。

1)恒前牙早失:恒前牙常因外伤碰撞脱落或无法保留而拔除造成早失。恒前牙早失后,常因邻牙、对殆牙为萌出活跃期,致使缺失牙的邻牙向缺失间隙倾斜移动,对殆牙殆向伸长,缺隙牙间隙的长、宽、高明显缩窄,造成后续修复的困难。前牙的修复、整齐排列、相互对称是美观与心理健康的需要,多个恒前牙缺失更应做精细的功能保持器的设计,为以后永久修复准备好条件。

2)第一恒磨牙早失:第一恒磨牙常因患龋率高、患龋早,未得到及时治疗而发展为残根、残冠,不能保留。为避免患儿过早地戴用义齿,选择合适的病例,让第二、第三恒磨牙相继移位于第一、第二恒磨牙位置,维持正常的牙列及功能。第二恒磨牙移位并替代第一恒磨牙,应严格掌握适应证,要求第二恒磨牙未萌,其牙胚位于第一恒磨牙牙颈部以下,第二恒磨牙牙胚的根部开始形成且近中倾斜位,第三恒磨牙牙胚可见。全面检查全口牙殆情况,允许第二恒磨牙的近中移位,替代第一恒磨牙。拔除第一恒磨牙后,密切观察第二恒磨牙的近中移位。为保持第二恒磨牙的整体移动,适时可用正畸矫治力,牵拉第二恒磨牙近中移动,并予以正轴。若第一恒磨牙拔除后,第二恒磨牙已不适应近中移位,可考虑做功能保持器保持间隙。待恒牙列稳定后作义齿修复。或待第三恒磨牙根形成 2/3 后,可考虑自身移植,将第三恒磨牙移位于第一恒磨牙的位置。

(三)间隙保持器制作技术

作为儿童口腔医师,必须随时观察缺牙间隙所发生的变化。替代缺失牙保持缺隙的人工装置,称为间隙保持器。

1.间隙保持器应具备的条件

(1)能保持缺隙的近远中距离,防止对殆牙伸长。

(2)不妨碍牙齿及牙槽骨高度的增长。

(3)不妨碍恒牙的萌出及颌骨的正常发育。

(4)不妨碍个别牙的功能性运动。

(5)能恢复咀嚼及发音功能。

(6)缺隙应随牙槽骨的增长而有向近远中开展的可能性,不妨碍近远中开展。

(7)坚固,不易变形折断,制作简单容易。

(8)容易保持清洁、舒适,有助于美观。

2.制作技术

(1)全冠式丝圈式间隙保持器。①基牙的预备:试戴预成冠带环,取模;②在工作模型上缺失牙的牙槽部贴上1~2张胶布,以防止丝圈直接与牙龈组织接触;③外形线的设计:丝圈的颊舌径要比后继恒牙的冠部颊舌径稍宽,以防阻碍恒牙的萌出。丝圈与乳尖牙接触的位置要在远中面最突起点或此点稍下方。与第一恒磨牙接触点应在近中面外形高点;④试装间隙保持器:检查丝圈与牙及黏膜的接触情况后,用黏结剂黏固戴入。临床上也可用带环代替全冠制作丝圈式间隙保持器,用于基牙健全、即将替牙的情况,其制作方法与全冠丝圈式间隙保持器相同。

(2)舌弓式间隙保持器。①在基牙上试戴带环,取印模;②在模型上设计外形线,将舌弓的前方设定在下颌切牙的舌侧、舌隆凸上方,在间隙部的近中设计支撑卡;③用直径为0.9 mm的金属丝弯制舌弓,焊接在一侧带环上;④安装:a.在临床试带环使其大小合适,再焊接死舌弓。b.沿着前牙舌隆突上方试戴死舌弓,弓形弧度应合适。c.清洁牙冠,干燥,调拌水门汀将舌弓的双侧带环戴入黏接。

(3)Nance间隙保持器。舌侧弧线的前方固位于上腭皱襞,在此处的金属丝上放树脂,制作树脂腭盖板。也就是说利用腭盖板压在腭盖顶部,从而防止上颌磨牙的近中移动,有利于固位。

(4)横贯的腭弓。在上颌第一恒磨牙上装配带环,将腭弓焊接在两侧带环上。

(5)活动式功能性保持器:①取印模;②外形线的设计:其原则是唇、颊侧基托短,舌侧基托长,基托远中有牙存在时,其基托的舌侧远中端应延伸至邻牙的中央部,从而可增加基托的固位稳定性。与恒牙接触的基托舌面,应设计离开切牙舌面1~2 mm,从而避免基托施加给萌出中恒切牙上的外力;③固位装置:若在远中末端有牙存在的情况下,常不需要卡环。如为远中末端或单侧性磨牙缺失,需要用唇弓、简单卡环如箭头卡环等装置来固位;④安装:活动式功能性保持器应设计合理,不能有碍于牙弓的生长发育。儿童处于乳、恒牙替换期,放置活动式功能性保持器后,应定期复查(3~6个月),以免乳恒牙的替换使保持器不能适应,需要及时更换调磨。戴用功能性保持器,要特别注意口腔卫生及保持器的清洁,防止菌斑堆积。

(6)远中导板间隙保持器。①基牙的预备:选择、试戴乳磨牙预成冠,将金属冠试装在第一乳磨牙上,在拔除第二乳磨牙之前,取同部位的印模,并取对殆牙的印模,拍X线片(咬翼法或口外法)。②X线片的测量:在X线片上标定导板的长度。此时导板的水平部伸展于第二乳磨牙远中面的外形高点上,垂直部是从水平部末端到第一恒磨牙近中面的外形高点下约1 mm处。将其长度和位置记录在模型上,削除这部分石膏,模型完成。③导板的制作:以宽幅钴铬合金(3.8 mm×1.3 mm)的腭连接杆作为材料,金属杆向远中伸展,弯曲调制。导板水平的高度以不接触对殆为宜。与通常一样,在模型上进行牙冠和导板的焊接、调磨。④临床安装法:来院复诊时,拔除第二乳磨牙,压迫止血后,将已消毒的导萌器试戴。X线摄影,确认插入后的导萌器与第一恒磨牙及第二双尖牙牙胚的位置关系。将位置关系调整合适后,用黏结剂黏固装戴于第一乳磨牙牙冠上。

(四)推第一恒磨牙向远中技术

由于乳牙的龋损和早期缺失,引起牙弓周长缩短,第一恒磨牙近中移位,这时必须推第一恒磨牙向远中移动,使第一恒磨牙回到正常位置,从而恢复丧失的间隙,以利于恒牙列的整齐排列。此时,确认没有骨性因素的咬合异常及牙量骨量不调,根据混合牙列间隙分析来预测间隙不足程度是十分必要的。一般情况下,间隙的不足量在 3 mm 以下时,推第一恒磨牙向远中移动可使其间隙恢复。不足量在 5 mm 以上时,多实施系列拔牙或减数拔牙矫治。在 3～5 mm 范围内时,以上两法均可能被选择。

要认真分析每个病例,做出准确的临床判断,选择适宜的处置方法。间隙恢复装置可采用既是口外又有口内的固定的矫正器装置。常用的推磨牙向远中的方法有以下 4 种。

1.上颌口外弓的矫正器

常用的有两种方式。

(1)口外弓:颈托 150～300 g,每月加力 1 次。

(2)口内弓:固定在 6 颊侧圆管中。

2.固定的附有螺旋弹簧装置

用口内支抗,死舌弓固定整个牙弓,用螺旋弹簧推动一侧前移的第一恒磨牙,每 2～3 周一次复诊加力,间隙恢复后作间隙保持。

3.上颌螺旋弹簧矫治器

于上颌活动矫治器上放置开展间隙的各种装置或作为保持间隙装置,较常用。螺旋扩大式矫治器,在活动式基托的一部分上,埋入扩大用螺旋弹簧,根据调节螺旋的松紧,开展间隙并排齐牙列。大约每周调节螺丝一次,使螺旋弹簧持续有力,确保效果。

4.弹簧式间隙扩大矫治器

用直径为 0.7 mm 的金属丝做成的弹簧,作用力可使第一恒磨牙向远中移动。

(五)牙齿发育异常的间隙管理

1.第一恒磨牙异位萌出

(1)第一恒磨牙异位萌出压迫第二乳磨牙远中根发生病理性吸收,导致牙弓长度减少。

(2)铜丝分离法或采用别针簧矫治第一恒磨牙异位萌出,使其牙轴直立萌出于正常位。

(3)第二乳磨牙远中根吸收波及牙髓,拔除第二乳磨牙,制作第一恒磨牙与一第一乳磨牙丝圈式保持器,保持牙弓长度。

(4)第一恒磨牙明显倾斜萌出用口外弓或固定矫治器推 6+6 向远中,开扩已缩窄的间隙。

(5)第一恒磨牙异位萌出,导致第二乳磨牙远中根吸收,为保持冠的近远中径的宽度,也可考虑牙髓治疗后,做全冠修复。预防第一恒磨牙继续倾斜移位,确保第二乳磨牙近远中径宽度。

2.固连牙

乳磨牙未萌到正常位置,仅萌出于邻牙咬合面以下,会引起相邻牙的倾斜及对𬌗过长。

(1)拔除固连牙用制作缺隙保持器。

(2)固连牙下方没有恒牙胚,可在固连的乳磨牙上作冠修复。

(3)预防固连牙相邻牙的倾斜移动,观察近远中宽度的变化,是否能有足够的间隙允许恒牙萌出。

3. 上颌中切牙的间隙

(1)上颌恒中切牙初萌时的间隙为正常现象,当恒尖牙萌出时,切牙牙轴由倾斜位改变为正中位,中切牙间隙才能关闭。

(2)异常中切牙间隙可能由于多生牙、口腔不良习惯(吐舌咬唇)、唇系带附着点低、侧切牙先天缺失或过小牙、锥形牙等遗传因素所致,应对异常中切牙间隙做早期诊断、对症治疗及矫治。

4. 先天性牙齿缺失

(1)常见先天缺失 1~2 个上颌恒侧切牙及下颌双尖牙,或多个恒牙缺失,要仔细分析牙弓长度和咬合关系。

(2)请正畸及修复科专业医师会诊,作全面的诊断及治疗设计,制订阶段治疗计划。

(杨明亮)

第二节　儿童乳牙龋病

儿童的乳牙在萌出后不久即可患龋,临床上最早可见 6 个月的儿童,上颌乳中切牙尚未完全萌出其唇面即可发生龋坏。乳牙龋病治疗计划制定时不仅要考虑龋坏的程度,还应考虑患牙在口腔内的保存时间、牙根的吸收程度及继承恒牙的发育状况、患儿罹患龋病的风险及患儿对治疗的合作程度等。

一、好发牙位及好发牙面

乳牙龋病好发的牙位依次为上颌乳中切牙、下颌第一乳磨牙、下颌第二乳磨牙、上颌第一乳磨牙、上颌第二乳磨牙。乳牙龋好发的牙面在上颌乳牙为乳中切牙之近中面,其次为远中面和唇面;乳侧切牙以近中面、唇面多见;乳尖牙则多见于唇面,其次为远中面;第一乳磨牙多见于咬合面,其次为远中面;第二乳磨牙则多发于咬合面和近中面。在下颌为:第一乳磨牙咬合面,其次为远中面;第二乳磨牙咬合面,其次为近中面;乳尖牙多见于唇面,其次为远中和近中面;下颌乳中切牙和侧切牙少患龋,如患龋则多出现在近中面。

各年龄段的乳牙龋病发生部位有其明显特点,2 岁以下时主要发生于上颌乳前牙的唇面和邻面,3~4 岁时乳牙龋多发于乳磨牙咬合面的窝沟,4~5 岁时好发于乳磨牙的邻面。由于左右侧同名乳牙的形成期、萌出期、解剖形态及所处位置等相似,又处于同一口腔环境,故在乳牙龋病中左右侧同名牙同时患龋的现象较恒牙突出。

二、乳牙龋的特殊类型

由于乳牙自身的解剖和组织结构特点及儿童的饮食特点,乳牙龋在临床上除了可根据龋坏波及的程度分为浅、中、深龋以外,还可表现为一些不同于恒牙龋的特殊类型,如环状龋、奶瓶龋、低龄儿童龋等。

(一)环状龋

发生在乳前牙唇面、邻面的牙冠中 1/3 至颈 1/3 处、围绕牙冠的广泛性环形龋损称为环状龋。

最早于1987年报道,在恒牙很少见,多见于乳牙。有学者认为与乳牙新生线的矿化薄弱有关,但有学者经病理组织学观察分析,认为环状龋的形成与出生后乳牙牙颈部釉质的矿化程度低有关。龋向两侧扩展,而不易向矿化程度高、抗酸力强的出生前釉质扩展,以致形成环状。环状龋的发生还与幼儿的自洁作用较差及局部食物滞留相关。

(二)奶瓶龋

延长哺乳时间或者长时间的奶瓶喂养可导致幼龄儿童发生较为严重的龋患,这一类乳牙龋损称为奶瓶龋。有学者(1962年)首次提出了"奶瓶喂养龋(nursing-bottlecaries)"的概念,此后,这一儿童乳牙龋病类型又出现过各种名称,如"喂养龋(nursingcareis)""婴幼儿奶瓶龋(baby bottle caries)""奶瓶喂养综合征(nursing bottle syndrome)""婴幼儿奶瓶牙龋损(baby-btle tooth decay,BBTD)"等。

许多学者认为由于长时期用奶瓶人工喂养,瓶塞贴附于上颌乳前牙,奶瓶内多为牛奶、果汁等易产酸发酵的饮料,加之低龄儿童的乳牙刚萌出不久,牙齿表面不成熟,更易受酸的作用而使低龄儿童发生龋损。近年来随着对奶瓶龋研究的深入,逐渐认识到奶瓶喂养虽与奶瓶龋的发生有关,但并不是唯一因素。

(三)低龄儿童龋

1994年美国疾病控制中心(CDCP)会议上首次提出低龄儿童龋(Ear-ly Childhood Caries,ECC)的概念,其定义不是依据受累牙的个数,而是患者的年龄和患牙的位置。ECC可较好地反映儿童龋多因素致病的特征,但在各国学者的调查中其发生率差异较明显(3%~79.9%)。

Damle(2006年)将重症低龄儿童龋(Severe early chilclhoodcaries,SECC)定义为3岁以下的儿童发生有光滑面的乳牙龋患,或3~5岁的儿童发生1个以上的上颌乳前牙的光滑面龋损或3岁的儿童dmf>4,4岁的儿童dmf>5,5岁的儿童dmf>6。ECC患儿在2岁、3岁或4岁时具有典型的临床特征,可早期累及上颌乳前牙,也可累及上下颌第一乳磨牙,上颌乳前牙光滑面患龋是其主要特征,且病损牙位呈明显的对称性,下颌乳前牙少有累及。

三、乳牙龋的临床特点

与恒牙龋相比,乳牙龋的临床表现有如下的特点。

(一)患龋率高,发病时间早

乳牙的患龋率高且发病时间早,在牙齿刚萌出不久,甚至牙尚未完全萌出,即可发生龋坏。

(二)龋患发展速度快

由于乳牙的釉质和牙本质均较薄且矿化程度低,髓腔大、髓角高,龋坏易波及牙髓,很快发展为牙髓病、根尖周病甚至形成残冠和残根。

(三)自觉症状不明显

因为乳牙龋进展快,自觉症状不明显,常被患儿家长忽视。临床上常见患儿龋已发展成牙髓病或根尖周病时才来就诊。

(四)龋齿多发,龋坏范围广

在同一儿童的口腔内,多数牙齿可同时患龋,如两侧上下颌第一、第二乳磨牙可同时患龋;也常在一颗牙的多个牙面同时患龋。

四、乳牙龋病的治疗

(一)药物治疗

药物治疗也称非手术性治疗,包括阻断性治疗和再矿化治疗两种方式,主要是指不切割或少切割牙体龋损组织,仅在龋损部位涂抹适当的药物,使龋损停止发展或消失。

1. 适应证

主要适用于龋损面广泛的浅龋、白垩斑或剥脱状的环状龋及一些不易制备洞型的乳牙。这类龋损常见于乳前牙邻面和唇面,有时也可见于乳磨牙的咬合面与颊面。若有条件应尽可能做修复治疗,因为药物治疗并不能恢复牙体外形,仅起抑制龋损进展的作用。药物治疗也可对龋高风险儿童作预防用。

2. 常用药物

2%氟化钠溶液、8%氟化亚锡溶液、1.23%酸性氟磷酸钠溶液 75%氟化钠甘油糊剂、10%氨硝酸银溶液和 38%氟化氨银溶液、氟保护漆等。

(1)药物作用原理:①氟与牙中的羟磷灰石作用形成氟化钙,起到再矿化和抑龋作用。形成氟磷灰石,因氟磷灰石较羟磷灰石抗酸力提高,起到防龋和抑龋作用。②氨硝酸银涂抹,又称氨银浸镀法,主要是氨硝酸银中的银离子与有机质中的蛋白质作用,形成蛋白银,凝固蛋白,起到抑菌和杀菌的作用。③氟化氨银涂抹时,形成氟化钙和磷酸银,增加牙的抗酸力。另外,氟化氨银中的银离子又能与蛋白质结合成蛋白银而起作用。但是,氟化氨银对软组织有腐蚀作用,且可和使牙局部着色变黑,影响美观。

(2)操作步骤和注意事项

1)操作步骤如下:一是修整外形。当龋蚀周围有明显的无基釉或尖锐边缘时,应予去除,并修整外形,形成自洁区。二是清洁牙面、干燥防湿。涂药前去除牙面上的软垢,清洁前可借助菌斑染色剂,明确清除范围,以便彻底清洁。欲用含氟药物涂抹者,清洁牙面时不宜使用含碳酸钙的摩擦剂,因药物中的氟离子易与碳酸钙中的钙离子结合形成氟化钙,影响氟化物对牙的作用。牙面清洁后需吹干,用棉卷隔湿、辅以吸唾器,以免唾液污染牙面或将药物溢染他处。三是涂药。涂药要有足够的时间浸润牙面,操作时应反复涂搽 2～3 min,每周涂 1～2 次,3 周为 1 个疗程。使用有腐蚀性的药物时,药棉切忌浸药过多,结束时应拭去过多的药液,以免流及黏膜造成损伤。涂药后 30 min 内不漱口、不进食。

2)注意事项:大部分用于阻断龋发展的药物需隔湿干燥后再进行操作,且需严格按照各种制剂的说明书严格规范进行。一些制剂具有腐蚀性,因此,应避免对黏膜及牙龈的腐蚀和刺激。另外,考虑儿童吞咽药物的危险,需在操作过程中使用排唾设备和保护黏膜。

(二)修复治疗

乳牙龋损后可致咀嚼功能降低,多个乳牙牙冠破坏严重时可致乳牙牙弓长度缩短、咬合高度降低,对颌面部的正常生长发育及恒牙列的形成均带来不良影响。故去除病变组织、恢复牙体形态、提高咀嚼功能的修复治疗非常重要。

充填修复治疗指去除龋坏组织,制备大小与形态适当的窝洞,在保护牙髓的状况下,选用合适的充填材料充填窝洞、恢复牙体外形的一种治疗方法。

乳牙窝洞的制备基本原则同恒牙的牙体窝洞制备,但应考虑乳牙牙体解剖结构的特点,如牙釉质、牙本质薄,牙髓腔大,髓角高,牙颈部缩窄,牙冠向咬合面聚拢及易磨耗等。目前儿童口腔临床常用的备洞器械仍然是高速钻机,近年来在一些发达国家采用了一些备洞新技术以减轻由于钻机备洞可能给儿童造成恐惧和疼痛,如化学机械备洞、激光备洞和喷砂备洞新技术。激光备洞去除龋坏组织可不用术前麻醉且几乎无术后反应。喷砂备洞需要橡皮防水障和强吸唾装置,否则儿童有吸入石英砂的危险。充填修复牙体外形时凡位于牙本质中层以下的窝洞均应护髓后再充填。由于磷酸锌黏固粉中的游离磷酸对牙髓有刺激,应尽量避免使用。儿童口腔临床常用的牙体修复材料有玻璃离子水门汀,复合树脂材料、复合体材料及银汞合金材料。银汞合金因其毒性和不美观在儿童牙体缺损修复治疗中的应用越来越少,逐渐被一些性能优良的牙色材料,如树脂改良型玻璃离子材料、复合体材料所替代。

儿童乳牙牙体缺损修复的操作基本同于恒牙牙体修复,但在修复乳牙邻面外形时应考虑到乳牙列生理间隙的存在,不必勉强恢复接触点。在多个牙的牙冠崩坏时,应恢复其咬合高度,以恢复患牙的咀嚼功能。

1.复合树脂充填

复合树脂充填材料在乳牙的牙体缺损修复中应用时,操作步骤基本同于恒牙的复合树脂修复术,但因乳牙的解剖及组织结构有异于恒牙,故在儿童口腔临床的使用有不同于恒牙充填修复的特点。复合树脂充填材料种类多样,使用前应了解其特点及使用步骤,才能取得良好的临床效果。

在制备乳牙Ⅰ、Ⅱ类洞形时,以去除活跃性龋坏组织及无基釉为原则,不需要制作特殊的抗力形与固位形,不必受银汞合金充填所需洞型的限制。制备乳牙Ⅳ类洞时,因切端为直接承受咬合压力之处,不宜过薄,故洞缘不能达切端。

在临床应用于乳牙时,还需注意酸处理时间应适当增加。合适的酸蚀时间是酸处理后经清洗、适当吹干,肉眼可见牙面呈白浊样,失去正常光泽,即可认为已达到良好的酸蚀效果。

近牙髓的窝洞应在充填前行氢氧化钙护髓。由于丁香油能阻止复合树脂的聚合,故不宜用氧化锌丁香油酚水门汀垫底,必要时可用聚羧酸水门汀垫底。乳牙深窝洞的复合树脂充填前,可选用合适的玻璃离子水门汀垫底,利用其良好黏结性、持续性释放氟离子的优点,既可避免复合树脂材料对牙髓的刺激性,又降低了因树脂固化时的聚合收缩及其导致的微渗漏,既弥补了单独使用玻璃离子充填材料在强度和抗压等机械性能方面不如复合树脂的缺点,又发挥和增强了复合树脂材料抗压和美观的优点。

2.玻璃离子水门汀(glass ionomer cements,GIC)充填

因GIC材料生物相容性好、对牙髓的刺激性小,在临床修复中的黏结为化学性黏结,能释氟、降低继发龋的发生,应用于乳牙充填修复日益增多。

(1)GIC的种类:根据组分差异分为传统型玻璃离子水门汀(conventional GIC)、金属加强型玻璃离子水门汀(mental-reinforced GIC)及树脂改良型玻璃离子水门汀(resin modified GIC,RMGIC)。传统型玻璃离子水门汀的固化机制为酸碱反应,RMGIC的固化机制既有传统GIC的酸碱反应固化特征,又有单体聚合的固化特征。根据组分中引发剂的不同,RMGIC有双重固化机制(即酸碱反应固化+丙烯酸酯的光固化)和三重固化机制(即酸碱反应固化+丙烯酸酯的化学固化+光固化)。

(2)GIC充填乳牙窝洞的特点:①因GIC为亲水性材料,因此,在充填体固化早期,应避免与唾液接触;②根据相邻乳牙的颜色选择合适颜色的GIC充填材料;③防水制剂的应用。临床上常用凡士林等防水药涂抹于GIC充填体表面以隔绝水分。完全固化后的玻璃离子水门

汀在口腔的环境中仍具有一定的吸水性,吸水后产生轻微的体积膨胀,可补偿固化时的体积收缩,以提高修复体的边缘密闭性,降低继发龋的发生。

3.金属预成冠修复

(1)适应证:①大面积龋坏的乳牙的修复;②龋病活跃性强或高龋风险儿童的乳磨牙牙体修复;③牙髓治疗后,面临冠折危险的乳牙修复;④广泛牙体缺损,难以获得抗力形和固位形者;⑤牙釉质或牙本质发育不全的乳牙;⑥各种口腔不良习惯的固位体及各种间隙维持器的固位体。

(2)优缺点:预成冠牙体制备所需去除的组织较少,较容易恢复牙冠的解剖形态、近远中径和功能,操作简单。缺点是成品冠与牙颈部的密合需要操作者用冠钳处理,受医师操作技能、熟练程度的影响较大;成品冠较薄而易磨损。

临床常用的金属成品冠为厚度 0.14 mm 的镍铬合金冠,富有弹性且具有各乳磨牙的不同解剖形态及不同大小。在恒牙牙冠修复中已用烤瓷铸造冠代替锤造冠,而乳牙牙冠小、牙颈部明显缩窄、髓腔宽大、髓角高以及釉牙本质薄,若以铸造冠修复的要求制备牙体组织,对正常牙体组织破坏较大且易露髓,因此,在乳牙基本不做铸造冠修复,而以成品冠修复乳牙牙冠大面积缺损。

(3)操作步骤

1)牙体制备:首先清洁牙面,去除龋坏组织。用细金刚砂针切割邻面使近远中面相互平行。若第二乳磨牙为牙列中最后一颗牙时,远中面的制备比近中面稍深达龈下。颊舌面制备时应注意颊面近颈部 1/3 处隆起,此处应较多地切割,但应掌握适度,以免使牙体与成品冠之间的空隙过大。颊面与邻面相交处应制备成圆钝状,咬合面磨除 0.5~1 mm 的间隙。若牙冠短时可移行至龈下 0.5 mm。

2)成品冠的选择:根据牙的种类和大小选择合适的成品冠。可选用直接法或间接法。直接法:用蜡片在患牙处做咬合记录或直接用圆规测量患牙的近远中距离,根据蜡片上患牙印迹的近远中距离或圆规测量结果选择大小合适的 SSC。间接法:在牙体制备完成后,对该牙局部取模,翻制石膏模型,在模型上测量患牙的近远中径,选择合适的成品冠。

3)修整成品冠:参照模型上患牙的牙冠高度及颈缘曲线形态,剪除、修整成品冠的高度及颈缘,颈缘需达龈下 0.5~1.0 mm。用各种冠钳调整冠的形态,恢复牙冠应有的隆起,缩紧牙颈部,尽量恢复患牙的解剖形态。

4)磨光颈缘、试戴。用金属剪修剪过的成品冠颈缘必须用细砂轮、橡皮轮等磨光,以免刺伤牙龈。试戴时应检查咬合面有无高点,牙颈部是否密合及成品冠与邻牙的关系等。

5)黏固:经确认为适用的成品冠后,用玻璃离子材料或聚羧酸黏固粉黏固。

4.树脂冠套修复

对于大面积缺损或环状龋的乳前牙可以采用前牙树脂冠修复。严格地讲,它不是一种完整的冠,而属于黏结修复的范畴。其优点是美观、不易脱落,一次完成,操作简单,缺点是颈缘黏结和修复不太理想。操作步骤如下。

(1)牙体预备:以去净龋坏组织为原则进行牙体预备,深龋近髓处用氢氧化钙护髓。

(2)选择合适的冠套:根据牙冠的近远中径选择大小合适的成品树脂冠套并试戴,剪去颈缘以下的多余部分,在其远中切角处用探针扎一个小排气孔。

(3)充填:按黏接修复的常规步骤酸蚀、干燥牙面,涂黏结剂,将装满流动树脂的冠套入待修复的乳前牙,固定后光照固化。光照前可用棉球拭去牙颈部和排气孔溢出的多余的流动树脂。

(4)去除树脂冠套:固化后用探针从唇面和远中面相交的轴面颈部挑破并去除成品冠套,修整颈部边缘和排气孔处多余的树脂,调整咬合,打磨抛光。

(王　璐)

第三节　老年常见牙体牙髓病

一、龋病

龋病是老年人最常见的口腔疾病,调查表明其发病率为 60%～80%。牙菌斑生物膜为龋病发生的始动因子,牙菌斑生物膜中的产酸菌利用糖所产的酸,尤其是有机酸对牙更具侵袭力。菌斑 pH 呈周期性变化,使菌斑与牙面之间发生脱矿和再矿化,如果在相当长时间内脱矿过程占优势,则牙中的无机物如钙、磷逐渐丧失,遂发生龋。加之老年人全身免疫力下降,饮食习惯改变、营养及代谢功能失调等因素,其罹患龋病的危险性增加。老年人龋病的主要特点如下。

(一)龋病类型

多为慢性龋和继发龋,但当老年人长期患病,抵抗力降低,生活不能自理,忽略甚至放弃口腔卫生以及全身极度营养不良时,也会发生急性龋和猖獗龋。

(二)好发部位

老年龋病好发于牙颈部及根面,由于牙龈萎缩,牙根面暴露,相邻牙触点消失,牙间乳突变平,牙间隙增宽,牙齿邻面及颈部食物嵌塞不易清洁,容易产生牙菌斑而发生龋病。牙颈部是釉质与牙骨质的交接区,是组织结构薄弱的地方,一旦牙龈萎缩,该区抗酸能力减弱,因此老年龋常发生在牙龈萎缩的颈部、根面以及邻面。

(三)老年根面龋

老年龋病发生在根面者居多,牙骨质的钙化基质呈板层状排列,龋损常围绕根面环形发展,分层损害,在牙颈部由于该处釉质和牙骨质均很薄,一旦发生龋病就很快破坏到牙本质。

当龋损深入牙本质时向根尖方向及颈部釉质下发展形成无基釉,此时龋病组织呈浅棕色或褐色,边缘不清的浅碟状。龋损破坏到根部牙本质深层时,造成根部硬组织严重缺损,形成龋洞,洞内有软化的牙本质和食物残渣等,探查时老年患者可有明显的疼痛,受外界刺激时可产生激发痛。

(四)老年患者对疼痛的反应下降

受全身及其他因素的影响,老年患者对龋病的疼痛反应不一。一般来说,老年人全身各器官功能逐渐衰退,加之牙体组织的增龄变化,对疼痛反应迟缓,当龋病处于浅、中龋时,其临床症状并不明显。对外界的冷、热、酸、甜等刺激,可无激发痛,或仅有轻微疼痛。龋病发展到牙本质深层成为深龋洞时,受到外界刺激,才出现疼痛感觉。相反,体质较差的老年患者,或者对痛觉极度敏感的老年人对疼痛的耐受力差,可能会仅因牙颈部及根面的暴露、釉质的磨损变薄而出现明显的临床症状。

牙颈部牙体组织结构薄弱，不易清洁，龋病进展较快，探诊检查时龋洞不一定很深，但已接近牙髓，可出现明显的临床症状。因此，在诊治老年龋病时，慎重考虑老年患者对疼痛的反应，正确判断龋病的牙髓状况十分重要。

(五)老年龋病常见发生于多个牙齿而不是单个牙齿

少数老年龋病的发生有一定的对称性，但病变的程度，损害的大小可不相同。其原因可能是因为牙龈萎缩通常发生于多个牙齿的关系。

由于老年人牙体组织的增龄性变化，青年人和老年人口腔生理条件的差别，而使老年人龋病的临床分类、临床表现、细菌学等方面均有其独特之处，并且根据这些特点，其治疗原则也有所不同。

二、牙髓及根尖周病

老年牙髓病和根尖周病在许多方面与成年人相似，也有一些不同，其发生与老年牙髓组织及其根尖周围组织的解剖学、生理学、病理学和临床等特点有密切的关系。

(一)牙髓病

老年牙髓疾病的发生率很高，是引起老年人牙痛的主要原因。牙髓疾病作为发生在牙本质-牙髓复合体中的疾病，随着牙体结构的增龄性改变，在老年人群也呈现其独有的特点。

牙髓炎可以是急性的或慢性的，其炎症病变可能是牙髓的一部分，也可能是全部牙髓，牙髓可能是感染状态，也可能是非感染状态。炎症变化的范围和性质很难从临床上加以区分，因老年人的牙髓发生炎症后，几乎没有恢复正常的可能，临床治疗不能做活髓保存治疗，需要进行去髓治疗。但按其临床发病和病程经过的特点，又可分为急性牙髓炎（包括慢性牙髓炎急性发作）、慢性牙髓炎、残髓炎和逆行性牙髓炎。

牙髓坏死是牙髓炎继续发展的结果，或因外伤导致牙髓血供突然中断而发生；深洞未经垫底直接用复合树脂修复也可引起牙髓坏死。

牙髓坏死组织呈无结构样物质，液化或凝固状。全部牙髓坏死在未波及根尖周组织时，一般无自觉症状，发生于前牙可见牙冠色泽变暗。牙髓坏死如不及时治疗，病变可向根尖周组织扩展，引起根尖周炎。临床检查可见牙冠变色，探诊穿髓孔无反应，牙髓冷热诊和电测试均无反应，X线片上示根尖周组织无变化。

牙髓变性是老年人很常见的牙髓病变，包括纤维性变和钙化。纤维性变在老年人中尤其多见，牙髓内纤维组织增多，细胞成分减少，牙髓苍白坚韧，临床上无特殊表现，也不具临床意义。

牙髓变性一般无自觉症状。少数髓石病例可出现剧烈的自发痛和放射性疼痛，类似三叉神经痛，但无扳机点及三叉神经痛病史。主要通过X线检查发现髓石，表现为在透射的髓腔阴影中有阻射的钙化物。要确定疼痛是否为髓石所引起，应在排除其他可能引起放射性痛的原因后，且经过牙髓治疗疼痛得以消失方能确诊。

(二)根尖周病

1.急性根尖周炎

急性根尖周炎是发生在根尖组织、疼痛较剧烈的炎症反应。按其病变发展过程，可分为急性浆液性根尖周炎和急性化脓性根尖周病两个阶段。

急性浆液性根尖周炎的临床过程较短,主要症状是患牙咬合痛。老年人对疼痛的敏感性下降,一般是在初期无自发痛或只有轻微的钝痛,患牙的根尖部不适、发胀和浮出的感觉,咬合时患牙与对殆牙早接触。但在初期用力紧咬患牙疼痛可暂时减轻,这是因为咬合压力能暂时将根尖周膜充血血管中的血液压出,减轻了组织压的缘故。随着病变的发展,根尖牙周膜内已有渗出液淤积,患牙浮出和伸长感逐渐加重,咬合时反而加重疼痛。因此,患者通常不愿咬合,影响进食。随着根尖部炎性渗出物的增加及炎性介质的释放,牙周膜内的神经受到刺激,引起自发性、持续性、局限性疼痛,不放射到邻牙或对殆牙上,患者能明确指出患牙。口腔检查可见患牙有龋坏等牙体硬组织疾患或深牙周袋,牙齿变色和失去光泽,温度测验和电测验均无反应,叩诊会引起剧烈疼痛,扣压根尖相应部位的黏膜也有疼痛感。

急性化脓性根尖周炎多由急性浆液性根尖周炎发展而来,但多由慢性根尖周炎急性发作引起。表现为根尖区持续性、搏动性剧烈疼痛,患者自觉牙明显伸长,不敢咬合,轻微触及患牙也会引起疼痛。老年人由于免疫功能下降,全身健康状况复杂,易伴有乏力、虚脱、发热等全身症状。

口腔检查可见患牙多已变色,叩痛极为明显。根尖区附近的软组织红肿,扣压痛,相关淋巴结肿大、压痛,患牙松动。原发性急性根尖周炎的 X 线检查可见根尖部无明显改变或仅有牙周膜间隙的增宽,若为慢性根尖周炎急性发作而来者,则可见根尖部有牙槽骨破坏的透射影像。

急性化脓性根尖周炎形成的 3 个阶段,其临床表现略有不同:根尖脓肿阶段,患牙相应根尖区附近的组织发红,肿胀不明显;骨膜下脓肿阶段,疼痛尤为剧烈,牙龈肿胀更明显,根尖区黏膜转折处变浅、变平,相应面颊部软组织呈反应性水肿,全身症状也加重;黏膜下脓肿阶段,疼痛明显缓解,相应根尖部的牙龈肿胀更明显并趋于表面,扣诊时有明显波动感。

2.慢性根尖周炎

慢性根尖周炎从病理学角度分有慢性根尖周肉芽肿、慢性根尖周脓肿、慢性根尖周囊肿和慢性根尖周致密性骨炎四种类型,是老年根尖周病患者临床上最常见的一类疾病。

老年人因殆面长期慢性磨耗或牙颈部楔状缺损,牙髓退行性变,进而坏死。患者一般无明显自觉疼痛症状,常因牙龈起脓包长期反复溢脓来就诊。有的患牙有时有咀嚼乏力或不适感,除慢性根尖周致密性骨炎外,临床上一般可追问出患牙有牙髓病史、反复肿胀史或牙髓治疗史。口腔检查,多有严重牙体缺损或隐裂,牙齿多变色或失去光泽,温度测试和电测试无反应,叩诊一般不痛,有时有异样感或轻微叩痛。无瘘型慢性根尖周囊肿在临床上很难与根尖周脓肿区别。有瘘型者患牙根尖部的唇、颊侧或腭、舌侧牙龈表面可发现瘘管口,也有开口于皮肤者称作皮瘘。慢性根尖周囊肿在囊肿发展较大时,可见根尖部相应的软组织膨隆,表面不发红,扣压时富于弹性,有乒乓球感。

三、非龋牙体疾病

(一)楔状缺损(wedge-shaped defect)

楔状缺损是老年人牙齿的常见牙体疾病,也是引起老年牙痛的主要原因,多由牙颈部的硬组织缓慢性消耗而致。关于楔状缺损的确切病因尚不清楚,老年人的发病多与使用硬毛牙刷、刷牙方式不当,横向刷牙以及慢性消化道疾病,胃酸反流等酸性物质在龈缘颈部存留,可能使颈部组织脱矿溶解有关。长期大量饮用酸性饮料如果汁、葡萄酒、碳酸饮料都可能引起楔状缺损。

一般来说，年龄愈大楔状缺损的牙数愈多，愈严重。多发生于 $\frac{345}{345}$ 区牙弓弧度最突出部位，常对称出现，一般都伴有牙龈萎缩。好发于牙颈部釉质和牙骨质交界处，多位于牙齿唇颊侧的牙颈部，偶尔也见于牙龈萎缩牙的腭侧颈部。缺损形状多呈两个平面相交的"楔形 V"，但也有呈椭圆形或其他形状者。楔状缺损的表面光滑，质地硬有光泽，边缘整齐，一般为牙体本色，有时也有不同程度的着色。缺损程度不一，可分浅型、深型和穿髓型，前两型可无症状或有牙本质过敏症，穿髓型则有牙髓炎症状。由于楔状缺损为慢性损害，来就诊时已经发病数十年，在相对应根管处有继发性牙本质形成，临床检查，有时缺损非常接近牙髓腔，甚至能观察到钙化的根管呈深黑色影像，无明显症状。

（二）磨损（abrasion）

恒牙一旦建立咬合关系，就一直担负行使咀嚼功能。在咀嚼食物过程中，牙齿总会有一定的磨损，日积月累，到了老年牙齿咬合面便会出现明显的磨损现象，这种磨损称为生理性磨耗。

老年人牙齿基本上都有一定的磨耗，该磨耗具有一定的生理学意义：随着年龄的增长，牙冠拾面的磨损可以缩短临床牙冠的长度，保持牙冠长度比例的协调，又降低了牙尖高度，缓冲了侧向压力，使牙尖的形态与牙周组织的功能相适应。不良习惯或磨牙症会造成牙齿过快过多的不均匀磨损，并由此产生一系列病理状态，这种磨损称为病理性磨损。

（曾　玉）

第四节　老年牙体牙髓病诊疗特点

一、老年龋病的分类

老年人的龋病大多是慢性龋。根据龋病破坏的程度，病变所在部位的深浅，可分为浅龋即釉质龋或牙骨质龋，中龋即牙本质浅层龋。深龋即牙本质深层龋，此分类在临床上最常用。浅龋的龋损仅限于釉质层或牙骨质，前者称为釉质浅龋，后者称为牙骨质浅龋。根据浅龋所在的部位分为光滑面龋、窝洞龋和牙骨质龋。发生在牙根面的浅龋称为牙骨质龋，牙骨质的厚度仅为 $20\sim50~\mu m$，又因根面牙骨质的有机成分多，龋坏发展较为迅速，很快波及牙本质，因此又称为根面龋（root caries）。根面龋呈浅蝶状，可围绕根面环形发展。在临床上患者一般无自觉症状，常在检查时才发现。牙骨质龋是老年人最常见的龋损形式。

老年龋好发于牙颈部和牙根表面，是牙体组织结构薄弱环节，龋病一旦发生，很快就累及牙本质，形成牙本质浅龋：随着增龄性变化，在牙本质髓腔端形成大量的继发性牙本质，牙本质中矿物成分增加、有机成分减少，同时牙髓组织中细胞成分减少，纤维成分增加，使老年人早期牙本质浅龋对外界刺激不敏感。

临床检查老年颈部龋呈深褐色。这可能与该处有机物较多，细菌分解有机物产生的色素有关。釉质磨耗严重牙本质完整暴露的老年人，咀嚼和刷牙时因过度敏感，影响局部清洁卫生，导致龋损不经过釉质而直接发生于牙本质，以唾液腺功能严重衰退、口腔卫生护理及自理能力差的老年人多发,特别是磨牙咬合面多见。

老年人患牙本质浅龋时,因对外刺激反应迟钝而未获得及时的治疗,很快就发展成为深龋。老年龋病好发部位,牙颈部和牙根部的牙本质较薄,当牙髓对外界刺激有反应时,龋损已经非常靠近牙髓腔。由于老龄牙髓退行性变,一旦受到损害,很难恢复到正常状态。老年深龋一旦出现牙髓炎症状,一般需作牙髓治疗。

二、根面龋的临床特点和诊断

发生在牙齿根部的龋病称为根面龋。根面龋发生于牙周组织退缩的牙根部,最常见于老年人,但也不仅仅发生于老年人,任何使牙龈组织萎缩、牙槽骨吸收、牙根暴露均可能发生。通常牙齿的根部被牙龈组织覆盖,未暴露在口腔环境中,因此不会发生龋病。但一旦牙周组织萎缩、牙根面暴露,则为患根面龋提供了可能性。

老年人机体变化的本质是细胞功能的衰退,牙齿、牙周组织同样亦有衰退表现。由于老年人牙周组织退缩,牙龈萎缩,牙颈部及根面暴露,容易造成食物嵌塞,不易清洁而产生菌斑,导致根面龋的发生率增高。临床上常发生在任何牙齿的牙龈退缩的牙骨质面,下前牙、前磨牙的邻面、唇面、并向邻颊面、邻舌面发展,也可由楔状缺损继发而来。

由于根面龋直接暴露在口腔环境中,又因根部牙骨质结构的特点,脱矿和再矿化现象,故龋病进展缓慢、病变较浅,龋坏部位呈浅棕色或褐色边界不清晰的浅碟状。龋损进一步发展,沿颈缘根面扩散形成坏形;病变发展从牙骨质侵入牙本质时,向根尖方向发展,一般不向冠向发展侵入釉质,在颈部釉质下潜行发展形成无基釉;严重者破坏牙本质深层,造成根管牙体组织严重缺损,使牙齿抗力下降,在咬合压力下可使牙齿折断。

根面龋多为浅而广的龋损,早期深度为 0.5~1 mm 时不影响牙髓,疼痛反应轻,患者可无自觉症状。病变加深,接近牙髓时,患者对酸、甜、冷、热刺激产生激发痛。通过观察暴露的牙根部有无浅棕色、黑色改变,有无龋洞形成。用尖头探针探查根面有无粗糙、钩挂或进入的感觉,被探面是否质地变软,探查时患者是否感到酸痛或敏感,还可探查龋坏范围、深度、有无穿髓孔等,也可利用 X 线检查对根面龋做出诊断。

三、老年根面龋的治疗方法

对根龋的深度限于牙骨质和牙本质浅层,呈平坦而浅的龋洞或龋坏部位易于清洁或自洁;龋洞洞壁质地较硬,颜色较深,呈慢性或静止状态可采用药物治疗。用器械去除菌斑及软垢,再用砂石磨光后用封物处理患处。所使用的药物应具有刺激性小、促进再矿化等作用。氟化物处理根面,防治根面龋效果更好。

根龋一旦形成牙体组织的缺损必须通过修复治疗达到恢复牙外形和功能的目的。治疗中要特别注意以下几点。

(1)由于牙根部牙骨质和牙本质均较薄、有机成分多,一旦发生龋坏,病变发展快,并且距髓腔较近,去净龋坏组织消除细菌感染,保护牙髓更为重要。

在操作时,可使用慢速球钻沿洞壁轻轻地、间断地钻磨,并用冷水装置,避免产热,这样既去净龋坏组织和软化牙本质,又避免对牙髓造成激惹。也可使用挖器去除软化牙本质。

(2)根龋所在的部位不直接承受咬合压力,在去除了洞内的龋坏组织后,修整窝洞时重点在制备固位形,为尽多地保留健康牙体硬组织不必加深窝洞,可用细裂钻或小球钻沿洞壁做修整或沿洞底做倒凹增加固位,使窝洞呈口小底大,洞缘圆缓形状。

当根龋发生在触点以下的牙面时,应从颊舌侧方向入手,去除龋坏组织,可制备成单面或邻颊(舌)洞形。若龋坏破坏了触点,或龋坏发展到邻面并涉及边缘嵴,可制备成邻𬌗洞。

当龋病沿根面环形发展形成环状龋时,牙体组织的强度削弱,去除龋坏组织充填修复后,应做全冠修复。

如果根面组织破坏较多,此时虽无明显的牙髓炎症状,也应作根管治疗,利用根管桩、钉插入根管,使之通过龋坏部位的组织薄弱处,充填修复后增加牙体的抗力。这样可避免在正常咬合时发生牙冠折断。在打桩时不要加力过大,否则在牙根薄弱处易发生折裂。

根面龋发展到龈下部位时,牙龈组织会有不同程度的炎症。为改善牙龈组织的炎症,可先用器械或刮匙作根面洁治和刮治,并去除龋坏区软化牙本质,清洗干燥根面后用氧化锌丁香油黏固粉封闭,一周后再进行下一步的治疗。

(3)根部窝洞一般较浅,窝洞的消毒和垫底应选用对牙髓无刺激的充填材料如玻璃离子体黏固剂可不垫底。用复合树脂充填时,垫底材料可选择氢氧化钙。

(4)由于根龋的特殊部位,充填修复时要注意严密隔湿,窝洞紧邻牙龈,应避免唾液、龈沟液进入窝洞,否则会影响充植材料的性能。使用汞合金充填材料时,由于不易操作,要注意层层压紧,否则会造成洞壁的微渗漏。双面洞时应使用成形片或楔子,以保证材料与根部贴合,避免悬突。

(5)银汞合金修复充填时要考虑根龋修复治疗的特点,以及根龋部位的特殊性,制洞时以固位形为主。

银汞合金黏接修复是龋病修复治疗的一大改进,克服了银汞合金无黏接性,增加固位造成磨去过多的牙体组织,这样会使牙齿的抗咬合力能力下降。充填时用侧向压力不利于层层压紧,增加了洞壁微渗漏的可能。由于根部窝洞浅而宽大,不易固位,因此充填时操作困难等问题,适用于各种类型的窝洞。

常用银汞合金粘合剂品牌有 Amalgamhond,All-Bond 2Panavia EX,Scotchbond,Multi-purpose,Super-bond 等化学固化粘合剂。粘合剂增强了银汞合金充填体的固位力和抗折力,对窝洞的封闭作用较洞漆更好而持久,可改善充填体与洞壁的密合性渗漏。

(6)玻璃离子水门汀修复是根面龋修复一种较理想的材料,该材料对釉质、牙本质均有较强的粘合性,备洞时可仅去除龋坏组织,不需严格的窝洞制备,可有效保留健康牙体组织,增加牙齿的抗力,特别适用于老年根龋的修复治疗。对牙髓组织的刺激性较轻,可不必垫底。材料的热膨胀系数与牙齿相近,封闭性能好,保证了洞壁边缘的密合。可释放氟增强牙本质的再矿化,预防继发龋的发生。

四、老年牙髓病的临床特点

老年人牙髓疾病的发生率很高,而且是老年人失牙的原因之一。牙髓疾病作为发生在牙本质牙髓复合体中的疾病,随着牙体结构的增龄性改变,在老年人中也呈现其独有的特点。与年轻的牙体组织相比较而言,老年人的牙本质中出现继发性牙本质及牙本质小管封闭,即管内牙本质的不断形成,使牙本质的敏感性降低而对外界刺激抵抗力下降。

牙髓组织由原来的多细胞少胶原向多胶原少细胞过渡,同时由根尖孔进入的血供明显减少,这使得老年人牙髓组织的修复能力减弱;牙髓组织中的神经由于退行性病变及髓鞘的矿化而引起神经分支减少,这使得老年人的牙髓组织对外界刺激反应迟缓,自身修复能力下降。

牙髓疾病的分类尚缺乏统一的标准,按临床表现将其分为可复性牙髓炎、不可复性牙髓炎(急性牙髓炎、慢性牙髓炎、逆行性牙髓炎、残髓炎)、牙髓坏死、牙髓变性。

可复性牙髓炎属于病变较早期的牙髓炎,范围局限,无自发痛及夜间痛,无咀嚼痛,但受到冷热刺激时,可产生短暂、尖锐的疼痛,延迟反应轻微甚至不易察觉。这种牙髓病变在老年就诊患者中少见,就诊时此期常已过。

(一)急性牙髓炎

由于老年牙髓组织的增龄性变化,老年牙髓炎通常症状轻微,但个别急性期的患者仍可表现典型症状;剧烈而严重的自发痛、激发痛、夜间痛为其显著特点。疼痛性质尖锐,呈阵发性,随病变的持续及病变的加重,发作频繁、缓解期缩短乃至消失,可持续数小时。急性牙髓炎时因牙髓感觉神经来自三叉神经等2、3支,常发生牵涉性痛;且从神经生理来看,从牙髓来的损害刺激感受器系统的传入信号投射在触突上,反射到三叉神经脊核尾部或后腹侧丘脑核的神经元上这些部位也是面部组织感受器的输入投射部,故患者常无法准确指出疼痛部位,易发生误指误治。一般全口任何一颗牙痛可放射至同侧耳颞部,前后上下可交叉,但除前牙外一般不至对侧。在疼痛发作期间或间歇期,冷热刺激可加重或诱发疼痛,早期多为冷刺激加重而热刺激缓解,后期则相反。

由于疼痛可能是唯一的主述且有误导性,临床检查对正确的诊断显得尤为重要。老年人余牙的保留是其口腔治疗的关键,而牙髓治疗多为不可逆性,因此一定要诊断正确再行适当的治疗。患牙一般多有龋坏,可探及穿髓孔,老年人由于髓腔的增龄性变化,炎症早期症状明显很快导致牙髓组织的坏死。冷热刺激可诱发症状,老年人应注意延缓反应性痛——即老年人由于牙本质厚度的增加和牙髓神经的减少,使得其对冷热刺激的反应与年轻人相比要迟缓一些。早期叩诊可无异常,当炎症波及根尖周组织时可垂直向叩痛。患牙对牙髓电测试反应值早期较正常低而晚期高。

鉴别诊断时要注意以下几点。

1. 牙间乳头炎

老年人由于牙龈退缩,常有食物嵌塞史,由于卫生措施不得力,可导致牙间乳头炎。表现为牙龈肿胀充血,持续性胀痛。

2. 三叉神经痛

三叉神经痛为老年人多发的一类神经疾患,表现为阵发性电灼样、撕裂样、针刺样疼痛,有扳机点的存在,有完全无痛期,每次持续数秒钟至1~2 min,不超过5 min,无夜间痛,患者常有特殊面容。

3. 急性上颌窦炎

老年人常有鼻窦炎,其头痛、鼻阻、脓涕症状明显,所毗邻的上颌后牙区可表现持续的胀痛,应注意鉴别。

4. 蝶腭神经痛

蝶腭神经痛为一类进行性加重的原因不明的急性发作性疼痛,主要集中在一侧上颌、鼻窦和眶后区,患者常伴有鼻塞、畏光和流泪等症状。它与牙髓炎明显不同,蝶腭神经多在每天同一时间发作,而牙髓炎的发生没有时间的规律性而有冷热诱发因素。

5. 干槽症

干槽症发生在拔牙后3~4 d,为拔牙创伤的感染性疾病。表现为拔牙区剧烈、持续、进行性加重的疼痛,可向同侧面部及颌骨区放射。但根据拔牙史、疼痛定位准确、与冷热刺激关系不明显等特点可与急性牙髓炎鉴别。

(二)慢性牙髓炎

老年慢性牙髓炎根据髓腔是否开放及牙髓组织反应性分为慢性闭锁性牙髓炎及慢性溃疡性牙髓炎,以前者多见。慢性牙髓炎偶有轻微的自发性钝痛,但有较长期的冷热刺激痛,延迟反应明显。患者因病程迁延对根尖周影响可出现咀嚼痛,慢性溃疡性牙髓炎有典型的食物嵌入痛。慢性炎症急性发作时,表现与急性牙髓炎类似,但程度常较后者轻。

慢性闭锁性牙髓炎可见有龋坏,常不能探及穿髓孔。患牙对牙髓电测试的反应值较正常高,牙髓冷热试验不敏感,晚期可有叩痛。慢性溃疡性牙髓炎在老年人中也不少见,髓腔多已穿通,早期色泽鲜红、探痛明显,晚期浅探痛不敏感而深探痛有反应。患者常不用该侧咀嚼,存积大量软垢和牙石,叩诊反应不定,患牙对牙髓电测试及冷热试验反应迟钝。

鉴别诊断主要是溃疡性牙髓炎与牙髓息肉、牙龈息肉及牙周息肉相鉴别。后两者根据息肉来源及患牙牙髓活力状态不难鉴别。此外,老年人的颞下颌关节功能紊乱病也可引起同侧后牙区的疼痛,而被患者误认为是牙髓炎。但这种疾病多有关节区的疼痛,伴有不同程度的关节运动异常,如弹响、下颌偏移、运动障碍及肌肉压痛,且病程长而病情反复,口腔检查牙体无可疑病变,但磨耗严重时仍应注意是否有咬合创伤引起牙髓炎的情况。

(三)逆行性牙髓炎

逆行性牙髓炎在老年患者中较常见,其感染源自牙周,又称牙周牙髓联合病变。一般将其分为3类:由于牙周病变引起牙髓炎症,由牙髓疾病引起牙周病变,牙髓牙周同时存在病变。最后一类称为真正的牙髓牙周联合病变。

牙周感染可通过侧支根管、副根管和根尖孔到达牙髓,引起局灶或全部性的牙髓炎症。反之,牙髓病变的晚期炎性物质又可逆此途径到达牙周,甚至经牙周排脓等。此类患者兼具牙周炎、根尖周炎和牙髓炎的多种表现。牙髓炎可表现为急性或慢性过程,牙周炎使患者感到牙松动、咀嚼无力、疼痛乃至牙周溢脓。治疗时需要兼顾牙髓牙周的病变,才能达到较好的治疗效果。

牙体常完整,但可探及深达根尖的牙周袋或Ⅲ度以上的根分叉感染,患牙松动或不松,叩痛阳性,牙髓电测试反应因不同时期而有所不同。X线片上第一类的患者可见牙周间隙增大明显,而尖周的暗影相对较小;第二类则相反,为底大口小的牙周根尖周联合暗影。至于第三类,由于同时发生牙髓牙周的病变,暗影则因病变的不同而不同。

(四)残髓炎

残髓炎是由根尖区感染的牙髓组织未去尽导致,其症状与慢性闭锁性牙髓炎相似,冷热刺激痛及延迟痛明显。在老年患者中也不少见,患牙多已进行过治疗。

牙体上可见修复材料,患牙对牙髓电测试反应值较正常高,冷热刺激可引发疼痛并有延迟痛,叩诊可为阳性。

(五)牙髓坏死

牙髓坏死是各型牙髓炎发展的严重结果。由于老年人的牙使用时间长,不断受到外界各种刺激和干扰且具有累加效应,故易发生牙髓坏死。牙髓坏死者一般无自觉症状,多在检查治疗时发现。诊断标准是患牙对牙髓电测试及冷热刺激均无反应,探诊阴性,诊断性磨除实验阴性,开髓后可嗅及坏疽味。

由于老年人继发性牙本质的不断形成,牙本质厚度增加且通透性降低,牙髓中血及其降解物不易透过其显色,故老年人的死髓牙并不表现为年轻人的灰黑色而仅为黯黄色。

(六)牙髓变性

老年人因牙齿使用时间久且受到的刺激、治疗过程及后果、牙齿本身的增龄性改变具有累加效果,牙髓发生变性的机会很大。老年人发生的牙髓变性主要是钙化变性。

钙化变性是老年人牙髓组织增龄性变化,在非龋坏牙中髓石的出现率老年人为年轻人的10倍。在冠髓的钙化多在髓周形成共核的髓石,在根部多是沿血管神经成片状排列的线性钙化组织。当牙髓发生血液循环障碍时,也可发生钙盐沉积,但为不规则性。

牙髓钙化变性一般无症状,X线可见钙化影,临床则多在开髓或行根管治疗时因髓腔暴露不良及根管不通而发现。当髓石压迫神经可引起放射性痛,但无扳机点且此诊断应为排除性诊断。

(七)牙内吸收

牙内吸收是指牙髓组织变性为肉芽组织,破牙本质细胞从髓腔内吸收牙体组织,严重者可造成病理性根折。目前原因不明,临床多无自觉症状,X线检查可见髓室根管不均匀的膨大部分,有少数可表现出牙髓炎的症状。而牙外吸收多是由创伤引起的,表现为X线片上牙根的变短、局部牙根外表面的吸收等。临床早期可无症状、晚期与牙内吸收一样可引起根折。

五、老年牙髓病的治疗原则

对老年人牙髓病的治疗遵循一般原则,治疗方案应个体化,以保守治疗为主,不必过分求全。在解决其主述的同时应注意其口腔的其他问题,做到口腔疾病的早发现、早诊断、早治疗,提高老年口腔保健预防工作的质量。

老年牙髓病的治疗在牙髓的增龄性变化主要是以保存患牙为主,保存活髓的治疗因老年人牙髓血供的减少而成功率很低,只有在严格选择适应证的情况下才采用。一旦牙髓穿通,则需去除牙髓进行下一步的治疗。而由于老年人经济情况及复诊的不便性,一次性治疗显得较为有利;治疗时间1次不宜过长,因某些高血压患者由于动脉硬化,压力感受器敏感性降低、交感神经系统对心血管反射性调节能力减退,久躺后易出现直立性低血压造成昏厥。若需复诊,则应向患者及其家属交代清楚复诊的时间、费用,详细解释治疗经过,并了解患者有何要求。在治疗过程中应仔细耐心,注意操作的准确性和轻柔性,不要给老年人增加不必要的负担。

对伴有慢性疾病的老年患者,其机体免疫力下降,操作过程中的不当可引发急性感染。在解除其症状、消除潜在危险的同时,还应尽量恢复其功能和美观,不能认为是老年人就忽视其治疗的美学效果。

(一)应急处理

目的是解除症状,缓解疼痛。老年患者治疗应在无痛或尽量减少疼痛的情况下进行,切不可在治疗过程中增加患者的疼痛。

采用局部注射麻醉无痛技术,可用2%普鲁卡因局部浸润或阻滞麻醉,1次2~4 mL。或2%利多卡因,1次2~4 mL,对伴有室速的老年心脏病患者尤其适用,对伴有高血压、心功能不全的患者不应加肾上腺素。而新型的局麻药——碧兰麻(阿替卡因肾上腺素),由4%的阿替卡因和1:100 000的肾上腺组成,镇痛效果好而持久,且用量少,不需深部的阻滞注射,只用局部浸润即可获得完全的镇痛效果;但在老年高血压患者中使用时应谨慎。商品化的无痛麻醉仪,采用计算机控制慢流速低压力给药且进药过程中保持一定的压力,使药物始终在针头的前方,可达到无痛注射的目的。

通过人为穿通髓腔或扩大穿髓孔,降低腔内高压,而达到止痛的目的。但对逆行性牙髓炎,需去除牙髓活力方能止痛。对于此类患牙,还需进行降低咬合的处理,使患牙脱离咬合接触。口服镇痛消炎药物作为应急处理的一部分有时是必需的。逆行性牙髓炎的病灶在根髓部分,一般急诊的治疗效果不佳,应考虑辅以口服药。对于部分无条件处理的情况,可在穿髓处放置镇痛作用的药物起到一定的缓解作用。对于一些过于紧张的患者,给予一些适当的镇痛药,在药物本身的作用之外还可起到一定的安抚效果。

(二)牙髓治疗

由于老年人的特点,保髓治疗在老年牙髓病的治疗中应用十分局限。对无明显自发痛、刺激痛不明显,去除腐质未穿孔且难以判明是否发生牙髓炎症时可用间接盖髓术;当去除腐质有穿髓孔,但孔极小且组织敏感,周围是健康牙本质,有少量可控制出血时可用直接盖髓术。必须指出的是,保髓治疗的关键是去除感染和防止再感染,故暂封应严密。治疗后应严密观察患牙的情况,一旦出现自发痛或刺激延迟痛必须及时进行拔髓治疗。

有学者指出间接盖髓后修复牙本质在 1 个月内形成速度最快,可持续至 1 年,最多可形成厚度达 390 μm 的修复性牙本质。故严格选择适应证加上仔细正确的操作,也能保存老年人的牙髓活力。当老年人不能耐受疼痛时,可适当给以麻醉药物。但此类治疗应注意避免使用含血管收缩剂的局麻药,以免造成炎性物质堆积在牙髓组织中得不到有效的消除,对牙髓造成伤害。保髓治疗应严格掌握适应证,治疗过程中应保护好穿髓孔不被污染,去尽侧壁上的龋坏牙本质和无基釉,否则暂封不严密,无法确保无菌,随访观察患者术后反应。当不能保存牙髓活力时,可进行保存患牙的治疗,方法主要有根管治疗、变异干髓术、塑化疗法等。

六、老年根尖周病的临床特点

(一)急性根尖周炎

主要临床症状是咬合痛。初期患牙有轻度钝痛,早接触及浮出的感觉,用力咬紧患牙疼痛可暂时缓解。炎症发展后,患牙伸长感增加,不能咬合,呈持续性、局限性疼痛,能明确定位患牙。检查时叩痛明显,用手指扣压根尖区黏膜时,有压痛感。若牙髓已坏死则可见牙变色和失去光泽,对冷、热诊和电测试均无反应。X 线检查根尖区牙周间隙正常或轻微增宽。根据患牙不敢咬合和明显叩痛不难做出诊断。

急性根尖周脓肿又称急性化脓性根尖周炎或急性牙槽脓肿,表现为根尖周牙周膜坏死、变性、脓液积聚和骨质破坏。多由急性根尖周炎发展而来,也可由慢性根尖周炎急性发作引起。急性根尖周脓肿时,积聚在根尖部的脓液常沿阻力小的部位排出。最多见的是通过颊或舌(腭)侧牙槽骨及骨膜从黏膜或皮肤排出。

老年患者经牙周袋由牙龈沟液排出也较多见,见于伴有重度牙周病的患牙,此时应注意与急性牙周脓肿相鉴别。经根管从龋洞排出,在老年人中并不多见。其中以通过牙槽骨及骨膜从黏膜或皮肤排出的症状最为严重,常伴发颌面部的蜂窝织炎,排脓过程可分为根尖脓肿阶段、骨膜下脓肿阶段和黏膜下脓肿或皮下脓肿。急性根尖周脓肿临床表现为根尖区持续性、搏动性剧烈疼痛。患者自觉患牙明显伸长,不敢咬合或触及,严重者还伴有乏力、发热等全身症状。口腔检查可见患牙已变色和失去光泽。患牙对叩诊极度敏感。根尖区附近的软组织发红、肿胀，所属淋巴结肿大，有压痛。在根尖脓肿阶段，可见患牙根尖部相应的唇、颊侧牙龈发红，但肿胀不明显。在骨膜下脓肿阶段，牙龈肿胀更明显，根尖区黏膜转折处变浅、变平，相应面颊部软组织呈反应性水肿。

在黏膜下脓肿阶段，牙龈肿胀更明显并趋于表面，扪诊时有明显的波动感。以上各阶段中，以骨膜下脓肿的病情最严重，疼痛非常剧烈，全身症状也多在此阶段出现。X线检查由急性根尖周炎发展而来者，根尖部无明显改变或仅有牙周间隙增宽，若为慢性根尖周炎急性发作而来者，则可见根尖部牙槽骨破坏的透射影像。

（二）慢性根尖周炎

一般无明显自觉症状，仅有时有咀嚼不适感或轻微疼痛，但在机体抵抗力降低时，可转化为急性根尖周炎，因而常有反复疼痛肿胀的病史。老年人慢性根尖周炎通常以慢性根尖周脓肿的形式出现，口腔检查可见患牙已变色和失去光泽，对冷、热诊和电测试均无反应。在牙龈黏膜上有时可见窦道口。如无窦道口，则很难与根尖周肉芽肿相区别。X线检查可见根尖部透射区，边界比较模糊，周围的骨质较疏松。在老年人中，根尖周囊肿较少见。

七、老年根尖周病的治疗

对于老年根尖周病患者，大多数都经历过牙髓病的治疗，他们较其他人群更知道保留患牙的重要性和良好口腔治疗的价值，常不愿拔牙，而希望进行保守治疗以提高生活质量。彻底完善的根尖周病治疗对老年根尖周病患者都有十分重要的意义。

治疗前医生在对患者的口腔局部情况及全身健康状况有较全面的了解。老年患者一般都有较复杂的牙科治疗史，在了解患者主诉及相关问题后，还应与患者耐心交流，详细了解所涉及牙齿的牙科治疗史。

老年人身体状况复杂，常伴有糖尿病、高血压、心脏病等全身系统疾病，患者可能并没意识到这些疾病与牙病的关系，往往不主动提及这些病史，这给牙病治疗带来了隐患。老年人用药较多，应注意药物的过敏史和毒不良反应。

随着年龄的增加，老年人口腔的患病情况也变得复杂化。牙体殆面不均匀的过度磨耗及多颗牙牙颈部深浅不一的楔状缺损，在多数老年人口腔中都可以见到，牙龈萎缩引起水平性食物嵌塞，牙间隙不易清洁，食物残渣及软垢的滞留使邻面的根面龋发生率增高；牙周病发病率的增高也大大地增加了根尖周病的发病率，牙龈瘘管与牙周或根尖的关系是临床上需仔细检查弄清楚的问题，因为这涉及是否需要作牙周牙髓联合治疗；主诉部位常有多个牙都有牙体或牙周的问题，在临床上需仔细检查，正确找出主诉牙位。

对于大多数老年患者，一般都能配合医生完成常规的牙髓治疗，但对于一些行动不便或患者有较严重的全身系统疾病的老年患者，选择快速、简便、有效的方法就显得十分重要。在制订治疗方案前，首先应对患牙的病史有全面的了解，确定患牙是进行彻底的根管治疗还是姑息治疗。在治疗前应考虑患牙周状况是否良好、牙体缺损是否过大、根管是否通畅、所处的位置能否进行根管治疗等问题。治疗前必须详细告诉患者治疗的方法，尊重患者的选择。老年根尖周病的治疗原则是及时解除患者的疼痛，尽可能保存患牙。

（一）解除疼痛

急性根尖周炎所引起的剧烈疼痛令患者十分痛苦，由于老年患者的身体健康状况复杂，常可诱发老年患者已有的全身系统疾病的发作,如糖尿病、高血压、心脏病等。因此,顾及患者的全身情况,竭尽全力进行治疗或采取应急措施,及时缓解疼痛、消除炎症是十分重要的。

(二)保存患牙

经过治疗的死髓牙可以长期保留于牙槽骨中行使咀嚼功能。在老年口腔中,发生根尖周炎的患牙大多有严重的牙体缺损或牙周病,可能有许多残冠或残根,只要牙齿不松动,牙根条件较好,就应积极去除病因,尽量保存患牙,以维持牙列的完整,恢复或部分恢复牙齿的咀嚼功能。同时应注意后期牙体组织的保护。

老年根尖周急性炎症期的处理,主要是缓解疼痛及消除肿胀,待转为慢性炎症后再作常规治疗。开髓引流或切开排脓时应注意尽量减少人为因素给患者带来的痛苦。老年患者体弱多病,可配合局部麻醉的使用,但不宜选用对全身系统疾病不利的麻醉药。对于急性根尖周炎或根管治疗引起的疼痛,应先明确引起疼痛的具体原因,再对症处理。

一般可配合口服或注射途径给予抗生素药物或止痛药物,也可以局部封闭、理疗及针灸止痛。局部可使用清热、解毒、消肿、止痛类的中草药,以加速症状的消退。对于急性根尖周炎有明显伸长感的牙,应适当调殆使其减轻功能,必要时可局部封闭或理疗。实践证明,急性创伤引起的急性根尖周炎通过磨改,根尖周症状有可能消除。死髓牙治疗也应常规调殆磨改,除缓解症状外,还可以减少纵裂的机会。已诊断为无保留价值的牙在急性根尖周炎症期,可立即进行急性炎症期牙槽窝引流,以迅速缓解患者疼痛。为了防止炎症扩散,必须同时配合全身用药。同时应考虑老年人的耐受性和有无全身系统疾病,必要时可以监护拔牙。

根管治疗术是目前公认的治疗牙髓坏死及根尖周病最有效、最彻底的一种方法,对于老年患者,只要患者许可,根管治疗术仍是首选治疗方法。对于老年人的牙齿,正确开髓并寻找到根管口对进一步治疗尤为重要。老年人髓腔体积变小,髓室顶和髓角随着牙齿临床牙冠的磨耗而降低,髓角变圆甚至消失,有的髓腔甚至钙化和闭塞。正确开髓的基本要求是揭全髓室顶后根管器械尽可能地循直线方向进入根管,开髓洞壁修整光滑,髓室壁无阶台形成。老年人因髓腔和根管变狭小不易寻找到根管口,可借助根管内镜等辅助工具来帮助寻找。老年患者由于根管变细甚至钙化阻塞,根尖区牙骨质不断沉积,根尖孔距牙本质牙骨质界之间的距离变大,故难以准确判断根管治疗工作长度,临床上可结合使用 X 线片、根管工作长度测定仪、平均工作长度来确定根管工作长度。

由于根管解剖结构的复杂性和扩大器械本身的局限性,特别是根管钙化变细,使得根管在弯曲、狭小、分歧部位及侧副根管很难被彻底清理,故可配合根管超声系统来清理扩大根管。超声波在溶液内产生空穴效应、热效应、切削及声流作用,极大地增强了抗菌冲洗液的功能,有效地溶解和松动根管内的坏死组织,彻底消除附着在根管壁上的污染层,获得较好的冲洗和清洁效果。老年患者根管一般都较细小或弯曲,根管充填时选用的牙胶尖不必太粗,糊剂也不要太多。为避免老年患者因张口时间太长而引起的颞下颌关节不适,可使用热牙胶充填法如 Obtura 牙胶注射充填法和 Themafil 牙胶充填法进行根管充填,大大地缩短了根管充填的时间。老年患者根管细窄、弯曲不能进行根管治疗,或患牙只作姑息保留,或因患者复诊不便、费用问题、体弱不能耐受根管治疗长时间操作,牙髓塑化疗法是简易有效的牙髓或根尖周病的治疗方法,用于治疗各型老年牙髓炎、牙髓坏死及根尖周炎。该方法操作简单、治疗次数少、患牙范围保留大、费用较低。但由于其远期疗效尚不理想,临床上应慎用。

(曾　玉)

第十章 口腔修复

第一节 嵌 体

嵌体是一种嵌入缺损牙体内部,恢复牙体的形态和功能的修复体。依据覆盖牙面的不同,可分为单面、双面和多面嵌体。按部位可分为𬌗面、颊面、𬌗𬌗嵌体等。依制作材料不同可分为金属嵌体、树脂嵌体和瓷嵌体。

一、嵌体的适应证与禁忌证

一般来说,能用充填法修复的牙体缺损原则上都可用嵌体修复,二者之间没有绝对的界限。但由于嵌体只能修复缺损部位的牙体组织而不能保护剩余牙体组织,所以嵌体只能在牙体缺损较小,剩余牙体组织有足够的固位和抗力时应用。如牙体预备后,剩余部分的牙体可以耐受功能状态下的各向𬌗力不折裂,并能为嵌体提供足够的固位形,则为嵌体修复的适应证。否则应为禁忌证。

二、嵌体的洞形预备

首先检查患牙的牙体缺损情况,拍 X 线片了解缺损部位的大小、位置以及牙髓情况和髓角位置后,做好嵌体的设计,然后进行牙体预备。

(一)去净腐质

为了消除细菌感染,终止龋蚀进展,必须将感染坏死的牙体组织去除干净,脱矿层抗力不足,但为避免露髓可适量保留。

(二)预备具有固位形和抗力形的洞形

先用咬合纸或蜡片检查咬合接触关系,以确定𬌗面的边缘设计位置与正中接触点保持 1 mm 的距离。用钨钢裂钻或金刚砂平头锥形车针从𬌗面缺损或龋坏最宽处开𬌗,根据缺损深度和缺损边缘的位置制备𬌗面部分的洞形,同时去除无基釉,颊舌向的扩展应尽量保守以保证颊舌壁的抗力形。如𬌗面洞形近髓,应垫底形成平面。最后修整边缘,使各线角圆钝。如缺损波及𬌗面,则需预备近中𬌗或远中𬌗洞形。𬌗面预备时,注意不要伤及𬌗牙,根据𬌗面缺损的宽度形成箱形,箱形洞缘的龈面台阶和颊舌壁应在𬌗面接触区外,龈面台阶的宽度为 1 mm。𬌗面洞缘应与𬌗牙有间隙以便取印模时材料能进入。

(三)嵌体洞形的要求

1.无倒凹嵌体洞形

各壁都不能有倒凹,否则嵌体将无法就位。轴壁间相互平行对嵌体固位最好但不易制备洞形,蜡形制作和嵌体试戴也困难,故以外展 6°为宜,易操作又能保证较好的固位力。

2.有洞缘斜面嵌体的洞形

大多应该在洞缘处制备 45°短斜面。𬌗面做短斜面有 2 个原因:一是去除无基釉防止折裂,二是可使边缘位置选择性地避开殆接触 1 mm。殆面的洞缘也应有洞斜面,在去除无基釉的同时还可以使洞缘边缘位于自洁区。龈阶处也应做出洞缘斜面。

3.可有辅助固位形

按照以上的预备要求,殆面嵌体洞形外展不超过 6°,洞形的高度在 2 mm 以上,嵌体的固位没有问题。但对于殆嵌体,通常需要增加抵抗殆向脱位的辅助固位形,如鸠尾形、针形和沟形等。

三、嵌体的制作

牙体预备完成后,取印模、灌注石膏模型,然后开始嵌体的制作。嵌体的制作可分为直接法和间接法。直接法是指在患者口内牙体上直接制取蜡型的方法,一般只用于单面嵌体。间接法指在石膏模型上制作蜡型的方法。目前,间接法应用广泛。模型完成后,首先制作可卸代型,经过制作蜡型、包埋、铸造、铸件清理、打磨抛光等步骤,完成嵌体的制作。

四、嵌体的试戴与黏固

嵌体完成后,需要在患者口内试戴,合适后才能黏固。首先去除患牙洞形内的暂封物,清洗干净洞形,检查嵌体组织面有无金属瘤及附着物,轻轻试戴嵌体,不能用力,逐步磨除标记的妨碍就位点,直至完全就位。再检查嵌体有无翘动、固位、殆接点的外形和位置、边缘密合度等,如有问题做调改。最后做咬合调整。全部完成后,取下嵌体抛光黏固。嵌体取下时应注意,不能用不锈钢锐器钩住边缘强行取下。

金合金嵌体一般用Ⅱ型或型合金,它比不锈钢器械软,边缘易被损坏,故可用牙线从殆面带下或用黏蜡从殆面黏下。嵌体抛光后,隔湿,消毒嵌体与患牙洞形,根据牙髓情况选择合适的黏结剂黏固。嵌体完全就位后咬棉球或棉卷至黏结剂凝固,用牙线和探针仔细去除殆面、殆面的黏结剂。再检查咬合,无问题后,嵌体修复即完成。

五、高嵌体

高嵌体是嵌体的一种类型,最初是由近中殆远中(MOD)嵌体衍变而来。已经知道,嵌体只能修复缺损的牙体组织,而对剩余的牙体组织无保护作用。牙体预备都会降低剩余牙体的抗力,剩余牙体愈少,则抗力愈差。而牙体组织能耐受压应力而对拉应力的抗力很低,当制作高嵌体覆盖殆面后,牙体所受应力则由拉应力转变为压应力,从而使修复后牙折的可能性大大降低。

1.高嵌体的适应证

(1)后牙的多面嵌体。

(2)洞形殆面部分宽度较大时。

(3)殆面有较大范围缺损,有牙尖需恢复但有完整的颊舌壁可保留时。

2.高嵌体的牙体预备

(1)去除腐质、旧充填体或修复体。

(2)殆面预备:顺牙冠殆面外形,根据正常情况下对颌的情况,预备出均匀的间隙。功能尖磨除 1.5 mm,非功能尖磨除 1 mm。

(3)预备功能尖外斜面:斜面下轴壁与肩台,使支持尖内外斜面与对殆间有均匀间隙且预备的牙尖位置位于原来位置,不能偏向颊或舌侧。再在外斜面下预备一轴壁,并形成 1 mm 宽的肩台。

(4)形成拾面峡部轴壁与洞底:颊舌轴壁外展不超过 6°,洞底平。

(5)预备轴面箱形:根据牙体缺损情况,预备出轴面箱形,要求与嵌体一致。

(6)修整洞形:在洞缘处做 0.5~0.7 mm 洞斜面。

3.高嵌体制作

取模、制作、试戴、黏固高嵌体。

(牛纪霞)

第二节 全瓷冠

全瓷冠是以陶瓷材料制成的覆盖全牙冠的修复体。它具有色泽稳定自然、耐磨损、生物相容性好等优点,与同为美学修复体的金属烤瓷冠相比,由于无金属层,它的加工工艺相对简单,美观性更佳,是前牙较为理想的修复体。但是,由于其脆性大,限制了其应用。目前,全瓷冠可用于前后牙单冠及前牙区少数牙缺失的固定桥修复。

一、适应证与禁忌证

1.适应证

(1)前牙牙体缺损,不宜用充填治疗或烤瓷冠修复者。

(2)牙冠大面积缺损充填治疗后需要美观修复者。

(3)前牙固各种原因使牙体变色或氟斑牙、四环素牙影响美观者。

(4)错位扭转牙不宜进行正畸治疗的。

(5)发育畸形或发育不良影响美观的患牙。

(6)对美观要求高,有接受全瓷冠愿望并能保证口腔卫生的。

2.禁忌证

(1)乳牙及青少年恒牙。

(2)牙冠短小,或牙体缺损严重,无足够固位或抗力形的。

(3)有不良咬合习惯,如爱啃硬物的。

(4)夜磨牙或紧咬牙患者。

(5)牙周疾病不宜做固定修复的。

(6)心理、生理疾病不能承受或配合治疗的。

二、牙体预备

全瓷冠的牙体预备与金属全冠和烤瓷冠的制备无太大区别,也需遵守全冠牙体预备的一般要求,如去除腐质,轴壁 2°~5°的聚合度,冠的最大周径降至设计的边缘处,各面平滑无倒凹,在各种咬合运动中有足够的间隙等。全瓷冠的牙体预备与其他修复体的不同在于,尤其强调预备后牙体表面不能出现任何倒凹和棱角,呈现光滑流畅的外形,防止全瓷冠戴入后出现应力集中而导致瓷裂。

因全瓷冠的牙体预备磨切量大,故应严格选择适应证,否则会损伤牙髓或降低牙体抗力。

另外,应在预备前进行局部麻醉,并注意保护牙髓,取印模后应及时戴暂时冠保护。

三、目前临床常用的全瓷修复系统

临床商品化的全瓷修复系统曾出现很多,但由于许多系统产品的强度达不到要求而导致全瓷冠失败率高,从而先后退出临床。

目前,在临床应用较多的实用化全瓷修复系统有 Ivo-clar 公司的 IPS-cmpress 系统和 Vita 公司的 In-ccmm 系统、Cercon 系统和 ProCera 系统。

四、试戴和黏固

全瓷冠的试戴和黏固与烤瓷冠的要求基本一样,但要注意,由于全瓷冠的强度相对低,在临床试戴时,不可敲击,遇到阻力时,不可强行戴入,而要针对具体原因调改后戴入。调改咬合时要低速轻柔,防止瓷裂。

另外,由于树脂黏结剂有多种颜色可供选择,全瓷冠的黏接最好采用树脂黏结剂,以达到好的固位和美观效果。

五、全瓷冠的修复要点

全瓷冠相对于烤瓷冠而言,有几处不同:一是其强度相对低于烤瓷冠;二是其美观性显著优于烤瓷冠;三是其牙体预备量大于烤瓷冠。因此,其修复有一些不同之处。

(1)严格控制适应证,保证其远期效果。

(2)严格按要求牙体预备,防止出现尖锐棱角,预防因应力集中造成瓷裂,确保瓷层有足够的厚度、强度和正常咬合。

(3)肩台外形和宽度要合适,以防止颈部瓷裂。

(4)全瓷冠调改时,用磨石低速轻柔修改,尽量减少磨改时的震动和损伤。

(5)采用树脂黏结剂黏固,提高美观件和黏结力。

(牛纪霞)

第三节　铸造金属全冠

全冠是指覆盖全牙冠的一种修复体,它是牙体缺损的主要修复形式。根据材料的不同可分为金属全冠、非金属全冠和金属非金属混合全冠。由于美观性的限制,故金属全冠只用于后牙牙体缺损,也可用于固定桥的固位体。一般采用铸造工艺来制作。

非金属全冠包括全瓷冠和树脂冠,主要用于前牙修复。金属非金属混合全冠包括瓷熔附金属全冠和金属树脂全冠。瓷熔附金属全冠也称烤瓷冠,是目前应用最广的一种修复形式,可用于前后牙牙体缺损的修复。

铸造金属全冠的材料多为金属合金,一般常用的有金合金、银合金、镍铬合金和钴铬合金。铜合金的应用目前已非常少。铸造金属全冠的特点是固位力强,自身强度大,对牙的保护作用好。所以可用于后牙区各种牙体缺损的修复。

一、适应证与禁忌证

1.适应证

(1)后牙严重牙体缺损,固位形、抗力形较差。

(2)后牙存在低殆、殆接不良、错位牙改形或牙齿半切除术后,可以用金属全冠恢复正常解剖外形、咬合、殆接及排列关系。

(3)固定义齿的固位体。

(4)活动义齿基牙的缺损需要保护、改形的。

(5)龋患率高的牙齿或牙本质过敏严重且伴牙体缺损的牙齿。

2.禁忌证

(1)对金属过敏的患者。

(2)前牙区。

(3)对美观要求高,不能接受金属修复体者。

(4)牙体无足够修复空间者。

二、设计

(1)选择材料应与口腔内已有的金属一致,防止异种金属电位差的微电流刺激。

(2)殆龈高度低、缺损大的患牙应将冠边缘放在龈下以增加殆龈高度和固位力,同时制备轴沟、箱形或钉洞等辅助固位形。

(3)对于牙龈退缩、临床牙冠长的患牙可将冠边缘置于龈上,减少牙体切割量。

(4)牙冠严重缺损常需要制作桩核后,再制作全冠。

(5)对于固位力差的全冠在黏接前对全冠组织面进行喷砂、蚀刻及应用活化剂,并选用黏结力强的黏结剂。

三、牙体预备

(一)殆面预备

殆面预备的目的是为全冠提供殆面间隙。其磨除量为支持尖 1.5 mm,非支持尖 1 mm。殆面制备时,可用轮形或梨形金刚砂车针。可先将后牙殆面分成四部分,分区磨除,这样可保证磨除的牙体厚度合适、均匀,同时使制备后的牙面仍保持殆面正常外形。为防止预备过多或不足,可用软蜡片或咬合纸检查。注意在正中、前伸和侧向殆时均应有足够间隙。如殆面因缺损已有间隙,应按照厚度要求检查间隙大小,不足时再做预备。大面积缺损时,应先充填或做桩核后再做预备。如殆面磨损成平面者,可增加颊舌沟预备。对残留的陡尖、斜面应降低。

(二)颊舌面预备

颊舌面预备的目的是消除倒凹,将轴面最大周径降低到所设计的冠边缘处,并预备出金属全冠所需的厚度。预备要分两段来进行。首先是先磨除颊舌面外形最高点到龈缘处的倒凹,使轴壁与就位道平行,并保证冠边缘处应有的金属厚度。然后再从外形高点处到殆缘,预备出修复体的间隙,保持正常的牙外形。

在颊舌面预备中,特别要注意功能尖外斜面的预备,即上颌舌尖舌斜面和下颌颊尖颊斜面的预备,一定要在正中殆和侧和运动时,留有足够间隙,否则要么出现殆干扰,要么必须磨改全冠。颊舌面的聚合度要控制在 5°以内,但目前随着黏接材料的进步,聚合度小于 15°对固位力也没有显著影响。如颊舌面预备不足,会使全冠外形比天然牙大。总之,颊舌面预备应保证全冠有足够的间隙,保持颊舌沟外形,并完全消除倒凹。

(三)𬌗面预备

𬌗面预备的目的是消除患牙𬌗面的倒凹,与𬌗牙分离,形成协调的就位道,并预备出全冠𬌗面的金属厚度。

首先用细长锥形金刚砂车针切割开𬌗面,在此过程中一定注意不要损伤𬌗牙,可在𬌗牙与车针之间留一层薄的牙体,在切割开之后将之去除,这样可防止损伤𬌗牙。再用柱状车针将轴面角处充分磨切,以保证全冠颊舌外展隙的外形,防止全冠形成方形。然后用柱状或锥形车针𬌗面切割,去除倒凹,并初步形成肩台,并将𬌗面聚合度在 5°以内。

(四)颈部肩台预备

冠的边缘是全冠最薄弱的环节,全冠修复的成功与否关键在冠的边缘如何。其预备关系到冠的固位、美观、牙周和牙体组织的健康、冠边缘的封闭以及其远期效果,因此颈部的预备应严格而细致,绝不能马虎。患牙颈部的预备以轴壁无倒凹为前提,然后在预备处肩台。一般为浅凹形,连续、光滑、宽度一致,无粗糙面和锐边。非贵金属铸造全冠的肩台为 0.5~0.8 mm,贵金属全冠为 0.35~0.5 mm。因为金属全冠用于后牙区,而且金属本身也不美观,所以为追求美观将冠边缘置于龈下毫无意义。

为了牙龈的健康,通常将冠边缘置于龈上,并要保证边缘的密合、光滑、连续一致,这样才能保证冠的远期效果。只有在患牙𬌗龈高度过低,为了增加固位力而将边缘置于龈下才是合理的。如果采取龈下边缘的设计,为了保证肩台预备的质量,应事先用排龈线排龈,然后预备肩台,这样可防止损伤牙龈,使视野更清楚。

(五)精修完成

各个面预备完成后,应再按要求检查一遍,轴壁是否有倒凹,磨除量是否足够,各种功能运动时间隙是否足够,肩台预备如何,达到要求后,用红色或黄色标记的金刚砂车针将各个面磨光,同时将点、线角磨圆钝,不能出现尖锐交界线和粗糙面,防止出现应力集中。至此完成牙体预备。

四、印模的制取

铸造全冠的常用印模方法有琼脂-藻酸盐联合印模和硅橡胶印模。前者经济实用,精度高,可以满足固定修复的要求,但操作略繁,需要助手配合。硅橡胶印模成本高,但效果好。目前国内的临床用琼脂材料一般为日进公司的寒天印模材料,它有配套的注射器和加热恒温器,使用比较方便。取模的方法如下。

1.排龈

排龈的目的推开牙龈,使其与牙体间暂时分离,这种分离的状态体现在印模和模型上,从而为技工制作时制作精确的可卸代型提供便利。对于冠边缘在龈上的设计,可在预备完成后直接取模,省略排龈的步骤。对于冠边缘置于龈下的全冠,则必须进行排龈。排龈有多种方法,一般情况下临床上多用排龈线,也可采用排龈膏排龈。

排龈的方法:以排龈线排龈为例。排龈线根据粗细不同有多个型号,如 Gingi-Pak 有"000""00""0""1""2"等。先截取一段合适直径和长度的排龈线,放置于患牙四周,从𬌗面开殆,用排龈器将其斜向压入龈沟,排龈器应向起始端的方向斜向加力,否则会导致后面的线压入时,前面已压入的线弹出。排龈线以完全压入,但能看到为宜。一般放置数分钟即可取出,随即取模。

2.取模

在用琼脂和藻酸盐联合印模时,必须注意一点,就是在琼脂注入患牙龈沟周围时,藻酸盐印模材料必须已调制好并置于托盘内,注射完毕后立即将托盘放入口内,这样琼脂与藻酸盐才能紧密结合。印模取出后消毒,然后灌注模型。

五、全冠的试戴与黏固

铸造金属全冠完成后,检查全冠是否有质量缺陷,如无,则即可在临床试戴。首先去除临时冠,清洗吹干牙面。然后将全冠戴入,如有就位困难,应针对原因加以调改。完全就位后,检查殆接点情况,检查冠的边缘是否密合,冠边缘和牙体相接处是否形成一个连续光滑一致的面,如有问题则应进行相应调改,严重者,做返工处理。用咬合纸检查咬合,磨除正中、前伸、侧向殆的早接触点,使咬合均匀一致。对磨改处进行磨光、消毒、吹干。

清洁患牙,消毒,调拌黏结剂,置于全冠组织面,涂布均匀的一薄层,然后戴于患牙上,让患者紧咬,确认咬合未增高后,让患者咬棉球至黏结剂硬固,用探针仔细去除多余黏结剂,完成黏固。如患牙牙冠短,固位力差时,除了牙体预备时添加辅助固位形,可在黏固时对全冠组织面进行喷砂,超声波清洗处理,对患牙进行酸蚀,选用黏结力强的材料,以提高固位力。

（牛纪霞）

第四节 窝 洞

一、分类与结构

窝洞是指采用牙体外科手术的方法去除龋坏组织,并按要求备成的洞形。1891年,G V Black对龋病病理学和临床治疗学做了系统的研究。他根据龋洞的部位,提出了龋洞的分类标准,为现代牙体修复学奠定了基础。随着技术和材料性能的不断改进,牙体修复的适应范围日益扩大,具体应用也日益广泛和完善。

（一）窝洞的分类

1.Black分类法

目前临床上广泛应用且得到国际公认,其以龋病发生部位为基础,结合相应部位的牙结构、洞形的设计和制备特点进行分类,共分5类,以数字命名。

Ⅰ类洞:发生于发育点隙裂沟的龋损所制备的窝洞。包括磨牙和前磨牙的殆面洞、上前牙腭面洞、下磨牙颊面殆2/3的颊面洞和颊殆面洞、上磨牙腭面殆2/3的腭面洞和腭殆面洞。

Ⅱ类洞:发生于后牙邻面龋损所制备的窝洞。包括磨牙和前磨牙的邻面洞、邻殆面洞、邻颊面洞、邻舌面洞和邻殆邻洞。

Ⅲ类洞:为前牙邻面未累及切角的龋损所制备的窝洞。包括切牙和尖牙的邻面洞、邻舌面和𬌗唇面洞。

Ⅳ类洞:为前牙𬌗面累及切角的龋损所制备的窝洞。包括切牙和尖牙的𬌗切洞。

Ⅴ类洞:所有牙的颊(唇)或舌面颈1/3处的龋损所制备的窝洞。

Black分类法不能完全满足临床需要,有学者将前牙切嵴或后牙牙尖发生的龋损所制备的窝洞列为Ⅵ类洞。

2.按窝洞涉及的牙面数分类

分为单面洞、双面洞和复杂洞。仅限于1个牙面的洞称单面洞;包括2个牙面的洞称双面洞;包括2个以上牙面的洞称复杂洞。

(二)窝洞的结构

各类窝洞均由洞壁、洞角和洞缘组成。

1.洞壁

分为侧壁和髓壁,与牙长轴平行的髓壁又称轴壁。

2.洞角

分线角和点角。均以构成该角的洞壁联合命名。

3.洞缘窝

洞侧壁与牙面相交构成洞缘。

4.抗力形

抗力形(resistance form)是使修复体和余留牙体组织获得足够的抗力,在承受正常咬合力时不折裂的形状。抗力形涉及修复体和牙体组织两方面,与充填体承受咬合力后应力的分布有关,尤其是应力集中的部位。抗力形制备应使应力均匀分布于修复体和余留牙体组织。要考虑牙和修复体所承受力的大小而对抗力形提出不同的要求。主要抗力形结构如下。

(1)洞深:洞深要求是使修复体能承受正常咀嚼压力的最小厚度。一般洞深要求在釉牙本质界下0.2~0.5 mm,不同部位的窝洞所要求的深度不同。𬌗面洞,洞深应为1.5~2 mm,𬌗面洞洞深为1~1.5 mm即可。不同修复体要求的洞深也不一样,抗压强度小的材料要求洞的深度较抗压强度大的深。

(2)盒状洞形:盒状洞形是最基本的抗力形,基本特征是底平,侧壁平直与洞底垂直,点、线角圆钝。盒状洞形使咬合力均匀分布,避免产生应力集中。

(3)阶梯结构:双面洞的𬌗面洞底与𬌗面洞的轴壁应形成阶梯。轴髓线角应圆钝。𬌗面的龈壁应与牙长轴垂直,并要有一定深度,不得小于1 mm。

(4)窝洞外形:窝洞外形呈圆缓曲线,避开承受咬合力的尖、嵴。

(5)去除无基釉和避免形成无基釉:无基釉缺乏牙本质支持,在承受咬合力时易折裂。除前牙外,一般情况下都应去除所有无基釉。同时,侧壁应与釉柱方向一致,防止形成无基釉。

(6)薄壁弱尖的处理:薄壁弱尖是牙的脆弱部分,应酌情减低高度,减少𬌗力负担。如外形扩展超过颊舌尖间距的1/2则需降低牙尖高度,并做牙尖覆盖。

5.固位形

固位形(retention form)是使修复体不致因受力而产生移位、脱落的洞形。窝洞的固位形必须具有三维的固位作用方能保持修复体的稳固。固位形与抗力形是相关联的,洞的深度、盒状洞形与抗力和固位均有关。抗力形和固位形的要求与窝洞类型、牙承受咬合力的大小及充填体的种类有关。临床上应综合多个因素,合理设计抗力形和固位形。主要固位形如下。

（1）侧壁固位：是各类窝洞最基本的固位形。它要求窝洞有足够深度，呈底平壁直的盒状洞形。相互平行、与洞底垂直，并且有一定深度的侧壁借助于洞壁于充填材料间的摩擦力而产生固位作用，防止充填体沿洞底向侧方移位。

（2）倒凹固位：这是一种机械固位。充填体突入倒凹或固位沟内，防止充填体与洞底呈垂直方向的脱位。倒凹和固位沟不宜做得太深，以避免切割过多的牙本质，一般以 0.2 mm 深为宜。侧壁固位良好的窝洞，当深度大于宽度的洞可不做倒凹；𬌗面Ⅰ类洞，也不做倒凹。

（3）鸠尾固位：是一种机械固位，多用于双面洞。后牙𬌗𬌗面洞在𬌗面做鸠尾，前牙𬌗面洞在舌面做鸠尾。防止修复体从与洞底呈水平方向的脱位。

鸠尾制备原则：①鸠尾大小与𬌗面缺损大小相匹配；②鸠尾要有一定深度，特别在峡部，以获得足够抗力；③预备鸠尾应顺𬌗面的窝洞扩展，避开牙尖、嵴和髓角；④鸠尾峡的宽度一般在后牙为所在颊舌尖间距的 1/4～1/3，前牙为𬌗面洞舌方宽度 1/3～1/2；⑤鸠尾峡的位置应在轴髓线角的内侧，𬌗面洞底的𬌗方。

（4）梯形固位：也用于双面洞。防止修复体垂直方向的脱位。

二、窝洞预备基本原则

窝洞预备直接关系到牙体修复治疗的成败，应遵循牙体组织的生物学特点，按照生物力学原理来进行，目前临床多采用 Black 提出的窝洞预备原则。

（一）去净龋坏组织

龋坏组织是指龋坏的牙体组织，其中含有大量的细菌及其代谢物，龋坏组织可引起牙体组织继续破坏或造成对牙髓的不良刺激。为了消除感染及刺激物，终止龋病发展，原则上必须去净龋坏组织，确保充填体与洞壁紧贴，防止继发龋的发生。

从龋病病理学角度来看，龋坏组织包括破坏层（又称坏死崩解层）和透入层（又称细菌侵入层），而脱矿层是无细菌侵入的。备洞时，只需去除感染牙本质，即坏死崩解层和细菌侵入层，不必将仅有脱矿而无细菌的脱矿层去除，临床上很难确定细菌的侵入范围，一般根据牙本质的硬度和着色 2 个标准来判断。

1.硬度标准

通过术者的触觉来判断，即术者使用挖匙、探针及车针钻磨时的感觉，脱矿层仅开𬌗脱矿，临床上其硬度与正常牙本质差异不大。而细菌侵入层的多数牙本质小管壁及管间牙本质存在无机物脱矿、蛋白质分解，用器械探查时质地明显变软。

2.着色标准

对龋病过程中脱矿、着色和细菌入侵三者关系的研究表明，脱矿是最早的改变，其后是着色，细菌入侵在最后。因此，临床上不必去除所有着色的牙本质。慢性龋时，病变进行缓慢，修复反应强，已脱矿、着色的早期病变组织可重新矿化，此种再矿化牙本质的颜色较正常牙本质深，但质硬，应予保留。

急性龋时，病变进展快、脱矿层较厚、着色浅，临床上很难判断龋坏组织是否去净，此时，可采取组织染色来识别，如用 1% 酸性品红丙醇溶液染色，龋坏组织被染成红色，正常牙本质不被染色。

（二）保护牙髓组织

窝洞预备时切割牙体组织对牙髓牙本质复合体可产生机械、压力和温度等刺激，要尽量减少对牙髓的刺激,避免造成不可逆的牙髓损伤。因此,备洞时应做到以下几点。

(1)间断操作,使用锐利器械,并用水冷却。

(2)勿向髓腔方向加压,特别是制备深窝洞时。

(3)应清楚了解牙体组织结构、髓腔解剖形态及增龄变化,以防止意外穿髓。

(三)尽量保留健康牙体组织

保存健康牙体组织不仅对充填材料的固位很重要,而且使剩余牙体组织有足够强度,以承担咀嚼功能,现代牙体修复技术对窝洞预备的要求更趋保守,尽量多保留牙体组织。窝洞预备要求如下。

(1)窝洞做最低程度的扩展,特别是在颊舌径和髓腔方向。

(2)窝洞的龈缘只扩展到健康牙体组织,应尽量位于牙龈边缘的𬌗方。以往认为,洞缘位于龈下可防止继发龋。近年来的研究表明,龈沟中的充填体边缘对牙龈组织会造成不良刺激。同时,更重要的是减少龈方的扩展使更多的牙体组织得以保存。

(3)尽量不做预防性扩展:Black 提出,平滑面龋的预备应扩展到自洁区,𬌗面预备应包括有发育缺损的点隙裂沟,以防止继发龋,随着龋病预防措施的加强和防龋充填材料的出现,越来越多的人认为,平滑面的扩展只限于龋损范围,而有发育缺损的𬌗面点隙裂沟可采用釉质成形术、窝沟封闭或预防性树脂充填等处理来代替预防性扩展以保存更多的牙体组织。釉质形成术是指釉质表面地再形成。用火焰状金刚砂针磨去浅的沟裂(沟裂的深度小于釉质厚度的 1/4~1/3)或将未完全融合的釉质磨圆钝,形成一光滑、碟形的表面,以利于清洁,磨去部分应小于釉质厚度的 1/3。

(四)注意患者全身状况

患者的全身健康和神经状态也应注意。对某些慢性病患者(如结核病、心血管系统疾病、神经过敏者)或儿童等,手术时间不宜过长,动作更要敏捷轻柔。

三、窝洞预备基本步骤

(一)窝洞预备

窝洞预备首先是在洞深范围内扩展洞形,提供进入龋损的通道,确定窝洞的外形,制备抗力形和固位形。

1.开扩洞口探查病情

对于病变较为隐蔽的龋洞,为了使视野清楚,查清病变的范围和程度,正确设计洞的外形,便于操作,首先应开扩洞口,寻找进入龋损的通道。咬合面潜行性龋,龋洞洞口很小,内部破坏大,需先去除洞口的无基釉,开扩洞口。而𬌗面隐匿龋损应视具体情况采取不同的方式进入。后牙𬌗面龋,在接触点已破坏时,应磨除𬌗面相应边缘嵴,从𬌗面进入龋洞。

如龋损尚未累及接触点,仅局限于牙颈部,可从颊或舌侧进入,这样可保留健康牙体组织,保持原有的完整接触点,同时,由于未涉及𬌗面,充填体不直接承受咀嚼压力。前牙𬌗面洞,一般从舌侧进入,以保留唇面的完整和美观。由于牙色修复材料的使用,如龋损靠近唇面,也可从唇面进入,保留较坚固的舌侧边缘嵴,以利于承受咀嚼压力。

2.设计和预备洞的外形

窝洞的洞缘构成了洞的外形。洞的外形既要包括所有的病变部分、最大限度地减少洞缘继发龋的发生,又要尽量保留健康牙体组织。窝洞外形的设计必须遵循下列原则。

(1)以病变为基础。

(2)洞缘必须扩展到健康的牙体组织。

(3)外形线尽量避开牙尖和嵴等承受咬合力的部位。

(4)外形线呈圆缓曲线,以减少应力集中,利于材料的填充。

(5)为了便于清洁,防止继发龋,𬌗面的颊舌洞缘应位于接触区以外,分别进入楔状隙,龈缘与𬌗牙之间至少应有 0.5 mm 宽的间隙,不必扩展到龈下。美观。

由于牙色修复材料的使用,如龋损靠近唇面,也可从唇面进入,保留较坚固的舌侧边缘嵴,以利于承受咀嚼压力。洞形的扩展必须保持在规定的深度内,一般在釉牙本质界下 0.2～0.8 mm,咬合面窝洞进入牙本质的深度不超过 0.2 mm,平滑面 0.5 mm,牙根面 0.8 mm。

3.制备抗力形和固位形

双面洞和复杂洞往往需要预备辅助的抗力形和固位形,使充填体和牙能够承受咬合力,并将因侧向力而折裂的可能性减小到最低程度,使充填体获得最好的固位。

4.制备洞缘

洞缘制备包括洞缘釉质壁的修整和洞面角的设计,要保证在充填体与牙体组织之间形成边缘封闭,以防止两者界面间出现缝隙,产生微渗漏。充填体与牙面需形成平整的连接。洞缘处的充填体和牙体组织具有最大强度,以获得足够机械强度的界面。

在洞缘的制备中,要考虑洞缘所在部位釉柱的方向。根据不同牙面釉柱方向的差异,使釉质壁的釉柱止于健康牙本质。由于釉柱易于折裂,最强釉缘应由止于健康牙本质的全长釉柱组成,同时由止于健康牙本质的较短釉柱组成的洞壁支撑。洞面角的设计取决于充填材料的种类。如银汞合金,由于其边缘韧性较差,脆性大,洞面角应为 90°,这种情况下银汞合金充填体和牙体组织具有最大的强度。复合树脂材料的韧性好,可做短斜面,利于黏结修复。洞形制备后需清理窝洞,除去窝洞内所有碎屑,检查有无残存感染牙本质、无基釉等不利于充填的结构。

(二)无痛制洞法

在预备窝洞时,切割牙本质常使患者产生难以忍受的酸痛。为了减轻备洞时的疼痛,可选用下列方法。

(1)使用锋利器械和正确手法用锋利的器械高速、间断切割牙本质,轻柔而准确的操作可减少对牙髓的刺激,疼痛时间短且程度轻。

(2)局部麻醉用上述方法不能奏效和一些紧张的患者可行根尖区局部浸润麻醉或牙槽周围神经阻滞麻醉,必要时可做牙周膜内注射。局部麻醉的效果较好。

(3)化学机械去龋用特殊的化学药剂,如单氯甘氨酸溶液,使软化牙本质中的胶原解体而容易被去除。常使用由压缩泵、手机和喷头组成的特殊给药装置,将药液喷入洞内,通过机械冲洗和化学作用选择性地去除软化牙本质。

该法具有不产热、对牙髓刺激小、安全、无痛等优点,但操作时间长,对质地坚硬的慢性龋去龋效果较差。

(三)术区隔离

窝洞预备好后,应将准备充填的牙与口腔环境隔离开来,防止唾液进入窝洞,影响充填材料与洞壁的结合。条件允许的情况下,整个窝洞制备过程都应将术区隔离,这样视野更清楚,且不会受唾液等其他因素的干扰。常用的隔离方法有下列几种。

1. 棉卷

隔离用消毒棉卷隔离患牙。将棉卷置于患牙颊（唇）侧前庭处和舌侧口底，吸去术区附近的唾液，从而达到隔湿目的。如将棉卷置于唾液导管开口处，能有效地隔湿。下颌舌侧的棉卷不易固定，可加用棉卷压器。

棉卷压器有前牙、右后牙和左后牙 3 种类型，根据患牙位置选择使用。该方法简便易行，不需特殊设备，是常用的一种隔离方法。但隔湿维持时间短，需随时更换棉卷。

2. 吸唾器

利用水流和抽气产生的负压，吸出口腔内的唾液。将吸唾管置于患者口底，注意切勿紧贴黏膜，以避免损伤黏膜和封闭唾液导管口。口腔综合治疗机都有吸唾器装置，吸唾器常与棉卷隔离配合使用。

3. 橡皮障隔离

橡皮障隔离是用一块橡皮膜，经打孔后套在牙上，利用橡皮的弹性紧箍牙颈部，使牙与口腔完全隔离开来。器械包括橡皮障、橡皮障打孔器、橡皮障夹、橡皮障钳和橡皮障架。

橡皮障隔离一般需在四手操作下进行，操作较费时，但此法具有较多的优点。橡皮障将术区与口腔完全分隔开来，不仅使术区不被唾液污染，而且不受口腔湿气的影响。同时，可防止手术过程中对牙龈、口腔黏膜和舌的损伤，避免手术器械、切削的牙体组织碎屑及修复材料等吞入或吸入食管、气管，确保手术安全。

此外，还能避免医师的手接触患者的唾液，减少医源性交叉感染，特别是防止乙型肝炎和艾滋病病毒的传播。

4. 选择性辅助隔离法

（1）排龈线：接近龈缘和深达龈下的牙颈部龋损，由于龈沟内有龈沟液的存在会影响手术的操作。此时，可用探针或其他器械的薄而钝的边缘，将浸有非腐蚀性收敛剂的排龈线嵌入龈沟内。通过温和的物理和化学作用，数分钟内即可以迅速使龈缘向侧方和根方退缩、龈沟开放、龈沟液减少，从而使术区干燥、视野清楚、便于手术操作。根据龈沟的宽窄和手术范围选择排龈线的直径和长度。注意排龈线的直径以不使牙龈受压过度而缺血变白为度。如使用排龈线不能使术区充分暴露，应行小的翻瓣术。

（2）开口器：一些后牙的牙体修复较为费时，可用开口器维持恒定的张口度，减轻患者的疲劳，同时也方便了术者的操作。

（3）药物：必要时可用药物，如阿托品，使唾液分泌减少。该方法一般不常用。

（四）窝洞消毒

窝洞制备完毕充填前，可选用适宜的药物进行窝洞消毒。理想的窝洞消毒药物应具有消毒力强、对牙髓刺激小和不使牙变色等特性。常用的消毒药物有 25% 麝香草酚乙醇溶液、樟脑酚及 75% 乙醇等。目前从临床使用的药物来看，尚没有一种理想的窝洞消毒药。

对于窝洞消毒一直存在争议。基于对细菌在龋病发生中重要作用的认识，传统的观点认为，窝洞预备好后，洞壁牙本质小管中还存在少量细菌，为了更好地消除残余感染，防止继发龋，充填前需做窝洞消毒；另一种看法则认为，窝洞内即使有少量残存细菌也会因为充填后环境的改变，经一定时间后会逐渐失去生活能力或死亡，因此防止残余感染引起继发龋的关键是尽可能去净龋坏组织。对窝洞消毒必须考虑其有效性、持久性和对牙髓的损害。

从目前使用的药物来看，任何一种不引起牙髓反应的短暂局部处理都不可能有效地消除牙本质小管内的感染。况且,窝洞无菌状态的维持有赖于充填材料对窝洞的完全密封。近期的研究亦表明,较大比例未做窝洞消毒处理的牙体修复均未产生继发龋,因此主张只对窝洞进行彻底清洗,不使用消毒药物处理。亦可通过黏结剂封闭窝洞,尽量减少微渗漏,使用衬洞剂、具有抑菌作用的垫底材料及含氟充填材料进一步防止继发龋的发生。

(五)窝洞封闭、衬洞及垫底

由于窝洞深浅不一,深洞的洞底往往不平,而且一些充填材料对牙髓有刺激,因此,在充填前应根据洞的深度和充填材料的性质对窝洞做适当处理。其目的是隔绝外界和充填材料刺激,保护牙髓,垫平洞底,形成易于充填的窝洞。

1. 窝洞封闭

窝洞封闭是在窝洞洞壁涂一层封闭剂,以封闭牙本质小管,阻止细菌侵入,隔绝充填材料的化学刺激。虽然封闭剂很薄,不能隔绝温度刺激,但能增加充填材料与洞壁的密合性,减小微渗漏,也可减少银汞合金中的金属离子渗入牙本质小管从而防止牙变色。窝洞封闭剂如下。

(1)洞漆:是指溶于有机溶剂(乙醚、丙酮或乙醇)的天然树脂(松香或树脂)或合成树脂(硝酸纤维或聚苯乙烯),呈清漆状。有机溶剂挥发后可留下一层树脂薄膜,为 $2\sim5~\mu m$ 厚。研究表明,涂 1 次仅能封闭 55% 的表面,2 次可达 80%~85%,故临床操作时一般涂 2 次,以尽量达到完全封闭。洞漆中的有机溶剂可与复合树脂中的树脂成分反应而影响其聚合且树脂中的游离单体可分解洞漆,所以复合树脂充填体下方及做黏结处理的洞壁均不能使用洞漆。目前,临床中多使用复合树脂材料配合黏结技术进行窝洞的充填,洞漆已不常用于临床中。

(2)树脂黏结剂:能有效封闭牙本质小管,且不易溶解,可有效减少微渗漏。

2. 衬洞

衬洞是在洞底上衬一层能隔绝化学和一定温度刺激且有治疗作用的洞衬剂,其厚度一般<0.5 mm。常用的洞衬剂有氢氧化钙及其制剂、玻璃离子黏固剂和氧化锌丁香油酚黏固剂。氢氧化钙具有刺激修复性牙本质形成和抑菌作用,但其物理性能差,有一定溶解性,主要用于接近髓腔的深窝洞和可疑穿髓者。玻璃离子黏固剂对牙髓刺激小,可释放氟,有防龋作用。氧化锌丁香油酚黏固剂对牙髓有安抚作用。

3. 垫底

垫底是在洞底(髓壁和轴壁)垫一层足够厚(>0.5 mm)的材料,以隔绝来自外界及充填材料的温度、化学、电流及机械刺激,同时有垫平洞底、成形窝洞、承受充填压力和咀嚼力的作用。常用的垫底材料有氧化锌丁香油黏固剂、磷酸锌黏固剂、聚羧酸锌黏固剂及玻璃离子黏固剂。洞衬剂和垫底材料不能完全分开来,有些材料兼有洞衬和垫底材料的作用,只是做衬洞时一般衬一薄层,而做垫底时则使用体积较大,从而有足够强度,以支撑上面的修复体。临床上,往往根据余留牙本质的厚度和充填材料的种类选用不同的封闭剂、洞衬剂和(或)垫底材料。浅的窝洞,洞底距髓腔的牙本质厚度为 1.5~2 mm 或以上,不需垫底。银汞合金充填时,在洞壁涂布洞漆或黏结后直接充填;复合树脂则只能用黏结剂处理后再充填。中等深度的窝洞,洞底距髓腔的牙本质>1 mm,一般只垫一层磷酸锌粘固剂、聚羧酸锌粘固粉或玻璃离子黏固剂。除磷酸锌黏固剂需先涂封闭剂以隔绝其对牙髓的化学刺激外,用后两种材料充填时可直接垫底,然后充填。由于材料性能和技术的不断发展和改善,磷酸锌已不常用于活髓牙的垫底。深的窝洞,洞底距髓腔很近,为了保护牙髓需要做双层垫底处理,第一层用氧化锌丁香油酚黏固剂垫底,第二层可用聚羧酸锌黏固剂或玻璃离子黏固剂垫底。这些垫底材料对牙髓刺激小。当洞底接近髓腔或可疑穿髓时,首先选择氢氧化钙衬洞,以促进修复性牙本质形成,再使用玻璃离子黏固剂或其他垫底材料,在垫底后方可涂布洞漆或黏结剂于洞壁和基底上。垫底部位只限于𬌗面髓壁和𬌗面轴壁,要求底平壁净,留出足够的深度(1.5~2 mm),使充填体有足够的抗力和固位。

(牛纪霞)

第五节　牙体缺损的黏结修复

一、牙体黏结技术原理

黏结是指 2 个同种或异种固体物质,与介于两者表面间的第 3 种物质作用而产生牢固结合的现象。黏结剂是介导两种固体表面结合的媒介物。黏结技术是利用黏结剂的黏结力使固体表面连接的方法。物理性黏结涉及两种物质间的范德瓦耳斯力或其他静电作用,作用力相对较弱。化学性黏结涉及 2 个物质之间形成的化学结合。机械性黏结是由于界面的倒凹或不规则而对材料产生的锁扣作用。如果机械性锁扣作用的黏结界面 $<10~\mu m$,则称为微机械黏结。

(一)釉质黏结

1.釉质黏结系统

釉质黏结系统由釉质酸蚀剂和釉质黏结剂构成。

2.酸蚀机

制酸蚀的作用包括:①溶解釉质表面羟磷灰石,增大表面自由能和可湿性,以利黏结剂渗入;②活化釉质表层,使釉质表面极性增强,进而易与黏结树脂结合;③增加釉质表面的粗糙度及黏结面积。低黏度的黏结树脂通过毛细作用渗入酸蚀后的微孔,聚合后形成树脂突。树脂突有两种形式,形成于釉柱间的称为大树脂突,形成于釉柱末端羟基磷灰石晶体溶解后的微空隙的称为微树脂突。微树脂突相互交联形成的网状结构是产生微机械固位的主要因素。另外,黏结剂中的黏结性单体能与釉质中的 Ca^{2+} 形成较强的分子间作用力。

(三)牙本质黏结

(1)酸蚀-冲洗黏结系统:由酸蚀剂、预处理剂和黏结树脂三部分组成。酸蚀剂多为 $10\%\sim37\%$ 的磷酸凝胶。预处理剂的主要成分为含有亲水、疏水基团的酯类功能单体。溶剂通常为丙酮、乙醇或水。黏结树脂多为不含或含少量填料的低黏度树脂。

(2)自酸蚀黏结系统:由预处理剂和黏结树脂 2 部分组成。预处理剂的主要成分为酸性功能单体、双性功能单体和溶剂。根据酸蚀剂酸度的不同,可将自酸蚀黏结系统分为强酸型(pH≤1)、中酸型(pH=1~2)和弱酸型(pH≥2)3 种类型。

(3)酸蚀-冲洗技术和自酸蚀技术的特点:酸蚀-冲洗类的酸蚀效果强,但操作步骤多,技术敏感性高,且偶发牙本质敏感症状。自酸蚀类操作步骤少,较易掌握,但酸蚀作用弱。在临床上,对于涉及釉质较多的窝洞,应首选酸蚀-冲洗类黏结系统。对于涉及牙本质较多的窝洞,则两种类型黏结剂均可使用。

(四)牙本质黏结机制

1.酸蚀-冲洗黏结系统

(1)酸蚀-冲洗作用:去除玷污层和牙本质小管内的玷污栓,使表层牙本质完全脱矿,暴露管间牙本质中的胶原纤维。冲洗后,牙本质须保持一定湿润度以防胶原纤维网塌陷。

(2)预处理剂的作用:预处理剂中的亲水性单体可渗入胶原纤维间和牙本质小管内,疏水性基团可与黏结树脂发生黏结,溶剂在挥发时带走水分使疏水性黏结树脂渗入。

(3)混合层的作用:混合层是黏结树脂和牙本质间的过渡结构,由黏结树脂-牙本质胶原组成,厚为 $5\sim8~\mu m$,其中数量众多的微树脂突是微机械固位的基础,亦是影响黏结强度的主要因素。

2.自酸蚀黏结系统

自酸蚀黏结系统的黏结力来源于微机械固位以及化学黏结力。自酸蚀黏结的酸蚀和预处理过程同时发生,当预处理剂涂布于牙本质表面后,酸性单体溶解部分玷污层或使其改性,牙本质脱矿。在酸性单体逐渐渗入的过程中,牙本质基质中钙离子与其发生化学结合,酸性单体 pH 逐渐升高至中性,脱矿过程即终止。与此同时,含有双性基团的单体渗入牙本质小管和胶原纤维网孔隙中,亲水性基团与胶原纤维结合。吹干使溶剂和水分挥发后,涂布黏结树脂,后者与预处理剂中的疏水基团发生聚合,形成混合层和树脂突,产生机械固位。

二、牙色修复材料

复合树脂由有机树脂基质、经过表面处理的无机填料及引发体系组合而成,是目前应用最广泛的牙色修复材料。玻璃离子黏固剂(glass ionomer coment,GIC)由 Wilson 和 Kent 于 1972 年在聚羧酸锌黏固剂的基础上研发而成,可用于修复体的黏结固位、衬洞垫底和直接充填修复。目前,用于直接修复材料的玻璃离子黏固剂被简称为玻璃离子体。复合体是 20 世纪 90 年代早期研发的一种新型复合材料,正式名称应为聚酸改性复合树脂。复合体兼具复合树脂的美观与玻璃离子体的释氟性质。

(一)复合树脂

1.组成

(1)树脂基质:复合树脂的主要聚合成分。最常用的树脂基质是丙烯酸酯类。

(2)无机填料:决定复合树脂物理性能的关键成分。常用填料包括石英、无定形二氧化硅、含钡、锶、锆的玻璃粉粒和陶瓷粉粒等。

(3)硅偶联剂:包被于无机填料表面,使无机填料和有机基质能够形成强共价结合。

(4)引发体系:分为光敏引发体系和氧化还原引发体系。

2.固化

(1)机制:复合树脂在被光照时,光敏剂被特定波长光激活,随之叔胺被激活并将其转化为自由基。每个自由基激活 50 个单体,进而引发链式反应形成长链,链与链间发生交联反应,最终形成三维结构。

(2)影响因素:影响复合树脂固化的因素很多,包括光源、临床操作和修复因素等。

3.性能特点

(1)影响因素:理想的复合树脂应具备以下性能:①黏结性好;②颜色还原良好;③生物相容性好;④易于操作;⑤可长期维持牙体的形态与功能。复合树脂材料的性能与填料/基质的比例密切相关,填料比例越高,性能表现越好,但流动性越低。

(2)聚合收缩:聚合收缩指复合树脂在聚合过程中,由于单体分子互相移动形成长链导致的材料体积缩小。聚合收缩是导致复合树脂修复失败的主要原因。影响复合树脂聚合收缩的因素主要包括复合树脂的成分、窝洞形态和临床操作等。

(3)洞形因素:洞型因素即 C 因素,是指充填窝洞的树脂产生黏结的面与未黏结的面之比。比例越高,聚合收缩应力越大。临床上常采用分层充填和分层固化的方法减少聚合收缩应力。

4.材料种类

(1)根据填料的粒度不同,可分为传统型复合树脂,超微填料型复合树脂,混合型复合树脂及纳米填料型复合树脂。纳米填料型复合树脂是于 2 000 年后出现的新型复合树脂,纳米填料一般由单分散纳米粒子和纳米粒子团簇构成,前者为 $5 \sim 75$ nm,后者为 $0.6 \sim 1.4$ μm。纳米填料型复合树脂具有很高的填料比例,物理机械性能优秀,有取代混合型复合树脂的趋势。

(2)根据填料/基质比例和操作性能可分为通用型树脂、流动型树脂及可压型树脂。

(3)根据固化方式可分为光固化复合树脂、化学固化复合树脂及双重固化复合树脂。

(二)玻璃离子体

1.适应证

(1)根面龋的修复。

(2)后牙𬌗面洞等不承担咀嚼力的缺损。

(3)无须考虑美观因素的Ⅲ类洞、Ⅴ类洞及乳牙的缺损修复。

2.组成

通常由粉剂和液剂构成,20 世纪 90 年代中期出现树脂改良型玻璃离子体,后又出现金属加强型玻璃离子体。

3.固化反应

玻璃离子体主要通过酸碱反应固化。在酸碱反应中,多种金属离子从硅酸铝玻璃中释放出来,在玻璃颗粒周围形成硅凝胶层。氟离子则通过离子交换,从固化的玻璃离子体中缓慢释放入口腔环境中。

4.性能

玻璃离子体具有较好的黏结性、生物相容性、释氟性和耐溶解性,但其物理机械性能较差、弹性模量较低、脆性大、抗张和抗压强度均小于复合树脂,美观性不及复合树脂。

5.分类和应用

玻璃离子体按组成成分不同分为传统型和改良型。按固化机制不同分为化学固化型和光固化型。尽管玻璃离子体能够与牙体硬组织形成化学黏结力,但其黏结强度低于树脂修复系统。因此,玻璃离子体一般只有在树脂修复系统难以发挥作用的情况下才具有优势。

(三)复合体

1.适应证

(1)牙颈部缺损,包括根面龋和非龋性颈部缺损,如楔状缺损。

(2)Ⅱ类洞。

(3)乳牙修复。

(4)暂时性Ⅰ类和Ⅱ类洞修复。

(5)与复合树脂联合应用于三明治修复技术。

2.组成

复合体在组成上与复合树脂相似,主要由树脂基质、无机填料和引发体系等组成。另外,复合体中还加入了带有 2 个羧基基团的二甲基丙烯酸酯单体,这是一种酸性亲水性功能性单体,其羧基可被多价金属阳离子所交联,因此,复合体又被称为聚酸改性复合树脂。

3.固化

复合体的固化过程分 2 个阶段。初期,材料首先通过自由基引发二甲基丙烯酸酯上的双键交联。随后,材料在口腔环境中缓慢吸收水分,引发功能单体酸性基团与玻璃填料之间的酸碱反应。交联分子上的羧基与水反应解离出羧酸根,同时玻璃粉释放出 Ca^{2+}、Al^{3+}、F 等离子,Ca^{2+}、Al^{3+} 与羧酸根通过离子键、配位键结合使交联分子交联固化,而 F 从材料中缓慢释放出来。

4.性能

复合体的黏结性低于玻璃离子体,不能与牙体组织直接黏结,须与黏结剂联合应用。另外,复合体的释氟量较玻璃离子体少。复合体的力学性能介于复合树脂与玻璃离子体之间。由于复合体填料粒度较大,其抛光后的光洁度不如混合型复合树脂。另外,由于复合体吸水性较大,吸水后的体积膨胀可部分抵消材料聚合引起的体积收缩,这使得复合体的边缘密合性优于复合树脂。复合体的颜色稳定性和抗边缘着色能力较复合树脂差。

三、复合树脂直接修复术

(一)适应证

复合树脂修复适用于临床上大部分牙体缺损,其广义适应证包括下列几点。

(1)Ⅰ～Ⅵ类窝洞的修复。

(2)冠底部、核的构建。

(3)窝沟封闭或预防性扩展修复。

(4)美容性修复,如树脂贴面、牙体外形修整、关闭牙间隙等。

(5)间接修复体的黏结。

(6)暂时性修复体。

(7)牙周夹板。

(二)禁忌证

应用复合树脂修复的禁忌证与隔离、咬合等因素有关。

(1)无法进行有效隔离患牙。

(2)当修复体须承担全部咬合时。

(3)重度磨损或有磨牙症患者。

(4)缺损延伸至根面。

(三)准备过程

(1)局部麻醉和手术区的清洁。

(2)色度选择。

1)色彩:色彩包括色相、明度和彩度 3 个要素。色相是颜色的基本样貌,是颜色彼此间区别的最基本特征;明度是各种颜色由明到暗的变化程度,决定于物体表面对光的反射率;彩度指颜色的鲜艳程度。

2)比色方法:包括视觉直观比色法、分光光度计法、色度测量以及数字图像分析法等。临床上一般采用视觉直观比色法,医师或助手利用比色板直接进行比色。

3)临床操作:比色要在自然光下进行,手术灯保持关闭并减少各种环境因素对比色造成的影响。比色前须清洁患牙及殆牙表面以减少色素对比色的影响。比色须在橡皮障隔离前进行,牙体应保持自然湿润状态。患者选择合适的体位平躺于椅位,医师位于患者头部12点钟方向,目光与牙面成45°,比色时应快速进行,切忌长时间观察牙或比色板,避免产生视觉疲劳。比色时,先确定色系,再确定彩度和明度。

3.手术区的隔离

(1)橡皮障隔离:橡皮障隔离的优点。

1)保持手术区清洁及干燥,防止唾液污染。

2)保持口腔呈开口状,隔离牙龈、舌、唇和颊等组织,以利临床操作。

3)防止操作过程对患者口腔可能造成的伤害。当进行牙体修复时,橡皮障至少应隔离、暴露3个以上的牙。手术区为前牙舌面时,隔离范围为第一前磨牙到第一前磨牙;手术区为尖牙时,隔离范围为第一磨牙到对侧侧切牙;手术区为前磨牙时,隔离范围应由同侧远中2个殆牙,至对侧侧切牙;手术区为磨牙时,隔离范围应由同侧尽可能远,至对侧侧切牙。

(2)棉卷隔湿:下列情况不宜使用橡皮障。

1)未完全萌出的年轻恒牙。

2)某些第三磨牙。

3)某些严重错位牙。

4)哮喘患者常有鼻呼吸困难,无法耐受橡皮障。此种情况下,棉卷是替代橡皮障隔离的有效办法。

(3)楔子:橡皮障隔离后,对于殆面窝洞累及殆面接触区或向龈方延伸的患牙,须在牙体预备前在龈外展隙插入楔子。

其作用包括:①推开与殆牙间的牙龈组织。②避免牙体预备时损伤橡皮障或牙龈组织。③将牙轻微分开,以避免充填后的牙间隙。

(4)排龈线:适用于缺损延伸至龈缘或龈下的情况。

(四)牙体预备与牙髓保护:

1.预备要求

(1)去尽龋坏组织、有缺陷组织或材料以及脆弱的牙体结构。

(2)根面窝洞的洞缘角为90°,其他部位的釉质洞缘角应>90°。与银汞合金相比,采用复合树脂修复时的牙体预备外形较保守、轴壁和髓壁的深度根据病损深度而定、需要预备釉质斜面,另外,可使用金刚砂钻预备,增加洞壁的粗糙程度。

2.窝洞类型

(1)传统型预备:适用于位于根面的缺损及中到大范围的Ⅰ类和Ⅱ类洞。

(2)斜面型预备:适用于替换原有传统型银汞合金修复体的病例。斜面型与传统型相比具有以下优点:①增加酸蚀和黏结面积;②减少微渗漏;③洞缘斜面使树脂牙体交界区域更美观。

(3)改良型预备:改良型窝洞无须特殊的洞壁构型或特定的窝洞深度,窝洞范围及深度由病损范围及深度决定。改良型窝洞的适应证包括较小的龋损或釉质缺陷。当用于较大龋损时,须预备辅助固位结构,如较宽的斜面、固位沟等。

3.牙髓保护

若腐质去净且牙体预备后近髓(剩余牙本质厚度<1 mm),则需要使用氢氧化钙衬洞,以玻璃离子体垫底。

(五)放置成形片

1.作用

(1)利于材料填充。

(2)利于恢复𬌗面接触。

(3)减少材料用量从而减少修整时间。

(4)利于隔离窝洞,强化黏结效果。

2.种类

(1)透明聚酯成形片适用于前牙𬌗面修复。

(2)片段式金属成形片适用于后牙𬌗面修复。

(3)圈形成形片系统适用于多牙面修复。

3.楔子的用途

(1)固定成形片。

(2)将患牙与𬌗牙稍微分离,以补偿成形片厚度。

(3)避免充填物在龈缘形成悬突。

(六)黏结

1.酸蚀-冲洗黏结技术

(1)酸蚀:针对不同部位可选用一次酸蚀或二次酸蚀法。一次酸蚀法适用于只涉及釉质或釉质缺损面积较大的修复,如前牙Ⅳ类洞、树脂贴面修复等,酸蚀30 s。二次酸蚀法适用于同时涉及釉质和牙本质的窝洞,先酸蚀釉质洞缘15 s,再酸蚀牙本质15 s。

(2)涂布预处理剂及黏结树脂。

2.自酸蚀黏结技术

(1)二步自酸蚀技术:先涂布自酸蚀预处理剂,后涂布黏结树脂,轻吹,光固化。具体须参照说明书。

(2)一步自酸蚀技术:直接在窝洞内涂布自酸蚀黏结剂,轻吹,光固化。具体须参照说明书。

(3)预酸蚀加自酸蚀黏结技术:先用磷酸酸蚀洞缘釉质部分20 s,冲洗、吹干,再涂自酸蚀黏结剂,轻吹,固化。

(七)复合树脂的充填

(1)充填原则控制厚度、分层充填、分层固化。

(2)输送方法手用器械法、注射法。

(3)充填技术:①整块填充,又称一次性填充,适用于深度<2 mm的窝洞。②逐层填充,包括水平逐层填充和斜向逐层填充。前者适用于前牙唇面充填和后牙窝洞髓壁的首层充填,后者适用于后牙的窝洞充填。

(4)复合树脂的厚度对光照固化有明显影响,第1层树脂的厚度应<1 mm,以后每层树脂的厚度不宜超过2 mm。

(八)复合树脂的固化

1.光固化灯

利用发光二极管阵列芯片的光源进行固化的 LED 灯,是目前主流的光固化装置。另外,还有石英钨卤素灯。

2.固化方法

固化时,引导头应尽可能接近材料表面,每次光照 20 s。

(九)修复体的修形和抛光

1.目的

(1)获得较理想的修复体外形和光滑表面。

(2)达到牙和修复体边缘的自然过渡。

(3)避免菌斑聚集、减少边缘区域和表面的着色。

(4)改善口腔咀嚼功能,减少修复体对对殆牙、殆牙的磨损。

2.影响因素

(1)修复材料的结构与机械性能。

(2)修形、抛光器械与修复材料间硬度的差异。

(3)器械摩擦颗粒的硬度、大小、形状及物理性能。

(4)操作时的速度和压力。

(5)润滑剂。

3.器械

(1)摩擦材料:包括氧化铝、碳化硅、金刚砂等。

(2)修形器械:包括手用器械、金刚砂钻、修形抛光碟、修形抛光条等。

(3)抛光器械:包括抛光杯、抛光碟、抛光刷等。

4.注意事项

充填后应选择适宜的修行和抛光器械,由粗到细进行,避免损伤牙体及龈缘。

四、前牙复合树脂直接修复

(一)适应证

(1)Ⅲ、Ⅳ类缺损。

(2)前牙的Ⅴ类缺损。

(3)前牙区的着色牙。

(4)形状异常的前牙。

(5)关闭牙间隙。

(二)禁忌证

(1)患牙无法进行有效隔湿。

(2)缺损延伸至根面。

(三)Ⅲ类洞直接修复的临床技术

1.准备过程

(1)咬合检查。

(2)比色。

（3）上橡皮障。

（4）如缺损累及全部殆面接触区，可预先放置楔子。

2.Ⅲ类洞的预备

Ⅲ类洞属前牙殆面窝洞，优先选择由舌侧进入。

（1）传统型预备：仅适合于累及前牙殆面、根面的修复，特别是病损局限于根面时。

（2）斜面型预备。

1）替换前牙殆面已有银汞合金修复体或其他修复体。

2）殆面龋损较大须增加固位形及抗力形时。

（3）改良型预备：适用于殆面中小范围的病损。预备尽量保守，无须预备特殊外形、深度、洞壁或辅助固位。

3.Ⅲ类洞的修复

（1）上成形片：使用易弯曲的透明聚酯成形片。

（2）黏结：可选用酸蚀-冲洗或自酸蚀黏结系统，亦可联合使用。

（3）复合树脂充填、固化。

4.修形和抛光

应消除悬突及多余材料，修整唇面，抛光唇、舌外展隙、唇舌面及殆面。

（四）Ⅳ类洞直接修复的临床技术

1.准备过程

同Ⅲ类洞。

2.Ⅳ类洞的预备

（1）斜面型预备：适用于较大的前牙殆面Ⅳ类洞。

（2）改良型预备：适于小的或中等大小Ⅳ类洞。

3.Ⅳ类洞的修复

（1）直接导板修复技术：在不涂布黏结剂的预备牙体上先堆塑树脂，获得满意外形后光照固化，然后在腭侧取硅橡胶印模作为导板。

（2）间接导板修复技术：牙体预备后取模、灌模，在石膏模上用蜡修复缺损，获得满意外形后取硅橡胶阴模作为腭侧导板。

（3）复合树脂分层修复技术：以牙本质色复合树脂修复牙本质部位缺损，以釉质色复合树脂修复釉质部位缺损，以透明复合树脂修复前牙切缘部位，适用于对前牙美观要求高的患者。

（五）Ⅴ类洞直接修复的临床技术

1.准备过程注意

预备之前需要进行比色和患牙隔湿。

2.材料的选择

由于前牙、前磨牙的颊面修复对美观要求较高，医师可用复合树脂作为修复材料。对龋活跃性强的患者，尤其是累及根面龋损，可使用玻璃离子体进行修复。老年人由于增龄性改变出现口腔唾液分泌减少、牙龈萎缩、牙根暴露、根面龋和非龋性颈部缺损，首选玻璃离子体材料。

3.牙体预备

（1）改良型预备：适用于小的到中等的、完全位于釉质内的Ⅴ类洞缺损。

（2）斜面型预备：适用于替换已有Ⅴ类洞银汞合金修复体或面积较大的根面龋损，在传统型预备的基础上须于釉质洞缘预备斜面。

(3)传统型预备:仅适用于当龋损或缺损完全位于根面而未累及釉质的Ⅴ类洞,洞缘应呈直角,轴壁深度约0.75 mm且呈一定弧度。

4.Ⅴ类洞的复合树脂修复

(1)黏结,可采用酸蚀-冲洗黏结系统或自酸蚀黏结系统。

(2)充填和固化,应用分层充填及固化。

(3)修形和抛光。

5.Ⅴ类洞的玻璃离子体修复

由于良好的临床操作性和释氟性,适用于老年患者和龋活跃性较强的根面龋。

五、后牙复合树脂直接修复

(一)适应证

(1)小的到中等大小的缺损。

(2)绝大部分的前磨牙和第一磨牙。

(3)咬合接触区域不全位于缺损处。

(4)咬合接触不紧。

(5)患牙能被有效隔湿。

(6)可作为冠修复的基础部分。

(7)意向性修复。

(二)禁忌证

(1)术区不能被有效隔离。

(2)全口咬合过紧。

(3)全部咬合接触区域位于缺损处。

(4)延伸到根面的修复体。

(5)对树脂材料过敏者。

(三)Ⅰ类洞直接修复的临床技术

1.准备过程

注意检查患牙咬合情况。

2.牙体预备

对于小的到中等的缺损,可采用改良型预备,无须预备典型的抗力形;当缺损较大或修复体须承受较大咬合力时,预备时需要采用传统型或斜面型以增加抗折性。

3.黏结

可采用酸蚀-冲洗或自酸蚀技术,使用时应参照说明。

4.树脂填充和固化

采用分层充填和分层固化的方法,减少材料的聚合收缩。第1层的充填厚度应该控制在1 mm,光照固化20～40 s,以后的每层充填厚度为1～2 mm。

(四)Ⅱ类洞直接修复的临床技术

1.牙体预备

预备前同样须注意患牙的咬合情况。与传统银汞合金修复的牙体预备比较,Ⅱ类洞黏结修复有以下不同。

　　1)窝洞较浅。

　　2)窝洞外形较窄。

　　3)窝洞线角圆滑。

　　4)不须预防性扩展。

　　2.成形片放置

应首选片段式金属成形片系统。如果Ⅱ类洞为近远中𬌗面洞,也可使用 Tofflcmire 圈形金属成形片系统。

　　3.黏结

应按照所选用黏结剂的使用指南使用。

　　4.树脂填充

和固化采用分层斜向填充、分层光照固化以控制复合树脂的聚合收缩。

(五)Ⅲ类洞玻璃离子体加复合树脂三明治修复技术

　　(1)适应证位于根面部分的Ⅲ类洞。

　　(2)利用玻璃离子体封闭龈壁的优点。

　　1)玻璃离子体能直接与牙本质和复合树脂黏结,可更好地贴合无釉质结构的龈壁,有效封闭颈部边缘。

　　2)能够释放氟离子以预防继发龋的产生。

　　3)具有与牙本质接近的弹性模量进而缓冲由复合树脂聚合产生的收缩应力。

(六)后牙接修复失败的原因

依据 Ryge 提出的评价标准(解剖外形、边缘完整性、边缘着色、继发龋、颜色匹配、表面光滑以及牙髓活力等),后牙复合树脂修复失败最常见的原因包括:①继发龋;②修复体折裂;③边缘缺陷;④磨损;⑤术后敏感。其中,继发龋的形成在于修复体与洞壁之间的微渗漏,渗漏形成的原因包括未有效隔湿,充填时聚合收缩过大导致黏结界面形成间隙等。

修复体折裂的主要原因包括适应证选择不当、修形时未能有效消除咬合力集中点等,因此,在治疗前与充填后,应仔细检查患者咬合情况,尤其是患牙与对𬌗牙的咬合关系。

(牛纪霞)

第六节　根管治疗后的牙体修复

一、牙体修复是根管治疗疗效的保障

根管治疗后的牙体修复是保证患牙良好冠方封闭、恢复其形态及咀嚼功能的重要步骤。由于治疗前的患牙经历了不同类型的牙体疾病,牙体硬组织大多存在不同程度缺损,及时修复缺损不仅恢复功能和美观,也为保证根管治疗的疗效,进而延长患牙寿命。

修复过程中:首先要保护剩余牙体组织,避免进一步的损伤与破坏;其次要防止根管系统的再感染,为根尖周组织的愈合创造条件;最后要尽可能恢复牙的结构与外形,即恢复功能与美观。

（一）根管治疗后患牙的理化特征改变

1. 失髓后的牙改变

失髓后，牙本质失去营养源，牙本质小管中的液体流动与物质交换停滞，牙本质中所含水分减少了原有游离水量的9%。去牙髓后，由于髓腔中无牙髓细胞，无法形成第3期牙本质，导致牙本质厚度不再变化。另外，感觉细胞的缺失还会导致牙本体感觉的下降，主要是对温度的感觉。随着年龄增长，牙由于长期行使功能，会出现应力性材料疲劳，脆性增加，抗弯曲能力降低。常年失髓，牙本质组织内部的代谢水平下降，会增加此种疲劳性变化。

2. 根管治疗后牙抗力改变

由于龋病、非龋性牙体硬组织疾病等原发病的破坏，根管治疗前患牙已有相当多的硬组织丧失，强度已有不同程度降低。根管治疗时由于髓腔入路的制备须磨除正常牙体组织，当牙颈部的牙本质丧失过多时会明显降低牙抗力。一般来说，非手术的开髓洞形所磨除牙体组织对牙的抗力影响较小，而涉及边缘嵴破坏的开髓洞形，则会显著改变牙抗力。牙龈边缘之上的冠向和髓向如果能保留1.5 mm以上的牙本质，则不仅可提高牙齿抗力，还可提供足够的牙体形成冠修复中所需的牙本质肩领。根管治疗中的意外损伤，如髓室底或髓室侧壁的破坏，会加重缺损程度，降低牙抗力。

3. 根管治疗后牙体颜色的改变

失髓和根管治疗本身并不会导致牙体变色。临床上看到的根管治疗后牙体变色多是由于髓腔原有色素或腐质未去净，或髓角残留牙髓，细胞分解变性后血红素渗透入牙本质所致。在前牙，根充材料或垫底材料的颜色可从牙颈部等牙本质较薄处透出，造成颜色改变。

（二）根管治疗后牙冠修复的目的

1. 预防冠方微渗漏

根管治疗完成后，良好的冠方封闭是达到根尖骨组织病损愈合的必要前提和条件。冠方封闭意味着来自口腔的污染与根管系统完全隔离，根尖周病变的愈合不会受到冠方的干扰。如若冠方封闭不佳，来自口腔环境中的细菌、养分和液态物质可渗入根管，造成感染的可能。

2. 维持咬合与功能稳定

单个牙的牙体缺损，也可能对咀嚼功能产生影响。此影响不仅限于缺损部分，还可能波及患牙同侧甚至全牙列的功能。所以，根管治疗后应尽早进行牙体修复，以恢复咬合与维持牙列功能稳定。对于无法立即进行永久性修复的患牙，应选择暂时修复或过渡修复。

二、牙体修复前的评估及方法选择

牙体修复前需要对患牙进行术前评估，分析牙位及缺损特征，在全面了解各种材料的特征以及局限性后，均衡各种需求，最终选择出适合患牙的修复方案。

（一）术前评估

1. 牙的可修复性

根管治疗之前应进行初步评估，对于无修复价值的患牙，应及早拔除，后行义齿修复，避免盲目进行根管治疗。

2. 根管治疗后牙体修复的时机

原则上，根管治疗后不出现临床症状或原有症状消失，便可考虑修复。对于有根尖周骨组织病损的患牙,建议先行过渡性修复,观察 3～12 个月,待病变完全或基本愈合后再行永久修复。过渡性修复的材料应是封闭性能好的玻璃离子水门汀或复合树脂,不可使用氧化锌类暂封材料。

对于根管治疗过程顺利、X 线片示根管充填适当且根尖周无病变的患牙,可在根充后即刻或近期行牙体修复。对于治疗过程中有根管钙化不通,或器械分离等致根管充填不理想,或治疗过程中出现髓壁侧穿,但已修补的患牙,即使无根尖周病变,也应观察 1～4 周或以后再行修复。

3.对既往根管治疗的评估

根管治疗术后 6 个月以上仍有临床症状或 X 线片显示根尖周病变无改变或加重的患牙,应考虑重行根管治疗。病历记录显示既往根管治疗质量可,治疗 2 年以上无不适,X 线片无异常且冠方封闭良好的患牙,可行直接黏结修复、嵌体或冠修复。在桩冠修复前,须分析根尖1/3区域的封闭情况。

4.龋易感性的考虑

根据患者及患牙的龋易感性,选择合适的修复方式与材料,防止继发龋。及时修复患牙相邻牙面的龋损或不良充填体,防止因食物嵌塞导致龋易感性增加。对于高易感性患者,应进行具体的饮食及口腔卫生指导,并配合多种防龋措施。

5.牙周病危险性的考虑

对牙周状况的评估包括根管治疗前患牙牙周状况的确定,治疗后牙周状况的改善程度,以及修复计划对牙周组织的风险影响。如果牙周情况不佳,应先行牙周治疗,同时加强对患者的口腔卫生教育,待牙周情况改善后再行修复;必要时,应考虑做冠延长术或正畸牵引,以利于修复。

6.美学考虑

根据患者的需求选择合适的修复材料。对于变色牙,可先用过氧化氢类药物进行髓腔内漂白。修复时挑选适当颜色的复合树脂充填髓腔内层,可进一步调整牙颜色。

(二)修复材料的选择

理想的修复材料应具有与牙体相类似的生物及机械特征。使用贵金属材料时须在牙体组织制备固位型,固位力主要依靠机械固位及黏结力。间接修复体具有更自然的外形及表面光洁度,但金属材料的导电、导热及在口腔中的氧化腐蚀等问题仍难以克服。陶瓷类材料在硬度、晶体性及美观性等方面更加贴近天然牙体,尤以牙釉质为甚。但陶瓷材料的脆性,使得备牙量相对较多,即须磨除更多牙体组织。

近年来,高分子复合树脂材料在临床愈发普及,其耐磨性、美观性及黏接性能的改进,使复合树脂粘接修复技术愈发成熟。据文献报道,复合树脂修复体的平均寿命可达 10 年,5 年修复体完好率可达 95%。然而,树脂修复的技术敏感性相对偏高,黏结条件较为严格。复合树脂的最大特点是适合临床椅旁修复,减少了复诊次数,极大地方便了患者。

同时,由于材料的可塑性,备洞时无须考虑就位道等问题,可较大限度地保留正常牙体。但临床椅旁修复由于受到时间与环境的限制,难以在短时间内获得理想的外形与光洁度。

(三)修复方法的选择

1.不同修复方法的分析

银汞合金由于美观因素与黏结力的局限性,不适于根管充填后的牙体修复,其中尤以前牙及前磨牙为甚。玻璃离子水门汀能够与牙体产生化学结合力,可作为根管治疗后的过渡性修复材料或根管口的封闭材料。复合树脂直接黏结修复的优点是可以保留更多的牙体组织,且一般情况下可一次完成。

缺点包括:𬌗面与接触点的恢复较为困难,容易出现食物嵌塞;缺损较大时须堆塑外形,对技术要求较高且费时;口内抛光难以达到理想效果等。间接修复体包括嵌体、高嵌体、全冠和桩冠。其优点包括对𬌗面、接触点、HE 面及轴面的恢复较好,修复体机械性能佳,寿命相对较长。缺点包括临床和技工室操作步骤多、耗时久、技术敏感性高;因修复体要求常须磨除较多牙体组织;复诊次数较多等。

2.前牙根管治疗后的修复

考虑前牙根管治疗后,如仅涉及髓腔入路的预备洞形,舌隆突基本保持完好,则可考虑采用光固化复合树脂直接黏结修复。对于破坏程度中等的患牙,如唇面较为完整,冠方尤其是牙颈部的牙体组织保留较多,亦可考虑光固化复合树脂直接黏结修复,但要注意减少垫底材料的使用,以增加髓腔的黏结面积,加强黏力。对于牙体变色的患牙,应先行髓腔内漂白。总之,黏结修复时为保证黏结力,应优先考虑增加黏结面积。对于牙体组织丧失较多的前牙,如若颈部存在肩台空间,可选择全冠修复。若颈部硬组织较少,无法保证足够抗力应对舌侧剪切力时,则须行桩冠修复。在如前牙深覆 HE 等负荷较大的病例,修复设计中要特别注意加强其抗折裂能力和抗脱位能力。

3.前磨牙根管治疗后的修复

考虑前磨牙在承受咬合力时,由于牙颈部较细,容易出现牙体劈裂,当边缘嵴遭到破坏时尤为如此。另外,前磨牙的牙颈部病损,如楔状缺损、酸蚀症、龋病等,较为多见,在根管治疗后,牙颈部剩余牙体往往较少,导致抗力进一步降低,因此,更易出现牙体自牙颈部的折断或近远中向的劈裂。从受力角度考虑,前磨牙不宜选择直接嵌体修复,而应更多地考虑桩冠修复。直接黏结修复时,树脂可直接成核并深入到根管口。另外,可适当降低牙尖,采用牙尖覆盖方式,亦可获得较好的临床效果。

4.磨牙根管治疗后的修复

考虑磨牙所受的咀嚼负荷最大,因此,抗力是磨牙修复中须首要考虑的因素。如果根管治疗后患牙仅有开髓洞形大小的缺损,可行复合树脂直接黏结修复。注意材料应在髓室底及根管口形成有效黏结,同时应根据开髓范围和咬合力等因素评估劈裂风险。修复后可适当修整非工作尖以减少咀嚼时产生的拉应力,必要时降低牙尖高度,或采用覆盖牙尖的修复。对于缺损涉及近中或远中壁的磨牙,如若缺损仅呈较窄的盒状洞型,且缺损区无须承受较大咬合力,可使用复合树脂直接黏结修复。其他情况则有劈裂的可能,修复体应对牙尖具有保护作用,可选择覆盖牙尖的修复方式,如高嵌体、全冠等。

对于缺损同时涉及近、远中壁,则应选择覆盖牙尖的修复方式。采用直接树脂黏结修复进行后牙覆盖牙尖式修复时,可利用髓腔固位以达到较好的临床效果。操作时,须注意恢复咬合关系及轴面外形,且材料要有一定厚度(2 mm)以承受咬合。为达到良好的黏结力,树脂黏结修复应尽可能暴露牙内壁,减少垫底材料,以增加树脂与牙本质的黏结面积。根管治疗后牙体破坏严重的磨牙,由于髓腔和各种辅助固位形已无法提供足够的核固位力,一般采用桩冠修复。与前牙相比,后牙牙根相对细弯,根方牙本质薄弱,桩冠修复后易出现牙根折裂或侧穿等并发症。医师应充分了解各个牙的解剖形态及组织薄弱点,避免打桩时意外侧穿。后牙牙冠体积较大,充分利用剩余牙体进行复合树脂黏结修复,可减少桩核固位的应用。根管治疗后的磨牙一般中心缺损较大,而周围剩余牙体组织较多,传统的冠修复会进一步减少周围剩余的牙体组织,使颈部牙体无法承受咬合力,导致最终采用桩冠修复。随着黏结技术与材料的发展与改良,磨牙的髓腔固位高嵌体修复的可行性与优势逐渐增加。

三、根管治疗后牙的椅旁修复

近年来牙体修复技术与材料取得了巨大进步,特别是复合树脂黏结修复技术的发展使直接黏结修复技术广泛应用于根管治疗后的牙体修复。应用复合树脂黏结修复技术的椅旁修复,除可形成过渡或永久性修复外,还可通过形成银汞合金或复合树脂核,为间接制作冠修复打下基础。

(一)银汞合金充填修复术

1.适应证与禁忌证

(1)适应证:仅适用于对非手术开髓洞型的修复或作为成核材料时的修复。

(2)禁忌证:不适用于前牙和前磨牙的美观区域。

2.方法

(1)直接充填对于前牙舌侧的缺损、个别后牙的非手术开髓洞型、牙体缺损仅限于开髓洞型且缺损较小、计划行冠修复的病例,可在玻璃离子封闭根管口合并垫底后,直接用银汞合金充填,充填厚度应保证在 2 mm 以上。

(2)银汞合金核当位于牙颈部水平的髓腔周边牙本质可包绕银汞合金形成牙本质肩领时,可使用银汞合金成核,作为冠修复前的基底修复,也可在根管内放置适合的预成金属桩,再用银汞合金材料堆塑基底核,一般要求根管口上方充填材料有 2~3 mm 厚,以保证强度。充填或堆积银汞合金前,要去净髓腔,特别是髓室底的临时充填材料,充分暴露牙体组织,将合金直接堆放在干净干燥的髓室壁上,并适当进入根管口下方 1~2 mm。

(二)复合树脂黏结修复

1.适应证

目前,复合树脂黏结修复技术可适合于大部分类型的牙体缺损。当剩余牙体组织可提供较多黏结面积且自身具有一定抗力时,均可使用。

2.方法

(1)直接充填分层充填:采用分层充填可减少由于树脂聚合收缩对剩余牙体产生的应力。临床上应采用牙尖覆盖的修复方式,以避免根向楔力。应用多种修复材料:流动树脂用于封闭根管口,弹性模量较高的树脂用于充填髓室以模拟牙本质,填料含量高的树脂用于充填外层,以模拟牙釉质。注意,选择垫底物时不能采用氧化锌等阻碍树脂聚合收缩的材料。

(2)复合树脂核:复合树脂核的原材料可采用专用的成核树脂,亦可以是弹性和强度均高的普通复合树脂。与银汞合金核类似,当采用复合树脂成核时,患牙须具有足够的健康牙体组织以容纳及支持树脂核。

另外,患牙边缘至少要有 2.0 mm 以上的剩余牙体组织。足够的黏结面积可以防止微渗漏的发生,同时,防止黏结界面从内部降解,以延长黏结耐久性。在保证剩余牙体组织抗力的前提下,应尽可能扩大黏结面积。髓腔内部欠规则的洞型为充足的黏结面积提供了客观条件。成核前,还可预先在根管内置入纤维桩;对于直接成核的患牙,树脂材料应进入根管口下方

1~2 mm。操作过程中,要将黏结面的牙本质清理干净,不可遗留任何暂封材料。

(三)椅旁 CAD/CAM 全瓷修复体

计算机辅助设计与计算机辅助制作(CAD-CAM)技术,是将光电子、计算机信息处理及自动控制机械加工技术用于制作嵌体、全冠等修复体的修复工艺,一般分为技工室 CAD/CAM 和椅旁 CAD/CAM。

椅旁 CAD/CAM 以德国 Sirona 公司研发的 Cerec 系统为代表,可制作与患牙预备形态精密匹配的多种修复体,如贴面、嵌体、高嵌体及全冠等。其最大优点是可一次完成修复体的设计与制作,无须复诊。牙体预备后,首先在口内取光学印模,于计算机进行修复体设计,设计完成后,配套的切削系统会自动加工并完成修复体。椅旁 CAD/CAM 系统精密度高,所用材料均质性高,技术敏感性低,修复体质量稳定,其对于𬌗面、接触点、咬合面及轴面外形等的恢复可达到甚至超过常规的间接修复体。对于根管治疗后的牙,无疑为 CAD/CAM 全瓷修复体提供了更多的黏结面积,尤其适合于接受嵌体冠、高嵌体、部分冠等修复方式。

(牛纪霞)

第七节　机械式附着体义齿

一、机械式附着体义齿修复治疗步骤

(一)修复前检查

在一般初诊检查的基础上重点检查以下内容。

(1)牙列缺损情况:缺牙的数目、位置,缺牙区牙槽骨状况及缺牙区的𬌗龈距离。

(2)基牙:基牙牙体组织有无龋病,是否为活髓牙,基牙有无松动,有无龈缘炎或牙周炎症。通过 X 线片了解牙周组织健康状况,有无牙周炎或根尖部炎症等,检查是否已做根管治疗及充填情况等。

(3)缺牙区黏膜:有无炎症或组织病变,牙槽嵴顶有无活动性软组织,缺牙区牙槽骨的骨质致密度和牙槽骨的形态。

(4)咬合上下牙列的覆𬌗、覆盖度,有无早接触及𬌗干扰等。

(5)余留牙牙列中余留牙的数量、位置、形态、是否倾斜以及倾斜程度、是否伸长、松动度和有无牙周损伤等。

(二)修复前准备

1. 医患之间沟通修复

治疗前应向患者说明修复体的设计方案,附着体的类型、附着体与基牙的连接方式、所选用的附着体价格以及义齿初戴后的牙列状况等,以便制订的治疗方案得到患者认可。

2. 口腔内准备

(1)基牙准备:基牙如有龋坏,必须将龋坏去净并做修复。龋坏面积大时,视牙髓健康情况决定做保留活髓治疗或做根管治疗。

(2)余留牙准备:余留牙有轻度牙周炎或龈缘炎时,应进行牙周的综合治疗,以保持牙周组织健康。

(三)基牙预备

附着体义齿的基牙预备步骤和方法与固定桥和覆盖义齿基本相同。

1.冠内附着体安放

冠内附着体时要进行冠内牙体制备。为在牙上制备出正确大小的箱形,临床医师要先确定使用何种附着体及附着体的大小。

制备出的空间应比附着体宽为 0.6 mm、深为 0.2 mm,以便铸造完整和安装正确。牙冠的舌(腭)侧壁要留出足够的空间,以便安放对抗臂。另外,还要注意牙体制备的箱形与其他基牙的总就位道要平行。

2.冠外附着体安放

冠外附着体的牙体制备与常规全冠牙体制备基本一样。制备的牙体各壁应平行,以使冠取得最大的固位。牙冠要有足够的高度,以满足冠外附着体的要求。

3.根面附着体使用

按扣式附着体时需进行根内制备,为取得最大的固位和稳定,要注意以下四点。

(1)根据牙根情况尽可能沿牙根管方向制备。

(2)根面降至牙龈水平,以便减低支点,扩大附着体安放空间。

(3)为增加固位,制备颈部肩台斜面。

(4)为防止旋转,在根管口处制作凹槽。

(四)初戴与随访

将带有附着体的人造冠及义齿戴入患者口内进行调磨。应使义齿及人造冠在无扭力的状态下就位。人造冠粘固时,应在冠及所有修复体完全就位的情况下粘固。待粘固剂完全结固后,再取下义齿。教会患者以就位道的方向取戴义齿的方法,以免不正确的取戴对基牙产生不当的侧向力;教会患者清洁和维护义齿及口腔卫生的方法。嘱患者每 6 个月做定期复查,以便及时发现问题。复诊时,应以印模材料检查基板与黏膜组织的密合情况,如有间隙,应立即进行衬垫,防止因牙槽骨吸收等造成对基牙的损伤。

二、机械式附着体的分类应用

附着体可以广泛用于牙列缺损的修复,改善可摘局部义齿的固位与稳定,制作固定-可摘义齿,使牙列缺损的修复更加美观、舒适,并具有更高的咀嚼效能。附着体类型很多,应根据患者缺牙数目、缺牙部位、基牙状况及缺牙区拾龈距离等来选择附着体的类型。

(一)冠内附着体

冠内附着体分为两部分结构:阴性结构为栓道,置于基牙牙冠内;阳性结构呈栓体形态,与可摘义齿的支架连接。义齿就位时,栓体沿着栓道方向插入栓道内,两部分结构形成刚性或弹性连接。冠内附着体的固位力主要靠栓体与栓道间的摩擦力产生。

1.影响冠内附着体固位与稳定的因素

(1)附着体阴性与阳性结构的接触面积:附着体阴性与阳性结构之间的接触面积与固位力成正比。接触面积增大,其摩擦力增大,固位力增加;相反,接触面积减小,其摩擦力减小,固位力下降。

(2)附着体阴性与阳性结构之间的接触密合程度:附着体阴性与阳性结构之间的接触密合

程度与固位力成正比。两部分结构之间密合度越高，其摩擦力越大，固位力越强；反之，两部分结构之间密合度越差，其摩擦力越小，固位力越弱。

（3）附着体阴性结构的轴壁垂直度：自制附着体阴性结构即栓道的轴壁形态对固位力有一定影响。栓道的各轴壁之间相互平行时，与栓体之间能形成良好的摩擦力，使固位力增加；若栓道各轴壁形成锥形，即栓道底至栓道顶形成外展度时栓道栓体之间摩擦力下降、固位力下降，而且固位力下降与外展度有关，外展度越大，固位力降低越多。

（4）附着体使用时间：栓体栓道式冠内附着体随着义齿的使用时间增加，附着体阴性与阳性结构的反复摩擦，两部分结构的接触密合度下降，义齿的固位力也会随之下降。因此，有些冠内附着体在栓道中采用辅助固位结构，如橡胶垫圈、弹簧珠等控制固位力，当固位力降低时，只需置换辅助结构和调整弹簧力度等就可恢复原有固位力。

2.冠内附着体的适应证

冠内附着体是一种较常应用的附着体形式。一般情况下，只要基牙的条件允许，均可以用冠内附着体作为固位体，主要适用于以下情况。

（1）基牙牙冠外形垂直高度大于 4 mm，有足够的颊舌径，以便能安置附着体结构。基牙的牙周支持组织吸收不能超过 1/3，牙周局部炎症已得到控制，无根尖周炎症。基牙的牙髓处理根据附着体是否影响牙髓组织而定，已失去活力的牙髓必须做完善的根管充填。

（2）冠内附着体可作为牙列缺损修复体的固位体，包括牙列游离端缺损和非游离端缺损。

（3）冠内附着体可作为固定修复体的连接体使用。

（4）牙列缺损设计固定桥修复，当多基牙的较长固定桥难于取得共同就位道时，可将修复体分段制作，中间用冠内附着体连接。

（5）制作较长的固定桥时，将固定桥分段制作，用冠内附着体连接，可以减少铸件的收缩和金-瓷结合界面的应力值。

3.冠内附着体义齿的设计与制作要点

（1）由于冠内附着体一般都以刚性连接为主，所以义齿能取得较好的固位和稳定。在咀嚼运动中，缺牙区的𬌗力通过附着体传递至基牙，附着体承受的力较大，因此附着体要有足够的强度，特别是在应用自制附着体作为义齿固位体时，在义齿的制作中需要注意附着体与义齿支架的连接强度。

（2）附着体义齿设计中采用两个或两个以上的冠内附着体时，必须使各冠内附着体栓道轴壁之间有共同就位道，否则易导致修复失败。因此，在设计和制作冠内附着体时，应在平行研磨仪上进行操作，以确保栓道各轴壁之间的共同就位道。

（3）应用冠内附着体修复牙列缺损设计中，可考虑冠内附着体与其他固位体联合使用。Kennedy第二类牙列缺损时，可根据基牙的条件在近游离端的基牙上放置冠内附着体，通过大连接体与对侧基牙上的卡环固位体连接，使义齿能达到良好的固位与稳定，同时使𬌗力得到分散，减少邻近缺牙区基牙的承受力。

（4）在多基牙的固定桥设计中，可考虑冠内附着体作为义齿的连接体，利用冠内附着体来调整固定桥的就位方向，形成将几段义齿连接成整体的固定桥。

（5）冠内附着体设计与制作中，放置附着体的基牙牙冠修复后应保持原牙冠形态，所以在牙体预备时要取得足够的牙体预备量，这样既能保证牙冠形态，又能保持冠内附着体各结构的强度。

（二）冠外附着体

冠外附着体是指附着体的固位装置突出于牙冠的自然外形之外的附着体。冠外附着体置于基牙牙冠近中或远中处和缺牙区近基牙的人工牙或基托内。附着体的阳性结构与基牙上的全冠修复体连接成整体，阴性结构与义齿的支架连接，两部分结构结合形成刚性或弹性连接。

1.影响冠外附着体固位与稳定的因素

（1）冠外附着体阴性与阳性结构之间的密合度：冠外附着体两部分结构之间的密合度，对固位力的影响程度略小于冠内附着体。而密合度对义齿的稳定性有较大影响，如刚性冠外附着体的两部分结构之间存在较大间隙，在义齿受到各方向力时，固定在义齿支架中的附着体阴性结构会在基牙牙冠附着体阳性结构处产生各方向的动度，使义齿的稳定性下降，对基牙和基托下组织造成不利影响。

（2）附着体类型：是指按精密程度分类的冠外附着体。冠外附着体的阴性与阳性结构均为成品的精密冠外附着体时，其固位与稳定性能最佳；附着体的一部分结构为预成品，而另一部分结构为成品的半精密冠外附着体时，义齿的固位与稳定性能会受到附着体预成品件在制作过程中各个环节的影响；自制冠外附着体的固位与稳定性能，受附着体制作过程中蜡型制作、包埋、铸造、研磨、研磨设备、研磨方式及包埋材料等一系列因素的影响。

（3）附着体使用时间：锁式附着体随义齿的使用，其锁定结构会产生磨损，但一般对固位力影响不大。而其他类型的冠外附着体的固位效果与使用时间之间的关系和冠内附着体相似。

2.冠外附着体的适应证

①𬌗龈距离应大于 6 mm，并有足够的颊舌径。②冠外附着体可作为各类型牙列缺损修复的可摘式修复体的固位体。③牙松动度在 1°以内，牙周无炎症或牙周炎症已被控制的患者。④作为支持结构和应力中断结构用于在种植体和天然牙混合支持的种植义齿中。⑤用于在固定桥中调整就位道方向。

3.冠外附着体义齿的设计与制作要点

①游离端缺失的可摘义齿设计中采用冠外附着体作固位体时，应该考虑到游离端缺失义齿在行使功能时，黏膜的被动压缩会引起义齿翘动，引起基牙创伤，因此游离端缺失应采用联合双基牙或多基牙，并采用功能性印模，以加强支持作用。②游离端可摘义齿设计采用冠外附着体作固位体时，应选择弹性连接冠外附着体，以减轻基牙的负荷，增加缺牙区牙槽嵴的负荷，有利于维持基牙健康和修复后远期效果。③在多基牙固定桥修复中，因各基牙的倾斜度不同，无法取得共同就位道时，即在固定桥的一端设计冠外附着体作义齿的连接体，以求得到共同就位道，此时应选择刚性连接冠外附着体。④在义齿制作时应遵循各类附着体的制作要求，以保证附着体设计的效果。

（三）根面附着体

根面附着体由固定在根管桩上的阳性或阴性结构和安置在义齿基托组织面内的阴性或阳性结构组成。如杵白式附着体白状结构在通过杵状结构的外表突起时发生弹性变形，义齿就位后白状结构恢复原形状，对杵状结构形成卡抱起到固位作用。

1.根面附着体的适应证

（1）可摘局部义齿中选用根面附着体时，其基牙牙周应无炎症，牙根松动度小于 1°，牙槽骨吸收在牙根根长的 1/3 以内。

（2）安置附着体的基牙已做过完善根管充填，根尖和牙周无炎症。

（3）根面附着体可作为覆盖义齿基牙的固位体。

2.根面附着体义齿的设计与制作要点

①覆盖义齿设计中一般也可安放两个附着体,安置附着体的基牙应选择牙周膜面积较大,能承受较大殆力的磨牙、前磨牙或尖牙。②安置附着体的基牙应分布在牙列两侧,有时需根据缺牙区和基牙的位置而定。③根面附着体的基牙预备后,根面应与龈缘平齐。应保留足够空间放置附着体结构,并提高义齿的强度。根面四周可形成斜面,根桩长度达牙根根长的3/4。根桩直径与桩核相同。④粘固放置根面附着体结构时,应使根桩与预备后的根管和根面密合。⑤放置在义齿基托组织面内的附着体结构,一般采用自凝树脂在临床直接固定。

（李佳佳）

第八节 磁性附着体义齿

磁性附着体是利用磁性材料的磁力将修复体吸附到基牙或种植体上,使修复体获得固位和牢固的一种装置。它由一个设置在牙根或种植体上的衔铁和一个设置在基托上的闭路磁体两部分组成,利用两者间的磁吸引力使修复体牢固地保持在患者的牙槽嵴上。磁性附着体被认为是最具发展前景的附着体,可能成为口腔修复体固位的主导技术之一。

一、磁性附着体的分类及特点

（一）分类

磁性附着体从磁路设计上可分为开放磁路和闭合磁路;按应用材料可分为简单成对永磁体、永磁体与磁性合金;按闭路磁体的设计形式可分为三明治式、钢帽式等。

（二）特点

1.有足够且稳定的固位力

磁性附着体不依赖摩擦固位,因而其固位力持久且稳定,固位力不因磨耗而降低,不会随时间延长而减弱。

2.操作简单

与普通覆盖义齿相比较,操作技术简单,易清洁,经济。

3.可自动复位

由于磁引力为持续的力,当义齿在某种外力作用下出现轻度移位时,可在磁引力作用下自动复位。

4.不传递侧向力,有利于基牙健康

磁铁接触面可相对自由移动,使基牙上的侧方应力减至最小。因此,磁铁技术几乎可用于任何残留的牙上。同时义齿因吸力向上浮动,能缓冲义齿黏膜的压力。

5.对机体无害

由于采用闭合磁路设计,装有闭路磁体的义齿就位后即与装在牙根面的衔铁形成闭合磁场,基本消除了外磁场;当义齿取出后,衔铁本身又无磁性,这就根本解决了强磁场的长期应用对机体组织的影响。

6.体积小

可以方便地置入义齿基托中。

7.用途广

可将分段式义齿有效地连接成整体,为颌面修复开辟了广阔领域。

二、衔铁的种类及磁性附着体的应用形式

(一)衔铁的种类及制备

磁性附着体衔铁部分的应用形式。

1.成品钉帽状衔铁

用耐蚀软磁合金加工制作成与覆盖义齿钉盖帽结构相似的成品,是磁性固位体比较常见的应用方式。插入磁性固位体的钉帽状软磁合金衔铁,适当调整钉的方向,使衔铁插入根管后帽状衔铁与根面近于密合。这种方式通常用于前牙或前磨牙根。

2.铸接式衔铁

在常规根管、根面制备的基础上,制取印模、模型,在其上用铸造蜡制作钉盖帽蜡型,将半成品的衔铁镶嵌固定在蜡型顶端,常规包埋、铸造后,即形成一个嵌有软磁合金衔铁的钉盖帽。这种方式的适应证最为广泛。

3.铸造式衔铁

铸造式衔铁是在根管和根面制备之后,在模型上制作钉帽状衔铁蜡型,采用软磁合金直接进行铸造,形成完全由软磁合金铸成的钉帽状衔铁。这种方式主要用于磨牙根或形态特殊的牙根,以及颌面赝复中一些特殊部位、特殊形态的衔铁。

(二)磁性附着体的应用形式

1.根上型

根上型是将磁性附着体的衔铁设置在保留牙根上,以使覆盖义齿获得固位的应用形式,在磁性附着体中应用最多。根上型主要用于全口覆盖义齿和部分覆盖义齿,也可用于过渡性义齿。根上型通常可采用预成粘接式衔铁、铸接式衔铁和铸造式衔铁。

2.冠外型

根上型是将磁性附着体的衔铁设置在基牙冠的近缺隙侧,以固定部分可摘义齿或半固定桥的应用形式。冠外型通常与人造冠联合在一起,在基牙上制作铸造金属全冠或烤瓷冠,将衔铁固定在人造冠的近缺隙侧。冠外型主要采用铸接式衔铁,常用于一侧或双侧游离端牙列缺损的可摘部分义齿修复,也可用于多个牙缺失的非游离端牙列缺损。

3.连接型

连接型是将磁性附着体的闭路磁体和衔铁分别设置在修复体的两个部件上,然后通过两者间的磁引力使两个部件组合固定在一起的应用形式。这种形式多用于颌面赝复体中,也可用于分部式义齿。连接型主要采用预成粘接式衔铁。

4.种植型

种植型是将磁性附着体的衔铁固定于种植体基桩顶端,取代常规机械式上部结构,使种植体顶端形成磁性结合的上部结构,以固定覆盖式种植义齿或赝复体的应用形式。种植型仅可采用预成式衔铁,可以是衔铁与中央螺丝一体化的形式,也可以是衔铁与固定螺丝分体的形式。

5.支架型

支架型是指在一些特殊情况下,将磁性附着体的衔铁设置固定在铸造支架上,用于固位和支持修复体的应用形式。支架型多用于覆盖式种植义齿和种植式颌面赝复体的固位。

三、磁性附着体的临床应用

(一)磁性附着体在全口覆盖义齿中的应用

1.基牙的选择

(1)基牙的选择符合覆盖义齿基牙选择的一般原则。由于磁性附着体不传递侧向力,有利于基牙健康且不同系列磁性附着体具有不同大小的固位力,因而磁性附着体基牙的选择适应证更为广泛。

(2)覆盖基牙的健康状况,即牙根长度、骨吸收量、松动程度以及牙面,都与牙根的支持力密切相关,也与该基牙所能提供的固位力密切相关。此外,不同的牙齿其牙根形态不同,牙周储备力也不同,因而所能提供的支持力、固位力也不相同。一般来说,尖牙及磨牙牙根粗大,具有较强的支持力,可以设计较大的固位力;而上中切牙、前磨牙支持力次之,所提供的固位力也居中;上侧切牙、下切牙牙根较小,支持力最小,所能提供的固位力也最小。

总之,基牙上所设计的固位力一定要与基牙的健康状况相适应,否则易导致修复失败。考虑到全口义齿受力的平衡,最好在颌骨的两侧选择基牙,并尽可能使基牙散在分布。同等条件下尖牙和磨牙应为首选,通常选择2～3个基牙设置固位体即可使义齿获得满意的固位。

2.义齿的制作

(1)牙根预备及衔铁制备:将根面降至龈缘下0.5 mm,根面磨平,以3号球钻将根管扩大到距离根尖2～3 mm处。插入磁性固位体的钉帽状软磁合金衔铁,适当调整钉的方向,使衔铁插入根管后帽状衔铁与根面近于密合。

(2)粘固钉帽状衔铁:常规酸蚀处理后,用强力粘接树脂将钉帽状衔铁粘固于牙根上,用树脂严密封闭根面与衔铁间小空隙,以防继发龋发生。如为铸接式或整铸式钉帽状衔铁,则可采用磷酸锌水门汀或玻璃离子水门汀粘固。

(3)取模及制作义齿:树脂结固后,将闭路磁体及缓冲垫片吸附于钉帽状衔铁上,常规制取功能性印模,上𬌗架及制作义齿。

(4)戴牙及粘固磁体:义齿试戴合适后,在基托上预留的磁体窝的舌侧开一个直径为2～3 mm的小孔。将闭路磁体与缓冲垫片准确吸附于钉帽状衔铁上,调少许自凝树脂置于义齿基托的磁体窝中,戴上义齿,嘱患者做正中咬合,自凝树脂结固后,清除由小孔中溢出的多余自凝树脂,修复即完成。

(二)磁性附着体在局部覆盖义齿中的应用

在有可利用的余留牙根的牙列缺损修复中,完全由根上型磁性附着体提供固位的修复体,即磁性附着体固位的局部覆盖义齿,其固位形式同全口覆盖义齿。

1.义齿的设计

这类局部义齿完全由磁性附着体固位,因而通常在缺损区选择2～3个余留牙根,并在其上设置磁性附着体,根据牙根的健康状况,选用固位力不同的磁性附着体。应注意尽可能使附着体的分布比较均匀,以利于义齿在功能活动中的支持与稳定。这类义齿的支持形式仍属于混合支持式,即由余留牙根与黏膜组织共同支持。

　　这类义齿设计的要点是提高义齿的稳定性，即增加义齿抗水平方向移动的能力。由于磁性附着体水平方向的固位力较小，在侧向殆力作用下可能出现不稳定。因此，应在义齿设计中充分利用牙槽嵴高度和余留牙，将义齿基板做适当的延伸并与余留牙间形成密切的接触关系，或在余留牙舌（腭）面设置稳定臂式殆支托连接体，利用余留牙阻挡义齿的水平向移动。

　　磁性附着体固位的局部覆盖义齿与余留牙间应形成密切接触的邻接关系，以免导致食物嵌塞。如果余留牙有足够的支持力，应在余留牙上设置殆支托，建立邻接关系，防止食物嵌塞。

　　2. 义齿的制作

　　磁性附着体固位的局部覆盖义齿的制作方法基本与磁性附着体固位的全口覆盖义齿相同，可根据需要增设殆支托及稳定臂，尽量采用较小的金属基板。

（三）磁性附着体在固定-可摘式局部义齿中的应用

　　固定-可摘式局部义齿是指应用附着体或套筒冠固位而具有良好的固位和稳定性能的可摘局部义齿。义齿就位后可具有与固定桥相似的稳定性，又可以根据需要容易地摘戴，因为采用多基牙、黏膜和牙槽骨混合式支持的形式，所以能实现较高的咀嚼效率。由于磁性附着体、导面及栓道等结构均被设置在人造牙和基牙的固有形态内，保持了口腔内软硬组织的自然外形，也减小了义齿的体积，因而可使患者感到更为舒适，磁性附着体也可作为固位体用于固定-可摘式局部义齿。

　　1. 义齿的设计

　　通常适用于 Kennedy 第一类、第二类和第四类缺损。这种设计对基牙的要求较高，需在基牙的近缺隙侧近颈部的位置设置磁性附着体的衔铁，义齿就位后，衔铁既作为固位结构，同时又作为支持结构，起到殆支托的承力和传递殆力的作用。由于衔铁位于基牙的一侧，受力时作用力距基牙轴线较远，对基牙来说，即为一种侧向力，这就要求基牙具有足够的支持力。因此，通常在近缺牙区选择两个以上牙周组织健康的基牙，将其做成联冠；在一些情况下，如咬合重建、残根及残冠修复等，可将余留的前牙以联冠形式连接成一个整体，增加基牙的支持作用，对抗因应用衔铁而产生的侧向力。在相邻基牙人造冠的腭（舌）面设置导面、栓体栓道，就可以精确地控制义齿的水平向移动，使之达到良好的稳定效果。

　　2. 义齿的制作

　　(1)选择基牙，按烤瓷联冠的要求进行牙体预备，用硅橡胶制取印模，在模型上制作烤瓷联冠的基底冠蜡型，将衔铁用蜡固定在联冠远中面距龈组织 2 mm 以上的位置。

　　(2)蜡型初步完成后，将模型固定在平行研磨仪上，按义齿就位道的方向修整蜡型的远中面和舌（腭）面，使其内聚角达到 2°。将紧邻缺损区的前磨牙的烤瓷冠舌、腭部分做成与所设计的可摘义齿就位道方向一致的弧形导面，在两冠的邻接面处，制备一条与义齿就位道方向完全一致的栓道。

　　(3)蜡型完成后，常规包埋、铸造、喷砂、精修、烤瓷、磨光后，将完成的烤瓷冠复位到模型上，用少许速干胶将永磁体的石膏替代体粘固在衔铁上，其余部分涂分离剂。在此基础上设计制作游离端固定可摘式局部义齿支架。常规包埋、铸造，电解抛光。将支架复位于模型上，检查无误后，于支架上排列人造牙，制作义齿蜡型，常规装盒、充填、热处理。

　　(4)将烤瓷联冠和固定可摘式局部义齿依次试戴合适，调整咬合后，将烤瓷联冠用黏结剂粘固在基牙上，用少量自凝树脂将磁体吸附在衔铁上，戴上义齿，嘱患者做正中咬合，待自凝树脂结固后，修复即告完成。

(四)磁性附着体与卡环共同固位的可摘局部义齿

一些单独应用余留牙根和余留基牙均不能使局部义齿获得良好固位的情况,可以采用根上型磁性附着体与卡环共同固位的可摘局部义齿。

1.义齿的设计

这类义齿设计为混合支持式,即由余留牙根、余留基牙和黏膜组织共同支持。支持设计中,应根据缺牙区的位置、范围和余留牙根的位置,从整体上考虑义齿的支持,使义齿的支持力分布更为合理。常选用 $1\sim2$ 个余留牙根设置根上型磁性附着体,而在义齿的另一侧设计 $1\sim2$ 个卡环,共同实现可摘局部义齿的固位。

这类义齿设计的要点是卡环、支托及连接体的设计与义齿的支持形式相适应。由于缺牙区大,余留牙根少,因而就决定了在缺牙区以黏膜支持为主,只能有少量殆力传递到余留牙根上。通常需要采用弹性连接设计,小的金属连接体、殆支托、RPI 和 RPA 卡环组的应用都是有效的设计方式。一般情况下,卡环与附着体的总数以3个为宜,不宜过多。

2.义齿的制作

磁性附着体与卡环共同固位的可摘局部义齿的制作方法,是常规可摘局部义齿与磁性附着体固位可摘局部义齿两者制作方法的结合。

(五)磁性附着体与其他附着体共同固位的可摘局部义齿

在局部覆盖义齿的设计中,有时为了提高义齿的稳定性,可将磁性附着体与机械式附着体结合使用。

根据基牙的健康状况决定应用附着体的种类,磁性附着体可以与杆式附着体或研磨杆联用,增加义齿的固位和稳定;可以与杆臼式附着体联用,克服单纯使用杆臼式附着体对基牙要求较高的不足;可以与套筒冠联用,制作半固定桥,依靠套筒冠和磁引力获得固位,依靠套筒冠增加稳定性,可以达到良好的修复效果。

1.义齿的设计

在磁性附着体与其他附着体联用的义齿设计中,关键是要正确选择义齿的就位道,义齿的就位道设计应以其他附着体的就位道为准,否则将给义齿就位带来困难。

2.义齿的制作

磁性附着体与其他附着体共同固位的可摘局部义齿的制作方法,是相应附着体技术和磁性附着体技术的结合应用。可分别按照其他附着体的应用技术和磁性附着体的应用技术制作义齿。

(六)磁性附着体固位的过渡义齿

可摘局部义齿的基牙折断后,义齿无法固位,可以立即对折断基牙进行根管治疗,而后按照预成式粘接衔铁的预备方法进行根管和根面制备,用强力粘接树脂将预成的粘接式衔铁粘固于根管中,经表面修整后,在衔铁及牙根面上涂分离剂,将闭路磁体吸附在衔铁上,在折断的基牙处进行人造牙的排列,自凝树脂固化后进行打磨抛光,即可完成一副固位良好的过渡性义齿。

(李佳佳)

第九节 圆锥形套筒冠义齿

套筒冠义齿是指以套筒冠为固位体的可摘义齿。套筒冠固位体由内冠与外冠组成,内冠粘固在基牙上,外冠与义齿其他组成部分连接成整体,义齿通过内冠与外冠之间的嵌合作用产生固位力,使义齿取得良好的固位与稳定,义齿的支持由基牙独立承担或基牙与基托下组织共同承担。

一、圆锥形套筒冠义齿的组成

圆锥形套筒冠义齿一般由圆锥形套筒冠固位体、人工牙或桥体、基托及连接体等部件组成。

1.圆锥形套筒冠固位体

由内冠与外冠组成。金属内冠粘固在基牙上,外冠与内冠之间紧密嵌合形成固位力,为义齿提供固位和支持作用。圆锥形套筒冠固位体可按内、外冠之间的接触形式分为两类。

(1)非缓冲型圆锥形套筒冠固位体:此类固位体的内、外冠之间为紧密嵌合,一般用于牙周支持组织条件好的牙齿,能对义齿起到良好的支持与固位作用。

(2)缓冲型圆锥形套筒冠固位体:固位体的内、外冠之间存在一定间隙,临床上一般在基牙牙周支持组织条件略差,为了减轻基牙承受的𬌗力时采用。

2.人工牙

在圆锥形套筒冠义齿中人工牙起恢复缺失牙解剖形态和功能的作用。人工牙按制作工艺和材料不同,可分为以下三种类型。

(1)树脂牙(成品牙):一般采用成品复色层树脂牙,临床大多用于缺失牙较多的牙列缺损修复。

(2)金属烤瓷牙:临床用于缺失牙较少的牙列缺损修复,人工牙制作方法与固定桥桥体的制作方法相同。

(3)金属树脂牙:根据义齿设计在缺牙区的金属支架或金属桥体基底上,用与余留牙色泽相同的树脂按缺失牙的形态、对颌牙咬合关系,分层雕塑被修复的牙齿形态,通过光固化形成树脂牙。此类人工牙色泽与天然牙接近,与义齿支架结合性能好,树脂牙面不易折裂。临床用于缺失牙较多的牙列缺损修复,或类似固定桥结构的修复。

3.基托

基托种类与可摘局部义齿相同,根据设计要求,可选用金属基托或塑料基托。圆锥形套筒冠义齿的基托部分主要将人工牙或固位体上所受到的𬌗力,通过基托传递至基托下支持组织,并分散𬌗力,从而减轻基牙所承受的负荷。

4.连接体

有两种类型:一种与可摘局部义齿相同,分大连接体和小连接体;另一种桥体结构的圆锥形套筒冠义齿的连接体与固定桥相同。

大连接体主要有腭板、腭杆、舌板和舌杆,在义齿中起到分散𬌗力,加强义齿强度和连接义齿各组成部分的作用。小连接体又称为脚部,其连接强度要求较高,通过小连接体将固位体与其他组成部分形成牢固连接,防止义齿的连接体部位折断。桥体结构的圆锥形套筒冠义齿的连接体面积应比固定桥连接体略大,以增强修复体强度。在圆锥形套筒冠义齿的制作设计中。上述各组成部分并非都存在。

例如,牙列无缺损的牙周病矫形治疗中,圆锥形套筒冠修复体起牙周夹板的作用,其修复体只由固位体与连接体组成。而少数牙缺失的牙列缺损修复,圆锥形套筒冠义齿则由固位体、人工牙(桥体)和连接体组成。

二、圆锥形套筒冠义齿的适应证和禁忌证

(一)适应证

圆锥形套筒冠义齿适用范围较广,但义齿制作的工艺要求较高,费用较贵,牙体预备量大,在采用该修复方法作修复设计时,应根据缺牙区、基牙、牙周组织健康状况,患者对修复的具体要求,综合分析,慎重选择其适应证。

(1)牙周病及牙周病伴牙列缺损,经牙周基础治疗后,需夹板固定的患者。

(2)牙齿𬌗面和切缘严重磨损或者牙列缺损长期未修复,导致缺牙区邻牙倾斜移位,对颌牙伸长,咬合运动受阻,需要治重建修复的患者。

(3)多数牙缺失,少数牙残存的牙列缺损患者。

(4)先天性牙列缺损的患者。

(5)颌骨部分切除伴牙列缺损的患者。除上述圆锥形套筒冠义齿的适应证外,各种类型的牙列缺损都可采用圆锥形套筒冠作修复体的固位体。

(二)禁忌证

(1)牙周病患者未经牙周炎基础治疗或根据病情未进行牙周手术治疗,以及牙周炎症未控制者,不宜采用圆锥形套筒冠义齿修复。

(2)伸长、倾斜的牙在未做活髓摘除、根管充填治疗前,不宜采用该修复方法。

(3)年轻人的恒牙髓室和根管都较粗大,髓角相对较高,根尖孔大,不宜采用圆锥形套筒冠义齿修复。

(4)牙体易患龋病的患者。

(5)其他如龋病未经治疗、义齿承托区及其周围组织有黏膜疾病或其他疾病,不利于义齿戴入者,均不宜采用该修复方法。

三、圆锥形套筒冠义齿的优缺点

圆锥形套筒冠义齿结合了可摘局部义齿有能自行摘戴清洁方便、固定桥异物感小、功能恢复好等优点,但该修复方法在口腔修复治疗中也存在着一些不足之处。

(一)优点

1.固位力调节

圆锥形套筒冠可根据义齿所需对固位力进行调节。特别是在多基牙的情况下,可通过调整内冠的角度来调整固位效果,不会因基牙数多使修复体摘戴困难。

2.固位力稳定

可摘局部义齿卡环固位体随着义齿摘戴次数增加,固位力会减弱,而圆锥形套筒冠固位体的固位力,不会随义齿使用时间及摘戴次数增加而降低。由于内、外冠之间为紧密嵌合,在反复摘戴摩擦后仍不会降低其密合度,因此能保持固位体的固位力。

3.基牙的保护

套筒冠的内冠可将龋坏的基牙在去净龋坏后,或牙体组织缺损面积大的患牙在根管充填完成后,制作桩核将其覆盖起来,这样可防止产生继发龋或牙体折断。

4.牙周组织的健康

圆锥形套筒冠义齿的基牙有高度抛光金属内冠覆盖,义齿摘下后,内冠表面容易清洁,菌斑不易附着,可使基牙牙周组织保持良好的卫生状态,防止龈缘炎的发生。同时义齿在就位后,固位体内、外冠之间接触产生固位力,当义齿取出时固位力迅速丧失,对基牙不产生任何不利的外力,这与卡环固位体摘戴时对基牙形成的力有所不同,可防止基牙牙周组织损伤。

5.牙槽骨的保存

圆锥形套筒冠义齿在承受𬌗力时,𬌗力通过固位体传递至基牙,通过基托传递至牙槽骨的黏膜,将力分散,使软硬组织得到生理性刺激,不致因受力过大引起牙槽嵴的吸收和黏膜的萎缩或增生,有利于保持牙槽骨的高度。

6.𬌗关系的调整

部分天然牙缺失,若不及时修复,可引起缺牙区邻牙的倾斜和对颌牙伸长,有时会形成咀嚼功能障碍。圆锥形套筒冠义齿修复,可将倾斜牙、伸长牙进行调整,恢复符合患者自身特点的咬合关系。对牙齿𬌗面和切缘重度磨损的患者,通过该方法修复治疗,可恢复被磨损牙齿的牙冠高度以及正中颌位时的垂直距离,并且能解除颞下颌关节出现的临床症状。

7.牙周夹板效果

圆锥形套筒冠义齿就位后,将基牙与基牙之间连接成整体,起到牙周夹板的作用。义齿受力时,使修复前的单个牙运动转变成基牙的整体运动,增加了基牙承受𬌗力的能力。当任何方向的外力作用于义齿时,能将力量迅速分散,起到保护基牙牙周组织的效果。

8.异物感和对味觉、发音的影响小

圆锥形套筒冠义齿除多数牙缺失、少数牙残存的牙列缺损修复设计中基托面积较大外,一般的义齿设计基托范围比较小,有些设计与固定桥相似,因此异物感小,对味觉以及发音的影响程度较小。

9.美观

圆锥形套筒冠义齿与卡环固位体可摘局部义齿相比较,金属暴露较少。缺牙区的牙列排列可根据面容做调整,牙体颜色可根据肤色做调整,也可通过固位体制作调整缺牙区邻牙的形态与色泽,得到自然美观的效果。

10.义齿制作和修理

义齿的制作难点在于内冠内聚角度的控制,采用内冠角度的测量工具和研磨器械,容易达到内冠的要求。义齿损坏后,可自行取下,为圆锥形套筒冠义齿的修理提供了便利。

(二)缺点

1.牙体预备量大

基牙牙体预备时,切削的牙体组织量较多,若为有活力的基牙,制备时容易损伤基牙牙髓组织,或者因切削牙体组织量大,在金属内冠粘固后,遇冷热刺激易引起牙本质过敏或牙髓炎症。

2.内冠金属暴露

将修复体取出清洁时,口腔内金属内冠暴露影响美观,因此在制作修复体前必须向患者解释,使其有心理准备。

3.颈缘金属线

圆锥形套筒冠义齿反复摘戴,容易造成固位体的唇(颊)面颈缘瓷层或树脂层的损坏,因此常在固位体的唇(颊)面颈缘处设计一条金属保护线,以避免固位体瓷层或树脂层的损坏,但有时此颈缘金属保护线会暴露。

4.圆锥形套筒冠义齿取出后的影响

有些病例在圆锥形套筒冠义齿取出后,将导致咬合关系破坏和正中咬合时垂直距离降低,从而失去部分或全部咀嚼功能,同时影响美观和发音。

四、圆锥形套筒冠义齿的设计

(一)基牙的选择

圆锥形套筒冠义齿的基牙选择条件较宽,一般采用多基牙的形式,而且根据基牙的条件可选择不同类型的圆锥形套筒冠固位体。

(1)牙冠:圆锥形套筒冠固位体对基牙的牙冠要求不高,各种牙冠形态通过内冠的牙体预备,都能选作为基牙。

(2)牙髓:最好选择无活力已做过根管治疗的牙齿。老年患者牙髓髓室较小,有活力的牙齿也可作为基牙。若重度牙周病患者需采用圆锥形套筒冠义齿做夹板修复治疗,或某类牙列缺损病例需设计该修复方法,应该将活髓摘除,根管充填后才能作为基牙。

(3)牙根:由于圆锥形套筒冠义齿一般为多基牙,义齿将各基牙连接成整体,因此对牙根长短、粗细、形态、牙周膜面积等要求不高。

(4)牙周组织:牙周组织健康的牙为圆锥形套筒冠义齿的理想基牙。若牙周组织破坏、吸收,牙齿松动,经牙周病综合治疗能保留的牙齿,仍可作为基牙。如牙周病患牙中的个别牙齿牙周组织破坏吸收不超过 3/5,经过牙周病治疗后,仍可保留作为基牙。若根尖周组织有炎症,经治疗炎症消除后也可作为基牙。

(二)圆锥形套筒冠固位体设计

圆锥形套筒冠固位体的内冠粘固在基牙上,外冠随内冠的内聚方向就位,当内、外冠紧密嵌合后可产生固位力,同时固位体外冠将恢复该基牙的解剖形态,达到应有的效果。

1.固位体应具备的条件

(1)内冠轴面要求:内冠按设计要求,必须达到应有的内聚度,保持义齿所需的固位力。内冠轴面和𬌗面应该平整光滑,不能出现轴面的凹陷或突度,而影响内、外冠之间的紧密嵌合,使固位力下降或丧失。轴面和𬌗面的交角呈钝角。

(2)外冠形态要求:外冠应恢复该基牙的解剖形态,与邻牙之间形成正确接触,唇(颊)面和舌面突度与邻牙协调,外冠邻面颈部与邻牙之间有一定的间隙,应有良好的自洁作用。𬌗面与对颌牙有正确的咬合接触关系。

(3)内、外冠接触要求:非缓冲型圆锥形套筒冠固位体的内、外冠之间应密合,保证固位体的固位力;缓冲型套筒冠固位体的内、外冠之间应保持一定的间隙,保证固位体有缓冲作用,减少基牙牙周支持组织的负荷。

(4)内、外冠颈缘要求:圆锥形套筒冠固位体的内、外冠边缘应光滑且位置正确,不宜过长,以免压迫龈组织,也不宜过短使颈部牙体组织暴露,不能形成悬突,以免影响自洁作用。

（5）材料性能：固位体内、外冠所选用的材料应相同，生物相容性好。

2.圆锥形套筒冠固位体分类

根据所选用的材料和制作工艺不同，分为以下三类。

（1）金属圆锥形套筒冠固位体：该固位体内、外冠均采用同类型的金属材料制作，一般适用于后牙区，不影响美观。

（2）金属烤瓷圆锥形套筒冠固位体：该固位体内冠用金属制作，外冠为金属烤瓷全冠，适用于前牙与前磨牙区。

（3）金属树脂圆锥形套筒冠固位体：该固位体内冠为金属内冠，外冠通过在金属基底上用树脂固化完成，适用于前牙区和前磨牙区。上述三种固位体均为临床上常用的圆锥形套筒冠固位体。由于圆锥形套筒冠义齿可自行摘戴，选用金属烤瓷和金属树脂外冠时，与固定桥的固位体粘固在基牙上的方式不同，必须考虑固位体外冠的强度和修复体牙面修理方便，一般采用金属树脂外冠较多。在不影响美观的前提下，磨牙区可选用金属外冠固位体。

3.内冠设计时应注意的问题

（1）内冠内聚度：内冠内聚度直接与固位力大小有关，在内冠设计时，其内聚度由义齿中固位体作用决定。固位支持型固位体的内冠内聚度为6°，而支持型固位体的内冠内聚度为8°。

（2）内冠冠壁厚度：内冠冠壁厚度一般约为0.3 mm。根据基牙牙体预备后的形态以及内冠内聚度的要求也可稍作调整，但不宜过厚，否则就会影响固位体外冠唇（颊）面的形态。

（3）内、外冠的接触：根据临床设计，非缓冲型圆锥形套筒冠固位体，内冠轴面和𬌗面应与外冠组织面紧密嵌合，不能形成间隙，以保证固位体的固位力；缓冲型圆锥形套筒冠固位体的内冠轴面和𬌗面与外冠之间应有一定的间隙，其间隙大小按患者牙槽嵴顶黏膜弹性而定，一般轴面为0.03 mm，𬌗面为0.3 mm。受力初期，内冠轴面与外冠有轻度接触，而𬌗面不接触，当𬌗力加大，至基托下组织被压缩到一定程度后，内、外冠𬌗面才接触，起到缓冲效果。

（4）固位体颈缘：固位体对内、外冠的颈缘有一定要求。内冠颈缘与基牙颈部的斜面肩台密合接触，不应有悬突，内冠的基牙肩台宽度一般为0.3 mm。外冠颈缘除金属固位体外，金属烤瓷和金属树脂外冠唇（颊）侧都需金属颈缘保护线，使瓷层或树脂层不会因义齿摘戴而折裂。金属保护线的宽度一般为0.2~0.4 mm。

（三）人工牙设计

圆锥形套筒冠义齿的人工牙设计根据义齿设计的方案不同而不同。若缺牙数较少，基牙条件尚好，非牙列末端游离缺损，义齿设计一般选用基牙支持式的圆锥形套筒冠义齿，缺牙区人工牙的设计同固定桥。若缺牙数较多，基牙条件略差，义齿设计为基牙和黏膜混合支持式圆锥形套筒冠义齿。

缺牙区人工牙的设计，除根据义齿的支持形式外，还得征求患者的意见。在选择金属烤瓷和金属树脂牙时应慎重，此类人工牙的制作费用较高。缺牙区人工牙的排列及要求与固定桥和可摘局部义齿相同。

（四）连接体设计

圆锥形套筒冠义齿的连接体，按义齿设计的支持形式不同而有所区别。混合支持式圆锥形套筒冠义齿的连接体同可摘局部义齿，可分为大连接体和小连接体；基牙支持式圆锥形套筒冠义齿的连接体同固定桥，桥体与固位体之间形成固定连接体。义齿中的大连接体，主要有腭杆、腭板、舌杆、舌板，其作用和要求与可摘局部义齿相似。小连接体的作用是把圆锥形套筒冠固位体与义齿的其他部件牢固地连接为整体。基牙支持式圆锥形套筒冠义齿的连接体设计和具体要求与固定桥相似,但考虑到修复体能自行摘戴,为保证修复体的强度,连接体的面积应略大于固定桥。

(五)基托设计

混合支持式圆锥形套筒冠义齿的基托分两种,即塑料基托和金属基托。基托的伸展范围、厚度、与黏膜的关系、磨光面的外形与可摘局部义齿的设计要求基本相同。牙周病伴牙列缺损的病例,缺失牙多,牙周组织破坏、吸收较多,在采用缓冲型圆锥形套筒冠义齿设计时,必须考虑扩大基托面积,减少患牙承受的𬌗力。若义齿的基牙数多,牙周组织状况较好,基托的面积可小于可摘局部义齿,以减少异物感。

五、圆锥形套筒冠义齿的制作及修理

圆锥形套筒冠义齿制作前,应根据每个病例的缺牙数目、缺牙原因、余留牙健康状况、咬合关系等来制订修复方案。

(一)修复前检查、诊断

一般临床检查应有以下内容。

1.余留牙

牙列中余留牙的数目、位置、有无倾斜或伸长及缺牙区的𬌗龈距离大小等。

2.基牙牙周健康状况

口内检查有无牙松动、龈缘炎、牙周病等。摄 X 线片诊断,检查牙周组织吸收与破坏的程度、根尖周有无炎症等。

3.基牙

牙体组织有无龋病、是否为活髓牙、牙冠损坏的程度、死髓牙是否做过根管治疗等。

4.缺牙区牙槽骨被覆的软组织

黏膜有无炎症或黏膜组织的病变,软组织的疏密性,牙槽嵴顶有无活动性软组织形成。

5.缺牙区牙槽骨

缺牙区牙槽骨的骨质致密度,牙槽骨的吸收情况,有无足够的高度,以及牙槽骨的形态。

6.咬合情况

上下牙列的覆𬌗、覆盖度,正中𬌗、前伸𬌗、侧向𬌗时有无早接触或咬合运动障碍等。

(二)修复前准备

1.口腔内准备

基牙龋坏时,必须去净龋坏组织并做充填修复,必要时做根管治疗。伸长牙明显倾斜牙和无活力牙,都需做根管治疗。牙龈炎、牙周炎和根尖周病的患牙,应做牙周基础治疗或牙周手术治疗,消除炎症,控制病情。牙槽嵴顶有明显的活动性软组织者,应手术切除该软组织,待伤口愈合后再行修复。

2.研究模型和临时义齿准备

取两副研究模型,分析圆锥形套筒冠义齿各基牙的倾斜和咬合状况,确定圆锥形套筒冠义齿的共同就位道,在各基牙上标记牙体预备量,画出义齿设计图。将有咬合记录的研究模型转移至𬌗架。在模型上,根据研究模型设计的共同就位道和牙体预备量,做模型上的基牙制备,然后根据设计,按常规制作树脂临时圆锥形套筒冠义齿,做好修复前准备。

(三)义齿制作

1.基牙制备

按两种类型基牙的内冠内聚度要求进行牙体预备,牙体预备量为内冠轴壁与金属烤瓷牙所需的厚度之和。基牙颈缘制备成 0.3 mm 宽度的斜面肩台。各基牙之间应有共同就位道。

2.临时义齿修复

对修复前制作的临时义齿基牙牙冠组织面进行切削,然后在口内调整合适。取粘丝后期的自凝树脂,置入基牙牙冠,放入口内使义齿就位,并做正中咬合。待自凝树脂固化后,修整基牙颈部多余的树脂,将义齿抛光,再将义齿戴入口内做正中、侧向咬合调整直至合适,完成临时义齿初戴。临时义齿的初戴也可起到检验共同就位道的作用。

3.制作工作模型

基牙牙体预备完成后,选择合适的有孔全牙列印模托盘,用硅橡胶印模材料制取印模,印模必须清晰和正确,特别是颈缘。用人造石灌注模型,待人造石硬固后,从印模中取出。

4.内冠制作

把工作模型制作成可摘式代型。根据基牙的设计要求,按常规方法制作内冠蜡型,在平行研磨仪上由粗到细修整蜡型,以达到内冠轴面平整及所要求的内聚角度和各内冠之间的共同就位道,然后插蜡铸道、包埋、铸造、研磨和抛光,完成内冠。

5.内冠的粘固

将完成的金属内冠放置在口内试戴,检查内冠颈缘与基牙颈部是否密合,连接是否平整,有无过长或缺损。试戴合适后,将各内冠粘固于基牙上。待粘固剂凝固后,去除颈部多余的粘固剂。

6.临时义齿修整

基牙内冠粘固后,由于内冠的厚度使原临时义齿无法就位,因此按临时义齿初戴时的方法,对义齿上基牙树脂外冠组织面做切削,再用自凝树脂衬垫,使义齿合适就位。

7.外冠和修复体制作

(1)修复体模型准备:用硅橡胶印模材料制取印模,灌注入造石,形成工作模型。再制作可摘式代型,将工作模型与对颌模型根据咬合记录转移至𬌗架上。

(2)外冠和修复体支架制作:按金属烤瓷外冠基底层的要求,雕塑圆锥形固位体外冠蜡型和唇(颊)面颈缘的金属保护线;再按修复体支架的设计,完成网状结构和基托蜡型。然后在外冠蜡型近中或远中轴面用蜡塑形小连接体,将固位体蜡型与支架蜡型连接成整体。若固位体与支架以焊接方式连成整体,可不将固位体与支架的蜡型连接;将整体蜡型按常规方法插蜡铸道包埋、铸造、研磨和抛光等,完成修复体的金属支架。

8.修复体支架试戴

将修复体金属支架放入口内试戴,试戴合适后,用硅橡胶再次记录咬合关系,把带有修复体金属支架的上下颌模型按咬合记录转移至𬌗架上。

9.修复体完成

在𬌗架上分层塑型套筒冠固位体外冠形态、排列人工牙、制作基托蜡型、按常规方法装盒、去蜡、充填树脂、热处理、打磨和抛光,完成修复体制作。

10.套筒

冠义齿初戴临床上,将已完成的圆锥形套筒冠义齿戴入口内,检查义齿的固位力和稳定性、基托与黏膜之间的密合度、义齿外冠和人工牙与面型是否协调、牙齿色泽是否与对颌牙或邻牙协调、咬合关系是否正确等。

(四)圆锥形套筒冠义齿戴入后出现的问题及处理

1. 牙面折裂

圆锥形套筒冠义齿的固位体外冠和桥体唇(颊)面的烤瓷或树脂层牙面,有时会出现牙面折裂或脱落,常见的原因如下。

(1)颈缘金属保护线强度不足:外冠颈缘金属保护线的宽度不够,当义齿反复摘戴时,产生的外力可使外冠基底层与瓷层或树脂层之间产生应力,导致瓷层或树脂层折裂。

(2)污染:外冠金属基底层表面有污染,造成烤瓷的瓷层与树脂层之间结合强度不够,在义齿受外力时,引起瓷面或树脂面脱落。

(3)材料性能不匹配:外冠金属基底选用的金属材料与瓷粉不匹配,两种材料的膨胀系数不一致,导致烤瓷结合强度差,受外力后瓷面易脱落。

(4)早接触:义齿初戴时,咬合调整不仔细,使义齿侧向、前伸𬌗时有早接触,引起瓷面或树脂面折断。以上原因引起的树脂面折断、脱落,比较容易修理;烤瓷面出现问题,一般需重新制作义齿。

2. 义齿折断

圆锥形套筒冠义齿折断常出现在固位体外冠的小连接体处,一般原因为外冠邻面小连接体处的强度不够,特别是末端游离缺失的牙列缺损修复。当发现折断时,将折断处的基托或人工牙磨除一部分,露出折断处,直接焊接加固后,再用树脂修复,完成义齿修理。若遇烤瓷和树脂成品牙的混合修复体,只能拆除树脂牙、基托,待折断处焊接后,再恢复人工牙和基托部分。

3. 基牙疼痛

圆锥形套筒冠义齿基牙疼痛一般有三种情况。

(1)牙周组织炎症:义齿设计不合理,咀嚼时义齿的基牙受力过大,导致基牙牙周组织创伤,其至引起根尖周病,造成基牙疼痛。

(2)牙髓炎症:活髓牙牙体预备量较大,内冠粘固后,因刺激引起牙髓炎症,造成基牙疼痛。

(3)电位差刺激:内冠与外冠使用的不是同一种金属材料,在义齿摘戴时产生电位差,刺激有活力的基牙牙髓组织,引起基牙疼痛。

4. 基牙龈缘炎与牙周病

义齿戴入后,如果患者不注意基牙清洁,使内冠颈缘软垢附着,易引起龈缘炎。内冠边缘过长压迫龈缘,也可引起龈缘炎症。基牙受力过大或炎症未控制,可引起牙周病复发。基牙牙槽骨吸收,也可导致基牙松动等。

5. 龋病

龋病最常见的是内冠颈部边缘与基牙不密合,使基牙的自洁作用下降,引起基牙龋病。圆锥形套筒冠义齿初戴后出现的基牙问题,应及时处理。若出现牙髓炎、根尖周病或龋病,需把内冠拆除进行治疗,待炎症消除,行根管治疗后,或龋洞修补后,再制作内冠粘固于基牙上。基牙因无法保留而拔除后,应根据义齿能否取得良好的支持和固位、𬌗力能否合理分配等决定修改方案。

(李佳佳)

第十节 口腔黏接修复技术

一、黏接修复中的问题及避免

(一)桥体与基牙黏接面折裂

首先应查明折裂原因和折裂界面,凡折裂松动者原则上应拆除重做,但有些前牙直接黏接桥,基牙稳固又不承受殆力,偶然咬硬物致一侧黏接面折裂,可进行局部修理。

(二)基牙冷热过敏

这种情况多发生在牙龈退缩、牙根颈暴露的患者,由于牙体在酸蚀处理时酸液流浸根颈部所致,因此在酸蚀处理时应避免酸液流向根颈部。一旦发生过敏,可在根颈部涂一薄层釉质或牙本质黏合剂,或给予脱敏漱口液,若不处理,轻者1～2周,重者1～2个月症状可自行消失。

(三)龈炎

引起龈炎的原因可能是黏合剂覆盖于牙龈上或进入龈沟内,或者因设计不当致桥体龈底部压迫牙龈或不密合。对于前者应认真检查,去除覆盖于龈上的多余复合树脂,并局部用药,对于不密合的要重做。

(四)基牙继发性龋

引起基牙继发性龋的原因多系黏接桥局部折裂但未脱落,尤其是复合树脂置于基牙倒凹区牙颈部或采用基牙邻面制洞用钢丝加强者,凡发现继发龋者,应拆除黏接桥进行治疗。

(五)桥体唇面磨损或缺损

桥体唇面磨损多因采用硬毛牙刷刷牙所致。预防办法是采用软毛牙刷和正确的刷牙方法,一旦发生磨损,可按贴面修复方法处理。至于桥体局部缺损,往往由于金属翼板黏接桥的桥体的金属舌面背较短,殆力直接作用于切端的复合树脂或塑料所致。

(六)金属翼板脱粘

金属翼板脱粘的主要原因为金属翼板无固位形,黏接材料黏接力不足,被黏接物黏接面处理未达到要求,因黏接材料黏接力不足以支持黏接桥,所以要设计一定的固位形。其次要选择刚性好的金属材料,一旦发生脱粘,多数应予重做。

二、瓷贴面临床应用现状

(一)瓷贴面的适应证

(1)变色牙、氟斑牙、轻度四环素牙、死髓牙等。

(2)修复中轻度釉质缺损。

(3)修复前牙间隙。

(4)修复轻度错位、异位、发育畸形的牙。

(5)修复前牙牙体缺损。

(二)瓷贴面的优点

(1)修复备牙少,对牙髓刺激性小。

(2)颜色稳定、美观,具有良好生物相容性,耐磨损。

(3)不易于着色和附着菌斑。

(4)尤其是对年轻和牙髓腔较大的牙修复时更有利于保存活髓。

长石质陶瓷是唯一一种看上去自然逼真的材料。热压陶瓷看上去透明度稍差些,介于烤瓷和天然牙之间。如果患者希望他的牙变得雪白,那么可以用上述材料。长石质瓷一般都被看作是白色基调,医师可以通过改变瓷贴面下方的黏接树脂颜色来达到改色的目的。通常,热压陶瓷的颜色调整范围较小。流体树脂的工作性能极佳,由于具有多种颜色,因此在改色方面非常方便。在牙体预备上,如果可能的话,只需要磨除稍多于 0.5 mm 的釉质,不要磨到牙本质。因为釉质层的黏接效果最佳。在备牙时,还要求唇面磨除的厚度应当均等。可以先确认出 3~4 条 0.5 mm 的定位深沟,然后再将釉质磨到定位深沟的位置。对于一些之后需要行正畸治疗的患者,医师在进行贴面预备时应当准确判断哪些牙需要多磨,哪些不用磨。然后从龈缘到切端进行邻面预备,使边缘隐蔽,但是不要破坏邻接触。预备体的颈缘应当备至齐龈,或者略在龈下。肩台应当备成圆钝的斜面,便于制作,也可以防止颈缘处崩瓷。由于颈缘处的釉质较薄,因此备牙后,颈部可能会有牙本质暴露。如果龈沟较深,可以放一根细的排龈线,在取模时也可以把它留在龈沟里。切端应当磨除约 1 mm,终止线位于舌侧,切端和唇面转角要圆钝,防止应力集中。如果贴面是由最好的技工室制作的话,那么医师在黏接前的调改应当是很少的。

三、怎样进行瓷贴面修复操作

(1)用氢氟酸凝胶至少酸蚀贴面 3 min,然后彻底冲洗,并用碱性液中和残余氢氟酸,之后再次彻底冲洗。

(2)用干燥的空气将贴面的内表面吹干至白垩色。随后用瓷底涂剂处理贴面 1 min。

(3)把它吹至白垩色,再涂一次底涂剂。

(4)让底涂剂停留在贴面上,此时你可以用磷酸酸蚀牙齿 30 s。

(5)彻底冲洗并吹干牙体和贴面,直至均出现白垩色。

(6)关闭牙椅的照明灯,将黏合剂涂布至牙体和贴面上。

(7)将流体树脂打入到贴面内,每打一个,就戴一个。所有的贴面戴入后,检查是否就位。

(8)两个贴面为一组,由左及右,依次光照。用两只手稳住其中第一组贴面,保证其就位,同时留出足够的空间以供光照。

(9)用手遮住剩余的贴面,保证除了第一组贴面相邻接处能够被光照到外,其余贴面都不会被照到。先光照 2 s,然后光照牙齿的远中面 2 s。随后将手移到第二组两牙之间,保证其就位,遮住剩余的贴面,留出足够的空间将它们间的邻接面光固化 2 s。

(10)重复上述步骤将剩余的贴面,包括最后一个贴面的远中面全部光固化 2 s。

(11)然后将每个贴面的正中面及切端的舌侧各光固化 2 s。光固化时间不要太长,否则会很难清除多余的树脂,而且浪费时间。

(12)在清除树脂阶段,首先应当使用 Bard-Parker 12 号手术刀。握紧刀柄,将拇指放在牙的切缘,使刀背靠近切缘,然后将手术刀用力往龈方推,去除邻面的树脂。

(13)继续上述操作直到大部分树脂都被清除。然后用柳叶刀去除龈缘处的树脂。用带锯齿的成形片以拉锯式通过邻面。然后再用 Bard-Parker 12 号手术刀进一步将邻面清干净。用蓝色的车针磨除残余的树脂,用黄色车针使贴面平滑。最后,调整咬合、抛光,完成。

(杨明亮)

第十一章 口腔种植修复

第一节 口腔种植外科概述

口腔种植成功的重要因素是口腔外科医师正确地施行口腔种植手术,为口腔修复医师与技工后期的义齿修复创造好的条件。因此口腔外科医师的重要职责是:①选择好种植手术的适应证;②选用适合于不同患者、不同缺失部位的高质量的种植体;③保证种植体植入的位置与方向正确,为后期合理的修复提供保障;④对各类骨量不足难以进行常规种植的患者,通过各类植骨技术、上颌窦底提升技术、下牙槽神经游离技术、生物膜技术等创造良好的种植条件;⑤确保种植体植入后的初期稳定性,为良好骨结合创造条件。

口腔外科医师必须清醒地认识到,种植外科只是口腔种植修复治疗中的一个重要环节,而不是其全部工作。

一、种植外科手术的基本程序

种植外科需在严格的无菌条件下进行,操作需轻柔、准确与精细,手术应避免损伤鼻底、上颌窦黏膜及下牙槽神经管等重要结构,而且必须保证种植体安放的位置与方向正确。为此,手术前要在排除 X 线放大率的前提下对颌骨的高度、宽度进行精确的测量。目前国际上已有专为种植修复设计的头颅 CT 软件,可精确测量上下颌骨每一部位的颌骨高度与宽度,可以用于复杂牙列缺损、缺失的诊断测量。

临床上大多采用全口牙位曲面体层 X 线片来测量,但需排除 X 线片的放大率。具体做法是在每一需作种植的缺失牙部位用蜡片黏固一直径大小确定的钢球(作者使用 5 mm 直径钢球)然后拍片,再测量 X 钱片上钢球的垂直向、水平向高度与宽度以及该部位颌骨 X 线片上的高度与宽度,使用计算公式,计算颌骨该部位的实际高度与宽度。这一测量对在靠近鼻底、上颌窦以及可能累及下牙槽神经管的部位十分重要。精确测量一方面可精确选用适当长度的种植体,合理利用颌骨高度,同时可为避免这些重要结构损伤提供精确数据。在多个牙缺失的情况下,特别是上前牙缺失需行种植修复的情况下,为保证种植体植入的位置与方向准确,应事先由修复医师设计制作种植引导模板。手术时,外科医师严格按照模板确定的位置与方向植入种植体。此类模板可分为用透明塑料压制的简单模板,用原可摘式义齿改制的模板,或用专用金属套筒制作的精确模板。

种植外科采用两期手术完成。Ⅰ期手术为植入种植体后,用黏骨膜瓣完全覆盖种植创面,并使种植体在无负重条件下于颌骨内顺利产生骨结合(上颌一般需 5~6 个月,下颌需 3~4 个月),然后行Ⅱ期手术,暴露种植体顶端,并安装愈合基台。种植手术的基本操作程序因不同种植体系统而不同,大体上可因冷却系统设计的不同分为内冷却系统和外冷却系统,冷却的目的是保证种植外科手术操作中的钻孔、扩洞、预备螺纹、旋入种植钉等过程中局部温度不超过 42 ℃,从而保证骨细胞的活性不受损伤,有利于骨结合。内冷却系统即喷水装置与各种植床预备钻头中心部位相通,操作过程中冷却水流可从钻头中心喷出,冷却效果好,可提高钻速,节省时间。目前的种植系统多采用内冷却系统。现将常规种植外科的基本程序介绍如下。

(一)第一次手术(种植体植入术,the operation ofimplant placement)

1.手术步骤与方法

(1)切口:局部麻醉下,于两侧尖牙区剩余牙槽嵴高度一半处唇侧做一横切口,切开黏骨膜。

(2)翻瓣:用骨膜剥离子紧贴骨面小心翻起黏骨膜瓣,注意避免损伤黏骨膜造成穿孔,充分暴露牙槽嵴顶,外侧达颏孔(或上颌窦前部),用咬骨钳修整骨面,去除锐利的骨嵴,注意不要过多暴露牙槽骨,以免因过分剥离黏骨膜而破坏血运,同时要保护颏神经血管束。

(3)预备种植窝:按预先设计(一般下颌双侧颏孔之间、上颌双侧上颌窦前壁之间的牙槽突可种植4~6个种植体),根据牙槽骨的骨量选择适宜的种植体及相应的系列钻头。使用种植用的高速钻(最大转速3 000 r/min)以及用大量生理盐水冲洗,先用圆钻定位钻孔,再用导航钻、裂钻逐步扩孔,而后预备洞口处肩台。

(4)预备螺纹:改用慢速钻(15~20 r/min),同样用大量生理盐水冲洗,用丝锥预备螺纹。

(5)植入种植体:将种植体缓缓植入并小心加力旋紧,避免用力过度造成骨折或破坏螺纹。用金属剥离子叩击种植体,发出清脆声响,表示种植体与其周围骨床紧密相连。确认种植体就位良好后,拧入顶部的覆盖螺帽,彻底冲洗术区,间断缝合黏骨膜,缝合时务使骨膜层包括在内,并在无张力情况下,将种植体顶部完全覆盖。

2.术中注意事项

(1)种植体之间要尽量保持相互平行,尽量避免向唇、舌侧偏斜,可用方向指示器置入已备好的种植窝内,作为定向标志杆。

(2)减少组织损伤至关重要,根据有关研究,骨组织在47 ℃时仅1 min即可造成坏死,因此,术中要用大量生理盐水冲洗降温。在预备种植窝时,应使用专用系列钻,不要过度用力下压钻头,以减少骨组织的热损伤。术中要注意保护颏神经血管束,勿穿入上颌窦、鼻底。分离黏骨膜时要适度,以免破坏血运。

(3)预备好螺纹后,种植窝底的血块不要去除,待植入种植体后再用生理盐水冲洗手术区域,以免生理盐水被压入骨髓腔内。

3.术后处理

术后嘱患者咬纱布卷至少1 h,使用抗生素10 d,给予漱口水含漱,保持口腔卫生,2 周内暂不戴义齿,术后7 d拆除缝线,定期复查。两周后重新戴人义齿,相应种植骨床部位应作适当磨改缓冲,以免使种植体过早负重。

(二)第二次手术(种植基台连接术)

手术步骤与方法如下。

(1)根据第一次手术记录、X线片及触诊,用探针探得覆盖螺丝帽的部位。

(2)局部麻醉下,在螺帽上方近远中向切开牙龈,切口应尽可能位于螺帽中心。切口要小,长度不要超过螺帽区。

(3)用旋转切孔刀多次旋转,环形切除螺帽表面的软硬组织。

(4)用螺丝刀小心旋拧,卸下覆盖螺帽,在覆盖螺丝与种植体之间常有薄层结缔组织长入,应予以彻底清除,以免影响种植基台固位。

（5）依黏骨膜的厚度，选择适宜长度的种植基台，在固位钳的配合下，拧入种植基台，种植基台顶部应高出其周围牙龈 1～2 mm，以利于保持口腔卫生。旋紧种植基台，以金属剥离子叩击种植基台，听到清脆的声响，表示种植体与其周围骨床已紧密结合为一体。

（6）严密缝合种植基台之间的切口。

二、种植外科的植骨技术

实际上，在种植临床中大约近 50％的患者需采用多种植骨技术，进行骨增量术同期或二期行种植手术。在许多上颌后牙区牙齿缺失的患者，因上颌窦的存在加之牙槽骨的吸收，使牙槽嵴顶距上颌窦底的距离小于 10 mm，加之上颌后区骨质较疏松，更为种植带来不利，远期的成功率一直较低。

近年来，上颌窦底提升技术的成功应用解决了这一临床难题，使这一部位种植修复的成功率大大提高。

（一）植骨类型

种植骨可分为三种不同类型，即外置法植骨（onlay bone graft）、夹心面包式植骨（sandwich bone graft）和碎骨块植骨（particulate bone graft）。外置法植骨用于较大骨缺损部位；碎骨块植骨则用于范围较小的骨缺损区，或种植过程中种植体穿出等情况；而夹心面包式植骨常与骨劈开技术（bone splitting technique）同时应用。

根据大量临床研究，对种植骨床的基本要求是牙槽嵴顶的宽度至少要大于 5 mm，种植体唇腭（舌）侧至少要保留 1.5 mm 以上的骨壁厚度，才能保证种植体长期的成功率。当牙槽嵴顶的宽度小于 5 mm，大于 3 mm 时，可采用骨劈开技术在牙槽嵴顶中央将其裂开（保证唇侧骨板不完全断裂），然后于中央裂隙处植入种植体，并在种植体周围间隙内植入碎骨块。

无论是碎骨块移植，还是夹心面包式植骨，移植骨表面都应覆盖固定防止结缔组织长入移植骨块之间的生物屏障膜。生物屏障膜可分为可吸收性生物膜及不可吸收性生物膜，其作用是阻止快速生成的纤维结缔组织长入移植骨块而对成骨质量产生不良影响，因为骨细胞的生成速度远较纤维结缔组织细胞慢，生物膜的覆盖可为缓慢生成的骨细胞的生长提供良好条件。

（二）骨移植成功的基本条件

移植骨块的稳定与植骨床密切贴合是移植骨块愈合的基本条件，因此，外置法植骨，必须使用螺钉坚固内固定以保证其稳定并与植骨床密切贴合。软组织黏骨膜瓣的充分覆盖并在无张力条件下缝合是保证骨移植成功的另一重要条件，因此，在植骨病例中，合理设计黏骨膜切口、缝合时松解软组织瓣等都是必要的。

（三）供骨源的选择

大的骨缺损常需切取自体髂骨以供移植。例如严重吸收萎缩的牙槽嵴的重建等。大多数情况下，自体下颌骨常常是种植骨移植最为方便的供骨区，即使是双侧上颌窦底提升、多个牙缺失的局部块状植骨、下颌骨都可提供足量的供骨，且膜内成骨的下颌骨易成活，不易吸收，骨密度高等都利于种植修复。因此，种植骨移植最好的供骨区是下颌骨。下颌骨供骨区通常为颏部及升支外斜线部位。颏部因预备方便，视野好，更为大多数学者所首选。切取颏部骨块可使用微型骨锯、骨钻或直径 1 cm 左右的空心钻。一般仅切取骨皮质及部分骨松质。

但应注意：①保留正中联合部的完整性不被破坏，否则将影响患者的颏部外形；②保证取骨部位位于下前牙根下方 5 mm 之下，不损伤颏神经血管；③遗留骨缺损部位于植入 HA 或其他人工骨,以避免术后愈合过程中粗大的局部瘢痕给患者带来不适的感觉。

(四)上颌窦底提升植骨技术

在上颌后部牙槽嵴顶与上颌窦底距离小于 10 mm 的情况下,需行上颌窦底提升植骨技术。也就是使用一系列特殊手术器械,遵照上颌窦底提升植骨技术手术操作程序,首先用圆钻在上颌窦外侧骨壁开窗,暴露其深面的黏骨膜,然后将上颌窦底的黏骨膜连同开窗面上的骨壁完整地向上颌窦顶方向掀起,以开窗面上的骨壁作为新的上颌窦底,新的上颌窦底与原窦底之间的间隙内植骨,从而增加上颌后区牙槽骨高度。上颌窦底植骨材料最好选用自体骨。如果混合人工骨移植,人工骨的比例也不宜过大(一般不超过 50%),以免影响成骨质量。在上颌后部骨高度大于 5 mm,小于 10 mm 的情况下,可同期行种植体植入,在其高度不足 5 mm 时,可先期行上颌窦底提升,Ⅱ 期行种植手术。

上颌窦底提升植骨手术成功的保证是不损伤上颌窦黏膜。上颌窦黏膜任何小的破损都将导致这一手术的失败,因此,操作需精确仔细,术者应具有较多经验及良好外科操作技巧。如果出现上颌窦黏膜破损或撕裂,应采用生物胶粘堵或停止植骨。植骨后的创面最好覆盖生物屏障膜,以保证成骨质量。植骨的高度取决于在完成种植后,种植体的根端至少有 2 mm 以上的骨组织,切不可使种植体紧贴于上颌窦底,以免种植体负重后向上颌窦内移位。

三、种植外科技术的新进展

(一)骨劈开及骨挤压技术

针对种植骨床局部骨量不足或骨密度较低影响种植体初期稳定性的情况,学者们开发研制了骨劈开及骨挤压技术,以及相配套的专用工具。骨劈开技术主要应用于上颌前牙区,骨挤压技术主要应用于上颌后牙区。

它们共同的优点是保留了种植骨床的骨组织不丢失,又改善了种植骨床的骨质量,减少了植骨量,保证种植体良好的初期稳定性。

(二)即刻种植技术

种植修复周期较长,即刻种植大大缩短了疗程。即刻种植也就是在拔除无法保留的牙齿的同时即行种植外科手术,于拔牙窝内植入种植体。在患牙有慢性炎症或无法保证其拔牙窝处于无菌状况的情况下,也可先拔除患牙,然后翻瓣,封闭牙槽窝,12 个月后待牙槽窝骨壁尚未吸收,而牙槽窝已成为无菌环境时,再植入种植体。这一技术被称为延期即刻种植。

成功的即刻种植,一方面要求拔牙操作务必不破坏牙槽骨壁,还需选择形状类似于自然牙根的锥体状种植体;此外,在种植体与牙槽窝之间的间隙内植骨,表面覆盖生物屏障膜。即刻种植的优点是:①缩短疗程;②减少了植骨;③种植体的位置方向更接近于自然牙列;④牙龈形态自然、逼真、美学效果更佳。

(三)正颌外科与种植修复利用

正颌外科技术可为那些错𬌗、颌骨位置关系不良者提供种植修复的必要条件,而且在正颌外科手术的同时,可以同期进行种植体植入手术。

(四)功能性颌骨重建修复

因外伤、肿瘤切除等诸多原因造成的颌骨缺损与缺失,已往的重建与修复无法恢复患者良好的咀嚼功能。种植修复为这类患者提供了功能性重建的可能。也就是说,不仅恢复其颌骨的连续性,改善其容貌,而且从恢复咀嚼功能的意义上完成其重建,从而极大地提高了这类患者的生活质量。

(五)种植体固位的颌面器官赝复体修复

颌面部器官,如眼、耳、鼻、唇、颊缺损缺失,传统的修复方法,一是整形外科手术,二是依靠眼镜架携带的赝复体修复。前者疗程长,最终效果并不理想,后者则容易脱落,常难以被患者接受。近年来,使用种植体固位的赝复体修复为这类临床难题的解决提供了新的途径,它具有疗程短、手术简单、固位效果好、形态色泽逼真等优点,越来越多地受到患者的欢迎。

(六)牙槽骨垂直牵引技术

骨牵引成骨技术最早被用于骨科的矫治长管骨长度不足的畸形。1996 年,有学者等报告用于牙槽骨垂直骨量不足的牵引成骨。尽管该项技术是一项正在发展中的技术,其牵引器的设计,临床应用技术都在不断地改进,但初步的临床效果显示,牙槽骨垂直牵引技术对于矫治重度牙槽骨骨缺损,对增加颌骨重建后牙槽突的垂直高度,提供了一种新的有效的手段且具有以下优点:①在短期内形成自体新生骨;②避免取骨手术;③软组织包括神经亦随骨组织延长而延长;④减小植骨手术的创伤;⑤新生骨的高度可达 20 mm 以上;⑥并发症发生率低。目前,牙槽骨垂直骨牵引术的不足是:①牵引器成本较高;②牵引器需二次手术取出。

(七)即刻负重技术

教授经典的当代种植学理论包括骨结合理论、微创的种植外科技术、根形种植体(相对叶片状种植体而言)及一个不受干扰的愈合期(4~6 个月)。由于现代医学模式的发展,为满足患者的需求,缩短患者的缺牙时间,长期以来,众多学者都在探讨能否在植入种植体之后立即进行修复这一热点课题。然而,效果均不理想,导致高失败率。

直至 20 世纪 90 年代末期,即刻修复技术趋于成熟,其基本时间定义为:在种植手术后一个月内完成上部结构修复的均可称为即刻修复。

即刻修复技术的原则亦臻于成熟:①非吸烟患者;②微量植骨或不植骨患者;③螺纹粗糙面种植体;④改良的外科技术;⑤极好的初期稳定性;⑥专用于即刻修复的上部结构;⑦功能性𬌗接触。

(曹　杨)

第二节　种植二期手术与软组织处理

一、二期手术

(一)概述

1. 二期手术的概念

种植成功的判定标准由成功的骨结合转变为种植治疗美学和功能的修复,获得种植体周围软组织的美学效果成为种植治疗的关键组成部分。因为附着龈质地坚韧、缺乏弹性,所以潜入式和非潜入式种植均存在种植体周围软组织处理问题。

种植体周围软组织处理分为软组织引导和外科成形两种类型。种植体周围软组织引导包括美学愈合帽、解式愈合帽、个性化愈合帽和临时修复体等方式,外科成形则通过黏膜瓣的转移重建种植体周围软组织轮廓和(或)改善黏膜质量。

2.二期手术的目的

潜入式愈合的种植体,在完成骨结合之后必须经过种植体植入之后的另外一次手术,将种植体平台暴露于口腔才能进行种植体修复。这次手术被称为二期手术,或种植体暴露手术二种植体愈合之后的二期手术具备如下目的。

(1)暴露种植体平台,建立种植体平台向口腔开放的软组织通道。

(2)取出封闭螺丝,安装愈合帽(有些病例需要用个性化印模帽),成形种植体周围软组织。

(3)通过基台周围及软组织处理获得最佳的种植体周围软组织美学效果。

(4)如果需要,可以同期进行小范围的引导骨再生程序。

(5)某些病例可以同期取出不可吸收屏障膜或可吸收屏障膜的固位膜钉。

(6)某些病例可以进行术中印模,制作种植体支持的临时修复体或最终修复体。

3.二期手术的时机

有多种因素参与二期手术时机的决策。

(1)种植体因素:显然,对单纯的种植体植入手术(例如无骨和软组织缺损、骨密度较高和初始稳定性良好等),无须等待种植体愈合3~6个月再进行负荷。

(2)种植位点因素:充足的骨量、良好的骨密度(Ⅱ类和Ⅲ类骨密度)和种植体初始稳定性是种植体骨结合的重要条件。对此类种植位点可以进行早期负荷,提前了二期手术的时间。良好的种植位点骨密度是实现良好初始稳定性的重要条件。

(3)种植体植入的外科程序:进行了复杂的外科程序,例如种植体植入同期大量的骨增量或在骨增量位点分阶段植入种植体,通常需要较长的愈合时间(大约6个月的愈合期)。

(4)软组织成形:在二期手术术期进行软组织成形的病例,往往需要较长的软组织愈合时间。因此,可以在种植体获得了较为满意的骨结合之后,提前进行二期手术,获得更长的软组织愈合时间。

4.二期手术之前的准备要点

(1)种植体位点的放射线检查:放射线检查的方法包括根尖放射线片、曲丽体层放射线片或锥束CT等,来评价骨结合的程度、种植体和膜钉的位置。放射线检查可以辅助判断是否有骨组织生长到种植体表面。

(2)骨、软组织评估:评估种植位点的骨和软组织状态,包括骨弓轮廓、附着龈质量、邻牙和对侧同名牙的龈缘与龈乳头位置等,依据评估结果制订治疗计划,包括暴露位点的方法以及是否进行软组织移植等。

(3)确定负荷方案:基于修复设计,确定是否术中印模。是否即刻戴入临时修复体等。

(二)二期手术临床要点

1.种植体暴露方法

(1)软组织激光技术。软组织激光暴露种植体的优点是术野清晰、无出血;可以逐步的去除种植体平台表面的黏膜,控制去除的软组织量:术后无渗血、创口愈合快;患者通常不认为这是一次手术,缓解患者的心理压力。使用软组织激光要正确地设定激光的参数,防止功率过大对种植体平台造成的损伤。

(2)软组织环切技术。使用软组织环切刀暴露种植体的优点是创缘整齐和速度快。应用软组织环切技术要求准确定位种植体的平台位置,环切软组织直径小于要暴露的种植体平台直径。对附着龈质量较差的病例,要注意术后的渗血现象。

（3）手术切开技术。手术切开暴露种植体是传统的方法,可以用于各种二期手术指征,尤其是同期进行 CBR 和软组织处理的病例。

2.手术切开的技术要点

（1）麻醉。在种植体封闭螺丝所在的牙槽崎顶黏膜处行黏膜下浸润麻醉。

（2）定点与切口。用锐利的探针确定种植体的中心点之后,依据龈乳头的形态、附着龈的质量、膜龈联合的位置、邻牙和对颌同名牙的龈缘位置等确定切口的类型和位置。

通常的设计要点包括：①种植体存在健康的附着龈和形成正常高度的龈缘位置,否则应当进行软组织处理。②二期手术的切口很小,但技巧性强。在种植体平台表面的黏膜切口,要全层切开黏骨膜。③结合考虑未来的龈缘高度和种植体平台正中或正中偏腭侧。④如果计划进行转移,切口的位置要考虑瓣的大小、转移方向和蒂的位置与血运。

（3）剥离和翻瓣。短水平切口切开黏骨膜直达种植体封闭螺丝表面,用锋利而小巧的剥离子（例如 Buser 剥离子）沿切口钝性分离黏膜,暴露封闭螺丝表面。如果切口较小、黏膜较厚或有表面疲痕,常造成分离时张力较大,需注意不要撕裂软组织。如果切口较大,剥离后可以将封闭螺丝、种植体平台甚至种植体周围的牙槽崎顶暴露,观察骨的高度和质量,便于相应的处理。当发现存在小的骨缺损,可以同期进行 GBR 程序予以纠正。

（4）安放愈合帽。取出封闭螺丝,安放愈合帽。依据种植位点（美学区或非关学区）和黏膜厚度选择不同形状和高度的愈合帽。例如,在美学区位点可以选择唇侧带有斜面的美学愈合帽。例如,在美学区位点可以选择唇侧带有斜面的美学愈合帽、解式愈合帽或个性化愈合帽,引导和成形种植体周围软组织。通常,在愈合帽就位之后,愈合帽高出软组织边缘 $1.0 \sim 2.0$ mm。

（5）缝合创口。如果切口较小,愈合帽与软组织间无明显间隙,则不必缝合（短水平切口或弧形切口等）。否则,应当严密缝合,防止术后感染和愈合不良。

3.放射线检查

原则上,在愈合帽就位和创口关闭之后,拍摄根尖放射线片,检查愈合帽是否完全就位。未完全就位者,愈合帽和种植体平台之间会显示缝隙,重新安放。

4.种植体暴露手术的同期修复程序

根据二期手术之前的设计,可以同期完成某些修复程序。例如：①如果在种植体植入程序中已经制取印模,可以同期戴入个性化愈合帽,个性化基台以及临时或最终修复体。②可以在二期手术时进行术中印模,后期戴入临时或最终修复体,在创口缝合之前的术中印模,可以在直视种植体平台的状态中印模,具备方便、准确、节省一次复诊时间和能够避免反复摘戴愈合帽对软组织的扣伤等优点。

二、处理原则

（一）软组织处理时机

美学区种植治疗的目标,患者不仅要求恢复天然牙的咀嚼功能和发音,还要求恢复面部结构的协调美观。上颌前牙缺失会极大影响患者的面容、心理和社交活动,因而有些患者对于恢复美观的要求更为强烈,甚至高于对咀嚼功能的恢复。

现代修复技术和材料的发展,对于天然牙体硬组织的形态、色泽和质地的模仿已经非常逼真,但是人工材料仿造的软组织效果却不很自然,只有种植体周围的自身软组织才能达到最理想的效果。理论上在种植修复治疗过程的任何阶段都可以进行种植体周围的软组织处理,包括种植体植入之前、种植体植入同期、种植体植入之后的愈合期、种植体二期手术同期、种植体二期手术之后和戴入修复体之后等治疗阶段。

通常,潜入式种植的二期手术同期是最佳的软组织处理时机,原因很明确:①已经完成或初步完成种植体骨结合,软组织处理不会对其造成干扰;②此时已经完成软组织愈合,软组织轮廓已经确定,可以显见是否需要软组织处理和处理方式;③与二期手术同期,可以减少一次额外手术,并且患者易于接受手术处理。

(二)软组织处理目标

处植体周围软组织处理的目标十分明确,应当达到或接近以下标准。

1.种植体周围软组织健康

种植体周围软组织健康的标志包括:①建立稳定的种植体周围生物学宽度生物学封闭;②获得健康的附着龈,使种植体周围软组织对损伤具有较强的抵抗力,无炎症存在。

2.种植体周围软组织自然

种植体周围软组织自然的标志包括:类似于天然牙周围附着龈、龈缘和龈乳头的色泽和形态,既不暴露金属边缘也不透出金属颜色,如同天然牙冠和牙龈的过渡。

3.种植体周围软组织协调

种植体周围软组织协调的标志包括:①种植体周围的龈缘与牙列的龈缘曲线连续、协调,根样隆起和唇侧组织的丰满度与余留牙列协调一致。②龈缘与龈乳头高度、附着龈宽度和膜跟联合水平与天然牙列协调。

(三)软组织问题及处理原则

1.附着龈不足甚至消失,龈缘退缩,修复后牙冠过长或颈部暴露金属

附着龈不足,膜龈联合位置接近牙槽嵴顶。修复后牙龈边缘高度降低,牙冠"变长",与邻牙不协调。处理方法包括冠向推进瓣技术、局部转瓣和腭部游离黏膜移植等。

2.边缘龈组织较薄透出金属颜色

黏膜过薄或种植体唇倾,修复后龈缘会透出金属颜色,可使用瓷基台或游离移植黏膜增加厚度。附着龈充足时,可选择结缔组织移植和位点腭黏膜瓣折叠技术等。

3.因骨弓凹陷导致的唇侧丰满度不足

在二期手术时可以再次确认骨弓轮廓。骨弓凹陷可导致缺乏根样隆起和唇侧塌陷。因为严重的骨弓凹陷已经在种植体植入之前或同期予以矫正,二期手术时发现的骨弓凹陷通常并不严重:处理方法包括 GBR、游离结缔组织移植或位点腭黏膜瓣折叠技术等。

4.附着龈质量不佳,发生釉植体周围黏膜炎

附着龈质量不佳或缺如,修复体就位后容易因咀嚼食物时的机械性刺激和摩擦产生疼痛及炎症反应,甚至发生软组织增生,必要时需取下修复体进行黏膜移植。因此,在二期手术之前和同期进行腭黏膜移植,重建附着龈。

5.眼乳头高度不足、甚至缺如,形成"黑三角"

恢复眼乳头是实现美学修复效果的重要方面,"黑三角"的存在会造成较大的美学缺正常的腿乳头充满外展隙,形态自然美观二牙缺失后局部矛槽崎吸收变平,高度降低,牙间乳头萎缩。而种植体植入后,龈乳头也不能自然恢复。即刻种植,由于保留了现存的正常牙龈和牙间

乳头形态,术后可以获得相对正常的软组织形态。延期种植,尤其是连续多颗牙缺失的病例,就需要局部转或游离移植较多的软组织以重塑眼乳头。

(四)软组织处理效果的影响因素

1.局部条件

术前缺牙位点的软组织状态是决定术后软组织美学效果的关键因素。术区局部骨量充足和健康的软组织是取得良好术后效果的先决条件。局部条件很差的患者,其软组织退缩严重、牙间乳头萎缩直至消失,附着龈甚至化生为牙槽黏膜,对获得自然美观的治疗效果是一个挑战。局部条件不同时,要求达到的软组织效果也不相同。

2.种植体愈合方式

软组织处理时机与种植体愈合方式密切相关。非潜入式种植,种植体植入之后即扇动了种植体周围软组织的愈合和成形阶段,因此软组织处理的最佳时机是种植体植入之前或与种植体植入同期。而潜入式种植只是在二期手术之后启动种植体周围软组织的愈合成形阶段,因此软组织处理的最佳时机是与种植体植入同期或与二期手术同期。

3.软组织的组织学愈合

要正确理解种植体周围软组织愈合方式和能力。种植体周围的软组织脆弱,血管少愈合能力差,应避免反复手术。如果在戴入修复体之后再进行软组织处理,会因为移植的黏膜或接与修复体表面接触,血供和稳定性较差,软组织的愈合能力受到挑战。

4.种植体植入位置

种植体植入的三维位置和轴向将影响软组织处理的效果。

5.软组织处理技术

种植体周围软组织处理属于重建外科和精细的牙周外科范畴。临床医师的技术能力以及外科器械等因素均会影响软组织处理效果。根据不同的临床表现,有多种可供选择的软组织处理方案,其中常用的方法包括局部带蒂组织瓣、冠向推进瓣、腭黏膜反折瓣、腭部游离黏膜瓣、游离结缔组织瓣等技术。

6.缝合

将缝合列为软组织处理效果的影响因素似乎是一项有趣的事情,但事实就是如此。脆弱而血供并不丰富的黏膜对缝合和缝合线的反应存在不确定性。缝合方法和缝合线选择不当,张力过大可能会导致黏膜瓣的血供障碍、愈合不良,甚至坏死,缝合线对黏膜的切割作用会产生术后疲痕;而过分的松弛将导致黏膜瓣不稳定及愈合困难,影响到治疗效果。

三、处理技术

(一)局部转移瓣

1.局部转移瓣的切口

局部转移瓣是在切口唇侧或腭侧制作带蒂的黏骨膜瓣。向种植体的近中和(或)远中旋转移位,包绕种植体或愈合帽,重建种植体周丽龈乳头。

常用的局部转移瓣包括:L形瓣T形瓣、双L形瓣和连续L形瓣等。瓣的切口可以较为平直,或略呈弧形,因此也将L形瓣称为S形瓣。L形和T形均包含水平向和垂直向两个切口,水平向切口的长度代表瓣的长度,垂直向切口的长度代表瓣的宽度。临床上,依据不同的临床指征选择最适合的局部转移瓣。

2.单颗种植体近中或远中黏膜缺隙

在种植体愈合帽的近中或远中侧可以无张力缝合,但另一侧有缺隙不能关闭,或需要重建龈乳头高度,在唇侧或腭侧黏膜边缘作L形切口、形成唇侧或腭侧带蒂的L形瓣,平行于黏膜缘的水平向切口较长,远离缺隙侧的垂直向切口较短。

3.单颗种植体近中和远中黏膜缺隙

在种植体愈合帽的近中和远中侧都不能无张力初期创口关闭,或需要重建两侧的龈乳头高度,在唇侧或腭侧黏膜边缘作T形切口、形成唇侧或腭侧T形瓣。当唇侧黏膜非常丰满时,可以制作双L形瓣。依据种植体近中侧和远中侧的间隙大小,决定垂直向切口的位置。

4.连续多颗种植体近中和(或)远中黏膜缺隙

连续多颗种植体愈合帽的近中和远中黏膜缺隙的情况较为复杂。根据切口两侧黏膜瓣组织量选择T形和连续L形黏膜瓣。

在上颌后牙区的连续多颗种植体,顶切口颊侧有时为松软的牙槽黏膜,可以直接缝合,但是几乎不能形成龈颊沟。可以在缝合时将颊侧黏膜向根方推移,暴露骨面,从腭侧选择合适长度和宽度的带远中蒂部的半厚黏膜瓣,供区保留骨膜,从远中绕过转移到颊侧,和切口形成的黏膜瓣边缘缝合在一起,固定在暴露的骨面上。术后可形成足量的附着龈及良好的龈颊沟形态。

5.位点腭侧黏膜反折技术

位点腭侧黏膜反折技术适用于种植体植唇侧无骨缺损,但唇颊侧存在凹陷的位点。分离凹陷处的黏骨膜,将腭侧黏膜去上皮之后反折,进入凹陷处:恢复丰满度。也可以作U形切口,形成蒂位于唇侧的黏膜瓣,去上皮之后反折,进入凹陷处,恢复丰满度。

(二)游离软组织移植

游离移植的软组织常来源于自体硬腭黏膜,采用创舌黏膜上皮、固有层、黏膜下层、脂肪层和骨膜的复合组织移植,也可选择只含其中某些组织层的组织移植。根据所包含的层次可以分类为带上皮的黏膜瓣、不带上皮的结缔组织瓣和部分带上皮的结缔组织瓣。

硬腭黏膜和牙龈都属于咀嚼黏膜,结构特点基本相同,表面有角化层,都可以承受咀嚼压力和摩擦力,因此多选择上颌前磨牙区附近属于脂肪区和牙龈区的硬膜黏膜。该处黏膜血供丰富,局部感染机会相对少,切取后组织再生能力强,不影响美观,恢复后无异常感觉术后并发症少,是优先考虑的组织供区。切取时的远中切口应避开腭大孔附近的神经血管束,否则局部出血较多操作不便。也可以选择其他部位的黏膜上皮和结缔组织游离移植。

二期手术通常采用结缔组织瓣移植,适用于种植体植入后唇颊侧无骨缺损,但存在凹陷的位点。分离凹陷处的黏骨膜,切取合适大小的结缔组织经修整后移植于凹陷处,可恢复丰满度。

如果同时存在种植体周围的角化龈不足。可以采用部分带上皮的结缔组织瓣,将结缔组织部分插入凹陷处的黏膜与骨面之间;将带上皮的部分置于种植体周围,改善黏膜质量。

(李　阳)

第三节 即刻种植

一、即刻种植的定义

即刻种植是指在牙拔除的同时将种植体立即植入缺牙区的一种种植方式。延期即刻种植是指在牙拔除后,待初期软组织愈合而骨组织未愈合时施行种植体植入的一种种植方式。

二、即刻种植治疗计划和手术要求

1.术前评价

对所有选择施行即刻种植的病例均应在治疗前对准备拔除的牙以及它的牙槽骨、软组织、咬合情况、邻近组织结构、全身状况等作一个全面的评价。以免因准备不够充分影响手术的进行。然而,在某些急性状态下,如无法修复的牙折伴有牙髓暴露时,不允许术前对需种植区进行全面评估,只能做一个初期评价。

2.抗生素治疗

如果术前评价时发现有一些潜在的急性感染症状,在手术前 3～5 d 开始给予抗生素治疗。

3.受区骨的保留

麻醉起效后,应先翻开黏骨膜瓣,然后再拔牙,拔牙时应尽可能减少牙槽骨的损伤。特别是已经做过髓病治疗的牙,牙齿可能很脆或与周围牙槽骨粘连,拔牙操作时更应仔细轻柔,避免过度扩大牙槽窝,减少骨损伤。在有些病例中可以使用高速手机将牙齿纵向分开,使之成为几片,然后将每一片取出,这样就不易损伤牙根周围的牙槽骨。拔牙时使用微创拔牙器械也有利于减少对周围牙槽骨的损伤。此外,还可采用无创拔牙技术,即在根管内拧入一固定装置,通过专用的器械将牙根牵拉出牙槽窝,多根牙拔除时必须将牙根分开后逐一取出。拔牙前用正畸的方法将牙根逐渐牵引出牙槽窝,可以有效地保存种植区的牙槽骨和牙龈形态,但此方法治疗时间长,费用高,需在口腔内安装正畸用的托槽和弓丝等牵引装置,不易为患者接受。

4.治疗延期

如果拔牙后发现有浓性分泌物,应当放弃即刻种植,延期施行种植体植入术。有些病例在术前不易做出正确的判断,手术医师要在手术中才能决定选择即刻或延期种植。因此,在即刻种植术前应告知患者手术中更改治疗方案的可能性,以免引起不必要的纠纷。此外,如果有浓性分泌物,也不要进行任何软硬组织移植,应该将感染区的炎性肉芽组织彻底择刮干净、冲洗并关闭创口,术后适当给予抗生素治疗。在再次种植治疗前让组织愈合,软组织必须达到完全愈合状态,然后再考虑施行延期即刻种植或延期种植。

5.避免过度的压力

拔牙、取出断根后可见在牙槽窝周围有一薄层致密的骨皮质。这层骨皮质在种植窝制备时大多都被磨掉,这样就能保证种植体植入在有新鲜出血的骨中。唇颊侧的骨壁结构通常为薄层皮质骨,这种骨组织常常缺乏营养管,局部血供不良,而手术中常常采用向根方翻开唇颊侧的黏骨膜瓣的方法来暴露手术野,使得这一区域的血供更差。因此,在牙槽窝预备时,要小心仔细操作,避免对这层骨皮质施加任何压力。

例如,在上颌,通常腭侧的牙槽骨壁要比颊侧的厚,如果操作时不加以注意,腭侧的致密骨壁会使制备种植窝的钻头向唇颊侧偏斜,这样种植体植入时,唇颊侧的骨壁承受的压力就会增大。由于挤压作用或缺血性坏死,过度的压力可以引起局部骨吸收、坏死甚至种植失败。同时,由于钻头的方向不正确,使得植入的种植体的最终位置也不正确。

6.种植窝的预备

种植窝制备时,钻头的方向应紧贴着腭侧的骨壁,并与牙体长轴方向一致,这样可以避免对唇颊侧的骨壁产生过度压力。在植入螺纹种植体时应当使用攻丝钻预备螺纹,以避免由于种植窝腭侧的骨质比唇侧的致密而使得植入的方向最终向唇侧倾斜,甚至影响种植体的初期稳定性。

7.提高种植体的稳定性

理论上,种植体应至少有 2/3 在牙槽骨内。如果周围的组织结构允许,种植体应比自体牙根长 1~2 mm 来提高种植体的初期稳定性,改善最终修复体与种植体之间的冠根比例。种植体颈部的直径应尽可能宽,以防止软组织的长入。更重要的是,种植体植入后,在种植区没有移植材料植入的情况下种植体应保持完全不动。若没有达到无动度这个要求,将会严重影响骨结合。良好的初期稳定性可以有效地降低失败的概率。如果植入后种植体有可见的松动度,应该放弃植入,在该区域的骨缺损区内植骨,四个月后再植入种植体。

8.骨移植

当种植体和牙槽骨间有一个直径超过 1 mm 的骨缺损存在时,就应考虑做骨移植,可以选择植入自体骨或骨移植材料,覆盖引导组织再生膜或两者联合应用。如果唇颊侧有较大的骨缺损,而牙槽窝在制备成种植窝后,仍能使种植体达到良好的初期稳定性的可选择同期种植,在缺损处植入骨移植材料并在表面覆盖引导组织再生膜。

9.软组织关闭

一般早期应关闭软组织创口。如果创口关闭困难,可以做垂直松弛切口、水平切开黏骨膜瓣下的骨膜或两种方法同时使用,局部软组织瓣足够的松弛度,保证创口在无张力情况下缝合。

10.成功的骨结合

种植体植入后,该区域不能受压,种植体在无功能负载的情况下愈合,有利于骨结合的形成。活动的临时义齿要进行修整,义齿的组织面与种植区或愈合基台接触的部位要缓冲,留有 1~2 mm 的间隙并加入软衬材料,避免负荷时种植体受压。

11.种植体的负载

通常即刻种植术后在无功能负载的情况下,经 3~6 个月待形成骨结合后再完成修复,但在下述的情况下可以考虑即刻植入的种植体即刻负载。①种植体植入区的牙槽骨为Ⅰ或Ⅱ类骨。②植体的长度超过 13 mm。③即刻义齿修复后不会因功能和咬合力的作用影响种植体的骨结合。

以上因素都会影响种植体的初期和持续稳定性。在治疗前、治疗中都要全面评价,仔细操作,不能有所疏忽,从而提高即刻种植的成功率。

三、根形种植体

在新鲜拔牙创内植入标准的种植体能获得良好的效果,根形种植体在解上与拔牙创形态更相似。与标准的种植体有上下一致的直径不同,根形种植体近牙槽崎顶处的直径比根尖的宽,与天然牙的牙根形态差异更小。

根形种植体在拔牙后行即刻种植时具有许多优点。其颈部较宽的直径能为颊侧骨组织提供更好的支持,有利于保留天然牙在冠根交汇处突起的形态,这在所有的种植重建中都具有非常重要的意义,特别是在上颌前牙美观区。颈部直径宽大,提高了种植体与牙槽骨界面的接触度,有助于提高种植体的初期稳定性,为最终修复创造了更为适合的颈部突起形态。在许多病例中,根形种植体的设计可以大大减少因使用柱状种植体而造成的骨穿孔及骨裂的机会,避免了骨移植材料或膜的使用,从而也减少治疗费用。

根形设计可以使种植体植入在原拔除牙的同一位置,避免了在使用柱状种植体即刻种植时常见的前牙区颊舌侧的骨板或下颌下缘和二腹肌窝等处的穿孔。由于种植体植入在拔除牙的相同位置,这样就能在更适合于对颌牙的位置上完成修复,减少种植体承受的非轴向咬合力。此外,当缺牙区两侧的天然牙牙根紧邻,使用柱状种植体易损伤邻牙牙根时,根形种植体可以避免意外的发生,通过使用直的或内聚最大角度15°角的基台进行固定修复,咬合面可以获得令人满意的颊舌径,如果需要,使用螺丝固位的修复体也可以获得满意的颊舌向宽度。随着根形种植体的广泛应用,根形骨挤压器也随之得到发展和应用。骨挤压器是一种手工使用的器械,由传统的被淘汰的系列钻头发展而来。最大的不同是钻头将骨磨去扩大种植窝,而骨挤压器在扩孔的同时对骨壁进行挤压,这样就能保存骨而不是去骨,在骨质柔软区域(Ⅲ或Ⅳ型),骨挤压可以为种植体的植入创造一个致密的骨界面。

此外,在骨挤压的过程中通常不会产热,在上颌后牙区比骨钻有更好的视野,当骨挤压器被当作探针放入种植窝时,术者还可以凭借手感来评价植入区骨的质量。

四、前牙美观区即刻种植的手术方法和时机选择

单个牙拔除行即刻种植时,在局部麻醉下用牙周探针对需拔除牙的周围牙槽骨的检查,可以获得非常有价值的信息。如果牙周探诊的结果表明有相对完整的牙周骨壁、适合的牙槽骨高度,可以考虑不翻开颊舌侧的黏骨膜瓣,拔牙后在原来的牙槽窝内直接行即刻种植。当然,如果牙周探诊不能确定或有疑虑,则翻开黏骨膜瓣、拔牙,然后对牙槽窝骨缺损的形态做最终评价。如果在牙周探诊时发现既有颊侧牙槽骨板明显缺损又有邻面牙槽骨的丧失,要翻开黏骨膜瓣以后再拔牙。设计的黏骨膜瓣切口要尽可能减少创伤,并保证软组织瓣复位后能在无张力的情况下关闭创口,尽可能保留牙龈乳头尤其是与邻近牙相邻的龈乳头;如有必要可以用腭侧组织瓣转移来辅助创口的关闭。在牙拔除的同时使用植入移植材料和生物可吸收、不可吸收、具有支持力的不可吸收膜可以有效减少拔牙后牙槽骨高度和宽度的丧失。在缺损区的空间形态不能维持的拔牙创内,植入材料并使用带有支持力的膜比使用没有支持力的可吸收膜覆盖在植入的材料表面可以获得更好的骨再生结果,从而提高临床美学治疗效果。

使用自体骨或非自体骨材料的同时,表面覆盖生物可吸收或不可吸收膜可以使得牙槽骨再生的引导骨再生技术(GBR)已经得到了广泛的证明。在治疗过程中,膜要用固位钉固定,避免膜的移动,这样能够更好地控制和预测最终形成的硬组织的形态。临床经验证明膜移动可导致膜的早期暴露,影响再生组织的形成。

(一)初期稳定性不能达到

如果牙拔除后,在理想的修复位置上种植体不能获得良好的初期稳定性,不应考虑行即刻种植。根据牙槽骨缺损的形态,选择使用再生材料。

1. 当骨缺损区的形态能够维持

颗粒状或块状材料植入到拔牙创的缺损区后，能够维持其稳定性不移动，表面覆盖生物可吸收膜并用固位钉固定，在无张力的情况下关闭软组织创口。依据植入的骨再生材料的要求和缺损情况，在术后 6～8 个月再次手术将种植体植入在修复理想的位置上。

2. 当骨缺损区的形态不能维持

预测正常情况下该区域牙槽骨的形态，完全再建牙槽崎的颊面角来支撑软组织的外形美观，在拔牙创内植入颗粒或块状材料，表面覆盖带有钛网的 GBR 膜并给予固定，在无张力的情况下关闭软组织创口。经 6～8 个月再次手术取出 GBR 膜并将种植体植入到理想的位置。

这种情况下，最重要的是在临床上评价骨缺损区是否能维持良好的空间形态，以保证最终能获得良好的美学效果。治疗结果成功与否的评价是由功能和美观两方面来全面平衡做出的。有时颊侧牙槽骨板虽然存在但非常薄弱，不足以支持可吸收膜，这样重建的牙槽骨就不能恢复正常的颊面角，必须将这种情况划分到骨缺损区形态不能维持这一类，以确保重建的牙槽骨形态能获得良好的美学效果。

（二）初期稳定性能够达到

如果拔牙创颊侧的骨壁完全存在，近远中邻面骨的高度也没有丧失，根据患者的临床表型来决定治疗方案。

1. LS 型患者

拥有厚的颊侧骨组织和表面软组织，有下面两种处理方法：①如果种植体到牙槽骨壁的距离（HDD）<2 mm，不需翻瓣，拔牙后直接植入种植体，也不需要用膜，在这个间隙内可以放置微纤维胶原，有助于血凝块的维持，如果间隙很小不需植入材料。②如果 HDD>2 mm，应翻开黏骨膜瓣，仔细保护颊侧的软组织与颊腭侧龈乳头，这既有利于颊侧软组织瓣能够缝合在适合的位置上，又能减少牙龈乳头的退缩。植入种植体后用微纤维胶原填塞间隙稳定血凝块，表面覆盖生物可吸收膜。

2. MS 型患者

治疗方案的确定不能仅仅看 HDD 的大小，所有的病例都应翻开黏骨膜瓣，然后再植入种植体，表面覆盖生物可吸收膜，并应将其固定。如果可能，在小的 HDD 间隙中填入微纤维胶原，大的可植入骨移植颗粒。在 MS 型患者的美观区即使颊侧牙槽骨壁完整，近远中邻面骨的高度也没有降低，也应使用膜技术，可以有效地避免颊侧牙槽骨壁的吸收和随之发生的软组织塌陷。

（1）如果颊侧牙槽骨壁有 3～5 mm 的缺损存在，而近远中邻面骨的高度没有改变，将种植体植入到理想的修复位置上，在种植体与拔牙窝的间隙及缺损区植入骨移植材料，用钛支架膜覆盖并固定，在无张力的情况下缝合黏骨膜瓣。颊侧牙槽骨壁的垂直向缺损对治疗方案不产生影响。实验研究证明，不论垂直向骨缺损是怎样的，3～5 mm 的水平骨缺损可以通过使用骨移植材料和表面覆盖有支持力的膜来达到良好的骨再生。

（2）如果水平方向的骨缺损≥5 mm，近远中邻面骨的高度也受到影响，不要在拔牙时植入种植体，翻开软组织瓣，在缺损的牙槽骨和邻面骨间植入颗粒或块状植骨材料，并覆盖带有支持力的膜，来重建骨缺损。经 6～8 个月的愈合期后，重新打开，将种植体植入到理想的位置。在美观区，由于治疗骨缺损时硬组织的再生和软组织的反应很难预料，应该以选择二期种植为好。有些软组织的形态不佳与先前植入的种植体的位置有密切的关系。在治疗大的缺损时，以先用软组织完全包绕暴露的种植体头部为好。

3.如果在非美观区，初期稳定性能够达到

如果在非美观区实施即刻种植，将种植体植入到理想的位置时，能够达到良好的初期稳定性，治疗过程如下。

如果拔牙窝完整，颊舌侧及近远中邻面牙槽嵴高度没有吸收，治疗主要依据 HDD 的大小：①如果 HDD<2 mm，植入种植体，不要覆盖膜，也不需要翻瓣。如果可能在 HDD 间隙内放入微纤维胶原，有利于血块维护。不管患者属于哪种临床表型，都采用这个过程，因为在非美观区，即使今后颊侧牙槽骨塌陷，也不会引起美观的问题。②如果 HDD>2 mm，必须翻开黏骨膜瓣，植入种植体后，在间隙内植入颗粒植骨材料，并用可吸收膜覆盖，软组织在无张力情况下缝合。

在非美观区，如果种植体能够放置在理想的位置，而牙槽骨有严重的吸收，可以在缺损区植入骨移植材料，表面覆盖带有支持力的膜，在无张力的情况下缝合软组织。

（李　阳）

第四节　即刻负载

一、基本概念

种植即刻负载是指包括一次非埋入式的种植手术过程和在手术完成后即刻或一段时间内给予修复，种植体由于有临时或永久修复体的咬合面的存在而承受负荷。究竟术后多长时间内修复体与种植体连接并负荷属于即刻负载的范畴，大多数学者认为，在种植体植入后 2 周内完成修复的，称为即刻负载，近期有学者提出在种植体植入后 48 h 内完成修复的，这个时间点主要是依据永久或临时修复体的制作周期决定。常规负载是在种植体植入 3~6 个月后，种植体与周围骨组织形成骨结合后，完成最终修复，恢复咬合功能。在种植体植入后 48 h 至 12 周内，称为早期负载。

种植体植入后 3~6 个月以上，进行最终修复的称为延期负载。非功能性即刻修复是指在部分牙缺失患者，种植体植入后 2 周内完成种植修复，而这个修复体与对颌牙没有直接的咬合接触。

二、影响即刻负载成功的因素

（一）手术相关因素

1.种植体初期稳定性

在影响种植即刻负载成功的所有因素中，种植体的初期稳定性是最重要的和起决定作用的因素。在无动度的种植体上进行即刻功能负载是达到骨结合的必要条件。如果种植体植入在柔软海绵状骨中，且初期稳定性较差，其结果将导致种植体被结缔组织包裹，这与骨折断端在固定不稳定的情况下形成假关节的结果是一致的。

良好的初期稳定性并有设计合理、制作良好的修复体，种植体的即刻功能负载是可行的。

如果种植体的初期稳定性不能得到保证或有疑问,应按照常规治疗在负载前有适当的愈合期。

2.手术技巧

不管采用哪种种植治疗方法,轻柔的手术操作是种植成功的关键因素。过度的手术创伤和热损伤可能导致骨坏死,进而导致种植体被纤维组织包裹。在钻孔时,如果没有适当的冷却,产生的热就会引起骨损伤。Eriksson 和 Albrektsson 研究显示超过 47 ℃一分钟就会引起骨的"热坏死"。如果没有冲水冷却,在预备种植窝时,钻头温度在几秒钟内将超过 100 ℃,而在距离切割面深部几毫米的地方温度仍超过 47 ℃。

此外,在预备种植窝时,钻头上给予适当的压力也是影响骨内种植体成功的重要因素。研究表明,不论增加转速或给钻头加压都会引起局部骨组织的温度增加。有趣的是,如同时增加转速和给钻头加压可以更有效地切割而不会明显增加温度。其他与骨的热损伤相关的因素包括预备的骨量、钻头的设计和锋利程度、钻孔的深度、骨皮质的厚度等。种植手术时使周围骨组织产生微小骨折,特别是在压入式固位的种植体植入时。这些骨折部位的愈合过程与其他部位一样,即血管再生,成骨细胞长入,编织骨支架的形成,平行纤维长入和板状骨沉积,二期骨重建。

3.患者相关因素

(1)骨的质与量:组织学检查已证明,即刻负载的种植体表面不仅有种植体与骨的直接接触,而且有非常致密的骨包绕种植体。虽然有组织学检查证实即刻负载能形成良好骨结合,但在临床上如何保证即刻负载种植成功依然是一项挑战。临床上,患者骨的致密程度在预测即刻负载种植体的成功中起重要的决定作用。种植体植入在致密的骨组织内,能保证种植体有良好的初期稳定性以及随后即刻负载时对咬合力的支持。Friberg 等分析反复测定的结果证明,种植体植入在致密骨中的稳定程度,在植入时和术后 3~4 个月时是相同的。这些结果支持在下颌前牙区种植体能即刻负载的观念。致密型骨在即刻负载种植义齿有几方面优势。皮质板层状骨在愈合过程中有编织骨的形成,确保在愈合时有良好的骨紧密的包绕种植体。此外,相比柔软的孔隙可以达到 80%~95% 的骨松质,骨密质(孔隙≤10%)有更好的机械锁结力。事实上,研究显示种植区牙槽骨中骨密质含量越少,种植体失败率越高,即使是采用延期种植的方法结果也是相同的。由于骨密质的良好机械固位特性,因此早期的大多数即刻负载研究都是在有致密骨的下颌前牙区。

(2)创口的愈合:代谢性疾病直接影响骨的代谢,例如骨质疏松症或甲状旁腺功能亢进可明显影响种植创口的愈合。骨质疏松症是一种能导致骨组织吸收、减少的一个病理过程,这种疾病现在在人群中的发病率呈快速增长的趋势,成为影响公众健康的主要问题。虽然在有骨质疏松症的动物实验中已经发现种植体周围骨生成不良,但在人体实验研究中发现,在患有骨质疏松症的患者颌骨内植入种植体,如果有较长的愈合期,种植体却依然能在颌骨内存在许多年。目前还没有在患有系统性疾病如糖尿病、甲状旁腺功能亢进和吸烟者中施行种植后即刻负载的报道。在接受过口腔放射线治疗的患者中也未进行过此种治疗的尝试。因此,对此类患者建议应采用二期修复的过程或给予更长的愈合期,同时在种植手术前应与患者说明可能存在的风险。

(二)种植体因素

1.种植体外形

由于种植体在植入后即刻负载,而且没有时间让新骨长入种植体表面,这就要求在植入时能获得最大限度的初期稳定性。所以种植体的外形设计应具有特殊性,例如有粗糙表面的柱状种植体、带有一系列水平板结构的根形种植体,在植入时能提供良好的稳定性。一般来说,压入式种植体不能为即刻负载提供良好的条件,带螺纹的种植体植入过程能提供更好的初期稳定性。种植体的外形设计对功能性表面积有更大的影响。在有些设计中,一枚直径大的柱状种植体的表面积会比一枚直径小的带螺纹的种植体小。带螺纹的种植体在植入时有一些骨组织被挤入螺纹深部,这就使得它在即刻负载时有更大的功能性表面积。由于带螺纹的种植体的设计特点是不要求获得骨结合来支持负载,而且有更大的表面积来支持咬合力,所以在即刻负载中相比压入式种植体有更多的优势。

2. 种植体表面处理

种植体的表面处理可能影响骨结合率、薄层骨的形成、种植体骨结合百分率。有涂层或进行过表面处理的种植体在早期愈合和早期负载的情况下具有更多的优势。在即刻负载时,表面处理的种植体可以获得最大的骨形成百分率、最高的种植体骨结合和骨矿化的百分率、最快的板层状骨形成率。机械加工和粗糙表面处理的螺纹种植体的稳定性有明显不同,粗糙表面能明显增加初期稳定性并有更高的稳定率直至三个月。越来越多的证据表明机械加工表面的成功率低,尤其在骨密度较低的区域。在即刻负载环境下 HA 涂层的种植体可提高成功率。有 HA 涂层表面的种植体,在咬合负载时能降低界面骨的重建率,增加界面板层骨的比率,因此如果种植体植入区的骨密度不是即刻负载的理想状况,这种表面处理的种植体可以有效降低负载时咬合过度的风险。另一方面,Evans 等证明在下颌行二期手术过程时发现,有 HA 涂层和没有涂层的螺丝状种植体具有相同的骨接触。Sullivan 等发现顶部植入的扭力和在柔软的Ⅳ型骨中通常和种植体的设计有关与表面处理无关,在Ⅱ型和Ⅲ型骨中也观察到同样的结果。Sirota 等比较不同磷酸钙涂层和没有涂层的钛浆喷涂表面种植体在即刻负载中应用发现,在骨的质和量均良好的情况下,各组在功能负载 30 d 后均有高的种植体骨结合率。因此,粗糙表面比机械加工表面提供更好的条件,但在骨的质量良好的条件下,表面处理与种植体的整体成功率相关性小。

3. 种植体的尺寸

相对于牙列缺失。在部分牙缺失时很难增加种植体的数目。可以通过增加种植体的尺寸来增加种植体的支持力。大多数种植系统的长度是每增加 2～4 mm 为一种规格。种植体的长度每增加 3 mm,柱状种植体的表面积平均增加 20%～30%。取出扭力、拔除力、periotest的值都呈现出与种植体的尺寸明显相关。种植体骨界面的力大多集中在牙槽顶部,所以增加种植体长度很少增加种植体骨内部分的力。然而在种植体与骨间还未建立细胞连接以前,种植体的上部结构已经即刻修复了此时种植体的长度与之明显相关,特别是在柔软的骨组织区域。增加种植体长度并不增加牙槽嵴顶部骨界面的力而是增加种植体的初期稳定性。种植体骨界面的重建并不是在同时发生的,一个区域重建而另一些区域仍处在稳定状态。增加种植体长度可以在一些区域骨界面重建时,由于另一些区域的稳定而维持种植体的稳定性。长度增加可以使种植体植入底部的骨皮质中,增加种植体的初期稳定性,而且骨皮质的重建率低,进而确保在负载早期种植体的稳定性。

(三)修复相关因素

1. 咬合力

功能性咬合力的控制是即刻负载种植成功的因素之一。Sagara 等发现在一期负载的种植体其牙槽骨的丧失比二期的没有负载的种植体要多。这可以说明在愈合期的早期咬合负载引起这种现象的原因是早期负载干扰了在种植体和骨界面间由于手术创伤所致的坏死骨被新骨替代的过程。在功能负荷情况下,垂直向的力比侧向和水平向的力对种植体的稳定性影响小。磨牙症和咬合负载过度都被认为是引起即刻负载种植体失败的原因。这类患者的咬合力增加,在水平向超过轴向。

Balshi 和 Wolfinger 报道在即刻负载失败的病例中,75%发生在磨牙症患者。然而 Ganeles 报道了在 161 枚即刻负载的种植体中只有 1 枚由于磨牙症而失败。目前还没有足够的科学资料来说明即刻负载失败与不良咬合习惯之间的关系。Colomina 报道 97%的即刻负载成功率,然而 61 枚种植体中失败的 2 枚是由于病理性咬合和肌肉紧张。进而可以推测咬合负载的控制是维持种植成功的必要条件。咬合相关因素对种植即刻负载成功的影响方面还需做进一步的研究。一般来说,建议对有咬合不良习惯的患者(如磨牙症)种植修复治疗时,不要采用即刻负载的方法或至少应告诉患者存在的潜在风险。

2.种植体的位置

在牙列和部分牙缺失的患者,种植体的位置也是一个重要的因素。当部分牙缺失时,不要采用有悬臂的设计,如采用两枚种植体来支持三个牙时,种植体应植入在两侧而不是集中在一侧。种植体植入时不在一条直线上也能减少界面上的压力。牙列缺失时,牙弓支架结构能有效减少对种植体的压力,特别是这种结构有前后距离,形成平面。在下颌可分成三个部分,尖牙到尖牙的前牙区及双侧后牙区,可在中线和双侧后牙区各植入一枚种植体,并用支架结构修复体即刻负载。在上颌由于骨的密度比下颌低,牙弓的轴线力是向外,所以上颌根据力的大小和牙弓形态,通常分为至少四个部分,即双侧尖牙区和双侧后牙区,在即刻负载时至少有一枚种植体植入在这几个区域,并用支架结构连接在一起。由于下颌牙弓的弯曲度较大和末梢金属孔的扭矩较大,对这种牙弓支架结构的设计,在临床用塑料制作临时修复体时,如果前后两枚种植体之间有三个或更多的桥体存在,这种长跨度的桥体结构应有足够的弯曲度来减少应力集中。当种植体植入在后牙区且中间少于三个桥体,最终修复时至少应制成两部分。

3.修复体设计

当使用牙弓整体支架时,种植体的初期稳定性可以提高,因此在即刻负载时推荐使用这种修复设计。Glantz 等也证实坚固支架的固定设计可达到最好的负载条件。Tarnow 等用铸造金属支架的临时修复体来保证良好的稳定性和即刻负载种植体的高成功率。即刻负载的临时修复体不要过于尖锐,在愈合期不要取出以避免一些不必要的移动。

修复体的悬臂增加种植体骨界面的瞬间负荷,可以引起牙槽嵴骨丧失,增加基台螺丝松动、种植体折断和失败的风险。在即刻负载时,临时修复体在后牙区不要有悬臂,这个区域不是美观区,是口腔内咬合力较大的区域。所以,在修复部分牙缺失时,尤其应该注意,因为它不具有全牙弓支架结构能降低局部负荷的生物力学特点。还应注意到,部分非黏结的修复体可能在颊舌向形成悬臂。对一个临时修复体,良好的黏结可以减少愈合期因修复体松动而对种植体骨结合的影响。

4.咬合

沿种植体表面传导的咬合力方向可以影响其骨重建率(RR)。Barbier 和 Schepers 在动物试验中发现与非轴向力相比,轴向咬合力能更好地维持种植体周围的板层骨,有较低的 RR。在非轴向力负载的种植体表面可以观察到有破骨细胞和炎症细胞。种植修复体的高度当有侧向力或(在近远中或颊舌向)有悬臂时可以成为垂直向悬臂,所以,在制作即刻负载的临时修复体时,不仅要消除后部的悬臂,而且应给予种植体轴向咬合力,特别是冠的高度明显高于正常时。在后牙区咬合面可以较平坦,没有明显的尖窝形态,以减少种植体的非轴向力。

在部分牙缺失时,去除临时修复体的部分咬合接触可以明显的降低修复体承受的咬合力。通常在美观区,修复体可以没有咬合接触。采用桥体结构将种植体连接在一起并使之没有咬合接触,可以消除因磨牙症、咬合过紧等带来的非功能性咬合力的风险。在进食时,咬合力低于 301 bs/in,时间少于 30 min。而在正常咬合接触时,非功能性咬合力可以超过 500 bs/in,持续时间超过几小时。同时也减少修复体折断,基台螺丝松动等的可能性。

在常规修复时,常常发现临时修复体可以因进食而破损或松动。如果即刻负载的临时修复体有部分松动或折断,将使种植体由于过度负载而失败的风险增加。因此,患者的饮食应予以限制,在即刻负载的愈合期患者只能吃软食,避免吃硬的食物。　　　　　　　　(李　阳)

第五节　种植义齿修复概述

一、种植义齿发展概况

口腔种植技术经历了漫长的发展过程,早期由于失败率较高,其发展和临床应用受到很大限制。20 世纪 60 年代,有学者进行了关于种植材料和骨—种植体界面的研究,创立了"骨结合"理论,奠定了现代口腔种植学的理论基础,形成了较为完善的理论知识和临床技术,大大推动了口腔种植技术的发展。

近年来,种植技术日趋成熟,种植义齿的应用逐步普及,口腔种植及其相关医疗工业蓬勃发展,以种植义齿为主的口腔种植学已经成为近年来口腔医学中发展非常快的一门学科。

二、种植义齿的优势

口腔种植义齿的优势:维持骨量;提高咀嚼功能,稳固,外形逼真,美观牙龈;减少殆牙磨损,使殆牙不受影响;减少甚至免除基托,使患者戴用舒适,避免固定修复时预备基牙;解决无牙颌全口义齿修复的固位问题等。

三、种植义齿成功的标准

1.影响种植成功的三大因素

(1)无菌观念。

(2)温度:在整个植入过程中,温度不能高于 47 ℃。冷却装置——内冷式、外冷式。

(3)微动:种植体一旦产生微动,血块就不易吸附在种植体上,不利于骨愈合。微动的产生与患者本身的骨质和手术过程中制备的窝洞偏大有关。

2.种植成功的标准

Albreksson 和 Zarb1986 年制定的标准如下。

(1)种植体稳定。

(2)种植体周围无 X 线透射区。

（3）术后第 1 年内骨吸收小于 2 mm，1 年以后平均每年骨吸收小于 0.2 mm。

（4）无疼痛、感染、神经损伤和感觉异常，无神经管损伤，修复体美观满意。

（5）5 年成功率大于 85%，10 年成功率大于 80%。

目前简单的标准如下。

（1）种植体在发挥支持和固位作用的条件下，无任何临床活动度。

（2）放射学检查显示，种植体周围骨界面无透射区。

（3）垂直方向的骨吸收不超过手术完成时种植体在骨内部分长度的 1/3。

（4）种植后无持续或不可逆的下颌管、上颌窦、鼻底组织的损伤、感染，以及疼痛、麻木、感觉异常等症状。

四、种植体材料

Branemark 教授发现钛金属与骨能发生非常坚固的骨结合，钛金属外观似钢，具有银灰光泽，是一种过渡金属，在过去一段时间内人们一直认为它是一种稀有金属。钛并不是稀有金属，钛在地壳中的总量是铜、镍、铅、锌总量的 16 倍。钛的强度大，密度小，硬度大，熔点高，抗腐蚀性很强；高纯度钛具有良好的可塑性，但当其有杂质存在时变得脆而硬。

钛属于化学性质比较活泼的金属。加热时能与 O_2、N_2、H_2 等非金属作用。但在常温下，钛表面易生成一层极薄的致密的氧化物保护膜，可以抵抗强酸甚至王水的作用，表现出较强的抗腐蚀性。因此，一般金属在酸性溶液中变得千疮百孔而钛却安然无恙。根据动物实验、组织学研究及临床观察，种植体在骨内的组织反应分为以下三个阶段。

第一阶段：种植体植入后，其表面被血块包绕，骨髓内的蛋白质、脂质等生物高分子吸附到种植体上，从而形成保护层。

第二阶段：术后 7 d 时，部分成骨细胞活动，骨吸收与骨形成同时进行，术后 1 个月，骨组织破坏与增生同时发生。

第三阶段：植入 3 个月后，在种植体周围开始有胶原纤维形成，进而形成网状纤维结构，骨细胞附着，逐步完成骨结合。种植体与软组织之间会产生生物性结合膜。龈上皮与钛种植体接触后，通过氧化膜上的糖蛋白膜，上皮细胞以半桥粒结构与种植体连接，深部富于血管，在成纤维细胞周围有强大的胶原纤维网络，起到袖口封闭效果，这与天然牙的正常龈附着极为相似。

种植体和种植义齿的概念：利用人工材料（如金属、陶瓷等）制成人工牙根，以手术方法埋入缺牙部位的牙槽骨内，经过一段时间（一般为 3~6 个月），人工牙根就会与周围骨组织发生骨结合；然后利用该人工牙根作为支持，在人工牙根上通过一些特殊的连接装置接上义齿，使义齿获得与自体牙相似的形态和功能。这一植入颌骨内的人工牙根称为种植体，而以种植体作为支持和固位结构的义齿称为种植义齿。常用的种植体材料—钛合金（钛含量 99.6%）（临床视为"纯钛"）生物相容性好、强度高、比重低、弹性模量低、机械加工性能良好、化学稳定性好。"纯钛"一旦与空气接触就会被氧化，氧化层厚度一般为 100 nm，非常稳定，几乎不被骨组织吸收；同时氧化层有利于与骨组织中的羟基结合，因此，与骨组织真正发生结合的实际上是氧化钛。生物陶瓷材料，如羟基磷灰石（HA）、磷酸钙复合物（TCP），它们能与骨组织发生化学结合，其化学性能优于金属材料，但其物理性能则不如金属材料。

（赵　鹏）

第六节 种植义齿修复基本原则

一、明确并去除咀嚼系统健康隐患

种植义齿修复原则贯穿在整个治疗过程中。众所周知,人类在进化过程中,随着食品构成的变化及摄入食品工具的不断改进,咀嚼系统不需要像原始社会那样生撕硬咬。虽然牙齿外观没太大的变化,但咀嚼肌发生一定程度萎缩,骨组织质量退变,导致咬合力下降;同时口腔微生态也发生了变化,牙殆畸形发生率升高,牙疾病率、牙脱落率随之上升。如咀嚼系统殆创伤引起咬合力与牙周支持力不平衡,牙槽骨吸收、牙松动、脱落。

在种植义齿修复治疗中,必须明确牙齿脱落的原因,从根本上去除病因,种植义齿的修复必须建立在符合生物机械学原理的基础上,有效、稳定地恢复咀嚼功能。

二、在缺失牙区建立形态自然、结构稳定、功能良好的种植义齿

种植体与骨组织呈骨性结合,咬合力通过种植体传导到周围的支持组织,可为种植义齿提供良好的支持。对生理功能范围内的殆力,种植体周围的骨组织有良好的力学适应性。种植体与周围骨组织的骨性结合程度直接影响种植义齿的支持力。骨性结合率越高,种植体周围的骨支持量越大,能够提供的支持力越大。种植体在颌弓上的位置、方向和数目是影响种植义齿修复效果的重要因素,在相同的条件下,种植体的数目越多,支持力越大,且每个种植基牙上承受的力量相对减小。例如,在下颌颏孔之间,在上颌两侧上颌窦侧壁前方,种植体有足够的长度植入骨内,特别是下颌种植体经颌骨中心进入下颌骨下缘的骨密质,其支持力较好,而在颌后段的种植体较短,支持力较差。由于种植体形态一般呈圆柱或带一定锥度单根型结构,种植义齿修复应适当减小颊舌径和牙尖斜度,以使殆力方向尽量接近于种植体的长轴,减小种植体的侧向扭力,建立稳定协调的咬合关系。

全颌固定种植义齿的咬合设计应根据对颌牙情况而定,对颌牙为全口义齿或可摘局部义齿时,应设计为平衡殆,而对颌牙为固定局部义齿天然牙时,或肯氏类、Ⅳ类缺失修复时,应该设计为组牙功能殆或尖牙保护殆。全颌覆盖式种植义齿应该按照单颌全口义齿的原则设计咬合。而局部种植义齿的咬合设计为组牙功能殆。种植义齿上部结构通过种植体基台获得固位。在行使咀嚼功能时,种植义齿上部结构固位力应能抵御咀嚼功能活动中的各种作用力而不发生移位和脱落。

种植义齿的固位与金属支架的固位方式有密切关系,采用基台外固位时基台的聚合度、殆龈高度、基台与固位体的密合度均影响固位力。采用螺栓固位方式,其固位力与螺栓的紧固度及数量有关。而覆盖式种植义齿的固位力则与附着体形式有关。种植基牙的连线形成支点线,固定种植义齿的支点线可以是直线或三角形、四边形支持面,后二者的稳定性较好。影响其稳定性的因素如下。

(1)2个种植基牙的桥体与支点线位置的关系,当桥体中心位于支点线上时,稳定性较好;桥体中心位于支点线一侧或前方时,偏离越多则稳定性越差。

(2)多个种植基牙的种植义齿有三角形或四边形的支持面,只要种植基牙固位好,则稳定性极佳。

(3)设计有单端桥体时,悬臂的长度影响种植义齿的稳定性,悬臂越长,稳定性越差,对固

位也极为不利。可摘种植义齿的稳定性类似可摘局部义齿,种植基牙的分布尽量按三角形或四边形分布,让种植义齿的中心与种植基牙连线的中心接近或一致。

三、不损伤口腔余留牙及软硬组织,恢复重建口颌系统功能

牙齿的解剖外形、排列、咬合关系维持着牙列的功能,并保护牙周及支持组织。牙列不同程度的缺损均对形态和功能有影响。口腔种植治疗应在不损伤口腔余留牙前提下,恢复缺失前牙的发音、美观和切割食物功能,磨牙的咀嚼功能,并恢复面下 1/3 高度,重建口颌系统功能。

合理的种植修复设计,是种植体与骨组织形成骨性结合并保持长期稳定的关键。种植义齿应按要求恢复人工牙轴面的适当突度,适当的外展隙和邻间隙,容易自洁,有利于上皮龈袖口紧贴种植体颈部表面,以保证种植体周健康。维持与余留天然牙的邻接关系、触点接触良好,无咬合高点。多个种植基台做联冠修复时,必须拥有共同就位道,不能影响相𬌗牙的正常功能,触点位置及范围与同名牙相似。种植义齿修复设计中,应尽可能让𬌗力沿种植体长轴传导,适当减小垂直向𬌗力,严格控制侧向力。若减小人工前牙与基台的水平距离,则人工后牙的功能尖应位于种植体顶部区。近年来口腔种植修复美学的研究和应用发展很快,如龈乳头成形术、美学牙龈基台、美学瓷基台修复、诊断性排牙适当的过度修复获取软组织塑形等。

(赵　鹏)

第七节　种植义齿修复过程

种植义齿的修复过程与常规义齿修复类似,也包括取印模和模型,颌位记录,制作金属支架,排牙、试戴和戴牙等过程。但由于使用种植体提供固位、稳定和支持作用来恢复缺失牙的形态和功能,其修复过程存在较大不同。

另外,种植义齿按照固位方式不同,可分为固定种植义齿、覆盖种植义齿和局部种植可摘义齿。通常按照缺失牙数目和固位方式分为单颗牙缺失的种植修复、多个牙缺失的种植固定桥修复和无牙颌的种植义齿修复。下面简单介绍种植修复的基本修复方法和技术。

一、个别托盘的制作

(1)在模型上用铅笔画出个别托盘边缘的范围,其范围比常规取印模时的黏膜转折线短约2.0 mm,在系带处留出足够空间。下颌托盘要包括磨牙后垫和下颌舌骨线,上颌的个别托盘后缘区需超过颤动线 2.0～3.0 mm。

(2)在种植体上方做一个占位蜡块。

(3)涂分离剂,待干燥后将自凝树脂在画线范围内均匀涂布,厚度为 2.0～3.0 mm,待其硬固后,按画线标记修整边缘,备用。

(4)将做好的个别托盘在种植体对应位置打孔,孔直径 5.0 mm 左右,以便转移体的螺丝能从孔内传出,并在托盘的两侧做几个小孔以防印模材与托盘分离。

二、制取印模

（1）用专用的扳手卸下种植体上的愈合基台，冲洗种植体顶端，彻底清洁并吹干种植体内部。

（2）根据缺牙区的𬌗龈距离选择合适的实心基台，用基台扳手将其旋入种植体内，用棘轮扳手锁紧。

（3）按照基台高度选择转移体，将转移体安装到基台上，使其完全就位。注意转移体的颜色标记应和基台一致（此为基台平面转移，若不接基台，直接将转移体接入种植体，则为种植体平面转移）。

（4）选择合适的托盘或用制作的个别托盘，用聚醚型印模材料或硅橡胶取模。取模时将硅胶置于托盘中，吹干口腔内种植区及牙𬌗面，注射精细硅橡胶，然后将盛有硅橡胶的托盘在口腔内就位。

（5）待硅橡胶凝固后，取下印模，松开螺钉，将转移体从基台上取下，连接基台替代体，并将其放入印模中，在转移体插回印模时，确保转移体头部的狭缝或凹面方向与印模内一致。

（6）将基台保护帽用临时黏结剂固定在基台上，以维持种植体周围软组织形态并保护基台。

（7）检查确认印模完整、清晰后将印模送到技工室灌制工作模型。

三、制作人工牙龈、灌注工作模型

（1）将人工牙龈材料调匀后，用注射器注射到替代体周围，注射高度需高出转移体与替代体接缝处 2 mm 左右，勿过厚或过薄。注射范围近远中向以𬌗牙为界，唇舌向覆盖牙槽嵴顶区，在边缘形成一定厚度，并用酒精棉球按压形成平面，用尖刀片修整边缘。

（2）待人工牙龈硬固后，灌注工作模型，石膏硬固后，分离印模与模型，获得带有替代体的工作模型。

四、取颌位记录与上𬌗架

单个牙或少数（2～3 单位）缺牙种植冠桥的修复，咬合关系稳定者，可将工作模型按照患者固有的正中关系位直接上𬌗架；多数牙缺失或全颌牙列缺失时，余留天然牙咬合关系已经不能用来确定下颌的正中关系位，甚至不能确定生理性垂直距离，则需要记录和转移𬌗关系，以便进行咬合重建。具体方法如下。

1. 少数牙缺失的颌位记录

缺牙数目较少，但口内仍有保持上下颌垂直关系的牙时，取正中关系颌位记录。方法：将软蜡片卷成长方形蜡条，让患者做正中咬合，硬固后从口内取出，将𬌗关系转移到工作模上后上𬌗架。

2. 部分牙缺失或全颌牙列缺失的颌位记录

需要确定垂直高度及正中关系的颌位记录，方法与常规修复方法相似，不同之处是种植义齿时可利用已安装的基台支持固定暂基托，提高咬合记录的准确性。具体方法如下。

（1）在工作模型上用自凝塑料制作暂基板，然后在左右 2 个末端种植体和 2 个中间种植体对应处打孔，用技工室实验螺丝固定。

（2）从模型上取下基板，放入口内试戴合适后重新转移到工作模型上制作蜡𬌗堤，𬌗堤在螺丝孔处余留空间,以备拆卸。

(3)按照常规记录正中关系位和垂直距离。用面弓转移记录上颌的位置,将上颌模型固定到𬌗架上,然后根据颌位记录将下颌也固定到𬌗架上。

(4)制作上部结构。

3.粘接固位种植体支持的单冠

(1)将基台塑料修复帽在基台替代体上就位。

(2)根据缺牙间隙高度截短修复帽,修复帽表面全部用蜡覆盖,蜡层的厚度至少 0.2 mm。

(3)完成的蜡型与对颌牙之间留出 1.5~2.0 mm 的瓷层空间。在蜡型舌侧牙龈上方 2 mm 处形成明显的凹形肩台,以利于金瓷连接。

(4)安插铸道、包埋、铸造完成金属基底冠。与常规烤瓷冠不同,种植牙基底冠的蜡型较厚,需要较粗的铸道。

(5)将完成的金属基底冠在模型上试戴,取下人工牙龈,检查基底内冠是否与替代体精密吻合,试戴合适后抛光。

(6)完成烤瓷堆瓷时要降低牙尖高度和斜度,如果种植体直径小,就要减少颊舌径,在不影响美观的前提下加大与𬌗牙间的舌侧外展隙。

4.螺丝固位种植体支持固定局部义齿

(1)金属基底支架的蜡型制作在模型上将螺丝固位的基台安装到种植体的替代体上,确定准确就位后拧紧螺丝。

(2)选择合适的桥塑料修复帽就位到基台上,根据𬌗龈距离的大小将其截短并固定。

(3)制作修复体的蜡型完成后,蜡型与对颌牙之间留出 1.5~2.0 mm 的瓷层空间,桥体蜡型的龈缘离开黏膜 1.0 mm。

(4)安插铸道,包埋、铸造完成金属基底支架。

(5)试戴金属基底冠先在模型上试戴,取下人工牙龈,检查各基底冠与替代体之间是否精密吻合。然后口内试戴,去除愈合基台,在种植体上方安装配套基台并固定后,将金属基底冠就位在基台上,使其能达到被动就位。

(6)完成烤瓷。

5.螺丝固定种植支持全颌义齿

(1)排牙及试戴:遵循全口义齿的排牙原则在𬌗架上排列人工牙,排好牙后在患者口内试戴,检查颌位记录是否正确、是否美观等。

(2)制作导板:在𬌗架上用硅橡胶制取人工牙的唇颊侧及前牙切缘、后牙𬌗面的形态记录,作为导模。用沸水冲掉排牙的蜡,人工牙被固定在导模内面。将导模复位至𬌗架上,人工牙舌侧空间可用来确定金属支架的空间位置。拆除基板暴露穿龈环替代体,在模型上制作金属支架蜡型。

(3)制作金属支架的蜡型、包埋、铸造:在穿龈环上方安装预成塑料修复帽并用修复螺丝固定。根据颌龈距离将其截短,然后用铸造蜡或成型塑料将修复帽连成一体。支架的龈方应离开黏膜 2.0 mm,在支架蜡模的唇颊面和𬌗面设计针状固位型供人工牙附着;在金属与塑料交界处制作交接线。蜡型完成后安插铸道,包埋铸造。

(4)先在模型上试戴,调整就位后打磨抛光。然后在患者口内试戴支架,将支架在患者口内就位,检查边缘适合性及是否达到被动就位。

（5）排牙、完成种植义齿：金属支架在口内试戴合适后，将其放回到工作模上，按照全颌义齿的排牙原则排列人工牙。修整上部结构的蜡型，完成外形雕刻后，装盒填胶完成总义齿。

五、安装修复体

1.粘接固位的单冠和螺丝固位的固定局部义齿的安装

（1）拆下模型上的基台，将其安装在口腔内种植体上方，锁紧，稍调整接触点使修复体就位，并与天然牙形成点状接触。

（2）确定被动就位精密吻合后，用修复螺丝将上部结构固定在基台上，调𬌗，使紧咬牙时与对颌牙均匀接触，尽量利用天然牙引导咬合，建立种植牙保护𬌗。一定要避免任何𬌗干扰及咬𬌗高点。试戴1周后复诊，再次拧紧修复螺丝。

2.螺丝固位的全颌义齿的安装

（1）将完成的义齿上部结构就位于患者口腔内，确认上部结构被动就位，边缘与穿龈环精密吻合。

（2）按2、5、3、4、1、6的顺序上紧螺丝，需注意螺丝在口内的位置与在模型上一致。

（3）调𬌗：正中𬌗时上下牙均匀广泛接触，非正中𬌗时若对颌是天然牙则形成组牙功能𬌗，若对颌是全颌义齿则形成平衡𬌗，无任何𬌗干扰。

（4）使用配套扳手拧紧修复螺丝、固定上部结构。先用暂封材料封闭螺丝孔，预约患者定期复诊。1周后如果效果满意，那么重新上紧螺丝并将螺丝孔永久封闭。

（赵　鹏）

第八节　单牙缺失种植义齿修复

单牙缺失是牙齿缺失中较为常见的类型，病因多为龋坏、非龋疾患、牙周疾患、外伤、先天缺牙、固定修复失败等。单牙缺失后通常有3种修复方法可以选择：可摘义齿修复、固定义齿修复、种植义齿。这3种修复方法各具特点。种植修复经过40余年的发展，在单牙缺失、多牙缺失、无牙颌的种植修复中均取得了可靠的临床效果。其优势是由植入颌骨内的"人工牙根"—种植体来支持上方的牙冠，种植牙承受𬌗力的模式接近天然牙受力方式；不需将缺牙区所承受的𬌗力分散到𬌗牙或黏膜上；种植修复对𬌗牙干扰最小，不需对𬌗牙进行过多调磨且无需摘戴，咀嚼效率与固定义齿接近；异物感较小，患者容易适应和接受。单牙缺失而𬌗牙健康的情况下，采用种植义因修复缺失牙越来越成为更多患者的首选。

单牙缺失虽然是种植修复中缺失牙数最少的一类牙齿缺失类型，但是，单牙缺失种植修复不等同于简单种植修复。单牙缺失的种植修复之中也常常可见复杂病例。为了有针对性地更好地掌握种植修复技术，可以根据缺牙部位不同，将单牙缺失种植修复分为：前牙美学区域单牙缺失的种植修复和后牙单牙缺失种植修复。相比较而言，后牙的单牙缺失种植修复更多考虑牙齿咀嚼功能的恢复；前牙美学区域的单牙缺失种植修复需更多考虑种植修复的美学效果。

一、前牙单牙缺失的种植修复

前牙缺失种植修复的主要目的是恢复患者缺牙区的美观、发音、功能。

1. 术前检查前牙单牙缺失

种植修复前首先需要进行术前检查,术前检查包括椅旁临床检查和放射学检查。椅旁临床检查内容:口腔卫生情况,缺牙区牙槽嵴丰满度,缺牙间隙大小,殆牙健康状况,前牙覆殆覆盖情况,笑线高低,牙龈生物学类型。放射学检查常规使用曲面体层片和锥型束CT(CBCT),评价种植术区的骨质和骨量(骨高度和宽度)和牙槽突形态。

术前检查的目的是尽量多地收集患者的临床信息,这些信息除了包括患者的临床条件,还需要通过充分的有效沟通交流,了解患者的要求和期望以及患者对前牙美学效果的理解和期待。在充分收集信息的基础上,需要进行综合评估。尤其是需要进行前牙种植修复术前的美学风险评估。

美学风险评估主要指标如下。

(1)骨质骨量:骨量充足者美学风险小;水平骨量不足者需确定植骨方案,预计种植体植入后可以获得足够的初期稳定性时可以采用引导骨再生技术(CBR);当水平骨缺损严重,种植体植入无法获得初期稳定性时需先进行外置法植骨,二期种植。垂直骨量不足及水平和垂直骨量均不足的情况下美学风险较高,可采用骨环技术、CBR技术等增加垂直骨高度,改善种植术区条件。

(2)殆牙健康状态:殆牙存在牙周问题或已戴有修复体的情况美学风险较高。

(3)牙龈生物型:薄龈生物型牙龈退缩的风险较高。

(4)笑线:高笑线者属于高美学风险的患者。

(5)患者期望值:期望值高的患者对美学效果满意度通常较低,属于高风险类型。进行美学风险评估可以帮助医师初步估计患者种植修复后的美学效果,客观地和患者进行沟通,对于临床条件欠佳、美学风险较高的患者需结合患者的临床条件和期望值高低,进行再次医患沟通。在得到患者理解和认可的情况下方可开殆治疗过程。

2. 前牙单牙缺失修复方案的确定

修复方案的制订需在术前进行,根据未来修复体的位置、形态进行种植体的植入。

(1)未来修复体的固位方式选择:粘接固位还是螺丝固位;虽然粘接固位和螺丝固位各有特点,但螺丝固位在前牙修复体穿龈形态,避免黏结剂存留等方面具有优势,因此,目前多以螺丝固位为主。不同种植系统也有不同的设计理念,需根据种植系统的特点综合考虑。

(2)永久修复的材料选择:全瓷修复或烤瓷修复;在患者种植体位置理想、天然牙牙色正常、患者个人条件允许等条件合适的情况下,全瓷修复以其透光性佳、生物相容性好等特点,能够达到较理想的美学效果。但并非前牙种植修复一律考虑全瓷材料。在符合适应证的条件下,烤瓷修复也可达到理想的美学效果。

(3)种植过程的不同阶段过渡义齿的合理使用。在种植前和植入种植体后选用不同的临时修复体作为过渡义齿使用,尤其应发挥种植体支持的过渡义齿对牙龈软组织的塑形作用。术前制订修复计划后,应将治疗计划告知患者并得到患者的同意,方可开殆治疗。值得注意的是,修复方案制订后并非绝对不可改变,在整个治疗过程中,根据治疗的进展.新情况的出现,可能需要对修复设计做一些调整,以更适合患者的临床情况。需适当地向患者说明。

3. 正确的种植体植入位置轴向

正确的种植体三围位置是前牙种植修复美学效果的基础和保证,种植体植入的位置和轴向出现偏差将大大影响种植修复的美学效果,甚至导致种植修复的"美学失败",即虽然种植体达到了牢固的骨结合,但唇侧牙龈不断退缩或"黑三角"进行性增大,种植修复的美学效果无法接受。

(1)种植体近远中向位置:缺牙间隙大小正常时,应尽量将种植体植入到缺牙间隙正中的位置,与邻牙牙根间至少保持 1.5 mm 的距离。如果过于偏向一侧,种植体在愈合和长期使用过程中发生的骨改建将导致种植体和邻牙间的牙槽骨发生吸收,导致牙龈乳头的高度不断降低,"黑三角"日益增大。

(2)唇舌向位置:种植体应植入到修复体外形高点腭侧 1.0～1.5 mm 的范围,过于偏唇侧将导致唇侧骨板不断吸收致唇侧牙龈逐年退缩,修复休颈部暴露;过于偏腭侧,将导致唇侧悬突过大,不易清洁,同时修复体腭侧过突过厚,异物感明显,影响发音。

(3)冠根向位置:垂直向无明显骨缺损时,种植体植入平台应位于同名牙的釉牙骨质界根方 1 mm 处,唇侧黏膜龈缘下 2～3 mm。不同类型的种植系统对植入深度的要求略有不同。具有平台转移特点的种植体宜植入于牙槽嵴顶根方 1 mm,非平台转移的种植体植入时平齐牙槽嵴顶。有明显的水平或垂直骨量不足时应采用植骨技术给予纠正,将种植体植入到理想的位置。

(4)种植体的轴向:理想的种植体轴向应位于近远中向的正中,与未来的修复体长轴平行;唇舌向须避免过于向唇侧或舌腭侧倾斜。过度倾斜将无法形成理想的种植修复体穿龈形态,甚至难以修复。

4.前牙美学修复中过渡义齿的选用

前牙美学区域过渡义齿的类型和特点如下。

(1)压膜过渡义齿:为可摘方式的过渡义齿,其特点是通过覆盖数个邻近的天然牙临床冠的硬质塑料膜稳定于口腔内,恢复缺牙区的形态。优点是利用邻近的天然牙支持义齿,对种植术区的桥体组织面缓冲,使该部分悬空。因此,压膜过渡义齿对种植术区无压迫,无打扰;不妨碍种植术区的恢复和不影响植骨效果。制作工艺和方法简单快捷,无需磨除天然牙。缺点是影响咬合,且需每天摘戴和清洁,对患者来说不够方便舒适。不能用于对牙龈软组织的塑形。

(2)简单托过渡义齿:为可摘义齿的一种,通过基托和卡环固位使义齿固位和稳定。种植术后需缓冲桥体组织面,使其对种植术区无压迫方可使用。简单托作为过渡义齿的优点是不影响咬合,制作简单快捷。缺点是需要缓冲调改至桥体组织面对术区无压迫和干扰,必要时可软衬。不够舒适美观。

(3)粘接桥过渡义齿:利用邻牙舌面和邻面的牙体组织,采用单翼或双翼金属固位体将固定的临时义齿黏固到邻牙上,恢复缺牙区的外形和美观。优点是较为美观舒适,无需摘戴,无需磨除邻牙,对牙龈组织有一定的维持作用。缺点是有粘接桥脱落的风险,如果粘接桥脱落则需要再粘接;患者在种植不同时期需取下粘接桥、再粘接等,临床过程较为烦琐。

(4)种植体支持的过渡义齿:当牙齿拔除后未植入种植体或种植体植入后尚处于愈合期内只可采用压膜过渡义齿、粘接桥或简单托义齿作为过渡义齿。在种植体植入后完成了愈合过程或种植体植入时获得了足以进行即刻修复的初期稳定性时,可以采用种植体支持的临时冠作为过渡义齿。

其优点为可以对种植体周围的软组织起较好的塑形作用,达到较自然的软组织美学效果,无需摘戴,舒适方便,多选用螺丝固位方式,无修复体脱落风险。对患者正常的社会生活无妨碍。

5.前牙软组织美学效果评价指标(PES)

对于前牙修复美学效果好坏的客观评价较为困难,Furhauser 医师于 2005 年提出了针对单牙种植修复的美学评价指标即红色美学评分。其办法是对前牙软组织美学进行主观评价。

评价项目包括:近中牙龈乳头、远中牙龈乳头、牙龈高度、龈缘形态、牙龈颜色、牙龈质感、牙槽嵴外形。每项分为 0、1、2 评分:2 为最佳,0 为最差。最高分 14 分。根据美学评价标准可以对前牙种植后软组织美学效果进行主观评价。

二、后牙单牙缺失种植修复

后牙缺失种植修复的主要目的是恢复患者的咀嚼功能。后牙单牙缺失最多见于六龄齿的缺失。六龄齿是口腔内最早萌出的恒牙也是最常缺失的恒牙。它的近远中径为 8~12 mm。

1.术前检查及制订手术方案

后牙缺失种植修复前需要进行临床检查和放射学检查,包括缺牙区骨质骨量,缺牙间隙,咬合空间,𬌗牙健康状况、松动度、有无充填体、附着龈宽度等。放射学检查常规采用曲面体层片,必要时采用锥形束 CT 进行局部骨量和形态的检查。

(1)根据放射学检查,确定种植方案,对于特定部位缺牙情况,根据骨量情况,需合理选择上颌窦底提升植骨、下牙槽神经移位、骨引导再生或模板定位下植入种植体,避开重要解剖结构。

(2)临床检查所见的𬌗牙倾斜移位,对颌牙过长等需考虑采用适当调磨或正畸办法对𬌗牙和对颌牙进行调整,以符合种植修复的要求。

2.种植体的选择

种植体植入方案确定:种植体直径的选择,在缺牙间隙 8~14 mm 不宜选用直径小于 4 mm 的种植体,对于缺牙间隙≥16 mm 的情况应考虑植入 2 颗种植体。

3.修复方案

(1)固位方式的选择:针对垂直向咬合空间不足、临床冠短的情况,预计有效粘接高度小于 4 mm,则需采用螺丝固位方式,避免修复体脱落。

(2)修复体设计:正确恢复缺失牙的轴面外形和突度,建立正确的外展隙;建立良好的邻面接触区,适当增大接触区面积,形成面式接触。咬合面以形成正常的窝沟点隙为目的,𬌗力大或骨质不良或种植体短等不利因素存在时,为避免咬合力过大对种植体产生不良影响,需对种植修复体适当减轻。

三、单牙缺失种植修复的咬合控制

种植修复体与天然牙的固定修复有本质区别,由于种植体和骨之间的骨性结合使得种植体不具有类似天然牙的生理动度,而同一牙列中的天然牙在受力后有一定的生理动度,包括冠根向的下沉,下沉量单颌大约 $28 \mu m$。事实上,天然牙的生理动度存在较大的个体差异。种植修复要保证种植体长期稳定行使功能,就必须取得天然牙和种植牙以及口颌系统之间的协调。因此,恰当的咬合调整非常重要。既要种植修复体发挥较好的功能,又能在其缺乏反馈机制的条件下保证种植体长期成功存留。

目前,临床最常用的咬合检测工具仍为咬合纸,但仅仅使用咬合纸检查早接触点进行咬合调整远不能满足种植修复调𬌗的需要和要求。种植修复的咬合调整需结合咬合纸检查和检测提示、医师的经验和患者的感觉综合分析实施才能较好地完成调𬌗过程,达到相对平衡的咬合状态。调𬌗完成后,要求达到正中给多点轻接触、前伸𬌗和侧方𬌗无早接触,下颌运动无干扰。调𬌗步骤如下。

(1)种植修复体就位前,使用检测用的专业咬合纸检查患者天然牙咬合状态。包括种植修复体近远中𬌗牙、对侧同名牙的咬合松紧度。观察患者咬合的稳定性。

(2)种植修复基台或种植修复体完全就位后,正中𬌗时调整为修复体与对𬌗牙多点轻接触,使邻近的天然牙达到与戴牙前咬合的松紧程度相当。在此基础上,当患者正中𬌗紧咬牙,种植修复体和对𬌗牙有多点咬合接触;患者正中𬌗正常咬合时,种植修复体和对颌牙之间使用专业检测咬合纸检测,咬合纸有一定阻力下完整通过。

(3)前伸𬌗、侧方𬌗种植修复体无早接触,下颌运动时无障碍。调𬌗过程除医师采用咬合纸检查和观察以外,不可忽视患者的咬合感受。由于每位患者天然牙动度和下沉量不同、咬合力大小有差异、口颌系统的敏感性不同,完成初步调𬌗后患者的感受也不相同。需要在调𬌗前调𬌗过程中、基本完成调𬌗后询问患者的感受。特别是当患者的感受和咬合纸检测结果出现矛盾时,应注意仔细观察分析,找到原因,作出适当的调整。如经过反复观察和咬合检测,怀疑为患者感觉异常或将异物感误认为咬𬌗不适时,可先戴牙观察 2～4 周,复诊时再次检测咬𬌗情况,确认必要时再进行咬𬌗调整。对单个缺牙作种植义齿修复时咬合调整的原则和方法,不完全适用于以种植义齿修复多个牙缺失及全牙列缺失的情况。

(赵　鹏)

第九节　牙列缺损的种植修复

牙列缺损的种植修复可以分为种植固定义齿修复和种植可摘义齿修复两种,在临床上以种植固定义齿修复最为常见。

一、牙列缺损的种植固定义齿修复

种植固定义齿可以分为:种植体支持的单冠,种植体支持的联冠和种植体支持的固定桥。

1.种植体支持的单冠修复

种植单冠常用于修复单颗天然牙的缺失和同牙列间隔性的单颗天然牙缺失。当然,也可以用于相邻的多颗天然牙的缺失。而当相邻的多颗天然牙缺失时,采用种植单冠修复设计,所需要植入的种植体的数目比较多,对种植体的植入位置要求也比较高。种植单冠修复时如果采用粘接固位的方式,则基台的轴面高度至少要 4 mm。种植单冠修复时如果采用纵向螺丝固位的方式,在前牙区,固位螺丝的穿出点最好位于舌隆突处。而在后牙区,固位螺丝的穿出点最好位于𬌗面的中央。

2.种植体支持的联冠修复

种植联冠常用于修复后牙区相邻的多颗天然牙的缺失,尤其是当对𬌗为天然牙列时或是当患者的咬合力比较大时的修复。

3.种植体支持的固定桥修复

种植固定桥常用于修复相邻的多颗天然牙的缺失。种植固定桥修复所需要的种植体的数目相对较少,对种植体的植入位置也增加了变通的余地,有时采用该种设计可以避开局限性的不宜种植的区域。当然,在修复设计时,还需要尽量使种植体呈面式分布,而种植体呈直线分布的固定桥则比较适宜用在咬合力不太大的区域。固定桥近远中方向的距离较短时,应该尽量避免设计为单端固定桥。后牙区双端固定桥修复时桥体的跨度不宜超过 1 个牙单位,前牙区双端固定桥修复时桥体的跨度不宜超过 2 个牙单位。复合固定桥修复时,应避免设计为较长的悬臂。

二、牙列缺损的种植可摘义齿修复

与牙列缺损的种植固定义齿修复相比较,种植可摘义齿修复的临床应用不甚广泛。后者常用于修复缺失天然牙的数目相对较多,缺牙区域相对较为集中的牙列缺损。当传统的可摘义齿修复难以获得足够的固位或者支持,患者又能够接受可摘义齿修复方式时,可以通过在缺牙区的关键位点植入 2~3 颗种植体,与剩余的天然牙形成面式的支持或固位。缺失天然牙的数目较多,又需要进行咬合重建时;或者伴有颌骨缺损时,也可以选择此种修复方式。该设计所需要植入的种植体数目比较少,修复体与种植体的连接方式有多种。牙列缺损的种植覆盖义齿修复时,需要注意义齿的就位道方向应该与剩余的天然牙相协调。

(赵　鹏)

第十节　牙列缺失的种植修复

和牙列缺损的种植修复一样,也可以分为种植固定义齿修复和种植可摘义齿修复两种。

一、牙列缺失种植的覆盖义齿修复

1. 牙列缺失种植的覆盖义齿修复的功能

种植覆盖义齿由于有种植体发挥固位的功能和部分或者全部的支持功能。与常规的总义齿相比较,其修复效果有以下不同。

(1)由于种植体的上部结构为义齿提供固位,使得患者在行使各种口腔功能时,义齿更不容易发生松动和脱位。

(2)义齿的稳定性得以改善,在功能运动的状态下更不容易发生翘动,增强了咀嚼效能。

(3)基托伸展范围随着种植体数量的增加而逐渐减小,也在不同程度上减轻了异物感,提升了义齿的舒适度。

(4)由于咬合更加有力,增加了患者可食用食物的硬度和品种,使其饮食结构发生变化;人工牙的磨耗速度加快,修复体损坏发生的概率上升。

2. 种植覆盖义齿与天然牙支持或固位的覆盖义齿比较

(1)种植覆盖义齿的种植体数量和位置可以预先设计,而天然牙覆盖义齿的基牙则受患者剩余牙的数量、位置,剩余的牙体组织强度,牙髓的健康状况和根管治疗状况和牙周状况的限制。

(2)周密考虑、合理设计种植覆盖义齿的近期和远期修复效果均是可以预测的;而天然牙作为覆盖义齿的基牙会因龋坏或牙周疾病对其的影响而使义齿的近期和远期修复效果都难以预测。

（3）种植体与附着体的连接方式是用特定的扭矩通过螺栓或者是基台本身带有的螺纹结构而拧紧固定的；而绝大多数的天然牙与附着体的连接方式则是通过黏结剂粘接固定的。

（4）种植覆盖义齿的基牙（也就是种植体）位置不会发生变化，使用种植覆盖义齿的患者，如果由于某种原因间隔一段时间（数天、数周甚至更久）之后再戴义齿时，不会感到义齿戴入的阻力增加或是义齿不能完全就位；而在同样的情况下，某些种类的天然牙的覆盖义齿的基牙位置却会在停止戴用义齿的时间段内发生一些变化，导致患者再戴义齿时，轻者感觉到义齿戴入的阻力增加或有不适感，重者会感到基牙疼痛，甚至义齿根本无法再就位。最常见于天然牙支持的套筒冠式覆盖义齿和球帽式覆盖义齿。

3. 牙列缺失种植覆盖义齿的适应证

（1）牙列缺失的槽嵴骨吸收严重，预计常规修复的效果不佳者。

（2）以往有传统义齿修复的经历，希望进一步改善修复体的功能者。

（3）上颌牙列缺失，不能耐受义齿腭部的基托者。

（4）牙列缺失伴有部分颌骨缺损者。

（5）符合种植条件的牙列缺失患者，其牙槽嵴的软、硬组织的缺损严重，需要用义齿的唇侧或颊侧翼基托恢复唇或颊丰满度时。

（6）受患者自身的局部解剖条件或全身健康状况或其经济状况的限制，种植体植入的位置或者种植体植入的数量不适合种植体支持的固定修复条件时。

（7）具有一定的口腔卫生维护能力者。

4. 牙列缺失种植覆盖义齿的禁忌证

（1）牙列缺失龈𬌗间距过小，又不具备通过降低牙槽嵴骨的高度来获得足够龈𬌗间距之条件者。

（2）口腔卫生维护能力完全丧失者。

5. 牙列缺失种植覆盖义齿的支持方式

（1）种植体支持为辅，黏膜支持为主的支持方式。

（2）种植体与黏膜共同支持式。

（3）种植体支持式。

6. 种植覆盖义齿的附着形式

（1）应用在种植覆盖义齿的附着形式有很多种，虽然与天然牙覆盖义齿的附着形式相比较还存在一些不同，但是发挥的作用却是相同的。目前临床上可用于种植覆盖义齿修复的附着形式主要有：杆卡式附着、球帽式附着、按扣式附着、磁性附着、套筒冠式和切削杆式。

（2）当种植体与其中的球帽式附着的基台、按扣式附着的基台、磁性附着的基台和套筒冠的内冠（基台）发生连接之后，每个种植体在基台这个层面具有独立特性；而当种植体与杆卡式附着的杆或者是切削杆发生连接之后，相连接的几个种植体在基台这个层面便具有连接特性。

7. 影响附着方式选择的因素

（1）种植体的数量及其分布。

（2）对颌牙的状况。

（3）牙列缺失后的剩余牙槽嵴的状况。

（4）龈𬌗间距。

(5)附着体固位力的大小及其持久度。

(6)患者双手的灵活性。

(7)医师本人的偏好。

(8)义齿加工制作的复杂程度、义齿修理和更换配件的复杂程度等。

二、牙列缺失种植的固定义齿修复

1.牙列缺失种植固定义齿修复的适应证

(1)比较协调的上下颌弓关系。

(2)不需要义齿基托的唇颊侧翼来恢复唇颊侧的丰满度。

(3)适当的颌间距离。

(4)较为理想的种植体位置。

2.牙列缺失种植的固定义齿修复的类别

牙列缺失种植体支持的固定义齿可以分为单冠、联冠和固定桥,而联冠或固定桥既可以是一个整体,也可以分成数段。

(1)牙列缺失种植的单冠修复:其特点是可以最大限度地模仿天然牙列的状态。正是由于在每一个种植体上修复了一个独立的牙冠,因此使牙线通过相邻的两个种植修复体之间的接触点成为可能,从而提高了患者对修复体在心理上的认同感。可以满足部分患者尽最大的可能恢复其所缺失的天然牙列的愿望。单冠修复比固定桥修复时所需要植入的种植体数目更多,对种植体位置的要求极高,种植体位置在任何方位的偏差,都会影响最终的修复效果。因此,在进行种植手术之前,需要进行缜密的设计并制作精细的手术模板。

(2)牙列缺失种植的联冠修复:是由 2 个或 2 个以上种植体共同支持的,在基台层面或修复体层面相连的 2 个或 2 个以上单位的冠。联冠修复可以避免由某一个种植体独自承受最大的水平向的负荷,提高了种植体的机械力学性能,降低了固定基台的螺丝松动、螺丝折断、基台折断等种植修复后的并发症的发生率。联冠修复通常在后牙区使用,尤其适用于机械强度较低的种植体或种植系统。但是联冠的日常清洁和维护不如单冠那样方便,因此在修复体制作时,需要注意相连的两个牙冠的连接处的龈端,预留出可以允许牙间隙刷通过的空间,以便于患者对修复体颈部的日常清洁和维护。

(3)牙列缺失种植的固定桥修复:是由种植体支持的固定桥。固定桥可以减少植入的种植体数目,在临床上,有时是为了避开在某些不适于种植的区域进行种植或避免施行过于复杂的手术,减小手术创伤。迄今为止,种植固定修复所需要的种植体数目至少是 4 颗,最具代表性的是"llon-four"修复设计。

(4)上述几种修复方式也可以联合应用。

3.牙列缺失种植的固定义齿修复的固位方式

种植修复体与基台或种植体的连接方式有螺丝固位、粘接固位或是两者结合应用。

(1)纵向螺丝固位:纵向螺丝通道及其开口的位置取决于种植体或其上的基台方位。因此,在实施种植手术之前,需要对种植体植入的方位进行精心的设计,并制作手术模板,以确保在种植手术中种植体被植入更为理想的方位,从而使螺丝通道的开口位于最佳位置。如果螺丝通道的开口偏离了最佳位置,则会影响修复体的美学效果,或是影响修复体的强度。某些种植系统提供了配套的不同角度的角度基台,临床上可以利用角度基台来改变螺丝通道及其开口的方位。

(2)横向螺丝固位:与纵向螺丝固位的修复体相比,其美学效果更好,保持了修复体后牙殆面的解剖形态的完整性。但是,修复体加工工艺更为复杂,临床操作难度有所增加,还需要专用安装水平螺丝的工具。在前牙区,横向螺丝的存在有可能增加修复体舌面的凸度,导致舌侧的异物感更加明显,而舌侧突起的龈端倒凹又增加了患者清洁的难度。由于该修复方式的上述缺点,所以在临床上很少使用。

(3)粘接固位:是指种植修复体通过黏结剂固定于基台上而获得的固位。

其固位力受下列因素的影响如下。

1)基台轴面的聚合度。

2)基台轴面的高度及其表面积。

3)基台表面的光洁度。

4)黏结剂的种类。

(4)选择修复体固位方式时需要考虑的因素如下。

1)修复体制作的难易程度及其制作成本。

2)支架的被动就位。

3)固位力。

4)咬合。

5)美学效果。

6)义齿戴入过程中的考虑,螺丝固位的修复体,需确认其完全就位后,再锁紧固位螺丝,粘接固位的修复体,则需要注意彻底清除多余的黏结剂;7)可恢复性,是指将修复体能够被非破坏性地或完整地自种植体或基台上拆卸下来,并能够被再次安装于原处的特性。总之,螺丝固位与粘接固位两种固位方式各有特点。在临床上,除了考虑上述诸因素之外,还要根据所使用的种植系统、患者自身的条件、修复的目的、临床医师的观念及其偏爱等因素综合评估之后作出选择。

(赵 鹏)

第十一节 无牙颌种植即刻修复技术

在因为各种不同原因造成牙列缺失后,不同的患者及颌骨不同部位会发生不同的解剖生理性改建。改建后若颌骨的三维骨量能够满足种植体植入时,则可直接植入种植体进行修复。其原则应遵循无牙颌修复设计原则,按照修复设计的要求在相应的位置植入一定数量的种植体,该内容在无牙颌种植修复一章介绍,此处不赘述。这里仅就无牙颌种植即刻修复技术进行简单介绍。

一、"All-on-four"的理念与实践

种植修复经过四十余年的基础研究和临床实践已经取得了令人满意的临床效果。但经典的种植修复程序要求拔牙后 2~4 个月植入种植体,再需要经过 3~6 个月的愈合期方可进行

修复。对于那些由于各种原因导致口内剩余牙齿无法保留,即将转变为无牙颌的患者来说,拔除剩余牙齿或常规种植后勉强佩戴数月过渡义齿等待骨结合完成,被认为是最为痛苦的过渡期,常常令许多患者对种植望而却步,迟迟不能下决心拔牙和接受种植治疗。拔除全部剩余牙后即刻种植、即刻修复可明显地缩短疗程,避免患者的缺牙期,在种植体植入后最短时间内完成义齿修复即全颌即刻种植修复,一直是国际种植学领域研究的热点。

PauloMalo 于 2003 年和 2005 年先后报告了下无牙颌、上无牙颌 All-on-four 种植即刻修复的理念。即无牙单颌植入 4 枚种植体:颌骨前部垂直轴向植入两枚种植体,后牙区的种植体向远中方向倾斜植入。通过使用特殊的角度基台调整使 4 个种植体的上部结构取得共同就位道,利用 4 个种植体支持螺钉固位的即刻总义齿。上颌远中两颗种植体植入到位于上颌窦前下方的骨组织里,避开上颌窦,避免了上颌窦底提升植骨,下颌后部两种植体从颏孔前部植入,斜向远中穿出,避免损伤下齿槽神经。上下颌后部的种植体斜行植入,从远中穿出有效地减小义齿悬臂梁的长度,使颌骨后部的种植体所受杠杆力减小,使整个义齿受力更为合理,义齿可修复到第一磨牙。

二、适应证

(1)因重度牙周病或其他原因最终将成为无牙颌并且要求固定修复的患者,面型外观美学因素符合无牙颌固定修复的基本要求。

(2)上下颌牙槽嵴宽度≥5 mm,双侧尖牙之间的牙槽嵴最小骨高度≥10 mm,至少允许单颌植入 4 颗长度 10 mm 以上的种植体。并在种植体植入时能够获得>35 (N·cm)扭矩的初期稳定性。

三、临床过程

(一)手术过程

(1)有余牙的患者采用微创原则拔除单颌全部无法保留的患牙,彻底搔刮拔牙窝,3%过氧化氢,0.2%氯己定交替冲洗,彻底清除感染灶,修整牙槽嵴顶,磨除过尖、过锐、过突部分。

(2)根据患者颌骨的解剖形态,在颌骨前部轴向植入两枚种植体,种植体可位于牙槽窝内,也可位于骨量较好的牙槽间隔上,远中部位根据情况倾斜或垂直植入种植体,单颌植入4~6 枚种植体,均要避开上颌窦和下齿槽神经管。

(3)采用级差备洞技术和尽可能植入长种植体以利用双层骨皮质使其初期稳定性能达到35 (N·cm)以上,方可以即刻负重,旋入扭矩小于 35 (N·cm)时,不能进行即刻修复。倾斜植入的种植体穿出部位为第二双尖牙远中或第一磨牙合面。种植体直径为 3.75 mm 或4.0 mm,长度 10 mm 以上。种植体植入后安放专用的修复基台,根据情况分别安放直修复基台或以 30 度/17 度基台调整角度,使各个种植体在基台水平取得共同就位道。基台完全就位后分别以35 (N·cm)或 15 (N·cm)力锁紧。覆以愈合帽后严密缝合。术后即刻拍全口曲面断层片,确认基台完全就位。

(二)修复过程

手术后即刻在专用基台上将转移杆钢性连接后制取基台水平印模。灌制模型,在暂基托上确定颌位关系并试排牙。确认颌位关系无误,垂直距离、丰满度、中线位置均满意后,应用种植修复相应配件,采用注塑技术于术后 5~7 h 完成即刻修复的树脂牙义齿。根据远中种植体穿出的位置不同,即刻修复义齿为 10～12 个人工牙的塑料义齿。戴牙时确认义齿与基台之间达到被动就位,通过连接于基台上的纵向螺钉将义齿与种植体的基台相连固定,实现纵向螺钉固定的即刻义齿。义齿自两个远端种植体螺丝孔处分别向远中延伸 5～7 mm,相当于一个双尖牙宽度。义齿完全就位旋紧螺丝后调整咬合。

咬合调整原则:种植体支持的区域承担咬合力,殆力分散均匀,避免局部的应力集中。义齿在正中殆时广泛接触,侧方殆和前伸殆时多点接触。注意使远中游离端悬臂梁区域在咬合状态的各个位置均无咬合接触。嘱术后 2 个月内进软食,每餐后保持义齿清洁。

(三)永久修复

采用内置钛合金支架的固定修复方式。下颌即刻修复 4 个月后、上颌 6 个月后进行永久修复。

(赵　鹏)

第十二节　不良咬合关系的特殊处理与种植修复

一、正畸种植修复联合治疗中的综合性正畸

正畸种植联合治疗中的综合性正畸是指对患者牙颌面错殆畸形的全面矫治。联合治疗的患者需要综合性矫治一般有两种情况:一是局部的辅助性正畸治疗措施不足以帮助解决种植修复前牙齿排列和咬合方面的问题;二是需要种植修复的患者同时有改善牙颌面美观和功能的要求和愿望。综合性正畸治疗往往涉及整个牙列咬合的改变,需要戴用全口矫治器,正畸时间一般长于辅助性正畸治疗。

(一)患者的治疗动机

联合治疗中的综合性正畸患者大部分是由相关专业的医师,如种植修复或牙周医师转诊而来,并非主动寻求正畸治疗。他们的正畸愿望和要求完全是其他医师推荐治疗的结果。这部分患者对于正畸治疗在整个系统治疗中的价值往往缺乏足够的认识和评价,对于正畸治疗的措施和治疗周期也很挑剔,他们更注重口腔健康和功能的恢复,正畸治疗的目标明确而实际,即通过牙齿正畸尽快使其进一步的牙周或修复治疗成为可能。联合治疗中的综合性正畸患者还有相当部分是主动地寻求正畸治疗,首诊是正畸专业,他们通过多种资讯手段往往对正畸治疗的形式和目标有比较充分的认识和了解。正畸医师要着重指出他们存在的其他口腔问题及相关的联合治疗措施。

以上两种类型的患者会对正畸治疗有不同的心理反应,正畸医师需要了解和判断患者的治疗动机和个性类型,根据每个患者具体情况制订个性化方案,并将正畸治疗措施、潜在的风险、预期的效果、患者的合作以及治疗产生的费用等问题,和患者进行充分的沟通。

(二)综合性正畸的目标

如果正畸种植联合治疗是将焦点最终落在种植修复上,正畸成为种植修复的必要条件,那么联合治疗中的综合性正畸可以理解为辅助性正畸治疗的延伸,是需要将治疗扩大到整个牙列范围的牙齿排列和咬合调整,才能使得下一步的种植修复顺利进行。这种情况下综合性正

畸的目标主要集中在以下方面。

1. 前牙或后牙缺牙间隙的调整

由于外伤、龋坏、牙周炎或先天缺牙等原因导致多数牙齿或多个部位牙齿的缺失,患者经常存在不同方向上的间隙不调。为了美观和种植修复的顺利进行需要进行缺牙间隙的调整,局部的辅助性正畸往往不能进行这种复杂的间隙调整,需要全牙列的综合性正畸治疗。

2. 牙齿的排齐

如果缺牙区邻牙部位存在牙齿异位、扭转和拥挤的情况,通过正畸排齐牙齿有利于修复体和邻牙建立比较好的邻接关系,也有助于改善患者牙颌面的形态美观。

3. 前牙覆𬌗覆盖关系的调整

前牙区的缺失牙种植修复后,种植牙和对𬌗牙齿无论在静态咬合或动态功能咬合时,应保持轻接触或零接触的关系,避免前牙种植体由于受到过大的非功能力,产生𬌗创伤导致前牙种植修复失败。

一般来说,前牙缺失牙部位存在的深覆𬌗、浅的过紧的覆盖或反𬌗关系,会对最终修复体的安装部位或受力产生不良的影响。应仔细检查分析前牙的咬合关系,通过正畸改善不利的前牙覆𬌗覆盖关系,才能有利于前牙区种植修复的开展。

4. 后牙反𬌗或锁𬌗的调整

后牙反𬌗或锁𬌗会影响种植体的正常受力,需要正畸治疗改变这种不良的后牙宽度关系。多数后牙的反𬌗或锁𬌗关系,单纯的局部辅助性正畸往往是不够的,需要考虑综合性正畸。

如果存在显著的骨性宽度不调,还需要联合正颌外科手术治疗。如果种植修复患者合并有其他独立的正畸要求或成人正畸患者有单独的缺失牙修复任务,这种联合治疗只是考虑正畸和种植在治疗措施和时机上的衔接问题,其综合性正畸的设计和治疗原则等同于一般成人正畸。这些联合治疗的患者通过综合性正畸可以提高牙颌面的形态美观和咬合功能的改善。由于成人患者缺乏生长潜力,对于轻中度骨性错𬌗畸形,只能做到牙齿的掩饰性矫治;对于重度骨性错𬌗畸形,需要正畸正颌外科联合治疗。

(三)矫治器的选择

和种植修复联合的综合性正畸治疗矫治器的选择与一般成人矫治原则上相同,要求满足以下特点:强调矫治器美观、隐形;尽量轻便、舒适;固位良好;不损害口腔组织,尽量不影响口腔卫生维护;不干扰𬌗功能;产生的矫治力持续、适宜;可以进行良好的支抗控制。

1. 活动矫治器

活动矫治器虽然便于清洁,美观效果好,但由于舒适性差、作用力不持续、牙齿倾斜移动明显等缺点,在联合治疗中作为矫治器选择使用的范围并不广泛。活动矫治器可以作为综合性正畸中配合固定矫治器使用的有效辅助手段,其中平面导板、𬌗垫等活动矫治器较为常用。

2. 固定矫治器

固定矫治器,尤其是预置转矩、轴倾角度和托槽底板厚度补偿数据的直丝弓矫治器,可以精确地控制牙齿的移动,达到理想的矫治效果,在正畸种植联合治疗中的综合性矫治中也得到广泛的应用。成人正畸患者需要参与较多社会性活动,一般会对矫治器的美观有非常高的要求。

青少年儿童正畸患者所常用的不锈钢托槽矫治器,在成人正畸患者中使用会受到较多排斥,因此针对成人正畸患者发展了一些相对美观的唇侧托槽矫治器,如塑料托槽、陶瓷托槽等。塑料托槽由于槽沟摩擦力大,强度差,目前已逐渐退出正畸临床。陶瓷托槽的使用则受到医师和患者的广泛欢迎。

近年来,陶瓷托槽在提高透明性、增加强度、降低摩擦力、发展自锁模式等方面也不断推陈出新,在成人正畸领域矫治器的选择使用上占有较大的比例。

舌侧矫治技术是从 20 世纪 70 年代开始发展的一种隐形矫治技术,矫治器粘接于牙齿的舌侧面,可以做到完全隐形。舌侧矫治技术操作复杂,对正畸医师的技术要求比较高。患者的舒适性不如唇侧矫治器,治疗所需花费也远高于唇侧矫治器。目前舌侧矫治技术已经发展到比较成熟的阶段,由于该矫治技术的美观效果最佳,是从事特殊职业人士或具有很高美观要求的正畸患者的首选。

近十年来,基于牙科三维数字化系统和高分子生物材料的发展,无托槽牙套式隐形矫治器在正畸临床有快速发展的趋势,其中的典型代表是 Invisalign 矫治器。

无托槽隐形矫治器有很多优点:完全透明,可以做到相对的隐形;通过计算机辅助设计和生产,做到精确控制牙齿的三维移动;可自行摘戴,患者的口腔卫生易于维护,且不影响正常口腔功能。无托槽牙套式隐形矫治技术可以完全胜任一些简单病例的治疗,诸如单纯牙列拥挤的排齐、关闭牙列散在间隙等情况,对更复杂病例的治疗疗效还需要临床探索和观察。目前无托槽隐形矫治器在正畸临床越来越受到成年患者,包括和种植联合治疗的正畸患者的欢迎。

(四)矫治力学和正畸支抗的特点

正畸种植联合治疗的患者常常伴有成人慢性牙周炎,牙周支持组织减少。牙槽骨的丧失导致牙周膜面积减小,牙齿所能承受的最适宜矫治力水平会减小,相应的,牙齿的支抗能力也会降低。

牙槽骨明显吸收的联合治疗患者在进行综合性正畸治疗时,应比正常牙齿使用更加温和持续的矫治力,避免过大力值对牙周组织产生损害,减少牙槽骨进一步吸收的可能。包括牙槽骨在内的牙周支持组织部分丧失以后,牙齿的抗力中心会向根尖方向偏移,同样的力值作用在牙冠上,使牙齿倾斜移动的力矩会更大。相应的,如果希望使牙齿达到整体移动,那么来对抗牙齿倾斜移动的平衡力矩也要加大。

联合治疗的综合性正畸患者如果伴有牙槽骨的不同程度吸收,牙齿支抗能力会降低。为了实现良好的支抗控制,应尽量通过腭杆或舌弓将多个后牙连成整体,实现组牙支抗。如果患者牙齿多数缺失,组牙支抗不能满足支抗需求,口外力是一种增强支抗控制的措施,但是需要患者很好的配合。除此之外,采用骨性支抗是成人正畸患者增强支抗控制得比较好的选择。在各种骨性正畸支抗系统中,微钛钉种植体支抗因其创伤小、使用部位广泛、费用较低等优点在临床得到比较好的推广使用。

对于一些缺失牙较多的正畸种植联合治疗患者,如果正畸支抗设计非常困难,有时也可以考虑先行种植体植入,利用修复种植体支抗进行正畸治疗。此时修复种植体具有正畸支抗和基牙的双重身份,种植体的位置不仅要满足正畸牙齿移动的需要,同时要满足正畸治疗后作为基牙修复的要求。

因此,口腔修复、牙周种植、正畸等多学科之间的联合协作才能保证治疗成功。有些特殊的情况,种植体两侧牙齿的正畸移动不能很好地预测,种植体精确的位置必须通过治疗前的诊断性排牙试验来确定,预计好的种植体位置信息转移到原始模型上,通过制作导板再次转移到口内确定种植体的植入位置。

二、不良颌间关系的外科矫治

(一)下颌前部根尖下截骨纠正前牙重度深覆殆

1.概述

上颌前牙缺失的患者,如果存在前牙深覆殆的症状,尤其是闭锁性深覆殆,往往没有龈殆间隙留给种植体上部基台,种植修复体无法放置。即使勉强放置,前牙在功能运动时形成咬合创伤,前伸和开闭殆运动时上颌前牙种植体腭侧有较长时间的殆接触和较大的侧向殆力,不良的受力会直接影响种植体的长期效果,甚至导致种植修复的失败。目前一般情况下,正畸治疗纠正此类患者的深覆殆畸形,因其创伤小,效果可靠,仍为首选方法。多数前牙缺失伴有深覆殆的患者均接受了正畸治疗,矫治深覆殆畸形后再行种植修复,但仍有部分患者因时间以及正畸矫治困难等原因,需行正颌外科下颌前部根尖下截骨下降骨段以矫治该类畸形方可行种植修复。

林野等报道了矫治不良颌间关系与同期种植术。对于前牙缺失伴重度深覆殆患者,进行下颌前部根尖下截骨4例,平均骨段下降4 mm(3~6 mm),以微型钛板固定,同期行上颌前部种植术,下颌前部根尖下截除之骨块植入上殆前部种植区域唇侧。术后患者均得到正常咬合关系。永久修复体采用贵金属烤瓷固定修复。因种植体位于理想的位置与轴向,种植修复的功能与美学效果理想。

仅1例患者在下颌前部根尖下截骨术后X线复查14牙根近中面有损伤,未损及牙髓,追踪两年无临床症状,未做处理。

2.手术步骤

(1)软组织切口:下颌前部前庭沟处做黏膜切口,局部浸润麻醉。切口的长度因移动牙—骨段的大小而异,一般移动包括双侧单尖牙的骨段,切口可达双侧第一双尖牙。

(2)骨切口:根尖下截骨矫正深覆殆,需垂直向向下(根向)移动骨块。因为不需要拔牙,垂直骨切口在尖牙和第一双尖牙之间,需十分小心,勿伤及切口邻近的牙根。位于上方的第一条水平骨切口一般要置于根尖下5 mm,根据需要下降的骨量确定第二条水平骨切口的位置。水平截骨线与垂直截骨线相连,去除水平截骨线之间的骨质,骨质收集备用,再上颌种植体植入后进行唇侧植骨。

(3)固定与缝合:采用微型钛板进行坚固内固定,并进行单颌结扎。充分的固定有利于早期愈合。缝合时,先缝合颏肌,一般缝合3针即可,消灭无效腔,使肌肉恢复应有的位置,然后缝合黏膜伤口。

3.并发症及其预防

(1)血供不足形成移动牙-骨段部分或全部坏死:下颌前部牙-骨段小,舌侧营养蒂细弱,常不含肌肉组织,如操作不慎,易与移动骨段分离,造成骨段坏死。

(2)牙髓坏死或退行性变:是由于牙髓血供不足所致,水平骨切口与根尖之间要有适当距离。

(3)损伤截骨线相邻牙齿:在进行垂直骨切口时,如果截骨线相邻牙齿牙根距离近,则牙根受损的风险加大。术前需通过X线片进行仔细风险评估。如果拟行垂直截骨的牙根之间间距过小,则应视为手术禁忌。

（二）LeFortⅠ型截骨术纠正重度上颌后缩

1. 概述

LeFortⅠ型截骨术是矫正上颌畸形常用的术式。现代 LeFortⅠ截骨术的概念是按LeFortⅠ骨折线截骨，并使上颌骨折断降下，然后整体移动上颌骨，矫正其前后、垂直以及水平方向的畸形。通常上颌牙列缺失的患者，由于牙槽嵴的软、硬组织缺损，患者面中份丰满度降低，而且由于上唇软组织失去支持，上唇塌陷，影响美观。

通过种植体支持的覆盖义齿修复，有助于通过义齿的唇或颊侧翼基托恢复唇或颊丰满度。但是对于伴有上颌发育不足的患者（下颌位置正常），上唇凹陷，双唇过度紧闭，上唇相对较薄，缺乏唇间隙，在上颌牙列缺失后，除上述特征，口内水平向颌间距离过大。即使勉强植入种植体，种植体与牙列之间距离过大，不仅导致种植体过度负重，而且很难通过修复体代偿弥补颌间关系的不良，修复体需设计为反𬌗，患者的外形仍表现为上颌后缩的面貌，看上去显得苍老，即使进行了种植修复，仍给人以无牙颌的印象。对于此类患者，通过 LeFortⅠ截骨术前徙上颌骨矫正上颌收缩，有利于种植体的长期负重和面部外形的改善。

2. 手术步骤

（1）麻醉：LeFortⅠ型截骨术必须在经鼻腔插管全身麻醉下进行。同时加用低压麻醉，以减少术中出血。

（2）切口：前庭沟切口，切开黏骨膜，范围不宜超过第一磨牙，以免造成颊脂垫暴露，影响手术视野。

（3）分离：分离黏骨膜，暴露前鼻棘、梨状孔边缘、上颌窦前外壁，向后紧贴骨面潜行分离到翼上颌连接处。然后分离鼻底和鼻侧壁的黏骨膜。

（4）截骨：按术前设计的截骨线，首先用球钻在双侧的梨状孔边缘以及颧牙槽嵴处钻孔做标记，决定截骨线的高度和截骨线的方向，继之以矢状锯或来复锯从梨状孔边缘截开直至颧牙槽嵴，再用来复锯或截断颧牙槽嵴以后的骨板。以薄骨凿凿断上颌窦内壁，以弯骨凿凿断翼上颌连接。

（5）折断降下：当上颌骨与颅面骨的连接被充分断离后，可用拇指与示指置于截骨线以下的尖牙窝以及腭侧骨板上，用力向下压迫，或用上颌钳，使上颌骨下降折断。

（6）移动和固定：用上颌钳将上颌骨向前方用力牵引，松弛，直到术前设计的位置，把上颌骨置于𬌗板上，然后采用微型钛板，分别在梨状孔及颧牙槽嵴处行坚固内固定。

（7）缝合：先缝合鼻腔黏膜，软组织切开间断缝合。虽然半个世纪的应用表明，LeFortⅠ截骨术是一种安全可靠的术式，但对于不良颌间关系的患者，术前必须进行详细的 VTO 分析和模型外科研究，适应证掌握要慎重。切忌单纯依靠经验来决定。LFortⅠ截骨术需要完全断离上颌骨和颅面骨的所有骨性连接，属于口腔颌面外科大中型手术，手术步骤相当复杂。医师需经过严格系统的正颌外科训练。

（三）腓骨瓣重建上颌骨后种植修复

对于上颌发育不足的患者，除了表现为上颌后缩，而且上颌水平向及垂直向骨量重度不足，需进行大量骨增量后才能进行种植修复。此类患者可以采用髂骨骨块大范围 onlay 植骨，目前随着血管化腓骨瓣技术的成熟已发展，腓骨瓣成为颌骨重建种植修复的主要供骨来源。腓骨瓣为血管化移植，其骨吸收率很低，长期观察结果为 2%～7%。

某口腔医学院应用腓骨复合组织瓣重建上颌骨缺损，腓骨的平均高度为 15.2 mm，成功率达98.1%。即便将骨吸收因素考虑在内,腓骨瓣上颌骨重建完全能达到种植体植入的要求。目前游离腓骨瓣成为上颌骨重建的良好选择。但由于游离腓骨复合瓣修复上颌骨缺损技术难度较大,手术创伤也较大,种植义齿修复治疗周期长,因此应严格掌握适应证。

(赵 鹏)

第十三节 种植义齿修复的并发症及防治

一、种植义齿修复的并发症

种植义齿修复并发症可分为以下三种:术中并发症、术后并发症、修复后并发症。

1.术中并发症

神经损伤、上颌窦或鼻腔损伤、殆牙损伤、钻折断、种植体植入位置不佳。

2.术后并发症

常见的比较轻微的术后并发症有水肿、淤血和不适。医师手术前应该告知患者这些可能的并发症及其严重程度。严重者术后创口裂开及出现黏膜穿孔。

3.修复后并发症

修复体就位不良、各组件的松动和折断、种植体的松动和折断、修复螺丝的松动和折断、支架断裂、软组织美学效果不佳、种植体周围黏膜炎。

二、种植义齿修复并发症的防治

1.种植体周围黏膜炎的预防及处理

种植义齿修复后加强口腔卫生宣教,嘱患者注意保持良好的口腔卫生,及时清除嵌塞食物,避免长期刺激局部黏膜。定期复查,清洗修复体及进行口腔洁治,发现问题及时查明原因进行处理,必要时拆除修复体重新制作。除采用以上措施外,局部应该上药冲洗,促进炎症尽快愈合。可用3%过氧化氢溶液或者0.12%氯己定溶液进行彻底冲洗,局部应用碘甘油或碘伏涂擦,严重者口服抗菌药物。

2.种植义齿修复失败后的处理

发现种植体周围感染无法处理,种植体松动,X线片见种植体周围透射影时,即可判定种植义齿修复失败。处理:应及早拿出,对骨窝内残留的肉芽组织仔细刮除,直至暴露正常骨组织。用纱布压迫止血。严重者口服抗菌药物,经2~3个月复诊。

(赵 鹏)

第十四节 种植后的口腔健康维护

一、术后注意事项及护理

(1)伤口上纱条轻咬半小时到1 h吐去,2 h后可进流食或软食,餐后轻轻漱口,保持口腔清洁,术后当天不可刷牙。

（2）术后不要激烈运动,不开车,不饮酒,不吸烟和不洗热水澡,睡觉时枕头稍垫高,伤口稍有水肿或疼痛属正常情况。

（3）术后可在种植部位冰敷以减少肿胀。

（4）麻醉药药性过后个别患者有轻微疼痛,可服止痛药。

（5）可用漱口液含漱,保持口腔清洁卫生,口服抗菌药物 3 d。

（6）7 d 后拆线,如疼痛剧烈,有肿胀,及时复诊。

（7）口腔内种植部位 3～6 个月不能承受压力。

（8）3 个月后复诊,3～6 个月做二期修复。

二、口腔卫生的自我维护

（一）口腔卫生指导

1.养成良好的口腔卫生习惯指导

患者养成早、晚刷牙,餐后漱口的好习惯;睡前不应进食对牙齿有刺激性或腐蚀性食物;减少食物中精制糖类的含量。口腔干燥时鼓励患者多饮水。

2.选择口腔清洁用具

口腔清洁用具包括牙刷、牙线等。牙刷应尽量选用外形较小、表面光滑、质地柔软的尼龙毛刷;牙刷使用过久容易导致牙齿的磨损和牙龈的损伤,因此应根据使用情况及时更换。牙膏应无腐蚀性,以防损伤牙齿。药物牙膏一般能抑制细菌生长、预防龋因和治疗牙齿过敏等,可根据需要选用。牙膏不宜常用一种,应轮换使用。

3.指导正确的刷牙方法

刷牙通常在晨起和就寝前进行。正确的刷牙方法是上、下颤动刷牙法,将牙刷的毛面轻放于牙齿及牙龈沟上,刷毛与牙齿呈 45°角,以快速环形震颤来回刷洗,每次只刷 2～3 颗牙,刷完一处再刷临近部位;门齿的内面可用牙刷毛面的尖端以环形方式刷洗;刷洗牙齿的咬合面时,刷毛与牙面平行来回反复刷洗;最后刷洗舌面,由里向外刷洗,然后漱口,直到口腔完全清洁,每次刷牙持续 3 min 为宜。

4.指导牙线剔牙法

牙线多选用尼龙线、丝线作为材料。剔牙应在餐后及时进行。其方法是:取牙线 40cm,两端绕于两手中指,指间留 14～17 cm 牙线,两手拇指、示指配合动作控制牙线,以拉锯式轻轻将牙线越过相邻牙齿接触面,上下移动,将食物残渣剔出,每个牙缝反复数次,之后漱口。

（二）义齿的清洁护理

义齿和真牙一样也会积聚一些食物碎屑等,必须定时清洗。每次餐后应及时取下义齿并进行清洗。用牙刷、牙膏彻底清洁义齿的各面,再用冷水冲净,让患者漱口后戴上（昏迷患者清醒后戴上）。使用活动义齿者白天应佩戴,以增加咀嚼功能,保持良好的口腔外形;晚上应将义齿取下,使牙床得到保养。暂不用的义齿刷洗干净后放于冷开水中保存,每日换水 1 次,不可将义齿浸泡在热水或乙醇中,以免变形、变色和老化。

（赵　鹏）

第十五节　引导骨组织再生

　　口腔种植已经成为牙列缺失和牙列缺损常规的治疗手段之一,然而由于牙槽骨萎缩、外伤、牙周病等原因,常使缺牙区颌骨缺损,骨量不足及骨密度降低,限制了种植治疗的开展。引导骨组织再生(guided bone regeneration,GBR)技术的基本理论源于牙周病学领域的引导组织再生(guided tissue regeneration,GTR)技术,其核心理论是利用屏障膜为骨组织的再生创造一个不为外界干扰的环境,口腔种植领域常常用于种植体周骨量不足时扩增骨量。

一、GBR 的生物学原理

　　骨缺损形成后,触发机体修复程序,各种前体细胞向缺损区迁移,来自牙龈组织的成纤维细胞迁移速度较前体成骨细胞快,假如不予以干预,成纤维细胞将占据大部分缺损空间并分化增生,这是造成不良骨愈合的主要原因。应用屏障膜阻挡成纤维细胞的迁入,为前体成骨细胞的增生分化创造有利条件,是 GBR 技术的关键,而再生骨量的多少,则与膜保护空间及其维持时间相关。GBR 是口腔种植治疗常用的临床技术,临床医师有必要了解其生物学原理以及影响其成功和失败的关键因素。

　　1.创口一期愈合

　　创口的愈合有两种基本方式:一期愈合与二期愈合。边缘对位紧密是实现一期愈合的前提条件。当这个条件不能达到时,创口愈合缓慢,需要更多的胶原改建,同时更容易导致瘢痕形成,即二期愈合。创口一期愈合可为屏障膜及其保护下的空间创造一个不为外界细菌或机械刺激干扰的再生环境,有利于骨再生的顺利进行。

　　创口关闭的重要性,可通过监测膜暴露时骨再生的效果来验证。在一项研究可吸收胶原膜治疗种植体周骨缺损的动物实验中,发现膜暴露者无论在缺损区骨高度的获得,新骨充填的体积,还是新生骨与种植体的接触率方面,都明显比无暴露者小。另一个有力证据来自Machtei 的 meta 分析,在比较了膜暴露对 GTR 与 GBR 效果的影响后,作者得出这样的结论:膜暴露显著减小 GBR 再生骨量,当与 GTR 相比较时,这种负面影响更加明显,提示在牙种植中应用 GBR 技术,创口一期愈合是成功骨再生的关键因素。

　　临床报道膜暴露的数据大多发生在不可吸收膜,这可能与其对软组织的生物相容性欠佳相关。研究表明 e-PTFE 膜的结构使其暴露后容易导致细菌黏附、增生及随之发生感染,所以,不可吸收膜一旦发生暴露,建议尽早取出。相反,可吸收胶原膜在软组织亲和力方面要远优于不可吸收膜,这类膜材料具有的止血、趋化作用及细胞黏附功能可促进创口的愈合,大大地降低了创口裂开膜暴露的风险。即使发生膜暴露,只要控制好口腔卫生,通常也不易导致感染,然而,暴露的胶原膜在细菌胶原酶作用下发生早期降解,缩短其屏障功能的时间,也会影响再生骨量。所以,无论对不可吸收膜还是组织相容性良好的胶原膜,都必须保证创口的一期愈合。为达到一期愈合,防止创口开裂,可以采取一定的措施实现创口的无张力缝合,这些措施包括颊侧滑行瓣、腭部推移瓣、腭部旋转瓣等。另外,术后创口护理也是重要的一环。

　　2.血管发生

　　GBR 术后 24 h 内,骨缺损区内血凝块形成,数日后机化,形成富含毛细血管的肉芽组织。这些血管可为组织愈合输送必需的营养物质及生长因子,是类骨质形成继而钙化成编织骨的关键,初期沉积的编织骨经过改建后形成成熟的板层骨。

有研究表明,通过在受植区皮质骨上钻孔,使骨髓腔与缺损区相通:一方面,可促进血液流出形成血凝块,释放各种促血管生成的生长因子;另一方面,骨髓中富含的未分化间充质细胞能转化为前体成骨细胞,促进骨再生。然而,近来也有文献报道在皮质骨未穿孔且未使用骨充填材料情况下应用 GBR 技术获得成功,引起人们对该方法机制及皮质骨穿孔作用的讨论。未分化间充质细胞的另一个来源是毛细血管的外膜细胞,这种细胞紧贴于毛细血管壁外面,在一定条件下可转化为成骨源性细胞,这也是骨生成的基本理论之一。基于这个理论,我们可以假设:如果屏障膜具有某些特性,允许软组织瓣与骨缺损区之间早期形成血管吻合,那么也将促进新骨形成。Schwarz 等的研究显示,多孔的胶原膜最适合血管的早期穿膜形成,他们观察到植入动物皮下 2 周后,Bio-Gide 已经全层有毛细血管穿过,而经过交联处理的胶原膜血管化则相对不明显,某些交联程度高者甚至在植入 24 周后都未见有穿膜血管形成,所以,作者认为穿膜血管形成与胶原膜的交联程度成正相关。穿膜血管形成同时也带来另一个问题:胶原膜的降解。因为单核细胞穿出血管壁后分化为巨噬细胞,可加速胶原膜的早期降解,Rothamel 的研究表明,未交联的 Bio-Gide 植入皮下 4 周后几乎完全降解,而经过化学处理和酶处理交联的胶原膜降解速度则要慢得多,同时他们发现另外三种测试中的化学交联胶原膜在 2 周时也形成完全的穿膜血管形成,而降解却不明显。作者将此现象解释为:这些经过特殊化学处理而交联的胶原膜具备促早期穿膜血管生成能力,同时也增强了其抵御生物降解的能力。

3.成骨空间的稳定性

为骨再生提供稳定的空间是 GBR 的基本原则,屏障膜不仅起稳定血凝块的作用,还能阻挡牙龈纤维细胞的侵入。屏障膜如受到外界因素干扰而发生塌陷或者移动,可造成成骨不足,这些外界因素包括:膜表面组织瓣压力,唇肌运动产生的牵引力,临时修复体压迫及食物碰撞等。这些因素可以通过一定的方法避免,如组织瓣松解、临时修复体的缓冲处理、注意饮食等。为实现预期的成骨效果,除了上述提到的方法,还可采取以下措施。

(1)增加膜的机械强度及使用辅助固位。使用某些机械强度大的膜材料,如钛膜、钛增强 e-PTFE 膜或联合使用钛网与 e-PTFE 膜,可对抗部分软组织压力,维持成骨空间的稳定,保证成骨效果。然而,这些屏障膜均为不可吸收材料,需二次手术取出,另外易发生膜暴露,故现在临床上已较少使用。有学者在动物实验中采用硬性可吸收膜行 GBR 获得成功,但目前尚未有临床应用的报道。利用微型钛钉将膜固定在周围骨质上,可防止膜的水平移位,但对于垂直方向力作用不大。

(2)以植骨材料支撑膜内空间。目前临床上使用的可吸收膜及大部分不可吸收膜都无法单独维持稳定的成骨空间,使用植骨材料可改善这种状况。植骨材料一方面可支撑、稳固屏障膜,同时又是支架材料,引导骨组织再生,某些生物活性材料还具有骨诱导作用。

二、屏障膜的种类及其特点

目前用于临床的屏障膜种类很多,按其能否降解吸收可分为两大类:可吸收及不可吸收膜。包括聚四氟乙烯(polytetrafluoroethylene,PTFE)膜、膨化聚四氟乙烯(expanded polytetrafluoroethylene,e-PTFE)膜,胶原膜等。

1.不可吸收膜

(1)聚四氟乙烯膜:是最早成功地应用于 GBR 的屏障膜。膨化聚四氟乙烯膜则比聚四氟乙烯膜具有更好的稳定性能,在机体内能够抵御组织液及细菌的降解,并且不会引发免疫反应。大量的动物实验和临床研究表明,e-PTFE膜能够有效地起到机械屏障的作用,增加再生区域骨量,是一种可靠的屏障膜。但是e-PTFE膜软组织亲和性较可吸收膜差,易出现膜暴露而继发感染等并发症,且需要二次手术取出,在一定程度上限制了其使用。

(2)钛膜:相比e-PTFE膜,钛膜的机械强度更大,故维持稳定成骨空间的作用比e-PTFE膜强。与其他不可吸收膜相似,钛膜的早期暴露率也较高,Pinho等的研究显示钛膜的暴露率达到50%,柔韧性不足可能是其原因之一。钛膜暴露后需要保持良好的口腔卫生,密切监测伤口情况下,可考虑不必早期去除钛膜。

对钛膜进行性能改良,增加其组织亲和性,减少膜暴露的发生,是该材料研究的主要方向之一。聚乳酸涂层可以作为携载药物或生长因子的媒介,结合该涂层技术的钛膜植于生物体内后,随着聚乳酸的降解能持续释放抗生素及生长因子,预防局部感染的发生,同时促进新生骨形成,目前该技术尚处于动物实验研究阶段,应用于人体还需更多的实验论证。

2.可吸收膜

可吸收膜最大的特点是植入体内环境中能逐渐为体液所降解,无须二次手术取出,减少患者的不适感。目前用于制作可吸收膜的材料种类较多,几乎都为高分子聚合物,按其来源可分为天然与人工合成两种,具体包括胶原、聚乳酸、聚乙醇酸、聚氨酯等。其中临床应用最普遍的是胶原膜,其他膜材料虽然也有不少商品面世,但具有可靠结果的随机对照临床研究者仍不多见。可吸收膜的主要优点表现为:无须二次手术取出,组织亲和性好,伤口裂开概率低,膜暴露后发生感染机会较小。但可吸收膜也有相应的缺点,如屏障功能持续时间难以控制,吸收过程有可能干扰创口愈合与骨再生,使用过程中需要配合空间支持材料。

(1)胶原膜:胶原膜韧性好,容易与周围组织贴合,易于临床操作,其亲水的表面特性可加速与软组织的结合,半透膜的特性则使其在有效隔离两侧组织愈合的同时不妨碍营养物质通过。

(2)人工合成膜及复合膜:主要包括聚乳酸、聚乙醇酸、聚羟基乙酸等。复合膜是指将不同膜材料复合或者结合了不同功能成分的屏障膜,这些功能成分包括生长因子、药物等。

聚乳酸和聚乙醇酸没有抗原性,不含同种异体或异种成分,免除了传播疾病的风险。根据膜的厚度、结构和化学组成而具有不同的稳定性。换言之,聚合的类型与程度决定降解的时间,可经历数月到数年不等。PTLM(prototype trilayer membrane)是一种胶原与聚乳酸复合膜,由三层结构组成,内外两层为胶原,内层致密外层多孔,中间为厚的聚乳酸层,旨在延长膜的降解时间。有报道利用该膜在狒狒颌骨模型上行牙槽嵴增宽术,结果显示9个月后2个有覆盖PTLM的实验组(植骨材料为块状自体骨或者脱蛋白无机牛骨)扩增骨量均明显多于单独使用块状自体骨,说明PTLM是一种效果确实可靠的屏障膜,但应用于人体尚需要进一步的临床研究来验证。

骨形成蛋白(BMP)促进骨形成的作用已经为许多实验所证明,将其结合到可吸收膜中,伴随膜的降解而达到控释BMP的目的已经在动物实验中实现。有报道将重组人骨形成蛋白(rhBMP-2)整合到聚-L-丙交酯(poly L-lactide)与磷酸三钙(TCP)中制成刚性可吸收膜(PLLA/TCP),在兔颅骨缺损模型上行GBR,以未结合rhBMP-2的PLLA/TCP膜为对照组,结果显示实验组新生骨量明显多于对照组,提示rhBMP-2在其中起诱导骨再生作用。

上述这些膜大多仍处于动物实验测试阶段,其降解产物对人体及骨再生的影响尚不明确。

所以,胶原膜仍然是 GBR 中主要使用的屏障膜。

三、GBR 技术使用的范围

GBR 技术常用于口腔种植临床,根据颌骨缺损的类型,可分别应用在以下情况。

(1)垂直或者水平牙槽嵴扩增:块状自体骨移植后以屏障膜保护,减小吸收程度。

(2)延期种植种植体周骨缺损:包括开裂型骨缺损和开窗型骨缺损。

(3)即刻种植种植体周骨缺损:即刻种植体周骨缺损是否需行 GBR 存在一定争议。即刻种植后出现的缺损包括两种情况,一是即刻种植体周围的开裂型骨缺损,二是拔牙窝骨壁完整时种植体与骨壁间的空隙。

对于前者,有研究显示,不使用骨移植材料和屏障膜,垂直缺损高度与水平缺损深度的减少与使用者相似,似乎提示这种情况没有必要行 GBR,然而,从临床经验看来,这种情况下行 GBR 在维持牙槽骨丰满度方面效果会好些,而这点对美观区的修复尤为重要。对于后者,现在多数学者认为间隙>2 mm 才有必要行 GBR。

GBR 技术根据种植体愈合的方式,可分为如下。

(1)结合埋植式种植体的 GBR:这是典型的种植体愈合方法,创口的严密关闭保证了骨再生过程的顺利进行。

(2)结合穿龈式愈合种植体的 GBR:该手术方法的成功已经在应用不可吸收膜和可吸收膜的临床研究中得到验证,因为避免了二次手术的痛苦,结合可吸收膜的方法更利于患者。

四、GBR 的临床技术要点

下面以种植体植入后牙槽骨骨量不足为例简述胶原膜 GBR 治疗过程。

1. 术前评估

临床与影像学检查可初步判断是否需要行骨扩增。

2. 切口

切口应避开缺损区,垂直松弛切口设计应使黏骨膜瓣基底部较宽以保证血供。

3. 翻瓣

全层翻起黏骨膜瓣,钝性分离、松解软组织瓣,超出缺损区边缘 2～3 mm 以上,保证术毕无张力缝合。

4. 清创

清除术区所有肉芽组织有助于减少出血及确定缺损区范围。

5. 植入种植体

制备种植窝,植入种植体,植入后可见种植体颊侧骨缺损。

6. 皮质骨钻孔

以球钻在缺损区钻穿骨皮质引起出血,促进前体细胞进入缺损区。

7. 放置屏障膜

根据缺损区大小修剪胶原膜,保证胶原膜在各个方向均超出缺损区边缘 2～3 mm,放置屏障膜后如不稳定,需以微型钛钉等辅助固定。

8. 植入植骨材料

将移植材料,如脱蛋白无机牛骨(Bio-Oss),与消毒生理盐水或血液混合后植于缺损区,以支持屏障膜,维持成骨空间。

9.关闭创口

严密无张力缝合,必要时行滑行瓣或转瓣技术。

10.术后护理

口服广谱抗生素5～7 d,漱口水含漱2周,饮食指导,避免压迫、碰撞术区,7～10 d拆线。

（李奋霖）

第十二章 口腔正畸

第一节 牙列拥挤

牙列拥挤是最为常见的错殆畸形,有 60%～70%的错殆畸形患者中可见拥挤的存在。

一、病因

造成牙列拥挤的直接原因为牙量骨量不调,牙量(牙冠宽度总和)相对大于骨量(牙槽弓总长度),牙弓的长度不足以容纳牙弓上的全数牙齿。造成牙量骨量不调受多因素的影响,主要有以下原因。

(一)进化因素

人类演化过程中因环境与食物结构的变化,咀嚼器官表现出逐步退化减弱的趋势,以肌肉最快,骨骼次之,牙齿最慢,这种不平衡的退化构成了人类牙齿拥挤的种族演化背景。

(二)遗传因素

牙齿的大小、数目、形态及颌骨的大小、位置、形态均在一定程度上受遗传的影响。

(三)环境因素

乳恒牙的替换障碍如乳牙早失、乳牙滞留等均可引起牙列拥挤的发生。一些口腔不良习惯也可以造成牙列拥挤,如长期咬下唇可造成下前牙舌倾,合并拥挤。另外,长期食用精细柔软的食物使咀嚼功能退化,也可导致牙槽、颌骨发育不足,造成牙量骨量不调。

二、临床表现

牙列拥挤多发生在前牙部位,也可见于后牙部位。单纯拥挤表现为牙齿因牙弓内间隙不足而排列错乱,单纯拥挤可视为牙性错殆,一般不伴颌骨及牙弓间关系不调,磨牙关系中性,面型基本正常,很少有口颌系统功能异常。复杂拥挤除牙量骨量不调造成的拥挤之外,还存在颌骨、牙弓间关系不调,并影响到患者的面型,有时还伴有口颌系统功能异常。

三、诊断与矫治

(一)牙列拥挤度的确定和矫治原则

牙列拥挤程度的确定依赖模型测量。替牙列使用 Moyers 预测法;恒牙列直接由牙弓应有长度与牙弓现有长度之差得出,常用方法有铜丝法和分规分段测量法。牙列拥挤总的矫治原则是应用正畸手段减少牙量或(及)增加骨量,使牙量与骨量趋于协调,同时兼顾牙、颌、面三者之间的协调性、稳定性及颜面美观。下面将详述减少牙量和增加骨量的具体方法。

(二)减少牙量

1.拔牙矫治

通过减少牙数达到牙量与骨量相协调的目的。解除 1 mm 的拥挤需要 1 mm 的牙弓间隙,拥挤度越大,拔牙的可能性越大。然而决定正畸拔牙的因素除了牙弓拥挤度,还应考虑以下 7 个因素。

(1)牙弓突度:内收唇倾的切牙需要额外的牙弓间隙。切牙切缘每向舌侧移动 1 mm,需要有 2 mm 的牙弓间隙。切牙越唇倾,内收时需要的牙弓间隙越多,拔牙的可能性越大。

(2)Spee 曲线高度:测量下颌模型第二前磨牙颊尖至前牙切缘与最后一颗磨牙牙尖形成的平面之间的距离,为 Spee 曲线高度。每整平 1 mm Spee 曲线,需要 1 mm 的牙弓间隙。Spee 曲线的曲度越大,拔牙的必要性越大。

(3)支抗磨牙的前移:关闭拔牙间隙时支抗磨牙的前移是不可避免的。采用强支抗时,磨牙前移占用的间隙不超过拔牙间隙的 1/4;采用中度支抗时磨牙前移不超过拔牙间隙的 1/2;而弱支抗时磨牙前移至少为拔牙间隙的 1/2。

(4)垂直骨面型:面部垂直方向发育通常以下颌平面的陡度来区分。

1)正常垂直骨面型:FH-MP 角平均 27.2°±4.7°。

2)高角病例:当 FH-MP 角大于 32°时,为垂直发育过度。

3)低角病例:当 FH MP 角小于 22°时,反映垂直发育不足。

在正畸拔牙问题上,高角病例和低角病例有不同的考虑:高角病例拔牙标准可以适当放宽,低角病例拔牙要从严掌握。在决定拔牙的牙位时高角与低角病例也有差别:高角病例若拔除靠后的牙齿有利于前牙开𬌗的控制;低角病例若需要拔牙,宜拔除靠牙弓前部的牙齿,这样不仅易于关闭拔牙隙,且有利于咬合打开。

(5)矢状骨面型

1)Ⅰ型骨面型,如需要拔牙,通常是上下牙弓同时对称性拔牙。

2)Ⅱ型骨面型,上颌牙弓相对靠前,下颌牙弓相对靠后。为代偿骨骼不调,下切牙可适当唇倾,下颌拔牙应慎重或靠后拔牙。

3)Ⅲ型骨面型,上颌牙弓相对靠后,下颌牙弓相对靠前。为代偿骨骼不调,上切牙可适当唇倾,上颌拔牙应慎重或靠后拔牙。

(6)面部软组织侧貌:在确定是否拔牙矫治时,不能忽视对软组织侧貌,特别是鼻唇颏关系的分析与评价。

(7)生长发育:牙列拥挤,特别是复杂拥挤,在确定拔牙与否时必须考虑后续的生长发育因素。

2.拔牙矫治的原则

(1)拔牙保守原则:对正畸拔牙应采取慎重态度,决定是否拔牙要经过细致的模型和 X 线头影测量分析,并注意尊重家长及患者意见。可拔可不拔时尽量不拔,也可经诊断性治疗 3～6 个月再决定。

(2)患牙优先原则:拔牙前应进行常规的口腔检查,并在全口曲面体层片上对牙体,牙周膜和牙槽骨进行全面评估。确定是否存在严重龋坏牙、埋伏牙、额外牙、先天缺失牙、短根及弯根牙等,尽可能拔除以上病患牙。

(3)左右对称原则:单侧拔牙往往使中线偏向一侧,对面部美观、对称性有较明显的影响,因此单侧拔牙应格外慎重,除非原有牙弓已出现明显不对称,一般主张对称拔牙。临床有时为了上下牙弓协调、稳定或简化治疗等原因,采取单侧拔除下颌切牙。

(4)上下协调原则:即补偿性拔牙的问题,多数情况下,上或下牙弓拔牙后,对颌牙弓也需拔牙,使上下牙弓牙量保持一致,得到良好的咬合关系。当 Bolton 指数存在严重不调时,经仔细测量分析或排牙实验后,也可考虑单颌拔牙。

3.常见拔牙模式

(1)拔除 14,24,34,44:临床最常见的拔牙模式。可为前牙拥挤、前突提供最大限度的可利用间隙。适用于安氏Ⅰ类拥挤或双颌前突病例,也可以在伴下前牙拥挤或前突的安氏Ⅱ类1 分类,伴上前牙拥挤的安氏Ⅲ类错殆患者采用。

(2)拔除 15,25,35,45:牙列拥挤或牙弓前突较轻的安氏Ⅰ类边缘病例,特别是下颌平面角较大,前牙开始或开殆倾向时;第二前磨牙因牙齿发育异常如畸形中央尖,或者完全舌向或颊向错位为简化治疗时。

(3)拔除 14,24:适用于安氏Ⅱ类1 分类患者,下前牙排列位置基本正常,下颌平面角较大,年龄较大,下颌生长潜力较小。

(4)拔除 15,25 和 34,44:适用于上前牙拥挤不甚严重,下颌平面角较大的安氏Ⅲ类错殆患者。

(5)拔除 14,24 和 35,45:适用于上颌前牙拥挤前突明显下前牙轻度拥挤的安氏Ⅱ类1 分类患者。

(6)拔除下切牙:适用于单纯下前牙拥挤,拔除一颗在牙列之外的下切牙可得到快速稳定的结果;也用于上下前牙 Bolton 指数不协调,如上颌侧切牙过小时;此外,安氏Ⅲ类错殆有时拔除一颗下切牙,以建立正常覆盖关系并保持稳定。

4.邻面去釉

一般是针对第一恒磨牙之前的所有牙齿,邻面去除釉质的厚度一般为 0.25 mm,牙齿邻面釉质的厚度为 0.75~1.25 mm,是邻面去釉方法的解剖生理基础。在两个第一恒磨牙之间邻面去釉共可得到 5~6 mm 的牙齿间隙。在下牙弓由于切牙近远中径小,邻面去釉的程度较小,所能获得的牙弓间隙亦较小。

(1)适应证

1)轻度或部分中度拥挤,特别是低角病例。

2)牙齿较大或上下牙弓牙齿大小比例失调。

3)口腔健康,牙少有龋坏。

4)成年患者。

(2)禁忌证

1)牙有明显患龋倾向者。

2)釉质发育不良者。

(3)治疗程序:邻面去釉需遵循正确的程序并规范临床操作。

1)固定矫治器排齐牙齿,使牙齿之间接触点关系正确。

2)根据拥挤(或前突)的程度确定去釉的牙数,去釉的顺序从后向前。

3)使用分牙圈或开大型螺旋弹簧,使牙齿的接触点分开,便于去釉操作。最先分开的牙齿多为第一恒磨牙和第二前磨牙。

4)使用弯机头和细钻去除相邻两颗牙的邻面 0.2~0.3 mm 釉质,再做外形修整,去釉面涂氟。操作时注意保护牙龈和颊、舌组织。

5)在弓丝上移动螺旋弹簧,使近中牙齿向远中已经去釉获得的间隙移动。复诊时向远中移动的牙齿的近中接触点被分开,重复去釉操作以获得足够的间隙。

(三)增加骨量

扩大牙弓:扩展牙弓是增加骨量的主要措施,包括牙弓长度扩展与宽度扩展。

1.扩展牙弓长度

(1)推磨牙向远中:向远中移动上颌第一恒磨牙,每侧可得到 2～4 mm 的间隙;使下磨牙直立,每侧可得 1 mm 的间隙。临床通常的情况是推上颌磨牙向远中。

1)适应证:第一恒磨牙前移造成的轻度牙列拥挤;磨牙远中关系;第二恒磨牙未萌或初萌尚未建𬌗;最好无第三磨牙。

2)矫治器

口外弓:内弓的前部应离开切牙 2～3 mm,使用口外弓推上颌磨牙向远中时,使用的牵引力每侧为 300～500 g,每天戴用 12～14 h,并且应根据患者的面部垂直发育调整牵引力的方向,下颌平面角适中的病例使用水平牵引,高角病例使用高位牵引,低角病例使用颈牵引。

口内矫治器:有活动式和固定式。活动矫治器中比较有代表性的是树脂颈枕矫治器(acryliccervicalccipitalappliance,ACCO)。ACCO 推磨牙向远中的支抗来自腭基托和前牙,为了增强支抗、防止前牙唇倾,该处的唇弓做成树脂式并与前牙紧密贴合,起到类似唇挡的作用;推上磨牙向远中的口内固定式矫治器中,最常用为摆式矫治器,其后移磨牙的弹簧曲由钛铝丝(Titanium Aluminide,TMA)制成,并用改良 Nance 弓增加支抗,不需要使用口外弓。远中直立下磨牙有多种方法,例如固定矫治器的磨牙后倾曲、螺旋弹簧、滑动引导架、下颌唇挡等。这些方法常需配合使用Ⅲ类颌间牵引,用以防止可能出现的下切牙唇倾。

(2)唇向移动切牙:切牙切端唇向移动 1 mm 可以得到 2 mm 间隙。然而唇向移动切牙将使切牙前倾,牙弓突度增加,同时覆𬌗变浅,仅仅适用于切牙较为舌倾,覆𬌗较深的病例。唇向移动切牙多使用固定矫治器。

2.扩展牙弓宽度

牙列拥挤患者的牙弓宽度常比无拥挤者窄,使用扩大基骨和牙弓宽度的方法能获得排齐牙齿的间隙,并且可以保持稳定的效果。宽度开展有三种类型:矫形扩展、正畸扩展和功能性扩展。

(1)矫形扩展:即上颌腭中缝扩展,分为快速及慢速扩展。

1)适应证:主要用于严重拥挤或者严重宽度不调、后牙反𬌗病例;上颌发育不足进行前方牵引的安氏Ⅲ类错𬌗可以合并使用腭中缝扩展;此外,还可以用于鼻道阻塞的患者。8～14 岁的替牙晚期和恒牙早期患者都有效,但年龄越小,骨缝扩展的作用越明显,牙周并发症的可能性越小,并能使颅面生长发育趋于正常化;少数患者直到 18 岁仍有较好的腭中缝扩展效果。

2)扩展速度:有快速、慢速之分。快速腭中缝扩展,每日将螺旋开大 0.5～1.0 mm(每日旋转 2～4 次,每次 1/4 圈),连续 2～3 周。力的积累最大可达 2 000～3 000 g,使腭中缝迅速打开,随着腭中缝扩大,上中切牙间出现间隙,当上颌磨牙舌尖与下颌磨牙颊尖舌斜面咬合时停止扩展,然后将原螺旋开大器结扎固定保持 3～4 个月,使新骨在扩开的腭中缝处沉积。慢速腭中缝扩展每周将螺旋打开 1 mm(每周 4 次,每次旋转 1/4 圈),螺旋产生 1 000～2 000 g力,在 10～12 周逐渐使腭中缝扩开,然后将螺旋开大器结扎固定 3～4 个月或去除扩大器用活动矫治器保持 1 年以上维持扩展效果。快速和慢速扩展都可获得相同的作用效果,但慢速扩展更符合骨的生理反应。

3)效果:腭中缝扩展可使磨牙区增大 10 mm。对于年龄较小者,宽度扩展 50% 为骨缝效应,50% 为牙齿效应。年龄较大者骨缝效应减小,牙齿效应增大,因而易出现上磨牙颊倾、舌尖下垂、下颌平面开大的不利倾向。上颌宽度的增大使上牙弓周长增加 4 mm 以上,远期效果稳定。

(2)正畸扩展:通过后牙向颊侧倾斜移动使牙弓宽度扩大,每侧可得 1~2 mm 间隙。上颌常用分裂基托矫治器,下颌多用金属支架活动矫治器。

(3)功能性扩展:功能调节器(function regulator,FR)由于颊屏去除了颊肌对牙弓的压力,在舌体的作用下牙弓的宽度得以扩展,牙弓宽度增加可达 4 mm。然而此种治疗往往需要从替牙早期开始并持续到青春快速期。

(孙慧芳)

第二节　前牙深覆盖

前牙深覆盖是指上前牙切端至下前牙唇面的最大水平距离超过 3 mm 者。前牙深覆盖时磨牙关系多为远中,并常伴有前牙深覆𬌗,是典型的安氏Ⅱ类 1 分类错𬌗;前牙深覆盖、磨牙关系中性的情况在临床上较为少见,且往往是局部原因造成。

一、病因

造成前牙深覆盖的原因是上、下牙弓矢状关系不调,上颌牙弓过大或位置靠前、下颌牙弓过小或位置靠后;或者是上下颌骨的位置关系异常。上、下颌骨或上下牙弓关系不调受遗传与环境两方面的影响。

(一)遗传因素

研究表明,Ⅱ类错𬌗上颌牙相对于下颌牙不成比例的偏大。另外,上前牙区额外牙、下切牙先天缺失等均可致前牙深覆盖。这些因牙齿大小、数目异常所造成的错𬌗受遗传较强的控制。严重的骨骼畸形,如下颌发育过小、上颌发育过大也受遗传因素明显的影响。

(二)环境因素

1.局部因素

局部因素包括口腔不良习惯和替牙障碍。一些口腔不良习惯如口呼吸习惯、长期吮拇指、咬下唇等可造成上前牙唇倾、拥挤,前牙深覆盖。

2.全身因素

全身疾病如钙磷代谢障碍、佝偻病等,均可引起上牙弓狭窄,上前牙前突和远中关系。

二、类型

按病因机制,前牙深覆盖分为以下 3 型。

(一)牙性

常因上下前牙位置或数目异常造成,颌骨、颅面关系基本协调,磨牙关系可为中性。如上前牙唇向、下前牙舌向错位;或者上颌前部额外牙或下切牙先天缺失等。

（二）功能性异常

神经肌肉反射引起的下颌功能性后缩。异常神经肌肉反射可因口腔不良习惯引起，也可由给因素导致。功能性下颌后缩、上颌一般正常，当下颌前伸至中性磨牙关系时，上下牙弓矢状关系基本协调，面型明显改善。此型错𬌗多数预后良好。

（三）骨性

由于颌骨发育异常导致上下颌处于远中错𬌗。功能性和骨性前牙深覆盖远比单纯牙性者多见。研究表明，形成安氏Ⅱ类1分类错𬌗的骨骼因素中，下颌后缩是主要因素。这提示早期进行生长控制时使用功能矫治器促进下颌发育，比使用口外弓抑制上颌发育更具有普遍性。

三、矫治

（一）早期矫治

（1）尽早去除病因，例如破除各种口腔不良习惯，治疗鼻咽部疾患，拔除上颌额外牙及扩展宽度不足的上牙弓等。

（2）对于存在上、下颌骨关系不调的安氏Ⅱ类1分类错𬌗患者，进行矫形治疗以免影响颌骨的生长。

1）促进下颌向前生长：Ⅱ类错𬌗的主要因素是下颌后缩，因此，对大多数Ⅱ类错𬌗病例，近中移动下颌是矫正前牙深覆盖，远中磨牙关系和增进面部和谐与平衡的有效方法。从替牙期到恒牙早期，下颌经历了生长快速期，在此阶段宜采用功能矫治器如肌激动器、Twinblock矫治器、Herbst矫治器刺激、促进下颌地向前生长，对许多Ⅱ类错𬌗前牙深覆盖和远中磨牙关系的矫正起到很好的作用。

2）远中移动上颌与抑制上颌向前生长：远中移动上颌的难度很大，真正的骨骼畸形需要采用外科手术。但是，抑制上颌向前的发育却是可以做到的。在生长发育早期使用口外弓，限制上颌向前生长，与此同时，下颌能自由地向前发育，最终建立正常的上、下颌矢状关系。

3）后部牙槽嵴高度的控制：除颌骨矢状关系不调外，Ⅱ类错𬌗常伴有颌骨垂直关系不调。根据几何学原理，后部牙槽嵴高度减小，下颌将向前向上旋转，下颌平面角减小，颏点位置前移，这对高角病例的治疗有利；相反，后部牙槽嵴高度增加，下颌将向后向下旋转、下颌平面角增大，颏点位置将后移，这对低角病例的治疗有利而不利于高角病例侧貌的改善。

口外弓通过改变牵引力的方向对后部牙槽嵴高度的控制能起到较好的作用。高角病例使用高位牵引，低角病例使用颈牵引，面高协调者使用水平牵引。功能性矫治器，例如肌激动器则不然，治疗中后部牙槽嵴高度增加、下颌平面角增大的情况常常发生。因此，对以下颌后缩为主，下颌平面角较大的Ⅱ类高角病例，临床上常将高位牵引口外弓与肌激动器联合使用。改变颌骨的生长的最佳治疗时间在青春生长迸发期前1~2年。由于改变生长型是有限度的，大多数有颌间关系不调的安氏Ⅱ类1分类错𬌗病例需要在恒牙早期进行二期综合性矫治。

（二）综合性矫治

1. 矫治原则

恒牙早期前牙深覆盖病例大多数为安氏Ⅱ类1分类错𬌗，伴有不同程度的颌骨及颅面关系不调。轻度或中度骨骼关系不调时，正畸治疗常常需要减数拔牙，在间隙关闭过程中，通过牙齿上下、前后的不同移动，代偿或掩饰颌骨的发育异常。对于尚处于青春生长迸发期前或刚刚开始的部分患者,可以抓紧时机,进行矫形生长控制。严重的骨骼异常需要在成年之后进行外科正畸。

2.恒牙期安氏Ⅱ类1分类错𬌗的治疗目标

①通过拔牙解除牙列拥挤,排齐牙列;②减小前牙的深覆𬌗;③减小前牙的深覆盖;④矫正磨牙关系。为达到这一矫治目标,需要拔牙提供间隙。常用的拔牙模式是拔除14、24、34、44,有的患者也可拔除14、24、35、45。上牙弓拔牙间隙主要用于前牙后移,减小覆盖;下牙弓拔牙间隙主要用于后牙前移、矫正磨牙关系。

3.正畸治疗方法

恒牙期拔除4颗前磨牙的安氏Ⅱ类1分类错𬌗患者的矫治多采用固定矫治器。以方丝弓矫治器为例,矫治过程如下。

(1)排齐和整平牙弓:应用弓丝以由细到粗、由软到硬、由圆到方为原则。整平牙弓时常可戴用平面导板打开咬合。如需增强磨牙支抗,可配合使用腭杆、口外弓等辅助装置。

(2)颌内牵引:远中移动上尖牙,使尖牙与第二前磨牙靠拢,下颌尖牙一般不需要单独向远中移动。

(3)内收切牙、减小覆盖:内收上前牙是矫正前牙深覆盖的主要方法。如上前牙需要较多的后移,应当使用方丝,对上切牙进行内收的同时行根舌向(冠唇向)的转矩控制。上前牙内收时,由于"钟摆效应"。前牙的覆𬌗将会加深,使原本在第一阶段得以控制或矫正的深覆𬌗重新出现。为此,在弓丝的关闭曲前后弯人字形曲,在内收的同时,继续压低上切牙。

(4)磨牙关系矫正:由于上颌的6颗前牙分两阶段向远中移动,下颌6颗前牙同时向远中移动,下颌磨牙的前移将比上颌磨牙多;另外,在内收切牙时常配合使用Ⅱ类颌间牵引,起到保护上磨牙支抗,消耗下磨牙支抗的作用,这进一步改变了上、下磨牙前移的比例;治疗中若使用口外弓,上磨牙的前移会得到更有效地控制。通过这些共同作用,使前后牙段发生不同比例的近远中移动,最终前牙达到正常的覆盖关系,磨牙建立中性。

(5)精细调整:可利用各种牵引如三角形、矩形牵引等达到理想的尖窝关系。矫治设计:拔除14,24,35,44,直丝弓矫治技术,上颌横腭杆+Nance弓。治疗时间:23个月。

(刘双云)

第三节　后牙反咬合

一、概述

后牙反咬合是指下颌后牙突出于上颌后牙的颊侧,呈反覆盖现象。后牙反咬合可以发生在各个牙列期,可以是个别后牙反咬合,也可以是多数后牙反咬合,可发生在单侧或双侧。

(一)病因

1.乳磨牙早失或滞留

由于乳磨牙早失或滞留,可引起上颌后牙舌向的错位或下颌后牙的颊向错位,而导致个别牙反咬合。

2.一侧乳磨牙或恒牙的龋病

一侧乳磨牙或恒牙的深龋,迫使患者只能用另一侧进行咀嚼,长期的偏侧咀嚼方式可导致一例多数后牙反咬合。

3.一侧下颌受到不正常的压力

如单侧托腮习惯,可以使下颌逐渐偏向对侧,引起对侧多数后牙反咬合。

4.口呼吸

长期口呼吸的患者两颊压力增大,上牙弓逐渐变窄,可以导致双侧多数后牙反咬合。

5.腭裂患者

由于腭裂致使上颌牙弓宽度发育不足或手术后瘢痕影响,常伴有双侧后牙反咬合。

(二)临床表现

1.个别后牙反咬合

可表现为个别上后牙舌向或个别下后牙颊舌错位。个别后牙反咬合对咀嚼功能及颅骨的发育影响较小,但对颞下颌关节可有不良影响。

2.单侧多数后牙反咬合

常常合并前牙反咬合,其下中切牙中线、颏部及下颌多端向反咬合侧,导致颜面左右不对称。

3.双侧多数后牙反咬合

上颌骨的宽度发育不足,上颌牙弓狭窄,面部狭长,左右对称。双侧多数后牙反咬合合并前牙反咬合的患者,其上颌骨前部明显发育不足,颜面的侧面观呈现凹面形。

后牙反咬合的牙数愈多,程度愈严重,对咬合的锁结作用和对咀嚼功能的影响也就愈大,对颌骨的发育及颞下颌关节的影响也愈大。

(三)诊断

后牙反咬合,根据反咬合牙的数目和部位不同可分为:①个别后牙反咬合。②一侧后牙反咬合。③双侧后牙反咬合。

二、矫治方法

1.个别后牙反咬合

个别上颌后牙舌向错位所致的后牙反咬合,可用可摘矫治器上附有的双曲舌簧,将错位牙向颊侧移动;个别下后牙颊向错位所致的后牙反咬合,可在可摘矫治器上焊接指簧将其向舌侧压入;对于个别上后牙舌向和下后牙颊向错位导致的后牙反咬合,可采用交互支抗牵引矫治纠正。

2.一侧多数后牙反咬合

可采用上颌单制后牙咬合垫式矫治器,即在正常的一侧牙上做咬合垫升高咬合,使反咬合侧解除锁结关系,在反咬合侧后牙的腭侧放置双曲舌簧,治疗过程中,调整双曲舌簧使反咬合侧的上后牙向颊侧移动。

当反咬合关系解除后,应及时分次磨减咬合垫,必要时需配合调精,调磨上后牙的舌尖及下后牙的颊尖,建立良好的咬合关系。

3.双侧多数后牙反咬合

这类患者的上牙弓明显狭窄,可采用:①上颌分裂簧分裂基托附双侧咬合垫矫治器。②上颌螺旋簧分裂基托附双侧咬合垫矫治器。③双曲舌簧扩大牙弓矫治器。利用分裂簧、螺旋簧及双曲舌簧,均可达到扩大上颌牙弓宽度的目的。反咬合解除后应分次磨减咬合垫,同时在矫治过程中配合牙尖的调磨,以建立稳定的咬合。反咬合矫正后,可配合嚼肌、颞肌的功能训练,以巩固矫治效果及建立咬合平衡。

(刘双云)

第四节　深覆𬌗

深覆𬌗是指上、下牙弓及颌骨垂直向发育异常所致的错𬌗畸形,主要表现为上前牙切缘覆盖下前牙牙冠唇面长度 1/3 以上或下前牙切缘咬合与上前牙舌面切 1/3 以上。

一、病因

(一)遗传因素

上下颌骨间大小、形态发育不调可导致深覆𬌗。上颌发育过大,下颌形态异常,位置靠后。下颌呈逆时针生长型。

(二)全身因素

儿童时期全身慢性疾病致颌骨发育不良,后牙萌出不足,后牙槽嵴高度发育不足,前牙槽嵴高度发育过度。

(三)咬合因素

咬肌、翼内肌张力过大,有紧咬牙习惯,抑制了后牙牙槽嵴的生长。

(四)局部因素

多数乳磨牙或第一恒磨牙早失,颌间距离降低;先天缺失下切牙或乳尖牙早脱,下牙弓前段缩短,下切牙与上切牙无正常接触,导致下切牙伸长。

(五)其他因素

双侧多数磨牙颊、舌向错位严重,后牙过度磨耗。

二、临床表现

以安氏Ⅱ类 2 分类为例简述其临床表现。

(一)面型

一般呈短方面型,面下 1/3 较短,下颌平面角小,咬肌发育好,下颌角区丰满,颏唇沟深。

(二)牙

上切牙垂直或内倾,上尖牙唇向,上牙列拥挤,下切牙内倾拥挤。

(三)牙弓

上下牙弓呈方形,切牙内倾致牙弓长度变短,下牙弓矢状曲线曲度过大;上牙弓因切牙内倾,矢状曲线常呈反向曲线。

(四)咬合

前牙呈深覆𬌗,覆盖常小于 3 mm,前牙呈严重的闭锁𬌗。

（五）磨牙关系

由于下颌被迫处于远中位,常呈远中关系;如仅为牙弓前段不调,磨牙可能呈中性关系。

（六）口腔内软组织

由于上下切牙呈严重闭锁胎,深覆殆可能引起创伤性牙龈炎,急性或慢性牙周炎。

（七）颞下颌关节

下颌运动长期受限者,可出现咬肌、颞肌、翼内肌压痛、张口受限等颞下颌关节紊乱疾病。

三、诊断

为了更好地分析、治疗,将深覆殆分为牙性和骨性两类。

（一）牙性

上下颌前牙及牙槽嵴过长,后牙及牙槽嵴高度发育不足;上前牙牙轴垂直或内倾,下前牙有先天缺牙或下牙弓前段牙列拥挤致下牙弓前段缩短;磨牙关系可能为中性,轻度远中或远中;面部畸形不明显。

（二）骨性

除牙型表现外,同时伴颌骨与面部的畸形,面下 1/3 畸形明显。

四、矫治

（一）替牙期及恒牙初期

1. 牙性深覆殆

牙性深覆殆由牙或牙槽在垂直向发育异常引起。

(1)治疗原则:改正切牙长轴,抑制上下切牙的生长,促进后牙及牙槽嵴的生长。

(2)治疗方法:常用上颌活动矫治器,平面导板上附双曲舌簧,平面导板高度以打开后牙咬合 3 mm 左右为宜。矫正上切牙内倾的同时矫正深覆殆,让下颌及下切牙自行调整,待上切牙牙轴改正,深覆殆改善后,视下颌情况作活动或固定矫治器排齐下前牙,改正下切牙内倾和曲度过大的矢状曲线。

2. 骨性深覆殆

除牙或牙槽在垂直向发育异常外,同时伴有上下颌骨间位置的失调。

(1)治疗原则:首先矫正内倾的上前牙,解除妨碍下颌骨发育的障碍,引导颌面部正常生长,刺激后牙及牙槽嵴的生长,抑制前牙及牙槽嵴的生长。

(2)治疗方法:可使用上颌活动矫治器或固定矫治器,先粘上颌托槽以矫正上切牙长轴,解除闭锁;如覆殆深,可同时在上牙弓舌侧作平面导板,打开后牙咬合以利后牙生长,并使下颌自行向前调整,待上切牙长轴矫正,深覆殆改善后,作下颌固定矫治器排齐下牙列并矫正矢状曲线;如仍为远中关系,可进行Ⅱ类牵引,如后牙长度仍不足时,可在双侧后牙作垂直向牵引以刺激牙及牙槽嵴的生长。

（二）恒牙后期及成年人

因为生长发育已基本结束,治疗重点应是矫正牙及牙槽嵴的异常。但使用的矫治力应更轻、更柔和,以利于牙周组织改建。

1. 牙性深覆殆

可用固定矫治器,先矫正内倾的上颌切牙以解除对下颌的锁结,上牙弓舌侧可附平面导板打开后牙咬合以矫正深覆𬌗。咬合打开后再粘下颌托槽排齐下牙列,改正𬌗曲线使上下前牙建立正常的覆𬌗、覆盖关系。

2.骨性深覆𬌗

成人骨性深覆𬌗,特别是前、后面高比例过大,下颌平面角小的患者,治疗十分困难。严重的骨性深覆𬌗患者打开咬合、改正深覆𬌗难度很大,必要时可以采用外科正畸治疗。

(王其波)

第五节　阻生牙与埋伏牙

牙齿因为骨、牙或纤维组织阻挡而不能萌出到正常位置称为阻生。轻微阻生时牙齿可能萌出延迟或错位萌出;严重时牙齿可能埋伏于骨内成为埋伏牙。阻生、埋伏牙在正畸临床较为常见,在安氏Ⅰ、Ⅱ、Ⅲ错𬌗中都有发生。阻生、埋伏牙常发生在上颌中切牙,上颌尖牙,下颌第一恒磨牙,下颌第三磨牙。阻生牙的存在,给正畸治疗增加了难度,有时甚至给治疗结果带来缺陷。

一、上颌中切牙

(一)上颌中切牙的发育与萌出

上中切牙牙胚位于乳切牙的腭侧上方。出生前即开始增生、分化,生后3～4个月牙冠开始矿化,4～5岁时矿化完成,7～8岁时开始萌出,但变异较大。大约在10岁时牙根发育完成。中国儿童上颌中切牙萌出的时间,男性平均为8.1岁,女性平均为7.8岁。

(二)上颌中切牙阻生的患病情况

在门诊错𬌗病例中,上颌中切牙阻生者约占2.3%,男性略多于女性。上颌中切牙阻生多发生于单侧,发生双侧者也可见到,还可见到合并侧切牙、尖牙同时阻生者。

(三)病因

1.乳切牙外伤

乳切牙易于受外伤,并因此影响到恒中切牙的正常发育,使中切牙牙根弯曲、发育延迟,而引起埋伏。应当注意的是乳切牙的外伤不易确定,一些原因不明的中切牙阻生很可能属于此。

2.乳牙因龋坏滞留或早失

乳牙因龋坏滞留或早失使恒牙间隙不足而阻生。

3.多生牙

切牙区是多生牙的好发部位。多生牙位于中切牙萌出路径时中切牙萌出将受阻。

(四)上颌中切牙埋伏阻生的处理

(1)X线检查可确定阻生中切牙牙齿的发育,包括牙冠、牙根的形态,有否弯根、短根,发育是否较正常侧中切牙延迟,是否有多生牙存在。阻生中切牙多位于唇侧,但应在X线片上确定牙齿的位置、方向、与邻牙关系。

(2)多生牙引起的中切牙阻生,8～9岁时拔除多生牙后,中切牙能自行萌出,但萌出后多有位置不正,需进一步正畸治疗。

（3）10 岁以上的患者，若中切牙埋伏阻生，应当先以正畸方法为阻生的中切牙开拓出足够的间隙，并且在弓丝更换至较粗方丝时，再进行开窗术。

（4）开窗多从唇侧进行，若中切牙表浅则可直接粘托槽，若中切牙位置较深，则宜做转移龈瓣开窗。即刻粘托槽之后在托槽上置一结扎丝做成的牵引钩，或置一链状弹力圈，缝合龈组织，使牵引钩（弹力圈）末端露在创口之外以便牵引，这样处理有利于中切牙龈沿形态。注意手术不要暴露过多的牙冠。

（5）弱而持久的矫治力牵引中切牙入牙列。

（6）对于冠根倾斜，唇舌向旋转，严重异常的埋伏阻生中切牙，可以手术暴露阻生牙牙冠的任何一部位，粘托槽并牵引出骨后再重新黏着托槽定位牙冠。

（7）牵引入列的中切牙宜过矫正使其与对𬌗牙覆𬌗偏深。有时中切牙唇向，牙冠较长，需要加转矩力使牙根舌向入骨内。

（8）必要时行牙龈修整术。

（9）形态发育严重异常、严重异位或有可能伤及邻牙的埋伏阻生中切牙，确实无法保留时，可以拔除，并根据正畸的设计，近中移动侧切牙并修复成为中切牙外形；或者保留间隙，以义齿修复。

二、上颌尖牙

（一）尖牙的发育与萌出

上颌恒尖牙牙胚位于乳尖牙腭侧的上方、下颌恒尖牙牙胚位于乳尖牙的舌侧下方。出生后尖牙牙胚即开始增生、分化，4～5 个月时牙冠开始矿化，6～7 岁时矿化完成。上颌尖牙 11～13 岁时开始萌出，13～15 岁时牙根完成；下颌尖牙在 10～12 岁时开始萌出，12～14 岁时牙根完成。

我国儿童上颌尖牙萌出的时间，男性平均为 11.3 岁，女性平均为 10.8 岁；下颌尖牙男性平均为 10.6 岁，女性平均为 10.3 岁。

（二）上颌尖牙的萌出异常

1.原因

（1）上颌尖牙萌出路径较长，易于受阻而发生唇向或腭向错位。

（2）上颌尖牙是上前牙中最后萌出的牙齿，由于前拥挤的存在，上尖牙萌出受阻。唇向异位的尖牙中 83％的患者有间隙不足。

（3）腭向异位的上颌尖牙遗传因素起主导作用，而与局部因素无关，如乳牙滞留、拥挤等。安氏Ⅱ类患者尖牙阻生较多且有家族倾向。

2.患病率

根据瑞典的一项研究资料，上尖牙阻生错位萌出在自然人群中的患病率为1.5％～2.2％，其中腭向错位占 85％，唇向错位占 15％；女孩比男孩上尖牙阻生的情况多见。

中国儿童上尖牙屏侧阻生错位的情况较多见，这是否与中国儿童牙列拥挤较为常见，或者为人种族差异所致，尚待进一步研究。

3.错位尖牙造成的问题

（1）相邻侧切牙发育异常：研究表明腭向错位的上颌尖牙患者中，约有 50％伴有相邻侧切牙小或呈钉状，甚至先天缺失。小或钉状侧切牙牙根不易被腭向异位的尖牙牙冠压迫吸收，而正常大小的侧切牙牙根常位于异位尖牙的萌出道上,因而牙根容易受压吸收。

(2)邻牙的根吸收:上尖牙阻生伤及相邻切牙牙根的发生率为 12.5%~40%,女性比男性常见。牙根的受损是无痛性且呈进行性发展,可以造成邻牙的松动甚至丢失。

(3)阻生尖牙囊性变,进而引起局骨组织损失,且可能伤及相邻切牙牙根。

(4)尖牙阻生增加了正畸治疗的难度和疗程,严重阻生的尖牙可能需要拔除。

(三)上颌尖牙阻生的早期诊断

萌出过程正常的上颌尖牙,在萌出前 1~1.5 年,可在唇侧前庭沟处摸到硬性隆起。有资料表明男孩 13.1 岁,女孩 12.3 岁时,80% 的尖牙已萌出。因此在 8 岁或 9 岁时应开始注意尖牙的情况以便及早发现错位的尖牙,特别是对有家庭史、上侧切牙过小或先天缺失的患者。临床上如有以下情况应进行 X 线检查:①10~11 岁时在尖牙的正常位置上摸不到尖牙隆起。②左右侧尖牙隆起有明显差异。③上侧切牙迟萌,明显倾斜或形态异常。

X 线片包括口内根尖片、全口曲面断层片、前部𬌗片,有条件者可拍摄前部齿槽断层片,以精确确定埋伏阻生牙的位置是唇向或者腭向、侧切牙牙根是否受累。侧切牙牙根受损在根尖片上常不能确诊。

(四)上颌尖牙阻生的早期处理

(1)如果早期诊断确定上颌恒尖牙阻生而牙弓不存在拥挤时,拔除乳尖牙后绝大多数阻生的恒尖牙可以正常萌出。有研究报道一组 10~13 岁上尖牙严重错位、牙弓不存在拥挤的病例,在拔除乳尖牙后,78% 的腭侧阻生的恒尖牙能自行萌出到正常位置,但 12 个月后 X 线片无明显改善者,恒尖牙将不能自行萌出。拔除上颌乳尖牙使恒尖牙自行萌出的适应证:①牙弓无拥挤;②尖牙腭向异位;③10~13 岁。

(2)对伴有牙列拥挤的病例,单纯拔除乳尖牙对恒尖牙的萌出并无帮助,必须同时扩展牙弓、解除拥挤,才能使恒尖牙正常萌出。

(五)上颌尖牙埋伏阻生的处理

患者年龄超过 14 岁而上颌尖牙仍未萌出者,应考虑到上颌尖牙埋伏阻生的可能性,并以 X 线检查确定尖牙的位置、发育和形态。

1.治疗方法

(1)外科开窗暴露尖牙冠,再用正畸方法使尖牙入牙列。

(2)拔除埋伏尖牙,然后再行下列处置。①正畸方法:用第一前磨牙代替尖牙;②修复尖牙或种植;③自体移植。其中以外科开窗后正畸牵引的使用最为广泛。

2.唇侧埋伏阻生上颌尖牙的处理

(1)如果间隙足够或经正畸开展后足够,唇侧埋伏阻生的尖牙有可能自行萌出。

因此正畸治疗开始 6~9 个月不考虑外科开窗,而只进行排齐、整平、更换弓丝至 0.45 mm×0.625 mm(0.018 英寸×0.025 英寸)方丝。

(2)若在方丝阶段尖牙仍未萌出则应外科暴露阻生尖牙冠。根据尖牙的位置有以下术式。①根尖部复位瓣;②侧方复位瓣;③游离龈移植;④闭合式助萌技术。

其中闭合式助萌术是最好的方法,即剥离升高龈瓣,暴露尖牙冠,黏合附件后缝合瓣,使之覆盖牙冠。该法能获得较好的龈缘形态,但若托槽脱落,则需再次手术和粘托槽。应当注意的是当埋伏的尖牙冠与侧切牙根相邻时,会造成侧切牙冠倾斜。此种情况下,只有在外科术后将尖牙从侧切牙根区移开后才能排齐整平侧切牙,否则可能伤及侧切牙牙根。

3.腭侧埋伏阻生上颌尖牙的处理

(1)由于腭侧的骨板和黏膜较厚,腭侧阻生的尖牙很少能自行萌出而必需外科开窗助萌。

(2)腭侧阻生的上颌尖牙有粘连牙的可能。这在年龄较小的患者中少见,但在成人中却可见到。因此,对拥挤伴尖牙埋伏的患者特别是成年患者应当小心。若治疗需要拔除前磨牙,应当在先处理埋伏尖牙,待埋伏尖牙在正畸力作用下开始正常移动之后再拔除前磨牙。那种认为由外科医师"松解"粘连牙,然后再行正畸移动的观点并不可靠,因为外科医师很难做到"适当"的"松解",且牙齿"松解"之后可再度粘连。

(3)外科开窗后,腭侧阻生牙很少能自动萌出。开窗之后必需开始牵引,因为萌出过程太慢,组织可能愈合而需要第二次开窗。

(4)腭侧埋伏尖牙的开窗术,应检查尖牙的动度,特别是对成年患者,若尖牙为粘连牙,应更改矫治设计,拔除尖牙。

(5)以方形弓丝稳定牙弓,使用弱而持久的力牵引尖牙入牙列,防止牵引过程中邻牙的压低和唇舌向移位。为使尖牙顺利入列,为尖牙准备的间隙应比尖牙稍大。

(6)有研究表明,在成年患者腭侧阻生尖牙的治疗过程中,有20%出现死髓,75%发生颜色的改变。因此,要告知患者这种风险,并要避免过分地移动牙齿。

(7)腭侧埋伏阻生的尖牙矫正后复发倾向明显,因此宜早期矫正旋转,进行足够的转矩控制使牙根充分向唇侧移动,必要时行嵴上牙周环形纤维切除术,并使用固定保持。

(8)上颌尖牙腭侧阻生是正畸临床中的疑难病例,疗程将延长6个月,并存在若干风险,对此应有估计并向患者说明。

(六)下颌尖牙埋伏阻生

下颌尖牙埋伏阻生很少见。若出现埋伏阻生,多在侧切牙的舌侧。治疗程序为开拓间隙,方形弓丝稳定牙弓,外科开窗暴露埋伏尖牙冠、粘托槽、牵引。埋伏阻生的下颌尖牙偶有粘连而不能萌出。

(七)尖牙异位萌出

1.尖牙-前磨牙异位

尖牙-前磨牙异位是最常见的牙齿异位。

2.尖牙-侧切牙异位

见于下颌。已完全萌出的异位尖牙很难用正畸的方法将其矫正到正常位置。

(八)尖牙拔除

正畸治疗很少拔除尖牙,唇向异位的上颌尖牙更禁忌拔除。尖牙拔除的适应证如下。

(1)尖牙位置极度异常,如高位且横置的埋伏上尖牙。

(2)尖牙位置造成移动的危险,如尖牙埋伏于中、侧切牙之间。

(3)尖牙粘连。

(4)尖牙牙根存在内吸性或外吸性,尖牙囊肿形成。

(5)患者不愿花更多的时间治疗。

三、下颌第二恒磨牙

(一)下颌第二恒磨牙的发育与萌出

下颌第二恒磨牙牙胚位于第一恒磨牙远中牙槽突内,出生前即开始增生,2.5~3岁时牙冠开始矿化,7～8 岁时矿化完成,11～13 岁萌出,所以又称"12 岁磨牙",根形成在 14～16 岁。中国儿下颌第二恒磨牙的萌出时间男性平均年龄为 12.5 岁,女性为 12.0 岁。

(二)下颌第二恒磨牙阻生的处理

下颌第二恒磨牙阻生在临床上随时可见,并有可能伴有囊性变。根据阻生的严重程度,处理方式不同。

1.下颌第二恒磨牙轻度阻生

(1)第二恒磨牙前倾,远中可能已露出牙龈,近中与第一恒磨牙牙冠相抵,第二恒磨牙的近中边沿嵴位于第一恒磨牙远中外形高点的下方。此时可以采用弹力分牙圈松解两牙的接触点,使第二恒磨牙自行萌出。有时第一恒磨牙带环对第二恒磨牙的萌出起阻挡作用,应暂时去除带环,改为黏着式颊面管。

(2)因阻生造成下颌第二恒磨牙舌倾的情况较为常见,若同时存在上颌第二恒磨牙颊向或颊倾,两牙将形成正锁𬌗关系。

第二恒磨牙的锁𬌗在其萌出过程中,矫正比较容易。简单地黏着托槽或颊面管,以细丝纳入即可使其进入正常萌出位置。第二磨牙建后,锁𬌗的矫正相对困难,患者年龄越大,矫治难度越大。矫治的方法有两种:锁𬌗牙齿颌间交互牵引,或方形弓丝对第二恒磨牙加转矩(上颌冠舌向,下颌冠颊向)。交互牵引作用较强,但却有升高后牙的不利效果。应当注意的是锁𬌗牙的矫正需要间隙,当后段牙弓存在拥挤时,可能需要减数,如拔除第三磨牙。

2.下颌第二恒磨牙严重阻生

(1)当第三磨牙缺失或过小时,可行外科开窗暴露第二恒磨牙牙冠,然后用正畸方法使之直立。

(2)当第三磨牙发育正常时,可以拔除阻生的第二二恒磨牙。若患者年龄较小(12～14 岁),第三磨牙可自行萌出到第二恒磨牙的位置;若患者年龄较大,则往往需要正畸辅助治疗。

有关研究表明:下颌第三磨牙牙胚的近远中倾斜度对其最终位置并无影响,第二磨牙拔除之后,第三磨牙牙胚的倾斜度有减小的趋势;同样,舌倾的第三磨牙也不是拔除第二磨牙的禁忌证,在拔除第二磨牙后,许多舌倾的第三磨牙变得直立。在第三磨牙发育早期,牙胚与第二恒磨牙之间常存在间隙,此间隙将在发育中消失,因而此种情况也不是拔除第二恒磨牙的禁忌证。

在第三磨牙发育的哪一个阶段拔除下第二恒磨牙对第三磨牙萌出位置影响并不大。一般来说,第二磨牙越早拔除,等待第三磨牙萌出的时间越长,疗程也越长。但临床上为治疗牙列拥挤,常需要较早拔除。拔除下颌第二恒磨牙后,许多患者需要正畸辅助治疗,使第三恒磨牙达到正常位置,因此治疗要延至第三磨牙萌出后,对此医患双方应达成共识。

(三)直立下颌第三磨牙的方法

下颌第二磨牙阻生而在正畸治疗中被拔除的病例,或者拔除前磨牙后,下颌第三磨牙已萌出、但位置不正的病例,需要用正畸方法直立。

1.一步法

适用于轻中度近中倾斜阻生的病例。在部分萌出的下颌第三磨牙颊侧粘颊面管,其余牙齿全部粘托槽,或者仅第一磨牙粘托槽,两侧第一磨牙之间的舌弓相连加强支抗。以螺旋弹簧远中移动并直立第三磨牙。

2.二步法

适用于近中倾斜较明显,不可能在颊侧粘颊面管的病例。治疗可延至 18～19 岁,下颌第三磨牙无法自行调整位置时进行。先在𬌗面黏着颊面管使以片断弓和螺旋弹簧第三磨牙冠施加远中直立力,当第三磨牙位置改善之后,再在颊侧粘颊面管继续治疗。

四、下颌第三磨牙

(一)第三磨牙的发育与萌出

第三磨牙的发育、矿化与萌出个体之间有很大的差异。开始发育可早至 5 岁或晚至 16 岁,一般多在 8～9 岁。有的儿童牙冠的矿化早至 7 岁,有的却晚至 16 岁,一般是在 12～18 岁牙冠矿化完成,18～25 岁间牙根发育完成。萌出时间也很不相同。发育较早的第三磨牙并不总是萌出较早。许多调查显示70%以上的下第三磨牙变为阻生,也有报道 10%的第三磨牙不发育而先天缺失。下颌第三磨牙矿化的早期,𬌗面稍向前并向舌侧倾斜,以后随着升支内侧骨的吸收、下颌长度的增加,牙胚变得较为直立。与此相反,上颌第三磨牙向下、向后并常常向外萌出,此有造成深覆盖或正锁𬌗的可能。由于舌肌和颊肌对上、下颌第三磨牙牙冠作用,而将使其自行调整,但若间隙不足,则锁𬌗将发生。

(二)下颌第三磨牙阻生的发生率

由于样本不同,阻生的定义不同,下颌第三磨牙阻生率报道的结果差别很大。在许多人群中下颌第三磨牙的阻生率可能为 25%或更高。

(三)病因

由于人类进化中颌骨的退缩,使位于牙弓最后的第三磨牙常常因间隙不足而发生阻生。除了这一种族化的背景之外,以下局部因素可能与第三磨牙阻生有关。

(1)下颌骨较小,生长方向垂直。

(2)下颌宽度发育不足。

(3)第三磨牙发育延迟,将使阻生的可能性增加。

(4)第三磨牙萌出角度不利。

(四)下颌第三磨牙阻生的类型

根据研究,下颌第三磨牙阻生分为以下 5 种类型。

1.萌出角减小

第三磨牙𬌗面与下颌平面形成的夹角,即第三磨牙萌出角逐渐减小,第三磨牙逐渐直立,但仍不能完全萌出。此种类型占阻生下颌第三磨牙的 46%。

2.萌出角保持不变

此种类型占阻生下颌第三磨牙的 13%。

3.萌出角逐渐增大

牙齿生长时向近中更加倾斜,导致萌出角逐渐增大水平阻生。该种类型占阻生下第三磨牙的 41%,且无法预测。

4.萌出角发生有利改变

萌出角发生有利改变但因间隙缺乏,仍不能萌出形成垂直阻生。

5.萌出角过度减小

萌出角过度减小致第三磨牙向远中倾斜阻生,此种情况不多见。

有学者认为下颌第三磨牙萌出行为的不同是因其牙根发育的差异。当近中根发育超过远中根时萌出角减小,牙齿逐渐直立;而当远中根发育超过近中根时,萌出角增大,牙齿更向近中倾斜。

(五)正畸治疗对下颌第三磨牙萌出的影响

1.不拔牙矫治

不拔牙矫治增加了第三磨牙阻生的可能性,这是因为治疗中常需要将下颌第一磨牙和第二磨牙远中倾斜。同样的原因,口外弓推上颌磨牙向远中,减小了上第三磨牙的可利用间隙,使第三磨牙阻生的可能性增加。

2.第二磨牙拔除

拔除第二磨牙后,第三磨牙萌出空间明显增大,几乎所有病例的第三磨牙都可以萌出,但萌出的时间却相差很大,从 3~10 年不等,也很难预测。虽然上颌第三磨牙常可自然萌出到正常位置,但下颌第三磨牙位置常需正畸直立,将使治疗延长到 20 岁左右。

3.前磨牙拔除

一般认为,前磨牙的拔除能增加第三磨牙萌出的机会。有学者发现前磨牙拔除能为下颌第三磨牙提供 25% 以上的间隙,有 80% 的第二磨牙能萌出,而不拔牙矫治的对照组中下第三磨牙萌出仅占 55%。有学者认为,从为下颌第三磨牙提供间隙的观点看,第二前磨牙拔除比第一前磨牙拔除更好。

大多数拔除前磨牙的病例磨牙前移 2~5 mm,然而增加的这一间隙并不总能使第三磨牙萌出。对前牙严重拥挤或明显前突的病例,拔牙间隙应尽可能用于前牙的矫正,第三磨牙增加的间隙更是有限。因此拔除 4 颗前磨牙的病例有时仍然需要拔除 4 颗阻生的第三磨牙,总共是 8 颗牙齿,应当将这种可能性事先向患者说明。

(六)第三磨牙拔除的适应证

(1)反复发作冠周炎。

(2)第二磨牙远中龋坏或第三磨牙不用于修复。

(3)根内或根外吸收。

(4)含牙囊肿。

(5)因第三磨牙造成的牙周问题波及第二磨牙。

(6)正畸治疗。

正畸临床为解除拥挤拔除第三磨牙的情况并不多见,但 MEAW 矫治技术常设计拔除第三磨牙,直立后牙,矫治开𬌗。对于正畸治疗后为预防下前牙拥挤复发而拔除无症状的第三磨牙的做法目前仍存在分歧。

一项对正畸治疗完成后未萌第三磨牙的追踪研究发现,某些患者出现第二磨牙牙根吸收,第二磨牙远中牙槽嵴降低,因此,这样的患者宜每 2 年对第三磨牙进行一次 X 线检查,必要时再行拔除。

(王其波)

第六节 乳期、替牙期的早期矫治

一、不良习惯的破除

口腔不良习惯是指发生于口腔的、不正常的，对患者𬌗、颌、面生长发育有害的行为习惯。因为不良口腔习惯破坏了口腔环境的平衡状态，会引起牙、颌、面的畸形。并不是所有的口腔不良习惯均会造成𬌗畸形，这取决于不良口腔行为的特点、持续的时间、发生的频率等。长期的不良口腔习惯不仅能引起错𬌗，而且会影响口颌系统的正常功能。由于口腔不良习惯的行为形式与作用部位不同，造成的错𬌗表现也有所不同。如吮指习惯可造成局部开𬌗，舌习惯可造成较大范围的开𬌗与面高增大，口呼吸患者会造成上颌前突、上牙弓狭窄。口腔不良习惯多数发生在儿童幼年期，也有少数患者在年龄较大时产生。大多数不良习惯属于无意识的行为，仅有少数是有意识行为。在治疗上有意识的习惯比较容易纠正，无意识的习惯较难治疗。值得注意的是，凡由疾病或解剖等因素引起的口腔不良习惯，需要专科医师治愈有关的疾病或解剖障碍后，才能使不良习惯得到纠正。

（一）舌习惯

舌在维持口腔环境肌肉的功能平衡中起着重要的作用。在儿童生长发育期内由于各种原因引起的舌运动与姿势的异常，均会对牙齿和颌骨的形态造成影响。引起舌姿势与活动异常的病因较多，如舌体过大、舌系带过短、腭扁桃体肥大或唐氏综合征患者；还有一些局部因素，如替牙或龋齿等。另外，舌习惯还可继发于其他口腔不良习惯，如吮指、口呼吸等。异常的舌活动有伸舌、吐舌、舔舌等。

1.临床检查

对于存在开𬌗或者上、下切牙夹角显著减少的患者，都应检查舌的功能及姿势。检查中应首先排除其他相关疾病，如腭扁桃体增生、舌体肥大或舌系带过短，应先进行专科治疗。检查时，让患者自然闭唇，轻轻拉开口角，可发现舌体位于开𬌗区域的上、下牙𬌗面之上。存在伸舌的患者在检查中可发现下前牙散开、前牙反𬌗。吐舌吞咽的检查可以通过触摸双侧颞肌部位来判断颞肌在吞咽时是否存在收缩，吐舌吞咽的患者在吞咽时无颞肌收缩。

2.矫治方法

与吐舌相关的患者临床检查后，针对患者的病因选择治疗方法。对于存在腭扁桃体增生、舌体肥大及舌系带过短者，应先行手术治疗，再配合矫治器治疗，常用的矫治器有以下几种。

（1）固定舌刺：可以用0.7 mm的不锈钢丝弯成倒"U"形，磨尖钢丝末端。每个"U"形粘于两个切牙上。或焊于前牙带环的舌面上或用复合树脂粘于上、下切牙的舌面。舌刺的长度6～7 mm。为了防止舌从舌刺的上方或下方伸出，舌刺需指向不同的高度。在临床上为了粘接方便，常把两个"U"形重叠一半焊于一起，并在未重叠的部分焊网。为预防舌刺在睡眠时脱落而被吞咽，常把舌刺结扎于牙齿或唇弓上。舌刺戴用的最佳时间为7～12岁，戴用时间一般在4～6个月。患者戴用舌刺后，应向患者讲明，戴舌刺并不是惩罚性的，而是帮助患者纠正不良的舌习惯，保持舌在姿势或功能运动中的正确位置。

（2）腭珠：腭珠矫治器通过磨牙带环固定于口腔中，以1.2 mm的不锈钢丝弯成腭杆后，中部穿过塑料制成的可转动的小轮，两端焊于带环的舌刺上。腭珠的戴入可诱导舌去转动，而达到舌功能的训练目的。腭珠比舌刺更容易被患者接受。

(3)戴舌刺的活动矫治器：舌刺也可附于活动矫治器上。埋于上颌活动矫治器腭侧基托的前缘。矫治器固位一般用磨牙上的箭头卡。活动舌刺矫治器需要患者很好地配合，只能在进食及刷牙时取下，否则效果不好。患者适应该矫治器需要较长时间。

(4)戴舌栅的活动矫治器：这种矫治器并不像前几种对舌肌有训练作用，主要是限制舌对牙齿施加的过大压力。舌栅埋于上颌活动矫治器前端，用 0.9～1.0 mm 钢丝制作。由于舌体位于舌栅上，对矫治器产生向前的力量容易引起上颌支抗磨牙的前移。因此，戴用舌栅的患者在晚间应加戴口外弓头帽，增加支抗。圆管焊在箭头卡的水平臂上。

(二)吮指习惯

几乎所有的儿童在婴儿期均有吮吸手指的习惯(吮拇指较多见)，但一般持续的时间不长。随着年龄的增长，儿童逐渐被外界其他事情所吸引而放弃了吮指的习惯，不会引起错𬌗畸形的发生。如果吮指习惯一直延续至 3 岁以后、并对牙颌的发育产生不良影响，导致错𬌗畸形的发生，则被认为是口腔不良习惯，需进行治疗。

1.临床特点及预防

吮指习惯是一些复杂的心理因素所引起的无意识行为。在治疗中应注意患儿心理健康的维护，切勿吓唬患儿。不是所有有吮指习惯的患儿均会对牙颌的发育产生不良影响，会因不良习惯持续的时间、发生的频率和强度而异。同时，吮指习惯对牙颌的生长发育的影响随着吮指的手指、部位、姿势的不同而异。手指的压迫可引起开𬌗；吮吸时颊肌的收缩压力会造成牙弓的狭窄；因手指位置较高较深会引起硬腭的高拱、上颌的前突、上切牙唇倾等。研究表明，较长期的吸吮橡胶奶头对儿童颌面生长发育潜在的影响较小，为防止吮指习惯的产生，专家建议从婴儿出生的第一日开始即使用橡胶奶头，并大力提倡母乳喂养，满足孩子对安全感的需求。

2.矫治方法

有吮指习惯的婴儿不一定会引起明显的牙颌畸形，尤其是对几种类型的错𬌗患者。如Ⅱ类及Ⅲ类的前牙反𬌗患者，吮指可能还会带来益处。即使因吮指引起了明显的牙颌畸形，也不必害怕，因为畸形往往只是牙列的畸形，对颌骨影响不大，长大后易于矫治。只有当吮指造成上前牙的过度唇倾或因受压而产生牙周组织损伤时，才需要即刻纠正。传统的矫正吮指习惯的方法有幼儿睡觉时戴厚手套或把睡衣袖子别在裤子上，还有给幼儿手指上抹些带苦味的东西，但效果很小或基本无效。当幼儿因吮指习惯造成对牙颌不良影响较重时，需要用矫治器进行治疗，一般在 4～6 岁时进行矫治，矫治器至少戴用 4～6 个月才有效。一般在不良习惯破除后仍需戴 3～4 个月矫治器。

(三)唇习惯

1.唇习惯的特点

不良唇习惯包括咬下唇、吮吸下唇和吮吸上唇等，较常见的是吮吸下唇习惯。不良唇习惯破坏了牙弓内外肌肉的平衡。咬下唇与吮吸下唇习惯增加了下颌牙弓外部的力量，抑制下颌地向前生长，增加了上颌牙弓向外的力量，长期作用可以使上颌前突，造成上、下颌间关系的异常。同时，由于错𬌗的发生会破坏正常的唇齿关系，引起上唇过短、开唇露齿、上切牙覆盖下唇等。由唇习惯造成的错𬌗畸形常表现为不同程度的深覆盖，上、下中切牙夹角变小。临床检查时，长期有吮唇或咬唇习惯的患者可在唇部皮肤上看到明显的印记。在不良唇功能造成的错𬌗畸形的矫治中，唇功能的训练与调整是十分重要的。

2.矫治方法

不良唇习惯的矫治可进行诱导心理治疗,对于效果不好且造成错𬌗的患者需要矫治器矫治,以下介绍几种常用的破除唇习惯的矫治器。

(1)焊唇挡丝的活动矫治器:可在上颌活动矫治器的唇弓上焊两根唇挡丝支开下唇。制作时应避免唇挡丝压迫下切牙或牙龈。这种矫治器只有纠正不良唇习惯,如咬下唇或吸吮下唇的作用,而没有唇肌功能训练的作用。

(2)唇挡:是一种矫治不良唇习惯常用的矫治器,可做在活动矫治器上,也可与固定矫治器联合使用。与固定矫治器联合使用时连接唇挡的钢丝末端插入带环圆管中。唇挡大致分为两类,一类为自凝树脂制作的唇挡内埋 1.0 mm 的钢丝;另一类直接用 1.0～1.2 mm 钢丝在口内制作前部套以胶管,末端在带环圆管前弯制"U"形曲。这种唇弓便于调整。依唇挡的位置不同,又分为高位唇挡、中位唇挡及低位唇挡三种。①高位唇挡:唇挡与下切牙切缘平齐,由于下唇把唇挡向上推,会对下颌磨牙产生直立的作用。②中位唇挡:唇挡位于下切牙的唇面与下唇之间,由于支开了下唇,可使下切牙向唇向移动,也可使磨牙向远中移动。这种唇挡最适合纠正咬下唇不良习惯。③低位唇挡:唇挡位于下切牙牙根唇面,由于不能支开下唇,所以只有后推磨牙的作用。在使用唇挡时,应注意使唇挡离开下切牙唇面 2～3 mm,不要压迫切牙或牙龈组织。同时,对于Ⅰ类的患者不能使用下唇挡,否则会由于牙弓内外肌肉力量平衡的改变而使Ⅰ类错𬌗加重。

(3)开窗前庭盾:对于有不良唇习惯者,还可使用开窗前庭盾。这种矫治器比前庭盾更易于让患者接受,适合全天戴用。不仅可纠正不良唇习惯和吮指习惯,而且可对唇肌功能进行训练。如果前庭盾在下颌前移位置上制作,还可矫正由不良唇习惯造成的颌间关系不调。该矫治器用树脂做成,为增加其强度,可在基托内埋以钢丝,戴用初𬌗应注意进行基托的缓冲,调磨压痛点。

二、牙弓关系不调的矫治

在乳牙𬌗与替牙𬌗时期,一些影响患者功能和颅面正常生长发育的错𬌗,需要进行治疗。

(一)前牙反𬌗

在乳牙与替牙期常可见前牙反𬌗的存在,牙源性者较多见,也有由于前牙错𬌗阶段所致的𬌗干扰而造成下颌功能性前伸,如不及时矫治,引导下颌的正常生长发育,则易形成骨性Ⅲ类错𬌗。

1.调𬌗法

一些患者由于正中𬌗位时的早接触、𬌗干扰(最常见是乳尖牙的干扰),导致下颌前伸。这类患者在正中关系位时,前牙呈对刃或浅覆盖关系(下颌可以后退)。正中𬌗位时反覆盖、反覆𬌗较小,可以采用调𬌗法进行矫治。用咬颌纸检查患者从正中关系至习惯𬌗位运动时的干扰点,分次调磨早接触的点,直至正中关系位时前牙建立正常的覆𬌗、覆盖关系;闭口时闭口道正常,后牙建立正常咬颌关系。

2.下颌联冠斜面导板

该矫治器适用于功能性乳前牙反𬌗,反覆𬌗深、反覆盖小的患者。联冠斜导包括下颌 6 个乳前牙,斜面导板的角度约为 45°,用氧化锌糊剂粘于患儿下前牙上。斜面导板的斜面与上切牙舌面接触,引导患儿放弃原来的习惯性𬌗位而至正中关系位。一般戴用 2 周左右,上前牙即可发生唇向移动,下颌可以回到正中关系位,恢复正常的闭合道。若超过 1 个月后,患者仍未发生相应的改变,则应考虑改换矫治器。因戴此矫治器时,患儿只能进食软质食物。

3.上颌𬌗垫矫治器

对于由于,上前牙舌向错位造成的前牙反𬌗,可使用上颌𬌗垫矫治器。后牙需要有足够的固位牙,矫治器前部每个舌向错位的牙上做一个双曲舌簧,通过调整舌簧加力,而矫治前牙反𬌗。

(二)后牙反𬌗与下颌偏斜

由于上颌牙弓的狭窄或不良口腔习惯(如吐舌、吮指等)均可能造成单侧或双侧后牙反𬌗。同时由于早接触的存在常会使患者闭口时产生偏斜,而造成单侧后牙的反𬌗,下牙弓中线偏向反𬌗侧。少数乳牙或混合牙列期患儿的单侧后牙反𬌗是由乳尖牙的𬌗干扰造成的,仅可通过调𬌗消除干扰,即可使下颌恢复正常的闭口道而矫治单侧后牙的反𬌗。在早期后牙反𬌗的矫治中,常用以下两种矫治器。

(1)有扩弓簧和分裂基托的上颌扩弓矫治器。这种矫治器应设计足够的固位装置,否则加力后易脱离牙弓。同时,该矫治器的矫治效果依赖于患儿的合作。

(2)可调式舌弓矫治器中有"W"形弓与四角腭弓矫治器,通过磨牙带环与牙弓相连(可焊接或穿过带环腭侧圆管)。加力后可进行扩弓治疗。四角腭弓比"W"形弓更富有弹性。在矫治器调整使用时,应注意不要压迫腭黏膜和牙龈组织。

(三)上前牙前突

在乳牙或替牙早期的上前牙前突问题,多数是牙性的,且多因吮指与咬下唇等不良习惯造成。当上前牙前突严重影响美观或易使前牙受伤时,即需矫正。当上颌牙弓中存在间隙且覆盖较大时即可使用活动或固定矫治器进行治疗,但应注意,要用口外弓加强支抗。

1.活动矫治器

用哈莱矫治器的双曲唇弓,每月调整 1.5～2.0 mm,可使牙齿移动 1 mm。应注意,加力同时需缓冲腭侧基托 1～1.5 mm。每次复诊时均需对唇弓和基托进行调整。对于覆较深的患者,应首先戴用平面导板矫治器,待覆𬌗问题解决之后,再内收上前牙。

2.固定矫治器

一般在磨牙上粘带环,前牙黏着托槽。利用弓丝的关闭曲或弹力链内收前牙。关闭曲每月每侧打开 1 mm。注意增强支抗。如果不是每个牙齿均黏着托槽,在矫治过程中应注意调整力的大小,不要将未粘托槽的牙齿挤出牙列。

三、替牙障碍

(一)乳牙早失

乳牙早失时常因邻牙的倾斜或对𬌗牙齿的过长而形成牙列不齐。研究表明乳牙缺失后,缺隙在最初 6 个月内减少的量最多。对于以下情况者应进行缺隙的保持:邻牙明显向缺隙移动、后牙没有良好尖窝关系、缺牙引起继发性不良口腔习惯、缺牙加重现有的错𬌗(如牙列拥挤、Ⅱ类错𬌗下颌牙早失、错𬌗者上颌乳牙没有早失),所有继替恒牙胚存在。

1.丝圈式保持器

在邻近缺隙的一侧牙上放置带环,并焊上较硬的钢丝,抵在缺隙另一端的邻牙上。丝圈要足够宽,不妨碍恒牙的萌出;同时钢丝不能压迫牙龈组织。由于放置带环的牙易脱钙,一般带环放于乳磨牙上。但丝圈式保持器不能预防缺隙对殆牙齿的过长。

2.局部义齿缺隙保持器

当一个牙段早失牙超过一个或两侧均有乳牙的早失时,常用局部义齿缺隙保持器。在保持缺隙的过程中,还能发挥一定的功能作用。保持器上需设计卡环。乳尖牙处的卡环应不妨碍恒切牙萌出过程中乳尖牙的向远中移动。要定期复诊,必要时去除或调整此牙上的卡环。

3.远中靴形缺隙保持器

此型缺隙保持器用于第一恒磨牙未萌出之前的第二乳磨牙早失。在第一乳磨牙上放置带环,远中焊 0.9 mm 不锈钢丝,在拔除第二乳磨牙后,即黏接该保持器。此保持器远中有一引导面伸入牙槽中与第一恒磨牙近中边缘嵴下方 1 mm 处接触,以引导第一恒磨牙正常萌出。大部分患者能很好适应该保持器,但应注意,亚急性心内膜炎者慎用,因为可增加感染机会。

4.舌弓保持器

对于多数乳磨牙早失,恒切牙已萌出的患者可以使用。一般在乳磨牙或两侧第一恒磨牙上置带环,内焊不锈钢丝与恒切牙舌隆突接触,保持牙弓长度,防止后牙的前移。当前移覆殆较深时,有时上颌舌弓会妨碍前牙的咬颌。此时,可改成 Nance 弓或腭杆进行保持。

(二)恒牙早失

因乳牙根尖或牙周病变破坏了恒牙胚的牙囊,致恒牙牙根形成不足 1/3 时即开殆萌出。此时导致恒牙的感染或脱落,临床上常制作阻萌器,延迟此类恒牙的萌出。常用的阻萌器有在丝圈式缺隙保持器上加焊一通过早萌牙殆面的横杆或做义齿缺隙保持器加殆支托。

(三)恒牙迟萌或阻生

乳牙脱落后,继替恒牙牙根已基本形成但仍未萌出者为迟萌或阻生。对于迟萌或阻生的牙齿可通过手术暴露部分牙冠,并施以矫治力导萌的方法。但在牙齿导萌之前应确保牙弓中存在足够的间隙。综合考虑是否需要拔牙正畸治疗。

(王世超)

第七节　成人正畸治疗

随着社会的发展和进步,健康成为人们关心的话题,越来越多的成人希望自己有良好的形象和感觉,更加充满自信。伴随着这些新的思维,对于牙齿健康及美观的要求也日益增加。因此,越来越多的成人患者要求进行正畸治疗,成人正畸已成为当代正畸治疗的热点之一。成人正畸的历史可以追溯到 1880 年,有医者成功地为一位 40 岁前牙反殆患者做修复前的正畸治疗后指出,牙齿不能移动的限制因素不是年龄,但在 17～19 岁之后年龄越大,生长越慢,正畸越困难。

近年来,正畸研究方向转向了成人正畸,在临床实践中成人患者也得到了逐步的重视。主要是由于随着经济文化水平的提高,生活方式的改变和患者意识的增强,成人正畸需求增加,而矫治器装置的改变,关节、牙周、修复及正颌外科等多学科联合口腔疗法已能处理成人正畸涉及的复杂问题,从而大大提高了疗效。有学者等提出成人正畸的标准:①有疾病或异常表现;②治疗需要是明确的并且决定于临床表现的严重程度,正畸治疗的可靠途径,成功的预后以及正畸治疗的优先顺序；③患者强烈的治疗愿望。有学者预测了当今成人正畸的现状并对成人正畸持赞成态度，认为正畸学是一个完整的学科，它涉及的对象不受年龄的限制。

一、矫治特点

成人正畸治疗与青少年正畸治疗在许多方面都有不同之处，主要体现在五个方面：①治疗目标的明确性及个体性，对每个问题作具体的研究和治疗；②采用问题针对性的诊断方法；③系统而仔细的分析，选择治疗计划；④需要成人患者了解并完全同意所建议的治疗；⑤识别病例的类型，采用成人分类系统使正畸医师注意患者的治疗需要。成人正畸的主要特点表现在以下几个方面。

（一）口腔条件

随着年龄的增加，牙周病及龋病的发病率也逐渐增加，包括继发龋，根面龋和牙髓病变等，对牙周骨质吸收有高度敏感性，同时口内牙列缺损的部位不断产生，易引起𬌗关系紊乱。这样成人患者存在的口腔问题已不是单纯的正畸治疗就能解决，往往需要与牙体科、牙周科、修复科、颌面外科的医师一起协作治疗。

（二）骨骼

成年人生长发育已停止，骨代谢和牙槽骨改建比较缓慢，因此对颌骨进行矫形治疗收效甚微。轻、中度的骨骼畸形可以通过牙齿移动进行掩饰性矫治；中、重度的骨骼畸形必须配合正颌外科治疗。

（三）颞下颌关节

青少年的颞下颌关节适应能力强，在治疗过程中不易产生症状，而成人颞下颌关节的适应能力范围小，易产生临床症状。

（四）神经肌肉系统

成人缺乏神经肌肉系统的适应能力，力学体系的选择受限，在正畸过程中有产生医源性𬌗创伤的倾向。而青少年的神经肌肉系统的适应性强，能耐受如Ⅱ类牵引，Ⅲ类牵引一类的治疗方法。

（五）社会心理因素

正畸患者的求治动机会直接影响矫治的效果，青少年患者就诊多数出自家长的愿望，而成年患者由于职业和社会活动影响常主动寻求正畸治疗。正畸医师应考虑求治的隐蔽动机，解除心理困扰，以达到良好的患者满意的矫治效果。

二、矫治方法

成人患者存在的问题较多，要求较高，因此在临床上要注重全面收集资料，将问题转化为口腔正畸记录的形式，这样有助于获得最理想的治疗方法。

（一）综合性矫治

指对成人错𬌗畸形进行全面的正畸矫治，矫治全部牙齿错位，建立最佳的牙齿排列与咬合关系，在治疗过程中，几乎全部牙齿均需要移动。

1. 牙齿移动特点

成人的骨质较为致密，像青少年一样的整体移动牙齿比较困难，而且转矩的控制也较困难，牙齿的倾斜移动更容易。但是牙齿的压低、升高、纠正扭转及牙弓整平同患者的年龄没有太大的关系。青少年牙齿移动较迅速,成年人起动较慢,但牙齿开始移动后速度较快。对于拔牙矫治来说,拔牙间隙关闭后的保持较困难,而且牙弓中存在间隙(无牙齿缺失),往往间隙关闭后也易于复发。在陈旧缺牙隙处,牙槽嵴往往过窄,移动牙齿几乎不可能。矫治力量要柔和,防止力量过大而加速牙槽骨吸收。

2.综合分析

治疗时应从三维方向上进行全面考虑。

(1)前后向:主要采用选择性地拔牙和颌间牵引的方法。对于安氏Ⅱ类磨牙关系的成人患者可拔除上颌第一前磨牙,而使 6 个正畸矫治牙同时后移至拔牙间隙,纠正前牙深覆盖,而下颌多不拔牙,以保持后牙完全Ⅱ类关系和尖牙Ⅰ类关系。这样可以改善侧貌,但无骨骼方面的改变。

安氏Ⅲ类患者,对于轻中度的骨性下颌前突或上颌后缩可减数拔牙,唇向移动上前牙,舌向移动下前牙,通过牙齿的代偿移动而达到补偿骨骼畸形的目的。对于中、重度骨性Ⅲ类反颌,下颌前突,上颌后缩,或二者兼有,前牙反颌甚至全牙列反颌,只能配合正颌外科进行治疗。

(2)垂直向:根据深覆颌产生的机制可以分别选择压低前牙,唇倾上下前牙,伸长后牙和正颌外科手术的方法。开颌可分别选择上下前牙垂直牵引,压低后牙,拔除上下前磨牙,或磨牙选择性的拔除,MEAW 技术及正颌外科手术的方法。

(3)横向:可使用快速扩弓并配合外科手术的方法,也可以通过弹力牵引扩大一颌的牙弓而缩小另一颌的牙弓来矫治。

3.支抗的选择

成年人主要采用口内支抗,使用颌外,颌间支抗较少,避免使用头帽,因为成年人受多种因素的影响,不可能长时间戴用头帽,近年来出现的骨融性种植体可提供支抗。

4.拔牙与非拔牙

青少年患者常采用拔除 4 个前磨牙的方法来矫治,而成人患者拔除 4 个前磨牙有许多不良后果,这种拔牙模式将增加牙齿移动的距离,增加患者的不适感,延长矫治时间,导致发生潜行性牙根吸收和牙周病的可能性增大。对于成人患者很可能拔除上颌第一前磨牙而维持磨牙的完全类关系,而下颌前磨牙的拔除应谨慎,尤其是患者牙弓存在较大的 Spee 曲线时。因为前磨牙位于 Spee 曲线顶点,关闭间隙时,邻近的牙齿趋于向拔牙间隙倾斜移动而加深 Spee 曲线。所以对成人患者下颌轻度拥挤时可选择釉质片切,有限度地扩大牙弓,前移切牙,成人患者也多采用不对称拔牙法,在缺失牙的对侧拔牙,纠正中线偏斜。

5.矫治器的选择

通常选择固定矫治器,常使用片段弓技术,对矫治的美观要求高,不如青少年那样容易适应。

(二)辅助性矫治

这是为其他的口腔治疗提供便利而采取的必要的牙齿移动,它只是作为一种辅助手段。包括:①在缺牙修复前关闭间隙或集中间隙,竖直牙齿,排齐牙齿;②牙周病患者中,因牙齿错位引起的创伤颌,前牙深覆颌,咬伤牙龈组织,上颌前牙唇向倾斜,伸长,扇形漂移等进行正畸治疗。

(何耀闯)

第十三章　中医耳鼻咽喉科疾病

第一节　旋耳疮

旋耳疮是因风热湿邪犯耳或血虚生风化燥所致的外耳道或旋绕耳周而发的湿疮。西医学中的外耳湿疹可参考本篇进行辨证论治。本病有急性、慢性之分。急者多见于婴幼儿,因其黄水淋漓,浸淫成疮,故又名"黄水疮""月蚀疮"。有关本病的记载早见于隋代巢元方《诸病源候论·卷三十五》,其中说:"月食疮,生于两耳及鼻面间,并下部诸孔窍侧。侵食乃至筋骨,月初则疮盛,月末则疮衰,以其随月生,因名之为月食疮也。"

一、病因病机

1. 胎毒未尽,上重于耳

孕母饮食失节,过食肥甘之品,酿湿生热,内结于胎儿,加之乳母进食滋腻,婴幼儿脾胃娇弱,运化失职,湿毒浸淫,复感风热湿邪,上攻耳窍发为本病。

2. 风热湿邪,浸渍于耳

多因接触某些刺激物,邻近部位之湿疮蔓延至耳部,或因脓耳之脓液浸渍而诱发,以致湿热邪毒积聚耳窍,引动肝经之邪火,循经上犯,风热湿邪蒸灼耳部肌肤而为病。

3. 血虚生风,化燥伤阴

病程日久,脾失健运,阴血耗伤,兼之余邪滞留,渗液淋漓不干,津液耗伤,导致血虚生风,风盛化燥,耳部肌肤失于滋润,以致耳部皮肤粗糙、脱屑、皲裂,缠绵难愈。

二、诊断要点

1. 病史

可有外耳道流脓病史、家族过敏史,或有接触某种物质等诱因,或有其他过敏性疾病等病史。

2. 临床症状

外耳道、耳郭及其周围皮肤瘙痒、灼热感、微痛、流黄色脂水。患儿可表现为拒乳哭闹,烦躁不安,夜间尤甚。

3. 局部检查

外耳道口、耳甲腔、耳后沟,甚至整个耳郭皮肤等患处出现边界不清楚的片状红斑,随着病情发展,在红斑及周围形成丘疹,抓破后渗黄色脂水、结痂(彩图3a)。或见外耳皮肤增厚、粗糙、脱屑、皲裂,甚则外耳道狭窄。部分可见皮肤红肿及疼痛,耳后臀核肿痛。

4. 其他

有家族或既往过敏史的患者可做特异性变应原检测,有助于确定致敏原。

三、治疗

辨治思路:根据发病特点,采用解毒燥湿,祛风止痒;清热利湿,疏风止痒;养血润燥,祛风止痒为主要治法,结合局部治疗。

(一)内治法

1.胎毒未尽,上熏于耳

临床表现:见于婴幼儿患者,耳部甚则面颊部瘙痒难忍,夜间尤甚;局部可见起水疱、溃破、流黄色脂水。常伴拒乳哭闹,烦躁不安,夜间尤甚,发热,小便黄。舌质红,苔黄或腻,指纹青紫。

证候分析:妊娠期胎热内蕴,分娩后胎毒未尽,加之乳母进食脂腻,婴幼儿脾胃娇弱,运化失职,湿毒浸淫,复感受风热湿邪,外邪引动内热,循经上蒸耳窍,故耳部及周围皮肤灼热、潮红;风盛则痒,故患儿瘙痒难忍,哭闹不安;湿热盛则起水疱、溃破、流黄色脂水;舌质红、苔黄或腻、指纹青紫为热毒内盛之象。

治法:解毒燥湿,祛风止痒。

方药:风热偏重见发热恶风、口干而渴、咽喉肿痛、瘙痒难忍者,桑菊饮加减,方中桑叶、菊花、连翘、薄荷清散上焦风热;芦根清热生津;桔梗、杏仁解肌透络;甘草调和诸药。湿热偏重见耳部脂水淋漓者,茵陈蒿汤加减,方中茵陈蒿善清热利湿;栀子通利三焦,导湿热下行;大黄专功清热泻火,凉血解毒。瘙痒甚者,加牛蒡子、蝉衣等以疏风止痒;脂水淋漓者,加苦参、车前子、薏苡仁以利湿。

2.风热湿邪,浸渍于耳

临床表现:耳部皮肤瘙痒、灼热感、潮红,不久出现小水疱,溃破皮肤糜烂,渗出黄色脂水,随着脂水的侵蚀,甚则波及整个耳郭及其周围皮肤。舌质红,苔黄腻,脉弦数。

证候分析:风邪挟湿热之邪侵袭人体,上犯清窍,蒸灼耳窍,故耳部皮肤灼热、潮红;风盛则痒,故瘙痒难耐,湿热盛则起水疱或溃破、黄色脂水浸淫;邪毒随脂水播散,故可波及整个耳郭及耳周;舌质红、苔黄腻、脉弦数为湿热内盛之象。

治法:清热利湿,疏风止痒。

方药:风邪偏重痒甚者,可用消风散,方中重用荆芥、防风、牛蒡子、蝉衣以疏风透表止痒;苍术、苦参、木通以利湿;石膏、知母清热泻火;生地、当归、胡麻以养血活血,滋阴润燥;湿重脂水多者可选用萆薢渗湿汤,方中萆薢、薏苡仁、滑石、通草、泽泻、赤茯苓利水渗湿;黄柏清热利湿,祛风止痒;丹皮清热凉血;湿热壅盛者,可用龙胆泻肝汤以清热解毒祛湿,选加金银花、菊花、蒲公英、黄柏、苦参以加强清热除湿的作用。

3.血虚生风,化燥伤阴

临床表现:耳部瘙痒剧烈,缠绵日久,局部可见皮肤皲裂、增厚、粗糙等多种皮损。可伴面色萎黄,纳差,身倦乏力等症。舌质淡,苔白,脉细缓。

证候分析:症状反复发作,阴血耗伤,气血亏虚,耳窍失于滋养,复为余邪所困,湿热之邪停聚,伤及肌肤,以致皮肤增厚、粗糙;久则血虚生风化燥,故皮肤瘙痒、皲裂;脾虚不运,故纳差、身倦乏力;面色萎黄、舌质淡、苔白、脉细缓为血虚之象。

治法:养血润燥,祛风止痒。

方药:地黄饮子加减。方中熟地、当归、何首乌养血;生地、丹皮、玄参、红花凉血活血;白蒺藜、僵蚕祛风；甘草调和诸药。全方以治血为主,并达到治风的目的。痒甚者,加蝉蜕、地肤子、苦参等,或用四物消风饮加减。

(二)外治法

1.外洗法

保持患处清洁,可选用清热解毒、收敛止痒的中药煎水或湿敷患部,如菊花、蒲公英、苦参、苍术、黄柏、白鲜皮等。

2.涂敷法

湿热盛而见红肿、疼痛、瘙痒、出脂水者,可选用如意金黄散调敷以清热燥湿止痒；湿盛而见黄水淋漓者,可选用青黛散调搽,以清热除湿,收敛止痒；热盛而见有脓痂者,可选用黄连膏外涂,以清热解毒；患病日久而皮肤粗糙、增厚、皲裂者,可选用滋润肌肤、解毒祛湿的药物外涂。

(三)针灸治疗

风热湿邪犯耳者,取督脉、手阳明、足太阴经穴为主,如曲池、肺俞、神门、阴陵泉等,针用泻法或三棱针点刺出血；血虚生风化燥者,取足阳明、足太阴经穴为主,如足三里、三阴交、血海、膈俞、大都、郄门等,针用补泻兼施法。

(胡　楠)

第二节　耳带疮

耳带疮是指因邪毒外袭或肝胆湿热上攻所致的以耳痛、外耳疱疹,甚或耳聋、眩晕、口眼斜为主要特征的疾病。本病多为单侧发病,青年及老年患者居多。西医学中的耳带状疱疹等疾病可参考本篇进行辨证施治。

一、病因病机

1.风热邪毒,上犯耳窍

风热邪毒外袭,循经上犯耳窍,搏结于耳郭、外耳道,致生疱疹。

2.肝胆湿热,上攻耳窍

情志不畅,肝郁化火；或因时邪外感,湿热邪毒壅盛传里,犯及肝胆,肝胆湿热循经上攻耳窍而为病。

二、诊断要点

1.病史

可有受凉、过度疲劳等病史。

2.临床症状

急性起病,一侧耳部灼热感,疼痛剧烈,严重者可见口眼斜,部分患者可出现耳鸣、耳聋。

3.局部检查

耳甲腔、外耳道、乳突皮肤出现疱疹,皮疹如针头大小,密集成簇状,数日后可破溃流水、结痂,耳下可有瘰核。

三、治疗

辨治思路:本病以"清、利、消"为治疗大法,即清热,利湿,消肿。

(一)内治法

1.风热邪毒,上犯耳窍

临床表现:耳甲腔、外耳道或耳后完骨皮肤灼热、刺痛感,局部出现针头大小疱疹,密集成簇状,疱疹周围皮肤潮红,可伴发热、恶寒。舌质红,苔薄黄,脉浮数。

证候分析:风热邪毒外侵,上犯耳窍,故耳部皮肤灼热疼痛、潮红,渐生疱疹;发热恶寒、舌质红、苔薄黄、脉浮数为风热邪毒外侵之象。

治法:疏风散邪,清热解毒。

方药:银翘散加减。方中金银花、连翘辛凉透邪,清热解毒;淡竹叶清上焦热;芦根清热生津;荆芥、淡豆豉、牛蒡子、薄荷疏风散邪。全方合用可疏风散邪,清热解毒。应用时可加龙胆草、黄芩、板蓝根、栀子以清热解毒;出现口眼斜者,选加僵蚕、全蝎、蜈蚣、蝉蜕、桃仁、红花、地龙等,以祛风活血通络。

2.肝胆湿热,上攻耳窍

临床表现:耳部灼热、刺痛,疱疹增大、溃破、黄水浸淫、结痂,伴口苦咽干,甚则口眼斜,耳鸣,耳聋。舌质红,苔黄腻,脉弦数。

证候分析:肝胆湿热蒸灼耳窍肌肤,脉络闭阻,气滞血瘀,不通则痛;肝胆湿热上蒸耳窍,故生疱疹,甚则溃破,黄水浸淫;邪毒入络,脉络阻滞,故口眼斜;肝胆湿热上扰清窍,故耳鸣、耳聋;口苦、咽干、舌质红、苔黄腻、脉弦数均为肝胆湿热之象。

治法:清泻肝胆,解毒利湿。

方药:龙胆泻肝汤加减。方中龙胆草苦寒泻肝胆之火;黄芩、栀子清热解毒泻火;泽泻、木通、车前子清热利湿;生地、当归养血滋阴,以防苦寒伤阴之过,若湿热俱盛可减去;柴胡引诸药入肝胆经;甘草调和诸药。热毒盛者,加板蓝根以清热解毒;痛剧者,可加延胡索活血行气止痛。

(二)外治法

1.外洗法

初起可用大黄、黄柏、黄芩、苦参制成洗剂外涂,以清热解毒,兼清洁局部。

2.涂敷法

疱疹溃破者,可用青黛散调敷以清热祛湿。

(三)针灸治疗

耳部剧痛者,可取翳风、曲池、合谷、太冲、血海、阳陵泉等穴针刺,用泻法以祛邪行气止痛。口眼斜者,可取翳风、地仓、合谷、人中、承浆、颊车等穴针刺,用泻法以祛风活血通络。耳鸣、耳聋者,可取翳风、耳门、风池、听宫、听会、肾俞、关元等穴针刺。

(胡　楠)

第三节　耳郭痰包

耳郭痰包是因痰湿阻滞,凝注耳窍所致的局限性肿胀,以不痛或微痛为主要特征的耳病。西医学中的耳郭假性囊肿可参考本篇进行辨证论治。古代医学文献无"耳郭痰包"之称,但有"痰包"一词,始见《外科正宗·卷四》,其曰:"痰包乃痰饮乘火流行凝注舌下,结而匏肿。绵软不硬,有妨言语,作痛不安。用利剪刀当包剪破,流出黄痰,若蛋清稠黏难断?"此指舌下痰包而言。本篇所述之病病位在耳,其病机、证候、治疗方面与所述"痰包"多有相通之处。

一、病因病机

多因饮食、劳倦伤脾,以致脾胃运化失健,痰湿内生,复受风邪外袭,挟痰湿上窜耳窍,痰浊凝滞而成痰包。

二、诊断要点

1.临床症状

耳郭突然肿起,逐渐增大。小者可无症状,大者可有胀感、灼热感或痒感,常无痛感。

2.局部检查

多于耳郭凹面局部肿起,肿处皮色不变,按之柔软,无压痛,透光度好,穿刺可抽出淡黄色液体,抽后肿消,但不久又复肿起。

三、治疗

辨治思路:根据病因病机,采用外治法是治疗本病的主要手段,同时可配合内治。

(一)内治法

临床表现:多偶然发现耳壳凹面局部肿起,肤色不变,按之柔软有波动感,无明显疼痛及触压痛,偶有轻微胀感或麻木感或痒感。穿刺抽液可见淡黄色液体,抽后肿消,不经时日,复又肿起。全身一般无明显症状。舌苔微腻,脉缓或滑。

证候分析:胃运化失职,痰湿内生,复受风邪,风邪善攻头面,兼夹痰湿上窜耳窍,以致耳郭突然肿起。因痰湿为阴邪,其性凝滞,结而为肿,肤色不变。因非热邪为患,故无红肿疼痛。痰湿潴积,肿处有波动感,穿刺可得淡黄色液体。苔腻、脉滑均是痰湿之征。

治法:祛痰散结,疏风通络。

方药:导痰汤加减。方中以运用二陈汤专主燥湿祛痰,加竹茹、枳实、胆南星等,以加强祛痰之力;加僵蚕、地龙、丝瓜络、当归尾、丹参、郁金、柴胡等,以疏风活血通络。

(二)外治法

1.抽液

在严格无菌操作下,穿刺抽出液体后,石膏加压固定包扎或配合异极磁铁于耳壳前后相对贴敷、芒硝溶液湿敷等方法后,再加压包扎。亦可兼用艾条悬灸,或用异极磁铁于耳壳前后相对贴敷,用芒硝溶液湿敷等。

2.理疗

可配合超短波或微波等治疗。

(胡　楠)

第四节 耳胀耳闭

耳胀耳闭是指由于外邪侵袭或邪毒滞留所致的以耳内胀闷堵塞感、耳鸣、听力下降为主要表现的耳部疾病。耳胀、耳闭是同一疾病的不同阶段,耳胀为病之初,多为外邪引起;耳闭为病之久,为邪毒滞留所致。耳胀治不及时迁延日久可转变为耳闭,两者关系密切,故一并论述。西医学中的分泌性中耳炎可参考本篇进行辨证论治。

耳胀发病急,常有听力下降,所以在古代风聋、卒聋以及耳聋等病证资料中,可见与耳胀类似的记载,如《诸病源候论·卷二十九》说:"风入于耳之脉,使经气痞塞不宣,故为风聋。"耳闭最早见于《内经》,如《素问·生气通天论篇》说:"阳气者,烦劳则张,精绝,辟积于夏,使人煎厥,目盲不可以视,耳闭不可以听。"

"耳闭"作为病名,早见于明代《医林绳墨·卷七》,其云:"耳闭者,乃属少阳三焦之经气之闭也。"又说:"或有年老,气血衰弱,不能全听,谓之耳闭。"

一、病因病机

1.风邪外袭,经气痞塞

寒暖不调,过度疲劳,风邪乘虚而袭。风邪可挟热、挟寒外袭,首先犯肺,肺气郁闭,气机不畅,经气痞塞,肺失宣降,津液不布,聚湿为痰,积于耳窍而发为本病。

2.肝胆湿热,上蒸耳窍

邪热内传肝胆,或七情内郁,肝气郁结,气机不调,内生湿热,循经上蒸耳窍而发为本病。

3.运化失职,湿聚耳窍

先天禀赋不足,素体虚弱,或饮食失节,劳倦内伤,脾虚失运,水湿停聚,泛溢耳窍,发为本病。

4.邪毒滞留,气血瘀阻

耳胀失治、误治或反复发作,致邪毒滞留,气血瘀阻,闭塞耳窍而为病。

二、诊断要点

1.病史

多有伤风感冒史。

2.临床症状

耳内胀闷感为本病的首要症状,可伴有耳鸣、自声增强、听力下降。

3.局部检查

鼓膜微红或呈橘红色,轻度内陷可见光锥缩短或消失,锤骨柄向后上移位;如鼓室有积液,鼓膜表面可见一弧形液平面,随头位改变而移动;若鼓室积液过多时,可致鼓膜外凸。若反复发作,可见耳膜增厚凹陷,或见灰白色斑。

4.其他

纯音测听患耳呈传导性聋,反复发作者可呈混合性聋。声导抗图呈 B 型、C 型或 As 型。

三、治疗

辨治思路:根据发病特点,以疏风通窍,利湿升清,行气活血为主要治法,结合局部治疗。

（一)内治法

1.风邪外袭,经气痞塞

临床表现:发病较急,耳内胀闷、不适或微痛,耳鸣如闻风声,自听增强,听力减退,常以手指轻按耳屏,以减轻耳部不适感。全身可伴有鼻塞、流涕、头痛、发热恶寒、周身不适等症。舌质淡红,苔白,脉浮。

证候分析:风邪外袭,耳内经气痞塞不宣,清窍不利,故耳内作胀微痛;耳窍闭塞,清气不能内达于耳,故耳窍不利;风邪扰于清窍,故耳鸣如闻风声,听力突然减退;用手指按压耳屏可帮助疏通经气,故可减轻耳内不适症状;风邪侵袭,营卫失调,则见发热不适、鼻塞、头痛、周身不适等症。风寒偏重者,全身可见恶寒重、发热轻、头痛、肢体酸痛、鼻塞、流清涕、舌淡、脉浮紧等证;若有恶寒发热、鼻塞流涕、咽痛、脉浮数等证,则因风热外袭,正气抵抗外邪所致。

治法:疏风清热,散邪通窍。

方药:病初起,见风寒表证者,宜疏风散寒,宣肺通窍,用荆防败毒散加减。方中荆芥、防风、生姜、川芎有解表发散之功;前胡、柴胡宣解肺热;桔梗、枳壳、茯苓利水行气化痰;羌活、独活祛风除湿邪。方中之人参,体虚者可扶正祛邪,体实者可减去,以遵循虚则补之、实则泻之的治疗原则。风热者,宜疏风清热,散邪通窍,方用银翘散加减。银翘散为辛温解表要方,功专疏散风热,主治外感风热之证。耳痛者,可加归尾、地龙、赤芍等通络止痛;耳胀堵塞甚者,加石菖蒲以加强散邪通窍之功;中耳积液多者,加车前子、木通以清热利湿;头痛甚者,加桑叶、菊花;咳嗽有痰,加黄芩、瓜蒌、枇杷叶之类。

2.肝胆湿热,上蒸耳窍

临床表现:耳内胀闷堵塞感,耳内微痛,耳鸣如机器声,自听增强,重听,或耳不闻声。患者烦躁易怒,口苦口干,胸胁苦闷。舌红,苔黄腻,脉弦数。

证候分析:肝胆湿热上蒸耳窍,故耳内胀闷堵塞而微痛、耳内鸣响如机器声、听力下降;火热灼耳则鼓膜充血;肝热挟湿上聚耳窍,故见积液;烦躁易怒、口苦口干、胸闷、舌红、苔黄腻、脉弦均为肝胆湿热之征。

治法:清泻肝胆,利湿通窍。

方药:龙胆泻肝汤加减。方中龙胆草苦寒泻肝胆实火;黄芩、栀子清热解毒泻火;泽泻、木通、车前子清热利湿通窍;生地、当归为养血滋阴之品,以使标本兼顾;柴胡引诸药入肝胆经;甘草调和诸药。本方药物多为苦寒之性,多服、久服皆非所宜,药到病除即止。耳堵塞闭闷甚者,可酌加苍耳子、石菖蒲。

3.湿浊之邪,停聚耳窍

临床表现:耳内胀闷闭塞感,日久不愈,听力减退,自声增强。可兼有肢倦乏力,面色不华,或头重肢困,便溏。舌质淡,或舌体旁边有齿印,脉细或细缓。

证候分析:中焦失运,水湿痰浊滞留耳窍,蒙蔽清阳,故耳窍闭塞不通,耳鸣;纳呆、便溏、肢倦乏力、面色不华、舌质淡或舌体胖、舌边齿印、脉细或细缓均为脾虚之征。

治法:健脾化浊,利湿通窍。

方药:参苓白术散加减。方中以四君子汤健脾益气,以除痰湿;配以扁豆、薏苡仁、山药、白术健脾渗湿;砂仁芳香醒脾,桔梗载诸药上行于耳。耳窍积液黏稠量多者,可加藿香、佩兰以芳香化浊醒脾;积液清稀而量多者,宜加泽泻、桂枝以温阳化气行水;若肺脾气虚,可加黄芪等补中益气之品,补益脾肺,化湿通窍。

4. 邪毒滞留,气血瘀阻

临床表现:耳内胀闷阻塞感较甚,日久不愈。可伴有听力明显减退,渐进性加重,耳鸣如蝉鸣声,或嘈杂声。舌质紫暗或边有瘀点,脉细涩。

证候分析:由于耳胀失治或反复发作,邪毒滞留,脉络阻滞,气血瘀阻,故耳内胀闷堵塞感明显;日久不愈,气血瘀阻,窍闭不通,故听力减退;气血运行不畅,故舌质暗,或边有瘀点,脉细涩。

治法:行气活血,通窍开闭。

方药:通窍活血汤加减。方中以川芎行气活血;赤芍、桃仁、红花活血化瘀;老葱、生姜散邪通窍;麝香芳香开闭;大枣补气养血扶正,合用有行气活血通窍之功效。或可加柴胡引药入少阳经,直达病所。若兼脾虚,多表现为少气,纳呆,耳鸣,舌质淡,脉细缓,宜健脾益气配以通窍之法,可用益气聪明汤或补中益气汤配合通气散以健脾益气,活血通窍。若兼肝肾阴虚,多表现为咽干,五心烦热,腰膝酸软,潮热盗汗,耳鸣如蝉,入夜为甚,听力下降明显,可用耳聋左慈丸合通气散;若偏肾阳虚,可用肾气丸以补肾阳而通窍;耳鸣耳聋明显以致烦躁难眠者,可加龙骨、牡蛎、远志、石菖蒲以化痰开窍,定志安神。

(二)外治法

1. 滴鼻

其目的是通过滴鼻,使鼻窍通畅,减轻咽鼓管咽口处肿胀,促进耳窍积液的排出。对有鼻塞流涕症状的患者更为需要。

2. 鼓膜按摩

适用于鼓膜内陷,耳胀闷不减者。其法是用中指按住耳屏,轻轻按压,一按一放,有节奏地重复数十次,使外耳道交替产生正、负压,而起到鼓膜按摩的作用。

(三)针灸治疗

1. 体针

以取耳周经穴为主。耳周取听宫、听会、耳门、翳风,远端可取合谷、外关,用泻法,留针 10~20 min,每日 1 次,以疏通经气。必要时,可加电针,以增强疗效。

2. 耳针

取内耳、神门、肺、脾、肾、肝、胆等穴位或耳窍上的压痛点埋针,每次选 2~3 穴;也可用王不留行籽或磁珠贴压每日按压 3~4 次,以加强刺激,3~5 d 为 1 个疗程。

(四)其他治疗

超短波理疗、微波照射等均有助于消除中耳积液。

(胡 楠)

第五节 脓 耳

脓耳是指由外邪侵袭,邪毒炽盛,停聚耳窍或脏腑虚损,正气亏虚,邪滞耳窍,无力托毒所致的以耳部疼痛、鼓膜穿孔、耳内流脓、听力下降等为主要临床表现的疾病。本病严重者可引起脓耳变证,甚者危及生命。西医学中的化脓性中耳炎、乳突炎可参考本篇进行辨证论治。

《灵枢·厥病》曰:"耳痛不可刺者,耳中有脓。"这是类似于脓耳症状的最早记述。《仁斋直指方·卷二十一》说:"热气乘虚,随脉入耳,聚热不散,脓汁出焉,谓之脓耳。"古代医家对脓耳的论述较多,又有称聤耳、耳疳、耳底子、耳湿等。

一、病因病机

外因多为风热湿邪侵袭,内因多属肝、胆、脾、肾脏腑功能失调所致。

1.外邪侵袭,壅滞耳窍

风热或风寒外袭,循经上犯,邪毒结聚耳窍。或可因污水入耳,水湿内侵,湿热郁蒸耳窍,发为本病。

2.肝胆湿热,熏蒸耳窍

外感湿热之邪,内犯肝胆,或嗜食肥甘,内酿湿热,湿热壅滞肝胆,上蒸耳窍发为本病。

3.脾虚失运,湿困耳窍

素体虚弱,脾虚失运,湿浊停聚,泛溢耳窍发为本病。

4.肾元亏损,邪滞耳窍

先天禀赋不足或房劳伤肾,或久病不愈,肾元亏虚,肾虚耳部骨质失养,邪毒滞留,邪毒腐蚀骨质,甚或邪毒内陷发为本病。

二、诊断要点

1.病史

初发者多有外感或鼓膜外伤史,久病者有患耳反复流脓史。

2.临床症状

初发者起病急,耳内疼痛,胀闷,听力障碍,或有耳鸣。随病情发展,耳疼加剧,呈跳痛,或如钻痛、刺痛,痛引头脑。全身可有畏寒发热等症。小儿患病全身症状较重,多有高热,啼哭,抓耳,摇头,烦躁不安,拒食,甚至耳后红肿等。鼓膜穿孔溢脓后,则耳痛及全身症状迅即减轻。病久则以耳内流脓反复难愈,不同程度听力减退为主要表现。

3.局部检查

病初起,鼓膜松弛部、锤骨柄、周边部的血管呈放射状充血;病情进一步发展,则鼓膜弥漫性充血;鼓膜穿孔前,其标志消失,充血呈鲜红色,鼓膜外凸或突出部位中心有黄点(脓点),若凸出部顶点有闪光点,可见脓液从此处呈搏动性流出,少数患者可有耳后完骨红肿疼痛。久病者,鼓膜紧张部或松弛部有大小不等的穿孔。可有灰白色片状或豆渣样臭秽分泌物。

4.其他

听力检查呈传导性耳聋,亦可见混合性耳聋。血常规:鼓膜穿孔前,白细胞总数偏高,鼓膜穿孔后或慢性者,白细胞可正常。骨CT或X线摄片可示骨质破坏或胆脂瘤形成。

三、治疗

辨治思路:根据脓耳发病特点,以疏风清热、清泻肝胆、健脾渗湿、补肾培元为主要内治法,外治以清热解毒、消肿止痛、敛湿排脓的局部治疗。

(一)内治法

1.外邪侵袭,壅遏耳窍

临床表现:起病急,发热,耳痛逐渐加剧,或剧痛后脓液流出。全身伴发热、恶寒或鼻塞流涕。舌质偏红,苔薄白或薄黄,脉浮数。

证候分析:风热或风寒外袭,或污水入耳,水湿内侵,循经上犯,邪毒结聚耳窍,与气血搏结,则耳内疼痛;风性善行数变,常挟寒挟热,而多从火化,故发病急;发热、恶风寒、鼻塞、流涕、舌红、苔薄白或薄黄、脉浮数皆为上焦肺热壅盛之征。

治法:疏风清热,解毒消肿。

方药:蔓荆子散加减。方中蔓荆子、甘菊花、升麻气轻之品升阳清上;木通、赤茯苓、桑白皮清热利水去湿;前胡助蔓荆子宣散,助桑白皮而化痰;生地、赤芍、麦冬养阴凉血。全方疏风清热,去湿排脓,凉血清热,活血止痛。病初起风热偏盛者,可去生地、麦冬,加柴胡、薄荷;若鼓膜红肿、耳痛剧烈者,为火热壅盛,可加野菊花、蒲公英、紫花地丁、板蓝根等,以清热解毒,消肿止痛。

2.肝胆湿热,熏蒸耳窍

临床表现:耳痛剧烈,耳脓黄稠,耳鸣耳聋。全身可见发热,口苦咽干,小便黄赤,大便干结;小儿症状较成人为重,可有高热、烦躁、惊厥等症。舌质红,苔黄,脉弦数有力。

证候分析:湿热之邪壅滞肝胆,熏蒸耳窍,故耳内疼痛;耳窍为邪毒阻塞,清气不达,闭而不用,故耳鸣耳聋;邪毒内蕴,不得外解,阻塞经脉气血运行,化腐成脓;口苦咽干、小便黄赤、大便秘结、舌红、苔黄、脉弦数等均为肝胆火热之征。小儿脏腑柔弱,形气未充,邪毒易犯,临床症状较为严重。

治法:清肝泻火,利湿排脓。

方药:龙胆泻肝汤加减。取龙胆草、黄芩、栀子、柴胡入肝胆以清泻肝胆之火;当归、生地清热活血消肿;车前子、木通、泽泻导热下行。若火毒炽盛,流脓不畅者,可选用仙方活命饮加减,以达到清热解毒,消肿排脓的疗效。小儿热盛宜引动肝风,可加入平肝息风药,如钩藤、蝉蜕;若出现神昏、惊厥、呕吐,应参考"脓耳变证"之"黄耳伤寒"篇处理。小儿脏腑娇嫩,用药过于苦寒会损伤正气,临床用药应加以注意。

3.脾虚失运,湿困耳窍

临床表现:耳内流脓日久,量多而清稀,听力下降或有耳鸣。全身可有头晕、面色少华,纳差,大便溏薄等。舌质淡,苔白腻,脉缓弱。

证候分析:湿邪属阴,性黏滞。耳为清空之窍,喜空虚。脾虚运化失健,湿浊停聚,泛溢耳窍,故耳内脓液清稀,量较多,缠绵日久而无臭味;湿浊蒙蔽清窍,故耳鸣耳聋、头晕、头重;头晕、面色少华、纳差、大便溏薄、舌质淡、苔白腻、脉缓弱等皆为脾虚失于运化,清阳之气不得营运之征。

治法:健脾渗湿,补托排脓。

方药:托里消毒散加减。若湿蕴化热,湿热盛,耳流脓色黄,且耳痛者,加入黄芩、野菊花、蒲公英等清热解毒排脓;耳闷、听力下降者,加石菖蒲、蔓荆子等以通窍排脓。若周身倦怠乏力,头晕而沉重,为清阳之气不得上达清窍,可选用补中益气汤加减。若脓液清稀量多、纳差、便溏,为脾虚失于健运,可选用参苓白术散加减。

4.肾元亏损,邪滞耳窍

临床表现:耳内流脓日久不愈,反复发作,量不多,脓液秽浊或呈豆腐渣样,并有臭味,听力减退明显。全身可见头晕,神疲,腰膝酸软,舌淡红,苔薄白或少苔,脉细弱。

证候分析:肾元亏损,耳窍失养,邪毒留恋,故耳内流脓日久不愈,并反复发作;邪毒久恋,化腐成脓,故耳脓秽浊或呈豆腐渣样,并有恶臭气味;肾精亏损,耳窍失养,故听力明显减退;肾元虚损,脑髓失养,故头晕神疲;腰膝酸软,舌淡红、苔薄白或少苔、脉细弱为肾元亏损之征。

治法:补肾培元,化湿祛腐。

方药:肾气丸加鱼腥草、金银花、木通、夏枯草、桔梗等。方中以肾气丸培补肾元,配以鱼腥草、金银花、木通、夏枯草、桔梗祛湿化浊。肾阴虚者,若湿热郁久,化腐成脓,气味臭秽,可在前方基础上选用穿山甲、皂角刺、板蓝根、金银花、桃仁、红花、乳香、没药等,以活血祛腐。若伴见虚烦失眠,耳鸣,腰膝酸软等症,则可用知柏地黄丸加减。

(二)外治法

1.清除耳道内脓液

用3‰过氧化氢溶液清洁外耳道。也可用负压吸引的方法清除脓液,以利于脓液流出。

2.滴耳

选用具有清热解毒、消肿止痛、敛湿去脓作用的药液滴耳,如黄连滴耳液,或新鲜的虎耳草捣汁,每日滴耳5～6次。

3.吹药

用具有清热解毒、敛湿去脓作用的药物吹耳,如耳疳散等。吹耳法是古代治疗脓耳的最常用方法之一,吹药前应先将耳道内脓液清除干净,每次吹入的药散不宜过多,否则容易造成堵塞及妨碍引流。

4.滴鼻

急性期鼻塞患者,可用芳香通窍的滴鼻剂或1‰麻黄素滴鼻液滴鼻。滴鼻的目的是让咽鼓管通畅,有利于排除耳窍脓液。

5.涂敷

如病情严重或脓液刺激,引起耳前后有红肿疼痛,可用紫金锭磨水涂敷,或用如意金黄散调敷,有消肿止痛的作用。

(三)针灸治疗

1.体针

实热证以取手、足少阳经及足厥阴肝经穴为主,一般用泻法;如为虚证,则以足太阴、足阳明、足少阴、足太阳经穴为主,多用补法。主穴选耳门、听会、翳风,配穴选风池、外关、曲池、合谷、足三里、阳陵泉、脾俞、肾俞等,每日1次,每次留针20～30 min。

2.灸法

虚寒者选用翳风穴悬灸,亦可配合足三里艾灸,每日1次,每次约1 min。

(胡 楠)

第六节　耳鸣耳聋

耳鸣耳聋是指因外邪侵袭或脏腑实火上扰耳窍,或瘀血痹阻、痰浊蒙蔽清窍,或脏腑虚损、清窍失养所致的以耳内鸣响、听力障碍为主要临床表现的耳病。耳鸣多是指主观感觉耳中鸣响,而周围并无相应的声源,自觉鸣响来自头部者,称为"颅鸣"或"脑鸣"。耳聋指不同程度的听力障碍。《释名》解释为："聋者，笼也，如在蒙笼之中不可察也。"而《左传·僖公二十六年》谓："耳不听五声之和曰聋。"西医学中各种原因引起的感音神经性耳鸣、耳聋，可参考本节进行辨证论治。耳鸣在历代文献中亦有聊啾、蝉鸣、耳虚鸣、暴鸣、渐鸣等的名称。耳聋有暴聋、卒聋、猝聋、厥聋、久聋、渐聋、劳聋、虚聋、风聋、火聋、毒聋、气聋、聩聋等名称。耳鸣与耳聋临床上常常同时或先后出现，如《杂病源流犀烛·卷二十三》谓："耳鸣者，聋之渐也，惟气闭而聋者则不鸣，其余诸般耳聋，未有不先鸣者。"

一、病因病机

耳鸣耳聋有虚实之别，实者多因外邪或脏腑实火上扰耳窍，抑或瘀血、痰饮蒙蔽清窍；虚者多为脏腑虚损、清窍失养。

1. 外邪侵袭，上犯耳窍

外感风热或风寒，肺失宣降，致外邪循经上犯壅塞耳窍，清窍蒙蔽，感音、纳音失职，发为耳鸣耳聋。

2. 肝火上炎，燔灼耳窍

素体阳盛，性急易怒，或恼怒焦虑，情志不遂，肝气郁结，气郁化火，"气有余便是火"，气火上炎，循经上扰耳窍发为本病。《素问·藏气法时论篇》："肝病者，两胁下痛引少腹，令人善怒；虚则目无所见，耳无所闻。"

3. 痰火郁结，壅闭耳窍

饮食不节或嗜食肥甘厚味，湿热内酿，或思虑过度，伤及脾胃，水湿不运，聚湿生痰，痰郁化火，痰火上扰，郁于耳中，壅塞清窍，发为耳鸣耳聋。《素问·通评虚实论篇》说："头痛耳鸣，九窍不利，肠胃之所生也。"

4. 气滞血瘀，闭塞耳窍

病久不愈，情志抑郁，肝气郁结，气机不畅，气滞血瘀；或因打斗、跌仆、爆震等伤及筋脉，致瘀血内停；或久病入络，致耳窍经脉瘀阻，清窍闭塞。此外，若起居失宜，突受惊吓，气血乖乱，致气血运行不畅，窍络瘀阻，亦可发为耳鸣耳聋。

5. 肾脏亏损，耳窍失养

肾藏精，主骨生髓，汇集于脑，滋养于耳，肾开窍于耳。肾气充沛，髓海必精于耳，耳窍得濡而耳聪听敏。先天禀赋不足，素体虚弱，或病后失养，恣情纵欲，伤及肾精，或年老肾精渐亏等，致肾精耗伤，髓海空虚，耳窍失养，发为本病。

6. 气血亏虚，耳窍失养

久病失治，病后失养，气血虚损，或老年气血衰弱，或饮食不节，饥饱失调，或劳倦、思虑过度，损及脾胃，脾胃虚弱，清阳不升，气血生化之源不足，气血亏虚，不能上奉于耳，耳窍经脉空虚，发为本病。《灵枢·口问》："人之耳鸣者何气使然？岐伯曰：耳者，宗脉之所聚也，故胃中空则宗脉虚，虚则下溜，脉有所竭者，故耳鸣。"

二、诊断要点

1. 病史

可有耳外伤、爆震、噪声接触、耳毒性药物用药、耳流脓等病史，或某些全身疾病。

2. 临床症状

耳鸣可单侧、可双侧；可呈持续性，也可呈间歇性；可呈高音调，亦可呈低音调；一般在安静时加重,严重者可影响睡眠;多数耳鸣患者伴有听力下降。耳聋者,可突发、可渐进,可伴有耳鸣及眩晕;突然发病者多为单侧,缓慢发生的渐进性耳聋多为双侧;部分耳聋可呈波动性听力下降。

3.局部检查

外耳道及鼓膜检查多无异常。

4.其他

(1)听力学检查:如音叉试验、纯音测听、耳鸣音调与响度测试、声导抗测试、电反应测听等。

(2)颞骨及颅脑 X 线、CT、MRI 等检查。

三、治疗

辨治思路:根据耳鸣耳聋发病原因,以疏风清热、清肝泄热、化痰清热、活血化瘀、补肾填精、健脾益气为内治法,配合针灸、导引等局部治疗。

(一)内治法

一般来说,起病急、病程短者以实证为多见,常见于风热侵袭、肝火上扰、痰火郁结、气滞血瘀等证型;起病缓慢、病程较长者以虚证为多见,如肾精亏损或气血亏虚等。

1.外邪侵袭,上犯耳窍

临床表现:突起耳鸣,响声如风,听力下降,或伴有耳堵闷感。全身或可有鼻塞、流涕、咳嗽、头痛、发热恶寒等。舌质红,苔薄黄,脉浮数。

证候分析:外邪侵袭,肺气闭郁,宣降失常,外邪循经上犯,蒙蔽清窍,故耳鸣耳聋;风热上犯,经气痞塞,则耳内胀闷、鼻塞、流涕、咳嗽、头痛、发热恶寒、舌红、苔薄黄、脉浮数等。

治法:清热疏风,宣肺通窍。

方药:银翘散加减。可加入蝉衣、石菖蒲以疏风通窍。若无咽痛、口渴,可去牛蒡子、淡竹叶、芦根;伴鼻塞、流涕者,可加苍耳子、白芷;头痛者,可加蔓荆子;伴咳嗽者,可加前胡、陈皮。

2.肝火上炎,燔灼耳窍

临床表现:耳鸣耳聋突然发生,多因郁怒而发或明显加重,耳鸣如风、如雷、如潮声;或兼有耳闭塞感,头痛,眩晕,目红面赤,烦躁易怒,夜寐不宁,兼有口苦,咽干,面红或目赤,尿黄,便秘,夜寐不宁,胸胁胀痛,头痛或眩晕。舌红,苔黄,脉弦数。

证候分析:肝性劲急,肝火上逆,发病多急;肝胆表里,胆经入耳,肝火循经上扰,则耳鸣耳聋;情志抑郁或恼怒,则肝气郁结,气郁化火,故使耳鸣耳聋加重;肝火上炎,则面红目赤、头痛或眩晕;肝火内炽,灼伤津液,则口苦咽干、便秘溲黄;肝火内扰心神,则夜寐不宁;肝气郁结,则胸胁胀痛、舌红、苔黄、脉弦数。

治法:清泄肝胆,开郁通窍。

方药:当归龙荟丸加减。当归龙荟丸清泄肝胆实火;若肝气郁结较明显而火热之象尚轻者,亦可选用丹栀逍遥散加减。若头痛眩晕者,加生龙骨、生牡蛎、白芍以平肝潜阳;目红面赤者,加夏枯草、菊花、槐花之类清肝散火。

3.痰火郁结,壅闭耳窍

临床表现:耳鸣耳聋,耳鸣声音多宏而粗,如风呼啸或如机器轰鸣,持续不歇;耳中胀闷;兼有头重头昏,或见头晕目眩,胸脘满闷,咳嗽痰多,口苦或淡而无味,二便不畅。舌红,脉滑数。

证候分析:痰火郁结,蒙蔽清窍,故耳鸣耳聋、耳中胀闷、头重头昏或头晕目眩;痰湿中阻,气机不利,则胸脘满闷、二便不畅;痰火犯肺,肃降失常则咳嗽痰多;痰湿困脾,则口淡无味;舌红、苔黄腻、脉滑数为痰湿热盛之征。

治法:清热化痰,开郁通窍。

方药:清气化痰丸加减,可加石菖蒲以开郁通窍。苔黄腻而干,脉滑数有力者,乃痰火之重证,宜用礞石滚痰丸,降火涤痰,并加路路通、丝瓜络以通络开窍。

4.气滞血瘀,闭塞耳窍

临床表现:耳鸣耳聋,病程长短不一,新病耳鸣耳聋者,多突发,久病耳鸣耳聋者,聋鸣程度无明显波动。全身可无明显其他症状。舌质暗红或有瘀点,脉细涩。

证候分析:瘀血阻滞清窍脉络,故突发耳鸣耳聋;耳为清空之窍,若因情志郁结,气机阻滞,致血瘀耳窍,经脉痞塞,则耳鸣耳聋;久患耳鸣耳聋者,因瘀血久留不散,故聋鸣无明显波动;心主血脉,舌乃心之苗,气血瘀阻,故舌见瘀点,甚则紫暗,脉见涩象。

治法:活血化瘀,通络开窍。

方药:通窍活血汤加减。可加丹参、地龙以助活血化瘀,加石菖蒲宣壅开窍,气虚加黄芪、党参益气;血虚加当归、何首乌养血;阴虚者可配合耳聋左慈丸;阳虚者可配合补骨脂丸。

5.肾脏亏损,耳窍失养

临床表现:耳鸣绵绵,声如蝉鸣,夜间益著,甚则虚烦失眠,听力渐减,房劳之后加重;兼可见头昏眼花,腰膝酸软,虚烦失眠,夜尿频多,发脱齿摇,或见五心烦热,多梦,寝寐不宁。舌红,少苔,脉细数等。

证候分析:肾精亏损,耳失所养,不能上奉于耳,则耳鸣耳聋;肾主骨生髓,脑为髓之海,齿为骨之余,肾元亏损,髓海空虚,则头昏眼花、发脱齿摇;肾主水,肾气不固,则夜尿频多;腰为肾之府,肾虚则腰膝酸软;肾阴不足,虚火内扰心神,则虚烦失眠;五心烦热,多梦,并见舌红、少苔、脉细弱或细数。

治法:补肾填精,充养耳窍。

方药:肾阴虚者,耳聋左慈丸加减。亦可选用杞菊地黄丸或左归丸等加减。肾阳虚者,治宜温补肾阳,右归丸或肾气丸加减。

6.气血亏虚,耳窍失养

临床表现:耳鸣耳聋时轻时重,遇劳则甚,突然起立时加重。全身兼有倦怠乏力,食欲缺乏,脘腹胀满,大便溏薄,面色无华,心悸失眠。舌质淡红,苔薄白,脉细弱。

证候分析:气血生化之源不足,清阳不升,耳窍失养,则耳鸣耳聋;气虚则倦怠乏力、声低气怯;血虚则面色无华;蹲位站立时,头部气血不足,故耳鸣耳聋突然加重;脾虚失运,则食少、便溏;血虚心神失养,则心悸失眠;舌质淡红、苔薄白、脉细弱为气血不足之象。

治法:益气养血,通利耳窍。

方药:用八珍汤加减。可加石菖蒲芳香通窍,心悸夜寐不宁者,可加龙眼肉、酸枣仁、炙远志之类以养心安神。亦可用归脾汤加石菖蒲、磁石以健脾养心,开窍聪耳。若气虚为主者,亦可选用益气聪明汤加减。

(二)针灸治疗

1.体针

局部取穴与远端辨证取穴相结合,局部可取耳门、听宫、听会、翳风为主,每次选取2穴。

风热侵袭者,可加外关、合谷、曲池、大椎;肝火上扰,可加太冲、丘墟、中渚;痰火郁结,可加丰隆、大椎;气滞血瘀,可加膈俞、血海;肾精亏损,加肾俞、关元;气血亏虚,加足三里、气海、脾俞。实证用泻法,虚证用补法,或不论虚实,一律用平补平泻法,每日针刺 1 次。

2.耳针

针刺内耳、肾、肝、神门、皮质下等穴位,中等刺激,留针 20 min 左右。亦可用王不留行籽贴压以上穴位,以调理脏腑功能。

3.穴位注射

可选用听宫、翳风、完骨、耳门等穴,药物可选用当归注射液、丹参注射液、维生素 B_{12} 注射液等,针刺得气后注入药液,每次每穴注入 0.5~1 mL。

4.穴位敷贴

用吴茱萸、乌头尖、大黄三味为末,温水调和,敷贴于涌泉穴,有引火下行的作用,适用于肝火、痰火、虚火上扰所致耳鸣耳聋。

(胡　楠)

第七节　耳眩晕

耳眩晕是指因邪犯耳窍,或脏腑虚弱,耳窍失养,或痰浊水湿泛溢耳窍所致的以头晕目眩、耳鸣耳聋、恶心呕吐等为主要临床表现的耳部疾病。西医学中的内耳疾病如梅尼埃病、良性阵发性位置性眩晕、前庭神经元炎、药物中毒性眩晕等所引起的眩晕可参考本篇进行辨证论治。

中医学中眩和晕在表现形式上有所不同。眩即目眩,指视物昏花缭乱或眼前发黑;晕为头晕或头运,指身体有运转不定的感觉。《丹溪心法·卷四》谓:"眩者言其黑运转旋,其状目闭眼暗,身转耳鸣,如立舟船之上,起则欲倒。"两者可以单独出现,也可以同时并见。两者兼见者,乃称眩晕。中医文献中尚有眩运、眩冒、旋晕、头眩、掉眩、脑转、风眩等别称。耳眩晕是因耳窍功能失调引起的眩晕。其临床特点是:眩晕突然发作,自觉天旋地转,站立不稳,但神志清楚,多伴有恶心呕吐、耳鸣耳聋等症状,属中医传统所论"眩晕"的范畴,是"眩晕"中的一种特殊证候。

关于耳眩晕的临床特点及其病因病机,早在《内经》里已有类似记载,如《灵枢·口问》云:"上气不足,脑为之不满,耳为之苦鸣,头为之苦倾,目为之眩。"《灵枢·海论》亦谓:"髓海不足,则脑转耳鸣,胫酸眩冒,目无所见,懈怠安卧。"其后,历代医家从不同侧面做了进一步的论述,如《医林绳墨·卷三·眩运》有"真眩运"一名:"其症发于仓卒之间,首如物蒙,心如物扰,招摇不定,眼目昏花,如立舟舡之上,起则欲倒,恶心冲心,呕逆奔上,得吐少蒹,此真眩运也。"

一、病因病机

耳眩晕为脏腑内伤所致,以脾、肾之虚居多,又有风火、痰浊等不同因素之兼杂。其病根属虚,病象如实,因此,大多属本虚标实之证。

1.风邪外袭,上扰清窍

风性主动,善行而数变,若因气候突变,或起居失常,遭到风邪外袭,引动内风,上扰清窍,则可致耳平衡失司,发为眩晕。

2.痰浊中阻,蒙闭清窍

饮食不节,或劳倦、思虑过度,伤于脾胃,致脾失健运,不能运化水湿,聚湿生痰。痰浊阻遏中焦,清阳不升,浊阴不降,清窍为之蒙蔽,发为眩晕。

3.肝阳上亢,扰乱清窍

肝为风木之脏,内寄相火,体阴而用阳,喜条达而主升发,主疏泄,赖肾精以充养,若情志不遂,易致肝气郁结,气郁化火,肝阴暗耗,阴不制阳,风阳上扰清窍,则眩晕;若素体阴虚,水不涵木,则肝阳上亢,扰乱清窍,亦可致眩晕。

4.肾精亏虚,髓海不足

肾主藏精而生髓,脑为髓之海。若先天禀赋不足,后天失养,或房劳过度,耗伤肾精,则肾精亏损,髓海空虚,不能濡养清窍,而发为眩晕。

5.肾阳亏虚,寒水上泛

久病体虚,肾阳不足,温煦失职,不能温化水液,寒水上泛清窍,发为眩晕。

6.气血不足,耳窍失养

若久病不愈,耗伤气血,或失血之后,虚而不复,或脾气虚弱,运化失常,气血生化之源不足,且升降失常,清阳不升,而致上部气血不足,清窍失养,而发为眩晕。

7.气血瘀滞,闭塞耳窍

跌仆坠落,头颅外伤,血溢脉外,气滞血瘀,或病久气虚血瘀,或痰瘀交阻,致脑络痹阻,耳窍闭塞,气血不能荣养清窍,发为眩晕。

眩晕一证,与肝、脾、肾关系最为密切,虚者多责之于脾、肾,实者多责之于肝。临床上各型之间多有兼杂,肾阴虚者可致髓海空虚,且每兼肝阳上亢,肾阳虚则寒水上泛,脾虚者,气血不足,又多兼痰浊之邪,肝火上扰又多伤阴。

二、诊断要点

1.病史

本病大多有反复发作史,部分患者可有应用耳毒性药物史或感冒史。

2.临床症状

眩晕发作时的典型症状是诊断本病的主要依据。本病的典型症状是:突然发作旋转性眩晕,患者感自身或周围物体沿一定方向与平面旋转,或为摇晃浮沉感,站立不稳,体位变动或睁眼时眩晕加重,因此患者常闭目静卧,但意识清楚;可伴有恶心呕吐、汗出肢冷、面色苍白等症状,持续时间短则数分钟至数小时、长则数日甚至数星期;多数患者眩晕发作时可伴有耳鸣及听力减退,部分患者可伴有耳内胀满感,在发作间歇期,耳鸣耳聋可减轻或消失,反复发作后可遗留顽固性的耳鸣耳聋。

3.局部检查

外耳道及鼓膜检查多无异常发现。

4.其他

眩晕发作时可见自发性水平性或水平旋转性眼球震颤;部分患者可显示波动性感音性听力减退;前庭功能在初发时有病侧的优势偏向,多次发作者,病侧前庭功能亦可减退甚至消失,或有向健侧的优势偏向或正常。

三、治疗

辨治思路:根据耳眩晕发病原因,多从风、火、痰、虚进行论证。以"急则治其标,缓则治其本"为治疗原则。发作期以实证为多见,如风邪外袭、痰浊中阻、肝阳上扰等,亦可见于虚中挟实,如寒水上泛等;在发作间歇期以虚证为多见,如髓海不足、气血不足等。临床上应针对不同情况进行辨证论治。

(一)内治法

1.风邪外袭,上扰耳窍

临床表现:突发眩晕,如坐舟车,恶心呕吐。可伴有发热恶风,鼻塞流涕,咳嗽,咽痛。舌质红,苔薄黄,脉浮数。

证候分析:风性主动,风邪外袭,引动内风,上扰清窍,故眩晕突发,如坐舟车,恶心呕吐;风邪袭表,正邪相争,则发热恶风;风邪犯肺,肺气不宣,故鼻塞、流涕;风邪袭肺,肺气上逆,故咳嗽;舌质红、苔薄黄、脉浮数为风热之象。

治法:疏风散邪,清利头目。

方药:桑菊饮加减。方用桑叶、菊花、薄荷、连翘疏风散邪;桔梗、杏仁宣降肺气;可加入蔓荆子、蝉衣清利头目;眩晕较甚者,可加入天麻、钩藤、白蒺藜以息风;呕恶较甚者,可加半夏、竹茹以降逆止呕。咽痛较甚,可加射干、玄参、牛蒡子、蒲公英以清利咽喉。

2.痰浊中阻,蒙闭清窍

临床表现:眩晕而见头重如裹,胸闷不舒,呕恶较甚,痰涎较多,或见耳鸣耳聋,心悸,纳呆倦怠。舌苔白腻,脉濡滑。

证候分析:痰浊中阻,清阳不升,浊阴不降,清窍为之蒙蔽,故眩晕、头重、耳鸣、耳聋;痰阻中焦,气机升降不利,故胸闷、心悸;痰湿困脾,脾胃升降失常,故呕恶痰涎、纳呆倦怠;舌苔白腻、脉濡滑均为痰湿之征。

治法:燥湿健脾,涤痰息风。

方药:半夏白术天麻汤加减。方中用二陈汤燥湿化痰,加白术健脾燥湿,入天麻以息风。湿重者,倍用半夏,加泽泻;痰火互结者,加黄芩、黄连、胆南星;呕恶较甚者,加竹茹。因痰致眩,当责于脾,故眩晕缓解后,应注意健脾益气、调理脾胃以杜绝生痰之源,防止复发,可用六君子汤加减以善后。

3.肝阳上亢,扰乱清窍

临床表现:眩晕每因情绪波动、心烦恼怒时发作或加重,可伴头痛,耳鸣耳聋,口苦咽干,面红目赤,急躁易怒,胸胁苦满,少寐多梦。舌质红,苔黄,脉弦细数。

证候分析:肝气郁结,化火生风,风火上扰清窍,或水不涵木,肝阳偏亢,风阳升动,故眩晕、耳鸣、耳聋、面红目赤;肝喜条达而恶抑郁,肝气郁结则急躁易怒;气机郁滞则胸胁苦满;肝火灼伤津液则口苦咽干;肝藏魂,魂不守舍,则少寐多梦;舌质红、苔黄、脉弦细数均为阴虚阳亢之征。

治法:滋阴潜阳,平肝息风。

方药:天麻钩藤饮加减。方中用天麻、钩藤、石决明平肝潜阳息风;黄芩、栀子清肝火;牛膝、杜仲、桑寄生、益母草滋养肝肾;茯神、夜交藤安神定志。若眩晕较甚,偏于风盛者,可加龙骨、牡蛎以镇肝息风;少寐多梦较甚者,可重用茯神、夜交藤,加远志、炒枣仁以清心安神;阴虚较甚者,可加生地、麦冬、玄参、何首乌、白芍;偏于火盛者,可加龙胆草、丹皮以清肝泄热,或用龙胆泻肝汤以清泻肝胆之火。

因阳亢火盛,每致伤阴,故眩晕缓解后,应注意滋阴养液,以潜降肝阳,可用杞菊地黄丸调理善后,并应注意调理情志,防止复发。

4.肾精亏虚,髓海不足

临床表现:眩晕发作较频繁,发作时耳鸣较甚,听力减退明显。伴精神萎靡,腰膝酸软,心烦失眠,多梦遗精,记忆力差,手足心热。舌质红,少苔,脉细数。

证候分析:肾精亏损,髓海不足,清窍失养,故眩晕经常发作、耳鸣耳聋、记忆力差、精神萎靡;阴虚则阳亢,相火妄动,扰乱心神,故失眠多梦、遗精;腰为肾之府,肾虚则腰膝酸软;阴虚生内热,故手足心热;舌质红、少苔、脉细数均为阴虚之征。

治法:滋阴补肾,填精益髓。

方药:杞菊地黄丸加味。方中用六味地黄丸滋肾填精;枸杞子、菊花养肝血、潜肝阳;临床上还可加入白芍、何首乌以柔肝养肝;眩晕发作时可加入石决明、牡蛎以镇肝潜阳;精髓空虚较甚者,可加入鹿角胶、龟甲胶以增强填补精髓之力。心肾不交,心烦失眠,多梦者,加夜交藤、阿胶、酸枣仁、柏子仁等交通心肾;亦可用左归丸加减。

5.肾阳亏虚,寒水上泛

临床表现:眩晕时心下悸动,咳嗽咯痰稀白,恶心欲呕,或频频呕吐清涎,耳内胀满、耳鸣耳聋。伴腰痛背冷,四肢不温,精神萎靡,夜尿频而清长。舌质淡胖,苔白润,脉沉细弱。

证候分析:肾阳不足,温煦失职,不能温化水液,寒水上泛清窍,故眩晕发作、耳内胀满、耳鸣耳聋;寒水凌心则心下悸动,咳嗽咯痰稀白;寒水上犯中焦,脾胃升降失常,则恶心欲呕或频频呕吐清涎;肾阳虚衰,精气不足则腰痛背冷,四肢不温,精神萎靡,夜尿频而清长;舌质淡胖、苔白润、脉沉细弱均为阳虚之征。

治法:温肾壮阳,散寒利水。

方药:真武汤加减。方中附子大辛大热,温肾壮阳,化气行水;生姜散寒利水;茯苓、白术健脾利水;配以白芍养阴以缓和附子之辛燥。寒甚者,可加川椒、细辛、桂枝、巴戟天等药,以加强温阳散寒的作用。

6.气血不足,耳窍失养

临床表现:眩晕时发,每遇劳累时发作或加重,发作时面色苍白,神疲思睡,耳鸣耳聋。兼唇甲不华,食少便溏,少气懒言,动则喘促,心悸,倦怠乏力。舌质淡,脉细弱。

证候分析:脾气虚弱,气血生化不足,清阳不升,清窍失养,故眩晕时发、耳鸣耳聋;劳则耗气,故每遇劳累时发作或加重;气少则神疲思睡,血虚不能上荣头面,则面色苍白、唇甲不华;血虚不能养心,则心悸,气虚则少气懒言、倦怠乏力;脾虚不运,故食少便溏;舌质淡、脉细弱为气血不足之象。

治法:补益气血,健脾安神。

方药:补中益气汤加减。方中用党参、黄芪、炙甘草、白术、陈皮健脾益气;当归养血补血;配少量升麻、柴胡引药上行。若血虚较明显,可选加枸杞子、何首乌、熟地、白芍等以加强养血之力,或用归脾汤加减。

7.气血瘀滞,闭塞耳窍

临床表现:眩晕时作,耳鸣耳聋,伴有头痛,心悸健忘,失眠多梦。或见面色晦暗,口唇发紫,肌肤甲错。舌质紫暗,或有瘀点、瘀斑,脉细涩或弦涩。

证候分析:瘀血阻窍,脑络不通,清窍失养,故眩晕、耳鸣、耳聋;心血瘀阻,心神失养,故心悸健忘,失眠多梦。瘀血内阻,气血不畅,肌肤失养,故面色晦暗,口唇发紫,肌肤甲错,舌质紫暗,或有瘀点、瘀斑,脉细涩或弦涩,为瘀血之征。

治法:行气活血,祛瘀通窍。

方药:通窍活血汤。方中麝香辛香走窜,活血通络,开通诸窍;老葱辛温通窍,鲜姜辛温发散,助麝香通窍活血;佐以赤芍、川芎、桃仁、红花活血化瘀;大枣之甘,配合鲜姜之辛,辛甘发散,调和营卫;使以黄酒活血通窍,以助药势。若见神疲乏力、自汗等气虚证者,加黄芪以益气固表止汗;畏寒肢冷,感寒加重者,加桂枝、附子温经通脉;遇风加重者,可重用川芎,加荆芥、防风、白芷、天麻祛风止眩。

(二)针灸治疗

1.体针

根据不同的病因病机,循经取穴,并根据病情虚实而采用不同的手法。

主穴:百会、头维、风池、风府、神门、内关。

配穴:风邪外袭者,配合谷、外关;痰浊中阻者,配丰隆、中脘、解溪;肝阳上扰者,配行间、侠溪、肝俞;寒水上泛者,配肾俞、命门;髓海不足者,配三阴交、关元、肾俞;上气不足者,配足三里、脾俞、气海。

操作:实证用泻法,虚证用补法,如属虚寒,可配合灸法。每日1次。

2.耳针

可选肾、肝、脾、内耳、神门、额、心、胃、枕、皮质下、交感等穴,每次取2~3穴,中强刺激,留针20~30 min,间歇捻针,每日1次。或用王不留行籽以胶布贴压在以上穴位上,不时按压该穴位以加强刺激。

3.头皮针

取双侧晕听区针刺,每日1次,5~10次为1个疗程。

4.穴位注射

可选用合谷、太冲、内关、风池、翳风、四渎等穴,每次取2~3穴,每穴注射5%葡萄糖液1~2 mL,或维生素B_{12}注射液0.5 mL,隔日1次。

(胡 楠)

第八节 鼻 疳

鼻疳是指由于邪毒侵袭或湿热郁蒸及血虚化燥而致的以鼻前孔及其附近皮肤红肿、糜烂、渗液、结痂、灼痒或皲裂,经久不愈,反复发作为主要特征的鼻病。西医学中的鼻前庭炎及鼻前庭湿疹等疾病可参考本篇进行辨证论治。

对鼻疳病的论述,较早的文献见于《诸病源候论·卷四十八》,其中指出:"匿鼻之状,鼻下两边赤,发时微有疮而痒是也,亦名赤鼻,亦名疳鼻。"由于多见于小儿,故该书列"小儿杂病诸候"讨论了本病的病名、病因病机及症状。同时指出本病具有反复发作、缠绵难愈的特点,如:

"小儿耳鼻口间生疮,世谓之月食疮,随月生死,因以为名也。"《医宗金鉴·外科心法要诀》称本病为"鼻疳"。在历代古医籍中本病又有"鼻疮""鼻𧏛疮""鼻𧏛""𧏛鼻""赤鼻""疳鼻"等不同病名。

一、病因病机

本病病因主要为肺脾失调、挖鼻损伤、脓涕浸渍、饮食所伤、体质禀异等因素引起。其病机主要是肺中蕴热,复感邪毒或脾胃湿热,上蒸鼻窍和久病伤津,血虚化燥,肌肤失养所致。

1.风热客肺,热毒上蒸

平素肺有伏热,复感风热邪毒,或脓涕经常浸渍鼻孔,或因挖鼻伤损肌肤,邪毒乘虚所凑,引动肺经伏热上蒸,两邪相聚,蒸灼鼻窍而为病。

2.脾胃失调,湿热郁蒸

恣食肥甘酒酪、辛辣炙煿,致脾胃壅滞,湿热内生,或平素小儿脾胃呆滞,饮食不节,更易积食成疳,疳热循经熏蒸鼻窍肌肤,发为鼻疳。如《医宗金鉴·外科心法要诀》说:"鼻疳者,因疳热攻肺而成。"

3.血虚化燥,鼻失滋养

鼻病日久,余邪未清,邪热久稽,阴血暗耗,血虚生风化燥,鼻失濡养而表现出皮肤皲裂、粗糙、增厚。

本病的病位在鼻前孔及其附近皮肤,但其发生与肺、脾、津、血等相关。其病机分虚、实两端。肺经蕴热或脾胃湿热上蒸者属实,由于湿热缠绵,故病程较长或反复发作;病久者邪热稽留,耗伤阴津,血燥生风者,多属虚证。

二、诊断要点

1.病史

可有过敏、鼻渊、挖鼻等病史。

2.临床表现

病急者,鼻前孔及附近皮肤红肿、灼热疼痛、水疱、糜烂、渗液、结痂、灼痒,经久不愈或反复发作。病程久者,局部多见皲裂、粗糙、脱屑、瘙痒。

三、治疗

辨治思路:鼻疳的辨证,多着眼于虚实两端。实证者,发病急,局部多有灼痒、红肿、糜烂、渗液等临床表现,呈现风、热、湿为患之特性。而虚证多表现为病程长,局部肌肤皲裂、粗糙、脱屑、瘙痒,具备血虚生风化燥之特性。根据局部风、热、湿、血燥等不同病机变化,故有"疏风、清热、燥湿、养血"等治法。

(一)内治法

1.风热客肺,热毒上蒸

临床表现:鼻前孔处色红肿胀,灼热、干燥瘙痒或疼痛,起红色丘疹或水疱,抓搔后糜烂并有脂水渗出,干后结有黄色痂皮。小儿可见啼哭,烦躁,或见头痛、恶风、鼻息灼热感。舌质红,苔薄黄,脉浮数。

证候分析:肺有伏热,复感风热邪毒,内外邪热,熏灼鼻窍肌肤,使气血壅滞,则见鼻前孔处皮肤出现丘疹且灼热疼痛。热胜则局部灼热干燉、红肿、结痂。热毒挟湿,上蒸肌肤,则局部有水疱、糜烂、溢出脂水。风邪挟燥,伤肺耗津,则鼻窍肌肤干燥瘙痒。

治法:清泻肺热,疏风散邪。

方药:泻白散合银翘散加减。泻白散清泻肺经伏热而解毒,银翘散疏风散热,透邪外出。若局部瘙痒,可加入蝉蜕、紫草、浮萍疏风止痒;若热毒壅盛,局部焮热、红肿痛甚者,可加黄连、牡丹皮、蒲公英以清热解毒,凉血消肿;若发热、便秘,可加火麻仁、生大黄以通便泻热;若湿热重者,局部皮肤糜烂、渗溢脂水,加黄柏、苦参燥湿清热。

2.脾胃失调,湿热郁蒸

临床表现:鼻前庭及上唇肌肤潮红肿胀,常有糜烂并脂水淋漓,干后结黄浊厚痂,时有鼻塞。病程较长,经久不愈或反复发作。小儿可兼有腹胀、大便黏腻,啼哭易怒。舌红,苔黄腻,脉滑数。

证候分析:脾胃失调,湿热内生,上蒸鼻窍,腐蚀肌肤,则鼻窍肌肤糜烂潮红,湿浊浸渍肌肤,则有糜烂及脂液淋漓;湿热蕴积,则成黄浊厚痂;局部肿胀及干痂阻塞鼻孔,呼吸不利,故生鼻塞。湿性黏滞缠绵,蕴伏不散,故病程较长,经久不愈或反复发作。小儿脏腑娇嫩,脾胃易伤而多生积滞,积滞化热而出现食少、腹胀,大便黏腻,啼哭烦怒等症;舌红、苔黄腻、脉滑数均为湿热郁蒸,湿重于热之象。

治法:清化湿热,和中解毒。

方药:三仁汤加减。方中杏仁、白蔻仁、薏苡仁宣通气机,和畅脾胃而渗湿;半夏、厚朴理气醒脾而燥湿;通草、滑石、竹叶清热解毒而利湿;全方合用,主治温病初起,湿重于热者,最为相宜。

若小儿因脾胃呆滞,食积成疳,疳热上攻而致鼻中生疮,肌肤糜烂渗液,并见腹胀、大便黏腻、啼哭烦怒者,可加入炒槟榔、鸡内金、使君子、焦三仙以和中消积杀虫;若小儿脾胃素虚,健运失常而致湿浊内生者,可用参苓白术散以健脾和中,化湿利浊。

3.血虚化燥,鼻失滋养

临床表现:鼻前孔及上唇肌肤干燥瘙痒,有灼痛或异物感,患处肌肤增厚、皲裂,或见疮面上盖以鳞屑或干痂,鼻毛脱落。伴有口咽干燥,面色萎黄,身瘦腹胀,毛发干枯,大便秘结。舌质红,少苔,脉细数。

证候分析:邪毒久羁,反复渗液,耗伤阴血,津亏血虚,生风化燥,鼻失滋养,故鼻前孔及上唇皮肤粗糙、增厚、皲裂、结痂、鼻毛脱落;血燥生风,则鼻干而痒甚,阴虚生内热则见鼻窍灼热干痛、异物感;血虚化燥,肌肤失润,故见鳞屑样干痂;舌质红、少苔、脉细数为血虚化燥之象。

治法:滋阴润燥,养血息风。

方药:四物消风饮加减。方中生熟地、当归、川芎、赤白芍滋阴养血,润燥荣鼻;荆芥、薄荷、柴胡疏风止痒,引邪外出;黄芩解毒清热而兼凉血;甘草调和诸药。

若鼻部肌肤干燥、粗糙、皲裂者,可加玄参、麦冬、何首乌等以滋阴养血而润燥;痒甚,加蝉蜕、防风、白鲜皮以祛风止痒;若局部见有脓痂或脓痂下皮肤潮红,加野菊花、金银花等以清热解毒。

(二)外治法

用清热解毒、燥湿收敛的中药外洗或外敷。

1.外洗法

选用以下方药煎水局部外洗。

(1)用内服中药渣再煎,外洗患处。

(2)用苦楝树叶、桉树叶、藿香叶各 30 g 煎水洗患处。

(3)用苦参、苍术、黄柏各 15 g 煎水清洗患处。

(4)局部黄水淋漓,可用明矾 3 g、生甘草 10 g 煎水外洗患处。

2.外敷法

根据局部病变情况,酌情选用下列方药。

(1)湿热盛,局部红肿、糜烂、渗液者,可用青蛤散调敷患处。或用苦参、黄柏各 15 g,研末,以生地黄汁调敷患处。

(2)局部糜烂不愈,流黄水多者,可用瓦松或五倍子适量,烧灰研细末涂敷。

(3)局部干燥、皲裂、脱屑者,用黄连膏、紫归油外涂。

(4)局部灼热、焮痛者,用辰砂定痛散以麻油调敷。

(三)针灸治疗

1.体针

可取合谷、曲池、外关、少商等穴,提插捻转,用泻法。每日 1 次。

2.耳针

取鼻、肺、胃、下屏间等穴,或埋针,或用王不留行籽贴压,经常用手轻捺贴穴,维持刺激。

(胡　楠)

第九节　伤风鼻塞

伤风鼻塞是指因风邪侵袭所致的以鼻塞、流涕、打喷嚏为主要症状的鼻病。本病四季均可发生,但以秋季和冬春之交多发。西医学中的急性鼻炎可参考本篇进行辨证施治。

伤风鼻塞俗称"伤风"或"感冒"。古代医家对其论述多散载于"伤风""嚏""流涕""鼻塞"等病范畴内。《世医得效方·卷十》首次提出"伤风鼻塞"一名:"茶调散治伤风鼻塞声重,兼治肺热涕浊。"《医林绳墨·卷七》明确指出本病的病因病机为"触冒风邪,寒则伤于皮毛,而成伤风鼻塞之候,或为浊涕,或流清水"。

一、病因病机

风为百病之长,常挟寒携热侵袭人体。本病多因气候变化,寒热不调,或生活起居不慎,过度疲劳,使正气虚弱,风邪乘虚侵袭而为病。初起属风寒居多,继则寒郁化热而呈风热之候,亦可直接感受风热之邪为病。

1.风寒外袭,肺失宣肃

肺为娇脏,开窍于鼻,外合皮毛。若腠理疏松,卫表不固,风寒之邪乘虚外袭皮毛,卫阳被郁遏,内犯于肺,则肺失宣肃,寒邪遏于鼻窍而发为本病。

2.风热袭肺,壅遏鼻窍

鼻属肺系,乃呼吸之门户,风热邪毒从口鼻而入,直犯鼻窍,或风寒之邪,郁久化热犯肺,致肺失清肃,风热邪毒壅遏清窍而为病。

二、诊断要点

1.病史

发病前多有受凉或疲劳史。

2.临床症状

初起鼻痒、干燥灼热感,打喷嚏,鼻塞,流水样鼻涕;随之,鼻塞渐重,鼻涕渐呈黏黄涕,嗅觉减退,语声重浊;后期,鼻塞逐渐减轻,鼻涕渐消。全身可有周身不适、发热、恶寒、头痛等。小儿全身症状较重,可有呕吐、腹泻、倦怠,甚则壮热、抽搐等。

3.局部检查

鼻黏膜充血肿胀,鼻腔内有较多鼻涕,初期为水样,后渐转为黄黏性。

三、治疗

辨治思路:本病以"辛散、通窍"为治疗之大法。但须注意表散不宜太过,以免耗散元气;补益不宜太早,以防留有余寇。

（一）内治法

1.风寒外袭,肺失宣肃

临床表现:鼻塞声重,喷嚏频作,流涕清稀。可有头痛,恶寒发热。舌质淡,古苔薄白,脉浮紧。

证候分析:风寒束表,正气抗争,驱邪外出,故喷嚏频作;肺失宣散,邪壅鼻窍,故鼻塞声重、鼻肌膜淡红肿胀;肺失肃降,水道不利,故流涕清稀;风寒束表,卫阳被郁,营卫失调,故见恶寒发热、头痛;舌质淡红、苔薄白、脉浮紧均为外感风寒之征。

治法:辛温解表,散寒通窍。

方药:通窍汤加减。方中以麻黄、防风、羌活、藁本疏风散寒解表;川芎、白芷、细辛疏散风寒通窍;升麻、葛根辛甘发散,解表升阳;苍术发汗除湿;甘草调和药性。川椒大热,不利表散,可去而不用。亦可用荆防败毒散、葱豉汤加减。

2.风热袭肺,壅遏鼻窍

临床表现:鼻塞较重,鼻流黏稠黄涕,鼻痒气热,喷嚏时作。可有发热,头痛,恶风,口渴,咽痛,咳嗽痰黄。舌质红,舌苔薄黄,脉浮数。

证候分析:风热外袭,肺失宣降,风热上扰鼻窍,故见鼻塞较重、鼻肌膜色红肿胀、鼻流黏黄涕、鼻痒气热、喷嚏时作;风热犯肺,肺失肃降,故咳嗽痰黄;发热、恶风、头痛、口渴、咽痛、舌质红、舌苔薄黄、脉浮数均为风热犯肺之征。治法:疏风清热,宣肺通窍。

方药:银翘散加减。方中以银翘散辛凉透表,清热解毒。若头痛较甚,加蔓荆子、菊花以清利头目;咽部红肿疼痛,加板蓝根、射干以清热解毒利咽;咳嗽痰黄,加前胡、瓜蒌以宣肺止咳化痰。亦可选用桑菊饮加减。

（二）外治法

1.滴鼻

用芳香通窍类的中药滴鼻剂滴鼻,改善通气引流。

2.蒸气或雾化吸入

可用内服中药或薄荷、辛夷煎煮蒸气熏鼻,亦可用疏风解表、芳香通窍的中药煎煮过滤后行雾化吸入。

此外,据古医籍记载有吹药或塞药法:如用苍耳散,或辛夷花、薄荷适量,研末,每用少许吹入鼻内,或塞鼻内。

(三)针灸治疗

1.体针

鼻塞者,取迎香、印堂穴;头痛、发热者,取太阳、风池、合谷、曲池穴。针刺,强刺激,留针10~15 min。

2.艾灸

风寒证或清涕多者,取迎香、上星,温和灸。每次 10 min,每日 1~2 次。

(四)其他疗法

1.穴位按摩

风寒犯鼻证,取风门、风池、迎香、合谷;风热犯鼻证,取大椎、曲池、合谷、鱼际、迎香。头痛,加太阳。每日 1 次。

2.导引法

《保生秘要》曰:"先擦手心极热,按摩风府百余次,后定心以两手交叉紧抱风府,向前拜揖百余,俟汗自出,勿见风,定息气海,清坐一香,饭食迟进,则效矣。"

(胡　楠)

第十节　鼻　窒

鼻窒是指因脏腑虚弱、邪滞鼻窍所致的以长期鼻塞为特征的慢性鼻病。鼻塞可呈交替性、间歇性、持续性,可伴有流涕,头痛,嗅觉下降等症状。西医学中的慢性鼻炎等疾病可参考本篇进行辨证施治。本病在历代文献中又称"鼻塞""鼻齆""齆鼻"等。鼻窒一名首见于《素问·五常政大论篇》,书中曰:"大暑以行,咳嚏,鼽衄,鼻窒。"《素问玄机原病式·六气为病》曰:"鼻窒,窒,塞也。"

一、病因病机

本病多为脏腑虚弱,邪滞鼻窍所致,尤以肺脾虚弱及气滞血瘀为多。多因素体肺脾虚弱,伤风鼻塞反复发作,邪毒留滞鼻窍所致。也可因邪气久滞,肺经伏热致发病。

1.肺经蕴热,壅塞鼻窍

伤风鼻塞失治误治,迁延不愈,浊邪伏肺,久蕴不去,肺经蕴热,失于宣降,邪热熏蒸鼻窍,肌膜肿胀,鼻窍不通而为病。

2.肺脾气虚,邪滞鼻窍

久病体弱,肺气耗伤,肺卫不足,肺失清肃,邪毒留滞鼻窍。或饮食劳倦,病久失养,损伤脾胃,水湿失运,浊邪滞留鼻窍而为病。

3.邪毒久留,血瘀鼻窍

伤风鼻塞失治,或邪毒久犯,素体虚弱,正虚邪滞,气血不行,浊邪久滞,壅阻鼻窍,气滞血瘀而为病。

二、诊断要点

1.病史

可有伤风鼻塞反复发作史。

2.临床症状

以鼻塞为主要症状,鼻塞呈间歇性或交替性。病变较重者,可呈持续性鼻塞,鼻涕不易擤出,久病者可有嗅觉减退。或伴有头昏、头重等症。

3.局部检查

早期鼻腔黏膜充血,尤以下鼻甲肿胀明显,色红或暗红,表面光滑,触之柔软,有弹性,血管收缩剂收缩鼻腔,黏膜及下鼻甲缩小明显。病久者下鼻甲黏膜肥厚,暗红色,表面多呈桑椹状或结节状,触之有硬实感,弹性差,血管收缩剂对鼻腔黏膜的收缩不敏感。

三、治疗

辨治思路:本病多由肺脾气虚,邪滞鼻窍所致,主要症状为鼻塞。治疗时应根据病机不同,在辨证的基础上,采用通窍法。可分为清热宣肺通窍、益气散邪通窍、行气活血通窍等。

(一)内治法

1.肺经蕴热,壅塞鼻窍

临床表现:间歇性或交替性鼻塞,时轻时重,鼻涕色黄而黏。可伴有鼻气灼热,口干,咳嗽痰少而黄。舌尖红或舌质红,苔薄黄,脉数。

证候分析:肺经蕴热,熏蒸鼻窍,故鼻肌膜充血肿胀;肺失清肃,鼻塞,涕黄,咳嗽痰少;舌尖红或舌质红、苔薄黄、脉数乃肺经蕴热之象。

治法:清热散邪,宣肺通窍。

方药:黄芩汤加减。选用黄芩、栀子、桑白皮解毒,清泻肺热;连翘、薄荷、荆芥疏风清热通鼻窍;赤芍、麦冬入血入阴,一凉血,一养阴;桔梗清肺热,并载药直达病所。

2.肺脾气虚,邪滞鼻窍

临床表现:鼻塞间歇性或交替性,遇寒加重,鼻涕白而黏或稀清,头晕头重,倦怠乏力,少气懒言,面色㿠白,咳嗽痰稀,恶风怕冷,易感冒。舌淡,苔白,脉浮无力或缓弱。

证候分析:肺脾气虚,卫气不固,外邪易犯,邪毒易滞,故鼻塞;阴阳相争,阳气偏盛时则症状轻,阴气偏盛时症状重,故鼻塞间歇性,或呈交替性,遇寒症状加重;证属虚寒,故鼻内肌膜肿胀色淡,流涕清稀;肺气不足,则气短;肺不布津,聚而生痰,肺气上逆,则咳嗽;气虚,则面色㿠白;食欲欠佳、大便时溏、体倦乏力为脾气虚弱之征。

治法:补益肺脾,散邪通窍。

方药:肺气虚为主者,可选用温肺止流丹加减。方中人参、甘草、诃子补肺敛气;细辛、荆芥祛风散寒通窍;桔梗、鱼脑石散结除涕;可加辛夷、苍耳子等通鼻窍,加五味子、白术、黄芪补益肺脾。若脾气虚为主者,可用补中益气汤加减,以健脾益气,升阳通窍。易患感冒或遇风冷则鼻塞加重者,可合用玉屏风散以益气固表。

3.邪毒久留,血瘀鼻窍

临床表现:鼻塞重,或持续性鼻塞,鼻涕黏白或黏黄,鼻音重,或嗅觉减退,头痛头胀。可伴有耳胀闷堵塞,听力下降等症状。舌质暗红或有瘀点,脉弦或弦细。

证候分析:病久,邪毒久滞,壅阻脉络,气滞血瘀,鼻腔壅滞,鼻塞持续,鼻甲暗红肥厚;浊邪阻滞脉络,蒙蔽清窍,故头痛头胀、耳胀闷堵塞感;舌质暗红或有瘀点,脉弦涩为气滞血瘀之征。

治法:行气活血,化瘀通窍。

方药:通窍活血汤加减。方中桃仁、红花、赤芍、川芎活血化瘀,散壅滞;麝香(可用人工麝香代)、老葱通阳开窍;红枣补益气血以扶正;黄酒温通血脉,引诸药入络。可加用祛痰散结之药,以祛浊除涕通鼻窍,如石菖蒲、丝瓜络、浙贝等;头胀痛、耳堵者,加柴胡、升麻、菊花以理气散邪。

(二)外治法

1.滴鼻

可用芳香通窍的中药滴鼻剂滴鼻或1%麻黄素液滴鼻,或糖皮质激素类滴鼻剂。

2.超声雾化吸入

可用中药煎煮液,如苍耳子散,或用柴胡、当归、丹参等注射液做超声雾化经鼻吸入。

3.吹鼻

鹅不食草干粉或碧云散吹鼻(这一方法目前临床较少用,因为药粉进入鼻腔对鼻黏膜及其纤毛的运动是否有影响尚缺乏临床研究的依据)。

4.下鼻甲注射

鼻甲肥大者,可选用当归、川芎、黄芪、复方丹参、鱼腥草等注射液做下鼻甲注射,每次每侧注射 $1\sim2$ mL,$5\sim7$ d 1 次,5 次为 1 个疗程。

5.热熨法

可用荜茇、天南星研末,炒热包裹,温熨囟前 20 min,每日 $1\sim2$ 次,温经散寒而通窍。

6.下鼻甲黏膜下等离子消融术

对下鼻甲肥大硬实、诸法不效者,可行下鼻甲黏膜下等离子消融术。

(三)针灸治疗

1.针刺

取穴迎香、合谷、上星穴,头痛配风池、太阳、印堂。中等刺激,留针 15 min,每日或隔日 1 次。

2.艾灸

取穴人中、迎香、风池、百会,肺气虚者配肺俞、太渊,脾虚者配脾俞、胃俞、足三里。灸至局部发热为度,隔日 1 次。

(胡 楠)

第十一节 鼻 槁

鼻槁是指由于燥邪侵袭,内灼肺鼻,或肺肾阴虚、脾气虚弱,鼻失滋养所致的以鼻内干燥感、肌膜萎缩,甚至鼻腔宽大为主要特征的慢性鼻病。女性多于男性。西医学中的萎缩性鼻炎可参考本篇进行辨证施治。

鼻槁首见于《灵枢·寒热病》:"皮寒热者,不可附席,毛发焦,鼻槁腊,不得汗。"《难经》《金匮要略》及后世医家亦有"鼻槁""鼻燥"等记载,但多指症状而言,并非病名。

一、病因病机

本病的病因以脏腑气阴亏虚为主,与燥邪犯鼻有关。病机主要是气阴亏虚而致鼻窍失养。

1.肺阴亏虚,燥邪犯鼻

肺为娇脏,喜润恶燥。肺阴亏虚,又值久处干燥、多尘、高温环境,燥热之邪耗伤肺鼻津液,鼻窍失养,发为鼻槁。

2.肾阴虚损,鼻失濡养

先天禀赋不足,素体虚弱,或久病及肾,肾阴暗耗。肾为一身阴液之根本,肾阴亏虚则阴液匮乏,阴液不能上输于鼻,鼻失滋养而为病。

3.脾气虚弱,鼻失温养

脾生肺,脾土为肺金之母。饮食不节,劳伤过度,损伤脾胃,日久脾胃虚弱,气血精微生化不足,无以上输润养鼻窍而为病。此外,若脾不化湿,湿蕴化热,湿热熏灼鼻窍亦可导致本病。

4.痰瘀阻络,鼻失滋养

病久失治,痰瘀互结,闭阻脉络,或情志内伤、饮食劳倦日久,致生五脏内热上干鼻窍,炼津成痰,灼血为瘀,痰瘀互结,壅塞鼻络,血行不畅,鼻窍失于气血荣养而发为鼻槁。

二、诊断要点

1.病史

可有慢性鼻病、鼻特殊传染病史,有害粉尘、气体长期刺激史,或鼻腔手术史。

2.临床表现

鼻内干燥感,鼻塞,甚则嗅觉减退或丧失,易鼻出血,或有鼻气臭秽。

3.局部检查

鼻黏膜干燥、萎缩,鼻甲缩小,尤以下鼻甲为甚,鼻腔宽大,甚则从前鼻孔可直接看到鼻咽部(彩图15);鼻腔内或有黄绿、灰绿色脓痂充塞。

三、治疗

辨治思路:鼻槁以气阴亏虚,窍失濡润为基本病机。其发病终因脏腑功能失调所致,邪热犯鼻当属次要因素。故本病治疗应标本兼顾,调节脏腑阴阳以治其本,祛除燥热邪毒以治其标。

(一)内治法

1.肺阴亏虚,燥邪犯鼻

临床表现:鼻内干燥,灼热疼痛,涕痂带血。可有咽痒干咳。舌尖红,苔薄黄少津,脉细略数。

证候分析:肺阴亏虚,燥热袭肺,耗伤肺鼻津液,故鼻内干燥、灼热疼痛、鼻肌膜干燥;燥热伤络,则涕痂带血;燥热伤肺,肺失清肃,故咽痒干咳;舌尖红、苔薄黄少津、脉细略数亦为肺热阴亏之征。

治法:清燥润肺,宣肺散邪。

方药:清燥救肺汤加减。方中以桑叶、石膏清宣肺经燥热;麦冬、人参、阿胶、火麻仁养阴生津润燥;杏仁、枇杷叶宣肺散邪;甘草调和诸药。鼻衄者,加白茅根、茜草根等凉血止血。

2.肾阴虚损,鼻失濡养

临床表现:鼻干较甚,鼻衄,嗅觉减退。可有咽干燥,干咳少痰,或痰带血丝,腰膝酸软,手足心热或耳鸣耳聋。舌红,少苔,脉细数。

证候分析:肾阴素虚,阴液不能上承,鼻失滋养,兼以虚火上炎,灼伤鼻窍肌膜,故见鼻干甚、鼻衄、嗅觉减退、涕痂积留鼻窍、鼻肌膜红干、鼻甲萎缩、鼻气恶臭;阴虚肺燥,故见干咳少痰;虚火灼伤阳络,则痰带血丝;肾阴不足,腰膝失养,虚火上炎,故见腰膝酸软,手足心热,耳鸣耳聋;舌红、少苔、脉细数亦为阴虚之征。

治法:滋养肺肾,生津润燥。

方药:百合固金汤加减。方中以熟地、生地、百合、麦冬、玄参滋养肺肾之阴,生津润燥以清虚热;白芍、当归养血益阴;贝母、桔梗清肺而利咽喉;甘草调和诸药。若鼻衄,加白茅根、旱莲草、藕节凉血止血;腰膝酸软,耳鸣耳聋者,加牛膝、杜仲以补肾强腰聪耳。

3.脾气虚弱,鼻失温养

临床表现:鼻内干燥,鼻涕腥臭如浆如酪,头痛头昏,嗅觉减退或丧失。常伴纳差腹胀,倦怠乏力,面色萎黄,唇淡。舌淡,苔白,脉缓弱。

证候分析:脾胃虚弱,气血生化不足,水谷精微不能上输,鼻失滋养,故见鼻内干燥、肌膜色淡、干萎较甚、鼻腔宽大;脾虚湿盛,湿蕴化热,熏蒸鼻窍,故见鼻涕腥臭如浆如酪、涕痂积留;脾气虚弱,清阳不升,清窍失养,故头痛头昏、嗅觉减退;纳差腹胀、倦怠乏力、面色萎黄、唇舌色淡、苔白、脉缓弱均为脾气虚弱之征。

治法:健脾益气,养血润燥。

方药:补中益气汤合四物汤加减。以补中益气汤健脾益气,升清化浊;四物汤养血活血生肌。鼻涕腥臭重、痂皮多者,加薏苡仁、土茯苓、鱼腥草以清热祛湿化浊;嗅觉失灵者,加苍耳子、辛夷、白芷、薄荷以宣发肺气,芳香通窍;纳差腹胀,加砂仁、陈皮、麦芽以助脾之运化。

4.痰瘀阻络,鼻失滋养

临床表现:鼻内干燥,气息臭秽,涕黏黄痂带血,嗅觉减退或丧失。可有胸胁胀痛,月经先后不定期或痛经、经色紫暗,肌肤甲错。舌质暗淡或边尖有瘀斑,苔腻,脉细涩。

证候分析:久病失治,痰瘀阻络,鼻失荣养,故鼻内干燥,嗅觉减退或丧失,鼻肌膜红干、鼻甲萎缩;痰热壅鼻,故气息臭秽,涕黏黄痂带血;痰瘀内阻,气机不畅,故胸胁胀痛;气滞血瘀,任脉不利,故月经先后不定期或痛经、经色紫暗;"瘀血不去,新血不生",故肌肤甲错;舌质暗淡或边尖有瘀斑,苔腻,脉细涩为虚中夹瘀夹痰之征。

治法:豁痰祛瘀,益气养血。

方药:圣愈汤合清气化痰丸加减。圣愈汤以四物调肝养血,人参、黄芪益气养血,令气旺血行,瘀去络通。清气化痰丸以胆南星清热化痰,黄芩、瓜蒌仁降肺火,化热痰,陈皮理气化痰,杏仁宣肺利气,使热清火降,气顺痰消。可佐加白芥子、威灵仙、蜈蚣、川牛膝、丹参、归尾、鸡血藤、桃仁、红花、赤芍、水蛭、穿山甲、土鳖虫等增强化痰祛瘀通络之力。

(二)外治法

1.鼻腔冲洗

用中药煎水或0.9%氯化钠溶液冲洗鼻腔,以清除鼻内痂块,减少鼻腔臭气,每日1~2次。

2.滴鼻

宜用滋养润燥药物滴鼻,如复方薄荷樟脑滴鼻液滴鼻,也可用蜂蜜、芝麻油加冰片少许滴鼻,每日 2～3 次。

3.蒸气或雾化吸入

可用内服中药,再煎水,或用清热解毒排脓中药煎水,用鱼腥草注射液,做蒸气或雾化吸入,每日 1～2 次。

4.下鼻甲注射

可选用当归注射液或丹参注射液做双下鼻甲注射,每侧 0.5～1 mL,3～5 d 注射 1 次。

此外,据古医籍记载有吹鼻法:如用鱼脑石散等吹鼻内,每日 2～3 次。

(三)针灸治疗

1.体针

取迎香、禾髎、足三里、三阴交、肺俞、脾俞等穴,中弱刺激,留针,10 次为 1 个疗程。

2.耳针

取内鼻、肺、脾、肾、内分泌等穴针刺,或用王不留行籽贴压上述耳穴。

3.艾灸

取百会、足里、迎香、肺俞等穴。悬灸至局部发热,呈现红晕为止,每日或隔日 1 次。

4.迎香穴埋线

常规消毒,局部麻醉,用埋线针将羊肠线 1cm 埋入迎香穴皮下。线头勿露出皮肤,术后以纱布覆盖 3 日。每月 1 次,连续 3～6 次。

(四)按摩治疗

每晚临睡前自行按摩迎香、合谷、印堂、鱼际、关元、足三里穴,每次 2～3 穴。

(胡　楠)

第十二节　鼻　干

鼻干是由于风燥异气内犯肺鼻,或胃腑积热上蒸鼻窍所致的,以鼻腔干燥为主要表现的鼻部疾病。西医学中的干燥性鼻炎可参考本篇进行辨证施治。

鼻干最早见于《素问·热论篇》。其曰:"伤寒二日阳明受之,阳明主肉,其脉挟鼻络于目,故身热目疼而鼻干,不得卧也。"历代医籍对本病的记载不多。《金匮要略·黄疸病脉证并治》说:"酒黄疸者,或无热,靖言了了,腹满,欲吐,鼻燥。"故本病又有"鼻燥"之称。

一、病因病机

本病的病因与风燥异气犯肺,酒毒湿热熏鼻有关。病机则为津伤鼻窍失润。

1.燥邪伤津,鼻窍失润

肺系上通天气,鼻为肺之外窍,呼吸出入之要冲。风为阳邪,风胜则干。气候干燥寒冷,刮风时起,风邪外袭,搏于肺脏,上传于鼻,风盛津液干燥,鼻窍失润而为鼻干。燥为热邪,易伤津液。环境高温,烟熏火燎,尘土飞扬,燥邪犯肺,内伤津液,易致肺鼻津损,鼻窍失润而为鼻干。

2.胃热炽盛，上灼鼻窍

嗜食辛辣炙煿、温燥、煎炒之物，火热内生，火灼伤津；或外邪入里化热，以致胃腑积热，火热循阳明经上干肺窍，鼻受熏炽，失润而干。

二、诊断要点

1.病史

多有久居气候干燥寒冷环境史，或久处高温、有害粉尘、有害气体的环境史，以及大量吸烟、饮酒史，也可有维生素缺乏、贫血等慢性病史。

2.临床表现

鼻腔内有干燥感、异物感、灼热感，或有刺痒感，鼻涕较少，患者经常打喷嚏，喜欢挖鼻、揉鼻，以减轻症状，常因此而发生鼻衄，但量不多，可伴有口干唇干、干咳无痰等。症状时轻时重，干燥季节尤甚。嗅觉正常。

3.局部检查

鼻黏膜干燥、结痂、充血，以鼻腔前端较明显；鼻中隔前下方黏膜可有糜烂；无鼻黏膜及鼻甲萎缩；嗅觉正常。

三、治疗

辨治思路：应以祛除邪热为要，佐以生津润鼻。邪热既除，则阴津自复，鼻窍得润。

（一）内治法

1.燥邪伤津，鼻窍失润

临床表现：鼻干，裂痛，刺痒，喷嚏，鼻涕稠厚，时有擤鼻带血。可伴咽痒干咳，时欲少饮。舌质偏红，少苔，脉细略数。

证候分析：燥热袭肺，耗伤津液，鼻窍失润，故鼻干、裂痛、鼻涕稠厚，鼻肌膜干燥、色暗红；痂皮刺激鼻腔，故鼻内刺痒、喷嚏；燥热伤络，则擤鼻带血；燥热伤肺，肺失清肃，故咽痒干咳，时欲少饮；舌质偏红、少苔、脉细略数亦为肺热津亏之征。

治法：清宣燥邪，滋润鼻窍。

方药：桑杏汤加减。方中以桑叶、豆豉宣肺散邪，杏仁宣肺利气，沙参、贝母、梨皮润肺止咳，栀子清泄胸膈之热。肺热重者，加黄芩、连翘；干咳少痰者，加玄参、生地、麦冬、玉竹；鼻衄，加白茅根、丹皮、炒栀子凉血止血；大便秘结，加火麻仁、郁李仁之类润肠通便。

2.胃热炽盛，上灼鼻窍

临床表现：鼻干不适，鼻息气热，鼻内疼痛，容易出血。常伴口燥咽干，喜冷饮，口臭，或齿龈肿胀、糜烂、出血，小便黄，大便干结。舌质红，苔黄，脉洪数有力。

证候分析：胃腑积热，循经上干肺窍，鼻受熏炽，故见鼻干不适、鼻息气热、鼻内疼痛，鼻肌膜呈深红色、干燥、鼻中隔肌膜糜烂；火热灼伤鼻内脉络，故容易出血；阳明热盛，胃火腐肉，故齿龈肿胀、糜烂、出血；腐臭之气上冲，故口臭；热盛伤津，故见口燥咽干，喜冷饮，小便黄，大便干结；舌质红、苔黄、脉洪数有力均为阳明热盛之征。

治法：清泻胃火，导热下行。

方药：调胃承气汤加减。方中以大黄泻热通便，荡涤肠胃积热；以芒硝助大黄泻热通便，并能软坚润燥；以炙甘草缓和泻热攻下之力。鼻出血者，加生地、白茅根、丹皮、炒栀子凉血止血；

口燥咽干者,加玄参、麦冬、天花粉。

鼻干一病总由邪热攻于上焦,耗伤津液所致,鼻窍失润。其治疗应酌情选用黄芩、栀子、龙胆草、黄连、知母、桑白皮、地骨皮之类清除邪热,使邪去阴复。可配合沙参、麦冬、五味子、玄参、玉竹、生地之类养阴生津,用牡丹皮、赤芍之类凉血活血,用阿胶、桑椹子、何首乌、女贞子之类滋阴养血生津。患者常兼有大便不畅,故当酌用火麻仁、瓜蒌仁之类润肠通便。在秋燥季节,尚须选用桑叶、杏仁、枇杷叶之类清轻宣肺。

(二)外治法

1.滴鼻

宜用滋养润燥药物,如芝麻油、0.9%氯化钠溶液、复方薄荷油、清鱼肝油滴鼻,每日 2~3 次。

2.涂鼻

鼻中隔有糜烂者,可局部涂用黄连膏或紫连膏。

3.蒸气雾化吸入

可用内服中药,再煎水,经鼻蒸气雾化吸入,每日 1~2 次。

4.鼻部按摩

可屈中指、示指中节,沿鼻背上下揉推,以感热为度,每日 1 次。

(三)针灸治疗

体针:取迎香、合谷、通天穴,每日 1 次,10 次为 1 个疗程。

(胡　楠)

第十三节　鼻　鼽

鼻鼽是指由于脏腑虚损,阳气不足,腠理疏松,卫表不固,不任风寒,或禀质特异,异气侵袭或肺经郁热,上犯鼻窍所致的以突然和反复发作的鼻痒、喷嚏频频、清涕如水、鼻塞等为主要特征的鼻病。

本病发病基本无年龄、性别差异。西医学中的变态反应性鼻炎、血管运动性鼻炎、嗜酸性细胞增多性非变应性鼻炎等疾病可参考本篇进行辨证施治。

鼻鼽首见于《内经》。《灵枢·口问》谓:"阳气和利,满于心,出于鼻,则为嚏。"历代医籍对本病的记载较多,如《刘河间医学六书·素问玄机原病式》谓:"鼽者,鼻出清涕也。""嚏,鼻中因痒而气喷作于声也。"故本病又有"鼽嚏""鼽鼻""鼽水""鼻流清水"之称。

一、病因病机

多由脏腑虚损,卫表不固,腠理疏松,风寒异气乘虚侵袭,使肺失通调,津液停聚,壅塞鼻窍,邪正相搏于鼻窍所致。本病虽表现在肺系,但其病机变化与脾、肾有一定关系。

1.肺气虚寒,卫表不固

肺气虚寒,卫表不固,则腠理疏松,风寒之邪或异气易于乘虚而入。肺经受邪,邪气循经上聚鼻窍,肺气通调失常,津液停聚,气机受阻而发为鼻鼽。

2.脾气虚弱,清阳不升

脾气虚弱,化生不足,健运失职,散精无力,清阳不升,鼻失滋养,御邪不力,外邪或异气从口鼻侵犯人体,发为鼻鼽。

3.肾阳亏虚,温煦失职

肾阳亏虚,气化不足,温煦失职,摄纳无权,腠理疏松,阳虚不能温运气血上养鼻窍,鼻窍失于温养,外邪或异气易于侵袭,发为本病。

4.肺经郁热,上犯鼻窍

若肺经素有郁热,复感外邪,内外邪热结聚,壅遏肺系,上犯鼻窍,发为鼻鼽。

二、诊断要点

1.病史

可有过敏史及家族史。

2.临床症状

具有突发性和反复发作性的特点。以鼻痒、阵发性喷嚏,大量水样鼻涕、鼻塞为主要表现,或伴有眼痒、流泪、腭痒等症状。

3.局部检查

发作期鼻黏膜多为苍白、灰白或浅蓝色,亦可充血色红;鼻甲肿大,鼻腔有较多水样分泌物。间歇期上述体征多不明显。

4.辅助检查

免疫学检查如皮肤变应原测试、鼻黏膜激发试验、血清总 IgE 及血清或鼻分泌物特异性IgE 检测、组胺释放试验、嗜碱粒细胞脱颗粒试验等有助于本病的诊断。

三、治疗

辨治思路:本病发作期多为虚实夹杂证,缓解期多以脏腑亏虚为主,肺、脾、肾三脏虚损是本病之根本,因而补益肺、脾、肾乃本病之主要治疗原则,或可辅以清降肺经郁热之品。

(一)内治法

1.肺气虚寒,卫表不固

临床表现:鼻痒遇寒加重,喷嚏频频,清涕如水,鼻塞,嗅觉减退。畏风怕冷,自汗,气短懒言,语声低怯,面色苍白。舌质淡,舌苔薄白,脉虚弱。

证候分析:肺气虚损,卫表不固,风寒异气乘虚而入,故鼻痒遇寒而发;邪正相搏,则喷嚏频频;肺失通调,气不摄津,则涕清如水;水湿停聚鼻窍,则鼻肌膜肿胀,淡白或灰白色,下鼻甲肿大,鼻塞不通;肺气虚弱,则气短懒言、语声低怯;肺气虚寒,腠理疏松,故畏风怕冷,自汗;面色苍白、舌质淡、舌苔薄白、脉虚弱为肺气虚寒之征。治法:温肺散寒,益气固表。

方药:温肺止流丹加减。《辨证录·卷三》说:"兹但流涕而不腥臭,正虚寒之病也。热证宜用清凉之药,寒证宜用温和之剂,倘概用散而不补,则损伤肺气,而肺金益寒,愈流清涕矣,方用温肺止流丹。"方中以人参、甘草、诃子补肺敛气,细辛、荆芥疏风散寒,桔梗、鱼脑石散结除涕。此方性温味辛,使既能温肺,又能祛邪。若鼻痒甚,可酌加僵蚕、蝉蜕;若畏风怕冷,清涕如水者,可酌加桂枝、干姜、大枣等。临床上亦可用玉屏风散合苍耳子散加减,以玉屏风散益气固表,苍耳子散辛散风邪以通窍。缓解期可用玉屏风散或四君子汤固护肺卫之气,以达到改善体质、减少发作的目的。

2.脾气虚弱,清阳不升

临床表现:鼻痒,清涕涓涓而下,喷嚏,鼻塞。面白无华,形体消瘦,食少纳呆,脘腹胀满,大便溏薄,神疲乏力,四肢倦怠,少气懒言。舌质淡,舌体胖大,边有齿痕,舌苔薄白,脉弱无力。

证候分析:脾气虚弱,化生不足,鼻窍失养,风寒异气乘虚而入,则鼻痒;正气格邪外出,则喷嚏频频;脾不运湿,停聚鼻窍,故鼻塞,清涕涓涓而下,下鼻甲肿大,肌膜淡白或灰白色;脾失健运,输布失职,则脘腹胀满,大便溏薄,食少纳呆;神疲乏力,少气懒言,四肢倦怠,舌质淡胖,边有齿痕,脉弱无力均为气虚之征。

治法:益气健脾,升阳通窍。

方药:补中益气汤加减。补中益气汤功能补中益气,升阳举陷。病发时,加泽泻、辛夷花、白芷、细辛,以助散寒除湿通窍之力。若腹胀便溏,清涕如水,点滴而下者,可酌加淮山药、干姜、砂仁等;若畏风怕冷,遇寒则喷嚏频频者,可酌加防风、桂枝等。

亦可选用参苓白术散加减。若脾阳虚甚,可用理中汤加减。

3.肾阳亏虚,温煦失职

临床表现:鼻痒,喷嚏频频,清涕如水,鼻塞,易于晨暮发作。面色白,形寒肢冷,精神不振,腰膝酸软,五更泄泻或久泄不止,小便清长,夜尿频数,耳鸣耳聋,头晕目眩。舌质淡,舌苔白,脉沉细无力,两尺尤甚。

证候分析:肾阳不足,温煦失职,风寒异气易从口鼻、肌表入侵,则发鼻痒;正邪相争,故喷嚏频频;肾阳虚弱,气化失职,寒水上泛,津停鼻窍,而鼻塞,清涕如水,下鼻甲肿大,肌膜淡白;晨暮阴凉,又值人体阳气初生、内敛之际,其时易受风寒异气侵袭,肾阳不足者尤甚,故易于晨暮发病;面色?白,形寒肢冷,精神不振,腰膝酸软,五更泄泻或久泄不止,小便清长,夜尿频数,耳鸣耳聋,头晕目眩,舌质淡,舌苔白,脉沉细无力等均为肾阳虚之征。

治法:温补肾阳,固肾纳气。

方药:金匮肾气丸加减。方中六味地黄丸滋补肝肾,补泻并用,使补而不腻;配以肉桂、附子以温补肾中元阳,以少火生阳。若鼻塞甚,清涕多,可加半夏、陈皮、薏苡仁;若喷嚏兼有腹胀、便溏,加干姜、人参、吴茱萸;若鼻塞、鼻痒、怕风,则加黄芪、防风。

4.肺经郁热,上犯鼻窍

临床表现:鼻痒,喷嚏频频,流清涕或黏涕,鼻塞,胸闷气粗,常在闷热天气发作。或见咳嗽,咽痒,咽干烦躁等症状。舌质红,舌苔白或黄,脉数。

证候分析:邪热久郁肺经,肺失清肃,又复感温热邪气,两邪相搏,则发为鼻痒、喷嚏;邪热迫津外泄,则流清涕或黏涕;邪热煎熬津液,故口干烦躁;舌质红、舌苔白或黄、脉数为肺热之征。

治法:清宣肺气,通利鼻窍。

方药:辛夷清肺饮加减。方中黄芩、栀子、石膏、知母、桑白皮清泻肺热;辛夷花、枇杷叶、升麻宣肺疏气,清通鼻窍;百合、麦冬清养肺金,全方有清肺热、通鼻窍之功。在缓解期,可以于本方中酌加黄芪、山药等以固肺御邪。

(二)外治法

1.滴鼻

可选用芳香散邪通窍的中药滴鼻剂滴鼻。

2. 嗅鼻

可用白芷、川芎、路路通、细辛、辛夷共研细末，置瓶内，时时嗅之。

3. 塞鼻

细辛膏，棉裹塞鼻。

4. 涂鼻

可用鹅不食草干粉，加入凡士林，制成药膏，涂入鼻腔，每日 2～3 次。或用干姜适量，研末，蜜调涂鼻内。

（三）针灸治疗

1. 体针

可选迎香、印堂、风池、风府、足三里等为主穴，以上星、合谷、禾髎、肺俞、脾俞、肾俞、三阴交等为配穴。每次主穴、配穴各选 1～2 穴，留针 20 min，每日 1 次，针用补法，10 次为 1 个疗程。

2. 耳针

可用针刺或耳压法。取穴：过敏点、肺、脾、肾、肾上腺、内分泌、内鼻、皮质下。每次选穴 3～5 个，若用耳压法，可用中药王不留行籽压贴耳穴，两耳交替，3 日轮换 1 次，并嘱患者每日自行按压 2～3 次。

3. 穴位注射

可选取风池、迎香、禾髎、肺俞、脾俞、肾俞、足三里等穴，药物可选当归注射液、人参注射液或维生素 B_1、维丁胶性钙、胎盘组织液等，每次 1～2 穴，每穴 0.5～1 mL。每日 1 次，10 次为 1 个疗程。

4. 艾灸

主穴为百会、上星、印堂、身柱，配穴为膏肓、命门、肺俞、肾俞、足三里、三阴交、气海等穴。用艾条悬灸或隔姜灸，或艾炷直接灸（神阙、涌泉不能直接灸），每次选穴 1～2 个，每穴悬灸 20 min，10 次为 1 个疗程。

（四）其他疗法

1. 按摩

通过按摩以疏通经络，使气血流通，祛邪外出，宣通鼻窍。方法：患者自行先将双手大鱼际摩擦至发热，再贴于鼻梁两侧，自鼻根至迎香穴反复摩擦至局部觉热为度；或以两手中指于鼻梁两边按摩 20～30 次，令表里俱热，早、晚各 1 次；再由攒竹向太阳穴推按至热，每日 2～3 次；患者亦可用手掌心按摩面部及颈后、枕部皮肤，每次 10～15 min；或可于每晚睡觉前，自行按摩足底涌泉穴至发热，并辅以按摩两侧足三里、三阴交、腰骶部两肾及命门间等。

2. 穴位敷贴

用白芥子 20 g，甘遂、细辛各 10 g，共为末，加麝香 0.6 g，和匀，在夏季三伏中分 3 次用姜汁调敷肺俞、膏肓、百劳等穴，每次贴 30～60 min 除去。3 年为 1 个疗程。

（胡　楠）

第十四节 鼾 眠

鼾眠是指由于禀赋异常或脏腑失调,痰瘀互结,壅塞鼻、咽、喉,阻塞上气道,肺系失畅所致的以睡眠时气息出入受阻而打鼾,甚至呼吸暂停为主要临床表现的疾病。西医学中的阻塞性睡眠呼吸暂停综合征可参考本篇进行辨证施治。

鼾眠的证候描述见于《诸病源候论·卷三十一》,其中说:"鼾眠者,眠里喉咽间有声也。人喉咙,气上下也,气血若调,虽寤寐不妨宣畅;气有不和,则冲击喉咽,而作声也。其有肥人眠作声者,但肥人气血沉厚,迫隘喉间,涩而不利亦作声。"常见于中年以上的肥胖人群,也可见于部分儿童和青少年。

一、病因病机

位于上气道的鼻窍、颃颡、喉关和声户是呼吸气流出入之通道,亦为肺之门户,若该部位痰瘀互结,壅塞气道,则气息出入受阻,冲击作声;若上气道周边肌肉松弛,则吸气时气道塌陷,气息出入暂时停止(呼吸暂停)。

1.痰瘀互结,气道阻塞

肺主宣肃布津,脾主运化水湿,反复感邪或调摄不当,以致气化失常,运化失司,聚而生痰,痰湿上阻肺气,乃有鼾声;痰浊凝结日久,气血痹阻,痰瘀互结,壅塞气道,迫隘喉咽;气息出入不利而拍击作鼾,甚则呼吸暂停。

2.肺脾气虚,气道萎陷

嗜食肥甘,烟酒无度,损及脾胃,以致化源匮乏,土不生金,肺脾气虚。肌肉失去气血充养,则松软无力,弛张不收,不能维持气道张力,导致吸气时气道塌陷狭窄,气流出入受阻,故睡眠打鼾,甚则呼吸暂停。

禀赋异常如鼻中隔偏曲、小颌畸形、巨舌等局部异常,导致通气不畅也是鼾眠的原因。

二、诊断要点

1.病史

儿童多有喉核、腺样体肥大或鼻窒、鼻渊、鼻鼽等病史,中老年则多见于肥胖人群。

2.临床症状

睡眠打鼾,张口呼吸,躁动多梦,甚则一夜睡眠中出现多次短暂的呼吸暂停,白天则可出现头胀倦怠、胸闷窒塞、白天嗜睡、记忆衰退、注意力不集中等症状,儿童生长发育迟缓。

3.局部检查

(1)鼻腔、鼻咽、口咽、喉咽等部位可发现一处或多处组织器官肥大或咽壁肌肉松弛塌陷阻塞气道,如鼻甲肥大、鼻息肉、鼻中隔偏曲、腺样体和扁桃体肥大、软腭肥厚下垂或吸气时塌陷、舌根后坠等。

(2)纤维鼻咽喉镜、内镜检查和影像学检查有助于判断上气道阻塞平面和阻塞原因,对诊断和鉴别诊断有一定意义。

4.其他

应用多导睡眠监测仪进行整夜连续的睡眠监测和记录分析,确定打鼾的性质和程度。

三、治疗

辨治思路:本病以通畅气道为外治原则;以化痰散结,活血祛瘀;健脾益气,升清通窍为内治法则。

(一)内治法

1.痰瘀互结,气道阻塞

临床表现:睡眠打鼾,张口呼吸,甚或呼吸暂停。形体肥胖,痰多胸闷,恶心纳呆,头重身困,唇黯。舌淡胖有齿印,或有瘀点,苔腻,脉弦滑或涩。

证候分析:反复感邪或调摄不当,以致气化失常,运化失司,痰湿阻肺,气机不利,日久气血瘀滞,血脉痹阻。肥人多痰,病久致瘀,痰浊气血凝结,壅遏气道,迫隘喉咽,致气息出入不利,冲击作声,故睡眠打鼾,甚则呼吸暂停;痰瘀互结气道,迫隘喉咽;痰浊阻滞,气机升降失常,故痰多胸闷,恶心纳呆,头重身困;痰湿内阻,则舌淡胖,苔腻,脉弦滑;瘀血内结则唇暗,舌有瘀点,脉涩。治法:化痰散结,活血祛瘀。

方药:导痰汤合桃红四物汤加减。方中半夏、制南星燥湿化痰,陈皮、枳实行气消痰,茯苓健脾利湿,桃仁、红花、当归、赤芍、川芎活血祛瘀,甘草调和诸药。若舌苔黄腻,可加黄芩以清热;局部组织肥厚增生,可加僵蚕、贝母、蛤壳、海浮石等以加强化痰散结之功效;身困嗜睡,加石菖蒲、茯神。

2.肺脾气虚,气道萎陷

临床表现:睡眠打鼾,甚则呼吸暂停。形体肥胖,肌肉松软,行动迟缓,神疲乏力,食少便溏,记忆衰退,白天嗜睡。舌淡,苔白,脉细弱。本证多见于老人和儿童,儿童可见发育不良或虚胖,注意力不集中。

证候分析:肺主一身之气,脾为气血生化之源,又主肌肉,肺脾气虚,生化乏源,咽部肌肉失养,以致痿软无力,不能维持上气道张力,吸气时气道塌陷狭小,气流进入受阻,故睡眠打鼾,甚则呼吸暂停;脾虚不能运化水谷精微,则食少便溏;气虚,则神疲乏力、行动迟缓、形体虚胖;肺脾气虚,清阳不升,则记忆衰退、嗜睡、注意力不集中;小儿脾气虚弱,气血生化不足,可见形体消瘦或虚胖,发育不良;舌淡、苔白、脉细弱为气虚之象。

治法:健脾益气,开窍醒神。

方药:补中益气汤加减。方中党参、黄芪、白术、甘草健脾益气,陈皮理气养胃,当归养血,升麻、柴胡升阳。若夹痰湿,可加茯苓、薏苡仁、苍术健脾利湿助运,加半夏燥湿化痰;若兼血虚,可加熟地、白芍、枸杞子、桂圆肉以加强养血之力;若记忆力差,精神不集中,可加益智仁、芡实等;若嗜睡,可加石菖蒲、郁金以开窍醒脑。

(二)外治法

1.扁桃体啄治或烙治

适合于扁桃体肥大引起者,啄治适合儿童,烙治适合成人。

2.气道持续正压通气

通过专门的装置,在睡眠时持续向气道增加一定压力的正压气流,维持肌肉的张力,可防止上气道塌陷引起的呼吸阻塞,改善睡眠质量。

3.手术治疗

如果打鼾明确为鼻腔、鼻咽、口咽、喉咽等处组织器官肥大或咽部肌肉松弛引起,可以手术治疗。根据阻塞部位不同采取相应的手术,如鼻息肉摘除术、鼻中隔矫正术、下鼻甲部分切除术、腺样体或扁桃体切除术、腭垂腭咽成形术(UPPP)、咽成形术(PPP)等。

(三)针灸推拿治疗

1. 体针

以痰湿壅盛,经络闭阻立论,治以健脾化痰、疏通经络、调理气机。

主穴:百会、水沟、足三里、合谷、三阴交。

配穴:丰隆、列缺、尺泽、肺俞、太渊。

2. 推拿治疗

(1)拿揉两侧胸锁乳突肌,揉、一指禅推两侧骶棘肌及斜方肌。重点按揉天鼎、中府、缺盆、天容、水突等穴,配合拿肩井、风池、少冲、合谷。

(2)揉、一指禅推腰背部足太阳膀胱经、督脉,点揉肺俞、天柱。以上每日 1 次,每次 25 min,20 次为 1 个疗程。

(董丽婷)

第十五节　喉　痹

喉痹是指以因外邪侵袭,壅遏肺系,邪滞于咽,或脏腑虚损,咽喉失养,或虚火上灼所致的以咽部红肿疼痛,或干燥、异物感、咽痒不适等为主要临床表现的咽部疾病。或可伴有发热、头痛、咳嗽等症状。西医学中的急、慢性咽炎可参考本篇进行辨证施治。

喉痹一词,最早见于帛书《五十二病方》,之后《内经》认为喉痹的病因病机为阴阳气血郁结,瘀滞痹阻所致。《素问·阴阳别论篇》曰:"一阴一阳结,谓之喉痹。"痹者,闭塞不通之意。《杂病源流犀烛·卷二十四》:"喉痹,痹者,闭也,必肿甚,咽喉闭塞。"历代文献根据喉痹发病的缓急、病因病机及咽部色泽形态之不同,记载有"风热喉痹""风寒喉痹""阴虚喉痹""阳虚喉痹""帘珠喉痹""紫色喉痹""淡红喉痹""白色喉痹"等不同的病名。本病一年四季皆可发病,各年龄段均可发生,急性发作者多为实证。若病久不愈,反复发作者多为正气耗伤之虚证。

一、病因病机

喉痹的发生,常因气候急剧变化,起居不慎,风邪侵袭,肺卫失固;或外邪不解,壅盛传里,肺胃郁热;或温热病后,或久病劳伤,脏腑虚损,咽喉失养,或虚火上烁咽部所致。

1. 外邪侵袭,邪聚咽喉

气候骤变,起居不慎,卫表不固,风邪挟热邪或挟寒邪外袭,壅遏肺系,肺气闭郁,失其宣畅之机,邪热不得宣泄,上聚咽喉,发为喉痹。

《太平圣惠方·卷三十五》谓:"若风邪热气,搏于脾肺,则经络痞塞不通利,邪热攻冲,响觉壅滞,故今咽喉疼痛也。"风寒之邪外袭,外束肌表,卫阳被遏,不得宣泄,壅结咽喉,亦可发为喉痹。

2. 肺胃郁热,上燔咽喉

外邪未解失治或误治,余邪未清,热盛传里;或过食辛热煎炒、醇酒厚味,肺胃热盛,邪热搏结,上攻咽喉发为喉痹。《诸病源候论·卷三十》谓:"喉痹者,喉里肿塞痹痛,水浆不得入也??风毒客于喉间,气结蕴积而生热,致喉肿塞而痹痛。"

3.肺肾阴虚,咽失濡养

素体虚弱,或房劳不节,久咳久病伤阴,或过用温燥劫阴之品,致肺肾阴虚,阴液不能上承濡养咽喉,阴虚水不制火,虚火上炎,熏灼咽喉,发为喉痹。《景岳全书·卷二十八》谓:"阴虚喉痹但察其过于酒色,或素禀阴气不足多倦少力者是,皆肾阴亏损,水不制火而然。"

4.脾胃虚弱,咽失温养

先天禀赋不足,素体虚弱,或年老体衰,或病后初愈,或饮食不节,思虑过度,劳倦内伤,或久病伤脾,或过用寒凉,或吐泻太过,致脾胃虚弱,水谷精微生化不足,咽喉失于温养,发为喉痹。如《医学心悟·卷六》指出,喉痹见"色淡,微肿,溺清,便利,脉虚细,饮食减少。此因神思过度,脾气不能中护,虚火易至上炎,乃内伤之火"。

5.脾肾阳虚,咽失温煦

因苦寒攻伐太过,或房劳过度,或操劳过甚,或久泻久痢失治,致脾肾阳虚,阳虚则阴寒内生而凝滞,咽喉失于温煦,发为喉痹。

6.痰瘀互结,痹塞咽喉

情志不遂,气机郁滞不畅,气滞痰凝,《杂病源流犀烛·卷二十四》说:"七情气郁,结成痰涎,随气积聚。"加之喉痹病久未愈,反复发作,余邪滞留,久则经脉瘀滞,痰凝血瘀,互结于咽喉发为喉痹。

二、诊断要点

1.病史

多有外感病史,或咽痛反复发作史。

2.临床症状

咽部疼痛或微痛,咽干,咽痒,灼热感,异物感。

3.局部检查

咽部黏膜微红或充血明显,微肿,腭垂色红、肿胀,或见咽黏膜肥厚增生,喉底红肿,咽后壁或有颗粒状隆起,或见脓点,或见咽黏膜干燥。喉核肿胀不明显为其特征。

4.其他

血常规检测、咽部细菌培养等有助于本病的诊断。

三、治疗

辨治思路:本病以"清、泻、补、消"为治疗之大法,即疏风清热,泻火解毒,利咽消肿,补益脾肾,祛痰化瘀。

(一)内治法

1.外邪侵袭,邪聚咽喉

临床表现:咽部干燥灼热,微痛,吞咽感觉不利,有异物阻塞感。兼有风热者有发热,恶寒,头痛,咳嗽,痰黄;风寒者头痛无汗,身疼痛,咳嗽痰稀。舌质淡,舌苔薄白或微黄,脉浮数或浮紧。

证候分析:风热邪毒侵犯,伤及咽部,故出现咽部微红、微肿、微痛,干燥灼热感,吞咽不利等症。正邪相争,故发热恶寒,抗邪外出;肺失肃降,则咳嗽有痰。

治法:疏风散邪,宣肺利咽。

方药:风热外袭者,宜疏风清热,消肿利咽,用疏风清热汤加减。方中以荆芥、防风疏风解表;金银花、连翘、黄芩、赤芍清热解毒;玄参、浙贝母、天花粉、桑白皮清肺化痰;牛蒡子、桔梗、甘草散结解毒,清利咽喉。

风寒外袭者,宜疏风散寒,宣肺利咽,可选用九味羌活汤加味。方集羌、防、芎、芷、苍术、细辛于一方,诸味芳香温燥,最善外散肌表风寒湿邪,更配黄芩清泄气分蕴热,生地凉泻血分蕴热以利咽喉。

2.肺胃郁热,上燔咽喉

临床表现:咽部疼痛较剧,吞咽困难,咽喉梗阻感。兼有高热,头痛,口渴喜饮,口气臭秽,大便燥结,小便短赤。舌质红,舌苔黄,脉洪数或数有力。

证候分析:外邪未解失治或误治,余邪未清,热盛传里或肺胃热盛,火热燔灼咽喉,则咽部疼痛较剧,吞咽困难;火热内炽,则发热,口渴喜饮,口气臭秽,大便燥结,小便短赤。

治法:清泻肺胃,消肿利咽。

方药:清咽利膈汤加减。方中荆芥、防风、薄荷疏风散邪;金银花、连翘、栀子、黄芩、黄连泻火解毒;桔梗、甘草、牛蒡子、玄参利咽消肿止痛;生大黄、芒硝通便泻热。若咳嗽痰黄,可加射干、瓜蒌仁、夏枯草;高热者,可加水牛角、生石膏、大青叶;如有白腐或伪膜,可加蒲公英、马勃等。

3.肺肾阴虚,咽失濡养

临床表现:咽干少饮,灼热感,隐隐作痛不适,午后较重,或咽部哽哽不利,干咳痰少而稠,或痰中带血。兼有手足心热,午后唇红颧赤,腰膝酸软,失眠多梦,耳鸣眼花。舌干红少津,脉细数。

证候分析:素体虚弱,或房劳伤肾,久咳伤肺,致肺肾阴虚,阴液不能上达,咽喉失于濡养,故见咽中不适、微痛、干痒、灼热、异物感;虚火上炎故见潮热、盗汗、唇红颧赤、腰膝酸软、手足心热、失眠多梦、耳鸣眼花;舌干红少津、脉细数皆为阴虚火旺之征。

治法:滋养阴液,降火利咽。

方药:偏肺阴虚为主者,宜养阴清肺,可选用养阴清肺汤加减。若喉底颗粒增多者,可加桔梗、香附、郁金、合欢花等以行气活血,解郁散结。偏肾阴虚为主者,宜滋阴降火,可选用六味地黄汤加减。若咽部干燥,焮热,虚烦盗汗,骨蒸劳损,虚火亢盛者,可用知柏地黄汤加减。

4.脾胃虚弱,咽失温养

临床表现:咽部干灼不适,吭喀微痛,痰黏不利,异物感。脘腹胀闷,纳呆便溏,少气懒言,气短乏力,四肢倦怠,稍遇寒凉咽痛加重。舌体胖大,舌边有齿痕,舌苔薄白,脉弱无力。

证候分析:先天禀赋不足,年老体衰,或久病,或过用寒凉,脾胃虚弱,化生不足,津液不能上达于咽,咽部失其濡养,气血运行不畅,痰湿停聚,则咽喉哽哽不利,咽部干燥,口干而不欲饮或喜热饮;脾胃气虚,水湿不运,聚而生痰,阻滞咽部,则咽部有痰黏着感,肌膜淡红或微肿,喉底颗粒较多;气机失调,脾胃虚弱,故恶心,呃逆反酸,倦怠乏力,少气懒言,四肢倦怠,胃纳欠佳,腹胀,大便不调,舌质淡红,舌体胖大,舌边有齿印,苔薄白,脉弱无力均为脾胃气虚之征。

治法:益气健脾,升清利咽。

方药:补中益气汤加减。若咽部脉络充血,咽肌膜肥厚者,可加丹参、川芎、郁金以活血行气;痰黏者,可加贝母、香附、枳壳以理气化痰,散结利咽;咽干较甚,苔干少津者,可加玄参、麦冬、沙参、百合等以利咽生津;易恶心、呃逆者,可加法半夏、厚朴、佛手等以和胃降逆;若纳差、腹胀便溏、苔腻者,可加砂仁、藿香、茯苓、薏苡仁等以健脾利湿。

5.脾肾阳虚,咽失温煦

临床表现:咽部异物感,微干痛不适,痰涎清稀量多,哽哽不利,咽部冷痛而喜热饮。畏寒肢冷,腰膝冷痛,面色苍白,夜尿频多而清长,五更泄泻。舌质淡嫩,舌体胖,苔白,脉沉细弱。

证候分析:脾肾阳虚,阴寒内生,咽喉失于温煦,则咽干但不饮,微痛,咽部哽哽不适,痰涎增多,肌膜淡红;脾阳虚则腹胀纳呆,下利清谷;肾阳虚则形寒肢冷,腰膝冷痛,耳鸣眼花,腰膝酸软,夜尿频多而清长,五更泄泻,面色苍白,舌质淡嫩,舌体胖,苔白,脉沉细弱。

治法:补益脾肾,温阳利咽。

方药:真武汤合附子理中丸加减。方中人参、白术益气健脾;干姜、附子温补脾肾之阳气;白术、茯苓健脾利湿,化痰祛浊;甘草调和诸药。若腰膝酸软冷痛者,可加枸杞子、杜仲、牛膝等;若咽部不适、痰涎清稀量多者,可加半夏、陈皮、茯苓等;若腹胀纳呆者,可加砂仁、木香等。

6.痰瘀互结,痹塞咽喉

临床表现:咽部异物感,痰黏着感,燋热感,咽微痛,咽干不欲饮。兼有恶心呕吐,胸闷不适。舌质暗红,或有瘀斑瘀点,苔白或微黄,脉弦滑。

证候分析:七情气郁,情志不遂,气滞痰凝,加之邪毒久滞,湿浊停聚,炼津成痰,气机阻滞,血行不畅,邪毒与痰、瘀搏结于咽喉,故咽异物感,痰浊黏稠咯痰不爽,燋热,微痛不适,恶心呕吐,喉底颗粒增多;气机不畅则胸闷不适;舌质暗红,或有瘀斑瘀点为内有瘀血之象;脉弦滑为痰湿之征。

治法:祛痰化瘀,利咽散结。

方药:贝母瓜蒌散加味。方中贝母、瓜蒌清热化痰润肺;橘红理气化痰;桔梗宣利肺气,清利咽喉;茯苓健脾利湿。可加赤芍、丹皮、桃仁活血祛瘀散结;若咽部不适、咳嗽痰黏者,可加杏仁、紫菀、款冬花、半夏等;若咽部刺痛、异物感、胸胁胀闷者,可加香附、枳壳、郁金等。

(二)外治法

1.含漱

用金银花、甘草、桔梗适量,或荆芥、菊花适量煎水含漱。每日数次。

2.吹药

可选用清热解毒、利咽消肿的中药粉剂吹入患处。每日数次。

3.含服

可用清热解毒利咽的中药含片或丸剂含服。

4.雾化吸入

用清热解毒利咽的中草药煎水,雾化吸入。每日1～2次。

(三)针灸治疗

1.体针

实热证,选合谷、内庭、曲池,配天突、少泽、鱼际,每次2～4穴,泻法,每日1～2次。虚证,选太溪、鱼际、三阴交、足三里,平补平泻,留针20～30 min,每日1次。

2.耳针

实热证,取扁桃体、咽喉、肺、胃、肾上腺,强刺激,留针10～20 min,每日1次;或取扁桃体穴埋针,每日按压数次以加强刺激。虚证,取咽喉、肾上腺、皮质下、脾、肾等穴,用王不留行籽贴压,每日以中强度按压2～3次,以加强刺激。

3.刺血法

喉核红肿疼痛、高热者,可点刺扁桃体、耳尖等耳穴或耳背静脉放血,亦可点刺少商或商阳放血,每穴放血数滴,每日1次,以泻热消肿。

4.穴位注射

实热证者,选脾俞、肩井内五分、曲池、天突、曲池、孔最等,每次取一侧的1～3穴,每穴注射柴胡注射液2 mL。

(董丽婷)

第十六节　乳　蛾

乳蛾是指因外邪侵袭,邪毒积聚喉核,或脏腑亏损,咽喉失养,虚火上炎所致的咽部疼痛、咽干个适、异物感,喉核红赤肿起,表面有黄白脓点为主要临床表现的咽部疾病。西医学的扁桃体炎可参考本篇进行辨证施治。

因风邪侵袭,壅遏肺系,邪毒结聚喉核,或脏腑虚损,虚火上炎熏灼喉核致喉核肿大,形似乳头,或如蚕蛾,故名乳蛾,亦称喉蛾。历代文献有关乳蛾的名目繁多,诸医家根据病变部位、形态及病因病机不同,又有"单乳蛾""双乳蛾""连珠乳蛾""烂乳蛾""活乳蛾""死乳蛾""风热乳蛾""虚火乳蛾""阳蛾""阴蛾"之称。

本病是临床常见病、多发病之一,以儿童及青年多见,多发于春、秋两季,病程迁延、反复发作者,多为虚证或虚实夹杂证。本病可并发喉关痈,或可能诱发痹证、水肿、心悸、怔忡等全身疾病。

一、病因病机

起病急骤者,多为外邪侵袭,火热邪毒搏结喉核而致。或病久体弱,脏腑虚损,咽喉失养,无力托毒,邪毒久滞喉核而发。

1.外邪侵袭,邪聚喉核

外邪(风热或风寒)侵袭,壅遏肺气,咽喉首当其冲,邪毒结聚喉核,喉核红赤肿起发为本病。

2.邪热传里,毒聚喉核

素体蕴热,外邪未解传入于里,蕴积肺胃,加之过食辛辣、煎炒、醇酒厚味,致肺胃热毒炽盛,上攻喉核发为本病。

3.肺肾阴虚,火灼喉核

病久未愈,邪毒滞留,热盛伤津;阴液暗耗,损及肺肾,阴虚咽喉失养,无力托毒,阴虚虚火上炎,熏灼喉核发为本病。

4.脾胃虚弱,喉核失养

先天禀赋不足,素体虚弱,或饮食失调,脾胃虚弱,气血生化不足,喉核失养,邪毒客于喉核,托毒无力,小儿乃稚阴稚阳之驱,易虚易实,治不及时或治不彻底,则易反复发作。

5.痰瘀互结,瘀阻喉核

乳蛾反复发作,或日久不愈,病久则瘀阻脉络,痰浊凝聚,乳蛾日久不愈。

二、诊断要点

1.病史

常有受凉、疲劳、烟酒过度、外感或咽痛反复发作史。

2.临床症状

发病急者,咽部剧烈疼痛,痛连耳窍,吞咽时加剧,伴见高热、恶寒、头身疼痛。病久不愈者,咽干痒,哽哽不利,咽部异物感,或咽痛、发热反复发作。

3.局部检查

喉核红肿,连及喉关,喉核上可有黄白色脓点,甚者喉核表面腐脓成片,但不超出喉核,且易拭去,颌下有瘰核(彩图19)。迁延日久可见喉关暗红,喉核肥大或触之较硬,表面凹凸不平,色暗红,上有白星点,挤压喉核,有白色腐物自喉核隐窝口溢出。

三、治疗

辨治思路:本病以"清、消、补"为治疗之大法。发病急骤者,多为实证、热证,宜疏风清热,利咽消肿;泻热解毒,利咽消肿。病程迁延或反复发作者,多为虚证或虚实夹杂证,宜滋养肺肾,清利咽喉;健脾和胃,祛湿利咽;活血化瘀,祛痰利咽。

(一)内治法

1.外邪侵袭,邪聚喉核

临床表现:咽喉干燥、灼热、疼痛,吞咽时加剧。可兼见头痛,发热,微恶风,咳嗽。舌质红,苔薄黄,脉浮数。

证候分析:风热邪毒搏结咽喉,蒸灼喉核,气血壅滞,故觉咽喉干燥、灼热、疼痛,喉核红肿;邪聚喉核,咽喉开阖不利,故疼痛吞咽时加重;发热、微恶风、头痛、咳嗽、舌质红、苔薄黄、脉浮数为风热在表之征。

治法:疏风清热,利咽消肿。

方药:疏风清热汤加减。方中以荆芥、防风祛其在表之风邪;金银花、连翘、黄芩、赤芍清其邪热;玄参、浙贝母、天花粉、桑白皮清肺化痰;牛蒡子、桔梗、甘草散结解毒,清利咽喉。项肿咽痛甚者,可加马勃以清热解毒;咳嗽,加杏仁以利肺气。

2.邪热传里,毒聚喉核

临床表现:咽痛剧烈,痛连耳窍、耳根,吞咽困难,呼吸不利,面赤气粗,口气热臭喷人。高热神烦,口渴引饮,咳嗽痰黄稠,腹胀,大便燥结,小便短赤。舌质红,苔黄厚,脉洪大而数。

证候分析:外邪未解传入于里,或素体蕴热,蕴结肺胃,致肺胃热毒炽盛,上攻喉核则见喉核红肿,咽痛剧烈,连及耳根,吞咽困难;热灼津液成痰,痰火郁结,故痰涎多;腹胀,口臭、口渴引饮,便秘溲黄,舌质红、苔黄厚、脉洪数为肺胃热盛之象。

治法:泻热解毒,利咽消肿。

方药:清咽利膈汤加减。方中荆芥、防风、薄荷疏风散邪;金银花、连翘、栀子、黄芩、黄连泻火解毒;桔梗、牛蒡子、玄参、甘草利咽消肿止痛。若咳嗽痰黄稠,颌下有瘰核,可加射干、瓜蒌、贝母以清化热痰而散结;持续高热,宜加石膏、天竺黄清热泻火,除痰利咽;若喉核腐脓成片,加入马勃、蒲公英等以祛腐解毒。

3.肺肾阴虚,火灼喉核

临床表现:咽部干燥灼热,异物感,疼痛不甚,吭喀不利,午后症状加重。或可兼见唇赤颧红,潮热盗汗,手足心热,失眠多梦,耳鸣眼花,腰膝酸软。舌质干红,少苔,脉细数。

证候分析:反复发作,迁延日久,邪毒滞留,客于喉核;邪热暗耗阴液,损及肺肾,阴虚咽喉失养,无力托毒,阴虚虚火上炎,熏灼喉核,故见咽喉干燥灼热,异物感微痛、吭喀不利,午后症状加重;午后唇赤颧红、潮热盗汗、手足心热、失眠多梦、耳鸣眼花、腰膝酸软、舌质干红、少苔、脉细数等均为阴虚火旺之征。

治法:滋养肺肾,清利咽喉。

方药:百合固金汤加减。方中百合、生地、熟地、麦冬、玄参滋养肺肾,清热利咽生津;当归、芍药养血和阴;贝母、桔梗清肺利咽;甘草调和诸药。

合而用之使肺肾得养,阴液充足,虚火自降。偏于肺阴虚者,宜用养阴清肺汤加减。偏于肾阴虚者,宜用六味地黄丸加减。

4.脾胃虚弱,喉核失养

临床表现:咽部不适,异物感,咽干,不欲饮、口淡、纳呆、咽痒、咳嗽痰白。可兼见脘腹痞闷、恶心吐呕,少气懒言,四肢倦怠,形体消瘦,大便清溏。舌质淡,苔白腻,脉缓弱。小儿可伴见鼾眠、吞咽不利、纳呆、反复发作头昏痛、发育迟缓等。

证候分析:先天禀赋不足,素体虚弱,或饮食失调,脾胃虚弱,气血生化不足,喉核失养,邪毒客于喉核,托毒无力,故咽部干痒不适,咽干不欲饮,口淡、纳呆、咽痒,少气懒言,四肢倦怠,形体消瘦;清阳不升,气机不利,故有异物梗阻感、咳嗽、脘肢痞闷、易恶心呕吐等;小儿乃稚阴稚阳之躯,胃气尚未充实,加之病久未愈,更损脾胃,脾胃中焦不健,更易反复发作,且后天生化匮乏,故小儿可伴见鼾眠、吞咽不利、反复发作、纳呆、头昏痛、发育迟缓等;神疲乏力、口淡不渴、痰白、大便清溏、舌淡、苔白腻、脉缓弱为脾虚湿困之征。

治法:健脾和胃,祛湿利咽。

方药:六君子汤加减。本方健脾胃,除痰湿。湿邪重者,加厚朴、枳壳宣畅气机,祛痰利咽;若喉核肿大不消,加浙贝母、生牡蛎。

5.痰瘀互结,瘀阻喉核

临床表现:咽干不适,咽部异物感,吞咽不利,或咽部刺痛,痰涎黏稠量多,不易咯出,喉核肿痛反复发作,迁延不愈。舌质暗有瘀点,苔白腻,脉细涩。

证候分析:久病入络之气血不畅,气滞血瘀,咽喉失于荣养,故咽干涩不利、刺痛胀痛、喉关暗红;病程日久,余邪滞留成痰,与瘀血搏结于喉核则表现为痰涎黏稠量多,不易咯出,喉核肿痛反复发作,或喉核肥大,触之石硬,舌质暗有瘀点、苔白腻、脉细涩。

治法:活血化瘀,祛痰利咽。

方药:会厌逐瘀汤合二陈汤加减。会厌逐瘀汤中桃仁、红花、当归、赤芍、生地活血祛瘀,配合柴胡、枳壳行气理气,桔梗、甘草、玄参清利咽喉,配合二陈汤祛痰利咽。喉核暗红,质硬不消者,加昆布、莪术;复感热邪,溢脓黄稠者,加黄芩、蒲公英、车前子等。

(二)外治法

参见"喉痹"外治法。

（三）针灸治疗

参见"喉痹"针灸疗法。

（四）其他疗法

擒拿：实热证而见咽痛剧烈、吞咽困难、汤水难下者，可用擒拿法以泻热消肿止痛，以利吞咽。

（董丽婷）

第十七节　喉　痈

喉痈是指因素体蕴热，或过食辛辣煎炒，或乳蛾未愈，热毒上窜所致，以咽喉及喉核周围红赤肿起、疼痛较剧，吞咽困难，甚者呼吸困难等为主要临床表现的咽部疾病。失治、误治或可演变为急喉风危及生命。西医学中的扁桃体周围脓肿、急性会厌炎及会厌脓肿、咽后壁脓肿、咽旁脓肿等疾病可参考本疾病辨证施治。

历代文献因痈肿的发病部位、发病原因、痈肿的形色及证候特点等有不同之称谓，如"骑关痈""外喉痈""里喉痈""锁喉痈""肿烂喉痈""大红喉痈""紫色喉痈""积热喉痈"等。目前多数学者主张以发病部位称谓，痈肿发生在喉关者，谓之喉关痈；发生在喉关内喉底者，谓之里喉痈；发生在会厌者，称会厌痈；发生在颌下者，谓之颌下痈。临床以喉关痈较多见。

一、病因病机

本病多为实证、热证，常因素体肺胃积热，复感外邪，内外合邪，热毒搏结咽喉，灼腐成脓而成。

1.外邪侵袭，壅遏肺系

外邪侵袭，咽喉首当其冲，邪壅肺系，肺气闭郁失其宣畅之机，邪聚咽喉发为本病。

2.火毒壅盛，上炎咽喉

肺胃素有蕴热，或过食辛燥炙煿，加之外邪未解，入里化火，引动脏腑积热上攻，内外火热邪毒走窜搏结于咽喉，灼腐血肉为脓发为本病。

3.余邪未清，气阴暗耗

火热毒邪久灼咽喉，又因咽痛饮食难进，加之清解攻伐，气阴两伤，余邪未清，邪留咽喉发为本病。

二、诊断要点

本病以患病部位红肿剧痛，并引起吞咽、语言困难，甚则痰涎壅盛，3～5 d间局部逐渐高突、成脓或溃破为主要特点。全身可有发热，恶寒，神疲乏力等症，由于喉痈发病部位的不同，各种喉痈其表现亦不尽相同。

（一）喉关痈

1.病史

多有急乳蛾发作史。

2.临床症状

吞咽困难,语声含糊,张口不利,口涎外溢,颈部偏向患处。

3.局部检查

喉关一侧红肿,蒂丁偏向对侧,喉核红赤或表面有细白星点,患侧喉核被挤向内前方或后下方,起病经 3～5 d 患处肿胀高突成脓,并能抽出脓液,下颌角有臀核,压痛明显。

(二)里喉痈

1.病史

可有感冒或咽部异物及外伤后染毒史。

2.临床症状

发于婴幼儿者,起病急,发热,咽痛拒食,吞咽困难,口涎外溢,小儿烦躁不安,甚者可发生窒息危证,患儿常头前倾,并偏向患侧。

3.局部检查

喉底红肿,一侧隆起,脓成时有波动感,并可抽出脓汁,颈部有臀核,若痈肿突然破溃,脓液大量涌出,易阻塞气道,使患者窒息死亡。

(三)会厌痈

1.病史

可有外感、异物、创伤或邻近器官急性炎症史。

2.临床症状

发病急,突感咽喉剧痛,吞咽困难,咽喉有阻塞感,发声不扬,如口中含物,甚则痰鸣气喘,呼吸困难。

3.局部检查

咽无明显改变,喉中会厌红赤,红肿处高突如半球状,成脓后可溃破,脓汁量多,亦可阻塞气道,发生窒息危证。

(四)颌下痈

1.病史

可有乳蛾、喉关痈、里喉痈或咽旁组织损伤史。

2.临床症状

患侧咽喉及颈部疼痛肿胀,吞咽困难,牙关紧,张口难。全身可伴高热、畏寒、食欲缺乏、头痛、乏力等。

3.局部检查

急性面容,颈项强直,头偏向患侧,颌下肿硬压痛,若脓已成,按之或有波动感,重者颈下部及胸前亦肿,患者喉关红肿,喉核亦被推向内侧。颈部 B 超或 CT 扫描可显示脓肿大小。

三、治疗

辨治思路:本病以"清、消、补"为治疗之大法。喉痈辨证中要注意辨有脓、无脓,脓未成应疏风清热,消肿利咽;脓已成应清热解毒,活血排脓。

(一)内治法

1.初期:外邪侵袭,热毒搏结

临床表现:咽喉焮赤疼痛,患侧肿胀,吞咽不利,咽喉红肿,患处尤甚,周围肿势弥漫色红。

全身有发热,恶寒,头痛,神疲乏力,周身不适。舌质红,苔薄白或薄黄,脉浮数。

证候分析:外感风热之邪,引动肺胃积热上扰咽喉,气血郁滞,结聚不散,壅聚作肿,故见咽喉嫩赤疼痛,患侧肿胀;热灼肌膜,可见咽喉红肿,患处周围肿势弥漫色红;咽部肿塞疼痛,故吞咽不利;初起邪犯肺卫,故出现发热,恶寒,头痛,神疲乏力,周身不适,舌红,苔薄白或薄黄,脉浮数等风热表证。

治法:疏风清热,消肿利咽。

方药:牛蒡解肌汤加减。本方以疏风清热解毒见长,为治疗痈疽疔毒之有效方剂,方中牛蒡子疏散风热,化痰解毒,通泄热毒,为主药。辅以薄荷轻清凉散,解风热之邪;荆芥轻扬温散,善除上部瘀滞之风邪。再配以连翘散结清热解毒,山栀清热泻火,牡丹皮凉血清热,石斛清热生津,玄参泻火解毒,夏枯草清肝泻火,软坚散结。共奏辛凉解表,散结消肿之效。

2.成脓期:热毒困结,化腐成脓

临床表现:咽喉肿塞,疼痛剧烈,多为跳痛,并连及耳根,吞咽难下,张口极度困难,语声含糊不清,痰涎黏稠,患处红肿高突,触之软。口渴,口臭,胸闷,腹胀,小便黄赤,大便秘结。舌红,苔黄厚,脉数有力。重者出现壮热烦躁,舌干绛少苔,甚者出现痰鸣气急,呼吸困难,汗出烦躁,唇青面黑,神昏谵语,脉微欲绝之危候。小儿易出现此候。

证候分析:外邪由表入里,或肺胃热盛,或心肝火炽,蕴结不解,久则必成里结,脏气不通,而热度又因脏气闭塞不通而无下泄之势,必上蒸咽喉,热度愈炽,久而酿脓,故见咽痛剧烈,呈跳痛,患处红肿高突,触之软;手少阳三焦经脉沿颈项进入耳内,故邪盛则痛连耳根;热盛伤津,炼液成痰,故痰涎黏稠;咽部肿塞不通,故吞咽难下,张口困难,语声含糊不清。若邪热壅盛与胃腑之热互结,则出现高热,头痛,口渴,口臭,胸闷,腹胀;热结于下则有小便赤,大便秘结,舌红,苔黄厚,脉数有力等肺胃热盛之象;邪热内陷营血,热扰心神则见壮热,烦躁,神昏谵语;舌为心之苗,热灼营阴,津不上承,则舌色干绛少苔;喉为呼吸之门户,喉痈肿胀甚者,气道受阻,兼痰涎壅盛,阻塞气道,故有痰鸣气急,呼吸困难等症状;汗出,烦躁,唇青面黑,脉微欲绝是阴阳离绝之危象。小儿机体柔弱,形气未充,且喉腔狭小,易因痈肿阻塞气道,兼之痰涎壅盛,不易排出,尤易发生阴阳离绝之危象。

治法:清热解毒,活血排脓。

方药:仙方活命饮加减。方中银花清热解毒;归尾、赤芍、乳香、没药活血消肿;防风、白芷疏风散结以消肿;贝母、天花粉清热排脓以散结;穿山甲、皂角刺解毒透络,消肿溃坚;甘草清热解毒,调和诸药。红肿痛甚,热毒重者,加蒲公英、连翘、紫花地丁以增清热解毒之力;高热伤津者,去白芷、陈皮,重用花粉,加玄参;便秘,加大黄;痰涎壅盛,可加僵蚕、胆南星等以豁痰消肿。

3.清后期:余邪未清,气阴暗耗

临床表现:咽喉微痛,口渴,自汗,头晕,咽喉微红,脓肿溃破口未完全愈合。苔薄少津,脉虚缓无力。

证候分析:喉痈初愈,正气未复,热毒久蕴,热郁脾胃,脾伤而失健运,邪去而正气未复,故出现上述证候。

治法:益气养阴,清解余毒。

方药:托里消毒散加减。方中以党参、茯苓、白术、炙甘草、黄芪、白芍、川芎、当归补益气血;以金银花清余毒;桔梗、白芷、皂角刺排脓;合用有补益气血,脱毒排脓之功。若疮口暗淡、溢脓不断、脓液清稀,可加薏苡仁、白扁豆、车前子、地肤子以健脾渗湿;若脓稠排出不畅,加蒲公英、桔梗、野菊花以解毒排脓,清除余毒。若周身倦怠乏力,头晕而沉重,为清阳之气不得上达清窍,可选用补中益气汤加减;若阴虚症状明显,可加用养阴清肺汤。

(二)外治法

1.含漱

用金银花、菊花、甘草、薄荷、桑叶煎水含漱以疏风清热,解毒消肿。

2.吹药

冰硼散或吹喉消炎散吹患部,每日 6~7 次。

3.含服

六神丸,每次 2~3 粒,每日 4~6 次。

4.外敷

颌下部肿胀,如意金黄散外敷,每日 1 次,或紫金锭外搽。

5.针刺

取合谷、曲池、天突、风池,中等刺激,泻法,每日 1 次。或用三棱针于局部肌膜浅刺5~6 次,使其出血,以泄热解毒,消肿止痛。

6.放脓腋

已成未破者应即放脓,使脓液排出,以减轻疼痛,防止痈肿自行溃破,脓液溢入气道,可用三棱针刺破痈肿,排出脓液。或用三棱针点刺商阳、十宣放血以泄热解毒。

(三)针灸治疗

1.体针

咽喉肿痛甚者,针刺合谷、内庭、太冲等穴以消肿止痛,用泻法,每日 1 次。张口困难者,针刺患侧颊车、地仓穴,以使牙关开张。

2.刺血

痈肿未成脓时,可酌情用三棱针于局部肌膜浅刺5~6 次,或用尖刀轻轻划痕使其出血,以泻热消肿止痛。高热者,用三棱针刺少商、商阳或耳尖,每穴放血数滴,以泻热解毒。

(董丽婷)

第十八节　喉　咳

　　喉咳是指因外邪侵袭、脏腑亏虚或脏腑失调、痰凝气滞及异气刺激咽喉所致的,以突然和反复发作的咽喉干痒、咳嗽痰少为主要临床表现的咽喉疾病。西医学中咽、喉等部位疾病所致的咳嗽可参考本篇辨证施治。

　　喉咳多由咽喉疾病医治未愈,迁延而来。该病名首见于《中医临床诊疗术语·疾病部分》,《干氏耳鼻咽喉口腔科学》所载之"喉源性咳嗽"与此相同。古代医家有些咳嗽的论述,与本病相关,例如《诸病源候论·卷十四》谓:"肺主于气,候皮毛?? 因乘风取凉,冷气卒伤于肺,即发成嗽?? 其状,嗽甚而少涎沫。"寒邪入里,余邪未清,郁久而咳。《证治汇补·八卷杂病·咳嗽门》谓"外感风寒,概应温散,不知久则传里,变为郁咳"与《医碥·咳嗽》云"木火刑金而肺叶干皱则痒,痒则咳,此不必有痰,故名干咳"等与本证相类似。

一、病因病机

喉咳的发生,常因外邪侵袭,禀质特异,卫表不固,脏腑虚损,或脏腑功能失调,咽喉失于濡养而致,气候、饮食、情志等因素亦可诱发。

1.风邪犯肺,咽喉不利

风为六淫之首、"百病之长",喉咳以风为先导。《素问·太阴阳明论篇》曰:"伤于风者,上先受之。"肺为华盖,而咽喉又在肺之上端,故外邪最易侵犯。若风邪外袭,邪壅肺系,肺气闭郁,肺失宣肃,邪聚咽喉,咽喉不利,发为喉咳。《诸病源候论·卷十三》:"肺主于气,邪乘于肺,则肺胀,胀则肺管不利,不利则气道涩,故气上喘逆。"

2.脾虚失运,痰凝咽喉

脾气虚弱,运化无力,水湿停聚,聚湿为痰,痰浊停凝咽喉,加之脾胃虚弱,化生不足,咽喉失养,无力祛痰,痰聚咽喉,不得散泄,发为喉咳。

3.阴虚火旺,上灼咽喉

素体阴虚,或久病失治,或过用辛燥,或房劳过度,肺肾之阴不足,咽喉失于滋养,加之阴虚,虚火上炎,熏灼咽喉,咽喉干燥不适,发为喉咳。《诸病源候论·卷三》曰:"虚劳而咳嗽者,脏腑气衰,邪伤于肺故也。"《类经·卷十六》云:"水涸金枯则肺苦于燥,肺燥则痒,痒则咳不能已也。"

4.质特异,卫表不固

素属禀赋特异之躯,化学异气,虚邪贼风易从口鼻外袭。邪毒交结于血分,循经上犯咽喉,发为喉咳。

二、诊断要点

1.病史

多有喉痹或外感史。

2.临床表现

以阵发性咽痒咳嗽,干咳无痰或少痰,或有异物阻塞感为主要特征。

3.局部检查

咽部黏膜检查无异常,或可见咽部或喉部黏膜轻度肿胀,微红。

4.其他检查

喉镜检查、胸片等检查以排除其他疾病所致咳嗽。

三、治疗

辨治思路:本病以"疏风散邪,清咽利喉"为基本治疗大法,可辅以润燥止咳,补肺益气。

(一)内治法

1.风邪犯肺,咽喉不利

临床表现:咽痒、干咳,痰少不易咯出,咽部异物感,稍遇风凉则咽痒甚,痒即作咳,咽痒咳剧多呈阵发性,咳甚则声嘶。可兼有发热恶风,口干欲饮,尿黄便干,或恶寒肢冷,鼻塞清涕,痰稀量少,重者音哑。舌质淡红,舌苔薄黄或薄白,脉浮数或浮紧。

证候分析:咽喉为气息出入之门,肺系之首冲,风邪犯肺,先及咽喉,肺失清肃,故咽痒咳嗽,鼻流清涕,痰稀量少;声门开合不利,故声嘶;感受风邪,则舌淡红,舌苔薄黄或薄白,脉浮。

治法：疏风散邪，利咽止咳。

方药：止嗽散加减。方中荆芥疏风解表；桔梗、白前升降肺气；紫菀、百部润肺止嗽；桔梗、甘草、陈皮宣肺化痰利咽，适用于外感咳嗽迁延不愈，表邪未净，或愈而复发者。风寒者宜疏风散寒，开喉利咽、止咳，以三拗汤加减，表邪未净，或愈而复发。风热者宜疏风清热，清喉利咽、止咳。

2.脾虚失运，痰凝咽喉

临床表现：咽痒，咳嗽频频，痰黏白而量多，咳声短促，嗽而气急，上气不足，反复发作，劳则加重。伴见神疲乏力，少气懒言，面色晦滞，纳呆便溏，胸闷脘痞等。舌淡胖有齿印，苔白或腻，脉细弱。

证候分析：脾气虚弱，不能化津，聚而生痰，渍于咽喉，痰性黏滞，故导致咽中异物感，喉痒不舒；痰阻气机，故见咽痒即作咳，咳声短促；脾气虚弱，咽喉失养，则咽痒作咳反复发作，遇劳加重；神疲乏力，少气懒言，面色晦滞，纳呆便溏，舌质淡胖有齿印，苔白或腻，脉细弱均为脾虚痰浊之征。

治法：健脾化痰，利咽止咳。

方药：六君子汤加减。方中党参、白术、茯苓、甘草健脾益气，半夏、陈皮理气化痰。咽痒者，加防风、僵蚕、地龙等祛风止痒药；气虚重者，加黄芪、淮山等药。

3.阴虚火旺，上灼咽喉

临床表现：咽痒不适，咳嗽频频，痰少黏稠，不易咯出，或"吭喀"清嗓不止，咽部干燥，灼热疼痛。少气懒言，形体消瘦，五心烦热，潮红盗汗，唇红颧赤，耳鸣耳聋，腰膝酸软，声音嘶哑。舌质红，苔薄少津或苔少，脉细数。

证候分析：肺阴亏虚，虚火上炎，津液不能濡养上承，故见咽喉发痒微痛，饮水则舒，多言则咳，无痰或少痰；声门开户不利故声嘶，肺肾阴亏故见神疲消瘦，面部潮红，五心烦热，腰酸腿软；舌红，苔少，脉细数为阴虚火旺之征。

治法：滋阴降火，润喉止咳。

方药：百合固金汤合贝母瓜蒌散加减。若腰膝酸软、唇红颧赤者，可酌加入枸杞子、制首乌、女贞子、黄精等药；若患者咳而遗溺，可入狗脊、续断等补肾药；或可辅以杏仁、桔梗、川贝母等药。

4.禀质特异，卫表不固

临床表现：咽痒不适，咳嗽痰黏，稍遇风冷或遇异气则咳嗽加剧，气促痰鸣。或畏风肢冷，或咳嗽频频，痰涎清稀量多，肌肤灼痒。舌质淡，苔薄白，脉弱。

证候分析：禀质特异，吸入异气以致肺气上逆，咳嗽不止；邪滞喉间，则咽痒干咳；卫表不固，营卫失调，驱邪乏力，故畏风怕冷；肺气虚损，故见气短懒言，舌质淡，苔薄白，脉弱。

治法：益气固表，祛风止咳。

方药：玉屏风散合桂枝汤加减。配合应用蝉蜕、荆芥、金沸草、墨旱莲、紫草等脱敏祛风之品，咳甚者，可加用五味子、乌梅、柯子肉等收敛止咳之品；肺气虚甚者，可加用党参、淮山药等；肾气虚甚者，可加用补骨脂、磁石、蛤蚧、核桃仁等。

（二）外治法

1.含漱法

用有疏风解毒、行气化痰、利咽止咳之功的中药煎水含漱。

2.雾化吸入法

超声雾化吸入选择疏风散邪、利咽止咳药。

3.吹药法

咽喉部吹药用冰硼散。

(三)针灸治疗

1.体针

选用相应的腧穴治疗,每次主穴、配穴可各选 2～3 穴,根据病情可用补法或泻法。每日 1 次,5～10 次为 1 个疗程。

主穴:合谷、列缺、照海、肺俞、太渊、太溪、经渠。

配穴:足三里、大椎、曲池、外关、尺泽、丰隆、脾俞、风门、天突、定喘等。

2.耳针

可选咽喉、肺、肝、气管、神门。针刺双侧,用中等刺激,留针 10～20 min。或埋针,或可用王不留行籽,或六神丸,两耳交替使用贴压法,隔日 1 次,5～10 次为 1 个疗程。

3.灸法

主要用于体质虚寒者或正气虚较甚者,可选大椎、合谷、足三里、三阴交、气海、关元、肺俞、肾俞等穴。悬灸或隔姜灸,每次 2～3 穴,每穴 20 min,10 次为 1 个疗程。

4.穴位按摩或穴位注射

大椎、风门、肺俞、天突、中。每次取 2～4 穴。

5.拔罐

肺俞、膈俞、风门、膏肓。每日 1 次,留罐 15 min,一般 10 次为 1 个疗程。

(董丽婷)

参 考 文 献

［1］李远贵.实用儿童口腔医学[M].重庆:重庆大学出版社,2015.

［2］苏光伟.口腔预防保健基础[M].北京:中国中医药出版社,2015.

［3］陈萌.新编五官科常见疾病诊疗与护理[M].乌鲁木齐:新疆人民卫生出版社,2016.

［4］杨勇.临床五官科疾病诊疗学[M].西安:西安交通大学出版社,2016.

［5］马建民.眼耳鼻喉口腔科学.第2版[M].北京:北京大学医学出版社,2016.

［6］石春静,葛延瑱,韩朝冬,等.[M].北京:人民卫生出版社,2016.

［7］戴馨,郭丹.创新教材眼耳鼻喉口腔科学[M].北京:人民卫生出版社,2016.

［8］徐建华.临床耳鼻喉疾病诊疗学[M].西安:西安交通大学出版社,2016.

［9］周东学,白玉兴.口腔科医生手册[M].北京:人民卫生出版社,2017.

［10］陈鑫琳.现代临床口腔科常见病诊断与治疗[M].西安:西安交通大学出版社,2017.

［11］李巧影,陈晶,刘攀.口腔科疾病临床诊疗技术[M].北京:中国医药科技出版社,2017.

［12］皮士军,李永强.耳鼻喉疾病诊断与治疗[M].成都:四川大学出版社,2018.

［13］周宿志.中医眼科和耳鼻喉科学四易口诀[M].北京:中国医药科技出版社,2018.

［14］张树洪.临床眼科疾病学[M].上海:上海交通大学出版社,2018.

［15］苏秋霞.现代临床五官科疾病诊疗学[M].上海:上海交通大学出版社,2018.